Dr. agr. - Ing. Marianne Neumer-Fischer
Diplom-Agrar-Ingenieurin
8401 Schloß Köfering
bei Regensburg Opf.

LEHRBUCH DER KOSMETIK

Lehrbuch der Kosmetik

VON

DR. EDMUND SCHRÜMPF
FACHARZT FÜR HAUT- UND GESCHLECHTSKRANKHEITEN

UNTER MITARBEIT VON

UNIV.-PROF. DR. RICHARD TRAUNER

UND

DR. EDITH LAUDA

MIT 59 ABBILDUNGEN

3. NEU BEARBEITETE AUFLAGE

1974

VERLAG WILHELM MAUDRICH
WIEN — MÜNCHEN — BERN

1. Auflage 1957
2. Auflage 1964
3. Auflage 1974

Alle Rechte, insbesondere das der Übersetzung in fremde Sprachen, vorbehalten

Copyright 1974 by Verlag für medizinische Wissenschaften, Wilhelm Maudrich, Wien I.

Druck: Ferdinand Berger & Söhne OHG, A-3580 Horn, NÖ.
Printed in Austria
ISBN 3-85175-236-8

HERRN

UNIV.-PROF. DR. ANTON MUSGER

MEINEM EHEMALIGEN LEHRER HERZLICHST GEWIDMET

VORWORT ZUR DRITTEN AUFLAGE

Mit der vorliegenden Auflage wird dem interessierten Studierenden nunmehr zum dritten Mal ein Lehrbuch übergeben, dessen Zweck darin besteht, naturwissenschaftliche Grundlagen für das komplexe Gebiet der Kosmetik zu vermitteln. War dieser Versuch im Jahre 1957 mit der damals erschienenen ersten Auflage sicherlich ein großes Wagnis, so hat die Entwicklung gezeigt, daß für ein solches Buch ein echter Bedarf besteht. Der Personenkreis der bereit ist, sich in die Grundlagen der Dermatologie, Chemie, Physik, Riechstoff- oder Warenkunde zu vertiefen, um kosmetische Probleme zu verstehen, ist größer als selbst ein Optimist anzunehmen gewagt hätte. So kam es auch nicht von ungefähr, daß die zweite Auflage seit längerer Zeit vergriffen und dringend der Bedarf für eine weitere gegeben war. Für die vorliegende Auflage wurde eine Reihe von Kapiteln vollkommen neu geschrieben und auf den letzten Stand gebracht. Insbesondere wurden unter freundlicher Mitwirkung von Herrn Oberstudienrat Dipl. Hdl. Friedrich WIEDEMANN das Rohstoffregister vollkommen überarbeitet und die Bestimmungen des neuen Deutschen Arzneibuches DAB 7 und des Österreichischen Arzneibuches ÖAB 9 berücksichtigt. Auch das Kapitel Chemie wurde vollkommen überarbeitet. Soweit möglich wurden alle Anregungen verwertet, wenngleich nicht alle Wünsche in bezug auf Umfang und Niveau zu erfüllen waren.

Sicher wird auch dieses Lehrbuch in der vorliegenden Form wieder Anlaß zu Diskussionen sein, wieweit es richtig ist, einer Kosmetikerin auch dermatologisches Wissen zu vermitteln. Hier möchte ich in aller Öffentlichkeit feststellen, daß die Kosmetikerin das Recht und auch die Pflicht hat sich eingehende Kenntnisse zu erwerben, die aber in erster Linie dazu dienen sollen *die Grenzen des eigenen Wirkungsbereiches klar zu erkennen*. Denn eines soll und muß klar ausgesprochen werden, der Kosmetikerin obliegt die Pflege der im wesentlichen klinisch gesunden Haut, die kranke Haut gehört in die Obsorge des Dermatologen. Mit gründlicher Ausbildung wird die Kosmetikerin aber dem Hautarzt wertvolle Hilfe und Ergänzung sein.

Mein besonderer Dank gebührt Frau Dr. Edith LAUDA, vormalige Präsidentin der CIDESCO, die sich liebenswürdiger Weise bereit erklärt hat, aus ihrer reichen Erfahrung schöpfend, den praktischen Teil zu bearbeiten. Ihre Ausführungen werden für jede Kosmetikerin sicherlich von Nutzen sein.

Nicht zuletzt möchte ich dem Verlag Wilhelm MAUDRICH herzlich für das Verständnis für alle Schwierigkeiten die im Rahmen der Neubearbeitung aufgetreten sind, und für sein Entgegenkommen in Ausstattungsfragen danken.

Wenn Studierende mit dem vorliegenden Werk in die grundlegenden Wissensgebiete eingeführt werden, wenn die erfahrene Kosmetikerin Anregungen im Rezeptteil oder in den Parfumierungsvorschlägen findet und wenn der Fachmann mir wieder kritische Bemerkungen und Verbesserungsvorschläge zukommen läßt so habe ich das gesteckte Ziel erreicht.

Graz, März 1974

Dr. Edmund Schrümpf

INHALTSVERZEICHNIS

	Seite
Einleitung	1
Einführung in die Anatomie und Physiologie des Menschen	3
Dermatologie für Kosmetikerinnen	56
Das Problem der ebenmäßigen Gestalt	134
Einführung in die Hygiene	157
Physik für Kosmetikerinnen	171
Chemie für Kosmetikerinnen	193
Die Vitamine	261
Die Hormone	273
Plastisch-kosmetische Operationen	282
Herstellung kosmetischer Präparate	297
Kleines Rezeptbuch für die kosmetische Praxis	301
Einführung in die Riechstoffkunde	346
Parfumierung von Waren	371
Register kosmetischer Grund- und Hilfsstoffe, ätherischer Öle — einheitlicher Riechstoffe und Chemikalien	382
Praktischer Teil	495
Das kosmetische Institut	496
Die Gesichtsbehandlung im Institut	504
Gesichtsmassage	508
Lymphdrainage	515
Nervenpunktmassage	516
Elektrokosmetik	519
Gesichtspackungen	528
Heimkosmetik	532
Körperpflege	536
Handpflege und Manicure	539
Fußpflege	543
Das Make-up	546
Einführung in die Ismakogie	562
Sachregister	579

EINLEITUNG

Die *Kosmetik*, jene Kunst, die sich damit beschäftigt, die Schönheit zu erhalten und zu pflegen, ist so alt wie die Menschheit selbst.

Ausgrabungen, die uns über die Lebensgewohnheiten der Völker des Altertums unterrichten, haben gezeigt, daß in allen Kulturkreisen die Frauen und in vielen Fällen auch die Männer gewohnt waren, Kosmetika zu verwenden. Die Beweggründe waren verschieden. Geheimnisvolle kultische und religiöse Bräuche, Reinigungszeremonielle und Verschönerungsmethoden, in denen sich das Wesen eines Volkes in seinen Idealen widerspiegelt, lassen sich mit dem Wunsch besonderer erotischer Anziehungskraft, angeborenen Reinlichkeitsbedürfnisses und der Erhaltung von Kraft und Gesundheit für den Lebenskampf erklären. Man ging in vielen Fällen sogar so weit, den Toten Schönheitsmittel in Tiegel und Fläschchen mit ins Grab zu geben, um sie für die Bedürfnisse eines anderen Lebens auszurüsten.

Wie relativ allerdings der *Schönheitsbegriff* ist und wie sehr Schönheitsideale auseinander gehen, läßt sich an Hand von künstlerischen Nachbildungen von den Uranfängen bis in die heutige Zeit verfolgen. Während in manchen Kulturkreisen und Epochen die strotzende Körperfülle, die wahrscheinlich als erotisches Fruchtbarkeitssymbol gewertet werden kann, als weibliches Schönheitsideal hingestellt wird, — man denke da nur an die berühmte Venus von Willendorf, die übermästeten Chinesinnen der Kaiserreiche, Frauen aus dem nahen Orient und manchen Negerstämmen bis zu den Rubensschen Darstellungen —, findet man in der Gotik z. B. lange, schmale, feingliedrige Figuren ohne jede Betonung der Brüste und Hüften als Prototyp der Idealgestalt.

Sicherlich hat die Sucht sich schön zu machen zu manchen Auswüchsen geführt. Bei den Ägyptern des Altertums z. B. war es in vielen vornehmen Familien üblich, den kleinen Kindern die Köpfe mit Binden so zu umwickeln, so daß der Kopf gezwungen war in die Länge zu wachsen und ein als besonders schön empfundener Turmschädel entstand (Nofretête).

Bei vielen Eingeborenen Afrikas besteht die Sitte, Lippen und Ohren zu durchbohren und die Löcher durch hineingesteckte Holz- oder Knochenscheiben auszuweiten, das Gesicht oder die Brust durch Narben zu „verschönern" oder die Zähne spitz zuzufeilen. Mit Schrecken denken wir an den bei den Chinesen bis in jüngste Zeit geübten Brauch, den Mädchen die Füße zu verkrüppeln, daß sie in Puppenschuhen Platz hatten. Aber unterscheidet sich die Sitte der Matrosen, Brust und Arme mit Tätowierungen zu bedecken, das Stechen der Ohren und die bis vor wenigen Jahren gebräuchliche Korsettmode davon so sehr?

Glücklicherweise hat unterdessen in den meisten Fällen die Vernunft gesiegt und wir befinden uns in einer Zeit, in der die natürliche Schönheit hoch geschätzt wird. Nichtdestoweniger hat zu ihrer Unterstützung die Kosmetik von Jahr zu Jahr an Bedeutung gewonnen und nimmt heute in der Volkswirtschaft einen bedeutenden Platz ein.

Während Schönheitspflege noch vor wenigen Jahrzehnten ein ausgesprochenes Privileg begüterter Kreise war, ist sie heute aus dem Leben der modernen Durchschnittsfrau nicht mehr wegzudenken. Man darf allerdings auch nicht übersehen, daß die Anforderungen, die an die Frau im Beruf gestellt werden, wesentlich gestiegen sind. Vor allem ist es die Konkurrenz im Berufskampf, die die Frau zwingt gepflegt und jugendlich auszusehen. Hinzu kommt, daß sich unser Leben dank den Fortschritten der Medizin bedeutend verlängert hat. Eine Frau von vierzig, die früher bereits als Matrone galt, behauptet heute lächelnd, daß für sie das Leben „gerade erst beginnt".

Von Amerika hat seit den zwanziger Jahren der Lippenstift seinen Siegeszug um die Welt angetreten und mit ihm jene Vielzahl von Schönheitsmitteln, die unsere Frauen von heute so gepflegt und begehrenswert erscheinen lassen. Wenn auch in den Vereinigten Staaten heute pro Kopf der Bevölkerung immer noch am meisten für Kosmetika ausgegeben wird und auch die Länder Westeuropas erst in weitem Abstand folgen, so ist doch eine ständige Umsatzerhöhung selbst in den konservativsten Staaten Europas festzustellen.

Das Tätigkeitsgebiet der Kosmetikerin hat sich ständig erweitert. Existierten vor Jahren nur in den größten Städten einige wenige Salons, so hat sich ihre Zahl unterdessen, dem gesteigerten Interesse der Bevölkerung Rechnung tragend, vervielfacht. Selbst kleine Provinzstädte besitzen heute in der Regel ein Kosmetikinstitut. Viele Firmen, die kosmetische Präparate führen, wünschen sich kosmetisch ausgebildete Verkäuferinnen, die in der Lage sind die Kundschaft zu deren Vorteil zu beraten. Nicht wenige Angehörige des Parfumerie- und Drogistengewerbes haben daher in den letzten Jahren Kosmetikschulen besucht. Aber auch von seiten der Friseure folgt man den Fortschritten in der Kosmetik mit ständigem Interesse.

EINFÜHRUNG IN DIE ANATOMIE UND PHYSIOLOGIE DES MENSCHEN

Es kann nicht die Aufgabe eines kosmetischen Lehrbuches sein, eine bis ins einzelne gehende Darstellung der menschlichen Anatomie und Physiologie zu geben, da es schließlich bestimmt ist, Kosmetikerinnen und nicht Ärzten oder Hebammen zum Studium zu dienen. Andererseits muß man von der Kosmetikerin auch eine gewisse Allgemeinbildung fordern, zu der anatomische und physiologische Grundkenntnisse gehören. Deshalb erscheint im Rahmen der Ausbildung einer Kosmetikerin auch eine Einführung über den Bau des Menschen in großen Zügen wünschenswert.

Allgemeine Gewebslehre

Der menschliche Körper ist, wie sich bei näherer Untersuchung herausstellt, wie alles andere in der Natur, überaus zweckmäßig gebaut und durch besondere Einrichtungen fähig, die an ihn gestellten Anforderungen zu erfüllen. Zu diesem Zwecke bedient er sich der Organe, die man je nach ihrer Funktion zu Organsystemen, wie Atmungs-, Bewegungs-, Verdauungsapparat etc. zusammenfaßt.

Die einzelnen Organe unseres Körpers, die je nach der Aufgabe, die sie zu erfüllen haben, ganz verschieden gebaut sind, bestehen aus Z e l l e n, die gewissermaßen als Bausteine ihre kleinsten Elemente darstellen.

An jeder Zelle unterscheidet man mehrere Bestandteile:

1. *Zelleib* (Cytoplasma): Er erfüllt alle Lebensfunktionen, wie Stoffwechsel, Atmung, Ausscheidung und Speicherung. Ferner sind im Zelleib noch spezielle Zellbestandteile wie z. B. Muskelfibrillen enthalten, die die entsprechende Funktion der Zelle oft erst ermöglichen.

2. *Zellmembran:* Es ist dies die äußere Begrenzung der Zelle. Dabei handelt es sich beim Menschen meist nur um eine verdichtete Plasmazone, die man daher auch *Exoplasma* nennt, und die etwa mit der Haut gekochter Milch verglichen werden kann. Die Pflanzenzellen besitzen im Gegensatz zu den tierischen Zellen fast durchwegs ein Zellmembran, die aus Zellulose besteht und die durch ihre mechanische Widerstandskraft den ganzen Gewebsaufbau stützt.

3. *Zellkern* (Nucleus): Er ist das zentrale Steuerungsorgan der Zelle und enthält die Erbanlagen in den Chromosomen. Ferner stellt er das Stoffwechsel- und Fortpflanzungszentrum der Zelle dar. Die äußere Begrenzung des Zellkernes erfolgt durch die Kernmembran gegen das Cytoplasma.

4. *Zentralkörperchen* (Centrosoma): Dieses spielt bei der indirekten Zell-

teilung eine wichtige Rolle und ist von strahlenförmigen Plasmastrukturen umgeben.

Die *Vermehrung der Zellen* erfolgt nur unter bestimmten Umständen in einfacher Weise durch *direkte Teilung* (Amitose). Dabei streckt sich der Kern zunächst etwas in die Länge und schnürt sich in der Mitte ein, ohne daß hiebei besondere strukturelle Veränderungen im Kern selbst beobachtet werden können. Die Einschnürung läßt den Kern schließlich in zwei Tochterkerne zerfallen, worauf sich auch das Protoplasma der Zelle rasch in zwei Teile teilt.

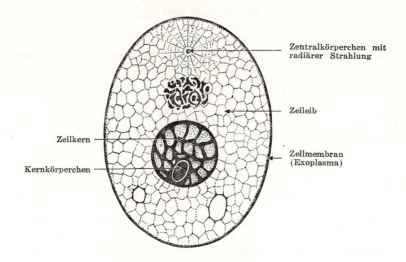

Abb. 1. Schema einer Zelle.

Dieser einfachen Teilung steht die *indirekte Zellteilung* (Mitose) gegenüber, die zu einer besonders geregelten Verteilung der Erbanlagen oder Gene durch die Chromosomen führt. Ihre Zahl ist für jede Tierart konstant und beträgt beim Menschen 48. Die Chromosomen selbst sind kleine, manchmal gebogene plumpe Stäbchen oder mehr rundliche Körner.

Der eigentliche Vorgang der mitotischen Teilung besteht aus mehreren Phasen. Zuerst teilt sich das Zentralkörperchen und die nunmehr zwei Centrosomen wandern an die beiden Pole der Zelle. Unterdessen hat sich die Kernmembran aufgelöst und aus der fädigen Struktur des Zellkernes haben sich die Chromosomen gebildet. Diese ordnen sich nunmehr in einer Ebene (Äquatorebene) und teilen sich, jedes für sich, der Länge nach. Durch diese Längsteilung wird eine besonders gleichmäßige Verteilung der in den Chromosomen enthaltenen Erbanlagen erreicht. In der nächsten Phase rücken die Chromosomenhälften auseinander, wandern an den Zellpol und verlieren dort ihre Struktur, wobei sich wieder ein Kern bildet. Bald danach teilt sich auch das Cytoplasma, sodaß nunmehr zwei Tochterzellen vorliegen.

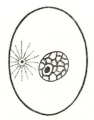
1. Zelle im Ruhezustand.

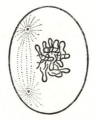
2. Teilung des Zentralkörperchens und fädige Zellkernstruktur.

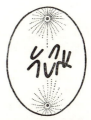
3. Zentralkörperchen an die Pole gerückt, Bildung von Chromosomen.

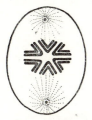
4. Anordnung der Chromosomen in der Äquatorebene und Längsteilung derselben.

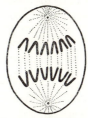
5. Chromosomenhälften rücken auseinander.

6. Beginn der Teilung.

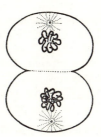
7. Beginn der Chromosomenauflösung und Kernbildung.

Abb. 2. Schema der indirekten Zellteilung.

Die Gewebe

Einen Verband weitgehend ähnlich gebauter Zellen unter Einschluß der sogenannten Zwischenzellsubstanz bezeichnen wir als *Gewebe*. Wir unterscheiden:

a) Epithelgewebe,
b) Stützgewebe,
c) Muskelgewebe,
d) Nervengewebe.

Unter Epithelgewebe verstehen wir Zellverbände, die die äußere oder innere Oberfläche unserer Organe bedecken; zum Beispiel die Oberhaut, die Schleimhäute, das Rippenfell und viele andere mehr.

Unter Stützgewebe verstehen wir Bindegewebe, Knorpel- und Knochengewebe. Hier haben die Zellen nur eine untergeordnete Bedeutung. Sie scheiden vielmehr eine Substanz ab, die nach außen hin die Eigenschaft des Gewebes bewirkt. Fett, Fasern, Knorpel- oder Knochensubstanz sind die wichtigsten.

Das Muskelgewebe hat die besondere Eigenschaft sich zusammenzuziehen um dabei Arbeit leisten zu können. Man kann von der sogenannten Skelettmuskulatur die Eingeweidemuskulatur unterscheiden. Beide Muskeltypen zeigen typische Eigenschaften, die später genauer beschrieben werden.

Das Nervengewebe besteht aus den Nervenzellen, in denen Reize gebildet oder verarbeitet werden und den Nervenfasern, Fortsätzen der Nervenzellen, die Erregungen weiterleiten können.

Ganz allgemein können wir wenig differenzierte Zellen wie zum Beispiel die Epithelzellen von hochdifferenzierten Zellen wie Nerven- oder Muskelzellen unterscheiden. Nur die ersteren werden im Laufe unseres Lebens fortwährend nachgebildet. Gehen hochdifferenzierte Zellen aus irgendeinem Grund verloren, so werden sie durch minderwertiges Bindegewebe, sogenanntes Narbengewebe ersetzt.

Analysiert man den Körper eines Menschen, so findet man, daß von den 92 natürlichen Elementen, die man auf unserer Erde nachgewiesen hat, nur 29 zum Bau des menschlichen Körpers Verwendung finden. Die Elemente Sauerstoff, Kohlenstoff, Wasserstoff und Stickstoff machen dabei allein über 90% aus. Phosphor, Calcium, Chlor, Schwefel, Natrium, Kalium, Fluor, Magnesium, Eisen, Silizium, Mangan und Aluminium stellen weitere 9% unseres Körpergewichtes. Das letzte Prozent wird durch die Spurenelemente Arsen, Blei, Bor, Brom, Chrom, Jod, Kobalt, Kupfer, Lithium, Molybdän, Nickel, Vanadium und Zink vertreten.

Unser Körper ist überaus wasserreich. Der Wassergehalt, der beim Ungeborenen etwa 90% seines Gewichtes beträgt, sinkt im Laufe des Lebens ständig, sodaß der erwachsene Mensch etwa 65%, der Greis nur noch 58% Wasser enthält.

Die Entwicklung des Menschen

Die Entwicklung des Menschen im Mutterleib ist ein wunderbarer und überaus komplizierter Vorgang. Es werden dabei in einem Zeitraum von 9 Monaten praktisch alle Stadien durchgemacht, die im Laufe von vielen Jahrmillionen von der ersten lebenden Zelle zu unserer heutigen Erscheinungsform geführt haben. Durch die *Verschmelzung* (Amphimixis) von Ei- und Samenzelle entsteht die befruchtete Eizelle oder *Zygote*, aus der durch Teilung alle unsere Körperzellen, deren Zahl viele Milliarden beträgt, letztlich hervorgehen.

Nur kürzeste Zeit bleiben wir also auf der Stufe eines einzelligen Lebewesens stehen, denn schon beginnt die Teilung der befruchteten Eizelle in zwei, vier, acht, sechzehn usw. weitere Tochterzellen, die in diesem Stadium ein kleines Zellklümpchen bilden, das vergleichbar mit einer Maulbeere, *Morula* genannt wird. Aus dieser Maulbeerform entsteht durch weitere Zellteilung und bereits einsetzende Differenzierung eine kleine Blase, *Blastocyste*, die nun eine Teilung in den eigentlichen Keim und die der Ernährung und dem Schutz dienenden Hüllen erkennen läßt. Bis zum Stadium der Morula ernährt sich der wachsende Keim durch die mitgebrachten Substanzen sowie durch Diffusion. Nun beginnen an der

Außenseite der Blastocyste rasch Zotten zu wachsen, die in die Schleimhaut der Gebärmutter einwachsen und durch Gewebsauflösung weitere Nährstoffe herbeischaffen. Aus diesem Zottengewebe, aber auch aus mütterlichen Anteilen bildet sich die spätere *Plazenta* (Mutterkuchen), die, durch die Nabelschnur mit dem wachsenden Embryo verbunden, für dessen Ernährung sorgt. Dabei kommt es nicht, wie in Laienkreisen vielfach fälschlich geglaubt wird, zu einem Anschluß des kindlichen Kreislaufes an den mütterlichen, sondern die Mutter speist mit ihrem Blute nur einen Blutsee im Mutterkuchen, in den, Wurzeln vergleichbar, die (Chorion-) Zotten hineinhängen und aus dem Blute aufnehmen, was für Er-

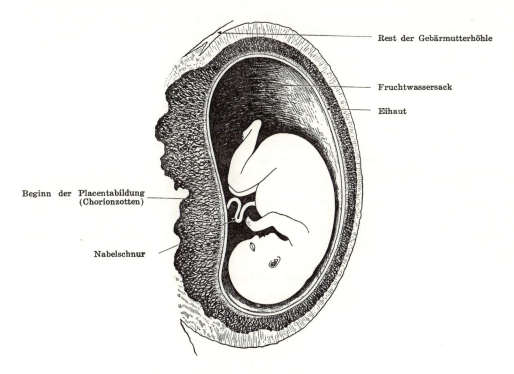

Abb. 3. Menschlicher Embryo im 3. Lunarmonat.

nährung und Wachstum notwendig ist: Sauerstoff, Mineralsalze, Zucker und andere Bau- und Wirkstoffe.

Aus dem eigentlichen Keim *(Embryoblast)* entwickelt sich eine zunächst ovale Zellplatte, das *Keimschild*, an dem man drei Zellverbände erkennen kann, die als *äußeres*, *mittleres* und *inneres Keimblatt* bezeichnet werden *(Ekto-, Meso-* und *Entoderm)* und aus denen sich später die verschiedenen Organsysteme entwickeln. Durch Bildung von Falten auf dem Keimschild entstehen die Anlagen für Kopf, Urdarm und Nervensystem. Am 20. Tage unseres intrauterinen (= in der Gebärmutter dauernden) Lebens bilden sich würfelförmige Anlagen, die sogenannten Urwirbel. Von den 40 gebildeten Urwirbeln werden 6 als richtige

Schwanzwirbel jedoch später wieder rückgebildet, da der Mensch noch während seiner Frühentwicklung den Schwanz wie auch die Kiemenanlagen verliert. Etwa vom zweiten Monat an kann man am Embryo bereits die menschliche Gestalt erkennen, die mit fortschreitender Entwicklung immer deutlicher wird. Kopf und Leib erscheinen den Extremitäten gegenüber unverhältnismäßig groß und charakterisieren auch beim Säugling und Kleinkind noch durch ihre relative Größe das Erscheinungsbild.

Die ursprünglichen drei Keimblätter bilden die Anlagen unserer Organe. Oberhaut, Nägel, Haare, Schweiß-, Talg- und Milchdrüsenepithel, Nervensystem, Nebennierenmark, Teile des Auges wie Netzhaut, Linse und Teile der Iris, Mund- und Nasenhöhlenauskleidung, Schmelz der Zähne, Hypophyse, Bindehautsack und After gehen aus dem Ektoderm hervor. Aus dem Entoderm bildet sich ein Teil der Harnblase und Harnröhre, die Auskleidung von Atmungs- und Verdauungsorganen und aller mit ihnen im Zusammenhang stehenden Drüsen. Das mittlere Keimblatt (Mesoderm) schließlich liefert die Anlagen für Skelett, Muskulatur, Milz, Nebennierenrinde, Harn- und Geschlechtsapparat, Herz und Gefäßsystem, sowie glatte Muskulatur und alles Binde- und Stützgewebe. Mit Ausnahme der Oberhaut und der Linse, die aus einem einzigen Keimblatt hervorgehen, sind am Bau aller anderen Organe meist alle drei beteiligt. Die Größe des menschlichen Keimes beträgt am Ende des ersten Monates etwa 8 mm, des zweiten 20 mm, des dritten 40 mm. Von diesem Zeitpunkt an kann man auch bereits das spätere Geschlecht erkennen. Ab dem dritten Monat nennt man den Keim nicht mehr Embryo sondern *Foetus*, der normalerweise im 4. Monat 16 cm, im 5. Monat 25 cm Länge erreicht. Jedes weitere Monat bringt ein weiteres Längenwachstum von 5 cm, sodaß das reifgeborene Kind etwa 50 cm mißt. Die Dauer der Schwangerschaft beträgt 9 Kalendermonate. Der Arzt rechnet jedoch mit 10 Lunar-(Mond-)Monaten zu je 28 Tagen.

Der passive Bewegungsapparat

Das Stützsystem unseres Körpers, bestehend aus Knochen, Bändern und Gelenken, bezeichnet man, da es erst durch die Skelettmuskeln in Bewegung versetzt wird, allgemein als *passiven Bewegungsapparat*, dem letztere als aktiver gegenübergestellt werden. Die Knochen sind je nach ihrer Funktion überaus verschieden gebaut. Man unterscheidet:

a) Lange oder Röhrenknochen (Elle, Speiche, Oberarm-, Oberschenkelknochen)

b) Kurze Knochen (Hand- und Fußwurzelknochen)

c) Platte- oder scheibenförmige Knochen (Schädeldecke, Schulterblatt).

Jeder Knochen ist von einer sehr nerven- und gefäßreichen Haut, der K n o c h e n h a u t (Periost) umgeben, die für Dickenwachstum und Ernährung sorgt. An den Enden schlägt sich die Knochenhaut auf die Gelenkkapsel über, sodaß die gelenkbildenden Knochenteile frei von Periost sind. Der Knochen ist im Verhältnis zu seinem Gewicht außerordentlich widerstandsfähig, elastisch und doch fest, er vermag pro cm² einen Druck auszuhalten, wie guter Beton (!); was die Zugfestigkeit anbelangt, so übertrifft er noch Gußeisen. Dabei ist die architektonische Konstruktion des Knochens überaus zweckmäßig. Eine sehr harte Rinde umschließt einen Markraum, der gegen die Enden zu von einem Fachwerk kleinster Knochenbälkchen erfüllt ist, die, wie man an einem Schnitte sehen kann, sich genau in den Beanspruchungsrichtungen anordnen.

Der Hohlraum der Knochen beherbergt das *Knochenmark*. Dabei unterscheidet man zwei verschiedene Qualitäten:
a) Das gelbe Fettmark
b) das rote Mark

Das *gelbe Knochenmark* oder *Fettmark* füllt die großen Markräume der Röhrenknochen aus. Als sogenanntes Knochenfett (von Rindern) spielt es als Kosmetikrohstoff eine bedeutende Rolle.

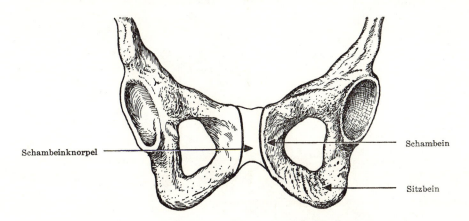

Abb. 4. Verbindung zweier Knochen durch eine knorpelige Haft (Schambeinfuge).

Das *rote Knochenmark* ist ein wichtiges Organ, da es die Bildungsstätte der roten Blutkörperchen ist. Man findet es beim Neugeborenen in allen Markhöhlen, beim Erwachsenen nur noch an den Enden der Röhrenknochen und in den platten und kurzen Knochen.

Die Knochenbildung erfolgt in der Weise, daß der Körper zunächst ein Knorpelmodell von den Knochen anlegt und dieses später nach und nach durch den wachsenden Knochen ersetzt. Da das Wachstum sowohl in der Mitte als auch an beiden Enden beginnt, unterscheidet man entsprechende Wachstumszonen. Eine Ausnahme bilden einzelne Schädelknochen und das Schlüsselbein, da diese bindegewebig angelegt werden und sich sofort als Knochen aufbauen.

Die *Verbindung* zweier Knochen kann
a) durch ein Gelenk oder
b) durch eine Haft hergestellt sein.

Bei den *Haften* bildet Binde- (Nähte der Schädelknochen), Knorpel- (Schambeinfuge) oder Knochengewebe (Kreuzbeinwirbel) eine mehr oder weniger federnde Brücke, die die zwei beteiligten Knochen zusammenhält.

Die *Gelenke* zeichnen sich durch eine Gelenkkapsel aus, die die Knochenenden manschettenartig umfaßt und stellenweise durch besondere Bindegewebszüge, sogenannter Bänder verstärkt ist. In der Regel sind die gelenkbildenden Anteile der Knochen mehr oder weniger deutlich als Kopf und Pfanne ausgebildet,

10 Einführung in die Anatomie und Physiologie des Menschen

die von einer Schicht Knorpel überzogen sind, damit Bewegungen leicht und geräuschlos möglich sind. Die Innenseite der Kapsel scheidet eine fadenziehende Flüssigkeit, die *Gelenkschmiere* ab.

Je nach der geometrischen Form der Gelenkteile oder auch nach der Funktion erfolgt die Benennung der Gelenke. Scharnier-, Sattel-, Zapfen-, Rad-, Ei- und Kugelgelenk sind nur einige Beispiele. Nicht alle Gelenkformen zeigen die gleiche Beweglichkeit. So sehen wir beim Scharniergelenk (Fingergelenke) nur Bewegungen um eine Achse, während ein Sattelgelenk (Daumengrundgelenk) Bewegungen um zwei und ein Kugelgelenk (Schultergelenk) sogar Bewegungen um drei senkrecht aufeinander stehende Achsen gestattet.

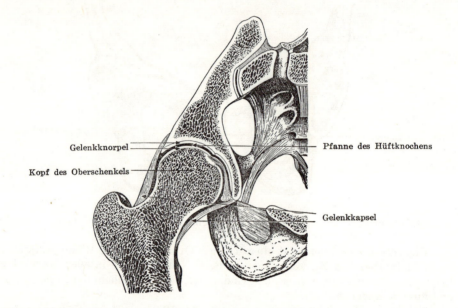

Abb. 5. Verbindung zweier Knochen durch ein Gelenk (Hüftgelenk). Am Schnitt durch den Schenkelknochen sieht man, wie sich die Knochenbälkchen in Richtung der Beanspruchung anordnen.

Das Knochengerüst unseres Körpers

Unser *Skelettsystem* kann man in das
a) Kopfskelett
b) Rumpfskelett und
c) die Extremitäten einteilen.

Das knöcherne Gerüst unseres S c h ä d e l s läßt sich in den G e s i c h t s - s c h ä d e l und den das Gehirn umgebenden H i r n s c h ä d e l einteilen. Das Gesichtsskelett hat einerseits die Aufgabe die Sinnesorgane Auge und Nase aufzunehmen, andererseits das Gerüst für das Gebiß und die Mundhöhle zu stellen. Die beteiligten Knochen sind in ihrer Form überaus kompliziert und zum Teil hohl und mit Luft gefüllt (Gewichtsersparnis). Mit Ausnahme des Unterkiefers besitzen die Gesichtsknochen nur eine sehr dünne Knochenrinde, die an manchen Stellen so dünn ist, daß man sie ohne Schwierigkeiten mit dem Fingernagel eindrücken kann (Siebbein). Alle Gesichtsknochen werden von Natur aus paarig angelegt, doch verschmelzen die Ober- und Unterkiefer sowie Stirnbeine im Laufe der Entwicklung zu einheitlichen Knochen. Der Unterkiefer ist an den Oberkiefer durch ein Walzengelenk angeschlossen.

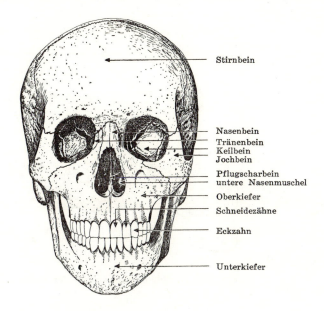

Abb. 6. Schädelskelett von vorne.

In den Kiefern stecken beim Kinde 20, beim Erwachsenen 32 *Zähne*. Die ersten Zähne werden auch *Milchzähne*, die zweiten bleibende oder permanente genannt. Wir besitzen in jedem Kieferviertel zwei Schneide-, einen Eck-, zwei Backen- und drei Mahlzähne.

Der *Gesichtsschädel* wird durch folgende Knochen gebildet: Ober- und Unterkiefer, Jochbein, Nasenbein, Tränenbein, Pflugscharbein, Gaumenbein und untere Nasenmuschel. Sieb-, Stirn- und Keilbein werden sowohl dem Gesichtsskelett als auch dem Hirnschädel zugezählt, da diese Knochen am Aufbau beider Teile beteiligt sind. Die knöcherne Kapsel, die das Gehirn umschließt, setzt sich somit aus dem Hinterhauptbein, den beiden Scheitelbeinen, den Schläfenbeinen, dem Siebbein und Keilbein zusammen.

Die Schädelknochen sind durch sogenannte N ä h t e miteinander verbunden. Sägezahnartige Fortsätze der beteiligten Knochen greifen zahnradartig ineinander und stellen so eine überaus feste Verbindung her. Dazwischen ist eine Schicht Bindegewebe, von dem aus das Wachstum erfolgt (Wachstumszone).

Beim Neugeborenen findet man zwischen den Stirnbeinen und den Scheitelbeinen eine rautenförmige Lücke zwischen den Knochen, die nur durch Bindegewebe verschlossen ist. Diese Lücke bezeichnet man als die große oder vordere *Fontanelle*. Eine kleinere etwa dreieckige Lücke findet sich zwischen dem Hinterhauptbein und den Scheitelbeinen und wird als kleine oder Hinterhauptfontanelle bezeichnet. Die große Fontanelle schließt sich im Laufe des zweiten Lebensjahres, die kleine bereits im ersten Lebensjahr.

Nach Abschluß des Wachstums beginnen sich etwa um das 20. Lebensjahr die ersten Schädelnähte zu schließen, ein Vorgang, der bis etwa zum 50. Lebens-

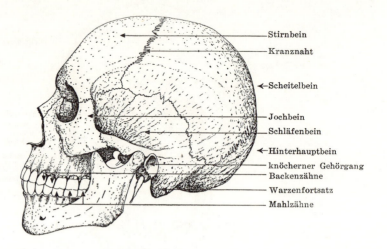

Abb. 7. Schädelskelett von der Seite.

jahr andauert, zu welcher Zeit sich die Hinterhauptnaht endgültig schließt. Kommt es durch krankhafte Zustände zu einem vorzeitigen Schluß einzelner Schädelnähte, so resultieren abnorme Schädelformen daraus (z. B. Turmschädel).

Die Widerstandsfähigkeit der Schädelkapsel gegen Gewalteinwirkung von außen ist erstaunlich. Die relativ dünnen Knochen sind durch die gewölbeartige Konstruktion so eingespannt, daß sie ein Vielfaches von dem aushalten können, was eine flache Platte derselben Stärke zu tragen in der Lage wäre.

Bei der Betrachtung des knöchernen Schädels fallen die vielen kleineren und größeren Löcher auf, die die Knochen durchsetzen. Sie dienen dem Durchtritte von Nerven und Gefäßen. Das größte davon ist das *Hinterhauptsloch*, durch das das Rückenmark durchtritt. An der Innenfläche der Schädelknochen kann man geschlängelte Rinnen sehen, die durch die pulsierenden Arterien eingedrückt werden und ein genaues Ebenbild von diesen geben. Im Inneren des Schläfenbeines ist das Mittel- und Innenrohr untergebracht. Zwei knöcherne Kanäle, ein äußerer und ein innerer Gehörgang, dienen der Zuleitung der Schallwellen, bzw. dem Hörnerv zum Austritt.

Die W i r b e l s ä u l e stellt die Hauptstütze unseres Leibes dar. Da sie außerhalb der Mitte des Körpers untergebracht ist, und überdies in ihrem Inneren das Rückenmark beherbergt, während sie zwei gerade entgegengesetzte Funktionen,

— große Festigkeit bei guter Beweglichkeit — verbinden muß, ist ihr Aufbau sehr kompliziert. Sie setzt sich aus 34 Wirbeln zusammen:
  7 Halswirbel,
 12 Brustwirbel,
  5 Lendenwirbel,
  5 Kreuzbeinwirbel,
  5 Steißbeinwirbel.

Jeder *Wirbel* besteht aus einem Wirbelkörper und dem Wirbelbogen mit Gelenk-, Dorn- und Querfortsätzen, die der gelenkigen Verbindung mit den Nachbarwirbeln oder dem Ansatz von Muskeln dienen. Die Wirbelkörper selbst sind durch faserknorpelige Bandscheiben miteinander verbunden, die in ihrem Zentrum einen gallertigen Kern enthalten, der wie ein Wasserkissen wirkt und Stöße abfedert. Ihrer Funktion entsprechend sind die *Halswirbel* grazil gebaut und gut beweglich, da sie nicht viel Gewicht zu tragen haben. Die *Brustwirbel* zeigen einen bedeutend robusteren Aufbau und sind bei weitem nicht mehr so beweglich. Noch stärker gebaut sind die *Lendenwirbel*, die gegeneinander fast unbeweglich sind. Die *Kreuzbeinwirbel* sind nur in der Jugend voneinander getrennt. Schon zur Zeit der Pubertät (Geschlechtsreife) verschmelzen sie miteinander und bilden von da an ein einheitliches Knochenstück, das *Kreuzbein*. Die *Steißbeinwirbel* sind verkümmert und meist nur in Form von Resten vorhanden.

Abweichend vom Bau der übrigen Wirbel sind die ersten zwei Halswirbel gebaut. Der erste Halswirbel, den man auch den *Trägerwirbel* oder *Atlas* nennt, ist durch breite Gelenkflächen mit dem Hinterhauptbein des Kopfes verbunden. In diesem Gelenk wird die Nickbewegung des Kopfes ausgeführt. Der Atlas zeigt einen ringförmigen Aufbau, da er keinen eigenen Wirbelkörper besitzt. Dieser ist mit dem zweiten Wirbel, dem sogenannten *Dreher* oder *Epistropheus* verbunden und sitzt diesem wie ein Zapfen auf, um den sich der erste Halswirbel drehen kann.

An die zwölf Brustwirbel sind die *Rippen* gelenkig angesetzt, von denen die ersten sieben „echten Rippen" vorne mit ihrem knorpeligen Teil das Brustbein erreichen, während die nächsten drei „unechten Rippen", sich nur an die vorhergehende Rippe anlegen. Die letzten zwei Rippen enden schließlich frei in der Muskulatur und werden daher als „freie Rippen" bezeichnet.

Die Verbindung zwischen den beiden Rippenhälften des Brustkorbes wird vorne durch das Brustbein gebildet. Es ist dies ein platter, etwa schwertförmiger Knochen, der in seinem oberen Ende zwei Gelenkflächen besitzt, an die sich die beiden Schlüsselbeine anlegen.

Die *Schlüsselbeine* selbst sind mit den Schulterblättern in gelenkiger Verbindung. Diese tragen die Gelenkpfanne zur Aufnahme des Kopfes des *Oberarmknochens*. Mit dem Oberarmknochen (Humerus) sind im Ellbogengelenk die dem kleinen Finger zugewendete *Elle* und die dem Daumen zugewendete *Speiche* verbunden. Das *Schultergelenk* ist ein typisches Kugelgelenk, das Bewegungen um drei senkrecht aufeinander stehende Achsen ermöglicht. Das Ellbogengelenk ist recht kompliziert, da es einerseits Bewegungen von Elle und Speiche um den Humerus, andererseits Drehbewegungen der Speiche selbst ermöglicht.

An Elle und Speiche schließen sich distal (körperferne) die *Handwurzelknochen* an, die untereinander teils durch Haften, teils durch Gelenke zu-

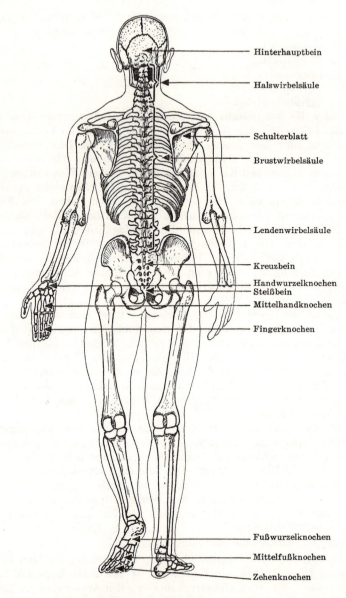

Abb. 8. Skelett von rückwärts.

sammengehalten werden. Ihre Gesamtheit erst ermöglicht die komplizierten Dreh- und Beugebewegungen der Handwurzel. Nach seiner äußeren Form hat man jedem der acht Handwurzelknochen einen Namen gegeben: Mondbein, Hakenbein, Erbsenbein etc.

Der Bewegungsapparat

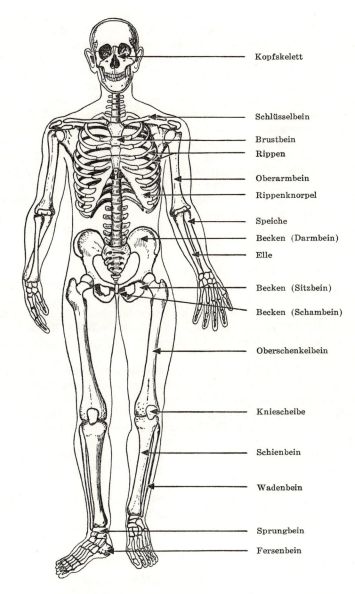

Abb. 9. Skelett von vorne.

Fünf Mittelhandknochen bilden das knöcherne Skelett der eigentlichen Hand, an das sich der zweite, dritte, vierte und fünfte Finger mit je drei *Fingerknochen* anlagert, während beim Daumen nur zwei Fingerknochen vorhanden sind. Zum Ausgleich zeigt das Handwurzel-Mittelhandknochengelenk des Daumens eine außergewöhnliche Beweglichkeit.

Seitlich an das Kreuzbein schließen sich die *Beckenknochen* an. Man unterscheidet dabei die *Darmbeine*, die *Sitzbeine* und die *Schambeine*. Zusammen bilden diese Knochen den sogenannten Beckenring.

Das *Becken* zeigt beträchtliche geschlechtliche Unterschiede. Beim Mann ist es mehr trichterförmig, man spricht daher auch von einem Trichterbecken, während es bei der Frau wesentlich weiter und flacher gebaut ist, um den Durchtritt des kindlichen Körpers, bzw. des Kindesschädels zu gestatten. Man spricht auch von einem sogenannten Röhrenbecken. Den vorderen Abschluß bildet die sogenannte Schambeinfuge oder Symphyse, eine knorpelige Haft, die die beiden Schambeine vereinigt.

An der Außenseite des Beckens findet sich die Gelenkpfanne zur Aufnahme des Oberschenkelkopfes. Sie wird von Anteilen aller drei Beckenknochen gebildet und ist relativ tief, sodaß der Oberschenkelkopf zu zwei Drittel umfaßt wird. Eine sehr kräftige Gelenkkapsel und starke Bänder fixieren den Oberschenkelkopf am Becken.

Der *Oberschenkelknochen* oder Femur, ist der größte und schwerste Einzelknochen unseres Skelettsystems. Sein schwächster Punkt ist der an den Kopf anschließende Hals, der besonders bei älteren Personen bei Stürzen gerne bricht; die gefürchtete Oberschenkelhalsfraktur.

Im *Kniegelenk* wird die Verbindung des Oberschenkelknochens mit dem *Schienbein* hergestellt, wobei jedoch zwischen den beiden Knochen noch eine faserknorpelige Einlage, die halbmondförmigen *Menisci* gelegen sind. Die Vorderseite des Kniegelenks wird durch die robuste *Kniescheibe* geschützt, die in die Sehne des über das Kniegelenk ziehenden vierköpfigen Oberschenkelmuskels eingebaut ist.

Das **Wadenbein** legt sich mit seinem Köpfchen an die Außenseite des Schienbeines an, wobei keine direkte Verbindung zwischen Oberschenkelknochen und Wadenbein besteht. An ihrem unteren Ende bilden Schien- und Wadenbein eine Zwinge, die das *Sprungbein* umfaßt und so das obere Sprunggelenk bildet. Die beiden Backen der Zwinge werden als innerer und äußerer *Knöchel* bezeichnet.

An das Sprungbein schließen sich das *Fersenbein* und fünf *Fußwurzelknochen* an, die zusammen mit den fünf *Mittelfußknochen* das Fußgewölbe aufbauen. Die *Zehenknochen* verhalten sich, was ihre Zahl betrifft, genau wie die Fingerknochen. Die Großzehe besitzt zwei, alle anderen Zehen drei Glieder, wobei allerdings die der fünften Zehe meist völlig verkümmert und miteinander verwachsen sind.

Der aktive Bewegungsapparat

Die Skelettmuskulatur

Als solchen bezeichnen wir die Masse unserer Muskulatur. Sie erst ermöglicht die Bewegung der Knochen. Ein Muskel kann immer nur beim Zusammenziehen (Kontraktion) aktive Arbeit leisten. Da es eine aktive Streckung nicht gibt, muß auch diese durch Kontraktion bewerkstelligt werden, indem die Streckmuskeln an der den Beugern gegenüberliegenden Seite angreifen. Wir sprechen demnach von Beugemuskeln und stellen diesen die Streckmuskeln gegenüber. Muskel oder Muskelgruppen, die sich in ihrer Arbeit unterstützen, nennt man *Synergisten,* solche, die entgegengesetzte Wirkungen ausüben, *Antagonisten.* Alle Muskeln unseres Bewegungsapparates unterliegen unserem Willen. Sie heißen daher auch willkürliche Muskeln.

Untersucht man das *Muskelgewebe* unter dem Mikroskop, so sieht man, daß jeder Muskel aus einer sehr großen Anzahl von Muskelfasern, langgestreckten Zellen, die die Fähigkeit besitzen, sich zu verkürzen, zusammengesetzt ist. Die Muskelfasern zeigen bei starker Vergrößerung eine eigentümliche Querstreifung, die für diesen Muskeltyp charakteristisch ist und ihm auch den Namen *quergestreifte Muskulatur* gegeben hat. Mehrere Muskelfasern werden immer durch Bindegewebe zu Bündeln zusammengefaßt, mehrere Bündel wieder zu größeren Einheiten und der ganze Muskel schließlich mit einer Bindegewebshülle umgeben. Diese nennt man die *Muskelfascie.* Jede Muskelfaser geht an beiden Enden in einen Sehnenfaden über. Diese bilden in ihrer Gesamtheit die *Sehne* des betreffenden Muskels.

Die Muskeln bekommen ihre Befehle vom Gehirn durch Vermittlung der Nerven. Jede einzelne Muskelfaser hat ihre zugehörige, versorgende Nervenfaser. Wird ein Nerv unterbrochen, so verlieren wir die Gewalt über den betreffenden Muskel; man sagt, er ist gelähmt. Die typischen Eigenschaften der *quergestreiften Muskeln* (mit Ausnahme des Herzmuskels, der zwar quergestreift ist, aber einen Sonderfall dartellt) sind rasche und kräftige Kontraktionen, die jedoch nicht anhaltend sind. Mit anderen Worten, eine willkürliche, quergestreifte Muskelfaser ist zwar in der Lage, in Bruchteilen von Sekunden auf einen erhaltenen Befehl anzusprechen, doch wird die rasche Reaktionsfähigkeit mit schneller Ermüdung bezahlt. Gerade entgegengesetzt sind die Eigenschaften der später beim Eingeweideapparat zu besprechenden glatten Muskeln, die langsam reagieren, dafür jedoch lange im Kontraktionszustand verharren können.

Obgleich die Muskelfaser unter normalen Umständen durch einen entsprechenden Reiz zur Kontraktion angeregt wird, kann man sie, wie man dies im Experiment leicht beweisen kann, auch durch andere Reize erregen. Besonders geeignet hiezu ist der elektrische Strom.

Die Kraft einer Muskelfaser ist außerordentlich groß und liegt über ihrer eigenen Zerreißgrenze, wenn sie durch einen übermäßig starken Reiz zu maximaler Kontraktion angeregt wird.

Je nach der Anordnung der Muskelfasern im Gesamtmuskel unterscheidet man verschiedene Formen. Federartige Muskeln, bei denen von einer zentralen Sehne, wie bei einer Feder die Fasern nach zwei Seiten ausstrahlen, spindelförmige Muskeln, die einen oder mehrere „Muskelbäuche" oder „Köpfe" haben können (der bekannte Musculus biceps leitet seinen Namen von seiner Zweiköpfigkeit ab), Muskelplatten und viele andere Formen. Normalerweise entspringen Skelettmuskel von einem Knochen und enden auch wieder an einem solchen; die einzige Ausnahme sind die mimischen oder Gesichtsmuskeln, die an einem Knochen zwar anfangen, aber frei in der Haut enden und durch ihre Kontraktionen das Mienenspiel bedingen.

Oft sitzt ein Muskel nicht direkt an seinem Arbeitsorte, sondern weit davon entfernt. In diesem Fall verfügt er über eine lange Sehne, die seine Kraft überträgt. Unsere Finger etwa, die zur Lösung der verschiedenen schwierigen Aufgaben, die sie bewältigen sollen, schlank und grazil gebaut sein müssen, verfügen über beträchtliche Kräfte, die nur durch entsprechende voluminöse Muskeln er-

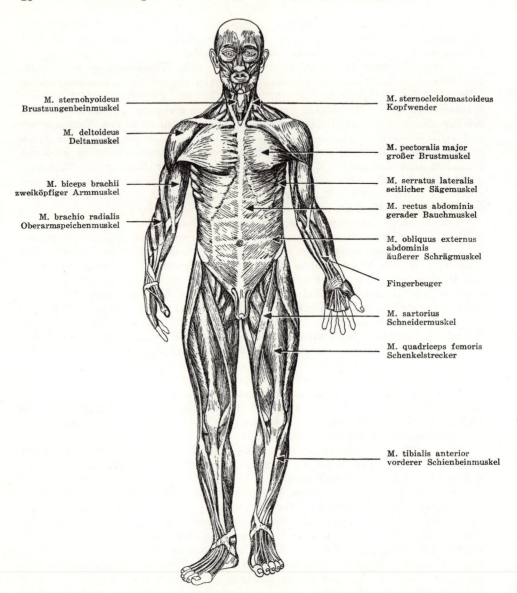

Abb. 10. Muskulatur von vorne.

zeugt werden können. Diese können natürlich an den Fingern selbst nicht untergebracht werden, da die Finger sonst viel zu plump sein würden. Man findet daher, daß die Muskeln am Unterarm sitzen und ihre Kraft durch lange Sehnen auf die Finger übertragen.

Jeder Muskel bleibt nur so lange stark, als man von ihm Arbeit fordert;

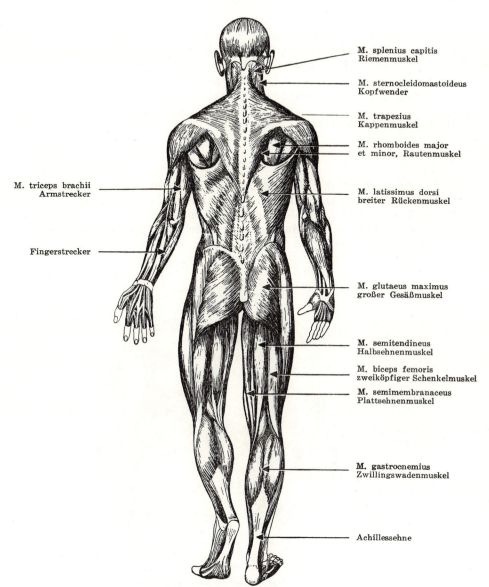

Abb. 11. Muskulatur von rückwärts.

daher kann man durch Üben die Muskulatur stärken und zu tatsächlicher Vergrößerung bringen (Training). Andererseits verkümmert jeder nichtbenützte Muskel, sodaß gelähmte Extremitäten schon nach kurzer Zeit einen deutlichen Muskelschwund zeigen. Man sagt, ein nicht benütztes Organ atrophiert. (*Atrophie:* Gewebeschwund; *Hypertrophie:* Gewebevermehrung). Durch aktives Turnen und passive Massagen ist man in der Lage, unterentwickelte Muskeln zu stärken und zu Größenzunahme zu veranlassen. Auf diesem Prinzip beruhen viele kosmetische Maßnahmen. Massage, Gesichtsmuskelturnen, willkürlich oder vermittels elektrischer Apparate wirken daher in diese Richtung.

So lange wir leben, befindet sich jeder Muskel immer in einem gewissen Grundspannungszustand, den wir den *Muskeltonus* nennen. Nur durch besondere Medikamente können wir, etwa bei Operationen, eine völlige Erschlaffung der Muskulatur herbeiführen.

Die Gesichtsmuskulatur

Im Hinblick auf die Wichtigkeit, die der Gesichtsmassage im Rahmen einer kosmetischen Behandlung zukommt, scheint es angebracht, von einer angehenden Kosmetikerin einige Kenntnisse der Gesichtsmuskulatur und ihres anatomischen Aufbaues zu fordern. Die Massagerichtung folgt im allgemeinen immer entlang der Muskelfaser und nicht quer zu ihrem Verlauf, sodaß eine sachgemäße

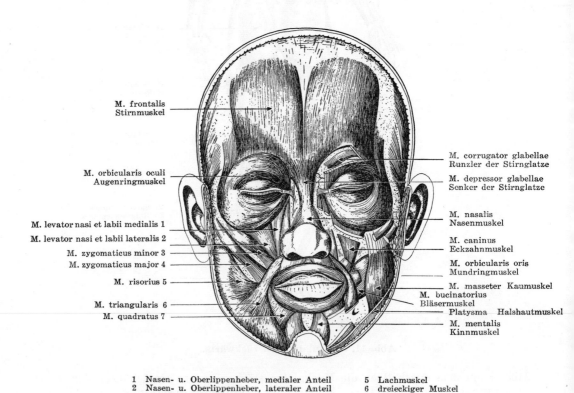

1 Nasen- u. Oberlippenheber, medialer Anteil
2 Nasen- u. Oberlippenheber, lateraler Anteil
3 kleiner Jochbeinmuskel
4 großer Jochbeinmuskel
5 Lachmuskel
6 dreieckiger Muskel
7 quadratischer Muskel

Abb. 12. Muskulatur des Gesichtes.

Massage nur bei entsprechender Kenntnis der Verlaufsrichtungen der Muskeln durchgeführt werden kann. Da die meisten anatomischen Lehrbücher die Muskelbezeichnung in lateinischer Sprache bringen, soll auch hier der entsprechende Fachname in Klammer angeführt werden.

Die wichtigsten *Gesichtsmuskeln* sind die ringförmigen Augen- und Mundmuskeln, deren Fasern einerseits das Auge, andererseits den Mund zirkulär umgeben. (Musculus orbicularis oculi: Augenringmuskeln; Musculus orbicularis oris: Mundringmuskel). Der Stirnmuskel (M. frontalis) ist ein überaus kräftiger Muskel, der die bekannten Stirnfalten erzeugt. Zwei kleinere Muskeln (M. depressor glabellae und M. corrugator glabellae), die von der Stirne zur Nasenwurzel ziehen, bedingen die charakteristischen Zornfalten. *Nasenflügel-* und *Oberlippenheber* sind der innere und äußere Muskel gleichen Namens (M. levator nasi et labii medialis und M. levator nasi et labii lateralis), der kleinere und größere Jochbeinmuskel, der letztere zieht direkt zum Mundwinkel (M. zygomaticus major und M. zygomaticus minor), der Eckzahnmuskel (M. caninus) sowie der Lachmuskel (M. risorius), der teilweise zum Mundwinkel, teilweise in die Wange zieht und die Lachgrübchen hervorruft.

Mundwinkelsenker sind in erster Linie der dreieckige und der quadratische Muskel (M. triangularis und M. quadratus). Schließlich haben wir noch den kleinen Kinnmuskel (M. mentalis) und den Nasenmuskel (M. nasalis) zu erwähnen. Eine dünne Muskelplatte, die in die Halshaut eingelagert ist, strahlt auch noch gegen das Gesicht zu aus und kann als mimischer Muskel aufgefaßt werden (Platysma).

Selbstverständlich spielen auch die tieferen Gesichtsmuskeln wie der Backenmuskel und andere eine wichtige Rolle, obgleich die Definition eines mimischen Muskels für diese nicht mehr zutrifft. Die Gesichtsmuskeln sind überaus zarte und feine Gebilde und bestehen oft nur aus wenigen Fasern, sodaß eine heftige Zerrung und Ausdehnung derselben durch unsachgemäße Massage unbedingt zu vermeiden ist. Die Technik der Gesichtsmassage wird an anderer Stelle (praktischer Teil) ausführlich besprochen.

Die Atmungsorgane

Da jede Körperzelle zum Leben eine gewisse Mindestmenge *Sauerstoff* benötigt, müssen wir in unserem Körper ein Organsystem haben, das uns in die Lage versetzt, aus dem uns umgebenden sauerstoffhältigen Medium (Luft) diesen Sauerstoff aufzunehmen. Dazu dient uns unser *Atmungsapparat*. Er besteht aus

1. den zuführenden Luftwegen,
2. den Lungen,
3. den Atmungsmuskeln.

Zu den zuführenden Luftwegen rechnen wir Nasenhöhle, Mundhöhle (die eine doppelte Funktion hat, da sie auch im Rahmen des Verdauungsapparates eine wesentliche Rolle spielt), Schlund (für den das gleiche gilt wie für Mundhöhle), Kehlkopf, Luftröhre und Bronchien.

Während die Mundhöhle als zuführender Luftweg nur fallweise benötigt wird (forcierte Atmung, Verstopfung der Nasenwege), erfüllt die *Nasenhöhle* wichtige Funktionen.

Die eingeatmete Luft wird hier
a) gereinigt,
b) angewärmt,
c) angefeuchtet.

Sie stellt also gewissermaßen den ersten Filter der eingeatmeten Luft dar. Borstenhaare am Eingang der Nasenlöcher verhindern das Eindringen gröberer Fremdkörper, während die klebrige Nasenschleimhaut den größten Teil des eingeatmeten Staubes abfängt.

Die *Nase* selbst besitzt nur ein kleines knöchernes Gerüst, das Nasenbein, und ist zum größten Teil aus Knorpelplatten aufgebaut. Im Inneren der Nasenhöhle finden wir beiderseits je drei *Nasenmuscheln,* die die *Nasengänge* bilden. Hiedurch wird die innere Oberfläche der Nasenhöhle bedeutend vergrößert, wodurch sie ihre erwähnten Funktionen besonders gut erfüllen kann.

Weiters ist in der Nasenhöhle auch das Geruchsorgan gelegen, das jedoch später im Zusammenhang mit den anderen Sinnesorganen beschrieben wird.

Nachdem also die Luft ein kleines Stück denselben Weg benützt hat, wie die Nahrung (Rachen), tritt sie in den Kehlkopf ein. Der Eingang in den Kehlkopf wird beim Schluckakt durch den *Kehldeckel* verschlossen, damit keine Speisen in die Luftwege kommen können.

Der *Kehlkopf* selbst, aus Schild- und Ringknorpel aufgebaut, enthält in seinem Inneren zwei sich gegenüberliegende Falten, die von der seitlichen Wand vorspringen. Sie sind dem Laien als *Stimmbänder* bekannt, ein nicht sehr glücklich gewählter Ausdruck; man bezeichnet sie besser, das heißt richtiger, was ihren Bau betrifft, als *Stimmlippen.* Sie schließen die zwischen ihnen gelegene Stimmritze ein. Am vorderen Ende fest angewachsen, enthalten die Stimmlippen an ihrem rückwärtigen Ende je ein eigenartig gebautes Knorpelchen, die Stimmbandknorpel, an die kleine Muskeln ansetzen. Je nach dem Kontraktionszustand der letzteren werden also die Stimmlippen einmal stärker, einmal weniger stark angespannt und überdies ihr Abstand voneinander verändert. Streicht nun die Luft über die Stimmlippen, so entstehen Laute, die als Kehlkopflaute oder stimmhafte Laute bezeichnet werden; man kann sie spüren, wenn man die Finger von außen an den Kehlkopf legt.

Nach unten setzt sich der Kehlkopf in eine häutige Röhre, die *Luftröhre,* fort. In ihrer Wand finden sich halbkreisförmige, spangenartige Knorpeleinlagerungen, die das charakteristische Aussehen der Luftröhre bedingen. Die Luftröhre spaltet sich sehr bald in einen rechten und linken *Hauptbronchus.* Der rechte Bronchus teilt sich dann in drei, der linke in zwei Äste auf, die die entsprechenden Lungenlappen versorgen.

Die *Lungen* bestehen aus je einem rechten und linken Lungenflügel. Sie sind voluminöse, weiche Organe, die durch besonders hohe Elastizität ausgezeichnet sind. Ihre Form entspricht etwa einem spitzen Kegel. Die Lungen enthalten den sich in immer feinere Äste aufspaltenden Bronchialbaum, Lungenbläschen, Bindegewebe und sehr reichlich Gefäße. Die kleinsten Bronchien setzen sich in bläschenartige Erweiterungen, die sogenannten *Lungenbläschen,* fort, die von Haargefäßnetzen umsponnen sind und nur eine äußerst dünne Wand besitzen. Hier kommt das in den feinsten Gefäßnetzen befindliche Blut mit den Luftgasen in innigste Berührung. Durch die vielen kleinen Bläschen beträgt die sogenannte innere Oberfläche der Lungen mehr als das Hundertfache ihrer äußeren Oberfläche.

Untersucht man die *Schleimhaut der Atmungsorgane,* so findet man, daß die Schleimhaut der Bronchien und der Luftröhre mit einer Zellschichte bedeckt ist, die an ihrer freien Oberfläche einen feinsten Bürstenbesatz hat. Winzige härchenartige Gebilde, viele an jeder Zelle, führen eine flimmernde Bewegung aus, wobei sie in Richtung Mund und Nase schnell, in die andere Richtung langsam schlagen. Dieses sogenannte *Flimmerepithel* kann durch diese Bewegung kleine Staubkörner und andere Fremdkörper langsam mundwärts weiterbefördern und sie soweit hinaufbringen, daß sie beim nächsten Hustenstoß ausgeworfen werden.

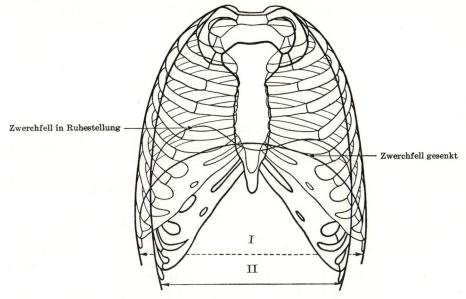

Stellung I: Brustkorb gehoben, Zwerchfell gesenkt = Vergrößerung des Brustraumes, Einatmung
Stellung II: Brustkorb gesenkt, Zwerchfell hochgetreten = Verkleinerung des Brustraumes, Ausatmung

Abb. 13. Schema der Atmung.

Die Lungenbläschen selbst sind im Gegensatz zu den Bronchien nur mit einer Schicht ganz dünner flacher Zellen belegt, dem sogenannten *respiratorischen Epithel,* das erst den Gasaustausch zwischen Blut und Luft ermöglicht. Mit der Atemluft wird der Luftsauerstoff herangebracht und hier vom roten Blutfarbstoff gebunden, während das Kohlendioxyd ausgeschieden und mit der Ausatmungsluft abgeatmet wird.

An ihrer Oberfläche sind die Lungen vom *Lungenfell* überzogen, das sich auf die Brustwand als das sogenannte *Rippenfell* überschlägt und für eine glatte Oberfläche sorgt. Hiedurch erst können sich die Lungen bei der Atmung ohne Schwierigkeiten verschieben und den Bewegungen des Brustkorbes folgen.

Die Atmung selbst ist ein relativ komplizierter Vorgang. Man unterscheidet dabei zwei Phasen:

1. Einatmung,
2. Ausatmung.

Bei jedem normalen Atemzug werden etwa 500 bis 700 ccm Luft in die Lungen gebracht. Dies geschieht durch Vergrößerung des Brustraumes. Wenn wir die Zwischenrippenmuskeln anspannen, so hebt sich dabei der Brustkorb, wodurch der Brustinnenraum vergrößert wird (Brustkorbatmung).

Nach unten wird der Brustraum gegen den Bauchraum durch das kuppelförmige Zwerchfell abgeschlossen. Kontrahiert sich die Zwerchfellmuskulatur, so wird diese Kuppel gesenkt, was gleichfalls zu einer Vergrößerung des Brustinnenraumes führt (Zwerchfellatmung). Durch den dabei entstehenden negativen Druck (Unterdruck) gegenüber der umgebenden Atmosphäre, strömt nun von außen durch die zuführenden Atemwege Luft in die Lungen, wobei diese aufgebläht werden. Die Ausatmung erfolgt in einfacher Weise durch Zurücksinken des Brustkorbes, beziehungsweise des Zwerchfelles, wodurch die in den Lungen befindliche Luft ausgepreßt wird. Männer atmen vor allem mit dem Zwerchfell, Frauen mit dem Brustkorb.

Die chemischen Vorgänge beim Gasaustausch in den Lungen werden an anderer Stelle Besprechung finden (Blut).

Die Verdauungsorgane

Um unseren Körper mit den für den Lebensbetrieb nötigen Energiemengen zu versorgen, besitzen wir unseren Verdauungsapparat, der die zugeführte Nahrung zerkleinert, chemisch aufspaltet und die Spaltprodukte aufnimmt. Eigene Drüsensysteme liefern alle benötigten Verdauungssäfte und eine spezielle Muskulatur sorgt für die Weiterbewegung des Speisebreies.

Unsere Verdauung beginnt bereits in der Mundhöhle, die die erste Station der aufgenommenen Speisen darstellt. Hier werden diese durch die Zähne gründlich zerkleinert und mit dem Sekret der verschiedenen Speicheldrüsen kräftig durchmischt. Den Vorgängen im Mund wird im allgemeinen nicht genügend Beachtung geschenkt, da viele die Wichtigkeit der Mundverdauung nicht kennen. Nur wenn die Nahrung in nicht zu groben Brocken vorliegt, können die Verdauungsfermente (Wirkstoffe) ihre Funktion befriedigend ausüben, anderenfalls geht die Nahrung unverdaut wieder ab. Außerdem beginnt der Verdauungsvorgang bereits im Mund, da der Speichel nicht nur die Aufgabe hat, die harten Bissen in einen weichen, schlüpfrigen Brei zu verwandeln, sondern auch Stoffe enthält, die mit der chemischen Aufspaltung der Stärke beginnen (Amylase des Speichels).

Jeder *Zahn* besteht aus Zahnbein, das im Bereiche der Krone von äußerst hartem und widerstandsfähigem Zahnschmelz, im Bereiche der Wurzel vom Zahnzement bedeckt ist. Der Schmelz, der an der Kaufläche am dicksten ist und sich gegen den Zahnhals zu verdünnt, besteht aus phosphorsaurem kristallisiertem Kalk, mit einer Beimischung von Fluorkalzium. Im Inneren jedes Zahnes findet man eine Höhle, die den Nerv, wie er im Volksmund heißt, enthält. Richtiger ausgedrückt handelt es sich dabei um die *Zahnpulpa*, ein sehr blut- und lymphgefäßreiches Gewebe, das Nerven- und Bindegewebsfasern enthält. Mit Zerstörung der Zahnpulpa (Wurzelbehandlung) stirbt auch der Zahn ab.

Die Produktion des *Mundspeichels* erfolgt in den Speicheldrüsen. Wir besitzen je zwei Unterkiefer-, Unterzungen- und Ohrspeicheldrüsen. Die letzten sind die größten, liegen vor der Ohrmuschel und entleeren ihr Sekret durch einen etwa 3 cm langen Gang, der vor dem zweiten oberen Mahlzahn in die Wangenschleimhaut mündet.

Die zwischen den beiden Ästen des Unterkiefers ausgespannte Muskelplatte wird als Mundboden bezeichnet und trägt die *Zunge*. Ihre Funktionen sind das Durchmischen der Speisen, das Einleiten des Schluckaktes — ein äußerst komplizierter Vorgang, bei dem die Muskeln der Zunge und des Schlundkopfes zusammenarbeiten — und die Bildung gewisser Laute, die man als Zungenlaute bezeichnet. Auf der Zunge liegen auch die Sinneszellen für den Geschmackssinn, über den im Zusammenhang mit den Sinnesorganen berichtet wird. Nach rückwärts geht der Zungenkörper in den Zungengrund über, der an den Kehldeckel grenzt.

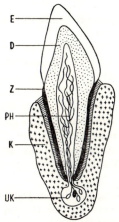

E = Schmelz; D = Dentin, Zahnbein; Z = Zahnzement; PH = Pulpahöhle;
K = Kieferknochen; UK = Kieferkanal.

Abb. 14. Schematischer Querschnitt durch einen Schneidezahn.

An der Unterseite der Zunge ist die Schleimhaut glatt, am Zungenrücken trägt sie sogenannte *Papillen* verschiedener Art: die fadenförmigen Papillen, die in ihrer Gesamtheit die grauweiße, samtartige Beschaffenheit der Zunge bedingen (Papillae filiformes), zwischen ihnen eingestreut die kegelförmigen Papillen (P. conicae), deren harte Spitze schlundwärts umgebogen ist. Sie sind bei den Tieren viel zahlreicher und bedingen die rauhe Beschaffenheit der Tierzunge. Weiche, lebhaft rot gefärbte Pilzpapillen (P. fungiformes) tragen Geschmacksknospen, die auch in die Wallpapillen (P. circumvallatae) eingelagert sind. Diese sind in der Art eines nach vorne offenen V angeordnet und bilden die Grenze zwischen Zungenkörper und Zungengrund. Der Zungengrund ist außerordentlich reich an lymphatischem Gewebe, das sich auch noch in den Rachen- und Gaumenmandeln findet. Manche Krankheiten führen zu einer Vermehrung von abgestoßenen Zungenepithelien, die im Verein mit Bakterien die „belegte" Zunge bewirken.

Der *Gaumen*, gleichzeitig Dach der Mund- und Boden der Nasenhöhle, besitzt vorne eine knöcherne Unterlage (harter Gaumen), während er hinten nur aus Muskulatur und Schleimhaut besteht und in das Zäpfchen ausläuft (weicher Gaumen). Auch dem Gaumen kommt entscheidende Bedeutung bei der Bildung der Laute, besonders der Konsonanten, zu.

Die Mundhöhle setzt sich in den *Schlund* und die *Speiseröhre* fort, Organe, die den Nahrungsbrei dem Magen zuführen. Man darf sich jedoch die Speiseröhre nicht wie eine starre Röhre vorstellen, durch die die Speisen hinunterfallen; sie besitzt vielmehr eine kräftige Muskulatur, die durch weiterlaufende Einschnürungen jeden Bissen aktiv weiterbefördert. Diese wellenförmigen Kontraktionen sind für den ganzen Magen-Darmkanal charakteristisch und werden *Peristaltik* genannt. Die Muskulatur der Verdauungsorgane zeichnet sich dadurch aus, daß ihr die Querstreifung fehlt („glatte Muskulatur"), daß sie unserem Willen nicht unterliegt („unwillkürliche Muskulatur") und daß sie nur sehr träge Bewegungen ausführt, jedoch sehr lange im Kontraktionszustand verharren kann.

Die zerkleinerte Nahrung gelangt somit in den M a g e n, der als Speicher- und Verdauungsorgan aufzufassen ist.

Die Magenschleimhaut sondert den *Magensaft* ab, der etwa 0,5% freie Salzsäure enthält. Diese tötet die meisten Bakterien, die mit der Nahrung verschluckt werden und desinfiziert somit den Speisebrei. Daneben enthält der Magensaft eine Reihe wichtiger Fermente, die vor allem bei der Eiweiß- und Milchverdauung (Pepsin und Labferment) eine Rolle spielen.

Als Speicherorgan nimmt der Magen eine ganze Mahlzeit auf und gibt sie portionenweise an den Zwölffingerdarm weiter. Dies geschieht in der Weise, daß durch eine ringförmige Einziehung der muskelstarken Magenwand ein kleiner Teil der gespeicherten Mahlzeit abgeschnürt und durch eine peristaltische Welle weiterbefördert wird.

Mit dem *Zwölffingerdarm* beginnt jener Abschnitt des Verdauungsapparates, den wir als *Dünndarm* bezeichnen. In der Gesamtlänge mißt er etwa 8—12 m und stellt den eigentlichen Ort der Verdauung und der Aufnahme der Nährstoffe dar.

Neben dem Verdauungsfermente enthaltenden *Darmsaft* ergießt sich noch der *Bauchspeichel*, das Sekret der Bauchspeicheldrüse (Pankreas), und die *Galle*, das Sekret der Leber, in den Darm, sodaß der Speisebrei hier sehr dünnflüssig wird. Eiweiß, Fett und Kohlehydrate werden bis in ihre einfachen Bauelemente zerbrochen und zur Aufnahme (Resorption) vorbereitet.

Nur die allereinfachsten Nahrungsbausteine, sowie Wasser, Mineralsalze und Vitamine, können durch die sogenannten Darmzotten, kleine etwa 0,5 bis 1 mm lange Resorptionsorgane aufgenommen werden. Wir besitzen im ganzen Darm viele Millionen davon, sodaß die Innenfläche des Dünndarmes eine geradezu samtartige Beschaffenheit zeigt.

Während der Anfangsteil des Dünndarmes (Zwölffingerdarm oder Duodenum) an der Hinterwand der Bauchhöhle angeheftet ist, sind *Jejunum* (Leerdarm) und *Ileum* (Krummdarm) wie die folgenden Dünndarmabschnitte heißen, an einer Bauchfellfalte dem *Gekröse* (Mesenterium), das Nerven, versorgende Gefäße und Fett enthält, beweglich aufgehängt.

An den Dünndarm schließt sich der *Dickdarm* mit dem *Blinddarm* an, der den *Wurmfortsatz* (Appendix) trägt. Dieser besitzt in seiner Wand besonders

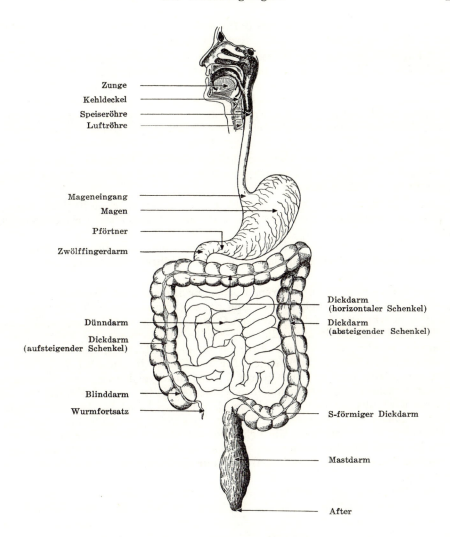

Abb. 15. Verdauungsorgane.

reichlich lymphatisches Gewebe, weshalb man ihn nicht unberechtigt als Bauchmandel bezeichnet hat.

Im eigentlichen Dickdarm, an dem man einen aufsteigenden, horizontalen und absteigenden Schenkel, sowie ein S-förmiges Stück unterscheidet, wird der flüssige Darmbrei durch Wasserabgabe nach und nach eingedickt.

Zahlreiche *Bakterien* leben in unserem Dickdarm. Sie sind harmlose, ja sogar sehr nützliche Bewohner, mit denen wir gewissermaßen eine Lebensgemeinschaft (Symbiose) eingegangen sind. Sie verwerten für uns unbrauchbare Abfallprodukte und liefern uns dafür durch ihre Stoffwechselprodukte wertvolle Stoffe, von denen das Vitamin K der wichtigste ist.

Schließlich gelangt der eingedickte, nur mehr unverwertbare Abfallstoffe enthaltende und durch veränderten Gallenfarbstoff braun gefärbte Darminhalt, nun *Stuhl* genannt, in den letzten Abschnitt, den *Mastdarm*. Dieser ist besonders muskelstark und besitzt eine Erweiterung (Ampulle), in der eine Stuhlportion gesammelt wird, worauf sich der Entleerungsdrang einstellt und die Exkremente durch Kontraktion des Mastdarmes unter Mithilfe der Bauchpresse entleert werden.

Mit Ausnahme kleiner Darmabschnitte sind alle Darmteile allseitig vom *Bauchfell* bedeckt. Entzündet es sich, so sehen wir das Krankheitsbild der Bauchfellentzündung (Peritonitis).

Am Dickdarm sieht man eine schürzenförmige, meist fettreiche Bauchfellfalte herunterhängen, die wegen der in ihr enthaltenen Lücken N e t z genannt wird.

Leber und Bauchspeicheldrüse liefern, wie schon ausgeführt, wichtige Bestandteile unseres Verdauungssaftes, doch sind ihre Funktionen damit noch keineswegs erschöpft.

Die L e b e r stellt in unserem Körper zweifellos jenes Organ dar, das die meisten Funktionen ausübt. Sie ist eine ganze chemische Fabrik. Da ihr durch den Pfortaderkreislauf (siehe Kreislauf) das Blut aus den Eingeweiden zugeführt wird und damit auch alle jene Stoffe, die dort aus der Nahrung aufgenommen wurden, fällt ihr die Aufgabe zu, diese Stoffe zu verwerten, umzuwandeln, zu speichern, zu verbrennen, für den Körper in typischer Weise aufzubauen und vieles andere mehr. Hinzu kommt die Speicherung von Vitaminen, Bildung derselben aus aufgenommenen Vorstufen (Vitamin A), Herstellung besonderer Eiweißbausteine und Funktion als zentrales Depot für tierische Stärke. Überdies bilden die Leberzellen die Gallenflüssigkeit und bauen Eiweißkörper zu Harnstoff ab. Ferner stellt die Leber vor der Geburt die wichtigste Bildungsstätte der roten Blutkörperchen dar. Man sieht, daß es in diesem Rahmen völlig unmöglich ist, die Leberfunktionen auch nur einigermaßen erschöpfend zu beschreiben.

Die *Gallenflüssigkeit* stellt einerseits ein Verdauungssekret dar, da sie zur Fettverdauung unbedingt notwendig ist, andererseits ein Ausscheidungsprodukt, das unverwertbare Stoffe enthält. Der *Gallenfarbstoff* ist das Abbauprodukt des Blutfarbstoffes, der aus zugrunde gegangenen Blutkörperchen stammt. Die ursprünglich grünliche Farbe der Galle verändert sich im Darm und bedingt schließlich die braune Färbung der Exkremente. Bei einem Gallengangsverschluß erscheint der Stuhl grau bis weiß.

Die von den Leberzellen produzierte Galle sammelt sich erst in kleineren, später in größeren Gallengängen, die zu einem rechten und linken Hauptgang zusammenfließen und vereinigt als Hauptgallengang in den Zwölffingerdarm münden. Da der Gallenfluß in den Darm nicht kontinuierlich erfolgt, sondern stoßweise nach Mahlzeiten, zweigt vom Hauptgallengang ein Seitengang ab und erweitert sich zu einem Speicherorgan, der *Gallenblase*. Hier kann es bei manchen Menschen zur Steinbildung kommen, wenn Stoffe, die normalerweise in der Gallenflüssigkeit gelöst sind, ausfallen. Bei Schädigung der Leberzellen oder

Rückstauung der Galle in den Gallengängen, tritt Gallenfarbstoff ins Blut über und bewirkt eine Gelbfärbung der Haut und Schleimhäute, die *Gelbsucht*.

Die *Bauchspeicheldrüse* liefert wichtige Fermente, die Eiweiß, Fett und Kohlehydrate spalten, jedoch erst bei Gegenwart von Galle ihre volle Wirksamkeit erhalten (sogenannte Aktivierung). Der Ausführungsgang der Bauchspeicheldrüse (Pankreas) mündet entweder gemeinsam oder unmittelbar neben dem Gallengang in den Zwölffingerdarm.

Neben ihrer Funktion als Produzent des Bauchspeichels hat die Bauchspeicheldrüse noch eine andere wichtige Aufgabe. Sie enthält in ihrem Drüsenkörper noch die sogenannten L a n g e r h a n s schen Inseln, eigenartige, nur im Mikroskop sichtbare Zellhaufen, die das wichtige, den Zuckerhaushalt regulierende Hormon *Insulin* abscheiden.

Die Harn- und Geschlechtsorgane

Beim Betrieb unseres Körpers fallen eine Reihe von Stoffen an, die als unbrauchbar und nicht weiter verwertbar vom Organismus ausgeschieden werden müssen. Zur *Ausscheidung* dieser Stoffe benützt der Körper den *Darm*, der die Fähigkeit besitzt, gewisse Stoffe in sein Inneres abzuscheiden, die *Leber*, die mit der Gallenflüssigkeit Ausscheidungsarbeit leistet, die *Schweißdrüsen*, die mit Schweißflüssigkeit auch verschiedene Salze abscheiden, die *Lunge*, die das aus der Verbrennung stammende Kohlendioxyd abatmet und schließlich die *Harnorgane*. Diese bestehen aus

Nieren,
Harnleitern,
Harnblase,
Harnröhre.

Die N i e r e n, die besonders reichlich vom Blut durchströmt werden, — etwa 30% der vom Herzen geförderten Gesamtblutmenge, fließt durch die Nierengefäße — haben die Aufgabe, das Blut von gewissen unbrauchbaren Substanzen, auch harnpflichtige Substanzen genannt, zu befreien und den Harn zu produzieren.

Sie sind ihrer äußeren Form nach bohnenförmige Organe, die an der rückwärtigen Bauchwand in einem Fettkörper, dem Nierenfett, liegen, an das sie durch Bindegewebe angeheftet sind. Schneidet man eine Niere der Länge nach durch, so sieht man auf der Schnittfläche eine deutliche Abgrenzung des Nierengewebes in eine Rinden- und Marksubstanz.

Untersucht man die Nierensubstanz unter dem Mikroskop, so beobachtet man, daß sie aus vielen tausenden kleinen und kleinsten Kanälchen besteht, die jedes für sich in einem kleinen runden Körperchen ihren Anfang nehmen. Diese in der Rinde gelegenen *Nieren-* oder *Malpighischen Körperchen* enthalten ein zu einem Knäuel verschlungenes Gefäß, das von einer doppelwandigen Kapsel umgeben ist. In den dazwischen freibleibenden Raum wird der noch sehr verdünnte Urharn, gewissermaßen durch Filtration des Blutes, ausgeschieden. Das nun anschließende, vielfach gewundene Harnkanälchen stellt nicht nur ein ableitendes Röhrchen dar, es erfüllt auch eine überaus komplizierte Funktion. Aus dem Urharn werden, während er die Harnkanälchen passiert, Wasser und verschiedene Stoffe wieder aufgenommen (resorbiert), sodaß der viel konzentriertere endgültige Harn entsteht, der schließlich an den sogenannten Nierenpyramiden als Tröpfchen erscheint und im Nierenbecken gesammelt wird.

Daneben ist die Niere noch in der Lage, Stoffe zu produzieren, die ins Blut abgegeben als Hormone wirken und besonders auf den Blutdruck eine starke Wirkung ausüben.

An einer Stelle ist die Nierenoberfläche tief eingezogen. Man nennt diese Stelle den *Sinus der Niere*. Hier treten die Gefäße ein und aus, und hier liegt auch das Nierenbecken, das Sammelbecken für den Harn.

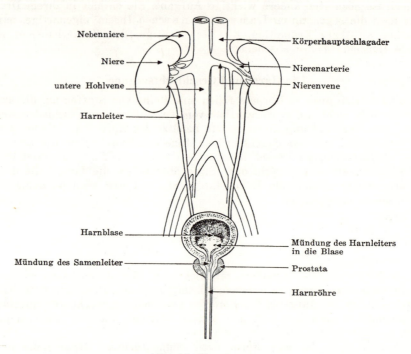

Abb. 16. Harnorgane.

Das *Nierenbecken* verengert sich zum *Harnleiter*, eine etwa 30 cm lange, und 5—7 mm im Durchmesser messende muskulöse Röhre, die durch wellenförmige Kontraktionen den Harn in die Blase befördert.

Die *Blase* selbst ist ein muskulöses Hohlorgan, das die Aufgabe hat, den Harn zu speichern und ihn durch Kontraktion bei der Harnentleerung auszupreßen.

Die Ableitung des Harnes aus der Blase erfolgt bei der Frau durch die etwa 2,5 bis 4 cm lange, beim Mann durch die etwa 20 bis 25 cm lange *Harnröhre*. Diese mündet bei der Frau in den Scheidenvorhof, beim Mann an der Spitze der Rute.

Der *Harn* selbst ist eine leicht gelblich gefärbte, ungefähr neutrale Flüssigkeit, die als Hauptbestandteil den Harnstoff enthält. Dieser stellt das Endprodukt des Eiweißstoffwechsels dar. Weiters enthält der Harn verschiedene Mineralsalze, in kleinerer Menge Harnsäure, Kreatinin und andere Stoffe. Die Tagesharnmenge beträgt im Durchschnitt zwischen 1000 und 2000 ccm. Bei vielen Krankheiten findet man pathologische Harnbestandteile (Blut, Eiweiß, Zucker, Gallenfarbstoff), die durch entsprechende Untersuchungen nachgewiesen werden können.

Die *Geschlechtsorgane* dienen zur Fortpflanzung der Art. Beim Mann bestehen sie aus dem H o d e n, in dessen Kanälchen die Bildung der Samenfäden oder Spermien erfolgt, dem *Nebenhoden*, dem *Samenleiter* und dem männlichen *Glied*. Hinzu kommt noch eine Anzahl von Drüsen, deren Sekret sich dem Samen beimengt, und den größten Teil der eigentlichen Samenflüssigkeit stellt. Die wichtigste davon ist die *Vorsteherdrüse* (Prostata) die im vorgeschrittenen Lebensalter Neigung zur Vergrößerung zeigt und durch Kompression der Harnröhre zum erschwerten Harnlassen Anlaß geben kann.

Die *Samenfäden* bestehen aus einem Kopf, Zwischenstück und Schwanzfaden. Letzterer ist 12—15 mal Länger als der Kopf. Der Spermiumkopf trägt die väterlichen Erbanlagen und den geschlechtsbestimmenden Faktor. Bei jeder Samenausstoßung werden in etwa 3,5 ccm Samen 250 bis 300 Millionen vollwertige Samenfäden ausgestoßen, von denen nur ein einziger zur Befruchtung des weiblichen Eies gebraucht wird.

Die *weiblichen Geschlechtsorgane* bestehen aus den *Eierstöcken*, den *Eileitern*, der *Gebärmutter* sowie der *Scheide* mit Scheidenvorhof und *Kitzler*. Alle vier Wochen wird im Durchschnitt ein reifes Ei produziert, das durch den Eileiter in die Gebärmutter gelangt. War eine Befruchtung erfolgt, so nistet es sich in der für diesen Zweck besonders vorbereiteten Gebärmutterschleimhaut ein und wächst hier bis zur Reife heran. Die Gebärmutter hat während der Schwangerschaft die Aufgabe, als Fruchthalter zu dienen, während ihr bei der Geburt die Funktion des Fruchtaustreibers zukommt.

Die *Gebärmutter* besitzt eine geradezu unglaubliche Fähigkeit sich zu vergrößern. Im nichtschwangeren Zustand etwa 6 cm lang und 50 bis 60 g schwer, muß sie die im reifen Zustande zirka 50 cm lange Frucht neben Mutterkuchen und Fruchtwasser aufnehmen, und im Stande sein, dann noch durch die Wehen — rhythmische Zusammenziehung ihrer Muskelfasern — das Kind durch den engen Geburtskanal auszupreßen.

Die Schleimhaut im Inneren der Gebärmutter unterliegt einer regelmäßigen Umwandlung, wobei man im wesentlichen zwei Phasen unterscheiden kann. Insgesamt dauert ein *Zyclus* der durch die verschiedenen Sexualhormone gesteuert wird, im Durchschnitt 28 Tage. In seiner ersten Phase wird die Schleimhaut der Gebärmutter aufgebaut und zur Aufnahme des Keimes vorbereitet; kommt es nicht zu einer Schwangerschaft, so wird sie in der zweiten Phase abgestoßen und es tritt die *Monatsblutung* oder *Menstruation* ein.

Die Scheide beherbergt normalerweise die sog. *Scheidenbakterien*, die aus Glycogen (Stärke, die in tierischen Zellen enthalten ist), Milchsäure entwickeln. Es reagiert daher das Scheidensekret der gesunden Frau sauer und ist geruchlos. Kommt es zu einer Ansiedlung pathologischer Keime in der Scheide, dann beobachten wir, daß sich ein übelriechendes, weißliches, alkalisch reagierendes Sekret absondert (Weißfluß).

Blut, Herz und Kreislauf

Um unsere vielen Millionen Körperzellen mit Nährstoffen und dem lebenswichtigen Sauerstoff zu versorgen und um die bei der Verbrennung entstehenden Abfallprodukte wegzuschaffen, benötigen wir ein gut funktionierendes Transportsystem in unserem Körper, das diese Aufgabe zur Zufriedenheit erfüllen kann: das *Blut*. Die Gesamtblutmenge schwankt individuell stark, beträgt aber im Durchschnitt bei einem Erwachsenen 4 bis 6 Liter (das sind etwa 8 bis 12% des Körpergewichtes). Das Blut setzt sich aus mehreren Bestandteilen zusammen:

A. *Blutflüssigkeit* (Plasma)
    a) Fibrinogen
    b) Serum
B. *Blutzellen*
    a) rote Blutkörperchen (Erythrocyten)
    b) weiße Blutkörperchen (Leucocyten)
    c) Blutplättchen (Thrombocyten).

Von den Blutzellen sind die *roten Blutkörperchen* oder *Erythrocyten* am zahlreichsten. Wir besitzen von ihnen im Normalfall etwa 4,500.000 bis 5,000.000 pro mm³ Blut. Der Form nach handelt es sich dabei um kreisrunde, leicht eingedellte Scheibchen, die sich zu geldrollenähnlichen Gebilden zusammenlegen. Sie enthalten in ihrem Inneren den Farbstoff *Hämoglobin*, der die rote Farbe des Blutes bedingt.

Die normale Lebensdauer eines roten Blutkörperchens beträgt etwa vier Wochen, dann wird es vor allem in der Leber, aber auch in der Milz abgebaut und sein Farbstoff, des wertvollen Eisens beraubt, chemisch verändert als Gallenfarbstoff ausgeschieden.

Hämoglobin, dieser eisenhältige Farbstoff, dessen chemische Struktur wir heute bereits kennen, besitzt die Fähigkeit, an sein Molekül Sauerstoff locker anzulagern, der auch leicht wieder abgespalten werden kann. Bei der Sauerstoffaufnahme beziehungsweise Abgabe, ändert das Hämoglobin und damit das Blut seine Farbe, in dem es in der sauerstoffreichen Form hellrot, in der sauerstoffarmen hingegen dunkelrot mit einem Stich ins bläuliche erscheint. Auch bei der Abfuhr des Kohlendioxydes spielt das Hämoglobin eine wesentliche Rolle. Durch abwechselnde Bindung und Freigabe des Blutalkalis sorgt es für die Bindung des CO_2 in den Geweben an dieses und die Freisetzung der Kohlensäure in den Lungen, die dort aus dem Blut entweicht und abgeatmet wird.

In viel geringerer Zahl (6000 bis 8000 pro mm³) finden wir im Blut die *weißen Blutzellen* oder *Leucocyten* vor. Diese Zellen, die sich unter dem Mikroskop in mehrere Untergruppen einteilen lassen, dienen in erster Linie der Abwehr eingedrungener Krankheitserreger. Man hat sie daher auch volkstümlich die Gesundheitspolizei genannt. Die Leucocyten besitzen die Fähigkeit, Krankheitserreger auffressen (phagocytieren) zu können, wobei sie selbst zugrunde gehen. Die abgestorbenen weißen Blutkörperchen bilden dann den sog. *Eiter*.

Die *Blutblättchen* oder *Thrombocyten*, von denen wir etwa 250.000 bis 500.000 im mm³ besitzen, haben eine wichtige Funktion bei der Blutgerinnung, für deren Zustandekommen sie zum Teil verantwortlich sind.

Die *Blutflüssigkeit* oder *Plasma* enthält einen Eiweißkörper, das Fibrinogen, der durch den Gerinnungsvorgang aus dem flüssigen in den festen Zustand übergeführt wird (Fibrin) und dabei das Blutwasser (Serum) auspreßt. Fibrinfreies Plasma nennt man daher *Serum*.

Die **Blutgerinnung**, ein überaus komplizierter Vorgang, schützt uns vor dem Verbluten. Kommt es irgendwo an unserem Gefäßsystem zu einer Verletzung, so wird ein völliges Verbluten durch die Bildung eines *Blutkuchens (Thrombus)* verhindert, der die Lücke schließt und durch Kontraktion die Wundränder einander näher bringt.

Läßt man frisches Blut einige Zeit in einem Gefäß stehen, so kann man den Gerinnungsvorgang gut beobachten, und nach Zusammenziehung des Blutkuchens das überstehende klare *Serum* abgießen. Dieses enthält Eiweißkörper, Zucker, Mineralsalze und andere wichtige Stoffwechsel- und Abfallprodukte.

Mischt man Blutkörperchen des einen Menschen mit dem Blutserum eines anderen, so beobachtet man, daß in manchen Fällen die Blutkörperchen zusammen geballt werden — agglutiniert — wie der Fachausdruck dafür lautet. Laienhaft ausgedrückt könnte man sagen, daß sich das Blut des einen Menschen mit dem eines anderen oft nicht „verträgt". Untersuchungen LANDSTEINERS haben ergeben, daß jeder Mensch einer bestimmten *Blutgruppe* zugehört, die von Geburt an unverändert beibehalten wird. Diese Blutgruppen führen die Bezeichnungen A, B, AB und 0 (Null). Will man daher einem Menschen Blut zuführen, so muß man darauf achten, daß Blutspender und Empfänger die gleiche Gruppe besitzen, da sonst der Tod des Empfängers die Folge ist. Neben den Blutgruppen hat man noch eine größere Anzahl anderer Blutfaktoren entdeckt (M, N, MN und den Rhesusfaktor). Bei Blutübertragungen hat nur noch der Rhesusfaktor (Rh positiv und rh negativ) eine Bedeutung, während die anderen Faktoren in der forensischen (= gerichtlichen) Medizin eine Rolle spielen.

Unter den Serumeiweißkörpern sind die sogenannten *Antitoxine* von besonderem Interesse. Diese Gegengifte bilden sich, sobald gewisse Stoffe, wie zum Beispiel Bakteriengifte, aber auch artfremde Eiweißkörper (Seruminjektion) in unseren Körper eindringen. Wenn wir eine Infektionskrankheit durchgemacht haben, so schützen uns die dabei gebildeten Antitoxine dann mehr oder minder lang vor einer neuerlichen Infektion. Wir führen diesen Schutz auch absichtlich durch Impfung herbei, in dem man dabei künstlich eine Infektion mit abgeschwächten Krankheitserregern erzeugt. Es kommt dann zwar nicht zum Ausbruch der Krankheit, wohl aber zur Bildung der Antitoxine. Solche Gegengifte werden heute schon industriell vom Tier gewonnen und spielen in der Medizin als Heilseren eine bedeutende Rolle.

Neben den bereits beschriebenen Aufgaben fällt dem Blut noch der Transport der aufgenommenen Nahrungsbestandteile zur weiteren Verarbeitung und der Transport der Hormone zu.

Unser *Blutgefäßsystem* hat die Aufgabe, die Blutflüssigkeit und damit alle darin enthaltenen Stoffe an jede einzelne Körperzelle heranzuführen. Es muß daher über entsprechende Leitungen verfügen. Man unterscheidet:

a) Arterien, Schlagadern (vom Herzen kommend)
b) Venen, Blutadern (zum Herzen führend)
c) Kapillaren, Haargefäße.

Die **Arterien** sind, ganz besonders in Herznähe starkwandig gebaut, da sie einen beträchtlichen Blutdruck aushalten müssen. Diese sogenannten Schlagadern — sie heißen so, da man an ihnen den Pulsschlag beobachten kann — verzweigen sich in immer feiner werdende Äste und gehen schließlich in die *Haargefäße* oder Kapillaren über.

In diesen feinsten Gefäßen, die jede einzelne Körperzelle versorgen, findet der Stoffaustausch zwischen Blut und Gewebe statt. Wir finden sie umso reichlicher, je intensiver der Stoffwechsel eines Organes ist. Hat das Blut in den Haargefäßen seinen Sauerstoff abgegeben, und die Abfallprodukte des Gewebes aufgenommen, so sammelt es sich in den *Venen* oder *Blutadern*. Diese unterscheiden sich von den Arterien durch ihre schwächere Wand, da sie ja auch einem wesentlich geringeren Blutdruck Widerstand zu leisten haben. Die zunächst noch kleinen Venen vereinigen sich zu immer größeren Gefäßen und führen schließlich als *untere* beziehungsweise *obere Hohlvene* das Blut der betreffenden Körperhälfte dem Herzen zu.

Eine Ausnahme macht das Blut, das die Eingeweide passiert. Auch hier durchläuft es Kapillaren, wobei Sauerstoff abgegeben wird; gleichzeitig werden jedoch die vom Darm aufgenommenen Nährstoffe mitgenommen und erscheinen nun in den abführenden Blutadern des Darmes. Diese fließen zu einem größeren Gefäß, der *Pfortader* zusammen, die zur Leber führt und sich dort wieder in feinste Ästchen aufspaltet. Auf diese Weise wird das nährstoffreiche Blut an die Leberzellen herangebracht, die die Nahrungsbausteine aufnehmen, speichern oder umbauen. Die kleinsten Lebergefäßchen sammeln sich dann zu den Lebervenen, die ihr Blut in die untere Hohlvene abführen. Das Eingeweideblut passiert also zweimal ein Kapillarsystem: einmal im Darm und einmal in der Leber. Diesen Umweg des Eingeweideblutes über die Leber bezeichnet man auch als den sogenannten *Pfortaderkreislauf*.

Die Venen der unteren Körperhälfte haben, was ihren Bau betrifft, eine besondere Eigentümlichkeit. Um den Rückstrom des Blutes zum Herzen, der entgegen der Schwerkraft erfolgen muß zu ermöglichen, besitzen sie Ventile, sogenannte *Klappen*, die das Blut nur in eine Richtung, nämlich körperwärts fließen lassen. Wenn wir die Muskulatur unserer Beine zum Beispiel anspannen, so werden die Blutadern ausgedrückt und das Blut kann durch diese Ventile bedingt nur herzwärts ausweichen. Verlieren die Klappenventile der Venen aus irgend einem Grunde ihre Funktionstüchtigkeit, so sind Stauungen in den Venen der Beine die Folge (Krampfadern).

In unserem Kreislauf stellt das H e r z zentralen Motor und Pumpe dar. Als Hohlmuskel etwa von der Größe einer Faust und aus einem ganz eigenen Typ von Muskelfasern aufgebaut, vollbringt das Herz im Laufe eines viele Jahrzehnte währenden Lebens eine geradezu unglaubliche Leistung. Man bedenke vor allem, daß es ja keine Minute stillstehen darf und sich nicht wie andere Organe in einer Ruhepause erholen kann. Diese besondere Leistungsfähigkeit des Herzmuskels wird durch Eigenheiten seines Stoffwechsels und besonders reichliche Blutversorgung durch die Herzkranzgefäße, die allein 10% der Gesamtblutförderung aufnehmen, ermöglicht.

Durch eine Längswand ist das Herz in zwei Hälften, in eine rechte und in eine linke getrennt. Eine quere Scheidewand trennt die sogenannten *Vorhöfe* von den *Herzkammern*, sodaß insgesamt vier verschiedene Räume im Herzen vorhanden sind. Da die Vorhöfe keine nennenswerte Kontraktionsarbeit zu verrichten haben, besitzen sie nur eine verhältnismäßig dünne Wand. Am kräftigsten, entsprechend der höchsten Arbeitsleistung, die vollbracht werden muß, ist die

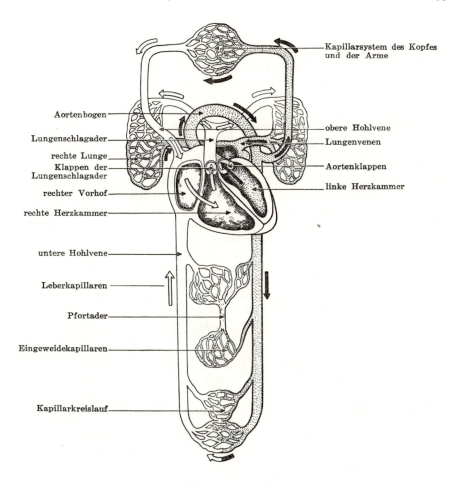

Abb. 17. Schema des Blutkreislaufes.

linke Herzkammer. Ihre Wand ist etwa 15 bis 20 mm stark. Viel schwächer ist die rechte Herzkammer, deren Wand nur 4—5 mm mißt, da sie nur den Lungenkreislauf zu versorgen hat.

Zwischen Vorkammern und Hauptkammern und am Übergang letzterer in die großen Hauptschlagadern finden wir Klappen oder Ventile, die bei ordnungsgemäßer Funktion ein Rückströmen des Blutes verhindern.

In kurzen Zügen stellt sich der gesamte **Blutkreislauf** folgendermaßen dar: Aus der linken Herzkammer wird das Blut unter Passage der Aortenklappen in die Aorta (Körperhauptschlagader) ausgeworfen, wo ein Blutdruck von etwa 200 mm Quecksilbersäule oder etwas mehr als ¼ Atü herrscht. Nach Durchströmen des Kapillarsystems beziehungsweise der Leber, sammelt sich das Blut in den Hohlvenen, die in den rechten Vorhof münden, von wo das Blut durch die dreizipfeligen Herzklappen in die rechte Herzkammer strömt. Aus der rechten

Kammer wird das Blut in die Lungenschlagadern gepreßt, wobei es wieder durch ein Ventil am Rückfluß verhindert wird. In den Lungen aufgefrischt und mit Sauerstoff beladen strömt es durch die vier Lungenvenen in den linken Vorhof, um aufs Neue den Blutkreislauf zu beginnen. Man bezeichnet den Weg des Blutes von der linken Kammer über die Körperzellen zur rechten Vorkammer auch als den *großen* oder *Körperkreislauf*, den von der rechten Kammer über die Lungen zur linken Vorkammer den *kleinen* oder *Lungenkreislauf*. Der sogenannte Pfortaderkreislauf wurde weiter oben bereits erwähnt.

Alle Gefäße besitzen in ihrer Wand glatte Muskelfasern, die durch autonome Nerven versorgt, ein Weiter- oder Engerstellen der Lichtung gestatten. Bei der Durchblutungsregelung spielen aber neben den Nerven auch noch besondere Hormone eine wichtige Rolle, vor allem das *Adrenalin* aus dem Nebennierenmark, das ein Engerstellen der Blutgefäße und somit eine Blutdrucksteigerung bewirkt.

Neben den Blutgefäßen finden wir auch noch dünne, unscheinbare Gefäßchen, die wir wegen der darin enthaltenen wasserklaren Flüssigkeit (Lymphe) als *Lymphgefäße* bezeichnen. Sie beginnen offen in den Gewebsspalten und führen als Lymphe den sogenannten Gewebssaft ab. Die Lymphgefäßchen bestimmter Regionen sammeln sich und werden durch *Lymphknoten* geleitet, die als Filter fungieren. Dabei werden Bakterien und eingedrungene Fremdkörper abgefangen und zurückgehalten. Man bezeichnet daher jene Lymphknoten, die die Filter für einen bestimmten Bezirk darstellen, auch als regionäre Lymphknoten. Für das Bein zum Beispiel befinden sie sich in der Leistengegend, für den Arm in der Achselhöhle.

Auch losgerissene Geschwulstzellen werden auf diese Weise abgefangen und bleiben in den Lymphknoten hängen, sodaß die ersten Tochterkolonien einer bösartigen Geschwulst regelmäßig in den regionären Lymphknoten beobachtet werden.

Als Besonderheit kann noch vermerkt werden, daß das aus der Nahrung aufgenommene Fett nicht durch das Pfortaderblut, sondern durch die Lymphe des Darmes abtransportiert wird. Kurz nach einer fettreichen Mahlzeit erscheint daher die Darmlymphe durch kleinste Fettkügelchen milchig getrübt.

Alle Lymphgefäße sammeln sich schließlich zum *Hauptlymphgang*, der in eine große Vene innerhalb des Brustraumes mündet.

Bei Verstopfung der Lymphgefäße kommt es zu einer übermäßigen Ansammlung von Gewebswasser und hiedurch zu einer teigigen Schwellung, sodaß der Fingerdruck eine Delle hinterläßt (Oedem).

Das zentrale und periphere Nervensystem

Als zentrales Steuerungsorgan, von dem alle Befehle an die verschiedenen Regionen unseres Körpers ihren Ausgang nehmen und wo alle einlaufenden Sinneseindrücke empfunden, registriert und verwertet werden, besitzen wir das z e n trale Nervensystem (Gehirn und Rückenmark), an das sich, Telefonleitungen vergleichbar, die peripheren Nerven (peripheres Nervensystem) anschließen und zu allen Organen ziehen.

Mit einer anderen Bezeichnung fassen wir Gehirn, Rückenmark und die von beiden ausgehenden Nerven als cerebrospinales Nervensystem zusammen, und stellen diesem ein völlig anders geartetes unabhängiges Organnervensystem, das hauptsächlich unbewußte Organfunktionen regelt (Verdauung, Drüsentätigkeit, Gefäßtonus) als **autonomes Nervensystem** gegenüber.

Die Bausteine unseres Nervensystems sind die **Nervenzellen**, auch Ganglienzellen genannt, die mehr oder minder lange Fortsätze (Nervenfasern oder

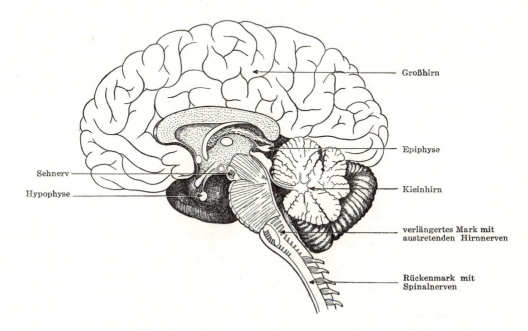

Abb. 18. Gehirn und verlängertes Mark.

Neuriten) besitzen, die die Erregung weiterleiten. Der Hauptfortsatz der Nervenzellen erreicht dabei eine Länge von wenigen Millimetern bis zu einem Meter und mehr. Mit seinem Ende kann der Neurit wieder mit einer Nervenzelle, einer Organzelle oder einer Muskelzelle in Verbindung stehen.

Untersucht man Gehirn oder Rückenmark, so beobachtet man am Schnitt eine merkwürdige Zweiteilung in graue und weiße Nervensubstanz. Unter dem Mikroskop kann man erkennen, daß sich in ersterer hauptsächlich Nervenzellen, in letzterer hauptsächlich Nervenfasern befinden.

Das *Gehirn,* ein charakteristisch gebautes, überaus empfindliches Organ, hat sich erst im Laufe von vielen zehntausenden Jahren zu seiner heutigen Form entwickelt. Diese Entwicklung läßt sich nachweisen, da später erworbene Fähigkeiten sich gewissermaßen auch räumlich bereits vorhandenen aufgesetzt haben. So finden wir Reflexe und Regulationszentren für gewisse Körperfunktionen wie Herzschlag, Atmung, Temperaturregelung und andere, entweder überhaupt im Rückenmark oder im sogenannten *verlängerten Mark,* der Übergangsstelle zwischen Rückenmark und Gehirn; dies ist jener Teil des Zentralnervensystems, den auch niedere Tiere besitzen. Höhere Funktionen sind im anschließenden *Mittelhirn,* höchste, wie Intelligenz, Merkfähigkeit, Urteilsvermögen und deduktives (ableitendes) Denken im *Großhirn* lokalisiert. Im rückwärtigen Anteil der Schädelkapsel findet sich noch das *Kleinhirn,* das hauptsächlich koordinierende, das heißt aufeinander abstimmende Funktionen besitzt.

Schon lange hatte man die Beobachtung gemacht, daß bestimmte Funktionen an bestimmte Stellen, sogenannte *Zentren,* in unserem zentralen Nervensystem gebunden sind. Man weiß, daß es ein motorisches, ein Empfindungs-, ein Sprachund Sehzentrum gibt und kann auch an anatomischen Präparaten die Stelle bezeichnen, der diese Funktion zukommt. Ob es allerdings angängig ist, auch für untergeordnete Funktionen, Stimmungslagen und besondere Eigenschaften feste Zentren anzunehmen ist zweifelhaft.

Im Inneren des Gehirns findet man ein Hohlraumsystem, das von einer wasserklaren Flüssigkeit erfüllt ist, der *Gehirnflüssigkeit (Liquor cerebrospinalis).* Sie fließt über einen kleinen Gang ab und umspült das Gehirn und Rückenmark auch von außen, sodaß beide wie in einem Gefäße schwimmend untergebracht sind. Dies bewirkt einen vorzüglichen Schutz gegen mechanische Einwirkungen. Überdies ist das zentrale Nervensystem noch von den sogenannten *Hirnhäuten* umgeben, die Schutz- und Ernährungsfunktionen haben. Man unterscheidet von außen nach innen eine *harte Hirnhaut* (Dura mater), eine *Spinnwebenhaut* (Arachnoidea) und die ganz innen gelegene *weiche Hirnhaut* (Pia mater).

Vom Gehirn ausgehend versorgen zwölf sogenannte *Hirnnervenpaare* die Sinnesorgane und Muskulatur des Kopfes. Sie leiten die Geruchs-, Geschmacks-, Seh-, Gehör- und Gefühlseindrücke nach den entsprechenden Hirnzentren und versorgen auch Augen- und Gesichtsmuskeln mit motorischen Reizen. Nur der zehnte Hirnnerv, der Nervus Vagus verläßt das Kopf-Halsgebiet und versorgt Herz, Lungen und Eingeweide mit parasympathischen Fasern.

Das R ü c k e n m a r k ist im knöchernen Wirbelkanal in Liquorflüssigkeit schwebend aufgehängt. Es besitzt gleichfalls die drei Häute, die bereits am Gehirn beschrieben wurden. 31 Nervenpaare, die sogenannten *Spinalnerven* treten aus dem Rückenmark aus und beziehen ihre Fasern aus einer vorderen motorischen und einer hinteren sensiblen Nervenwurzel. Sie verlassen den Wirbelkanal durch eine Knochenaussparung zwischen je zwei Wirbeln und verzweigen sich dann als periphere Nerven im Körper.

Die *Spinalnerven* enthalten sowohl *motorische* (Muskelerregungsbefehle führende) wie *sensible* (Empfindung leitende) Fasern, weshalb man sie als gemischte Nerven bezeichnet und sie in Gegensatz zu rein motorischen und rein sensiblen Nerven stellt.

Ein *Nerv* besteht somit aus einer sehr großen Anzahl von Ganglienzellfortsätzen, die motorische und sensible Erregungen leiten.

Das autonome Nervensystem

Abseits vom cerebrospinalen Nervensystem finden sich in allen Innenorganen, aber auch in der Haut, Ansammlungen von Nervenzellen, die durch Nervenfasern miteinander in Verbindung stehen. Sie regeln bis zu einem gewissen Grade unabhängig vom zentralen Nervensystem die Funktionen unserer Organe, besitzen jedoch auch übergeordnete Zentren im Gehirn und Rückenmark, sodaß die aus Gründen der Übersichtlichkeit bei der Einteilung des Nervensystems erfolgende Abtrennung des autonomen Nervensystems vom Zentralnervensystem mehr oder minder willkürlich ist.

Da für jede Organfunktion immer ein positiver anregender und ein negativer hemmender Reiz benötigt wird, teilt sich das autonome Nervensystem auch in zwei Anteile, die immer entgegengesetzte Funktionen am Erfolgsorgan bewirken. Nicht zu Unrecht hat man sie mit den beiden Zügeln am Pferdegeschirr verglichen. Man nennt sie Sympathicus und Parasympathicus. Bewirkt beispielsweise ein sympathischer Reiz eine Erhöhung der Schlagzahl des Herzens, so vermindert der gereizte Parasympathicus dieselbe.

Die Sinnesorgane

Um mit unserer Mitwelt ständig in Kontakt zu bleiben, besitzen wir die verschiedenen Sinnesorgane. Unter den *klassischen „fünf Sinnen"* versteht man den Gesichts-, Gehör-, Geschmack-, Geruch- und Tastsinn. Da aber letzterer aus mehreren durchaus verschiedenen Qualitäten zusammengesetzt ist, wie bei der Besprechung der Haut ausgeführt werden soll und auch der klassische Gehörsinn aus zwei verschiedenen Anteilen, dem Raumsinn und dem eigentlichen Hörorgan besteht, stimmt die Zahl fünf bei weitem nicht.

Das Sehorgan

Das A u g e dient der Erfassung von Lichteindrücken und deren Umwandlung in Nervenerregungen, die nach dem Sehzentrum des Gehirns weitergegeben werden und dort den Eindruck eines Bildes entstehen lassen. Man kann an unserem Sehorgan mehrere Abschnitte unterscheiden:
    a) der optische Apparat
    b) Netzhaut und Sehnerv (nervöser Apparat)
    c) Bewegungsapparat und Schutzeinrichtung des Auges.

Der *optische Apparat,* der nach den bekannten Gesetzen der Optik arbeitet, beschränkt sich darauf, ein scharfes Bild auf die Netzhaut zu werfen. Er besteht aus Hornhaut, Irisblende, Linse und Glaskörper. Durch Veränderung der Linsenspannung können wir unser Auge sowohl auf nahe befindliche wie auf weiter entfernte Gegenstände scharf einstellen (Akkomodation). Durch die Iris oder Regenbogenhaut, die in der Mitte ein Loch, die Pupille, besitzt, wird die einfallende Lichtmenge geregelt, da die enger oder weitergestellte Pupille verschieden viel Licht in das Innere des Auges eindringen läßt.

Den rückwärtigen Teil des vom Glaskörper ausgefüllten Augapfels kleidet die N e t z h a u t aus. Sie ist ein überaus kompliziert gebautes Gebilde, das viele tausende Sinneszellen besitzt, die das auf sie geworfene Bild zerlegen, nach Farbe und schwarz-weiß Werten getrennt in Nervenerregungen umwandeln und diese durch den Sehnerv an das Gehirn weitergeben.

Je *sechs Augenmuskeln,* vier gerade und zwei schiefe bewegen die Augen nach den verschiedenen Seiten. Sie erhalten ihre Impulse durch die Hirnnerven III, IV und VI.

Als *Schutzapparat des Auges* bezeichnet man die Lider mit den Wimpern sowie die Brauen. Sie sollen das Eindringen von Fremdkörpern und Schweiß verhindern und das Auge gegen mechanische Schädigungen schützen.

Zum Schutzapparat des Auges zählt man aber auch die *Tränendrüsen.* Sie produzieren die Tränenflüssigkeit, die über der Hornhaut einen dünnen Film bildet und sie damit vor Austrocknung schützt. Gleichzeitig werden durch die Tränenflüssigkeit eingedrungene kleine Fremdkörper weggespült. Der Abfluß der Tränenflüssigkeit erfolgt vom inneren Winkel des Auges aus über ein Kanalsystem in die Nase.

Das Gehörorgan

Das Gehörorgan enthält zwei völlig verschiedene Organe, die räumlich nahe beieinander liegen: das *eigentliche Gehörorgan* sowie das *statische Organ*, das die Raumempfindung und das Beschleunigungsgefühl vermittelt.

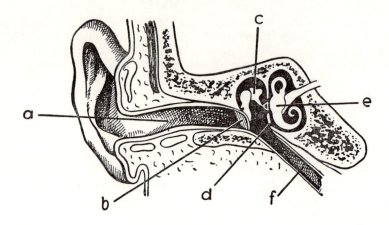

a = äußerer Gehörgang; b = Trommelfell; c = Gehörknöchelchen; d = rundes Fenster; e = Labyrinth; f = Ohrtrompete.

Abb. 19. Schnitt durch das äußere und innere Ohr.

Rein anatomisch kann man ein Außenohr, ein Mittelohr und ein Innenohr unterscheiden. Das *Mittelohr*, das gegenüber dem äußeren Ohr durch das Trommelfell abgegrenzt ist, enthält in einem Hohlraumsystem die drei Gehörknöchelchen Hammer, Amboß und Steigbügel, die der Schallübertragung dienen. Mit der Außenwelt steht das Mittelohr durch die sogenannte Ohrtrompete in Verbindung, die in der Rachenhöhle mündet und dem Luftdruckausgleich des Mittelohres dient.

Das *Innenohr* liegt in einem komplizierten knöchernen Kanalsystem, das als Labyrinth bezeichnet wird und sich in einem Teil des Schläfenbeines, dem Felsenbein befindet. Das *Labyrinth* zerfällt in zwei Teile, in die sogenannte *Schnecke*, in der die Endigungen der Gehörnerven untergebracht sind und in die *Bogengänge*, die der Raum und Beschleunigungsempfindung dienen. Die letzteren enthalten Nervenzellen, auf denen kleine Kalkkristalle liegen. Dies vermittelt die Raumempfindung; verändern wir nämlich unsere Lage, so kommt es durch die Schwerkraft zu einer Verschiebung dieser Steinchen. Ähnlich wirkt auch die Beschleunigung, die durch plötzliche Druckänderung der Steinchen auf der Unterlage empfunden wird. Das gesamte Innenohr ist mit einer Flüßigkeit erfüllt, der sogenannten Ohr-Lymphe.

Der Geruchsinn

Der *Geruchsinn* besteht aus Sinneszellen, die im obersten Nasengang und an der Nasenscheidewand in der Nasenschleimhaut eingelagert sind und die Geruchseindrücke aufnehmen können. In jeder dieser Sinneszellen beginnen kleine Nervenfasern, die in ihrer Gesamtheit den Geruchsnerv ausmachen und die Eindrücke dem Gehirn weitervermitteln.

Unser Geruchsinn, der im Vergleich zu dem vieler Tiere minderwertig erscheinen mag, spielt im Leben jedoch eine wesentliche Rolle. Anregend, Ekel und Abscheu erregend und nicht zuletzt sexuell stimulierend wirken auf uns die verschiedenen Gerüche. Neuere Forschungen haben gezeigt, daß die Gerüche unser Unterbewußtsein und damit unsere Handlungen durch Weckung von Lust und Unlustgefühlen viel weitgehender beeinflussen als wir glauben. Dies gilt naturgemäß ganz besonders bei kosmetischen Produkten.

Der Geschmacksinn

Der *Geschmacksinn* vermittelt nur die Qualitäten süß, salzig, sauer und bitter, während andere Geschmacksqualitäten nur scheinbar geschmeckt, in Wirklichkeit jedoch gerochen werden. Als Sinneszellen dienen sogenannte *Geschmacksknospen*, die in bestimmten Zungenpapillen eingelagert sind. Man findet Geschmacksknospen nicht nur auf der Zunge, sondern auch am weichen Gaumen. Die Geschmacksempfindungen werden durch die Hirnnerven VII und IX an das Gehirn weitergeleitet.

Der Tastsinn

Die Tastqualitäten werden im Zusammenhang mit der Haut abgehandelt. Hier soll nur der *Muskelsinn* Erwähnung finden, der Aufschluß über Muskelspannung und Stellung der Gliedmaßen gibt. Er setzt sich aus Nervenendigungen zusammen, die in Muskeln und Sehnen, Knochenhaut und Gelenkskapsel untergebracht sind. Mit Hilfe dieses Sinnes bestimmen wir z. B. das Gewicht eines Körpers, den wir aufheben.

ANATOMIE UND PHYSIOLOGIE DER HAUT
Allgemeine Eigenschaften der Haut

Mit dem Begriff Haut verbindet man im allgemeinen Sprachgebrauch meist nur die Vorstellung einer Schale, einer Rinde, die unseren Körper umgibt. Wie wenig diese Definition den tatsächlichen Verhältnissen gerecht wird und wie ungenügend damit die vielfältigen Aufgaben dieses lebenswichtigen Organs ausgedrückt werden, dessen unbehinderte und ordnungsgemäße Funktion für unser Wohlbefinden, ja unser Leben Bedingung ist, sollen die folgenden Ausführungen zeigen.

Die Haut ist jenes Organ, durch dessen Vermittlung wir, von den höheren Sinnesorganen wie Auge und Ohr abgesehen, Kontakt mit der Umwelt gewinnen; dessen Aufgaben sich im mechanischen, chemischen und thermischen Schutz, der Wärmeregulation, der Wasser- und Fettspeicherung, sowie der Ausscheidung bestimmter Stoffe noch lange nicht erschöpfen. Allen diesen vielfältigen Aufgaben wird unsere Haut durch ihren Feinbau, der überaus kompliziert ist, trefflich gerecht. Sie umschließt die äußere Oberfläche unseres Körpers fast vollständig und unterscheidet sich deutlich gegenüber den Überzügen innerer Organe durch ihren Aufbau.

Die Haut zeigt an verschiedenen Körperstellen je nach den Anforderungen, die dort an sie gestellt werden, große Unterschiede, in dem sie einmal mehr Schutzorgan, einmal mehr Sinnesorgan ist.

Nicht zu Unrecht bezeichnet man die Haut als Spiegelbild unseres Körpers, das uns mit einem Blick gestattet, Jugend und Alter, Gesundheit und Krankheit zu erkennen, wobei sich, wie wir alle wissen, nicht nur die Hautkrankheiten im engeren Sinne, sondern vielmehr eine Unzahl von Allgemeinerkrankungen durch Hautveränderungen manifestieren.

Die Haut entwickelt sich aus den Anteilen von zwei Keimblättern, dem äußeren (Ektoderm) und dem mittleren (Mesoderm).

Die E i g e n f a r b e der Haut wird vor allem durch das Pigment (s.u.) beziehungsweise den *Hornfarbstoff* und durch die Farbe des Blutes, das in feinsten Gefäßen die Lederhaut durchströmt, bestimmt. Eine wichtige Rolle spielt die Epidermis, da sie einerseits durchscheinend die Farbe der unterliegenden Schichten je nach ihrer Dicke blasser erscheinen läßt, andererseits in den Zellen der Körnerschicht Keratohyalinkörperchen besitzt, die das Licht stark reflektieren. Von Ausnahmsfällen abgesehen ist es in erster Linie das Pigment, das bei normaler Durchblutung die Farbe der Haut bestimmt. Maßgebend sind Farbe, Menge und Ort der Ablagerung des Pigmentes, Momente, die rassisch und individuell variabel sind.

Die Eigenfarbe des *Pigmentes* (Melanin) schwankt von hell über dunkelbraun bis schwarz. Normalerweise finden sich die Melaninkörperchen innerhalb von Zellen der Oberhaut und in den obersten Schichten der Lederhaut. Ist es lediglich in der untersten (Basal-)Schicht der Epidermis eingelagert, wie bei uns Europäern, so erscheint die Haut hell. Findet es sich jedoch auch in höheren Schichten, wie etwa der Stachelzellschicht, so entsteht ein mehr oder minder dunkles (Neger-)Kolorit.

Fehlt das Pigment stellenweise, so entstehen weiße Flecke, fehlt es völlig, so sprechen wir von Albinismus. Das im Bindegewebe eingelagerte Pigment besitzt gegenüber dem ersterwähnten nur geringe Bedeutung, obgleich durch Anhäufung bestimmte Bezirke wie Warzenhöfe, äußere Geschlechtsorgane und Augenlider dunkler erscheinen als ihre Umgebung.

Die Dicke der Epidermis dämpft besonders die rote Farbkomponente der Lederhaut. Ist daher die Epidermis dünn wie an Ohrläppchen, Lippen oder Nagelfalz, so erscheint die Haut mehr rosa oder rot; ist die Hornschicht sehr mächtig, wie an den Fußsohlen, so wirkt die Haut blaß. Als weitere Faktoren der Hautfarbe sind noch die Farbe des Blutfarbstoffes (Haemoglobin), sowie der Karotingehalt der Epidermis zu nennen. Letzteres ist ein gelbroter Farbstoff, der sich in der Natur verschiedentlich findet und auch als Provitamin A eine gewisse Bedeutung hat.

An der *Oberfläche* zeigt die Haut Erhebungen und Einziehungen, die die Hautfelderung bedingen. Dieses in der Struktur fixierte und oftmals erblich bedingte Relief wird noch durch funktionelle Falten und Einziehungen überlagert, die durch Stauchung und Zerrung der Haut bei Bewegungen entstehen.

Während sich das funktionelle Relief der Haut ständig verändert, bleibt das strukturelle Oberflächenbild bemerkenswert unverändert, sodaß es in Form von Fingerabdrücken schon seit längerer Zeit zu Identifikationszwecken benützt wird.

Der Feinbau der Haut

An der Haut kann man mehrere Schichten unterscheiden:
a) die Epidermis oder Oberhaut,
b) das Corium oder Lederhaut,
c) die Subcutis oder Unterhautzellgewebe.

Die Epidermis

Die Epidermis baut sich aus mehreren Zellagen auf. Die unteren rücken allmählich gegen die Oberfläche vor und unterliegen dabei bestimmten, charakteristischen Veränderungen. Aus den ursprünglich vieleckigen voluminösen Zellen werden ganz flache platte Zellen, die sich schließlich als verhornte Schüppchen an der Oberfläche abstoßen.

Man kann an der Oberhaut eine tiefe Schicht beschreiben, in der sich die ständige Regeneration abspielt und die aus lebenden vollwertigen Zellen besteht *(Stratum germinativum)* und eine oberflächliche, in der die Zellen, nachdem sie eine schmale Übergangszone passiert haben, verhornen und ihren Zellcharakter mehr und mehr verlieren, je näher sie an die Oberfläche rücken *(Stratum corneum)*. Diese Schichtung der Epidermis ist prinzipiell überall gleich, kommt jedoch an Schnittpräparaten von Handtellern und Fußsohlen besonders deutlich zum Ausdruck.

Außer ihrer Funktion nach kann man die Oberhautzellschichten auch noch nach ihrem Zellcharakter einteilen und mehrere Zellagen beschreiben:
Basalzellschicht,
Stachelzellschicht,
Körnerzellschicht,
Hornschicht,
Abschilferungsschicht.

Die unterste Schicht wird *Basalzellschicht (Stratum basale)* genannt und besteht aus hochprismatischen Zellen in einfacher Reihe nebeneinander. Unmittelbar an die Basalschicht, die durch kleinste Plasmaausläufer, sogenannte Wurzelfüßchen, eine feste Verbindung zum Corium herstellt, schließt sich die *Stachelzellschicht (Stratum spinosum)* an. Es sind dies mehrere Reihen von Zellen, die, unregelmäßig polyedrisch geformt, sich nicht völlig aneinanderlegen, sondern durch Plasmabrücken verbunden sind. Es bleibt hiedurch ein Raum zwischen den einzelnen Zellen frei, der von einer Flüssigkeit erfüllt ist, die der Lymphe nahesteht, sich von dieser aber durch ein anderes Reduktionsvermögen für Silbernitrat unterscheidet. Man nimmt an, daß diese Zwischenzellflüssigkeit der Ernährung der gefäßlosen Epidermis dient.

Die nächste Schicht trägt den Namen *Körnerschicht (Stratum granulosum)*, da die Zelleiber der mehr platten Zellen einen eigenartigen Stoff, das Keratohyalin in Form von Körnchen oder Schollen enthalten. Auffällig ist, daß das Keratohyalin nur auf verhornende Zellen beschränkt bleibt, jedoch selbst nicht in Hornstoff (Keratin) übergeht, sich vielmehr verflüssigt und in eine ölähnliche

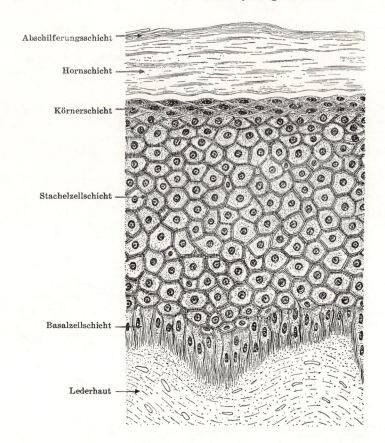

Abb. 20. Halbschematischer Querschnitt durch die Epidermis.

Substanz übergeführt wird, die dann zum eigentlichen Hornstoff in naher Beziehung steht.

An Hautstellen, die besonders starke Verhornung zeigen, zum Beispiel an den Handflächen, beschreibt man zwischen der Körnerzellschicht und der folgenden Hornschicht noch eine weitere Zone, deren Zellen diese ölähnliche Substanz, Elaïdin enthalten und die *Stratum lucidum* genannt wird. Als nächstes folgt nun die *Hornschicht (Stratum corneum)*, in der die Zellen ihre Färbbarkeit verlieren, keine Zellkerne mehr erkennen lassen und ineinander übergehen. Sie bilden daher eine geschlossene, nur von Poren durchsetzte Membran. Da die Lebensfunktionen der Zellen an das Vorhandensein eines Zellkernes und anderer Plasmabestandteile gebunden sind, muß man annehmen, daß die Hornzellen bereits tot sind.

Der Vorgang der Verhornung kann nicht einfach als Degeneration aufgefaßt werden, er liegt vielmehr in den Zellen erbmäßig verankert. Als oberste Schicht kann man noch die *Abschilferungszone (Stratum disjunctum)* unterscheiden, in der Hornzellen in Form von mikroskopisch kleinen Schüppchen abgestoßen werden. Die Gesamtmenge des abgestoßenen Zellmaterials beträgt etwa 6—14 g täglich. Unter normalen Umständen werden niemals größere Zellverbände abgestoßen; massive Schuppungen haben immer irgend eine krankhafte Ursache. Die Zeit, die vergeht, bis eine Zelle von der Basalschicht aufsteigt und sich an der Oberfläche abstößt, beträgt etwa 3 Wochen.

In der Epidermis verlaufen auch Fasern, sogenannte *Tonofibrillen,* die jedoch nur durch besondere Färbemethoden sichtbar gemacht werden können. Sie bilden Netze und Züge und lassen zwei Hauptrichtungen erkennen. Parallel zur Oberfläche ziehende Fasern und solche, die senkrecht darauf stehen. Die Poren der Epidermis werden zirkulär umsponnen, sodaß man um die Schweißdrüsenausführungsgänge korbartige Geflechte beobachten kann. Nach neuesten Erkenntnissen, die sich vor allem auf elektronenmikroskopische Untersuchungen stützen, überschreiten die Tonofibrillen die Zellgrenzen nicht, sondern setzen sich nur in den Nachbarzellen in denselben Richtungen fort, sodaß Faserzüge entstehen. Die Übergangsstellen werden Bizzozero'sche Knötchen genannt.

Die Lederhaut

An die Epidermis schließt sich als nächste Schicht die *Lederhaut (Corium)* an. Ihr Name leitet sich von der Lederherstellung ab, da zu dieser nur das Corium der Tierhäute verwendet wird, während die Epidermis abgeschabt und weggeworfen wird. Ihre oberste Schicht, die besonders gefäß- und nervenreich ist, wird als *Papillarkörper* bezeichnet. Dieser Blutreichtum wird verständlich, wenn man bedenkt, daß die Ernährung der Oberhaut von hier aus durch Diffusion erfolgen muß. Darunter befindet sich der mechanisch wichtigste Teil der Haut, jene Schicht, die der Haut ihre Zähigkeit und Elastizität gibt. Sie besteht aus miteinander verflochtenen Faserbündeln, von denen die überwiegende Mehrzahl dem Typ der kollagenen (leimgebenden) Fasern angehören. Die einzelnen Bündel dieser Fasern haben eine Stärke von etwa 0,005 bis 0,01 mm, vereinigen sich jedoch nicht selten zu Strängen von 0,1 mm und mehr. Sie verlaufen wellig und verflechten sich überaus innig, doch werden gewisse Hauptrichtungen eingehalten, die die Spaltrichtungen der Haut bedingen.

Außer den leimgebenden Fasern enthält das Corium auch noch elastische Fasern, die jene begleiten, teilweise umspinnen und lockere Netze bilden. Diese elastischen Fasern treten besonders gehäuft im Gesicht auf, wo mimische Muskeln in die Haut einstrahlen und bilden teilweise die Sehnen der hauteigenen glatten Muskulatur, die die Haare aufrichtet. Die elastischen Fasern nehmen im Alter zu, während das kollagene Gewebe abnimmt.

Das Unterhautzellgewebe

Das *subcutane Gewebe* läßt sich von der Lederhaut nicht scharf abtrennen, da ein langsamer Übergang erfolgt. Die Faserbündel liegen nicht mehr so dicht und bilden nunmehr ein Maschenwerk, in das sich Fettläppchen einlagern. Desgleichen finden wir in dem lockeren Gewebe reichlich Blut- und Lymphgefäße, Nerven, Haarwurzeln und Schweißdrüsen.

Das Unterhautzellgewebe enthält mit ganz wenigen Ausnahmen (Augenlider, Rute) immer in geringerer oder größerer Menge Fett. Dieses dient nicht nur als Vorratslager, sondern hat auch wichtige mechanische und thermische Aufgaben.

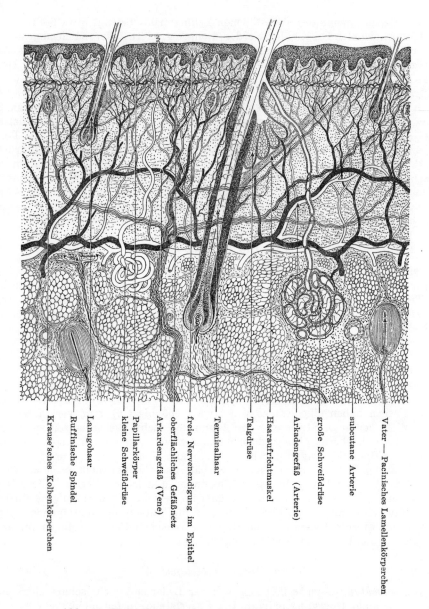

Abb. 21. Halbschematischer Querschnitt durch die Haut.

Da Fett ein ausgezeichneter Kälteschutz ist, beobachtet man bei Tieren, die tiefen Temperaturen ausgesetzt sind, stets ein reichliches Fettlager unter der Haut (Wal, Robbe, Eisbär).

Im chronischen Hungerzustand kann das Unterhautfett vollkommen verlorengehen und wird dann mehr oder minder durch Wasser ersetzt. Gewisse Stellen wie Bauch und Hüften sind zur Fettspeicherung besonders praedestiniert, während die Streckseiten der Extremitäten auch bei guter Ernährung nur wenig Fett aufnehmen.

Die entwicklungsgeschichtlich eigens angelegte *Hautmuskulatur* findet sich beim Menschen nur im Bereiche der äußeren Geschlechtsorgane und als Halshautmuskel (Platysma).

Während die Haut normalerweise mit der unterliegenden Skelettmuskulatur beziehungsweise deren Fascie nur locker verbunden ist, hängt sie im Bereiche des Hirnschädels mit den Kopfmuskeln innig zusammen und wird als Kopfschwarte oder Skalp bezeichnet.

Liegt die Haut Knochenvorsprüngen unmittelbar auf, so bilden sich *Schleimbeutel* aus, die sich am Ellbogen, an der Schulterhöhe und über der Kniescheibe immer regelmäßig finden. Sie können sich jedoch auch an jedem anderen Orte bilden (zum Beispiel über Überbeinen).

Die Hautanhangsgebilde

Zu diesen werden Haare, Nägel und Drüsen der Haut gerechnet. Alle leiten sich vom äußeren Keimblatt ab.

Die Haare

Die H a a r e finden sich auf der gesamten Hautoberfläche, wenn sie auch nur wenige Stellen völlig bedecken. Nur Handteller und Fußsohlen sind ganz frei von Haaren.

Der Bauart und dem Auftreten nach unterscheidet man:
    a) Lanugo oder Flaumbehaarung,
    b) Terminal- oder Wollbehaarung,
    c) Scham-, Achsel- und Barthaare,
    d) Borstenhaare (Wimpern, Augenbrauen und Haare des Nasen- und Ohreneinganges).

Tast- oder *Spürhaare*, wie sie die Tiere besitzen, fehlen dem Menschen zur Gänze.

Die *Lanugo* oder *Flaumbehaarung* bedeckt unseren Körper zur Gänze vor der Geburt, und wird bald nach der Geburt abgestoßen und zum größten Teil durch die beständigeren Wollhaare ersetzt. Die Flaumhaare bleiben jedoch an manchen Stellen bis zur Zeit der Pubertät und sogar noch länger erhalten. Man findet sie vor allem bei Frauen im Gesicht, am Hals, an den Ohrmuscheln, den Beugeseiten der Extremitäten, an den Augenlidern und an vielen anderen Stellen.

Die *Terminal-* oder *Wollbehaarung* ist beim Menschen im Vergleich zum Tier nur mehr sehr spärlich ausgebildet. Auch schwankt die Dichte des Haarkleides von Region zu Region sehr stark. Sie ist am größten in der Scheitelgegend, wo etwa 300 Haare auf einen Quadratzentimeter kommen. Die Gesamtzahl der Kopfhaare beträgt bei Schwarzhaarigen etwa 120.000, bei Blonden 140.000 und bei Rothaarigen etwa 30—50.000. Die Stärke der Haare schwankt zwischen 0,005 und 0,2 mm. Der Haarschaft selbst ist nicht ein gleichmäßiger Zylinder, sondern gleicht vielmehr einer Spindel, da das Haar gegen die Spitze und Wurzel zu schlanker wird.

Der Querschnitt der Haare ist verschieden und hängt mit dem Haartyp zusammen. Glatte Haare zeigen eine kreisrunde, gewellte eine ovale und Kraushaar eine bandförmige Schnittfläche. Die Reißfestigkeit eines Langhaares übertrifft Stahl und beträgt bis zu 60 g, wobei sich das Haar um ein Fünftel seiner Länge dehnt. Die Haare schließen zur Hautoberfläche immer einen Winkel ein, senkrecht stehen sie nie.

Der freisichtbare Teil des Haares wird Haarschaft, der in der Haut versenkte Teil die Wurzel genannt. Die letztere steckt in einer von Epidermis und Corium gemeinsam gebildeten Tasche, an deren tiefstem Punkt sich die Haarzwiebel befindet, von der aus das Haar ernährt wird und von wo auch die Regeneration erfolgt. Der Schaft des Haares besteht aus Mark und Rindensubstanz, die vom Haarhäutchen, Cuticula, einer sich dachziegelartig überlappenden verhornenden Zellschicht, bedeckt wird. Innerhalb der Wurzelscheide ist der Aufbau des Haares im wesentlichen gleich.

Die *Haarfarbe* ist im großen und ganzen für das Individuum charakteristisch und einheitlich, wenn auch einzelne Haare oder Haargruppen heller oder dunkler als ihre Umgebung sein können. Die Haarfarbe selbst ist von Pigment, Luftgehalt und Strukturverhältnissen abhängig. Trockene Haare erscheinen immer heller als nasse oder fette, da durch diese Substanzen die Luft aus dem Haarhäutchen verdrängt wird. Bei den dunklen Haaren findet sich Pigment in Form von Körnchen in den Zellen der Rinden und Markschicht eingelagert, aber auch zwischen diesen. Die rote Haarfarbe wird durch einen gelösten Farbstoff hervorgerufen. Haarfarbe und Teint stehen in enger Beziehung, werden sie doch durch das gleiche Pigment bedingt. Da das Pigment der Kopfhaare den Lichtschutz übernimmt, erscheint die Kopfhaut immer viel heller als die übrige Körperhaut. Beim Albino, der bekanntermaßen kein Pigment bilden kann, sind die Haare schwach gelb-weiß. Das Ergrauen der Haare beruht auf einem fortschreitenden Pigmentschwund, doch spielt hier das Eindringen von Luft in den Haarkörper auch eine wesentliche Rolle. Der Vorgang ist bis heute noch nicht völlig aufgeklärt. Das Ergrauen erfolgt normalerweise langsam und graduell. Plötzliches „Ergrauen über Nacht" ist jedoch wissenschaftlich bewiesen [*].

Der *Haarwechsel* vollzieht sich an jedem einzelnen Haar als ein komplizierter Vorgang, bei dem das alte Haar — hat es die für seinen Typus entsprechende Länge erreicht — nach einiger Zeit durch ein Neues ersetzt wird. Der Prozeß beginnt mit einer verminderten Nahrungszufuhr zur Haarzwiebel, worauf diese gegen die Oberfläche rückt und das Haar abstößt. Anschließend senkt sich die Haarzwiebel unter Aufnahme ihrer Aktivität wieder in die Tiefe, wobei ein neues Haar zu wachsen beginnt. Da die Haarzwiebel nach jedem Haarwechsel nicht mehr völlig an den alten Platz zurückwandert, sondern etwas höher stehen bleibt, rückt sie im Laufe des Lebens immer mehr gegen die Oberfläche, wodurch Ernährungsstörungen hervorgerufen werden. Dies führt früher oder später zum Absterben der Haarzwiebel, sodaß keine Ersatzhaare mehr gebildet werden können. Da die Glatzenbildung bei Männern viel häufiger als bei Frauen beob-

---

[*] Akuter totaler Pigmentverlust. H o f f, Deutsche Medizinische Wochenschrift 1954, Seite 284.

achtet wird, dürften Hormone einen nicht unwesentlichen Einfluß auf diesen Vorgang haben.

In die Haartasche münden nahe der Oberfläche *Talgdrüsen*, sodaß das Haar eingefettet und geschmeidig erhalten wird. Am Haarbalg setzt ein kleiner, glatter Muskel an, der *Haaraufrichter*. Besondere Bedeutung kommt ihm nicht zu. Im Haarbalg finden sich reichlich Gefäße; eine Gefäßschlinge dringt in die Haarzwiebel selbst ein. Der Haarschaft ist gefäßlos. Der Haarbalg besitzt eine reichliche Versorgung mit Nerven, sodaß die Haare im Dienste des Tastsinnes stehen.

Die *Scham-*, *Achsel-* und *Barthaare* sind geschlechtsbedingt und entwickeln sich erst mit der Pubertät. Sie zeigen bei Mann und Frau eine charakteristische Verteilung. Die *Borstenhaare* des Nasen- und besonders des Ohreinganges treten erst im höheren Lebensalter auf und werden bei Frauen meist nur im Klimakterium gesehen.

Die N ä g e l sind ihrer Struktur nach Hornplatten, die der Länge und der Quere nach gekrümmt, als Schutz der Finger- und Zehenendglieder sowie als Widerlager für deren Tastballen dienen. Die Nagelplatte ruht auf dem Nagelbett, an dem man, durch eine halbmondförmige Linie getrennt, einen vorderen und hinteren Anteil (Mond) unterscheiden kann. Nur von letzterem her wächst der Nagel. Das Nagelbett ist reich an Gefäßen, die seine rötliche Farbe bedingen, wie auch an Nerven und Nervenendkörperchen.

Seitlich und an der Basis reicht der Nagel unter eine Hautfalte, die sogenannte Nageltasche. Die Wachstumsrate der Nägel verlangsamt sich mit zunehmendem Alter und beträgt im Durchschnitt 0,1 mm pro Tag, sodaß die Erneuerung eines abgezogenen Nagels etwa 6—7 Monate dauert. Während der Schwangerschaft ist das Wachstum der Haare und Nägel um etwa ein Drittel beschleunigt.

Die Drüsen der Haut

Die Talgdrüsen

Die T a l g d r ü s e n haben die Aufgabe, durch ihr Sekret, den *Talg* (Sebum), der eine ziemlich kompliziert zusammengesetzte Masse darstellt und reichlich Fettsubstanzen enthält, die Haut geschmeidig und für Wasser unbenetzbar zu machen. Die Zusammensetzung des Hauttalges wird von V. R. W h e a t l e y folgendermaßen angegeben: Freie Fettsäuren (C_7 bis C_{18}) 28%; Triglyceride 32%; Wachse (Ester normaler und verzweigter Fettsäuren C_{14} bis C_{24} und einfacher Alkohole) 14%; Cholesterin 4%; weiters Squalen, andere Kohlenwasserstoffe, Steroide etc. sowie Spuren von Vitaminen. Die Bildung des Talges erfolgt in der Weise, daß die Zellen der Talgdrüsen degenerieren, verfetten und sich in die Lichtung der Drüse abstoßen. Das Sekret entsteht daher aus abgestorbenen und abgestoßenen Zellen.

Die Talgdrüsen liegen in der Nähe der Haartaschen und münden in diese. Ihrer Gestalt nach sind sie kleine Säckchen mit einem aufgetriebenen Ende. An Handflächen und Fußsohlen fehlen die Talgdrüsen. Sie kommen ohne begleitende Haare nur im Bereiche des Lippenrotes, der Innenseite der Vorhaut, in der Gegend der Warzenhöfe und an allen Haut-Schleimhautübergangsstellen vor. Fallen auch die Haare aus, so bleibt die Funktion der Talgdrüsen doch erhalten.

Die Schweißdrüsen

Die **Schweißdrüsen** finden sich über die ganze Körperoberfläche verteilt. Man kann an ihnen zwei Typen unterscheiden:
  a) die kleinen oder ekkrinen Schweißdrüsen und
  b) die großen oder apokrinen Schweißdrüsen.

Die *großen Schweißdrüsen* finden sich nur in der Achselhöhle, der Leistenbeuge und im Bereich der äußeren Geschlechtsorgane. Sie scheiden mit dem Schweiß auch Duftstoffe aus, die von Rasse zu Rasse verschieden sind und der Anziehung der Geschlechter dienen sollen. Bei den Tieren spielen ähnliche Drüsen bei der Paarung eine wichtige Rolle. Beim Menschen nehmen die apokrinen Schweißdrüsen erst nach der Pubertät ihre Tätigkeit auf.

Die *kleinen Schweißdrüsen* finden sich über die ganze Körperoberfläche verteilt. Ihre Lokalisation hängt mit den Haaren nicht zusammen, ja sie finden sich an den haarfreien Handtellern und Fußsohlen besonders reichlich. Zählungen haben ergeben, daß in der Flächeneinheit an der Fußsohle 690, an Handtellern 390 und an der Rückenhaut nur 75 Schweißdrüsen gefunden werden. Lediglich die Innenseite des Nagelfalzes und die der Vorhaut besitzt keine Schweißdrüsen. Ihre Gesamtzahl beträgt beim Erwachsenen etwa zwei Millionen.

Ihrer Form nach stellen die Schweißdrüsen einen kleinen, dünnen Schlauch dar, der an seinem Ende zu einem Knäuel aufgerollt ist. Der Durchmesser dieses Knäuels beträgt etwa 0,3 mm. Wie alle anderen Drüsen sind auch die Schweißdrüsen mit Gefäßen und Nerven versorgt.

Ihr Produkt der *Schweiß*, ist eine klare saure Flüssigkeit mit einem pH-Wert 4—6,8. Diese besteht aus etwa 99,02% Wasser und enthält 0,7% Kochsalz. In abnehmender Menge sind noch Milchsäure, Zitronensäure, Askorbinsäure, Essigsäure, Propionsäure, Caprylsäure und Capronsäure enthalten. Weitere Schweißbestandteile sind Harnstoff, Harnsäure sowie Spuren von Kalium, Calcium, Magnesium, Eisen, Kupfer, Mangan, Carbonat, Phosphat, Sulfit, Jodid, Bromid, Bernsteinsäure, Glutarsäure, verschiedene Aminosäuren und Vitamine der B-Gruppe (nach Robinson). Nur wenn es zu einer bakteriellen Zersetzung des Schweißes kommt, reagiert dieser alkalisch und entwickelt dann seinen typischen unangenehmen Geruch. Versuche haben gezeigt, daß der normale Körperschweiß, wenn er frisch gewonnen wird, nahezu völlig geruchlos ist und auch über längere Zeit geruchlos bleibt, wenn man eine bakterielle Zersetzung verhindert.

Normalerweise wird ebensoviel Schweiß produziert wie verdunstet (unsichtbarer Schweißfluß, Perspiratio insensibilis). Diese Menge beträgt unter gemäßigten klimatischen Bedingungen und nicht schwerer körperlicher Arbeit etwa 500 ccm je 24 Stunden. Unter extremen Bedingungen kann die Schweißproduktion bis zu 10 l pro Tag und mehr ausmachen. Der Schweiß wirkt dabei als wichtiger Regler unserer Körpertemperatur, da durch seine Verdunstung dem Körper Wärme entzogen wird (sogenannte Verdunstungskälte).

Spezielle, nur an umschriebener Stelle vorkommende Hautdrüsen

Dem Aufbau nach verwandt mit den Duftdrüsen sind die **Ohrschmalzdrüsen** des äußeren Gehörganges, die **Maibomschen Drüsen** der Augenlider und auch die **Milchdrüsen**, die die größten Hautdrüsen sind. Sie bilden beim Weibe als geschlossene Gruppe das Brustorgan, das erst mit der hormonalen

Umstellung im Laufe einer Schwangerschaft seine volle Funktionstüchtigkeit erhält. Aus den Drüsenläppchen formen sich 12—20 Ausführungsgänge, die im Bereiche der stark pigmentierten Brustwarze selbständig münden. Die Form der Brustdrüse unterliegt starken individuellen Schwankungen, doch setzt sie sich immer scharf nach unten ab, während die obere Grenze minder deutlich ausgeprägt ist, was vor allem auf einen gegen die Achselhöhle ziehenden Lappen von Drüsengewebe zurückzuführen ist. Beim Manne verharrt die Brustdrüse zeitlebens auf kindlicher Entwicklungsstufe, kann jedoch durch entsprechende Hormongaben jederzeit zum Wachstum angeregt werden. Relativ häufig sieht man kleine überzählige, verkümmerte Milchdrüsen, die auf Reste der embryonalen Milchleiste zurückzuführen sind.

Der Vollständigkeit halber soll erwähnt werden, daß die O h r s p e i c h e l d r ü s e, die zwar im Unterhautzellgewebe liegt, mit der Haut nichts zu tun hat und nicht als Anhangsorgan der Haut betrachtet werden kann.

Die Gefäßversorgung der Haut

Die *Gefäßversorgung* der Haut ist überaus reichlich und erfolgt durch sogenannte Hautäste der verschiedenen Arterien. Die Endaufzweigungen gehen bis auf die Leisten der Lederhaut, während das Epithel gefäßlos bleibt. Die zuführenden Gefäßstämme verlaufen im Unterhautzellgewebe, halten jedoch die Richtung der größeren Faserbündel ein, sodaß durch die Gefäßversorgung einerseits die Verschieblichkeit der Haut nicht beeinträchtigt wird, anderseits die Gefäße nicht gezerrt werden.

Die Blutversorgung der Haut geht über das für die Ernährung nötige Maß weit hinaus. Sie dient vielmehr als wichtige Wärmeregulation, da durch vermehrten oder verminderten Blutzustrom in die Haargefäße verschieden große Wärmemengen aus dem Körperinneren herangebracht und an die Umgebung abgegeben werden. Im Dienste der Wärmeregulation stehen auch arterio-venöse Kurzschlüsse, sogenannte Anastomosen, die, sind sie geöffnet, die oberen Hautbezirke von der Blutversorgung weitgehend abschneiden und so zur Wärmeeinsparung führen.

Die Hautgefäße sind mit Nerven reichlich versorgt und reagieren durch Weiter- oder Engerstellung auf die entsprechenden Reize. Dabei spielen auch psychische Momente eine gewisse Rolle, wie man es als Erröten und Blaßwerden kennt.

Das Stromgebiet der Hautgefäße stellt einen großen Blutspeicher dar, von dem Blut jederzeit angefordert werden kann und in den dieses im Ruhestand abgegeben wird. Untersuchungen haben ergeben, daß während des Schlafes zum Beispiel etwa 46% der Gesamtblutmenge von der aktiven Zirkulation abgeschaltet werden.

Das L y m p h g e f ä ß - S y s t e m bildet nach vorherrschender Ansicht auch in der Haut ein eigenes Netzwerk feinster Kanäle, die dem Saftstrom dienen. Die Lymphe wird in Lymphknoten filtriert, die im Unterhautzellgewebe liegen, ehe sie weiter in die Tiefe abfließt.

Die Haut als Sitz von Sinneswahrnehmungen

Die Haut ist, da sie nicht nur Hülle für den Körper, sondern auch als flächenhaftes Sinnesorgan anzusprechen ist, besonders reichlich mit Nerven und Nervenendorganen besonderer Art ausgestattet. Wir finden im Unterhautzellgewebe sogenannte *Hautnerven*, die sensible Fasern für die Übermittlung der Schmerz-, Temperatur- und Berührungsempfindungen haben und denen autonome Fasern zur Versorgung der Schweißdrüsen, der glatten Hautmuskulatur und der Gefäße angeschlossen sind. Die Anordnung des Hautnervensystems entspricht im ganzen gesehen der segmental-symmetrischen Anlage unseres Körpers, doch überlappen sich die Versorgungsgebiete der einzelnen Spinalnerven in der Peripherie vielfach derart, daß der Ausfall eines Segmentes nicht unbedingt bemerkt werden muß. Während die Gefäße die Epidermis frei lassen, dringen Nervenfasern auch in diese ein und bilden feinste Geflechte.

Was die Nervenendigungen betrifft, so enden viele Fasern einfach frei, besonders im Epithel, andere wieder zerteilen sich büschelförmig oder laufen in einen der spezifischen Endapparate aus. Über diese wird im Kapitel über die Sinneswahrnehmungen näher berichtet werden.

Der Temperatursinn

Die Temperaturempfindung erfolgt in einem verhältnismäßig engen Bereich getrennt durch Wärme- und Kältepunkte. Als solche nimmt man für Kälte die Krause'schen Endkolben, für Wärme die Ruffini'schen Nervenendigungen von zylindrischer oder spindeliger Form an. Die Gesamtzahl der Kältepunkte dürfte etwa 142.000, die der Wärmepunkte 16.000 betragen. Schon verhältnismäßig wenig extreme Temperaturen erzeugen Schmerzempfindungen oder rufen paradoxe Eindrücke hervor. So ist allgemein die Erscheinung bekannt, daß man das zu heiße Wasser eines Fußbades als kalt empfindet, wenn durch die hohe Temperatur nicht nur die Wärme- sondern auch die Kälterezeptoren gereizt werden. Überdies sind wir nicht in der Lage, absolute Temperaturen zu empfinden. Es werden immer nur Differenzen gefühlt. Steckt man eine Hand in kaltes Wasser, die andere in heißes und anschließend beide in lauwarmes Wasser, so empfindet die aus kaltem Milieu kommende Hand das Wasser als heiß, während die andere Hand dasselbe Wasser als kalt empfindet. Überdies spielt die Wärmeleitfähigkeit eines Stoffes, dessen Temperatur empfunden werden soll, eine große Rolle. Gute Wärmeleiter wie Metalle werden immer kälter empfunden als schlechte (Textilien, Watte), die die gleiche Temperatur besitzen. Da nur Temperaturdifferenzen wahrgenommen werden, ist die Temperaturempfindung zeitlich beschränkt. Sobald es zum Temperaturausgleich zwischen Haut und gefühltem Gegenstand gekommen ist, fühlt man nichts mehr. Ändert sich die Temperatur in einem entsprechenden Zeitraum langsam genug, so ruft dies keine Empfindung hervor, da die Temperaturrezeptionsorgane nur bei genügend großem Gefälle erregt werden.

Der Drucksinn oder die Fähigkeit Deformation wahrzunehmen

Der Drucksinn, besser noch als Deformationssinn bezeichnet, bedarf zur Auslösung der Sinnesempfindung Druck, der in den meisten Fällen eine Deformation der Haut hervorruft. Dabei ist die Größe der deformierten Flächen, Geschwindigkeit der einwirkenden Kraft und Richtung derselben von Bedeutung. Gleichmäßiger Druck ruft auf die Dauer keine Druckempfindung hervor. Nach Aufhören des Druckes bleibt eine gedrückte Hautfläche einige Zeit weniger empfindlich, was mit der verminderten Durchblutung der komprimierten Stelle zusammenhängen dürfte. Die Nervenendapparate, die uns die Druck- oder Berührungseindrücke vermitteln, finden sich besonders reichlich in den Wurzelscheiden der Haare, wo sie durch Bewegung des Haarschaftes erregt werden. Da die Haare wie Hebel wirken, da das freie Stück bedeutend länger ist, als das in der Haut steckende, können selbst minimale Reize noch wahrgenommen werden.

Der Schmerzsinn

Die Bedeutung des Schmerzsinnes wird von den meisten Menschen weit unterschätzt. Von allen Hautsinnen ist er vielleicht der wichtigste, da er, Wächter über unser Wohlbefinden, uns vor Schäden bewahrt und jeden abnormalen Vorgang anzeigt. Kommt es aus irgend einem Grunde zum Ausfall der Schmerzempfindung, so sind größere oder kleinere Schäden immer die Folge. Eine Extremität, die keinen Schmerz mehr empfindet, geht schon bald durch Verletzung und darauffolgende Eiterungen zugrunde.

Der Wunsch nach Empfindungslosigkeit für Schmerz ist wohl so alt wie die Menschheit selbst, kann aber natürlich niemals realisiert werden, da damit gleichzeitig eine Vernichtung unseres Lebens verbunden wäre.

Bei experimentellen Untersuchungen konnte man zeigen, daß gewisse Punkte der Haut den Schmerz leichter und deutlicher empfinden als ihre Umgebung (Schmerzpunkte), doch kennen wir keine spezifischen Nervenendorgane für die Schmerzempfindung. Man nimmt vielmehr an, daß das feine Netzwerk der frei im Gewebe, besonders im Epithel endenden Nervenfasern der Schmerzempfindung dient und mit besonderer Reizbarkeit ausgestattet ist. Als Reize für die Schmerzempfindung kommen praktisch alle in Betracht, die ein gewisses Maß übersteigen, gleichgültig ob es sich um Temperatur-, Druck- oder chemische Reize handelt. Man kennt zwar verschiedene Schmerzqualitäten wie dumpfen, hellen, stechenden, brennenden oder krampfartigen Schmerz, doch haben wir keine Anhaltspunkte anzunehmen, daß die einzelnen Qualitäten durch verschieden gebaute Nervenendigungen empfunden werden. Auch Anhäufung gewisser Stoffwechselprodukte lösen eine Schmerzempfindung aus, wie wir dies bei Entzündungen beobachten. Das Juckgefühl ist, wie man glaubt mit dem Schmerz nahe verwandt und scheint nach Ansicht vieler Fachleute sich von diesem nur quantitativ zu unterscheiden.

Der Wasserhaushalt der Haut

Im Wasserhaushalt unseres Körpers spielt die Haut durch ihre große Fläche (1,2 m^2), zufolge ihrer Schweißproduktion und durch ihre enorme Speicherfähigkeit für Wasser eine große Rolle.

Die *Schweißproduktion*, die täglich etwa 500 bis 800 ml beträgt, wobei nur ein Mindestwert in gemäßigtem Klima angenommen wird, stellt allein etwa ein Viertel des täglichen Wasserumsatzes, der rund 2.500 ml ausmacht.

Bei *Wassermangel* beobachten wir die zunehmende Austrocknung unseres Körpers, in erster Linie der Haut. Sie ist faltig, fühlt sich trocken an und entbehrt der frischen Elastizität, die die gesunde Haut auszeichnet. Heben wir eine Hautfalte ab, so bleibt sie längere Zeit bestehen.

Krankhafte *Wasserspeicherung* der Haut, bzw. eigentlich des Unterhautzellgewebes bezeichnen wir als Wassersucht oder mit dem Fachausdruck als *Ödem*. Die Ursachen hiefür sind mannigfaltig und gehen über diesen Rahmen hinaus. Herzversagen oder Nierenstörungen sind nur einige davon. Bei Vorliegen von Ödemen, die unglaubliche Wassermengen enthalten können (25 Liter und mehr) ist die betreffende Körpergegend aufgedunsen, schwammig und der eingedrückte Finger hinterläßt eine Delle, die sich nur langsam wieder ausgleicht.

Im fortgeschrittenen Lebensalter beobachten wir jedoch, abgesehen von den geschilderten krankhaften Zuständen einen zunehmenden Wasserverlust der Haut. Aus diesem Grunde erscheint auch die Greisenhaut so welk, faltig, trocken und schlaff.

Die Haut als Schutzorgan

Die Haut verdankt ihre Widerstandsfähigkeit gegen *mechanische Einwirkungen* vor allem ihrem anatomischen Aufbau. Elastische und kollagene Fasern der Lederhaut bewirken durch ihre geflechtartige Anordnung größte Festigkeit bei funktioneller Elastizität.

Das Unterhautfettgewebe wirkt wie ein Polster, da es Schläge und Stöße abfedert und hiedurch oft darunter gelegene empfindliche Organe vor Schäden schützt. Gleichzeitig wirkt es als Gleitschiene, da die Haut an den meisten Stellen unseres Körpers gut über der Unterlage verschieblich ist.

Auch gegen *chemische Einflüsse* bietet die Haut einen relativ guten Schutz. Das fettige Sekret der Talgdrüsen macht die Haut wasserabstoßend und unbenetzbar. Während die verhornten Epidermisschichten gegen Säuren gut Widerstand leisten, werden sie durch stärkere Alkalien aufgelockert und angegriffen. Von großer Wichtigkeit ist, daß Alkalisulfide selbst konzentrierten Laugen an Quellfähigkeit überlegen sind.

Auffallend schutzlos ist die Haut Fetten und Lipoiden (fettähnlichen Substanzen) sowie Fettlösungsmitteln preisgegeben. Dieser Umstand gestattet es allerdings der Haut und im weiteren Sinne auch dem Körper Stoffe einzuverleiben. Im einzelnen zerfällt dieser Aufnahmsvorgang in drei Phasen:

a) dem Festhalten der Substanz an der Berührungsfläche (Adsorption)
b) der Aufnahme in die Zelle (Absorption) und
c) dem Abtransport von der Zelle über die Blutbahn.

Wichtig ist, daß auch gasförmige Stoffe durch die intakte Haut aufgenommen werden können.

Wie schon weiter oben beschrieben, ist die Reaktion des Schweißes sauer, einem pH von ungefähr 5,5 entsprechend. Diese Reaktion zeigt auch die Hautoberfläche. MARCHIONINI hat 1929 dafür den Ausdruck „Säuremantel der Haut" geprägt. Die saure Reaktion findet sich allerdings nur an der Hautoberfläche, während sie mit zunehmender Tiefe alkalisch wird. Es besteht also gegen die Oberfläche zu ein physiologisches Wasserstoffionengefälle, dessen Bedeutung unter anderem auch darin liegt, daß hiedurch das Wachstum von Bakterien und Pilzen in hohem Maße verhindert wird. Während man zunächst diese Wachstumbehinderung ausschließlich auf die saure Reaktion der Hautoberfläche zurückführte, hat man bald erkannt, daß das Vorhandensein bestimmter organischer Säuren hiefür zumindestens teilweise verantwortlich gemacht werden muß. Eine Bedeutung hat diese Erkenntnis insofern erlangt, als einzelne dieser Säuren (Undecylensäure) in der Behandlung von pilzbedingten Hautkrankheiten heute eine Rolle spielen.

Sobald dieser „Säuremantel" durch Verletzungen und dem damit verbundenen Aussickern alkalischer Gewebssäfte durchbrochen wird, bessern sich sofort die Wachstumsbedingungen für Krankheitskeime aller Art.

Unsere Haut stellt demnach auch einen ganz vorzüglichen Schutz gegen das Eindringen von Krankheitserregern aller Art dar. Während an ihrer Oberfläche ein bakterienwachstumsfeindliches Milieu herrscht, stellt sie selbst dem Eindringen der Keime ein Hindernis dar, das nur von wenigen Krankheitserregern überwunden werden kann.

Eine weitere Schutzfunktion der Haut besteht darin, daß hier beträchtliche Mengen körperfremder Substanzen abgelagert werden können, die somit anderenorts keinen Schaden mehr stiften können (Silber und Gold z. B.).

Die Haut als Wärmeregulatur unseres Körpers

Wie schon in anderem Zusammhang besprochen wurde, regelt unser Hautorgan die Körpertemperatur und hält diese innerhalb ganz enger Grenzen konstant. Dabei werden Abweichungen von der Norm um wenige Zehntelgrade bereits deutlich gefühlt und als „Kranksein" registriert.

Wenn man bedenkt, daß die Körpertemperatur Sommer und Winter, bei schwerer körperlicher Arbeit und in der Ruhe, also bei stark schwankender Außentemperatur und bei wechselndem Anfall von stoffwechselbedingter „Arbeitswärme" ständig auf nahezu genau 37 Grad Celsius gehalten wird, so versteht man erst die ungeheure Leistungsfähigkeit unserer Temperaturregelung. Sie erfolgt, wie schon beschrieben auf zwei Wegen:

a) Unser Blut transportiert aus dem Körperinneren Wärme in die Haut und gibt diese hier an die Umwelt ab, wobei es sich selbst abkühlt. Durch Änderung der Hautdurchblutung kann der Körper daher Wärme abgeben oder einsparen.

b) Dem Körper wird beim Verdunsten von Schweiß durch die sogenannte Verdunstungskälte Wärme entzogen.

Während der erstgenannte Mechanismus nur bei Außentemperaturen funktioniert, die niederer als unsere Körpertemperatur sind, ermöglicht die Verdunstungskälte des Schweißes auch eine Kühlung bei hohen Umgebungstemperaturen. Eine Ausnahme bildet dabei nur extrem hohe Luftfeuchtigkeit, da dann der Schweiß nicht verdunsten kann und damit die Kühlwirkung wegfällt. Wir beobachten dies an heißen Sommertagen mit trockener Hitze, die leicht vertragen wird, während viel weniger extreme Temperaturen in einem Treibhaus mit feuchtigkeitsgesättigter Luft sofort zu unangenehmer Wärmestauung führen.

DERMATOLOGIE FÜR KOSMETIKERINNEN

Primäre Effloreszenzen

Vereinfachte Tabelle nach Fuhs-Kumer

Name	Definition	Ursache	Eigenschaften
Fleck (Macula)	Farbänderung einer umschriebenen Hautstelle, die in der Hautebene liegt.	a) Wechsel in der Blutfüllung der Gefäße	Gefäßerweiterung: rot bis blaurot Gefäßverengung: weiß
		b) Erweiterung von Blutgefäßen	rot, blaurot z. B. Teleangiektasien
		c) Blutaustritt in das Gewebe	frisch: rot, blaurot alt: violett, grün, gelb
		d) Pigmentänderung	Vermehrung: gelb, braun, schwarz Schwund: weiß
		e) Farbstoffeinlagerung	Tätowierungen
Quaddel (Urtica)	beetartige, solide, flüchtige und juckende Erhabenheit	umschriebenes Ödem des Papillarkörpers	häufig bei allergischem Geschehen zu beobachten
Knötchen (Papula)	bis linsengroße solide Erhabenheit	krankhafte Vorgänge in verschiedenen Schichten der Haut	je nach der Lage des Krankheitsherdes erscheinen die Ränder mehr steil (in oberflächlichen Schichten gelegen) oder mehr flach (in tieferen Schichten gelegen)
Knoten (Tuberculum)	bis haselnußgroße solide Erhabenheit		
Knollen (Phyma)	über haselnußgroße solide Erhabenheit		
Bläschen (Vesicula)	bis linsengroße bzw. über linsengroße Erhabenheit die einen mit Blut oder Serum gefüllten Hohlraum beherbergt	Flüssigkeitsansammlung zwischen den Schichten der Epidermis oder zwischen Epidermis u. Corium	rot, blau, schwarz: Blutblase weiß-gelblich: Blase mit serösem Inhalt
Blase (Bulla)			
Pustel (Pustula)	Erhabenheit, die einen eitergefüllten Hohlraum besitzt	Infektiöses Geschehen	
Zyste (Cystis)	ein von einer bindegewebigen Membran umgebener Hohlraum, der Flüssigkeit, Talg, Blut oder Hornmassen enthält	geht aus abgeschnürten Drüsen oder versprengten Epithelkeimen hervor	

Die Dermatologie ist jenes Teilgebiet der Medizin, das sich mit der Lehre der Hautkrankheiten befaßt, wie dies schon der Name Derma = Haut andeutet. Gerade auf diesem Gebiete sollte die Kosmetikerin gründliche Kenntnisse erwerben, damit schwerwiegende Mißgriffe vermieden werden.

Beim Studium der Hautkrankheiten darf auch nicht übersehen werden, daß viele Hautveränderungen oft nur Ausdruck einer Allgemeinerkrankung sind und nicht eher zum Verschwinden gebracht werden können, ehe nicht die auslösende Grundkrankheit behandelt wird. Hierher gehören vor allem die Infektionskrankheiten, die Gelbsucht, Ernährungsstörungen, Nahrungsmittelunverträglichkeitserscheinungen, Vitaminmangelzustände und viele andere mehr.

Ehe an die Beschreibung der Hautveränderungen gegangen werden kann, ist es notwendig, die dabei verwendeten Fachausdrücke festzulegen und zu erklären. Man nennt ganz allgemein Hautveränderungen verschiedener Art *Effloreszenzen* (Hautblüten) und unterscheidet zwei große Gruppen:
- a) primäre Effloreszenzen, das sind solche, die bereits beim Auftreten der Krankheit beobachtet werden können,
- b) sekundäre Effloreszenzen, die sich erst im Laufe der Krankheit ausbilden.

Zur besseren Übersicht sind die primären und sekundären Effloreszenzen in Tabellen zusammengestellt, die in etwas vereinfachter Weise von F u h s - K u m e r, Lehrbuch der Dermatologie, Wien 1954 übernommen wurden.

Sekundäre Effloreszenzen
Vereinfachte Tabelle nach F u h s - K u m e r

Name	Definition	Eigenschaften
Schuppe (Squama)	Auflagerung gruppenweise zusammenhängender Hornplättchen	weiß: infolge Eindringens von Luft zwischen die Hornplättchen gelb: bei reichlichem Fettgehalt grau, braun, schwarz: durch Schmutzbeimengung
Schwiele (Tyloma)	vermehrte Bildung normaler Hornschicht	gelblich, hautfarben, durchscheinend, hart
Kruste Borke (Crusta)	durch Gerinnung von Serum, Blut oder Eiter gebildete Massen	Serum: honiggelb Eiter: weißgelb bis gelbgrün, Blut: rotbraun bis schwarz
Erosion (Erosio)	Epithelverlust durch Ablösung der Hornschicht	rote, nässende Fläche
Schrunde Rhagade (Rhagas)	durch Dehnung und Zerrung entstandener Einriß einer durch krankhafte Zustände ihrer Elastizität beraubten Haut	nässend, manchmal auch blutend, sehr schmerzhaft
Geschwür (Ulcus)	Substanzverlust des bindegewebigen Anteils der Haut durch Zerfall pathologischen Gewebes	heilt immer mit Narbenbildung
Narbe (Cicatrix)	minderwertiger bindegewebiger Ersatz von Substanzverlusten	Bindegewebsbündel unregelmäßig verflochten. Fehlen der Hautfelderung und der Papillen

Die Hauttypen

Die gesunde Haut

Bevor mit der Beschreibung von Hautkrankheiten begonnen werden kann, muß einmal jener Zustand definiert werden, der bei der Haut als *normal* bezeichnet wird.

G e s u n d e   n o r m a l e   H a u t wird als seidenweich, samtartig, an die Oberfläche eines Pfirsichs erinnernd, straff, rosig, gut durchblutet, nicht zu fett und nicht zu trocken, kleinporig und frei von störenden Flecken, Warzen und abnormer Behaarung beschrieben.

Wir müssen uns allerdings klar sein, daß das äußere Erscheinungsbild der Haut hochgradig vom Alter abhängig ist, und daß die beschriebene „Idealhaut" eine jugendliche Haut ist. Aber selbst in jungen Jahren ist sie nur wenigen Menschen beschieden. Meist wird die eine oder andere unerwünschte Beigabe der Natur, seien es nun gehäufte Mitesser, Fleckchen, Sommersprossen, Milien oder abnorme Haare in Kauf zu nehmen sein. Hier soll nun die Kosmetikerin helfend einspringen, und diese im medizinischen Sinne geringfügigen Fehler beseitigen. Überdies will man durch fachgerechte Pflege der Haut die natürlichen Folgen des Alterns hinausschieben und durch entsprechenden Einsatz der dekorativen Kosmetik ein kultiviertes Aussehen erzielen.

Die trockene Haut

Die *trockene* auch *sebostatische Haut* genannt, wird überwiegend bei blonden oder rothaarigen Menschen beobachtet. Sie zeichnet sich durch ungenügende Produktion von hauteigenen Fetten aus. Die Hautoberfläche erscheint deshalb trocken, manchmal kleinschuppig rauh, manchmal glatt-glänzend und neigt zu Flecken, Rhagaden und Entzündungen. Die Hautporen sind klein und unauffällig, Mitesser fehlen meist ganz. Die Haut selbst ist sehr zart und dünn und erweist sich als überaus empfindlich gegen klimatische und andere von außen kommende Einflüsse.

Da dieser Hauttyp im Gegensatz zur fetten Haut in jüngeren Jahren der Trägerin wenig Sorgen bereitet, und im Gegensatz zur überfetten Haut ein gepflegtes und begehrenswertes Äußeres verleiht, schenkt man der verminderten Talgproduktion im allgemeinen im Frühstadium viel zu wenig oder überhaupt keine Beachtung. Da jedoch die trockene Haut schon in verhältnismäßig jungen Jahren immer dünner, wie pergamentartig wird, sich frühzeitig Krähenfüße und feinere oder gröbere Runzeln ausbilden, sodaß schließlich ein welk-schlaffer Allgemeineindruck das Gesicht viel älter erscheinen läßt, als es dem tatsächlichen Lebensalter entspricht, rächt sich die anfängliche Unbekümmertheit aufs übelste. Verstärkt wird dieser Eindruck noch durch den mit fortschreitendem Alter immer stärker werdenden Wasserverlust der Haut.

Da wir bis heute noch kein Mittel kennen, das, innerlich genommen, die Haut veranlassen könnte, mehr Hauttalg zu produzieren, müssen sobald als möglich Maßnahmen ergriffen werden, die eine weitere Austrocknung der Haut verhindern sollen. Je eher daher mit der Behandlung begonnen wird, umso besser ist die Aussicht, die unerwünschten Spätfolgen verhindern bzw. hinausschieben zu können.

Als erste Maßnahme zur Behandlung der trockenen Haut wird man Waschungen mit Seife und Wasser einstellen lassen, da durch diese Waschungen der Hauttalg abtransportiert und die Haut ausgetrocknet wird.

Diese entfettende Wirkung ist umso stärker, je alkalischer eine Seife reagiert und je weniger freie Fettstoffe sie enthält. Aus diesem Grunde empfiehlt man für die unbedingt nötigen Waschungen Spezialseifen, die überfettet sind und gleichzeitig hautpflegende Stoffe enthalten. Desgleichen dürfen keine glycerinhaltigen Präparate verwendet werden, da sie gierig Wasser anziehen und auch aus diesem Grunde austrocknend wirken. Auch alkoholische Gesichtswässer, die durch den Gehalt an hochprozentigem Alkohol gleichfalls austrocknend wirken, sind absolut abzulehnen.

Zur Hautreinigung ist daher anstelle von Wasser Gesichtsmilch oder eine fette Reinigungscreme zu verwenden. Von den meisten Kosmetikschulen wird heute der Reinigungsmilch der Vorzug gegeben, die mit einem Wattebausch aufgetragen, nicht nur Staub und Puderreste entfernt, sondern auch erfrischend wirkt und der Haut kein Fett entzieht. Solche Reinigungsemulsionen finden wir unter verschiedenen Namen in größerer Zahl im Handel. Gesichtsmilch, Reinigungsmilch, Gesichtssahne, Reinigungscreme sind nur einige davon. Eine gute Reinigungsmilch soll jedoch nicht nur Paraffinöl in Wasser enthalten, wie dies bei manchen Präparaten der Fall ist. Hautpflegende Substanzen von hohem biologischem Wert sollten vielmehr zum Aufbau einer solchen Emulsion herangezogen werden.

Zur kosmetischen *Behandlung der trockenen Haut* eignet sich am besten eine aus hochwertigen Rohstoffen zusammengesetzte Fettcreme, die Vitamine, hautwirksame Hormone, durchblutungsfördernde Mittel, Lecithin und andere spezielle Zusätze enthalten kann. Recht gut haben sich die sogenannten hydrophilen Öle, die wasserhältig sind, bei der Behandlung der trockenen Haut eingeführt. Wir bringen im Rezeptteil eine Reihe von Herstellungsbeispielen für gute Fettcremes, die, je nach dem persönlichen Bedarf, auch abgewandelt werden können.

Tagsüber wird von manchen Seiten die ganz fette Creme abgelehnt und anstelle dieser eine halbfette matte Creme vorgezogen.

Die Auftragung der Creme hat auf die gut gereinigte Haut zu erfolgen, wobei auch auf die Halspartien nicht zu vergessen ist. Das gewöhnliche Einreiben der Creme wird nicht empfohlen, da hiedurch die Haut ausgezerrt und schlaff wird. Leichtes Klopfen, welches allerdings gelernt sein will, ist das Richtige.

Da sich die trockene Haut durch besondere Empfindlichkeit gegen Witterungseinflüsse auszeichnet, muß sie gegen diese sorgfältig geschützt werden. Starke Sonnenbestrahlung insbesondere am Meer, an Seen oder im Hochgebirge führen schon rasch bei diesem zarten Hauttyp zu Entzündungserscheinungen, aber auch Wind, Regen und Staub wirken sich nachteilig aus. Für diese Gelegenheiten muß die trockene Haut durch eine entsprechende Sportcreme, durch eine Hautschutzcreme oder durch eine spezielle Sonnenschutzcreme geschützt werden.

Als wertvolle Unterstützung der Fettcremebehandlung sind die *Masken* zu nennen. Sie bestehen entweder aus einem mehr oder minder konsistenten Brei, der mittels eines weichen Pinsels direkt auf die gereinigte Haut aufgebracht wird oder aus einer der Gesichtsform angepaßten Gaze- oder Flanellstoffmaske, die mit Löchern für Mund und Augen versehen, in die entsprechende Maskenflüssigkeit eingetaucht und aufgelegt wird.

In der Regel läßt man Masken von 10—30 Minuten bis zu einer Stunde liegen, ehe sie mit Kamillenabsud, Regenwasser oder auch Reinigungsmilch abgewaschen werden. In Ausnahmsfällen kann die Maske auch über Nacht liegengelassen werden. Dies trifft besonders für die Ölmaske zu. Wenn am Ende dieses Kapitels einige Rezepte bewährter Masken und Cremes angegeben werden, von denen sich die fetten Ei- und Rahmmasken, die Hautnahrung sowie die Paraffinmaske auf gut gefetteter Haut allgemeiner Beliebtheit erfreuen, so soll dies nur eine Anregung darstellen, nach eigenen Erfahrungen für eine bestimmte Haut das günstigste Mittel zu suchen. Die jahrelange Erfahrung einer Kosmetikerin läßt sich durch ein Buch nicht ersetzen, da jede Haut letztlich verschieden ist, und auf das eine Mittel besser, auf das andere weniger gut anspricht.

Die fette Haut

Unter einer fetten Haut wird ein vorwiegend bei dunkelharigen Menschen zu beobachtender Hauttyp verstanden, der sich durch übermäßig reiche Absonderung von Talg auszeichnet. Die Gründe für diese exzessive Tätigkeit der Talgdrüsen kennen wir bis heute nicht. Obgleich, wie weiter unten ausgeführt, diätetische Maßnahmen einen gewissen Einfluß haben, kann man doch nicht sagen, daß die Tätigkeit der Talgdrüsen direkt abhängig von unserer Nahrung ist.

Die *fette Haut* ist kräftig, dick, grobporig, fettglänzend und mitesserreich. Man kann zum Nachweis die sogenannte Zigarettenpapierprobe machen: Man drückt ein Blättchen Zigarettenpapier mit den Fingerspitzen leicht gegen die zu prüfende Hautstelle und sieht beim positiven Ausfall deutlich Fettflecke am Papier.

Durch die meist kräftige Unterpolsterung der Haut mit Fettgewebe erscheint dieser Hauttyp straff, ist faltenarm, welcher Eindruck selbst im fortgeschrittenen Lebensalter noch ein gewisses jugendliches Aussehen gibt und trotzt Witterungseinflüssen verhältnismäßig gut.

Als Besonderheit der Gesichtshaut ist zu erwähnen, daß sich der Bezirk um die Augen durch ganz besondere Zartheit auszeichnet. Oft ist dieser Hautbezirk vom trockenen Typ, während die übrige Gesichtshaut reichlich Komedonen zeigt. Auf diese Besonderheit ist besonders bei der Behandlung Bedacht zu nehmen, da therapeutische Maßnahmen, die an einer fetten Haut anstandslos vertragen werden, an diesen zarten Hautbezirken zu Reizerscheinungen führen können.

Häufig beobachtet man auch eine starke Talgabsonderung im Bereich der Kopfhaut, sodaß die Haare fettig, im stärksten Grade wie eingeölt aussehen. Oft, aber nicht immer findet man, daß als Begleiterscheinung eine mehr oder minder starke Schuppenbildung des Haarbodens vorliegt.

Das Hauptsymptom der fetten Haut sind die *Mitesser (Komedonen)*, die als kleine schwarze Pünktchen imponieren. Es handelt sich dabei um das gestaute Sekret der Talgdrüsen, das den Ausführungsgang verstopft und sich bei seitlichem Druck als kleines Talgwürstchen entleert. Die dunkle Färbung des Komedo entsteht durch Absorption von Schmutz von der Oberfläche her und wie man heute weiß, durch Oxydation, da sich der Talg unter dem Einfluß des Luftsauerstoffes schwarzbräunlich verfärbt.

Wenn man die Komedonen genau betrachtet, kann man klinisch zwei Typen unterscheiden. Einmal findet man die tiefen Komedonen, die sich hauptsächlich an der Nase und an den Ohren finden. Bei ihnen gewinnt man durch Auspressen ein relativ weiches Talgwürstchen. Ganz anders gebaut sind jene Komedonen, die man hauptsächlich über den Wangen und in der Jochbeingegend sieht. Sie sind viel flacher und ihre Öffnung ist im Verhältnis zu ihrer Tiefe sehr groß. Das Sekret dieser flachen Komedonen ist meist stark verhärtet und kann durch Auspressen nur sehr schwer entfernt werden. Diese Unterschiede sind besonders wesentlich, wenn man, wie später ausgeführt, die Komedonen zu entfernen sucht.

Die *Behandlung der fetten Haut* zielt in erster Linie darauf ab, die häßlichen Mitesser und den überschüssigen Hauttalg zu entfernen und wenn möglich, die Tätigkeit der Talgdrüsen zu hemmen.

Als erste Maßnahme hat die Entfernung der Komedonen zu erfolgen. Dies ist erfahrungsgemäß am leichtesten, wenn durch ein vorangegangenes Gesichtsdampfbad oder nach Auflegen von heißen Kompressen die Komedonen erweicht und die Poren geöffnet sind.

Pflanzenextrakte, unter denen sich vor allem die der Kamille besonderer Beliebtheit erfreuen, werden dem Gesichtsdampf- oder dem Kompressenwasser gerne beigefügt.

Die Methode der Entfernung selbst ist auch heute noch Gegenstand von Meinungsverschiedenheiten. Während sich einerseits namhafte klinische Vertreter gegen den Gebrauch von Instrumenten aussprechen und die eigenen Fingerspitzen als schonendstes Werkzeug empfehlen (VONKENNEL in Dermatologie und Venerologie von Gottron-Schoenfeld, Band II, Teil I, Seite 298), so scheint es uns, daß dies wohl in erster Linie für die Selbstentfernung gilt und daß aus verschiedenen, nicht zuletzt hygienischen Gründen in einem Kosmetikinstitut dem Instrument der Vorzug zu geben ist. Grundsätzlich muß die Entfernung ohne Anwendung von Gewalt erfolgen. Es scheinen uns daher besonders zwei Instrumente geeignet. Zur Entfernung von Komedonen, die sich über einer relativ festen Unterlage befinden, bewährt sich der von UNNA schon angegebene löffelförmige Komedonenquetscher, der ein kleines zentrales Loch hat, während die flachen, ziemlich harten Komedonen leicht mit einer Stielnadel herausgehoben werden können. Auch das Akne-Messerchen nach MONCORPS leistet oft gute Dienste, wenn die Follikelöffnung durch Hyperkeratosen verengt ist. Von anderen Autoren werden zur Komedonenentfernung noch verschiedene andere Methoden angegeben, doch haben sie gegenüber den bislang erwähnten keine große Bedeutung (Bohrer, kleine Saugapparate, besonders gebaute Messerchen etc.).

Wenden wir bei der Entfernung eines Komedo rohe Gewalt an, so kann es leicht zu Hautblutungen kommen. Der ausgetretene Blutfarbstoff wird dann oft nicht resorbiert, sondern an Ort und Stelle in eisenhältiges, sogenanntes hämosiderotisches Pigment umgewandelt, das oft noch nach längerer Zeit als häßlicher brauner Fleck gesehen werden kann.

Die Entfernung des überschüssigen Hautfettes hat in schonender Weise zu erfolgen. Eine radikale Entfernung mit Fettlösungsmitteln verbietet sich von selbst, da hiedurch die Tätigkeit der Talgdrüsen nur noch mehr gesteigert werden würde.

Man empfiehlt Waschungen mit einer guten, eventuell medizinischen Seife und Wasser, wobei sich besonders die teer- und schwefelhältigen Seifen, die den

Schwefel auch in organisch gebundener Form enthalten können, besonders eingeführt haben (Thioseptseife, Teer-Schwefelseife etc.).

Auch alkoholische Gesichtswässer, von denen wir einige Rezeptbeispiele bringen, werden empfohlen. Es soll nur der Alkoholgehalt nicht zu hoch gewählt werden, da sonst Irritationserscheinungen auftreten können.

Von besonderer Wichtigkeit erscheint uns eine geregelte Diät bei der fetten Haut:

Nicht erlaubt sind scharfe, stark gewürzte und geräucherte Speisen, Schweinefett, Schokolade, Spinat, Nüsse, Tomaten, fette Mehlspeisen, sowie alle gebackenen und panierten Speisen (Pommes frites, gebackene Fische etc.), ferner Eier und Weizengebäck.

Was die Seborrhoe des Haarbodens betrifft, so werden entfettende Haarshampoos, alkoholische Haarwässer, die Schwefel, Teer, Ichthyol, Resorcin oder Salicylsäure enthalten können, empfohlen. Während die letztgenannten Stoffe eigentlich schon der Rezeptur des Arztes vorbehalten bleiben sollten, findet man sie doch in vielen fertigen käuflichen Erzeugnissen.

Die Akne vulgaris

Zu den häufigsten Erkrankungen, die wir kennen, gehört die Akne vulgaris. Man beobachtet sie bei einem sehr großen Prozentsatz aller jungen Menschen, die die sogenannte Pubertätszeit durchmachen, dies sind die Jahre zwischen dem 13. und 18. Lebensjahr.

Trotz ihrer großen Verbreitung und ihres häufigen Auftretens, weiß man immer noch verhältnismäßig wenig über diese Krankheit und ihre Behandlung stellt ein schwieriges Problem dar.

Ein wichtiger Faktor für das Auftreten einer Akne vulgaris scheint der *Hormonspiegel* bzw. das *Hormongleichgewicht* im Körper zu sein. Schon allein der Zeitpunkt des Auftretens in der Pubertät, in der sich aus dem Kind durch den Einfluß der Hormone ein geschlechtsreifes Individuum entwickelt, muß an diese Einflüsse denken lassen. Auch die Beobachtungen, daß sich Akneveränderungen oft während der Menstruation verschlechtern bzw. verstärkt auftreten und daß beim Eunuchen (Kastrierten) niemals Akne vulgaris auftritt, spricht für eine wichtige Rolle der Hormone im Rahmen des Krankheitsgeschehens.

Als zweiten, nicht weniger wichtigen Faktor hat man die *Verdauung* bzw. die Zusammensetzung unserer Nahrung erkannt. Untersucht man Aknekranke, so findet man in der überwiegenden Anzahl der Fälle, daß nur in ungenügender Menge Verdauungssäfte und insbesondere meist viel zu wenig Magensäure produziert wird. Dies führt, kombiniert mit einer herabgesetzten Motorik des Darmkanals zur Entwicklung einer abnormen Bakterienflora, die ihrerseits wieder durch Abscheidung von Stoffwechselprodukten bzw. durch Auslösung von Fäulnis und Gärungsvorgängen unseren Körper mit giftigen Stoffen belastet.

Im Verein mit der ungenügenden Funktion des Verdauungsapparates spielt naturgemäß die Zusammensetzung der Nahrung eine wichtige Rolle. Die Überladung der Nahrung mit Kohlehydraten und Fett sowie Gewürzen beeinflußt die Tätigkeit der Talgdrüsen und verschlechtert die Akne vulgaris.

Neben den beiden Hauptfaktoren Hormone und Nahrung spielen noch andere, weniger bekannte eine Rolle. So findet man bei der Akne vulgaris eine mehr oder weniger stark ausgeprägte Keratose der Follikel, durch die der Ausführungsgang eingeengt und hiedurch der Talgabfluß behindert wird. Eine Sekretstauung der Talgdrüse ist daher die Folge.

Das *klinische Erscheinungsbild* der Akne ist typisch und unverkennbar. Es ist gekennzeichnet durch seine Vielfalt, da man gleichzeitig Komedonen, entzündliche Knötchen, Pusteln und Narben nebeneinander findet. Hält man sich jedoch vor Augen, daß das Primäre die Sekretstauung in der Talgdrüse ist und daß es durch Zersetzung des Talgs und Reizung der Umgebung zur Ausbildung eines entzündlichen Knötchens kommt, aus dem sich schließlich durch den Reifungsprozeß eine kleine Eiterpustel entwickelt, die sich schließlich entleert und unter Hinterlassung einer kleinen Narbe abheilt, so versteht man diese scheinbare Vielfalt von Effloreszenzen. Da die Pusteln sich durchaus nicht alle gleichzeitig entwickeln, die Krankheit vielmehr in Schüben verläuft, so erklärt dies, daß man eben Akneknötchen verschiedener Stadien nebeneinander findet.

Die Hautveränderungen lokalisieren sich vor allem im Gesicht, am Hals, an den Schultern, aber auch an der Brust und am Rücken. Besonders hier sieht man oft sehr schwere Veränderungen.

In besonders schweren Fällen kommt es auch zur Ausbildung von größeren Talgcysten, die erbsen- bis nußgroß werden können. Wenn diese großen Talgcysten einschmelzen, so bilden sich die sogenannten Pseudoabszesse, nach deren Entleerung und Abheilung ungemein häßliche, verzogene Narben zurückbleiben.

Man hat wiederholt den Inhalt der Aknepusteln bakteriologisch untersucht und die darin gefundenen Keime bestimmt. Es zeigte sich jedoch, daß es sich dabei nicht um richtige Eitererreger handelt, sondern um mehr oder minder harmlose Keime, die sich immer an der Haut finden und die wir als Saprophyten (Mitbewohner) bezeichnen. In seltenen Fällen, insbesondere bei nachträglicher Infektion der Pustel (z. B. beim Ausquetschen), kann es auch zur Bildung echter Abszesse kommen.

Was die *Behandlung* der Akne vulgaris betrifft, so ergibt sich eigentlich schon aus dem Gesagten, daß sie in die Hände eines erfahrenen Arztes gehört. Dieser wird die entsprechenden Untersuchungen veranlassen und sein Augenmerk dem Hormongleichgewicht und den Verdauungsorganen zuwenden. Natürlich kommt hinzu eine entsprechende innere und äußere Behandlung. Es werden in der Regel gewisse Hormone verabreicht und innerlich Verdauungsfermente, Magensaftersatzpräparate, Salzsäure und Vitamin A gegeben. Hinzu kommen noch die klassischen Aknemittel wie Schwefel, Resorcin, Ichthyol und Teer. In neuerer Zeit haben sich auch Stoßbehandlungen mit Antibiotikas in manchen Fällen als erfolgversprechend erwiesen.

Von besonderer Wichtigkeit bei einer Aknebehandlung ist die *laufende Entfernung der Komedonen*, damit sich nicht neue Pusteln bilden können. Die Erfahrung hat nun gezeigt, daß dies in der ärztlichen Sprechstunde oft nicht möglich ist, da dem Arzt selbst die Zeit fehlt und seine Helferin oft nicht die entsprechende Ausbildung besitzt. Hier kann es nun zu einer *überaus ersprießlichen und erfolgbringenden Zusammenarbeit zwischen Arzt und Kosmetikerin* kommen. Dieser fällt die Aufgabe zu, in fachgerechter Weise, so wie es im Vorkapitel bereits beschrieben wurde, wenigstens 1—2mal wöchentlich beim Patienten alle Komedonen zu entfernen. Die bereits reifen Pusteln werden mit einem milden Antiseptikum abgetupft und mit einer ausgeglühten Nadel vorsichtig geöffnet.

Jedes Herumdrücken daran ist zu vermeiden, da sonst das zersetzte Sekret in das umgebende Gewebe eingepreßt wird und heftige Entzündungserscheinungen die Folge sind.

Die wichtigste Verhaltungsmaßregel, die man den Aknekranken geben muß, ist die Einhaltung einer *entsprechenden Diät*. Dies beginnt schon mit regelmäßigen Mahlzeiten. Es ist Bedacht zu nehmen, daß die Nahrung gut zerkaut und ausgiebig mit Speichel vermengt wird. Da der Aknekranke so gut wie immer zu wenig Magensäure produziert und auch die übrigen Verdauungssäfte oftmals nicht ganz vollwertig sind, sollte er niemals zum Essen trinken, da hiedurch eine weitere Verdünnung der Verdauungssäfte stattfindet, wodurch die Nahrung zum Teil unausgenützt den Darm passiert und zu Fäulnis- und Gärungsvorgängen Anlaß gibt.

Was die *Diät* betrifft, so gilt als Grundsatz die Beschränkung von Fett und Kohlehydraten. Schweinefett sollte nach Möglichkeit vollkommen aus der Nahrung weggelassen und besser durch Butter oder Pflanzenfett ersetzt werden. Natürlich sind auch alle Würste, die ja zu einem hohen Prozentsatz Schweinespeck bzw. Fett enthalten und daneben noch stark gesalzen und gewürzt sind, streng verboten (insbesondere Salami, Landjäger, Polnische etc.).

Weiters ist besonders die Kombination Kohlehydrate und Fett zu verbieten. Hiezu gehören in erster Linie Mehlspeisen aller Art, wie Torten, Nußschnitten, Marzipan sowie Schokolade und Bonbons. Aber auch panierte Speisen sind völlig aus der Nahrung zu streichen.

Wenn man noch die kohlehydratreichen Speisen wie Mehl, Brot, Reis, Kartoffel und Nudeln einschränkt und hiefür eine magere, vitamin- und eiweißreiche Nahrung einhält, die möglichst viel Gemüse und Obst enthält, so stellt sich der Erfolg oft schon ohne ärztliche Behandlung ein. Unterstützen kann man diese Maßnahmen noch durch Sonnen bzw. Höhensonnenbäder sowie Spaziergänge in frischer Luft.

Wenn viele junge Menschen an ihrer Akne verzweifeln, die sich als hartnäckig und schwer zu beeinflussend erweist, so dürfen wir nicht vergessen, immer wieder darauf hinzuweisen, daß nur eine überaus konsequente, durch Monate und Jahre eingehaltene Lebensführung diese Stoffwechselkrankheit günstig beeinflussen kann, die ab dem 20. Lebensjahr so gut wie immer zur Rückbildung neigt.

Die akneähnlichen Hautausschläge

Bromakne und Jodakne

Bei längerer innerlicher Verabreichung von Jod- oder Brompräparaten kann es zum Auftreten von Akneknötchen kommen, die jedoch zum Unterschied gegen die Akne vulgaris über die ganze Körperoberfläche, also auch über die unteren Extremitäten verteilt sind. Das Fehlen von Komedonen wird an diese Erkrankung denken lassen, da damit ja die auslösende Ursache der gewöhnlichen Akne fehlt.

Akne picea

Die Akne picea oder Teerfinnen wird durch Einwirkung von Teer, Petroleum, Schmieröl und durch schlechte kosmetische Präparate hervorgerufen. Man sieht massenhaft Komedonen, die ganze Bezirke der Haut schwarz erscheinen lassen, und etwas über die Oberfläche hervorragen. Befallen werden immer nur jene Hautbezirke, die der Einwirkung dieser Substanzen ausgesetzt waren.

Bei Arbeitern von Betrieben, die Teer und Vaseline verarbeiten, finden wir diese Akneform an den Streckseiten von Armen und Beinen, bei Frauen, die billige und schlechte Kosmetika verwenden, insbesondere solche, die ungereinigte Vaseline enthalten, im Gesicht. Die Akne picea, bei der auch eine echte Follikelhyperkeratose beobachtet wird, heilt nach Entfernung der schädigenden Noxen von selbst ab.

Akne varioliformis

Bei der Akne varioliformis (Pockfinnen), auch Akne nekroticans genannt, bilden sich meist in der Schläfengegend, nahe der Haargrenze, kleine Bläschen mit trübem Inhalt, deren Mitte sich bald in einen schwarzbraunen Schorf verwandelt. Manchmal vergrößern sich diese Nekrosen bis zu Fingernagelgröße und hinterlassen nach der Abheilung sehr störende Narben. Die Komedonen fehlen zur Gänze. Der Name dieser Erkrankung leitet sich von Variola = schwarze Blattern ab und soll auf die Ähnlichkeit der Ausdrucksform beider Krankheiten hinweisen. Die nach Abheilung einer Akne varioliformis verbleibenden Narben erinnern auch stark an jene, die man nach Durchmachung der echten oder schwarzen Blattern sieht. Die Ursache ist bis jetzt noch nicht aufgeklärt.

Akneähnliche Hauttuberkulose

Die Erkrankung, auch Tuberculosis papulo-nekrotica genannt, wird bei der Tuberkulose beschrieben.

Rosacea

Bei der *Rosacea,* früher auch *Akne rosacea* genannt, handelt es sich um eine Erkrankung des Bindegewebes und der Gefäße, die sich im Gesicht und hier vorwiegend im Bereiche der Nase und den anschließenden Partien der Wangen lokalisiert. Als auslösende Ursachen kommen ähnliche, wie bei der Akne vulgaris in Betracht, wenn auch die Hormone keine so offensichtliche Bedeutung haben. Auch tritt die Erkrankung erst viel später auf und beginnt meist erst nach dem 40. Lebensjahr. Man findet, ähnlich wie bei der Akne, Störungen im Bereiche des Verdauungsapparates, Leberschäden, sowie oft Mißbrauch von Alkohol und anderen Genußmitteln.

Im Gegensatz zur Akne vulgaris spielen äußerliche Einflüsse wie Sonne, Wind und Wetter eine wichtige Rolle, da man die Rosacea häufig bei Seeleuten, Bauern, Kutschern und anderen Personen beobachtet, die sich von Berufs wegen ständig allen Witterungseinflüssen aussetzen müssen. Ob der allzu reichliche Genuß von Alkohol ausschließlich zu einer Rosacea führen könne, wie man früher glaubte, wird heute in Abrede gestellt.

Das Krankheitsbild der Rosacea ist durch Wucherungen von Bindegewebe und Gefäßen gekennzeichnet. Bei den leichtesten Formen findet man nur eine Rötung der Nase, bzw. der anschließenden Wangenpartien, die durch geschlängelte, erweiterte Haargefäße verursacht wird. Bei stärkeren Formen treten hiezu Wucherungen des Bindegewebes, die in Form von Knötchen imponieren. Diese

Bindegewebswucherungen können besonders im Bereiche der Nase einen außerordentlichen Umfang annehmen, sodaß letztere völlig verunstaltet wird und man von dem Krankheitsbild des *Rhinophyms* oder der Pfundnase spricht. Da das Blut in den erweiterten Gefäßchen langsamer als gewöhnlich fließt, so nehmen diese Hautpartien eine livid rötlich-bläuliche Verfärbung an, die sich in der Kälte noch besonders verstärkt und den Träger beträchtlich verunstaltet.

Was die Behandlung der Rosacea betrifft, so kommen ähnliche Maßnahmen diätetischer Natur in Frage, wie sie bei der Behandlung der Akne vulgaris bereits ausführlich beschrieben wurden. Die Vermeidung von blähenden und scharf gewürzten Speisen, Alkohol, Kaffee und Nikotin sowie entsprechende ärztliche Untersuchungen, bilden die Basis zu jeder erfolgversprechenden Behandlung. Haben sich einmal ausgedehnte Bindegewebswucherungen entwickelt, so helfen nur mehr chirurgische Maßnahmen.

Die physikalischen Schädigungen der Haut

Erfrierungen (Congelationes)

Läßt man Kälte auf die Haut einwirken, so beobachtet man nach anfänglich schmerzhafter Rötung eine weiße Verfärbung und Gefühllosigkeit der betreffenden Stelle. Die Zeitdauer der Kälteeinwirkung entscheidet allein über das Ausmaß der Erfrierung. Während eine kurze Einwirkung ohne Folgen bleibt und sich nur in einer einige Zeit dauernden Rötung und einem geringen Jucken des Hautbezirkes äußert, entwickeln sich bei längerer Einwirkungsdauer schwere Veränderungen. Man unterscheidet je nach der Schwere der Veränderungen Erfrierungen verschiedener Grade:

Erfrierung I. Grades: Schwellung und Rötung der Haut.

Erfrierung II. Grades: Schwellung und Rötung der Haut, daneben Bildung von Blasen mit serösem oder blutigem Inhalt.

Erfrierung III. Grades: Absterben von ganzen Gewebsbezirken unter schwarzer Verfärbung.

Da sich die Kennzeichen der II. und III. gradigen Erfrierung oft erst nach Tagen ausbilden, kann erst nach dieser Zeit ein Urteil über die Schwere eines Erfrierungsschadens abgegeben werden. Neben der Einwirkungsdauer der Kälte spielen auch noch andere Faktoren eine entscheidende Rolle. So sieht man bei gleichzeitiger Einwirkung von Feuchtigkeit und Wind durchschnittlich schwerere Erfrierungen als bei trockener Kälte.

Es sind auch keineswegs Temperaturen unter Null Grad C notwendig, um eine Erfrierung zu erzeugen. Schon Temperaturen von $+ 8^0$ bis $+ 10^0$ genügen durchaus, wenn Nässe hinzukommt.

Bei der Erfrierung eines Gewebsbezirkes steht die Lähmung der Gefäße im Vordergrund. Während sich diese bei der Abkühlung zunächst in Erfüllung ihrer Aufgabe als Wämeregulatoren möglichst eng stellen, um einen Zustrom warmen Blutes und damit eine weitere Wärmeabgabe des Körpers zu verhindern, erweitern sie sich nach erfolgterErfrierung maximal, da sie ihren Tonus (Eigenspannung) verloren haben. Hiedurch kommt es zu einer außerordentlichen Verlangsamung der Blutzirkulation, die schließlich in diesen sackartig erweiterten Gefäßen vollkommen zum Stillstand kommt. Dies ist auch der Grund, warum sich die Farbe eines erfrorenen Bezirkes vom anfänglichen Weiß später in ein dunkles Blaurot verwandelt.

Die Behandlung einer Erfrierung gehört in die Hände eines Arztes, der in erster Linie versucht, die Gefäße und damit die Blutzirkulation wieder in Ordnung zu bringen. Oftmals helfen alle eingeleiteten Maßnahmen nichts mehr und ganze Bezirke, vor allem an den Körperenden, wie Zehen oder Finger, Nasenspitzen oder Ohren sterben ab und es bleibt schließlich nur mehr ihre chirurgische Entfernung übrig.

Von der lokalisierten Erfrierung ist die *allgemeine Erfrierung des Körpers* zu unterscheiden. Hiebei kommt es durch fortgesetzte Wärmeabgabe zu einem Absinken unserer Körpertemperatur. Unterschreitet diese einen bestimmten Wert, so tritt der Tod ein.

Die chronischen Kälteschäden

Im Gegensatz zu den Erfrierungen entstehen die chronischen Kälteschäden nicht durch ein einmaliges, extrem tiefes Kältetrauma, sondern erst nach wiederholten oder längerdauernden Einwirkungen unterschwelliger, d. h. nicht zu einer örtlichen Erfrierung führender Kältereize. Ein weiterer Unterschied besteht darin, daß bei den Frostschäden der „Kältedisposition" eine viel größere Bedeutung zukommt, als bei den Erfrierungen. Diese besondere Disposition äußert sich schon bei normaler Temperatur in einer ständigen bläulichroten Verfärbung der Hände und Unterarme, sowie der Unterschenkel und Füße. Drückt man mit dem Finger auf einen solchen, verfärbten Bezirk, so beachtet man nach Entfernung des Fingers einen weißen Fleck, der nur langsam von der Peripherie her wieder die ursprünglich blaurote Farbe annimmt. Diese Erscheinung hat man mit dem Schließen einer Irisblende verglichen und daher Irisblendenphänomen genannt.

Die Ursache dieser abnormen Verfärbung liegt in Veränderungen der kleinsten Blutgefäße (Angiolopathie). Neben der Farbänderung zeigen die betroffenen Extremitäten noch eine deutliche Herabsetzung der Hauttemperatur bei gleichzeitiger Vermehrung der Schweißabsonderung, sodaß sie sich kühl und feucht anfühlen. Da man diese Veränderungen hauptsächlich bei jüngeren Mädchen sieht, hat man ihr einen eigenen Namen gegeben und sie Erythrocyanosis crurum puellarum (Blaurotfärbung der Mädchenbeine) genannt.

Wenn sich nun solche, durch eine Angiolopathie besonders disponierte Personen wiederholten Kältereizen aussetzen, so treten bei ihnen Schwellungen auf, die meist die Hände, seltener die Füße betreffen. Besonders häufig sieht man dies bei Leuten, die durch ihren Beruf gezwungen werden die Hände ständig in kaltes Wasser zu tauchen (Fischhändler, Fleischhauer, Wäscherinnen etc.). Oft wird das Krankheitsbild noch durch Rhagaden kompliziert, so daß solche Hände für die Arbeit ganz unbrauchbar werden.

Hinzu kommen oft noch sogenannte *Frostbeulen (Perniones)*, die mit Vorliebe während der Übergangszeit im Herbst oder im Frühjahr auftreten. Es handelt sich dabei um teigig-weiche, blutunterlaufene schmerzhafte und juckende Knoten, die manchmal in der Mitte ein Geschwür tragen und sich meist an Finger, Zehen- und Fußballen aber auch an Handrücken, Unterarmen und Ohrrändern finden.

Die Behandlung der chronischen Erfrierungsschäden erstreckt sich in erster

Linie auf die Vorbeugung, die bereits rechtzeitig im Herbst zu beginnen hat. Warme, dabei aber luftige Handschuhe und Schuhe, Vermeidung von Gummibekleidung und insbesondere Gummistiefel, sowie sorgfältiges Abtrocknen der Hände ehe man sie der kalten Witterung aussetzt, lassen die Erscheinungen in der Regel weniger schwer auftreten. Hinzu kommt noch eine Behandlung durch den Arzt, die die Durchblutung in den Extremitäten verbessert, bzw. durch Anwendung entsprechender Salben dafür sorgt, daß Rhagaden und Geschwüre abheilen und daß sich die Frostbeulen zurückbilden.

Verbrennungen (Combustiones)

Während bei der Kälteeinwirkung auf lebendes Gewebe der Zeitfaktor eine entscheidende Rolle spielt, genügt eine noch so kurze Erhitzung des Körpereiweißes über den Denaturierungs-(Gerinnungs)-punkt um ein Gewebe abzutöten. Eiweiß wird beim Erhitzen über 60° C in seiner Struktur so weitgehend verändert, daß es feste Form annimmt (Kochen eines Eies) und dabei abstirbt.

Je nach der Intensität mit der Flammen, heiße Gase oder Dämpfe, heiße Flüssigkeiten oder flüssige Metalle oder heiße feste Körper auf unseren Körper eingewirkt haben, unterscheiden wir verschiedene Grade von Verbrennungen:

Als *Verbrennung ersten Grades* bezeichnen wir eine Rötung und Schwellung der Haut.

Bei der *Verbrennung zweiten Grades* kommen zu den beschriebenen Veränderungen noch Blasen hinzu, die beträchtliche Größe erreichen können und mit einer klaren serösen Flüssigkeit erfüllt sind.

Die *Verbrennung dritten Grades* ist durch einen mehr oder weniger ausgedehnten Gewebstod gekennzeichnet. Abgestorbene Gewebsbezirke bezeichnen wir als Schorfe und teilen demnach die drittgradigen Verbrennungen ein in

a) oberflächlich drittgradige Verbrennungen

b) tief drittgradige Verbrennungen

je nachdem ob die Schorfe nur den Papillarkörper betreffen oder die Haut in ihrer ganzen Dicke verschorft und abgestorben ist.

Als *vierten Verbrennungsgrad* bezeichnen wir eine völlige Verkohlung der Haut und der darunter liegenden Organe.

Die Verbrennungen sind insofern von kosmetischer Bedeutung, als nach ihrer Abheilung sehr oft äußerst häßliche und verzogene hypertrophe Narben beobachtet werden, die den Träger stark entstellen können.

Die Behandlung von Verbrennungen ist ausschließlich Sache eines entsprechend geschulten Arztes.

Der Sonnenbrand (Erythema solare)

Viel größere Bedeutung als die eigentliche Verbrennung hat der *Sonnenbrand* (Erythema solare) in der Kosmetik. Es handelt sich dabei jedoch nicht wie der Name andeutet um eine eigentliche Verbrennung, sondern vielmehr um eine *Strahlenreaktion* der Haut. Die Tatsache, daß der Sonnenbrand erst Stunden nach erfolgter Bestrahlung, der sogenannten Latenzzeit auftritt, beweist, daß es sich nicht um eine einfache Verbrennung handeln kann. Die klinischen Zeichen einer Verbrennung entstehen natürlich im unmittelbaren Anschluß an das Hitzetrauma.

Läßt man Sonnenlicht längere Zeit auf die ungeschützte Haut einwirken, so erzeugen die ultravioletten Anteile des Sonnenlichtes, die wir nicht sehen können, die charakteristische Lichtreaktion. Die Schwere des Sonnenbrandes hängt einerseits von der Dauer der Einwirkung, andererseits von der Jahreszeit und von den klimatischen und örtlichen Verhältnissen ab. Jeder weiß, daß in Höhenlagen im Frühjahr das Sonnenlicht besonders „kräftig", d. h. reich an ultravioletten Strahlen ist, daß große reflektierende Flächen wie Gletscher, Wasserflächen oder Sand die Strahlenwirkung beträchtlich verstärken. Besonders gefährlich ist es, in der Sonne einzuschlafen, da nach stundenlangem, bewegungslosem Braten in der Sonne nicht nur ausgedehnte Partien des Körpers schwerst verbrannt sein können, sondern auch durch die direkte Einwirkung auf den Kopf ein sogenannter *Sonnenstich* lebensbedrohliche Allgemeinerscheinungen auslösen kann.

Die Krankheitszeichen des Sonnenstichs sind heftige Kopfschmerzen, Krämpfe und Bewußtlosigkeit. Besonders bei Kindern können diese gefürchteten Komplikationen sogar zum Tod führen.

Die *Symptome des Sonnenbrandes* sind die der erstgradigen Verbrennung. Nur in besonders schweren Fällen kann man auch eine mehr oder minder starke Blasenbildung beobachten, sodaß diese schweren Fälle klinisch etwa einer zweitgradigen Verbrennung entsprechen.

Die *Behandlung des Sonnenbrandes* folgt im wesentlichen denselben Richtlinien wie bei der Behandlung der gewöhnlichen Verbrennung. Es erweist sich als unzweckmäßig die verbrannte Haut stark einzufetten, da hiedurch die beträchtlichen Schmerzen meist nur gesteigert werden. Man empfiehlt als einfache und wirkungsvolle Maßnahme kühlende Umschläge, wobei sich insbesondere gerbstoffhaltige Flüssigkeiten als zweckmäßig erweisen. Ein altes Hausmittel ist, russischen Tee stark abzukochen und die abgekühlte Flüssigkeit als Umschlagwasser zu verwenden, aber auch Tanninwasserumschläge oder Borwasser leisten dieselben Dienste. Geringergradige Verbrennungen werden am besten mit einem kühlen Körperpuder versorgt.

Da der Sonnenbrand in der Regel größere Hautpartien betrifft, die entzündet, geschwollen und äußerst schmerzhaft jedes Tragen eines Kleidungsstückes zur Qual machen, und überdies zur Schälung der Haut führt, erscheint es zweckmäßig, ihn in erster Linie zu verhüten. Dies kann nach verschiedenen Grundsätzen erfolgen:

1. *Farbige Puder:* Diese Kosmetika sind die ältesten Sonnenschutzmittel und stammen noch aus einer Zeit in der man sich vor den Sonnenstrahlen schützte, *ohne* braun werden zu wollen, da es als vornehm galt, eine weiße, zarte Haut zu besitzen. Körperbräune wurde mit manueller Arbeit und niederer sozialer Stellung gleichgesetzt.

Die Wirkungsweise dieser Puder, die meist hautfarben sind, besteht in einer reinen Abdeckung der Haut, sodaß die wirksamen Strahlen die Haut nicht erreichen können. Ähnlich sind auch die sog. Nußöle zu verstehen, die in der Regel einen braunen Farbstoff gelöst enthalten und daher die Lichtstrahlen absorbieren. Auch die echten Nußöle, die heute kaum mehr in den Handel kommen, wirken in ähnlicher Weise.

2. *Sonnenöle und Sonnencremes**). Diese heute überholten Präparate ent-

---

*) Ohne Lichtschutzsubstanzen

halten mineralische und pflanzliche Öle, teilweise auch in Form von Emulsionen. Man weiß aus Erfahrung, daß die eingefettete Haut eine geringere Lichtempfindlichkeit zeigt als die trockene und machte sich überdies die — wenn auch geringe — Lichtfilterschutzwirkung pflanzlicher Öle zunutze, die weiter unten näher beschrieben wird. Die Nachteile dieser reinen Öle sind ihre geringe Wirksamkeit und ihre Klebrigkeit. Bei modernen Sonnenschutzölen konnte durch Lichtschutzsubstanzen (s. d.) die Wirksamkeit beträchtlich gesteigert werden, während ihre Klebrigkeit durch entsprechende Zusätze (Silikonöle, Isopropylpalmitat, Mineralöl) vermindert werden konnte.

3. *Gerbstoffpräparate:* Präparationen die Gerbstoff enthalten (Tschamba-Fii u. ä.) setzen durch ihre gerbende Eigenschaft die Empfindlichkeit der Haut herab und wirken überdies entzündungshemmend. Sie trocknen allerdings bei längerem Gebrauch die Haut mehr oder minder stark aus, sodaß ihre Anwendung im Gesicht insbesondere beim trockenen Hauttyp nicht besonders zweckmäßig ist. Ein Vorteil dieses Präparates besteht allerdings darin, daß es auch bei bereits bestehendem Sonnenbrand verwendet werden kann.

4. Präparate die eine *künstliche Hautbräune* hervorrufen: Diese Präparate, die selbst farblos sind, bewirken einige Stunden nach ihrem Auftragen auf die Haut eine mehr oder minder starke Bräunung ohne jegliche Sonnenbestrahlung. Ihr biologischer Wert ist sehr umstritten. Sicherlich bieten sie durch die erfolgte Bräunung einen Schutz gegen Sonnenbrand, der besonders von hellhäutigen Menschen in den ersten Urlaubstagen begrüßt wird, doch ist eine Verwendung unter dem Gesichtspunkt, sich die auch aus anderen Gründen biologisch wertvolle Sonnenbestrahlung zu ersparen, abzulehnen. Mehrere Präparate befinden sich im Handel. Ihre Verwendung beim Publikum scheint jedoch weniger dem Wunsch des Sonnenschutzes, als vielmehr aus modischen Gründen zu erfolgen.

5. *Lichtschutzpräparate* im eigentlichen Sinn:

In neuerer Zeit haben die Untersuchungen über die Wirkungen des ultravioletten Lichtes auf die Haut des menschlichen Körpers zur Entwicklung der sogenannten Lichtschutzsubstanzen geführt.

Das ultraviolette Licht, das nur einen kleinen Teil der Sonnenstrahlung ausmacht, zeichnet sich gegenüber dem sichtbaren Licht durch eine wesentlich kürzere Wellenlänge aus. Die Wellenlänge des sichtbaren Lichtes beträgt etwa 4000 bis 7400 Å (Angström), die des ultravioletten Lichtes 1800 bis 4000 Å.

Das ultraviolette Licht zeigt eine starke biologische Wirksamkeit. Es bewirkt die Bildung von Vitamin D in der Haut, begünstigt die Wundheilung und führt allgemein zu gesteigerter Aktivität. Bekannt ist die günstige Wirkung bei Knochentuberkulose.

Daneben verursachen die U.V.-Strahlen noch eine Bräunung der Haut und bei zu starker Dosierung das Lichterythem. Gerade die letzteren zwei Eigenschaften des U.V.-Lichtes, Pigmentbildung und Lichterythem, waren Gegenstand eingehender Forschungen. Man konnte nämlich zeigen, daß man das U.V.-Licht in verschiedene Fraktionen zerlegen kann, die sich in Bezug auf ihre biologische Wirkung durchaus verschieden verhalten.

Demnach wird die Ultraviolettstrahlung nach internationaler Vereinbarung in folgende Anteile unterteilt:

UV-A 4000—3115 Å (langwelliges UV)

UV-B 3115—2800 Å (Dorno-Strahlung)
UV-C 2800—1800 Å (kurzwelliges UV)

Die Intensität des *Sonnenerythems* hängt in erster Linie von der Belichtungsstärke, der Belichtungsdauer und der Wellenlänge ab. Nach einer Latenzzeit von 6 bis 8 Stunden erreicht es seinen Höhepunkt und sinkt erst nach etwa 48 Stunden wieder ab. Ein Wirkungsmaximum für die Erythembildung liegt bei einer Wellenlänge von etwa 2970 Å ein zweites bei 2500 Å.

Was die *Pigmentbildung* nach einer Ultraviolettbestrahlung betrifft, so sind zwei Formen zu unterscheiden. Wellenlängen unterhalb von 3115 Angström, also diejenigen des UV-B und UV-C führen zu einer Pigmentierung in der Basalzellenschicht. Diese Pigmentbildung dauert ziemlich lange. Sie verschwindet im Verlaufe weniger Wochen mit der Abschuppung der Haut, Im Gegensatz dazu kennt man eine Pigmentierung durch das langwellige UV-A, die ohne vorausgehende Rötung der Haut auftritt. Sie tritt viel schneller auf und soll nach Ansicht mancher Autoren ihr Maximum eine Stunde nach der Bestrahlung erreichen. Überdies ist sie beständiger als die durch kurzwelliges UV-Licht hervorgerufene Pigmentierung. Ihrem Wesen nach stellt sie nicht eine Pigmentneubildung dar sondern ist lediglich eine oxydative Dunklung an sich schon vorhandener Vorstufen des Pigmentes.

Diese Erkenntnisse haben dazu geführt, daß man nach Stoffen gesucht hat, die die kurzwelligen erythemerzeugenden Anteile des ultravioletten Lichtes selektiv abfiltern und nur die längerwelligen Anteile des Ultraviolett A durchlassen. Ein Stoff, der diese Bedingungen ideal erfüllt, müßte demnach imstande sein, eine Bräunung der Haut zu ermöglichen ohne daß dabei gleichzeitig ein Sonnenbrand (Sonnenerythem) auftritt.

Natürlich hängt die Wirksamkeit eines solchen Stoffes von seiner Schichtdicke auf der Haut ab. Man nimmt im allgemeinen eine Dicke der wirksamen Schicht von 0,01 mm an, die man auch bei Versuchsanordnungen einhält.

Alle Lichtschutzsubstanzen haben ihr Absorptionsmaximum bei 3000 Å wobei die längerwelligen Strahlen möglichst unbeeinflußt durchgehen sollen, damit der Bräunungseffekt erzielt wird.

Stoffe die diese Bedingungen erfüllen, zum Teil aber hautreizend sind (Chininsalze) und als Lichtschutzsubstanzen Verwendung finden sind:

Amylsalicylat	Isoamylsalicylat
Äthyl-p-aminobenzoat	Methylsalicylat
Äthyl-p-dimethylaminobenzoat	Phenyl-äthyl-anthranilat
Benzylacetophenon	Phenylsalicylat
Benzylanthranilat	Silikonsalicylat
Chininsulfat	Triäthanolamin,
	β-methylumbelliferonessigsaures

Heute liefern eine Reihe von renomierten Firmen Lichtschutzsubstanzen, die klinisch auf Hautverträglichkeit getestet sind und ihr Absorptionsmaximum im kritischen Bereich haben. Die bekanntesten davon sind in alphabetischer Reihenfolge:

a) öllöslich: Konzentration im Fertigprodukt

Antisolaire (Givaudan)	6%
Eusolex 3490 (Merck)	2%
Eusolex 3573 (Merck	2—3%
Eusolex 6653 (Merck)	2%
Helipan (Schimmel & Co.)	5%
Melanigen (Mühlethaler)	6%
Parsol ultra (Givaudan)	3%
Prosolal (Dragoco)	5%
Solprotex I (Firmenich)	2.5%
Solprotex III (Firmenich	2—3%
Sonnenschutz (Dr. Richter)	1%

b) wasserlöslich

Eusolex 161 (Merck)	2—3.5%
Prosolal (Dragoco)	5%
Solprotex II hydro (Firmenich)	2—3%

Nicht zu übersehen ist, daß neuere Untersuchungen gezeigt haben, daß auch Vitamin F (essentielle, hochungesättigte Fettsäuren) eine ausgezeichnete Filterwirkung entfalten. Auch pflanzliche Öle, besonders das Sesamöl, zeigen von sich aus schon ein gewisses Absorptionsvermögen im kritischen Bereich.

Die Sonnenschutzpräparate werden heute in verschiedener Form angewendet. Noch immer findet man die klassischen Sonnenschutzöle, die heute Lichtschutzsubstanzen in entsprechender Menge und in öllöslicher Form enthalten. Daneben sind auch die emulgierten Cremes sowohl vom Typ Wasser in Öl als auch Öl in Wasser noch immer viel im Gebrauch. Als modernste Präparate gelten die sogenannten Aerosole, von denen einige Rezeptbeispiele gebracht werden.

Wenn uns heute auch eine große Anzahl von hochwirksamen und klinisch erprobten Sonnenschutzpräparaten zur Verfügung stehen, so sollte man doch nicht versäumen, immer wieder darauf hinzuweisen, daß die Haut an die Sonnenbestrahlung langsam gewöhnt werden soll. Tägliches, minutenlanges Sonnenbaden gewöhnt die empfindliche Haut an die Sonnenwirkung und verhindert eine Schälung wobei sich die dabei erzeugte Bräunung durch besondere Dauerhaftigkeit auszeichnet. Das häufige Wechseln der Körperlage verhindert einseitiges Abbrennen. Einzelne Körperpartien sind besonders gefährdet und müssen besonders geschützt werden. Insbesondere Nasenrücken, Jochbogen, Busenansatz, Hals und Schultern bedürfen unserer Aufmerksamkeit, wollen wir nicht eine rotweiße, geschälte Nase in einem sonnengebräunten Gesicht leuchten sehen.

Für Personen mit empfindlicher Haut ist vor dem eigentlichen Sonnenbaden die Bestrahlung mit einer Quarzlampe (künstl. Höhensonne) zu empfehlen. Man beginnt mit einer Bestrahlungszeit von 1 Minute und steigert diese langsam je nach Hautverträglichkeit. Zu beachten ist, daß die verschiedenen Lampenmodelle mit unterschiedlich starken Quarzbrennern ausgerüstet sind. Nach ihrer Stärke wird die Bestrahlungszeit und die Bestrahlungsdistanz gewählt.

Um eine Bindehautentzündung zu vermeiden ist es unbedingt erforderlich die Augen vor den UV-Strahlen zu schützen. Dazu dienen eigene Brillen oder

Wattebäuschchen. In Kosmetikinstituten werden letztere bevorzugt, da keine scharf abgesetzten Konturen entstehen.

Neubildungen der Haut

Jeden Verband von Zellen, der eigenen Wachstumsgesetzen folgt und sich nicht an den Bauplan des Gesamtorganismus hält, nennen wir eine *Geschwulst*. Im Prinzip sind fast alle Zellarten befähigt, Geschwülste zu bilden, die nach ihren Mutterzellen benannt werden. So kennen wir Knochen-, Knorpel-, Muskel-, Sehnen-, Drüsen-, Bindegewebs-, Gefäß- und Epidermisgeschwülste. Sind die Geschwulstzellen ihren Mutterzellen genau nachgebildet, so spricht man von reifen Geschwülsten; besteht der Geschwulstzellverband jedoch aus undifferenzierten Zellen, so nennt man ihn unreif.

Die Einteilung in gutartige und bösartige Tumore erfolgt nach ihrem Verhalten.

A. *Gutartige Geschwülste* (benigne Tumore) sind in der Regel von einer Kapsel umgeben und daher von ihrer Umgebung gut abgegrenzt. Sie lassen sich verhältnismäßig leicht ausschälen und verursachen, wenn überhaupt, Beschwerden nur durch ihre Gegenwart, in dem sie andere Organe verdrängen oder räumlich behindern. Entfernt man sie, so ist das Leiden geheilt.

B. *Bösartige Geschwülste* (maligne Tumore) zeigen kein abgegrenztes Wachstum; sie bilden Zellstränge, die sich zwischen die Zellverbände des umgebenden Gewebes hineinschieben und dieses zerstören. Sie drängen die Nachbarorgane nicht einfach vor sich her, wie es die gutartigen Tumore tun, sondern sie infiltrieren und vernichten sie.

Als typische Eigenschaft haben bösartige Tumore die Fähigkeit *Tochterkolonien* zu erzeugen. Gelangen einzelne Tumorzellen mit dem Blut- oder Lymphstrom in entfernte Gegenden des Körpers, so siedeln sie sich dort an, wachsen in die Nachbarschaft ein und führen damit zu weiteren Zerstörungen.

Da eine Behandlung mit Aussicht auf Erfolg nur zu einem Zeitpunkt erfolgen kann, solange noch keine Tochterkolonien (Metastasen) vorhanden sind, ist es unumgänglich notwendig, möglichst frühzeitig eine Diagnose zu stellen.

Die Behandlung eines bösartigen Tumors besteht in seiner radikalen Ausschneidung weit im gesunden Gewebe; in der Zerstörung der Geschwulstzellen durch Röntgen oder Radiumstrahlen oder in Ausnahmsfällen durch chemische Verbindungen.

Manchmal beobachtet man bei gutartigen Tumoren, daß sie nach Reizungen oder wenn sie eine gewisse Größe erreicht haben (Atherome z. B.), böse entarten. Das heißt, daß sie ihren bisherigen Charakter ändern und nun völlig zügellos zu wachsen beginnen.

In der Benennung der Geschwülste drückt die Endung -sarkom eine bösartige Bindegewebsgeschwulst, die Endung -carcinom eine bösartige epitheliale Geschwulst aus. So bedeutet zum Beispiel Myom eine Muskelzellgeschwulst (gutartig) und Myo-Sarkom die böse Abart. Adenom ist eine Drüsengeschwulst, von gutartigem Charakter, Adenocarcinom der bösartige Drüsenkrebs.

A. Gutartige Neubildungen der Haut

1. Weiche Fibrome

Weiche Fibrome sind harmlose Tumore, die ihrem Feinbau nach aus kollagenen Fasern bestehen und Blut- und Lymphgefäße enthalten. Eine Kapsel fehlt. Es handelt sich bei den meist einzeln auftretenden Geschwülsten um stecknadelkopf- bis erbsgroße, manchmal auch größere hautfarbene Knoten, die entweder der Unterlage breitbasig aufsitzen oder aber auch an einem dünnen Stiel hängen können (gestielte Fibrome). Ihr Lieblingssitz ist der Rumpf und der Kopf. Hier trifft man sie sehr häufig an den Lidern an.

Eine kosmetisch interessante Sonderform der weichen Fibrome sind die sogenannten *filiformen Fibrome*, die am Hals und an den anschließenden Partien der Brust, aber auch in den Achselhöhlen oft in großer Anzahl beobachtet werden. Es handelt sich dabei um kleine, nur wenige Millimeter lange, hautfarbene Gebilde deren Oberfläche glatt, manchmal auch gelappt ist. Ihre Dicke entspricht etwa einer dünnen Stricknadel. Da die weichen Fibrome so gut wie niemals böse entarten, erfolgt ihre Entfernung aus rein kosmetischen Gründen durch den Arzt mittels Elektrocoagulation oder bei größeren durch die Ausschneidung im Ganzen.

2. Harte Fibrome

Es sind dies erbsengroße, rund-ovale, derbe Knoten, die hautfarben oder von rötlicher Farbe sind. Ihre Oberfläche ist glatt. Meist werden nur sehr wenige gesehen. Ihr Lieblingssitz sind die Extremitäten. Sie neigen nicht zur Entartung und werden chirurgisch entfernt.

3. Keloide

Unter Keloiden versteht man Geschwulstbildungen, die flach aus dem Niveau der Haut vorragen, sich beim Betasten als derbe Platten erweisen und sich mit krebsscherenähnlichen Ausläufen gegen die Umgebung vorschieben. Ihre Oberfläche ist unregelmäßig und zeigt Stränge, die durch Schrumpfungserscheinungen überdies Falten bilden und einen äußerst häßlichen Eindruck erwecken. Man kennt bei den Keloiden mehrere Formen:

a) *das Spontankeloid*. Es tritt, wie der Name schon andeutet, spontan, das heißt ohne erkennbare Ursache auf, befällt meist Frauen und Jugendliche und lokalisiert sich gerne in Hautregionen, die über Knorpel oder Knochen liegen. Eine Rückbildung von sich aus ist äußerst selten, eine böse Entartung tritt so gut wie niemals auf.

b) *Narbenkeloid*. Unter einem Narbenkeloid versteht man eine geschwulstartige Bildung auf dem Boden einer Narbe. Bevorzugt treten solche Narbenkeloide nach Verbrennungs- oder Verätzungsnarben oder Impf- und Transplantationsnarben auf. Diese überschüssige Bildung von Narbengewebe läßt sich vorher nicht voraussehen und stellt besonders bei kosmetischen Operationen eine gefürchtete postoperative Komplikation dar. Interessant ist, daß oft nicht die ganze Narbe, sondern nur Teile davon ein überschüssiges Wachstum zeigen. Das klinische Bild entspricht dem vorhin beschriebenen Spontankeloid.

c) *Die hypertrophische Narbe*. Die hypertrophische Narbe unterscheidet sich vom Narbenkeloid durch die Tatsache, daß die Wucherungen auf das Gebiet der Narbe selbst beschränkt bleiben. Im Gegensatz dazu greift das Narbenkeloid auch auf die gesunde Umgebung über.

Die Behandlung der Keloide ist äußerst heikel, da jeder Versuch, sie chirurgisch zu entfernen, zu neuerlicher, meist verstärkter Keloidbildung führt. Der Arzt versucht vielmehr durch Röntgen- oder Radiumbestrahlungen eine Rückbildung zu erreichen. In neuerer Zeit hat sich die Unterspritzung der Keloide mit Hydrocortisonkristallsuspension gut bewährt.

4. Lipom (Fettgewebsgeschwulst)

Bei den Lipomen handelt es sich um gutartige Fettgewebsgeschwülste, die in Form von weichen, jedoch gut abgrenzbaren Knoten auftreten. Die Haut über ihnen ist so gut wie niemals verändert und die Knoten lassen sich leicht verschieben. Manchmal erreichen die Fettgeschwülste beträchtliche Größe und die chirurgische Ausschälung wird vom Patienten aus kosmetischen Gründen gewünscht. Eine maligne Entartung ist nicht zu befürchten.

5. Hämangiom (Blutgefäßgeschwulst)

Hämangiome sind Blutgefäßgeschwülste, die in der Regel linsen- bis münzgroß, manchmal auch noch wesentlich größer sind. Es handelt sich um flach vorgewölbte, feinhöckerige, tief blaue, prall elastische Neubildungen, die auch mitunter in das Unterhautzellgewebe vordringen und hier manchmal bis zu faustgroße Knoten bilden. Die echten Blutgefäßgeschwülste treten meist in den ersten drei Lebensmonaten auf und sind, da sie häufig bei Mädchen (70%) und überdies mit Vorliebe am Kopf oder am Stamm auftreten, kosmetisch überaus störend.

Glücklicherweise neigen sie von sich aus zur spontanen Rückbildung. Die Behandlung erfolgt durch den Arzt mittels Röntgen- oder Radiumbestrahlung, durch Kohlensäureschneevereisung oder auf chirurgischem Weg.

Das senile Angiom

Eine Abart der Blutgefäßgeschwülste ist das senile Angiom (altersbedingte Blutgefäßgeschwulst). Es handelt sich dabei um kleine, etwa stecknadelkopfgroße, manchmal auch etwas größere rubinrote, halbkugelige Gebilde, die mit Vorliebe ab dem 4. Lebensdezennium am Stamm auftreten. Man sieht sie oft in größerer Anzahl. Eine besondere Bedeutung haben sie nicht. Ihre Natur ist durchaus harmlos, sie neigen so gut wie niemals zur malignen Entartung und werden, wenn sie kosmetisch störend sind, durch den Arzt durch Elektrocoagulation oder Elektrolyse zerstört.

6. Die Muttermäler

Die Muttermäler (Naevi) sind Mißbildungen der Haut, die angeboren sind, sich aber manchmal erst später im Leben entwickeln und ihre Ursache in embryonalen Entwicklungsstörungen haben. Man unterscheidet mehrere Typen:

Gefäßmäler
Warzenartige Mäler
Pigment- und Haarmäler
Muttermäler im engeren Sinn (Zellmäler, Naevuszell-Naevus).

Gefäßmäler

a) Das Flammenmal (Naevus flammeus). Bei den Flammenmälern handelt es sich um unregelmäßig geformte, scharf begrenzte, blutrote Flecke, die bei der Geburt bereits vorhanden sind. Ihre Vergrößerung hält mit dem Wachstum des befallenen Körperteils Schritt, die Oberfläche dieser Feuermäler ist glatt und liegt in der Hautebene. Man beobachtet nur sehr selten einzelne stecknadelkopf- bis kirschkerngroße, weiche, tiefblaue Vorwölbungen. Solche stellen sich jedoch manchmal im späteren Lebensalter ab dem 50. Lebensjahr ein. Ihrer Natur nach sind die Feuermäler durchaus harmlos, doch wirken sie oft kosmetisch ungemein störend.

Bei den Feuermälern kann man zwei Typen unterscheiden, die sich in ihrer Verlaufsform deutlich unterscheiden.

1. *Feuermäler, die symmetrisch* in der Mittellinie des Körpers lokalisiert sind. Sie haben eine Neigung, sich von selbst zurückzubilden und verschwinden meist bis zum Ende des 2. Lebensjahres auch ohne Behandlung.

2. *Feuermäler, die asymmetrisch*, halbseitig gelegen sind. Diese Type zeigt nur selten eine spontane Rückbildungstendenz und läßt sich nur sehr schwer beeinflussen. Auch die vielfach empfohlene Röntgenbestrahlung vermag sie nur selten vollkommen zur Rückbildung zu bringen.

b) *Der Spinnennaevus oder Naevus araneus*.

Der Naevus araneus oder Spinnennaevus besteht aus einem größeren zentralen Gefäß, das etwa stecknadelkopfgroß und von hell- bis bläulichroter Farbe ist. Von diesem erstrecken sich radiär, wie die Beine einer Spinne, mit der man dieses Mal verglichen hat, kleinste dünne Gefäßchen, die etwa 4—5 mm lang werden. Meist trifft man die Spinnenmäler an der oberen Körperhälfte an und hier wieder bevorzugt an der Haut des Gesichtes, des Halses, des Nackens und der Arme.

Oft beobachtet man ein gehäuftes Auftreten von Spinnenmälern während der Schwangerschaft. Bei Leberkranken sieht man sie manchmal in großer Zahl an der Rumpfhaut.

Wird die Entfernung der Spinnennaevi aus kosmetischen Gründen gewünscht, so erfolgt diese durch den Arzt durch Elektrocoagulation.

Die warzenartigen, knotenförmigen Muttermäler (Naevus papillomatosus)

Es handelt sich dabei um umschriebene, flach erhabene, mäßig derbe Knoten, mit zerklüfteter, selten auch glatter Oberfläche und Hornauflagerungen von wechselnder Dicke. Ihre Farbe ist entweder unauffällig hautfarben oder gelb- bis schwarzbraun. Sie sind oft schon bei der Geburt vorhanden oder entstehen in früher Jugend. Wird die Beseitigung der Geschwülstchen, die als Fehlbildungen aufgefaßt werden, aus kosmetischen Gründen gewünscht, so erfolgt diese durch Ausschneidung, beziehungsweise Elektrocoagulation durch den Arzt.

Die Naevi spili (Pigmentflecke)

Es handelt sich dabei meist um einfache, hellbraune Pigmentflecke, die schon bei der Geburt vorhanden oder in den ersten Lebenswochen auftreten. Man trifft sie meist in der Einzahl oder nur wenige davon an. Häufig sieht man sie am Rumpf oder an den Extremitäten lokalisiert.

Linsenflecke (Lentigenes)

Es handelt sich bei ihnen um kleine, etwa reiskorngroße, und etwas größere, gelb bis braun gefärbte Gebilde, die nur wenig über die Haut vorragen. Interessant ist, daß sie durchaus nicht alle zum Zeitpunkt der Geburt vorhanden sein müssen, man beobachtet vielmehr auch während des weiteren Lebens schubweises Auftreten von neuen Linsenfleckchen. Oft findet man sie in außerordentlich großer Anzahl über den ganzen Körper verteilt. Dann spricht man von einer sogenannten *Lentiginosis*.

Die Haarnaevi

Bei diesen handelt es sich um Muttermäler von flacher oder auch papillomatöser Natur, die sich durch besondere Behaarung auszeichnen. Diese kann oft ein solches Ausmaß erreichen, daß man die Mäler mit einem Tierfell verglichen hat (Tierfellmäler). Sie sind kosmetisch äußerst störend. Ihre Behandlung kann nur chirurgisch erfolgen, doch stößt diese auch auf Schwierigkeiten, da sie oft eine beträchtliche Ausdehnung erreichen. In solchen Fällen bleibt oft nur die Möglichkeit einer plastischen Deckung offen.

Naevuszellnaevus (Naevi im engeren Sinn)

Es sind dies papulöse oder tuberöse kleine Tumore, deren Größe von einigen Millimetern bis zu einigen Zentimetern beträgt. Die Farbe ist hell- bis dunkelbraun, manchmal sind sie von weicher, manchmal von härterer Konsistenz. Auch bei ihnen findet man oft eine abnorme Behaarung. Man kann den Naevuszell-Naevus von dem unter c) angeführten warzenartigen, papillösen Naevus nur mikroskopisch unterscheiden. Bei den Zellnaevi sieht man im Schnitt Nester von typischen, hellgefärbten Naevuszellen, die bei den papillomatösen Naevi vollkommen fehlen.

Die Frage, ob man aus kosmetischen Gründen die Zellnaevi mittels Ätzmethoden oder Elektrocoagulation entfernen darf, ist umstritten. Wegen der Gefahr maligner Entartung wird die Meinung vertreten, nur eine radikale Ausschneidung sei erlaubt. Da jedoch täglich unzählige Fälle durch Ätzung oder Coagulation behandelt werden und eine maligne Entartung nur sehr selten gesehen wird, wird nach Angabe von H. KUSKE, an der Dermatologischen Klinik Bern die Behandlung durch Ätzung mit Trichloressigsäure, beziehungsweise durch Elektrocoagulation durchgeführt.

7. Lymphangiome (Lymphgefäßgeschwülste)

Diese Neubildungen sind entweder schon bei der Geburt vorhanden oder treten in früher Jugend auf. Sie wachsen nur langsam und bereiten keine subjektiven Beschwerden. Die Lymphgefäßgeschwulst besteht meistens aus stecknadelkopf- bis erbsgroßen, halbkugeligen Knötchen oder Bläschen, die in kleinen Gruppen oder bandförmig angeordnet sind. Mit besonderer Vorliebe finden sie sich an der oberen Körperhälfte und zwar am Gesichts-, Hals- oder Schultergebiet. Ihre Farbe ist hautfarben oder gelblichrot.

8. Milien, Hirsekörner oder Hautgrieß

Milien sind kleine Horncystchen, die meist in der Augengegend als kleine bis hirsekorngroße, weiße Knötchen auftreten. Fast immer findet man sie in der Mehrzahl.

Untersucht man sie unter dem Mikroskop, so findet man einen cystischen Hohlraum, der eine kleine Hornperle beherbergt.

Sie sind völlig harmlos und stellen nur einen Schönheitsfehler dar. Zu ihrer Entfernung schlitzt man die deckende Epithelschicht mit einer scharfen Nadel (Miliennadel) und drückt die kleine Hornperle aus.

9. Die Alterswarze (Verruca seborrhoica senilis)

Die Alterswarzen, die den Namen deshalb tragen, da sie erst im fortgeschrittenen Lebensalter beobachtet werden, — meist sieht man sie erst nach dem 50. Lebensjahr, — treten so gut wie immer in größerer Zahl auf. Ihre Lieblingslokalisation ist der Rumpf und das Gesicht. Nur selten sieht man sie auch an den Gliedmaßen, niemals an Handtellern und Fußsohlen.

Es handelt sich bei ihnen um linsen- bis mandelgroße, flache, weiche Geschwülstchen, die sich bei der Betastung fettig anfühlen. Ihre Oberfläche ist weich und meist gelb bis schwarzbraun gefärbt. Oft beobachtet man, daß sie sich in Richtung der Spaltlinien der Haut anordnen.

Die Entstehungsursache der Alterswarzen ist noch nicht geklärt.

Die böse Entartung der Verrucae seniles ist sehr selten und soll nur solche des Gesichtes betreffen.

Die Behandlung der Alterswarzen erfolgt durch den Arzt. Sie werden entweder mit der Schlinge abgetragen, ausgeschnitten oder durch Elektrocoagulation zerstört.

10. Epidermoidcysten, Atherome (Grützbeutel)

Es handelt sich bei diesen Geschwülsten um prall elastische derbe Knoten, die so gut wie immer halbkugelig bis pilzartig an der Schädeloberfläche vorragen. Durch die Volumsvermehrung der Cyste und Spannung wird die Kopfhaut über dem Tumor stark verdünnt und haarlos. Atherome entstehen meist erst bei Erwachsenen im fortgeschrittenen Lebensalter, wobei fast immer mehrere Knoten gleichzeitig sichtbar werden. Untersucht man sie, so findet man eine mit abgestorbenen Zellen und Fettsäurekristallen gefüllte Cyste, die sich manchmal durch chemische Zersetzung des Inhaltes oder durch Secundärinfektion entzündet. Die Entfernung wird teils aus kosmetischen Gründen gewünscht, teils ist sie medizinisch indiziert, da Atherome eine Neigung zur bösen Entartung haben, sobald sie eine gewisse Größe erreicht haben. Ihre Entferung erfolgt durch Ausschälung der ganzen Cyste samt der Wand durch den Chirurgen.

11. Xanthelasma (Gelbknoten)

Das Xanthelasma oder der Gelbknoten beruht auf einer Störung des Lipoidstoffwechsels und ist vorwiegend an der inneren Hälfte der Augenlider lokalisiert. Es handelt sich um flache, leicht über dem Niveau der Haut erhabene Platten von gelblich-weißer bis gelber Farbe, die insbesondere bei pigmentreicher Haut in einem auffallenden Kontrast zur Umgebung stehen. Es handelt sich bei ihnen jedoch nicht um eigentliche Tumore, sondern um Einlagerungen von Cholesterinkristallen in die Zellen.

Die Entfernung, die aus kosmetischen Gründen gewünscht wird, kann auf chirurgischem Wege erfolgen.

12. Der von Recklinghausen'sche Symptomenkomplex

Diese schwere, erbliche Erkrankung, deren genaue Beschreibung hier zu weit gehen würde, ist gekennzeichnet durch die Hauptsymptome: Haut- und andere Tumore, Pigmentverschiebungen, Verbiegungen der Wirbelsäule und Schwachsinn. Man beobachtet jedoch oft, daß Träger dieser Krankheit nicht alle Symptome zeigen.

Am häufigsten sind die Hautveränderungen, die sich in Form von kleineren und größeren knotenförmigen, oft gestielten Tumoren und kleinen und größeren dunklen und helleren Flecken darbieten. Die Anzahl von Hauttumoren, die bei einem Kranken beobachtet werden, kann oft außerordentlich groß sein und mehrere Hunderte betragen. Die Natur der Geschwülste ist durchaus nicht so gutartig, wie viele glauben. Es besteht immer die Gefahr einer malignen Entartung.

Die Behandlung dieser überaus ernst zu beurteilenden schweren Erkrankung gehört in die Hände eines erfahrenen Facharztes.

B. Die bösartigen Tumore der Haut

Vergleicht man die bösartigen Geschwülste der inneren Organe mit denen der Haut, so findet man, daß die letzteren mit Ausnahme des malignen Melanoms relativ gutartig sind, soweit man bei Krebsen von Gutartigkeit überhaupt sprechen kann.

Die Krebse der Haut sind durch die Eigenschaft gekennzeichnet, daß sie erst relativ spät Tochterkolonien bilden und sich diese auch zuerst nur in den regionären Lymphknoten lokalisieren. Bei den Krebsen der Innenorgane sind die Fernmetastasen die Regel.

Die Praecancerosen

Im Rahmen der Besprechung der bösartigen Hautgeschwülste müssen auch die sogenannten *Praecancerosen* erwähnt werden. Bei ihnen handelt es sich um Hautveränderungen, die im Laufe der Zeit mit einer sehr großen Wahrscheinlichkeit in bösartige Geschwülste übergehen. Man kann sie daher auch mit einer gewissen Berechtigung als Vorstufen bösartiger Geschwülste bezeichnen, obgleich keineswegs alle praecancerösen Hautveränderungen auch tatsächlich in eine Krebsgeschwulst übergehen müssen.

Zu den Praecancerosen gehören:
a) Senile Hyperkeratose, Keratoma senile,
b) Hauthorn, Cornu cutaneum,
c) bösartiger Linsenfleck, melanotische Praecancerose, Melanosis praeblastomatosa.

Einige weitere Erkrankungen der Haut und der Schleimhäute, die gleichfalls zur Gruppe der Praecancerosen gehören, bleiben unberücksichtigt, da sie für die Kosmetikerin nicht von Bedeutung sind.

Die senile Hyperkeratose (Keratoma senile)

Die senile Hyperkeratose ist die am häufigsten auftretende Praecancerose. Man findet sie an den belichteten Hautstellen wie Gesicht, Handrücken oder an der Glatze. Sie beginnt als umschriebener bräunlichroter Fleck mit einer zunächst punktförmigen Hyperkeratose (= Verdickung der Hornschicht), die sich später zu einer kleinen gelbbraunen Hornplatte entwickelt. Senile Hyperkeratosen können manchmal bei einem Patienten auch in größerer Zahl auftreten, wobei meist gleichzeitig Pigmentverschiebungen beobachtet werden.

Das Hauthorn (Cornu cutaneum)

Eine besondere Form der Hyperkeratosen ist das Hauthorn (Cornu cutaneum), bei dem sich durch Weiterwachsen und Verdicken der Hornschicht kleine hornartige Fortsätze entwickeln. Diese Kornkegel können eine Größe von mehreren Millimetern erreichen und sind von braungelber Farbe. Das Hauthorn entartet sehr oft zu einem Plattenepithelcarcinom und soll daher ehestens einem Facharzt zur Begutachtung zugeführt werden.

Der bösartige Linsenfleck, Melanosis praeblastomatosa, melanotische Praecancerose

Es handelt sich bei dieser Form einer Praecancerose um einen scharf begrenzten, unregelmäßig geformten schwarzbraunen bis schwarzen, manchmal auch blauschwarzen Fleck, der sich langsam der Peripherie zu vergrößert. Kleine stecknadelkopfgroße blauschwarze Knötchen, die im Bereiche des Fleckes aufschießen, sind ein außerordentlich ungünstiges Zeichen und bedeuten meist die Entstehung eines malignen Melanoms. Es versteht sich, daß diese so ernst zu beurteilende Hautkrankheit möglichst schnell von einem Facharzt gesehen werden sollte.

Die Carcinome der Haut

Die eigentlichen Carcinome der Haut (bösartige Epithelzellgeschwülste) lassen sich in zwei Typen einteilen, die sich vor allem in Bezug auf ihre Bösartigkeit unterscheiden. Unter Bösartigkeit in diesem Zusammenhang versteht man in erster Linie die Neigung der Geschwulst nahe oder ferne Tochterkolonien (Metastasen) zu bilden.

a) Das Basaliom, Basalzellenkrebs

Das Basaliom, in manchen Büchern auch Basalzellenkrebs (Carcinoma basocellulare) genannt, entsteht mit besonderer Vorliebe an der Gesichtshaut und hier wieder meist in der Nasen- oder Wangengegend. Oft beobachtet man, daß es aus einer Praecancerose hervorgeht. Es kann aber auch direkt auf der offenbar unveränderten Haut entstehen.

Das klinische Erscheinungsbild des Basalioms ist im Anfangsstadium ein kleines, langsam wachsendes, schmerzloses Knötchen, das ziemlich hart ist und wachsartig glänzt. Diesem unauffälligen Befund schenkt man anfänglich keine Beachtung und der Betroffene wird erst durch die ständige Größenzunahme des Krankheitsherdes aufmerksam.

Hat das Knötchen etwa Linsengröße erreicht, so beginnt es in der Regel im Zentrum zu zerfallen, wodurch sich ein kleines Geschwür bildet. Der erhalten gebliebene Rest des ursprünglichen Knötchens umgibt das Geschwürchen als weißliche Randleiste. Diese Randleiste, die durch weiteres Wachstum noch verstärkt wird, ist für das Basaliom charakteristisch.

Das Basaliom bildet so gut wie niemals Tochterkolonien. Durch Vergrößerung und geschwürigen Zerfall kann es jedoch beträchtliche Zerstörungen hervorrufen. Besonders eine Type des Basalioms, die Ulcus terebrans genannt wird, zeichnet sich durch rasches Wachstum aus. Im Gegensatz zu anderen Basaliomtypen, wächst dieses auch in die Tiefe. Durch fortwährenden Zerfall des Tumorgewebes können auf diese Weise z. B. ganze Gesichtsteile zerstört werden.

Mit der Bezeichnung Basalzellcarcinom und Stachelzellkrebs, der im nächsten Abschnitt beschrieben wird, soll nicht zum Ausdruck gebracht werden, daß ersterer von den Basalzellen, letzterer von den Stachelzellen der Epidermis seinen Ausgang nimmt. Nach den Forschungen KROMPECHERs finden sich für beide Carcinomtypen die Mutterzellen in der Basalzellschicht der Epidermis. Der Unterschied liegt demnach nicht im Ausgangspunkt der beiden verschiedenen Geschwülste, sondern in der erreichten Form und im Grad der Differenzierung der Zellen. Derselbe Autor spricht auch als die Mutterzelle des Basalioms nicht die typisch zylindrisch gestaltete Basalzelle an, sondern einzelne kleine, rundlich ovale Zellen die sich eingestreut in der Basalschicht finden.

b) *Das Spindelzellcarcinom, Spinaliom* (Carcinoma spinocellulare).

Auch dieses geht oft aus einer senilen Praecancerose bzw. aus einem Cornu cutaneum hervor. Als Lieblingslokalisation des Spinalioms sind die Lippen und hier insbesondere die Unterlippe zu nennen. Das Spinaliom wächst im Verhältnis zum Basaliom wesentlich schneller.

Klinisch findet man im Frühstadium eine kleine keratotische Hautverdickung, die sich bald zu einem warzenähnlichen Tumor entwickelt. Dieser erreicht oft eine beträchtliche Größe und kann im fortgeschrittenen Stadium selbst faustgroß werden.

Auch das Spinaliom neigt ähnlich wie das Basaliom zu geschwürigem Zerfall, sodaß man Krankheitsherde sehen kann, die in ihrem Zentrum ein Geschwür mit papillomatösem Grund und wuchernden wallartigen Rändern zeigen.

Da oft schon nach wenigen Wochen in den regionären Lymphknoten Tochterabsiedlungen auftreten, ist mit der Behandlung dieser Geschwulstform keine Zeit zu verlieren.

Sie erfolgt durch den Arzt auf chirurgischem Weg oder durch Röntgen- oder Radiumbestrahlungen.

Das Melanomalignom, bösartige Pigmentgeschwulst

Hinsichtlich der Bösartigkeit an erster Stelle unter allen Hautgeschwülsten steht das maligne Melanom oder Melanomalignom. Es entwickelt sich auf der gesunden Haut, aus einer melanotischen Praecancerose oder aber auch aus einem pigmentierten Naevus. Man beobachtet einen zunächst kleinen, aber ziemlich rasch wachsenden schwarzen oder blauschwarzen Tumor, der meist relativ weich ist. Oft sieht man auch in der unveränderten Haut der Umgebung eine eigentümliche Schwarz- oder Blaufärbung. Die unbehandelten Tumore können beträchtliche Größe erreichen und in seltenen Fällen bis faustgroß werden.

Die besondere Bösartigkeit dieser Geschwulstart besteht darin, daß sie schon in einem sehr frühen Stadium in Innenorganen (Lunge, Herz, Leber, Gehirn) Tochterherde bildet. Die Frage, ob durch mechanische Reizung eines Pigmentnaevus ein Melanomalignom entstehen kann, ist nicht eindeutig geklärt, da in der Fachliteratur widersprechende Angaben vorliegen. Für die Kosmetikerin gelte jedoch der Grundsatz, jede pigmentierte Geschwulst einem Facharzt zuzuweisen und insbesondere die Kunden aufzuklären, daß jeder Pigmentnaevus der Unruhe (Größenwachstum, Blutungen, Nässen) zeigt, *sofort* fachärztlich begutachtet werden muß, da sonst wertvolle Zeit verloren geht, die bei der Bösartigkeit dieser Geschwulst dem Betroffenen unter Umständen das Leben kosten kann.

Die Sarkome der Haut

Die Sarkome der Haut sind äußerst selten und gehen im Gegensatz zu den bisher beschriebenen Carcinomen nicht vom Epithelgewebe, sondern vom Bindegewebe aus. Es handelt sich bei ihnen klinisch um meist glatte, kugelige Tumore, die oft einzeln, aber auch gruppenweise beobachtet werden. Sie wachsen relativ langsam. Ihre Behandlung hat durch den Facharzt zu erfolgen.

Neben den eigentlichen, von der Haut selbst ausgehenden bösartigen Geschwülsten findet man auch noch Metastasen von Krebsen innerer Organe in der Haut. Besonders häufig sind solche des Brustkrebses, doch sind sie in diesem Zusammenhang nicht von Interesse.

Gefäßveränderungen

Haargefäßerweiterungen (Teleangiektasien)

Ein besonders dankbares Gebiet der kosmetischen Behandlung stellen die Teleangiektasien oder Haargefäßerweiterungen dar. Es sind dies kleinste Venen, die oberflächlich gelegen, als feinste rote Striche sichtbar sind. Treten sie in großer Zahl auf, so bewirken sie die typische Rotfärbung der Wangen und Nase bei Leuten, die häufig Witterungseinflüssen ausgesetzt sind. Auch chronische Hitzeeinwirkung, wie man dies bei Glasbläsern und Heizern beobachten kann, sowie Röntgen- oder Radiumbestrahlungen lassen diese Gefäßerweiterungen auftreten.

Bei der Rosacea findet man Teleangiektasien immer als eines der klinischen Krankheitszeichen.

Die beste Behandlung einzelner Teleangiektasien — bei gehäuftem Auftreten wo sich viele Hunderte finden, scheint dies ohnehin ein aussichtsloses Unterfangen — ist die vorsichtige Elektrocoagulation. Da man auf jeden Fall auch kleine Narben vermeiden will, verwendet man eine möglichst dünne Nadel und wählt die Stromstärke möglichst schwach. Durch Verwendung isolierter Nadeln, die nur an der Spitze blank sind, während der Schaft mit Isolierlack bestrichen ist, vermeidet man die Verschorfung des Stichkanals.

Die ebenfalls mit Erfolg durchgeführte Verödung mit schwachem Gleichstrom (Verödung durch Elektrolyse) hat gegenüber der zuerst beschriebenen Methode mit Kurzwellenstrom den Nachteil, daß sie viel mehr Zeit beansprucht. Der Vorteil einer besseren Dosierbarkeit des Stromes und dadurch eine geringere Gefährlichkeit des Verfahrens lassen diese Methode gerade für den Kosmetiksalon brauchbar erscheinen.

Obgleich die vorsichtige Verödung von Teleangiektasien als durchaus gefahrlos und harmlos bezeichnet werden muß, sollte man sich stets vor Augen halten, daß man in einer Sitzung niemals zu viele Verödungen durchführen sollte. Insbesondere ist es streng verboten, viele nahe beieinander liegende Haargefäßchen zu koagulieren, da hiedurch eine größere flächenhafte Nekrose entstehen kann, nach deren Abheilung eine häßliche Narbe zurückbleibt. Man mache es sich daher zur Regel, zwischen jeder Verödungsstelle und der nächsten wenigstens einen 5—10 mm breiten Raum zu lassen.

Die richtig und sachgemäß durchgeführte Elektrokoagulation von Teleangiektasien ist für den Patienten nicht gerade angenehm aber auch nicht unerträglich schmerzhaft. Sie erfordert jedoch wegen der großen Zahl der zu verödenden Gefäße Geduld bei Behandler und Patient.

Die Blaurotverfärbung der Hände und Beine
(Erythrocyanosis crurum puellarum)

Diese Erkrankung, die durch Veränderungen im Stromgebiet der kleinsten Gefäße (sog. Angiolopathie) ausgelöst wird, wurde bereits im Rahmen der chronischen Erfrierungen besprochen. Es sei in diesem Zusammenhang nochmals darauf hingewiesen, daß nach heutiger Ansicht immer zunächst eine Veränderung in der Durchblutung der Extremitäten vorliegt, ehe sekundär durch Erfrierungsreize ein chronischer Frostschaden entstehen kann. Diese Meinung steht im Gegensatz zu der früheren Lehrmeinung, wonach die Veränderungen im peripheren Stromgebiet der Gefäße nicht die Ursache sondern die Folge von Erfrierungsschäden seien.

Von dieser harmlosen Blaurotfärbung der Extremitäten ist die sogenannte *Akrocyanose* zu unterscheiden, die als Ausdruck verminderten Sauerstoffgehaltes des Blutes gesehen wird und sich bei Herzfehlern (Blue babies) und Herzversagen findet.

Die Krampfadern (Varicen) und der postthrombotische Symptomenkomplex

Zu den häufigsten Erkrankungen, die wir kennen, gehören die Krampfadern bzw. die sogenannten „offenen Füße". Sie finden sich vorwiegend beim weiblichen Geschlecht und treten meist im mittleren oder fortgeschrittenen Lebensalter auf. Diese Veränderungen im Bereiche der Unterschenkel und der Sprunggelenksgegend stellen für die Frauen ein wichtiges kosmetisches Problem dar, da die in den letzten Jahrzehnten auf der ganzen Welt eingebürgerte Mode der dünnen, durchsichtigen Damenstrümpfe jede krankhafte Veränderung deutlich erkennen läßt.

1. Die Krampfadern

Die Entstehungsursache der eigentlichen *Krampfadern* oder wie der Fachausdruck dafür lautet der *primären Varicen*, läßt sich in wenigen Schlagworten zusammenfassen:
a) erbbedingte Bindegewebsschwäche
b) hormonelle Einflüsse
c) statische Momente.

Die erbliche Disposition (Veranlagung) ist für das Auftreten von Krampfadern sicherlich erwiesen, wie Beobachtungen an vielen Familien gezeigt haben.

Oft sind Krampfadern auch noch mit anderen Zeichen der sog. Bindegewebsschwäche vergesellschaftet, wie Senk- oder Spreizfüße, X-Beine und Bauchwandbrüche.

Der hormonelle Einfluß ist ersichtlich aus der Tatsache, daß Frauen mehr als doppelt so häufig Krampfadern tragen als Männer und daß besonders in der Schwangerschaft häufig neue Varicen auftreten oder bereits bestehende verschlechtert werden.

Als statische Ursachen gelten stehende Berufe, bei denen die Krampfadern mehr als dreimal so häufig gesehen werden, als bei sitzenden oder gehenden Tätigkeiten.

Das klinische Bild der Krampfadern — sie tragen ihren Namen eigentlich zu Unrecht, da unkomplizierte Krampfadern so gut wie niemals Beschwerden bereiten — ist ganz typisch. Sie imponieren als stricknadel- bis daumengliedddicke, gerade oder geschlängelt verlaufende blaue Stränge, die meistens am Unterschenkel, in selteneren Fällen auch am Oberschenkel lokalisiert sind. In besonders schweren Fällen sieht man richtiggehende Krampfaderknoten auftreten, die bis mehrere Zentimeter im Durchmesser messen können.

Die Erforschung der Strömungsverhältnisse des Blutes in den Beinen hat in den letzten Jahren zu ganz neuen Erkenntnissen geführt. Es konnte nämlich gezeigt werden, daß unkomplizierte Krampfadern (= kompensierte Varizen, wie der medizinische Fachausdruck dafür lautet) so gut wie überhaupt keine Beschwerden und niemals Hautveränderungen erzeugen. Unter dem Ausdruck „kompensiert" versteht man die Tatsache, daß der Blutabfluß aus den Beinen ungestört vonstatten geht. Dies bedeutet, daß die Klappen innerhalb der Krampfadern noch funktionstüchtig geblieben sind und daß der Blutabfluß durch die tiefen Beinvenen nicht behindert ist. Die große Bedeutung der tiefen Beinvenen für den Abtransport des Blutes wird im nächsten Abschnitt noch näher ausgeführt.

Primäre Varicen stellen demnach, solange sie kompensiert sind, im Wesentlichen nur einen Schönheitsfehler dar und können durch entsprechende Maßnahmen zum Verschwinden gebracht werden (s. w. u.).

2. *Varicen als Folge von Thrombosen der tiefen Beinvenen*
(Postthrombotischer Symptomenkomplex)

Dieses Krankheitsbild, das in der Fachliteratur allgemein als *postthrombotisches Syndrom* beschrieben wird, ist noch nicht allgemein bekannt. Während man früher annahm, daß die primären Varicen allein in der Lage wären, weitere Veränderungen am Unterschenkel in Form von Pigmentflecken, Hautverhärtung oder Unterschenkelgeschwüren (sog. varicöse Geschwüre) zu erzeugen, weiß man heute, daß dies sogut wie niemals der Fall ist. Es handelt sich bei den geschilderten Zuständen vielmehr um eine Störung des Blutabflusses durch die tiefen Beinvenen.

Untersuchungen des Blutabflusses aus den Beinen haben gezeigt, daß etwa $9/10$ des gesamten Blutes durch die tiefen Beinvenen und nur $1/10$ des Blutes durch die oberflächlichen Venen abfließt. Kommt es nun im Anschluß an schwere Erkrankungen, nach Geburten oder Operationen oder nach schweren Unfällen zu der gefürchteten Beinvenenthrombose oder zu einer tiefen Venenentzündung, so ist die Folge entweder eine Verlegung der tiefen Beinvenen, oder im Falle einer Abheilung die Zerstörung der Venenklappen.

Als Folge hievon kommt es zu einer chronischen Blutstauung in den Beinen, wobei äußerlich eine gesteigerte Blutfülle der oberflächlichen Venen zu beobachten ist. Dies führt natürlich zu einer Erweiterung dieser, die jedoch niemals das Ausmaß der der sog. primären oder idiopathischen Varicen erreicht. Man sieht in diesen Fällen wohl eine mäßiggradige Erweiterung der oberflächlichen Beinvenen, die jedoch Bleistiftstärke selten überschreiten und so gut wie niemals Konvolute oder Knoten bilden.

Kompliziert wird das Verständnis dieses Krankheitsbildes noch dadurch, daß natürlich auch Personen, die an primären Varicen leiden, durchaus eine tiefe Venenentzündung bekommen oder an einer tiefen Thrombose erkranken können. Hiedurch entstehen Krankheitsbilder, die sowohl primäre Varicen als auch Symptome des postthrombotischen Syndromes zeigen.

Das Kardinalsymptom der Insuffizienz (mangelhafte Funktion) der tiefen Beinvenen ist die *Stauung* im Bereiche der unteren Extremität. Diese Stauung äußert sich zunächst in einer Erhöhung des Blutdruckes in den Kapillaren (kleinsten Blutgefäßen) die zu einem Austritt von Blutflüssigkeit aber auch von Erythrocyten in das Gewebe führt. Nach außen hin bemerkt der Laie eine Schwellung der Beine und das Auftreten von kleinsten Blutpünktchen. Diese erscheinen in frischem Zustande rötlich gefärbt, ändern ihren Farbton jedoch sehr bald, da der rote Blutfarbstoff zu dem gelbbraunen eisenhältigen Pigment Hämosiderin abgebaut wird. Diese gelbbraunen Flecke werden langsam größer und nehmen auch mit der Zeit eine dunklere Färbung an. In manchen Fällen können auf diese Weise ausgedehnte Hautbezirke des Unterschenkels und insbesondere der Sprunggelenksgegend diese Verfärbung annehmen.

Da der Körper gleichzeitig beginnt das chronische Ödem (Austritt der Blutflüssigkeit ins Gewebe) zu resorbieren bzw. bei diesem Vorgang neues Bindegewebe bildet, beobachtet man als nächstes Symptom neben der bereits beschriebenen Schwellung und Pigmentierung eine zunehmende Verhärtung der Haut des Unterschenkels, die schließlich im Endstadium bretthart werden kann und über der Unterlage kaum mehr verschieblich ist.

Diese nunmehr so weitgehend veränderte Haut erweist sich als überaus empfindlich und zeigt eine sehr schlechte Heilungstendenz. Kleinste Verletzungen (Insektenstich, Schuhdruck) genügen, um Wunden mit ungemein schlechter Heilungsneigung zu erzeugen. Aus ihnen entwickeln sich meist flache Geschwüre, die von selbst kaum mehr abheilen. Man bezeichnet sie als Unterschenkelgeschwüre (Ulcus cruris) oder im Volksmund als „offene Füße".

Den ganzen Symptomenkomplex (erweiterte Venen, Stauung, Pigmentierung, Hautverhärtung und Geschwürsbildung) hat man postthrombotisches Syndrom genannt, um hiedurch seine Entstehung im Gefolge einer Thrombose auszudrücken (post = nach).

Was die *Behandlung* einerseits der primären Varicen, andererseits der Unterschenkelgeschwüre betrifft, so ist dies natürlich Sache eines Arztes. Es scheint jedoch angemessen, auf die Wichtigkeit der Vorbeugung hinzuweisen, da einmal voll ausgebildete Erscheinungen nicht mehr zur Rückbildung gebracht werden können. Man klärt daher als Arzt die bettlägrigen Kranken auf und weist auf die Notwendigkeit der Blutzirkulation in den Beinen hin. Gerade nach Operationen oder im langdauernden Krankenlager müssen die Patienten fleißig die Beine bewegen, um einer Thrombose mit allen ihren Folgen auf diese Weise vorzubeugen.

Die schonendste und unblutigste Behandlung der primären Varicen besteht in der Einspritzung von stark venenreizenden Substanzen, die eine lokale Venenentzündung erzeugen und hiedurch zu einer Verödung der Varicen führen. Diese Einspritzungen sollten jedoch nur von einem wirklich erfahrenen Arzt durchgeführt werden, da eine Mitverödung der tiefen Beinvenen durch unsachgemäße Einspritzung unbedingt vermieden werden muß. Andere Methoden sehen die Unterbindung der Varicen bei gleichzeitiger Einspritzung von venenverödenden Mitteln oder die Herausreißung des ganzen Venenstammes vor.

Ist es einmal zu einem postthrombotischen Syndrom gekommen, d. h. mit anderen Worten sind Pigmentierungen, Hautverhärtungen und eventuell Geschwüre bereits aufgetreten, so kann die Behandlung nur mehr die Folgen zu lindern oder zu bessern versuchen, eine ursächliche Behandlung der bereits insuffizient gewordenen tiefen Beinvenen ist nicht mehr möglich.

Hyperkeratosen, Hornhautverdickungen

Unter Hyperkeratosen oder Hornhautverdickungen werden jene Hautkrankheiten verstanden, die teils die ganze Körperhaut betreffen, teils nur im Bereiche einzelner Abschnitte zu einer wesentlichen Verdickung der Hornschicht führen. Ihre Ursachen sind außerordentlich vielgestaltig und reichen vom einfachen Schuhdruck bis zu schwersten angeborenen Mißbildungen.

Um dem medizinischen Laien die Übersicht zu vereinfachen, sollen sie hier in mehrere Gruppen eingeteilt, besprochen werden.

1. Erblich bedingte Keratosen.
2. Keratosen, deren Ursache toxische Stoffe sind.
3. Umschriebene Keratosen als Ausdruck einer Abwehrreaktion des Körpers (Druck, Hitze, Strahlen).

1. *Zu den erblich bedingten Keratosen gehören:*
   a) Die leichte Fischschuppenkrankheit, Ichthyosis vulgaris,
   b) die schwere Fischschuppenkrankheit, Ichthyosis congenita,
   c) abnorme Verhornungen der Handteller und Fußsohlen,
   d) die Reibeisenhaut, Keratosis follikularis lichenoides.

Die *leichte Fischschuppenkrankheit* oder *Ichthyosis vulgaris* ist bei der Geburt noch nicht vorhanden. Die Krankheitszeichen bilden sich im Laufe der ersten Lebensjahre aus. Die Haut, die sich dabei auch durch eine verminderte Schweiß- und Talgsekretion auszeichnet, fühlt sich trocken und rauh an. Je nach der Schwere des Krankheitsbildes beobachtet man feine grauweiße oder gröbere gelbbraune bis braunschwarze Schuppen, die ziemlich fest an der Haut haften. Durch diese Schuppen entsteht auf der Haut eine eigenartige rhombische Zeichnung, die an eine Reptilienhaut erinnert. Auffallend ist, daß die Gelenkbeugen frei von Hautveränderungen sind.

Die *Ichthyosis congenita* oder eigentliche *Fischschuppenhaut* zeigt im wesentlichen ähnliche Erscheinungen wie die vorhin besprochene Ichthyosis vulgaris, nur in einem wesentlich verstärkten Ausmaß. Die Kinder kommen bereits mit schwersten Hautveränderungen zur Welt und sterben in der Regel bald nach der Geburt. Nur einzelne Fälle sind bekanntgeworden, wo Personen, die an einer schweren Ichthyosis congenita leiden, höheres Lebensalter erreicht haben. Meist sieht man diese armen Individuen als sog. Reptilmenschen in Schaubuden auf Jahrmärkten zur Schau gestellt.

Eine weitere Gruppe von erbbedingten Hyperkeratosen sind die *abnormen Verhornungen der Handteller und Fußsohlen*. Diese können entweder als diffuse Verdickung der Hornschicht auftreten, wobei häufig tiefreichende Risse und Rhagaden beobachtet werden oder aber auch als mehr streifenförmige Keratome auftreten.

Eine weitere nicht selten zu beobachtende abnorme Verhornung der Haut ist die angeborene *Reibeisenhaut* (Keratosis follikularis lichenoides) auch Lichen pilaris genannt. Dabei treten die Hyperkeratosen nicht flächenförmig auf, sondern ausschließlich um die Follikelöffnungen, sodaß sich hier kleinste, etwa 1—1½ mm, manchmal auch etwas größere Hornkegelchen bilden, die der Haut eine reibeisenförmige Oberfläche verleihen.

2. *Keratosen, deren Ursache toxische Stoffe sind:*

In diese Gruppe gehören die Keratosen, die als Ausdruck chronischer Arsenvergiftungen gesehen werden. Weiters könnte man auch gewisse Keratosen, die im Rahmen von Vitaminmangelkrankheiten auftreten, hier anführen. Sie haben aber für die Kosmetikerin wenig Interesse.

3. *Umschriebene Keratosen als Ausdruck einer Abwehrreaktion des Körpers.*

Von kosmetischem Interesse sind nur die umschriebenen Keratosen dieser letzten Gruppe. Es handelt sich bei ihnen um eine Abwehrreaktion des Körpers. Am häufigsten werden sie durch ständig einwirkenden Druckreiz erzeugt. Je nach der Lokalisation bezeichnet man sie als Schwielen oder Hühneraugen, wobei die letzteren jedoch eine gewisse Ausnahmestellung einnehmen.

Da Schwielen zu ihrer Ausbildung immer längere Zeit brauchen und die Beantwortung eines chronischen Druckreizes sind, findet man sie häufig als berufliche Begleiterscheinung. Manche Berufe erzeugen so charakteristische Schwielen, daß man durch sie allein schon auf die Tätigkeit des Betreffenden schließen kann. Hierzu gehört der Melkerknoten am Daumen, die Schusterschwiele am Brustbein, die Schneiderschwiele am Daumen und Zeigefinger, die Geigerschwiele am Hals und andere mehr.

Meist begegnet man in der kosmetischen Praxis den Schwielen am Fuß, die durch unzweckmäßiges Schuhwerk verursacht werden. Sie finden sich an der Ferse, am Fußballen oder am Fußrand und können mehrere Millimeter dick werden. Beseitigt man die Ursache der Schwiele durch entsprechend passendes Schuhwerk, so bildet sich die Schwiele nach einiger Zeit von selbst zurück.

Die Rückbildung kann durch Abraspeln der Hornhaut beschleunigt werden. Auch Salicylseifenpflaster, die die Hornhaut erweichen, leisten gute Dienste. Man läßt sie mehrere Tage einwirken und kann nach einem warmen Fußbad mit Schmierseife die Schwiele meist ohne Schwierigkeiten ablösen.

Verwendet man zur Ablösung einer Schwiele Instrumente, so müssen diese sterilisiert sein, damit jede Infektion vermieden wird. Beim Ausschneiden einer

Schwiele sollte es bei sachgerechter Ausführung niemals zu einer Blutung kommen.

Eine besondere Form der Fußschwiele ist das *Hühnerauge (Clavus)*. Es bildet sich als kreisrunde Hornhautverdickung an Stellen, wo eine verhältnismäßig dünne Haut über einen Knochenvorsprung zieht. Am häufigsten sieht man die Hühneraugen an der Oberseite der 4. oder 5. Zehe, natürlich auch an anderen Stellen. Der wesentliche Unterschied zwischen gewöhnlichen Schwielen und dem Hühnerauge besteht in der Tatsache, daß das Hühnerauge einen zentralen dornförmigen Fortsatz in die Tiefe sendet, im Volksmund „Wurzel" genannt und sich überdies auch nicht spontan zurückbildet, wenn der Druck beseitigt wurde.

Durch Druck auf die nervenreiche Knochenhaut kann ein Clavus starke, ja sogar unerträgliche Schmerzen erzeugen. Die Entfernung erfolgt entweder durch Pflaster oder durch ausschneiden.

Hühneraugenpflaster gibt es ohne Zahl; sie enthalten meist Salicylsäure oder eine Kombination von Salicyl-, Phosphor- und Milchsäure.

Das Ausschneiden von Hühneraugen erfordert neben peinlichster Sauberkeit entsprechende Handfertigkeit und Erfahrung. Man überläßt es daher am besten geschulten Fachkräften. Sollte im Gefolge einer solchen „Operation" eine Infektion auftreten, so versäume man keine Zeit und suche einen Arzt auf.

Zu den Hyperkeratosen gehören auch die bereits im Kapitel der Präcancerosen erwähnten sog. *senilen* oder *altersbedingten Hyperkeratosen*, die sich an Händen und im Gesicht finden. Diese Altersschwielen stellen flache, bräunlich-schwarze, warzige Erhebungen dar, die vor allem bei Personen beobachtet werden, die sich Zeit ihres Lebens viel der Sonne und dem Winde ausgesetzt haben.

Das Vaselinoderma (Oppenheim)

Als Folge von schlechten kosmetischen Präparaten beobachtete man in den Jahren nach dem Kriege eine Hauterscheinung, die sich durch Aufschießen von weiß-grauen, perlmutterartig glänzenden Knötchen auszeichnete. Die Herde erreichten Linsengröße oder wurden auch noch etwas größer, wobei sie sich auch bräunlich verfärbten. Die Knötchen stoßen sich nach 2—3 Wochen ohne Narbenbildung ab.

Als auslösende Ursachen dieser Erkrankung konnte die ungereinigte Vaseline festgestellt werden, sodaß man diese Hauterscheinung als Vaselinoderma (Oppenheim) bezeichnet hat.

Entzündliche Hauterscheinungen

Die *Hautentzündung* (Dermatitis) und das *Ekzem* (nässende Flechte) sind Begriffe, die in der Dermatologie und auch in der Kosmetik von großer Wichtigkeit sind. Sie stellen eines der schwierigsten Kapitel der Dermatologie dar und sind in vieler Beziehung noch nicht restlos aufgeklärt. Die nachstehenden Definitionen, die sich durch Klarheit und Leichtverständlichkeit auszeichnen, wurden dem Lehrbuch der Dermatologie von FUHS-KUMMER entnommen.

„Unter der Bezeichnung *Dermatitis* wird ganz allgemein eine entzündliche Reaktion der Haut auf äußere oder innere Schädigungen verstanden."

„Das *Ekzem* ist eine Dermatitis auf dazu disponierter Haut, stellt also nur eine bestimmte Form der Hautentzündung bei veränderter Reaktionsweise (Überempfindlichkeit) gegenüber den auf sie einwirkenden Reizen dar. Somit ist jedes Ekzem eine Dermatitis, aber nicht jede Dermatitis ein Ekzem."

Reizt man die Haut z. B. durch Bepinseln mit bestimmten chemischen Stoffen (Crotonöl oder ähnliche) oder durch Sonnenbestrahlung, so ensteht eine Hautentzündung (Dermatitis), die sich je nach dem Grad der Einwirkung in Form von leichteren oder schwereren Erscheinungen dokumentieren wird. Man wird Rötung, Schwellung oder Bläschenbildung beobachten können, die jedoch nur als verschieden heftige Folgen ein und desselben Reizes aufzufassen sind. Wir können also sagen:

„Allen diesen besprochenen Hautreaktionen, die den Typus der Dermatitis artefíciális (künstliche Dermatitis) im engeren Sinne darstellen, ist gemeinsam, daß sie durch äußere Einflüsse bedingt sind, daß sie sich auf der normal reagierenden Haut ausbilden und daß die Erscheinungen auf den Einwirkungsort der Schädlichkeit beschränkt bleiben; eine weitere Folge dieser Entstehungsart ist, daß die Hautentzündung mit Aussetzen der Schädigung bald abklingt und eine Wiederherstellung des ursprünglichen gesunden Zustandes eintritt."

Kommt ein Mensch immer wieder mit einem Dermatitis erzeugenden Stoff in Berührung, so kann sich früher oder später eine *Überempfindlichkeit* ausbilden.

Nun sprechen wir von einem *Ekzem*. Die Haut ist überempfindlich geworden und reagiert gegen ungleich geringere Mengen der schädigenden Substanz besonders heftig. Charakteristisch ist, daß sich die Hautveränderungen nunmehr auch an Stellen bilden, die mit der Schädlichkeit gar nicht in Berührung gekommen sind und daß die Erscheinungen bestehen bleiben, wenn auch der Reiz bereits aufgehört hat einzuwirken.

Die Natur der Ekzemerkrankung ist jedoch weit komplizierter als man es nach diesen einfachen Definitionen glauben könnte. Die gegebene Definition trifft nur auf das echte allergische Ekzem zu, das, wie man heute weiß, jedoch nur einen Bruchteil aller Ekzeme ausmacht. Man kennt eine Reihe von Ekzemtypen, die nicht allergischer Natur sind, deren Entstehungsursache aber noch nicht geklärt ist.

Es würde den Rahmen dieses Buches weit überschreiten, eine genaue Beschreibung der verschiedenen Dermatitis- und Ekzemformen zu geben. Sie können akut, subakut oder chronisch verlaufen und zeigen klinisch die Zeichen einer Entzündung. Dies sind Rötung, Schwellung und Bläschenbildung bzw. wenn sich die Bläschen öffnen, nässende Erosionen. Kommt es zum Erstarren des Sekretes, so beobachtet man Krusten, bzw. wenn die Hautveränderungen abzuheilen beginnen, auch Schuppen. Bestehen die ekzematösen Veränderungen durch längere Zeit, so tritt eine eigentümliche Verdickung der Haut ein, wodurch diese eine ganz typische vergröberte Felderung zeigt.

Da sich die verschiedenen ekzematösen Hautveränderungen überdies noch durch Besiedelung mit Eitererregern sekundär infizieren können, ist das klinische Erscheinungsbild schließlich überaus bunt und vielgestaltig

Die wichtigsten äußerlichen Ursachen, die Ekzeme auslösen können, sind Waschmittel, Teer, Petroleum, Harze, Terpentin, Lacke, Farben, Chrom, Zement und v. a. Chemikalien. Neben diesen von außen wirkenden Stoffen kommen jedoch auch innerlich verabreichte Substanzen als auslösende Ekzemursachen in Frage (Milchekzem der Kinder).

Die Behandlung einer Dermatitis oder eines Ekzems gehört in die Hand eines erfahrenen Arztes. Sie besteht im wesentlichen in der Ausschaltung des auslösenden Reizes, einer weitgehenden Schonung der Haut und verschiedener innerlich und lokal zu ergreifenden Maßnahmen. Große Schwierigkeiten bereitet oft die Auffindung der schädigenden Substanz, da oft viele Hundert verschiedene Stoffe in Frage kommen können. Die moderne Medizin hat jedoch auch hiefür entsprechende Methoden entwickelt, die in den meisten Fällen zum Ziel führen.

Durch Mikroorganismen bedingte Hautkrankheiten

Eine wichtige Gruppe von Hautveränderungen in der dermatologischen und kosmetischen Praxis sind die durch verschiedene Erreger bedingten, teils hochinfektiösen Hautkrankheiten. Man unterscheidet je nach der Natur des Erregers virus-, bakterien-, pilz- und parasitenbedingte Krankheiten. Hier sollen nur jene Erwähnung finden, die in der kosmetischen Praxis von Wichtigkeit sind.

Virusbedingte Hautkrankheiten

Ehe mit der Besprechung der Viruskrankheiten begonnen werden kann, ist es notwendig, die Natur dieser geheimnisvollen Erreger ein wenig zu erläutern, da meist ganz falsche Vorstellungen darüber bestehen.

Die hervorstechendste Eigenschaft der Viren ist ihre ungeheure Kleinheit. Dies war auch der Grund, warum sie erst verhältnismäßig spät entdeckt wurden.

Erst die Erfindung der Elektronenmikroskope, die in ihrer Auflösungsfähigkeit die besten Lichtmikroskope etwa um das 50fache übertreffen, ermöglichten es, die Viren sichtbar zu machen und ihre Größe und Gestalt zu studieren. Dabei stellte sich heraus, daß sich die einzelnen Viren sowohl in ihrer Größe als auch in ihrer äußeren Form ganz wesentlich von einander unterscheiden.

Die Zucht von Viren ist außerordentlich schwierig, da sie auf keinem der bekannten Bakteriennährböden wachsen und sich nur im lebenden Gewebe vermehren. Man benützt deshalb zur Kultivierung von Viren angebrütete Eier oder lebende Zellkulturen, die man mit dem betreffenden Virus impft.

Besonders interessant ist die Tatsache, daß es gelungen ist, Viruseiweiß zur Kristallisation zu bringen, eine Eigenschaft, die sonst nur unbelebte Körper zeigen. Dies bedeutet, daß die Viren offenbar als Bindeglied zwischen belebter und unbelebter Natur aufzufassen sind.

In den letzten Jahren hat die Virusforschung bedeutende Fortschritte gemacht, doch bleiben noch viele Fragen ungelöst. Vor allem gelang es noch nicht spezifische Medikamente gegen Viruserkrankungen zu finden. Die einzige Möglichkeit sich gegen diese Erkrankungen zu schützen, besteht in einer Impfung, doch ist es bis jetzt noch nicht gelungen, gegen alle Krankheiten Impfstoffe zu entwickeln.

Nach dem Stand der heutigen wissenschaftlichen Forschung teilt man die dermatologischen Viruserkrankungen in nachfolgende Gruppen ein, von denen jedoch nicht alle im Rahmen dieses Lehrbuches besprochen werden können.

a) Gruppe der quaderförmigen Virusarten (Pockengruppe)

Hiezu gehören die schwarzen Blattern, das Molluscum contagiosum (Dellwarzen) und andere.

b) Die Herpesgruppe

Hieher gehören der Zoster (Gürtelrose), die Varicellen (Windpocken) und der Herpes simplex (Fieberbläschen).

c) Die Gruppe der Warzen und Feigwarzen

Dazu zählt man die Jugendwarzen (Verrucae planae juveniles), die gewöhnlichen Warzen (Verrucae vulgares) und die spitzen Feigwarzen (Condylomata acuminata).

Weitere Gruppen, die die Maul- und Klauenseuche und andere Krankheiten enthalten, interessieren in diesem Zusammenhang nicht.

Dellwarze, Molluscum contagiosum

Die Dellwarzen werden durch ein Virus hervorgerufen, das sich mit den heutigen modernen Methoden ohne Schwierigkeiten sichtbar machen läßt. Es ist von quaderförmiger Gestalt, wie dies schon die Gruppenbezeichnung andeutet.

Die Mollusca sind stecknadelkopf- bis erbsengroße, hautfarbene oder leicht gerötete, halbkugelig geformte Gebilde, die in ihrem Inneren den sogenannten Molluscumkörper enthalten. Dies ist ein aus degenerierten Zellen bestehendes Gebilde, das sich nach Anritzen der Dellwarze leicht ausdrücken läßt.

Mit Vorliebe treten Dellwarzen im Gesicht auf. Meist findet man nur wenige, doch sind Fälle bekannt geworden, wo Hunderte gleichzeitig beobachtet werden konnten.

Gürtelrose, Zoster

Die Gürtelrose ist eine Erkrankung, die durch ein Virus hervorgerufen wird, das dem Virus der Windpocken sehr nahe steht, vielleicht mit diesem sogar identisch ist. Das Virus ist rundlich-oval und deutlich kleiner als dasjenige der Dellwarzen.

Bei der Gürtelrose treten in segment- oder streifenförmiger Anordnung auf geröteter Haut kleinste, mit einem trüben Inhalt gefüllte Bläschen auf. Oft ist diese Erkrankung mit beträchtlichen Nervenschmerzen kombiniert.

Fieberbläschen, Herpes simplex

Zu den häufigsten Viruserkrankungen in der Dermatologie gehört der Herpes simplex oder Fieberbläschen. Es handelt sich dabei um kleine, in Gruppen auftretende Bläschen, die sich mit besonderer Vorliebe in der Gegend um den Mund, um die Nasenlöcher oder in der Genitalgegend lokalisieren. Es kann jedoch auch jede andere Hautstelle davon betroffen werden. Der zunächst klare Inhalt der Bläschen trübt sich rasch und vereitert in vielen Fällen. Im Laufe einer Woche trocknen die Bläschen dann gewöhnlich wieder ein und die sich bildenden Krusten stoßen sich von selbst ab. Nach deren Abfall sieht man noch einige Zeit gerötete Flecken bestehen, die dann langsam wieder die normale Hautfarbe annehmen.

Warzen und *spitze Condylome*

Die Warzen und die spitzen Condylome sind Viruserkrankungen die nur beim Menschen vorkommen. Auf das Tier konnten sie bis jetzt noch nicht übertragen werden. Als Erreger wurde ein Virus erkannt, das aus regelmäßig kugeligen Teilchen sehr großer Kleinheit besteht, die sich zu traubenförmigen Gebilden aneinanderlegen.

Die *Flach-* oder *Jugendwarzen (Verrucae planae juveniles)*

An jugendlichen Personen findet man recht häufig flache, bis linsengroße, hautfarbene Erhebungen, die Hände, Arme, Gesicht und Kopfhaut, manchmal zu Hunderten, bedecken. Ihre Lieblingsstelle ist der Handrücken. Sie sind durchaus harmloser Natur und verschwinden oft von selbst.

Schon seit langer Zeit ist bekannt, daß gerade diese Warzen der suggestiven „Warzenwegsprechung" besonders zugänglich sind, wodurch oft erstaunliche Heilungserfolge erzielt werden können. Andererseits zeichnen sie sich manchmal durch große Hartnäckigkeit aus. Die Behandlung dieser harmlosen Gebilde erfolgt durch vorsichtige Elektrocoagulation, Abradierung mit scharfem Messer oder Löffel oder durch Vereisung mit Kohlensäureschnee oder flüssigem Stickstoff. Nur in ganz hartnäckigen Fällen wird der Arzt zögernd eine vorsichtige Röntgenbestrahlung anwenden. Alle Ätzmethoden sind grundsätzlich abzulehnen, da hiedurch Narben entstehen, die weitaus häßlicher sind als die Warzen. Insbesondere die von Laien gerne angewendete Salpetersäureätzung gilt als ausgesprochener Kunstfehler.

Verrucae vulgares, gewöhnliche oder *spitze Warzen*

Die gemeinen oder Stachelwarzen unterscheiden sich von den vorhin beschriebenen Jugendwarzen durch ihre stachlige, gelbe bis braunschwarze verhornte Oberfläche. Man findet sie vorzugsweise an den Fingern (Nagelfalz), Handrücken, Unterarmen und Fußsohlen. Hier verursachen sie starke Schmerzen beim Gehen, da sie sich durch den ständigen Druck nicht über die Oberfläche der Fußsohle entwickeln können, sondern in die Tiefe wachsen.

Auch bei der Entfernung der gewöhnlichen Warzen sollte möglichst konservativ vorgegangen werden, um keine Narben zu hinterlassen. Als bestes Mittel hiezu dient wohl die vorsichtige Elektrocoagulation oder die Behandlung mit Kohlensäureschnee durch den Arzt.

Spitze Feigwarzen, Condylomata acuminata

Die Feigwarzen treten an Stellen mit Vorliebe auf, wo die Haut durch Feuchtigkeit aufgeweicht ist, wie vor allem in der Gegend des Afters und der Geschlechtsorgane. Meist beobachtet man spitze Feigwarzen, wenn durch eine andere Erkrankung (Ausfluß, Gonorrhoe, Schwangerschaft oder Vorhautverengung) der Boden gewissermaßen vorbereitet ist.

Es handelt sich bei ihnen um kleine Gebilde, die mit schmaler Basis aufsitzen und eine gezähnelte Oberfläche haben. Durch Wucherung kommt es schließlich zu dichten Beeten oder blumenkohlartigen Gebilden. Werden sie nicht behandelt, so können sie oft beträchtliches Ausmaß erreichen. Die Behandlung erfolgt durch den Arzt mittels Elektrocoagulation, chirurgisch oder durch Verätzung.

Bakterienbedingte Hautkrankheiten

A. Hauterkrankungen durch Eitererreger (Pyodermien)

Ganz allgemein bezeichnet man Hautinfektionen mit Eitererregern als *Pyodermien*. Sie entstehen meist nach kleineren, oft nicht einmal sichtbaren Verletzungen. Manchmal sind sie die wenig rühmlichen Folgen unsauberer Arbeit einer Kosmetikerin, namentlich wenn auf die Reinlichkeit der verwendeten Instrumente nicht genügend geachtet wurde. Aber auch durch Kratzen werden immer auf der Haut vorhandene Keime eingebracht. Pyodermien sind daher eine häufige Komplikation von an sich nicht infektiösen aber stark juckenden Hauterkrankungen.

Das oberste Gebot der Kosmetikerin muß also allergrößte Sauberkeit sein wenn man unliebsame Überraschungen vermeiden will.

Die Einteilung der Pyodermien erfolgt in den meisten Lehrbüchern nach dem Gesichtspunkt, ob sie an Hautanhangsgebilde wie Haarfollikel, Schweißdrüsen etc. gebunden sind oder ob sie an der freien Haut vorkommen. Die wichtigsten Pyodermien sind:

1. An Hautanhangsgebilde gebundene Pyodermien:
    a) Die einfache Haartaschenentzündung (Folliculitis simplex)
    b) Die tiefe Haartaschenentzündung der Bartgegend (Folliculitis barbae)
    c) Furunkel
    d) Karbunkel
    e) Schweißdrüsenabszeß
    f) Gerstenkorn (Hordeolum)
    g) Nagelbetteiterung (Paronychie).
2. Nicht an Hautanhangsgebilde gebundene Pyodermien:
    a) Die Grindflechte (Impetigo)
    b) Die Faulecke (Angulus infectiosus)
    c) Das Eitergeschwür (Ekthyma)
    d) Die Zellgewebseiterung (Phlegmone)
    e) Den Rotlauf (Erysipel).

Außer den genannten gibt es noch eine größere Anzahl seltener Pyodermien, die jedoch in diesem Zusammenhang unberücksichtigt bleiben sollen.

1. An Hautanhangsgebilde gebundene Pyodermien:

a) Die einfache Haartaschenentzündung (Folliculitis simplex)

Bei der einfachen Haartaschenentzündung oder Ostiofolliculitis (Ostium = Öffnung) handelt es sich um eine eitrige Entzündung des oberflächlichsten Anteils der Haartasche. Man sieht eine etwa stecknadelkopfgroße Pustel, die über die Haut vorragt und die in der Mitte von einem Haar durchbohrt wird. Meist ist sie von einem roten Randsaum umgeben.

Die einfache Folliculitis ist durchaus harmloser Natur, wenn sie nicht durch Aufkratzen kompliziert wird. Die Behandlung erfolgt durch vorsichtiges Abtragen der Pusteldecke mit sterilen Instrumenten und Auszupfen des Haares. Den Follikel betupft man schließlich mit Jodtinktur.

b) Die tiefe Follikulitis der Bartgegend (Folliculitis barbae)

Die einfache Bartflechte oder Sycosis simplex, wie diese Erkrankung auch noch genannt wird, ist eine durch Eitererreger verursachte chronische Entzündung der Follikel der Barthaare. Von Laien wird diese Erkrankung oft mit der echten oder pilzbedingten Bartflechte (Tinea barbae) verwechselt.

Bei der Folliculitis barbae bleibt die Entzündung auf den Follikel beschränkt. Man sieht daher nur selten richtige Abszeßbildung oder Gewebseinschmelzungen wie beim Furunkel.

Die Erkrankung beginnt oft in der Schnurrbartgegend und breitet sich von dort aus. Dies hat man in Zusammenhang mit dem Nasensekret gebracht, das immer reichlich Bakterien enthält und gerade diese Stelle benetzt.

Die tiefe Follikulitis der Bartgegend zeigt zu Beginn der Erkrankung kleine gerötete Knötchen oder Pusteln, die von einem Haar durchbohrt werden und von einem entzündlich geröteten Hof umgeben sind. Meist sind viele Follikel gleichzeitig befallen. Hiedurch kommt es zu einer beträchtlichen Schwellung der Haut. Schon nach kurzer Zeit öffnen sich die Pusteln, wodurch sich Eiter und Blutflüssigkeit entleeren. Da dieses rasch eintrocknet bzw. erstarrt, bedecken sich die erkrankten Bezirke mit mißfarbenen Krusten und Borken. Dabei sitzen die Haare aber im allgemeinen fest, was einen wesentlichen Unterschied gegenüber der pilzbedingten Bartflechte darstellt. Der Verlauf der Erkrankung ist sehr langwierig und kann selbst Jahre dauern. Die Behandlung erfolgt durch den Arzt.

c) Furunkel

Breitet sich eine eitrige Haartaschenentzündung über den Follikel selbst hinaus, namentlich gegen die Tiefe zu, auch auf die Umgebung aus, und kommt es gleichzeitig zu einer Nekrose der Follikelwand, so sprechen wir von einem *Furunkel*.

Anfänglich sieht man nur einen roten, sehr schmerzhaften Knoten, der schließlich, sobald er „reif" wird, in der Mitte eine gelbe Stelle erhält, an welcher sich angesammelter Eiter und nekrotische Gewebsmassen entleeren. Nach der Entleerung hinterbleibt ein richtiger Hohlraum, der durch Granulationsgewebe ausgefüllt wird, das später schrumpft und eine eingezogene Narbe hinterläßt.

Furunkel müssen vom Arzt behandelt werden, da die Gefahr einer Allgemeininfektion (Blutvergiftung) besteht. Manche Personen leiden unter einer besonderen Neigung zu Furunkelbildung. Diese überaus lästige Krankheit, Furunkulose genannt, zeichnet sich durch laufende Neubildung von Furunkeln aus. Kaum heilen die vorhandenen ab, schießen an anderer Stelle wieder neue auf. Die Lieblingslokalisation ist der Nacken und das Gesäß.

Besondere Erwähnung verdienen die Furunkel der Oberlippe und der Nase. Sie sind besonders gefährlich, da sie auf die Augenhöhlen oder das Gehirn übergreifen können. Aus diesem Grunde darf man auch keinesfalls den Versuch unternehmen, sie auszudrücken.

d) Karbunkel

Unter bestimmten Umständen, namentlich bei gleichzeitigem Vorliegen einer Zuckerkrankheit oder bei verminderter körperlicher Widerstandsfähigkeit, kommt es zur Bildung von Karbunkeln. Diese Krankheitsherde erreichen oft Faustgröße und zeichnen sich durch rasche Ausbreitung im Unterhautzellgewebe aus. Nicht selten sieht man ein Dutzend Follikelöffnungen an einem Krankheitsherd, aus denen sich auf Druck Eiter entleert.

Gleich wie die Furunkel sieht man auch die Karbunkel mit Vorliebe am Nacken auftreten.

Karbunkel erzeugen häufig auch allgemeine Krankheitszeichen wie Fieber, Schüttelfrost und Abgeschlagenheit.

e) Schweißdrüsenabszesse (Hidrosadenitis axillaris)

Die Schweißdrüsenabszesse der Erwachsenen sind Eiterungen, die von den apokrinen Schweißdrüsen ihren Ausgang nehmen. Am häufigsten sind die der Achselhöhle betroffen, daher auch der Name. Man sieht erbs- bis haselnußgroße, oberflächlich oder tiefer gelegene, derbe Knoten, über denen die Haut gerötet ist. Nach einiger Zeit kommt es zu einer zentralen Einschmelzung und zur Entleerung des Eiters nach außen. Kaum haben sich die Abszesse entleert, entwickeln sich an anderer Stelle schon wieder neue. Die Krankheit zieht sich auf diese Weise oft über Monate hin und die betroffenen Patienten sind wegen der Schmerzen stark behindert.

Die Schweißdrüsenabszesse sind insofern von kosmetischer Bedeutung, als sie nicht selten eine unmittelbare Folge des Ausrasierens der Achselhöhlen sind. Obgleich bei entsprechender Sauberkeit gegen die Entfernung der Achselhöhlenhaare aus ästhetischen Gründen nichts einzuwenden ist, darf doch nicht übersehen werden, daß schon geringfügige Verletzungen zu einer Infektion führen können. Die Entfernung der Haare hat daher mit nötiger Vorsicht zu geschehen. Entsprechende Sauberkeit, Vermeidung von reibenden Kleidungsstücken sowie die Verwendung eines guten Körperpuders werden dieser lästigen Erkrankung vorbeugen.

f) Gerstenkorn (Hordeolum)

Beim Gerstenkorn handelt es sich um eine Entzündung der Meibomm'schen Drüsen der Augenlider. Klinisch sieht man ein etwa „gerstenkorngroßes" entzündliches Knötchen, das nach Entleerung des Eiters wieder abklingt und sich zurückbildet.

Die Behandlung erfolgt am besten durch feuchtwarme Umschläge. Nur in Ausnahmsfällen wird eine ärztliche Behandlung erforderlich sein.

g) Nagelbetteiterung (Paronychie)

Unter der Paronychie versteht man einen eitrigen Prozeß, der im Bereich des Nagelfalzes abläuft. Er kann akut oder chronisch verlaufen und zeigt eine ausgesprochene Neigung zu Rückfällen. Als auslösende Ursache hat man wiederholt eine Infektion beim Maniküren nachweisen können, wenn durch schlecht gereinigte Instrumente die Eitererreger eingebracht wurden.

2. Pyodermien, die nicht an die Hautanhangsgebilde gebunden sind:

a) Die Grindflechte (Impetigo vulgaris)

Unter Impetigo oder Grindflechte verstehen wir eine Hautinfektion mit Eitererregern, die sich durch die Bildung von Bläschen bzw. nach deren Verlust durch honiggelbe bis braungelbe Krusten und Borken auszeichnet. Kratzt man diese Krusten ab, so wird eine sehr leicht blutende, lebhaft rote Fläche sichtbar.

Die Erreger dringen meist durch kleine Wunden oder Kratzeffekte in die Haut ein. Ist es einmal an einer Stelle zu einer Impetigo gekommen, so wird diese häufig durch den kratzenden Finger auch auf andere Körperstellen übertragen. Die Ansteckungsfähigkeit dieser Erkrankung kann oft an Hand von richtigen Familieninfektionen beobachtet werden. Meist erkranken an Impetigo Kinder, deren zarte Haut anscheinend weniger widerstandsfähig ist als die der Erwachsenen, doch sind auch Impetigoinfektionen der Erwachsenen durchaus keine Seltenheit.

Die Behandlung der Impetigo erfolgt durch den Arzt. Entsprechende Sauberkeit wird dem Ausbruch dieser Erkrankung vorbeugen.

b) Faulecke (Angulus infectiosus, Perleche)

Bei der Faulecke handelt es sich um eine Entzündung der Mundwinkel mit Rhagadenbildung, die sich häufig bei Kindern, aber auch bei Erwachsenen finden. Als Ursache kommen Infektion mit Eitererregern bzw. Vitaminmangelerscheinungen (Vitamin B und C) in Frage.

c) Eitergeschwür (Ekthyma simplex)

Unter einem Ekthyma versteht man eine Hautinfektion durch Eitererreger, die ähnlich wie die Grindflechte beginnt, jedoch schon nach kurzer Zeit zur Entwicklung von flachen, scharfrandigen „wie mit Locheisen ausgeschlagenen" Geschwüren führt. Häufig beobachtet man sie bei geschwächten, unterernährten Personen, oder auch im Gefolge von juckenden Hautkrankheiten.

d) Zellgewebseiterung (Phlegmone)

Unter Phlegmone versteht man eine akute eitrige Entzündung, die sich hauptsächlich im subcutanen Fettgewebe ausbreitet und zu einer mehr oder weniger umfangreichen Gewebseinschmelzung führt. Die Haut über dem Entzündungsherd ist stark gerötet, geschwollen und schmerzhaft.

e) Rotlauf (Erysipel)

Der Rotlauf, auch Wundrose genannt, ist eine Infektion der Haut mit Streptococcen, die nicht zu einer umschriebenen Entzündung mit Eiterbildung führt, sondern durch rasch fortschreitende, entzündliche Hauterscheinungen charakterisiert ist. Meist wird das Gesicht befallen, doch findet man Rotlauf auch an jeder anderen Stelle der Körperoberfläche.

Die Krankheit nimmt ihren Ausgang von kleinsten Wunden oder Kratzeffekten in die die Erreger eindringen. Typisch für das Erysipel ist die Rötung und Schwellung der Haut, die glänzende Oberfläche, und die flammenartigen Ausläufer gegen das Gesunde zu. Letztere zeigen ein langsam fortschreitendes Randwachstum.

Eine besondere Form des Rotlaufes (Erysipelas migrans) zeigt dieses Fortschreiten in verstärktem Maße, sodaß schließlich die Krankheitserscheinungen über die ganze Körperoberfläche wandern (Migrans), wenn auch unterdessen früher befallene Bezirke bereits wieder abgeheilt sind. Da der Rotlauf oft im Anschluß an chirurgische Eingriffe entsteht, muß auch an dieser Stelle wieder auf peinlichste Sauberkeit im Kosmetiksalon hingewiesen werden, insbesondere müssen alle Instrumente, wie Komedonenquetscher oder Miliennadeln ordnungsgemäß sterilisiert werden.

B. Infektiöse Hauterkrankungen ohne Pyodermien

Zu dieser Gruppe von Krankheiten gehören eine Reihe von schweren Infektionskrankheiten, wie *Hautdiphtherie, Schweinerotlauf, Milzbrand* der Haut, *Hasenpest, Rotz, Hauttuberkulose, Syphilis* und viele andere. In diesem Rahmen soll jedoch nur die Hauttuberkulose und die Syphilis besprochen werden.

Die Hauttuberkulose

Der Erreger der Hauttuberkulose ist der *Tuberkelbazillus,* der im Jahre 1882 von Robert KOCH erstmals gesehen und beschrieben wurde. Es ist dies der gleiche Erreger, der auch die Tuberkulose der inneren Organe hervorruft.
Man kennt drei Typen des Tuberkelbazillus (Mycobacterium tuberculosis):
  a) Typus humanus (Typ des Menschen)
  b) Typus bovinus (Typ des Rindes)
  c) Typus gallinaceus (Typ des Huhnes).
Nur die ersteren zwei Typen spielen als Erreger der Hauttuberkulose eine Rolle.

Um die verwirrende Vielfalt der verschiedenen Tuberkuloseformen der Haut einigermaßen übersichtlich zu gestalten, muß man sie in eine Einteilung einordnen. Dies kann, wie es in den einzelnen Lehrbüchern auch geschieht, nach durchaus verschiedenen Gesichtspunkten erfolgen.

Im Rahmen eines Lehrbuches für Kosmetikerinnen, soll nur der Übersichtlichkeit halber eine Einteilung gegeben werden, die die Vielfalt der tuberkulösen Erscheinungsformen an der Haut erkennen läßt. Im einzelnen können jedoch nur die wichtigsten davon näher besprochen werden, vor allem solche, die eine Ähnlichkeit mit anderen, harmlosen Hautkrankheiten besitzen und mit ihnen verwechselt werden können.

Die wichtigsten Formen der Hauttuberkulose sind:

A. *Die primäre Hauttuberkulose.* Es ist dies eine Erstinfektion mit Tuberkelbazillen, die ein Mensch durchmacht, der noch niemals mit Tuberkelbazillen in Berührung gekommen war. Meist werden Säuglinge oder Kleinkinder betroffen.

B. *Hauttuberkuloseformen,* die *nach* der Erstinfektion auftreten:
  a) Örtlich umschriebene Formen:
   1. Lupus vulgaris (fressende Flechte)
   2. Tuberkulöse Warze (Schwindwarze)
   3. Erweichende Hauttuberkulose (Skrophuloderm)
   4. Knotenförmige Hauttuberkulose (Schwindknoten, Erythema induratum Bazin)

    5. Kleingeschwürige Haut- und Schleimhauttuberkulose an Mund und After.
b) Exanthematische Formen:
    1. Akneartige Tuberkulose (Tuberkulosis papulonekrotica)
    2. Kleinknötchenförmige Hauttuberkulose (Tuberculosis cutis lichenoides)
    3. Allgemeine Miliartuberkulose.

Von den vielen Formen spielen in der kosmetischen Praxis nur die tuberkulöse Warze (Schwindwarze), die fressende Flechte (Lupus vulgaris) und die Schwindpocken (akneartige Tuberkulose) eine Rolle und sollen hier näher besprochen werden.

Lupus vulgaris (fressende Flechte)

Die häufigste Form der Hauttuberkulose ist die *fressende Flechte (Lupus vulgaris)*, heute besser als Tuberkulosis luposa bezeichnet. Sie wird durch das *Lupusknötchen* charakterisiert. Es ist dies ein etwas über stecknadelkopfgroßes, braunrotes, unter Glasdruck gelbe Eigenfarbe zeigendes Knötchen, das sich bei der Prüfung mit der Sonde deutlich weicher erweist als die gesunde Umgebung.

Durch Anhäufung von Lupusknötchen entstehen flache oder knotenförmige Krankheitsherde, die jedoch immer, wenigstens am Rande, ihre Zusammensetzung aus einzelnen kleinen Knötchen erkennen lassen. Manchmal zerfällt das Zentrum der Krankheitsherde und es entsteht ein leicht blutendes Geschwür. Da die Lupusherde sich sehr ausdehnen können wenn keine Behandlung erfolgt und besonders größere Herde zum Zerfall neigen, entstehen hiedurch ausgedehnte Zerstörungen, sodaß die Nase z. B. vollkommen verlorengehen kann.

Die Behandlungsmöglichkeiten dieser früher überaus gefürchteten Krankheit sind heute gut, jedoch sollte der Kranke möglichst frühzeitig in die Hand eines Facharztes kommen. Man zögere daher nicht, den Hautfacharzt beim geringsten Verdacht zu Rate zu ziehen.

Die Schwindwarze (Tuberculosis verrucosa cutis)

Die *tuberkulöse Schwindwarze* die nach direkter Infektion der Haut mit Tuberkelbazillen von außen auftritt und meist als Berufserkrankung bei Ärzten oder Fleischhauern gesehen wird, könnte vielleicht einmal mit einer gewöhnlichen Warze verwechselt werden und soll deshalb hier Erwähnung finden. Charakteristisch für diese Erkrankung ist die Bildung eines Knötchens, das sich an der Oberfläche mit warzigen Hornauflagerungen bedeckt. Diese sind meist gelbbraun oder braun verfärbt. Oft beobachtet man scheibenförmige oder ringartige Herde, deren Randsaum blaurot verfärbt ist, ein Symptom, welches für diese Krankheit charakteristisch ist und dem wir unsere ganz besondere Aufmerksamkeit zuwenden müssen. Die Behandlung der tuberkulösen Schwindwarze erfolgt ausschließlich durch den Arzt.

Die Schwindpocken (Tuberculosis cutis papulonecrotica)

Die *Schwindpocken* könnten vielleicht einmal mit einer Akne verwechselt werden und haben deshalb auch für die Kosmetikerin große Bedeutung. Diese Form der Tuberkulose stellt eine Aussaat der Keime auf dem Blutweg bei tuberkulösem Befall innerer Organe dar. Meist weiß der Betroffene zum Zeitpunkt des Auftretens der Schwindpocken noch nicht, daß er an einer tuberkulösen Krankheit leidet.

Man beobachtet an den Streckseiten der Extremitäten, aber auch am Stamm mehr oder weniger einzelstehende, blaubraunrote Knötchen, deren Mitte leicht eingesunken ist und nekrotisch wird. Wenn sich die Nekrosen abstoßen so entstehen kleine flache Geschwüre, die von einem blauroten Randsaum umgeben sind. Das Fehlen von Komedonen, die Farbe und vor allem die kleinen Nekrosen werden uns an die Bösartigkeit dieser Erkrankung denken und Verdacht schöpfen lassen. Natürlich werden wir sofort einen Arzt beiziehen.

Die Syphilis (Lues, harter Schanker)

Die *Syphilis (Lues)* oder *harter Schanker* zählt zu den Geschlechtskrankheiten, nimmt jedoch auch als Hautkrankheit eine bedeutende Stellung ein, da sie viele Hautkrankheiten imitiert und so bedeutende Schwierigkeiten in ihrer Erkennung bereiten kann. Der Erreger der Krankheit ist der Spirochaeta pallida, in der neueren Nomenklatur auch Treponema pallidum genannt, ein korkenzieherartig gewundener, fadenförmiger Organismus, der erst verhältnismäßig spät entdeckt wurde. (SCHAUDINN 1905). Der Grund, warum sich dieser Erreger so lange dem Nachweis entzogen hat, liegt in seiner überaus schlechten Färbbarkeit, da er sich mit keinem der gewöhnlich in der Bakteriologie verwendeten Farbstoffe gut anfärben läßt und deshalb schlecht sichtbar bleibt. Dieser Eigenschaft verdankt die Spirochäte auch ihren Namen (pallida = blaß). Heute benützt man besondere Färbungsmethoden oder untersucht im Dunkelfeld. Bei dieser Untersuchungsmethode erreicht man durch besondere Führung der Lichtstrahlen, daß ungefärbte Untersuchungsobjekte im Gesichtsfeld des Mikroskopes hell aufleuchten, während der Hintergrund schwarz erscheint (daher Dunkelfeld).

Die Beschreibung der syphilitischen Veränderungen stößt in diesem Rahmen auf Schwierigkeiten, da sich diese Krankheit wie vielleicht keine andere in ganz verschiedenen Bildern darbietet. Obgleich natürlich die Bezeichnung Geschlechtskrankheit für Syphilis zutrifft, d. h., daß sie normalerweise beim Geschlechtsverkehr übertragen wird, muß man sich doch vor Augen halten, daß damit das Wesen dieser Krankheit nur höchst ungenügend charakterisiert ist. Die Syphilis ist eine Erkrankung des ganzen Körpers und befällt in unbehandelten Fällen praktisch alle Organe. Die Ansteckung erfolgt durch Eindringen der Syphiliserreger in unseren Körper, wobei dies beim Geschlechtsverkehr aber auch extragenital, an jeder anderen Stelle unseres Körpers durch kleinste, kaum sichtbare Wunden geschehen kann. So kommt es immer wieder vor, daß sich Ärzte oder Hebammen bei der Ausübung ihres Berufes an den Händen eine Infektion zuziehen.

Da die Übertragung der Syphilis auch durch gemeinsam benützte Gebrauchsgegenstände wie Trinkgefäße, Zahnbürsten und Bestecke erfolgen kann, sieht man nicht so selten syphilitische Infektionen auch an den Lippen oder am Mundwinkel. Bei Männer kennt man den sogenannten Rasierschanker, eine syphilitische Ansteckung durch infizierte Rasiermesser oder Rasierpinsel. Glücklicherweise spielt diese Art der Infektion heute keine nennenswerte Rolle mehr.

Da sich die Spirochaeta pallida im Blute des Kranken ausbreitet, kann sie damit natürlich auch übertragen werden, was früher bei Bluttransfusionen immer wieder geschah.

Neben der erworbenen Syphilis gibt es auch eine angeborene, bei der die Übertragung der Krankheit von der Mutter auf das Kind bereits im Mutterleibe erfolgte, sodaß das Neugeborene damit bereits behaftet ist.

Im Verlauf einer luetischen Erkrankung kann man folgende Abschnitte unterscheiden, die in Bezug auf Ausdrucksform, Ansteckungsfähigkeit und Heilungsaussicht wesentlich voneinander abweichen:
1. Die primäre Syphilis (Lues I)
2. Die secundäre Syphilis (Lues II)
3. Die tertiäre Syphilis (Lues III).

Das erste Stadium beginnt mit der Infektion und dauert bis zum Auftreten der ersten Hauterscheinungen, das zweite Stadium umfaßt die nächsten 3 bis 5 Jahre, das dritte Stadium ist durch Veränderungen an den Innenorganen in späteren Jahren gekennzeichnet.

Das Primärstadium (Lues I)

Unmittelbar an die Ansteckung schließt sich eine von Krankheitserscheinungen freie, sogenannte Inkubationszeit an, die in der Regel 3 Wochen dauert. Nach dieser Zeit tritt am Ort der Ansteckung ein zunächst noch kleines, aber rasch größer werdendes, nässendes Knötchen auf, dessen Hauptmerkmale Schmerzlosigkeit und relative Härte sind. Man nennt dieses erste luetische Krankheitszeichen den *Primäraffekt*.

In der 8.—10. Woche hat der Primäraffekt seinen Höhepunkt erreicht und beginnt sich langsam zurückzubilden und abzuheilen. Meist hinterbleibt nur ein kreisrunder Pigmentfleck.

Neben diesen lokalen Krankheitserscheinungen beginnt die Lues dem Kranken etwa in der 8. Woche nach der Infektion auch Allgemeinbeschwerden zu bereiten. Diese äußern sich in Form von Kopf-, Gelenks- Muskel- und Knochenschmerzen. Außerdem kommt es zu beträchtlichen Lymphknotenschwellungen.

Das Sekundärstadium (Lues II)

Ungefähr in der 9. Woche nach der Ansteckung tritt die Krankheit mit dem Auftreten von ausgedehnten Hautausschlägen in ihr zweites oder Sekundärstadium, das im Durchschnitt 3—5 Jahre dauert. Man beobachtet in diesem Abschnitt Ausschläge verschiedenen Aussehens, die jeweils immer einige Wochen bestehen bleiben und wieder verschwinden. Diese Ausschläge erfordern zu ihrer Erkennung große Erfahrung, da sie harmlosen Hautkrankheiten ähnlich sehen können. Als Kennzeichen werden die schmutzig-rot-braune Eigenfarbe der Hautveränderungen, ihr symmetrischer Sitz, ihre Schmerzlosigkeit und das Fehlen von entzündlichen Erscheinungen angegeben. Die zu Beginn des Sekundärstadiums auftretenden Ausschläge sind mehr oder minder gleichmäßig über die Haut verteilt und sind kleinfleckig, die späteren Ausschläge zeigen größere Einzeleffloreszenzen und ungleichmäßige Verteilung. Im Sekundärstadium der Lues treten auch nässende Papeln auf, die sog. breiten Condylome, die meist in der Genital- oder Analgegend sitzen und wegen ihres Spirochätenreichtums ungemein ansteckend sind.

Nach dem Abheilen der syphilitischen Hautausschläge bleiben nicht selten Pigmentverluste zurück, die als linsen- bis münzgroße helle Flecke mit Vorliebe am Hals, Nacken und den angrenzenden Teilen der Brust, des Rückens und der Oberarme auftreten. Man mache aber nicht den schwerwiegenden Fehler, in jeder fleckförmigen Depigmentation eine durchgemachte Syphilis zu sehen!

Das Tertiärstadium (Lues III)

Wurde die Syphilis nicht behandelt, so beginnt etwa im 5. Jahr das dritte oder Tertiärstadium der Krankheit. Es ist durch schwere Veränderungen gekennzeichnet, die fast alle Organe betreffen und diese weitgehend zerstören können. Obgleich die spätluetischen Veränderungen kaum ein Organ verschonen, werden Körperhauptschlagader, Knochen und Nervensystem bevorzugt befallen. Die Wand der Hauptschlagader wird dabei oft so stark geschädigt, daß sie dem Blutdruck nicht mehr stand hält und platzt.

Weitere Spätfolgen einer unbehandelt gebliebenen Syphilis sind die Rückenmarksdarre (Tabes dorsalis) und die fortschreitende Gehirnerweichung (progressive Paralyse).

Was die Heilungsaussichten betrifft, so sind diese im ersten und zweiten Stadium sehr gut, während im dritten Stadium nur mehr ein Teil der Veränderungen zur Rückbildung gebracht werden kann.

Durch Pilze bedingte Hautkrankheiten

Die pilzbedingten Hautkrankheiten sind, wie Fachleute übereinstimmend angeben, ständig im Zunehmen begriffen und werden auch im Kosmetiksalon öfters gesehen. Als Erreger kommen in Europa meist Fadenpilze in Betracht, die in der Hornschicht der Haut, aber auch in Haaren und Fingernägeln ein ihnen besonders zusagendes Milieu finden, sodaß sie sich dort stark vermehren. Die Krankheitserscheinungen, die die Pilze verursachen, sind vielfältig. Manche verlaufen ganz oberflächlich und verursachen kaum irgendwelche Beschwerden. Andere dringen auch in tiefere Schichten vor und sind von heftigen entzündlichen Erscheinungen begleitet. Auch die Ansteckungsfähigkeit der einzelnen Pilzkrankheiten ist verschieden. Manche sind überhaupt nicht ansteckend, andere können wieder sehr leicht übertragen werden.

Die Kleienpilzflechte (Pityriasis versicolor)

Zu den häufigsten, aber auch harmlosesten Pilzerkrankungen gehört die *Kleienpilzflechte, Pityriasis versicolor*, die durch einen Pilz (Malassezia furfur) hervorgerufen wird. Diese Krankheit ist so gut wie nicht ansteckend, da der Pilz auf der Haut ganz bestimmte günstige Bedingungen antreffen muß, damit er sich vermehrt. Dazu gehört offenbar reichliche Schweißabsonderung neben anderen, noch nicht genau bekannten Faktoren.

Klinisch beobachtet man anfänglich etwa münzgroße und größere Krankheitsherde, die oft durch Zusammenfließen landkartenartige Figuren ergeben. Sie sind scharf begrenzt und zeigen eine charakteristische milchkaffeebraune Färbung. An der Oberfläche der Krankheitsherde sieht man eine ganz feine Schuppung, die jedoch oft erst nach Kratzen mit dem Fingernagel sichtbar gemacht werden kann.

Die Kleienpilzflechte lokalisiert sich mit Vorliebe an der Brust, am Rücken zwischen den Schulterblättern oder am Hals. Entzündungserscheinungen oder Beschwerden fehlen.

Nach Sonnenbestrahlung kann man manchmal die sogenannte *Pityriasis versicolor alba* (die weiße) beobachten. Die Krankheitsherde erscheinen dann heller als die gesunden Bezirke, da sie an der Sonnenbräunung nicht teilgenommen haben.

Die Behandlung der Kleienpilzflechte erfolgt durch den Arzt, der eine Schälkur durchführt.

Die Zwergpilzflechte (Erythrasma)

Die *Zwergpilzflechte* wird durch den Pilz Nocardia minutissima hervorgerufen. Sie zeichnet sich durch scharf begrenzte braunrote, leicht schuppende Flecke aus, die nur an Stellen auftreten, an denen sich die Haut aneinanderlagert und hier durch die Feuchtigkeit aufgeweicht wird. Man beobachtet daher das Erythrasma zwischen den Beinen, in der Achselhöhle oder unter den Brüsten. Die Behandlung erfolgt durch den Arzt nach den gleichen Gesichtspunkten wie die der Kleienpilzflechte. Eine Ansteckungsgefahr besteht nicht.

Die ansteckenden Fadenpilzkrankheiten der Haut

Diese Hautkrankheiten, die in den letzten Jahrzehnten eine ständig wachsende Bedeutung erlangt haben, sind wegen ihrer Übertragbarkeit für die Kosmetikerin von großem Interesse. Die Häufigkeit dieser Gruppe von Krankheiten ist in ständigem Zunehmen begriffen und nach Schätzungen von Fachleuten sind etwa 50% aller Menschen unserer Breiten davon befallen.

Die *Erreger* aller dieser Krankheiten gehören zur Gruppe der Fadenpilze und sind chlorophyllose pflanzliche Organismen, die als Parasiten leben. Sie bestehen aus einem Flechtwerk von Fäden (daher der Name Fadenpilze), das man Mycel nennt. Die Verbreitung erfolgt durch Sporen (Conidien) wie bei allen Pilzen. Diese bilden sich an einzelnen Stellen des Mycels.

Wenn man pilzbefallene Haare oder Epidermisschuppen unter dem Mikroskop untersucht, so kann man die Pilzfäden sehen (mikroskopischer Pilznachweis).

Auf entsprechenden Nährböden lassen sich Pilze auch züchten. Ihr Verhalten in der Kultur wird neben anderen Kriterien zu ihrer Klassifikation herangezogen.

Die klassische Einteilung der Fadenpilzkrankheiten, die man noch in allen älteren Lehrbüchern findet, unterscheidet:
    a) Fadenpilzkrankheiten, bei denen die Erreger nur die Epidermis befallen *(Epidermophytien)*,
    b) Fadenpilzkrankheiten, bei denen die Pilze auch in die Haare einwuchern (Trichos = Haar, daher *Trichophytien*).

Die Erreger selbst hat man daher entsprechend in Epidermophyton- und Trichophytonstämme eingeteilt.

Diese Einteilung, die durch viele Jahrzehnte anerkannt war, erwies sich auf Grund neuerer Untersuchungen als unhaltbar. Es zeigte sich nämlich, daß Trichophytonstämme häufig Krankheitsbilder erzeugen, die Epidermophytien entsprechen. Als Beispiel sei der Badepilz (Pilzbefall der Zwischenzehenräume) angeführt, eine „typische" Epidermophytie, die jedoch meist von Trichophytonstämmen hervorgerufen wird.

Da die Pilzkrankheiten nach der Natur ihres Erregers nicht eingeteilt werden können, da gleiche Erreger verschiedene Krankheitsbilder bzw. verschiedene Erreger gleiche Krankheitsbilder erzeugen, unterscheidet die moderne Dermatologie die ansteckenden Fadenpilzkrankheiten nur noch nach ihrem klinischen Erscheinungsbild und läßt dabei die Erreger außer acht.

Nachstehendes Schema gibt eine Übersicht über die vorkommenden Fadenpilzkrankheiten (lat. Tinea):

1. Pilzerkrankungen im Bereiche des Haupthaares und des Bartes,
2. Pilzerkrankungen an der lanugobehaarten Körperhaut,
3. Pilzerkrankungen haarloser Körperteile,
4. Pilzerkrankungen der Finger- und Zehennägel.

Scherflechte des Kopfes, Tinea tonsurans

Diese Erkrankung wird in einer oberflächlichen und tiefen Form fast ausschließlich am Kinderkopf gesehen. Begünstigt durch den engen Kontakt zwischen Mensch und Tier sieht man diese Formen meist am Lande. Die Krankheit ist für Kinder ungemein ansteckend und tritt in Kinderheimen, Jugendlagern etc. oft in Form von richtigen Epidemien auf.

Die Krankheitsherde sind von scheibenförmiger Gestalt, schuppen und sind mehr oder minder frei von Haaren. Noch vorhandene Haare lassen sich relativ leicht ausziehen. Bei der tiefen Form der Erkrankung kommt es zu starker entzündlicher Schwellung und reichlicher Abszeßbildung.

Echte Bartflechte, Tinea barbae

Diese schwere Erkrankung sieht man heute glücklicherweise viel seltener als früher, wo sie durch Rasierpinsel und Rasiermesser der Barbiere häufig übertragen wurde.

Die Bartflechte beginnt mit oberflächlichen umschriebenen Herden, die Bläschen und Pusteln tragen. Meist breitet sich der Prozeß schon nach kurzer Zeit in die Tiefe aus und es entsteht ein stark entzündliches Infiltrat mit Abszeßbildung an vielen Stellen. Als Infektionsquelle kommt für diese Form der Pilzerkrankung meist eine Übertragung von Tieren (Rinder) auf den Menschen in Frage.

Scheibenförmige Pilzerkrankung, Tinea circinata

Kommt es zu einem Befall der lanugobehaarten Körperhaut, so beachtet man das Krankheitsbild der Tinea circinata. Es handelt sich dabei um meist kreisrunde, scheibenförmige Krankheitsherde, die sich langsam vergrößern, während das Zentrum bereits abzuheilen beginnt. Auf diese Weise entstehen mehr oder weniger deutlich ausgeprägte Ringbildungen. Die Farbe der Krankheitsherde ist rötlich, ihre Oberfläche ist von Bläschen und Pusteln bedeckt, die insbesondere verstärkt am Rand des Krankheitsherdes gesehen werden.

*Badepilz, Fußpilz, Pilzbefall der Zwischenzehenräume,
Tinea interdigitalis, Tinea pedum*

Diese Pilzerkrankung, an der heute nahezu jeder zweite Mensch leidet, ist schon wegen ihrer großen Häufigkeit von Interesse. Sie ist sehr ansteckend und zeichnet sich durch hartnäckigen Verlauf aus. Die Krankheitserscheinungen, die sich oft über Jahre hinziehen, bilden sich im Winter meist zurück, um mit Eintritt der warmen Jahreszeit wieder stärker hervorzutreten.

Da sich der Pilz auch in feuchtem Holz vermehrt und hiedurch oft die Holzroste der Bäder und Duschanlagen pilzverseucht sind, nennt man ihn nicht zu unrecht *Badepilz*. Auch die englische Bezeichnung athletic foot (Athletenfuß) deutet auf die Ansteckungsmöglichkeiten in gemeinsam benützten Sportanlagen, Turnsälen etc. hin.

Die Erscheinungen dieser Erkrankung sind charakteristisch: Meist werden Fußsohle, oder die Zwischenzehenräume, seltener Finger- und Handteller befallen. Kleine, bis sagokorngroße Bläschen mit einem gelblichen, leicht fadenziehenden Inhalt schießen zuerst auf. Oft entstehen nach einigen Tagen aus den Bläschen Pusteln. Durch Aufplatzen bilden sich offene Stellen, die so stark schmerzen, daß das Gehen unmöglich wird. Manchmal trocknen die Bläschen auch wieder ein und stoßen sich als Schuppen ab. Es ist überhaupt typisch für diese Erkrankung, daß sie außerordentlich verschiedene Bilder erzeugen kann. Von wenigen, meist bogenförmig angeordneten Bläschen bis zu großen, die halbe Sohle einnehmenden Herden, die jeden Schritt zur Qual machen, reicht das klinische Erscheinungsbild.

Die Behandlung der Fußpilzerkrankung ist sehr schwierig, da man bis heute noch kein Mittel kennt, das mit Sicherheit die Pilze abtötet. Es werden zwar die von verschiedenen Firmen auf den Markt gebrachten Pilzmittel teilweise mit gutem Erfolg angewendet, doch sieht man leider nicht selten Krankheitsfälle, die überaus hartnäckig verlaufen. Eine nicht zu unterschätzende Rolle dabei spielt wohl die immer wieder erfolgende Ansteckung am eigenen Schuhwerk, das in der Regel pilzverseucht ist. Es erscheint daher notwendig, immer wieder darauf hinzuweisen, daß auch die beste Behandlung durch den Facharzt eine Pilzkrankheit nicht ausheilen kann, wenn sich der Kranke täglich an pilzverseuchten Strümpfen und Schuhen neuerdings ansteckt.

Pilzbefall der Fingernägel, Tinea ungium

Diese Sonderform der Pilzerkrankung betrifft die Finger- oder Zehennägel Sie verläuft überaus chronisch und heilt von selbst niemals ab.

Man beobachtet eine gelbbraune Verfärbung der Nagelplatte, die sich gleichzeitig verdickt und vom freien Rande her aufsplittert. Eine Heilung kann nur durch entsprechende ärztliche Behandlung erzielt werden. Die Behandlung besteht in einer Entfernung der Nagelplatten und einer sorgfältigen Nachbehandlung. Diese Nachbehandlung darf niemals zu früh abgebrochen werden und muß so lange fortgesetzt werden, bis ein neuer und pilzfreier Nagel nachgewachsen ist.

Obgleich man vielleicht einwenden könnte, daß es über den Rahmen eines kosmetischen Lehrbuches hinausgeht, soll aus Gründen der Aufklärung und auch der Bedeutung, die die Pilzinfektionen im Rahmen jedes Körperpflegeberufes haben, an dieser Stelle das von Prof. GÖTZ entworfene *Merkblatt für Pilzkranke* im Wortlaut gebracht werden. Alle sanitären Vorschriften sind für den Kosmetiksalon entsprechend anzuwenden:

Merkblatt bei Pilzerkrankungen an den Füßen und Händen

Sie leiden an einer ansteckenden Hautkrankheit, die durch einen in der Hornsubstanz der Haut oder Nägel wachsenden Pilz hervorgerufen wird.

Diese Krankheit kann sehr hartnäckig sein. Eine Heilung ist nur dann zu erwarten, wenn Sie den Anordnungen Ihres behandelnden Arztes gewissenhaft nachkommen.

Da die Hautpilze ständig mikroskopisch kleine Fortpflanzungskeime (Sporen) bilden und diese in die Umgebung gelangen, können Sie sich auch nach erfolgter Heilung wieder anstecken. Deshalb sollen Sie außer den Behandlungsanordnungen Ihres Arztes auch folgende Maßnahmen zur Vermeidung einer Neuansteckung gewissenhaft durchführen.

1. Alle Arten von **Schuhwerk** (Schuhe, Hausschuhe, Turnschuhe usw.) müssen mit 10% Formalinlösung keimfrei gemacht werden. Die 10% Formalinlösung ist in jeder Apotheke erhältlich. — In jeden Schuh wird ein Wattebausch oder ein zu einem Knäuel zusammengedrücktes, saugfähiges Stück Mull oder Tuch oder — am besten — ein Schwamm gelegt, der zuvor — je nach Größe des Schuhes — mit etwa 2—3 Eßlöffel der Desinfektionslösung durchtränkt wurde. Jeder Schuh ist dann einzeln in eine alte Zeitung einzuwickeln und in einen dichtschließenden Behälter (z. B. Schuhschachtel oder Plastiksack) zu geben, damit der Formaldehyddampf möglichst lange und intensiv auf die im Schuhwerk haftenden Pilzkeime einwirken kann. Nach 24 Stunden werden die Schuhe aus der Schachtel bzw. dem Plastiksack genommen und nach Entfernung des Zeitungspapiers und der Formalineinlage durch 48 Stunden gut gelüftet. Dadurch wird eine Reizung der Haut durch Formaldehydreste beim erneuten Tragen der Schuhe vermieden. Diese Maßnahme ist in 14tägigen Abständen dreimal zu wiederholen.

2. Auch **Strümpfe und Handschuhe** müssen keimfrei gemacht werden. Baumwollstrümpfe sind 15 Minuten lang zu kochen. Woll- und Seiden- sowie Nylon- und Perlonstrümpfe leiden unter dieser Maßnahme. Sie sind daher mit 10% Formalinlösung zu desinfizieren. Zu diesem Zweck legt man sie für 24 Stunden in einen dichtschließenden Behälter (Schuhschachtel oder Plastiksack), auf dessen Boden sich ein mit 2 Eßlöffel der 10% Formalinlösung durchtränktes Stück Tuch oder Schwamm befindet. — In gleicher Weise sind bei Handpilzerkrankungen Handschuhe zu behandeln. — Anschließendes Waschen der Strümpfe bzw. Handschuhe mit Seife und Wasser oder 48stündiges Lüften sind auch hier erforderlich.

3. **Badematten, Holzroste, Teppiche, Läufer** oder bloße **Fußböden** sollten von fußpilzkranken Patienten nicht barfuß betreten werden; die Verschleppung von Pilzkeimen und Ansteckung von Familienmitgliedern, Betriebsangehörigen oder Kunden wäre sonst möglich. Zur Desinfektion von Badematten oder Holzrosten empfiehlt sich mehrmaliges Abwaschen derselben mit 5% Kresolseifenlösung. Holzroste sind zweckmäßigerweise durch solche aus Plastikmaterial zu ersetzen.

4. Mit den Fingernägeln soll an Hautpilzherden niemals gekratzt werden. Denn durch Haftenbleiben von Pilzkeimen unter den Fingernagelrändern können auch die Fingernägel pilzkrank werden. Die Nägel sind stets kurz zu halten und täglich einmal mit Wasser, Seife und Handbürste zu reinigen.

5. Nach jedem Bad sind die Füße und insbesondere die Zwischenzehenräume gründlichst abzutrocknen. Feuchtigkeit begünstigt nämlich das Einwachsen von Pilzkeimen in die Haut. Das benutzte Handtuch darf von keiner anderen Person gebraucht werden.

6. Auch wenn die krankhaften Hautveränderungen abgeheilt erscheinen, besteht noch immer die Gefahr eines Rückfalles. Zu seiner Vermeidung ist es ratsam, noch

mindestens 3 Monate lang die Füße und insbesondere die Zehenzwischenräume und Fußsohlen mit einem vom Hautfacharzt verordneten pilztötenden Mittel nachzubehandeln.

Hautkrankheiten durch Schimmelpilze, Soormykosen, Candidamykosen

Diese Erkrankungen werden durch *Schimmelpilze* hervorgerufen, die wir in unserem Lebensmilieu normalerweise immer als harmlose Mitbewohner antreffen können. Als krankmachende Parasiten treten sie nur dann auf, wenn sie besonders günstige Lebensbedingungen vorfinden, unter denen sie sich reichlich vermehren können. So sieht man bei Säuglingen einen Soorbefall der Mundschleimhaut (Mehlmund), bei fettleibigen oder zuckerkranken Menschen einen Befall der Hautumschlagsfalten und bei Personen, die berufsmäßig viel mit Wasser und Waschmitteln zu tun haben, einen solchen der Zwischenfingerräume.

Die Erkrankung ist in den hier geschilderten Formen harmlos und läßt sich ungleich leichter behandeln, als die vorhin beschriebenen Fadenpilzerkrankungen. Neben diesen Erscheinungsformen gibt es jedoch schwere Allgemeininfektionen, die man manchmal als Folge einer Behandlung mit hochwirksamen Antibiotika sieht.

Auch die Fingernägel können durch Schimmelpilze befallen werden, wobei sich meist auch eine Mitbeteiligung des Nagelbettes beobachten läßt. Die Nagelplatten selbst zeigen dabei meist eine eigentümliche schiefergraue Verfärbung und sind auch verkrümmt.

Die Diagnose der Schimmelpilzkrankheiten erfolgt durch den Arzt auf Grund des mikroskopischen Pilznachweises.

Hautkrankheiten durch Tiere

Im Rahmen dieses Kapitels sollten die wichtigsten Krankheiten, die durch tierische Parasiten hervorgerufen werden, besprochen werden. Sie sind im Rahmen eines Kosmetikbetriebes von größter Bedeutung, da sie übertragbar sind und eine nachgewiesene Ansteckung die schwerwiegendsten Folgen haben kann.

Die wichtigsten tierischen Parasiten, die auch Hautveränderungen erzeugen, sind:
1. Krätzmilbe,
2. Kopflaus,
3. Kleiderlaus,
4. Filzlaus.

Krätzmilbe, Scabies

Der Erreger dieser besonders in der Nachkriegszeit sehr stark verbreiteten Hautkrankheit ist eine *Milbe*, die zur Klasse der Spinnen gehört. Das Weibchen, das etwa die Größe von einem halben Millimeter erreicht, bohrt in der Epidermis Gänge, die Eier, Stuhlreste und Gewebstrümmer enthalten. Die Milbengänge sind als leicht erhabene, gerade oder geknickte schmale Linien fast immer nachzuweisen. Diese Hautveränderungen jucken beträchtlich und werden in der Regel bald zerkratzt. Neben den typischen, auch mit freiem Auge leicht sichtbaren Milbengängen sieht man daher noch mehr oder minder sekundärinfizierte Kratzeffekte, die die Natur der Krankheit oft verschleiern können.

Die Krätze tritt an bestimmten Körperstellen bevorzugt auf. Hiezu gehören in erster Linie die Hautfalten zwischen den Fingern, die Beugeseiten der Handgelenke, die Streckseiten der Ellbogen, die vordere Achselfalte, die Umgebung der Brustwarzen, des Nabels und die Gürtelgegend.

Die Übertragung erfolgt von Mensch zu Mensch durch innige Berührung, aber auch durch verseuchte Wäsche oder Bettzeug.

Kopflausbefall, Pediculosis capitis

Dieser tierische Parasit wird wohl heute seltener gesehen als in den Nachkriegsjahren, doch beobachtet man immer wieder einzelne Fälle. Die *Kopflaus*, ein etwa 2 mm großes Tier, mit drei krallenbewehrten Beinpaaren, hält sich mit Vorliebe an der Hinterkopfgegend und hinter den Ohren auf. Charakteristisch für den Kopflausbefall sind die Eier der Läuse, sogenannte *Nissen*, die als kleinste helle Knötchen am Haare haften. Als Kriterium zur Unterscheidung gegenüber gewöhnlichen Kopfschuppen gilt das feste Haften der Nisse am Haarschaft, sodaß sie sich nicht abstreifen läßt.

Durch den Biß der Läuse kommt es zu heftigem Juckreiz, so daß Kratzeffekte die Folge sind.

Kleiderlausbefall, Pediculosis vestimentorum

Die *Kleiderlaus*, die etwa 4 mm groß wird, lebt im Gegensatz zur Kopflaus nicht am Körper, sondern hält sich in den Nähten der Kleider auf, wo sie auch ihre Eier ablegt. Ihr Biß verursacht starken Juckreiz, als dessen Folge Kratzeffekte beobachtet werden können.

Filzlausbefall, Pediculosis pubis

Die *Filzlaus*, die etwa 1 mm lang wird und einen viel breiteren Körper als die anderen Läusearten besitzt, bevorzugt die Schamgegend, wird aber nicht so selten auch in der Gegend der Achselhöhlen und selbst an Augenbrauen und Wimpern gesehen. Die Nissen haften fest am Haar und sind unschwer zu entdecken. Der Biß der Filzlaus hinterläßt eigenartige kleine bläuliche Fleckchen.

Als wirksame Behandlung gegen alle Läuse ist DDT zu nennen, das mehrmals angewendet die Läuse, nicht aber die Eier, verläßlich abtötet.

Hautkrankheiten mit unbekannter Entstehungsursache

Zu dieser Gruppe gehören eine Reihe von dermatologisch wichtigen und teilweise sehr schweren Krankheiten. Die wichtigsten davon sind:

Die Stoßblasensucht (Pemphigus vulgaris),
das vielgestaltige Erythem (Erythema exsudativum multiforme),
die Schmetterlingsflechte (Erythematodes chronicus discoides),
die Schuppenflechte (Psoriasis vulgaris),
die juckende Knötchenkrankheit (Lichen ruber planus)
und viele andere mehr.

In diesem Zusammenhang sollen ihrer Wichtigkeit und der Häufigkeit ihres Auftretens wegen nur die Schuppenflechte und der Erythematodes besprochen werden.

Die Schuppenflechte (Psoriasis vulgaris)

Die Schuppenflechte gehört zu den häufigsten Hautkrankheiten und rangiert ihrer Häufigkeit nach hinter dem Ekzem an zweiter Stelle. Sie ist durch das Auftreten von lebhaft rot gefärbten, leicht erhabenen und scharf begrenzten Krankheitsherden gekennzeichnet, die an ihrer Oberfläche, wie dies der Name schon andeutet, von festhaftenden, dichten, silbrig-weißen Schuppen bedeckt sind. Die Herde, die von der Größe einer Linse bis zu der Größe von mehreren Handflächen reichen können, lokalisieren sich mit Vorliebe an den Knien, an den Ellenbogen und über dem Kreuzbein, doch auch jede andere Körperstelle kann betroffen werden. Sehr häufig findet man auch den Haarboden befallen, der dann mit dichten Schuppenauflagerungen bedeckt ist. Trotzdem wird der Haarwuchs so gut wie niemals in Mitleidenschaft gezogen. Die Haare durchbohren vielmehr die Schuppen völlig unverändert (Bürstenphänomen).

Neben der beschriebenen typischen Form der Schuppenflechte gibt es jedoch noch eine Reihe von atypischen Erscheinungsformen, deren Beschreibung hier zu weit führen würde.

Über die Ursache der Psoriasis weiß man bis jetzt noch nichts genaues. Das einzig sicher feststehende ist, daß die zeitweilig vorhandene Bereitschaft der Haut des Psoriatikers gewisse Reize mit psoriatischen Reaktionen zu beantworten ein unregelmäßig dominant vererbbares Leiden darstellt. Zahlreiche Forscher haben den Beweis zu erbringen versucht, daß bestimmte Stoffwechselstörung regelmäßig bei Psoriatikern beobachtet werden könnten, doch blieben diese Theorien in wissenschaftlichen Kreisen nicht unwidersprochen.

Die Schmetterlingsflechte (Lupus erythematodes chronicus discoides).

Unter *Lupus erythematodes* versteht man in der Medizin ein überaus kompliziertes Krankheitsbild, das sich in durchaus verschiedenen Formen darbietet. Man kennt akut und chronisch verlaufende Formen sowie solche, die sich an der Haut, an den inneren Organen oder an beiden manifestieren. Die nähere Beschreibung des gesamten Krankheitsbildes, das auch heute noch weitgehend unaufgeklärt ist, würde hier viel zu weit führen. In diesem Zusammenhang soll nur eine relativ häufige und dabei verhältnismäßig gutartige Form der Krankheit beschrieben werden, die auch von gewissem kosmetischen Interesse ist, da sie sich meist im Gesicht lokalisiert.

Die *Schmetterlingsflechte* trägt ihren Namen deshalb, da sich die Hautveränderungen mit besonderer Vorliebe im Gesicht lokalisieren und hier meistens die Nase und die anschließenden Partien der Wangen betreffen. Diese Form der Krankheitsherde hat man mit dem Rumpf bzw. den Flügeln eines Schmetterlings verglichen und daher den Namen geprägt. Der lateinische Name Lupus erythematodes chronicus discoides weist auf den chronischen Verlauf und die scheibenförmige Form der Krankheitsherde (Discus = Scheibe) hin.

Der Krankheitsherd beim Lupus erythematodes ist in der Regel münzgroß, aber auch größer, scharf begrenzt und von rötlicher Farbe. An der Oberfläche trägt er kleine Schuppen, die sich mit einem winzigen Hornkegel in die Haarfollikel fortsetzen. Löst man eine Schuppe ab, so erhält man ein Gebilde, das man mit einem Reißnagel verglichen hat. In den Randbezirken der Krankheitsherde findet man immer kleine Gefäßerweiterungen in Form von Teleangiektasien. Bestehen die Krankheitsherde längere Zeit, so beobachtet man von der Mitte her eine Rückbildung, wobei sich die Haut in eine narbenähnliche, straffe, meist depigmentierte atrophische Form verwandelt. Das vollständige Krankheitsbild des chronischen Erythematodes ist demnach durch diese narbenähnliche Atrophie im Zentrum und in den randwärts fortschreitenden entzündlichen Zonen durch Teleangiektasien und Reißnagelschuppen gekennzeichnet.

Während man früher annahm, daß man den Lupus erythematodes chronicus dem tuberkulösen Formenkreis zuzählen könne, weiß man heute, daß dies nicht der Fall ist. Die Ursache dieser Erkrankung, die überaus chronisch verläuft und die sich über viele Jahre oder Jahrzehnte hinzieht, ist noch nicht geklärt. Die Behandlung erfolgt in einer Klinik oder durch einen erfahrenen Facharzt.

Farbänderungen der Haut

In diesem Zusammenhang sollen alle jene Farbänderungen der Haut besprochen werden, die ihre Ursache in einer Änderung des Pigmentgehaltes der Haut im weitesten Sinne haben, so wie im Anschluß daran solche, die durch eine Änderung der Blutfülle oder des Blutfarbstoffes hervorgerufen werden. Nachstehendes Schema gibt eine gute Übersicht über die verschiedenen Arten der Farbänderungen:

A. Körpereigenes Pigment
    a) Pigmentvermehrungen (Hyperpigmentierungen)
    b) Pigmentverminderungen (Depigmentierungen)

B. Körperfremdes Pigment
    a) Tätowierungen
    b) Fremdkörpereinsprengungen
    c) Goldhaut und Silberhaut

C. Farbänderungen durch Änderung der Blutfülle und des Farbstoffes
    a) Mangel an Blutkörperchen oder Blutfarbstoff (Anämie)
    b) Überschuß an Blutkörperchen (Polyglobulie)
    c) Mangel an Blutsauerstoff (Cyanose)
    d) Erblassen und Erröten durch Gefäßerweiterung bzw. -verengerung.

A. Körpereigenes Pigment

Wenn zunächst mit *Anomalien* des körpereigenen Pigmentes begonnen werden soll, so kann das von H. KUSKE (Bern) aufgestellte Schema in etwas vereinfachter Form und unter Weglassung der seltenen und komplizierten Krankheitsbilder eine sehr gute Übersicht geben. KUSKE unterteilt die Vermehrung und die Verminderung des körpereigenen Pigmentes noch zweckmäßigerweise in umschriebene und diffuse (generalisierte) Formen, wobei noch angeborene und erworbene Formen zu unterscheiden sind:

I. Pigmentvermehrungen (Hyperpigmentierungen)

Gruppe 1: Angeborene Formen

a) umschrieben:	b) generalisiert:
Pigmentnaevi, Linsenflecke, Epheliden, blaue Naevi, Mongolenfleck	Rassebedingte und konstitutionelle Hyperpigmentierungen

Gruppe 2: Erworbene Formen

a) umschrieben:	b) generalisiert:
senile Pigmentierungen Chloasma uterinum Chloasma virginum Riehl'sche Melanose Pigmentierung durch Strahleneinwirkung Berlockdermatitis Pigmentierung durch Druck und Reibung Pigmentierung nach Schuppenflechte, etc.	Arsen Eisenspeicherkrankheit Bronzediabetes Pellagra

II. Pigmentverminderungen (Hypopigmentierungen)

Gruppe 1: Angeboren

a) umschrieben:	b) generalisiert:
Naevus achromicus (farbloser Naevus)	Albinismus (vollkommenes Fehlen von Pigment)

Gruppe 2: Erworben

a) umschrieben:	b) generalisiert:
Vitiligo Pigmentverminderungen nach Hautkrankheiten wie Syphilis, Psoriasis etc.	plötzliches Ergrauen und Depigmentierung der Haut

I. Pigmentvermehrungen

Bei allen diesen Krankheiten kommt es zu einer umschriebenen oder generalisierten Vermehrung des körpereigenen Farbstoffes der auch *Melanin* genannt wird. Er wird vom Körper unter Mitwirkung eigener Fermente aus Eiweißbausteinen über verschiedene Zwischenstufen gebildet. Nach heutiger Ansicht erfolgt diese Bildung über nachfolgende Stufen:

Dopa — Tyrosin — Dopachinon — Dopachrom — Indolverbindung — Melanin.

Pigmentnaevi

Diese auch *Naevi spili* genannten fleckförmigen Pigmentvermehrungen sind meist schon bei der Geburt vorhanden oder treten nach dieser auf. Sie stellen im Gegensatz zu den Lentigines oder Linsenflecken reine Pigmentansammlungen ohne Gewebsvermehrung dar.

Linsenflecke, Lentigines

Diese und die anderen gleichfalls pigmentierten Muttermäler wurden bereits im Rahmen der gutartigen Neubildungen besprochen.

Sommersprossen, Epheliden

Sommersprossen (Epheliden) sind kleine, gelbbraune Flecke, die mit besonderer Vorliebe am Nasenrücken, im Gesicht, an der Stirne und der Wangengegend sowie an den Händen und den Armen auftreten. Es handelt sich dabei um stellenweise vermehrtes Pigment, das sich in der Basalschicht der Epidermis gespeichert hat. Am stärksten betroffen sind meist rothaarige Personen, blonde etwas weniger und am seltensten sieht man Sommersprossen bei dunkelhaarigen.

Wie der Name Sommersprossen andeutet, vertieft sich die Farbe der Epheliden in der warmen Jahreszeit, um im Winter wieder abzublassen. Da unter Lichteinwirkung die Sommersprossen immer stärker hervortreten, soll man durch vorbeugende Maßnahmen wie Lichtschutzcremes und Vermeidung starker Sonnenbestrahlung ihr Auftreten nach Möglichkeit verhindern. Die Behandlung von bestehenden Sommersprossen ist nicht besonders erfolgversprechend. In den Büchern werden Bleichcremes ohne Zahl angegeben und angepriesen, doch ist ihr Erfolg mehr oder minder problematisch. Natürlich kann der Arzt die Sommersprossen durch radikale Schälung mit phenolhaltigen Medikamenten oder durch Abschleifen mit rotierenden Bürsten oder Schleifsteinen entfernen. Doch auch dieser Erfolg ist nicht von Dauer, da nach entsprechender Sonnenbestrahlung neuerdings Sommersprossen auftreten.

Der blaue Naevus (Naevus coeruleus)

Es handelt sich um kleine, meist in der Einzahl auftretende echte Naevuszellnaevi von blauschwarzer Farbe. Meist bestehen sie schon bei der Geburt oder treten bald danach auf.

Mongolenfleck

Darunter wird ein angeborener schiefergrauer Pigmentfleck verstanden, der sich meist in der Kreuzbeingegend findet.

Diffuse Pigmentvermehrungen

Die diffusen angeborenen Hyperpigmentierungen entsprechen den verschiedenen rassischen Eigenheiten der Farbigen und reichen von gelblichbrauner Hautfarbe bis zu tiefem Schwarz. Das Pigment ist nicht nur in der Basalzellschicht eingelagert, sondern findet sich auch in höheren Epidermisschichten wie z. B. in der Stachelzellschicht.

Die senilen Pigmentierungen

Die meist erst im späteren Lebensalter auftretenden unregelmäßigen Pigmentflecke, die sich mit besonderer Vorliebe am Handrücken und im Gesicht finden, sind oft Vorstufen von senilen Hyperkeratosen (siehe dort) oder treten mit diesen gleichzeitig auf.

Schwangerschaftsflecke, Chloasma uterinum

Es handelt sich dabei um gelb- bis schmutzigbraune Pigmentierungen, die meist die Stirne, die Schläfen oder die Wangen betreffen und häufig während der Schwangerschaft beobachtet werden. Manchmal bilden sich die Veränderungen nach der Entbindung wieder zurück, oft aber bleiben sie bestehen und erweisen sich als äußerst hartnäckig.

Als Ursache werden hormonelle Einflüsse angenommen, da man auch an anderen Stellen des Körpers während der Schwangerschaft stärkere Pigmentierungen beobachten kann (äußere Geschlechtsteile, Warzenhöfe, Mittellinie des Bauches). Die Follikelhormone allein sind wohl kaum in der Lage diese Pigmentierungen hervorzurufen, es handelt sich wohl eher um Hypophysen- oder Nebennierenrindenhormone.

Chloasma virginum (der Jungfrauen)

Unter diesem Begriff versteht man ähnliche Pigmentierungen wie beim Chloasma uterinum, die bei verschiedenen Erkrankungen der Gebärmutter, der Eierstöcke und Eileiter, in der Periode oder bei Nebennierenerkrankungen vorkommen. Früher wurden alle diese Zustände unter dem Namen Chloasma uterinum zusammengefaßt.

Die Riehl'sche Melanose

Es handelt sich dabei um eine schmutzigbraune Pigmentierung die vor allem die seitlichen Partien des Gesichtes und des Halses (im Gegensatz zum Chloasma) befällt. Da man diese Erkrankung vor allem in den Kriegs- und Nachkriegsjahren beobachten konnte, wurde als auslösende Ursache, im Hinblick auf die mangelhafte Ernährung zu dieser Zeit, in erster Linie ein Vitamin- oder Eiweißmangel angenommen.

Pigmentierungen durch Strahlen

Nach Röntgen- oder Radiumbestrahlungen sieht man häufig neben dem Auftreten von Teleangiektasien auch starke Pigmentverschiebungen im bestrahlten Bezirk.

Pigmentierungen durch Ultraviolettstrahlung

Wie schon bei der Besprechung des Sonnenbrandes ausgeführt wurde, kommt es nach Bestrahlung mit Ultraviolettstrahlen zu einer Pigmentierung. Dies entspricht der Braunfärbung unserer Körperhaut nach Sonnen- oder Quarzlichtbädern.

Kölnischwasserdermatitis (Berlockdermatitis)

Beim Betupfen der Haut mit Bergamotteöl oder Kölnischwasser, das dieses enthält, kommt es bei nachfolgender Sonnenbestrahlung zu einer umschriebenen Hautentzündung mit intensiver Pigmentierung. Die Pigmentierung umfaßt dabei nur jene Bezirke, die mit Bergamotteöl in Berührung gekommen waren und so erklärt es sich auch, daß diese Pigmentierungen meist in Form von Strichen oder herabrinnenden Tropfen beobachtet werden.

Die genaue Untersuchung der Stoffe, die eine solche Fotosensibilisierung, wie der Fachausdruck dafür lautet, hervorzubringen vermögen, hat gezeigt, daß die sogenannten *Furocumarine* dafür verantwortlich sind. Diese Stoffe werden im Bergamotteöl, aber auch in anderen Pflanzenölen gefunden. Große Riechstofffirmen bieten heute bergamotteölhaltige Parfumkompositionen an, die jedoch frei von Furocumarinen sind und deshalb keine Berlockdermatitis erzeugen können.

Pigmentierungen durch Druck und Wärme

Scheuern und ständiger Druck, sowie die chronische lokale Wärmeeinwirkung können eine umschriebene Pigmentvermehrung erzeugen. Man beobachtet dies bei gewissen Berufen bei denen einzelne Körperstellen ständigem Druck ausgesetzt sind (Schulter der Zimmerleute infolge Balkentragen) oder bei Hochofen- oder anderen Hitzearbeitern.

Pigmentierungen nach Hautkrankheiten

Nach dem Abheilen von Hautveränderungen wie Ekzem, Impetigo, Schuppenflechte, Erythematodes und vielen anderen sieht man häufig an der Stelle wo die Hautläsionen waren Pigmentflecke auftreten, die sich erst nach längerer Zeit zurückbilden.

Die Behandlung der Hyperpigmentierungen erfolgt in einfacher Weise durch sogenannte *Bleichmittel* wie Zitronensaft, Vitamin-C-hältige Präparate, Petersiliensaft oder etwas eingreifender durch den Arzt durch Schälkuren (die in ihrer harmlosesten Form in Form von Peeling auch von der Kosmetikerin durchgeführt werden), durch Bleichsalben (Vorsicht, meist quecksilberhältig) oder durch Ätzen mit 25%igem Phenoläther. Die letztere Methode ist durchaus nicht gefahrlos und sollte nur von erfahrenen Ärzten durchgeführt werden. Kleinere umschriebene Pigmentierungen können auch mittels einer hochtourigen Schleifmaschine nach SCHREUS abgeschliffen werden.

Generalisierte, erworbene Pigmentvermehrungen

Diffuse Hyperpigmentierungen wie man sie bei chronischen Arsenvergiftungen, bei der Eisenspeicherkrankheit, der Pellagra (Vitamin PP Mangelsyndrom) und beim Broncediabetes (Nebennierenerkrankung) sieht, haben nur geringes kosmetisches Interesse.

II. Pigmentverminderungen (Hypopigmentierungen)

Der farblose Naevus

Der *Naevus achromicus* entspricht dem Pigmentnaevus mit dem Unterschied, daß hier nicht abnorm viel, sondern abnorm wenig Pigment an einer umschriebenen Stelle der Haut vorhanden ist.

Das vollkommene Fehlen von Pigment (Albinismus)

Unter *Albinismus* versteht man ein völliges Fehlen des Pigmentes. Dieses angeborene Zustandsbild ist in verschiedenen Graden bekannt. Der Pigmentmangel, der sich in weißer Haut, blonden Haaren und blauen Augen ausdrückt, kann in seltenen Fällen so hochgradig sein, daß selbst das Pigment in der Netzhaut des Auges fehlt und die Haare vollkommen farblos sind.

Scheckhaut (Vitiligo)

Dieses Krankheitsbild ist durch unpigmentierte weiße Flecken gekennzeichnet, die sich meist vergrößern und zusammenfließen. Es entsteht so eine landkartenähnliche Zeichnung, die sehr störend wirkt, da sie meist im Gesicht oder an den Händen lokalisiert ist. Manchmal schreitet die Krankheit auch immer weiter fort, bis nahezu die gesamte Körperoberfläche befallen ist. Damit wird ein Zustand erreicht den der Kranke meist vorzieht, da sich die Hautfärbung nun wenigstens einheitlich präsentiert.

Die auslösende Ursache der Vitiligo ist nicht bekannt. Da es sich um ein krankhaftes Fehlen des Hautpigmentes handelt, kann man durch intensive Bestrahlung mit UV-Licht das Leiden nur schlechter machen, da die normale Haut mit vermehrter Pigmentbildung reagiert, während die weißen Flecken weiterhin unpigmentiert bleiben und sich nur — da sie dem einwirkenden Lichte schutzlos preisgegeben sind — entzünden; meist ist somit nach diesem Behandlungsversuch der Zustand noch unbefriedigender. Am ehesten liefern noch Bleichversuche der gesunden Haut zufriedenstellende Resultate*.

Depigmentierungen nach verschiedenen Hauterkrankungen

Vorübergehende Depigmentierung einzelner Hautpartien werden auch nach verschiedenen Krankheiten beobachtet. Man nennt sie *sekundäre Leukopathien*. Hier sind als wichtigste das Leukoderma lueticum, sowie das Leukoderm nach Psoriasis, Seborrhoe, Pilzerkrankungen und Ekzemen zu nennen.

Plötzlicher Pigmentverlust der Haut und der Haare wird im Zusammenhang mit den Haarveränderungen beschrieben.

B. Einlagerung von körperfremdem Pigment

Tätauierung. Unter der Tätauierung oder Tätowierung versteht man eine Methode, bei der unlösliche Farbstoffe durch Nadelstiche in die oberen Schichten der Lederhaut eingebracht werden. Durch Verwendung verschiedener Farben lassen sich einfache Zeichnungen und Muster herstellen. Schon seit altersher und bei fast allen Völkern dienten Tätowierungen der Bezeichnung einer bestimmten Zugehörigkeit (Sippe, Stamm, Geheimbund etc.). In den letzten Dezennien ist man von Ausnahmen abgesehen (Blutgruppentätowierung) davon weitgehend abgekommen.

Heute suchen nicht selten Personen den Arzt oder Kosmetiker mit dem Wunsch auf, die meist banalen und plumpen Zeichnungen oder Inschriften entfernen zu lassen.

Nun ist es zwar verhältnismäßig leicht, Farbstoffe bei Tätowierungen in die Haut einzubringen, sehr schwierig jedoch, diese wieder zu entfernen. Da

---

* In den letzten Jahren wurden Auszüge aus Ammi majus L., einer ägyptischen Pflanze zur Behandlung der Vitiligo empfohlen. Die Erfolge lassen jedoch zu wünschen übrig; überdies sind die Präparate, die auch innerlich genommen werden müssen, sehr toxisch.

die Farbstoffkörner mehr oder weniger tief in die Lederhaut eingelagert sind, ergibt sich daraus schon das Hauptproblem bei der Entfernung eine Narbenbildung zu vermeiden. Die verschiedenen Ätzverfahren hinterlassen in der Regel so ausgedehnte Narben, daß diese mehr stören als die entfernte Tätowierung. Auch Übertätowierung mit hellen Farbstoffen geben keine idealen Resultate, können jedoch, wenn man von möglichen Eiterungen absieht, keinen weiteren Schaden stiften.

In letzter Zeit hat man relativ günstige Erfahrungen mit dem hochtourigen Schleifen der Haut nach SCHREUS gemacht, doch ist man auch hier gezwungen, tiefliegende Farbkörner zurückzulassen, da sonst eine zu starke Narbenbildung eintreten würde. Da keines der angegebenen Enttätowierungsverfahren (Harpunieren der Farbkörner nach WEDERHAKE, Kurettierung nach RAVAUT, KRONMAYERsche Stanzung, chemische Entfernung nach VARIOT, Ätzung nach LACASSAGNE, ROUSSET, DARIER) ideal ist, sei man bei der Beratung einer Kunde vorsichtig und erwecke keine Hoffnungen, die auch der beste auf diesem Gebiet spezialisierte Facharzt nicht erfüllen kann. Natürlich kommt auch für kleinere Tätowierungen die chirurgische Entfernung des gesamten Hautbezirkes in Frage, doch stellt die begrenzte Dehnbarkeit der Haut dem Verfahren enge Grenzen. Eventuell kommt eine Hautplastik mittels Übertragung eines Spalthautlappens zur Deckung des Defektes in Frage.

Fremdkörpereinsprengung

Zur selben Kategorie wie die Tätowierungen gehören auch die unfreiwillig eingebrachten Fremdkörper wie Kohlenstaub-, Metall- und Pulvereinsprengungen. Diese meist blauen, unregelmäßig verteilten kleineren und größeren Flecken wirken kosmetisch sehr störend, da sie fast immer das Gesicht betreffen (Explosionsunglücke).

Ihre Behandlungsmöglichkeit ist jedoch günstiger als die der eigentlichen Tätowierungen zu beurteilen, da die Farbstoffkörner nicht so gleichmäßig dicht und vor allem nicht gleich tief liegen. Es gelingt daher dem erfahrenen Arzt meist einen Großteil der Einsprengungen zu entfernen.

Gold- und Silberhaut

Nach längerer Verabreichung von gold- oder silberhältigen Arzneien beobachtet man manchmal eine mehr oder weniger starke schiefergraue Verfärbung der Haut. Diese Verfärbung entsteht durch die Einlagerung von feinverteilten Metallpartikelchen. Obgleich der Zustand kosmetisch überaus störend empfunden wird, gibt es bis heute noch keine Methode, um die unerwünschte Verfärbung zu beseitigen.

C. Farbänderungen der Haut durch Änderung der Blutfülle und des Blutfarbstoffes

Anämie

Unter Anämie versteht man viele verschiedene Krankheiten, die sich durch einen Mangel an roten Blutkörperchen, durch einen Mangel an Blutfarbstoff oder beiden auszeichnen. Die Ursachen, die zu einer Anämie führen sind sehr unterschiedlich und können hier nicht besprochen werden.

Das äußere Kennzeichen einer Anämie ist eine ungewöhnliche Blässe der Haut und der Schleimhäute. Besonders deutlich kann diese Blässe an der Bindehaut des Unterlides beobachtet werden, die in hochgradigen Fällen fast weiß ist.

Polyglobulie

Bei dieser Erkrankung kommt es zu einer tatsächlichen oder auch nur relativen Vermehrung der roten Blutkörperchen. Meist besteht gleichzeitig ein hoher Blutdruck (roter Hochdruck). Dieser Zustand bewirkt ein auffallend rotes Gesichtskolorit und wird häufig bei älteren Männern beobachtet.

Cyanose

Bei verschiedenen Krankheiten beobachtet man eine abnorme Blaurotverfärbung der Hände und des Gesichtes, insbesondere der Lippen. Die Ursache ist eine übermäßige Verminderung des Sauerstoffgehaltes des venösen Blutes, das hiedurch eine blaurote Farbe annimmt. Herzfehler (Blue babies) und Herzkrankheiten sind die häufigsten Ursachen der Cyanose außer der Blaurotfärbung der Extremitäten junger Menschen, die im Zusammenhang der Gefäßveränderungen besprochen wurde (Erythrocyanosis crurum puellarum).

Erblassen und Erröten

Durch Wechsel der Blutfülle in den Hautgefäßen des Gesichtes infolge von thermischen Reizen (Wärme und Kälte) oder von nervösen Reizen (Schreck, Furcht, Scham) kommt es zum Erblassen bzw. Erröten.

Störungen in der Funktion der Schweißdrüsen

Wie bereits im Rahmen der Besprechung der Anatomie und Physiologie der Haut ausgeführt wurde, besitzen wir nahezu an der gesamten Körperoberfläche Schweißdrüsen; nur die Augenlider, die Ohrmuscheln und die Eichel ist frei von Schweißdrüsen. Ihre Gesamtzahl beträgt etwa 2 Millionen. Besonders zahlreich finden sich die Schweißdrüsen an Handtellern, Fußsohlen und an der Stirne. Im Durchschnitt zählt man etwa 100 Schweißdrüsen pro cm² Hautoberfläche.

Bei der Besprechung ihrer Funktionsstörungen muß zwischen den ekkrinen oder kleinen Schweißdrüsen und den apokrinen oder großen Schweiß-Duftdrüsen unterschieden werden. Die Probleme, die sich in kosmetischer Hinsicht ergeben, weichen insofern voneinander ab, da die ersteren hauptsächlich durch die Menge ihres Sekretes, die letzteren jedoch vorwiegend durch den Geruch desselben medizinisch-kosmetische Probleme verursachen.

Die Tätigkeit der ekkrinen Schweißdrüsen bewirkt in erster Linie die sichtbare Schweißabsonderung (Perspiratio sensibilis). Diese dient vor allem der Regulation unserer Körpertemperatur. Die sichtbare Schweißabgabe ist eine echte Drüsentätigkeit unserer Schweißdrüsen und liefert ein Sekret, das zu etwa 99% aus Wasser und im übrigen aus anorganischen und organischen Bestandteilen besteht.

Im Gegensatz dazu steht die unsichtbare Schweißabgabe (Perspiratio insensibilis), die durch ständige Wasser- bzw. Wasserdampfabgabe der gesamten

Haut zustandekommt. Sie sorgt für eine gleichmäßige Durchfeuchtung und damit für eine Geschmeidigerhaltung der Epidermis.

Bei den *Störungen der Schweißdrüsen in quantitativer Hinsicht* unterscheidet man im wesentlichen zwei Zustände:
  a) übermäßige Schweißabsonderung (Hyperhidrosis)
  b) mangelhafte Schweißbildung (Anhidrosis).

Die übermäßige Schweißabsonderung

Die weitaus wichtigere Störung ist die ü b e r m ä ß i g e S c h w e i ß a b s o n d e r u n g *(Hyperhidrosis)*. Darunter verstehen wir einen Zustand, bei dem von der betreffenden Person unter äußeren Bedingungen, unter denen die überwiegende Mehrheit aller Menschen keinen solchen Schweißfluß zeigen würden, abnorm viel Schweiß produziert wird.

Man muß beim Krankheitsbild der Hyperhidrosis jedoch noch eine allgemein vermehrte Schweißabsonderung der gesamten Körperoberfläche, von einer lokal umschriebenen, meist nur die Handteller und Fußsohlen betreffenden, unterscheiden. Untersuchungen haben allerdings gezeigt, daß auch bei einer generalisiert vermehrten Schweißabsonderung in der Regel bestimmte Körpergegenden durch besonders reichliche Schweißproduktion ausgezeichnet sind.

In vielen Fällen kompliziert sich das Problem der Hyperhidrosis außerdem noch mit dem der *Bromhidrosis*, dem üblen Schweißgeruch. Man muß sich dabei jedoch vor Augen halten, daß der unangenehme Schweißgeruch, wenn wir von den später zu besprechenden apokrinen Schweißdrüsen der Achselhöhlen absehen, erst *durch bakterielle Zersetzung* erzeugt wird. Der frische Schweiß besitzt nur einen schwachen und nicht unangenehmen Eigengeruch.

Da der allgemein gesteigerte Schweißfluß so gut wie immer Ausdruck einer Allgemeinkrankheit des Körpers ist (Lungentuberkulose, schwere Herzkrankheiten, allgemeine Schwäche) oder durch psychische Faktoren zustande kommt (Aufregung; vor Angst „am ganzen Körper in Schweiß gebadet sein"), interessiert er in diesem Rahmen nicht.

Die Bekämpfung der lokalisierten, übermäßigen Schweißabsonderung ist nicht leicht. Leider steht uns kein Mittel zur Verfügung, daß man unbedenklich innerlich einnehmen könnte, um die Schweißdrüsentätigkeit zu hemmen. Wir kennen zwar im Agaricin, einem Pflanzengift, das sich im Lärchenschwamm findet, einen Stoff, der selektiv die Schweißdrüsentätigkeit hemmt, doch kommt dieser wegen unerwünschter Nebenwirkungen kaum in Frage. Aus ähnlichen Gründen verbietet sich auch die fortlaufende Verwendung von Tollkirschenalkaloiden (Atropin).

Unter den harmloseren Mitteln sind es vor allem Auszüge aus Salbei die eine ausgeprägte schweißhemmende Wirkung zeigen. Aber auch Baldrian, Schachtelhalm, Schafgarbe und Walnußauszüge werden zu demselben Zweck empfohlen.

Es bleiben daher zur Schweißbekämpfung nur lokale Maßnahmen übrig, die richtig angewendet, befriedigende Resultate liefern. Sie müssen durch entsprechend vorbeugende Maßnahmen unterstützt werden. Diese bestehen aus peinlichster Sauberkeit, da durch häufige Waschungen der Schweiß keine Gelegenheit erhält sich zu zersetzen.

Von besonderer Wichtigkeit ist die Wahl der Bekleidung. Diese muß luftdurchlässig und flüssigkeitsaufsaugend sein. In erster Linie trifft dies auf das Schuhwerk zu. Man vermeide daher Gummibekleidung in jeder Form, insbesondere Gummistiefel und Schuhe mit Gummi- oder Kreppsohlen. Auch Nylon- oder Perlonstrümpfe und Unterwäsche aus dem gleichen Material begünstigen den Schweißfluß, da diese chemischen Kunstfasern keinerlei Saugwirkung besitzen. Baumwollgewebe, die sich überdies auskochen lassen, sind daher empfehlenswert.

Was die Behandlung der lokalisierten, vermehrten Schweißabsonderung betrifft, so kommen verschiedene Maßnahmen in Frage, die angewendet werden können.

Zu den lokal schweißhemmenden Mitteln gehören in erster Linie Substanzen, die eine mehr oder minder stark gerbende Wirkung auf die Haut ausüben. Hierher gehören die F o r m a l i n - und G e r b s ä u r e p r ä p a r a t e. Die Wirkung dieser Mittel erklärt sich in der Weise, daß durch die Gerbung der Epidermis die Ausführungsgänge der Schweißdrüsen verlegt oder zumindest verengert werden und damit die Drüsentätigkeit erschwert und behindert wird. Besser als das reine Formalin (40%ige Lösung von Formaldehyd in Wasser) werden Präparationen vertragen, die *Hexamethylentetramin* enthalten, eine Substanz, die Formalin langsam freisetzt. Eine große Anzahl von käuflichen Fertigpräparaten sind auf dieser Basis aufgebaut.

Andere Präparate, die als wirksamen Bestandteil *Gerbsäure* enthalten, sind Abkochungen von Eichenrinde, Walnußblättern oder Tormentilla.

Eine besondere Rolle im Rahmen der schweißhemmenden Substanzen spielen die Aluminiumsalze. Ihre Wirksamkeit hängt von ihrer Acidität ab. Im einzelnen kommen folgende Aluminiumsalze praktisch in Betracht:

Aluminiumchlorid $AlCl_3$
Aluminiumsulfat $Al_2(SO_4)_3$
Aluminiumchlorhydrat $AlCl_3 \cdot Al(OH)_3$
Aluminiumchlorhydroxylactat-Komplex.

Die praktische Erfahrung hat gezeigt, daß ein pH-Wert zwischen 4 und 4,5 besonders zweckmäßig ist. Aus diesem Grund hat auch das Aluminiumchlorhydrat, dessen Acidität in diesem Bereich liegt, die größte praktische Bedeutung erlangt. Neben der rein schweißhemmenden Wirkung ist es auch geruchshemmend und reizt auch bei längerer Verwendung kaum die Haut.

Was die praktische Anwendung der Aluminiumsalze in der Kosmetik betrifft, so ist überdies noch eine Nebenwirkung von ihnen zu beachten. Die stärker sauren haben nämlich eine ausgesprochen *textilschädigende Wirkung,* da diese Verbindungen die Salzhydrolyse zeigen. Man muß daher die stärker sauren Salze wie das Aluminiumchlorid und das Aluminiumsulfat mit Harnstoff oder Borax puffern um ihren Säurewert zu senken.

Aluminiumchlorhydrat wird in Pulverform oder in 50%iger Lösung verwendet. Das Pulver ist geruchlos und in Wasser leicht löslich.

Ein besonderes Problem bietet die *übermäßige Schweißabsonderung an den Füßen.*

Der Fußschweiß wird durch verschiedene Mikroorganismen (Bakterium foetidum) zersetzt und liefert dabei unter Umständen einen so unangenehmen Geruch, daß dieser selbst auf Distanz andere Menschen belästigt. Die Bekämpfung dieses kosmetisch überaus störenden Zustandes gliedert sich in vorbeugende hygienische Maßnahmen, wie häufiger Wechsel der Strümpfe und Schuhe, Vermeidung von Gummibekleidung und Bevorzugung luftiger durchlochter Schuhe mit Ledersohlen. Hinzu kommen Bäder mit gerbsäurehältigen oder anderen desinfizierenden und desodorierenden Substanzen, wie Wasserstoffsuperoxyd oder Kaliumpermanganatlösungen. Auch Formalin hat sich in der Behandlung des Fußschweißes bestens eingeführt und wird von vielen Fachleuten empfohlen.

Wichtig ist zu wissen, daß auch ein noch so sorgfältig durchgeführtes Reinigungsfußbad mit Seife den Schweißgeruch nicht völlig beseitigt. Aus diesem Grund muß im Anschluß an das Reinigungsfußbad das Wasser durch Zusatz von Essig- oder Milchsäure angesäuert werden. Die Wirkung der Fußbäder wird durch einen sauren Fußpuder unterstützt. Durch die Herstellung des sauren Milieus wird einerseits der durch Zersetzung alkalisch reagierende Schweiß neutralisiert, andererseits werden die Lebensbedingungen für die schweißzersetzenden Bakterien verschlechtert, sodaß schon nach kurzer Zeit eine merkliche Besserung wahrzunehmen ist.

Recht unangenehm ist auch der *Handschweiß*. Er hat schon manchen Menschen zum merkwürdigen Sonderling gemacht. Die psychischen Auswirkungen sind auch nur zu verständlich. Wer drückt schon gerne eine schweißnasse, klebrige und kühle Hand? Nur wenigen Menschen gelingt es, dabei ihr Unbehagen zu verbergen. Zu seiner Behandlung werden vor allem formalinhaltige Bäder empfohlen.

Der A c h s e l s c h w e i ß, der neben dem Sekret der ekkrinen Schweißdrüsen vor allem auch solches der apokrinen Duft-Schweißdrüsen enthält, zeichnet sich deshalb durch besonders starken Geruch aus. Dieser typische Achselschweißgeruch ist jedoch erst mit Eintritt der Geschlechtsreife wahrzunehmen, da erst zu diesem Zeitpunkt die apokrinen Drüsen ihre Tätigkeit aufnehmen.

Von Interesse ist ferner die Beobachtung, daß der Achselschweißgeruch bei Frauen weitaus stärker merkbar ist als bei Männern. Man findet bei genauer Beobachtung überhaupt, daß die Intensität des Achselschweißgeruches von Person zu Person verschieden ist und überdies starke rassenbedingte Unterschiede aufweist. Ganz allgemein ist es ja bekannt, daß die Farbigen sich durch besonders stark riechenden Schweiß auszeichnen.

Ein besonderes Problem im Rahmen der Schweiß- und Geruchsbekämpfung der Achselhöhle stellen die *Achselhaare* dar. Die heutige schulterfreie Mode der Sommer- und Abendkleider lassen es den Damen wünschenswert erscheinen, die Achselhaare zu entfernen. Dies ist natürlich, zumindest was die Schweißverdunstung betrifft, von Nachteil, da die Haare die Oberfläche vergrößern und so für eine raschere Schweißverdunstung sorgen. Daneben besteht beim Ausrasieren der Achsel immer die Gefahr einer Verletzung, die dann von überaus schmerzhaften und langwierigen Abszessen gefolgt sein kann. Verwendet man chemische Depilatorien, so ist zu bedenken, daß diese in den meisten Fällen die gerade hier so empfindliche Haut reizen. Den wenigsten Schaden stiftet wohl ein guter elektrischer Rasierapparat, dessen Konstruktion Hautverletzungen ausschließt. Hat man sich zur Entfernung der Achselhaare entschlossen, so sollte man dem Körper einen Ersatz dafür bieten. Die alten Schweißblätter, die in Kleidungsstücke eingenäht wurden, haben sich, da sie steif und rauh waren und zum Wundscheuern führten, nicht besonders bewährt. Auch werden sie viel zu selten gewechselt und verbreiten daher ihrerseits üble Gerüche. Am besten sind Einlagen aus weichem Verbandgaze und anderen gut saugenden Stoffen, die oft gewechselt werden und die die Haut nicht reizen. Was die Verwendung von schweißhemmenden Substanzen in der Achselhöhle betrifft, so ist zu beachten, daß sich die Haut der Achselhöhle durch besondere Zartheit auszeichnet. Ganz unschädlich sind häufige Waschungen mit Eichenrindenabsud oder mit oxydierenden Substanzen, wie Wasserstoffsuperoxyd und seine Salze. Viele Fachleute empfehlen Waschungen der Achselhöhlen mit sauren Wässern, deren wirksamer Bestandteil Aluminium- oder Circoniumsalze sind. Gegen die Verwendung bewährter schweiß- und geruchshemmender Präparate ist nichts einzuwenden, wenn dieselben vertragen werden. Es empfiehlt sich jedoch ein Präparat erst vorsichtig zu erproben und beim Auftreten von Entzündungserscheinungen sofort wieder abzusetzen. Auch Körperpuder können zur Bekämpfung des Achselschweißes Verwendung finden.

Einige bewährte Präparate werden im Rezeptteil angegeben. Es darf allerdings nicht übersehen werden, daß ihre Wirkung nur eine vorübergehende ist, sodaß sie immer wieder angewendet werden müssen.

Der krankhafte Schweißmangel (Anhidrosis) ist ein seltener und meist angeborener Zustand. Die Haut fühlt sich dabei trocken, rauh und meist auch schuppig an. In der Kosmetik spielt dieser Zustand nur eine untergeordnete Rolle. Zu seiner Behandlung werden Feuchthaltecremes empfohlen.

Krankhafte Veränderungen der Haare und Störungen im Bereiche des Haarkleides

A. Unerwünschte Vermehrung der Behaarung

Die übermäßige Behaarung stellt in der Kosmetik ein sehr häufiges Problem dar, da die Entfernung in der Regel gewünscht wird. Dabei haben wir zu unterscheiden:

a) *Einzeln stehende Haare*, meist kräftiger und dunkler gefärbt als die Haare der betreffenden Körpergegend. Sie finden sich mit Vorliebe an Brust, Hals und im Gesicht;

b) *behaarte Muttermäler;*

c) *hormonell bedingte Behaarung*. Im fortgeschrittenen Lebensalter bei Frauen auftretende Behaarung im Bereiche des Gesichtes (Matronenbart) sowie abnorme Behaarung aufgrund von Nebennierenfunktionsstörungen zählen hiezu;

d) *konstitutionell starke Behaarung* an sichtbaren Körperteilen (Unterschenkeln), besonders bei gleichzeitigem Pigmentreichtum der Haare.

Die Behandlung dieser Zustände, mit Ausnahme der behaarten Muttermäler, die ausschließlich in die Hand eines Arztes gehören, stellt für die Kosmetikerin ein dankbares Problem dar.

Einzeln stehende, stärkere Haare

Aus verständlichen Gründen sehen wir in der kosmetischen Praxis fast täglich Kunden, die mit dem Wunsch an die Kosmetikerin herantreten, einzeln stehende stärkere Haare, die sich meist durch auffallende dunkle Färbung auszeichnen, zu entfernen.

Das souveräne Mittel, zahlenmäßig relativ beschränkte Haare zu entfernen, ist die Dauerenthaarung durch Zerstörung der Haarpapille. Das früher geübte Auszupfen der Haare hat wenig Sinn, da schon in kurzer Zeit ein neues Haar nachwächst.

Die Dauerenthaarung wird durch Zerstörung der Haarpapille erreicht, wobei jedoch verlangt werden muß, daß dabei keinerlei Narben entstehen dürfen. Es gibt prinzipiell gesehen zwei Verfahren um dieses Ziel zu erreichen. Entweder man zerstört die Haarwurzel indem man sie elektrisch verkocht (Elektrokoagulation mit Diathermie- oder Kurzwellenstrom) oder man schädigt sie durch Elektrolyse ihrer Zellflüssigkeit mit einem schwachen galvanischen Strom. Beide Verfahren liefern gleich gute Resultate, doch wird der Elektrokoagulation heute allgemein der Vorrang gegeben, da sie schneller vonstatten geht. Während die Elektrolyse pro Haar etwa 20—30 Sekunden Zeit in Anspruch nimmt, dauert die Elektrokoagulation nur Bruchteile von Sekunden.

Die Technik, die theoretisch leicht zu beschreiben ist, erfordert in der Praxis bedeutendes Geschick. Man führt eine feine Nadel, die mit Ausnahme der Spitze durch einen Lacküberzug isoliert ist, entlang des Haarschaftes in den Haarbalg ein und schiebt sie soweit vor, daß das blanke Ende der Nadel in die Gegend der Haarzwiebel zu liegen kommt. Sobald dies erreicht ist, schaltet man den Strom ein, der nur sehr schwach zu sein braucht und läßt diesen bei Verwendung der Diathermie einen Augenblick, bei galvanischem Strom bis zum Auftritt von Gasblasen fließen. Die Follikelmündung soll dabei nicht mitkoaguliert werden, was an einer weißlichen Verfärbung zu erkennen ist. Hat man die Nadel richtig eingeführt, so läßt sich das Haar anschließend leicht und schmerzlos ausziehen. Der häufigste Fehler, der bei der Dauerenthaarung gemacht wird, ist die Durchbohrung der Haartasche mit der Nadel, die dann abseits von der Papille zu liegen kommt. Nach Einschaltung des Stromes wird daher die Papille entweder überhaupt nicht geschädigt oder man muß einen bedeutend stärkeren Strom anwenden, um die Haarzwiebel noch in die Koagulationszone zu bekommen. Die auf diese Weise entstehende relativ große Nekrose kann natürlich von einer Narbenbildung gefolgt sein.

In der Praxis ausgezeichnet bewährt hat sich die Technik, die Enthaarungs- oder Epiliernadeln nicht in einen Handgriff einzuspannen, sondern mehrere freie Nadeln zu verwenden. Man führt dann 10 bis 20 Nadeln in die Haartaschen ein, läßt sie zunächst liegen und berührt anschließend nur die Enden der Nadeln mit einem stromführenden Instrument.

Von besonderer Wichtigkeit ist es, nicht mehrere Haarbalgverödungen unmittelbar nebeneinander durchzuführen, sondern immer einen entsprechenden Abstand zu lassen und erst in einer der nächsten Sitzungen wieder in die Nähe der alten Stelle zurückzukehren. Hiedurch vermeidet man größere Gewebszerstörungen und damit Narbenbildungen.

Die Erfolge der Dauerenthaarung sind gut, wenn natürlich auch damit gerechnet werden muß, daß je nach der Geschicklichkeit des Epilierenden, eine mehr oder minder große Zahl von Haaren wieder nachwächst.

Behaarte Muttermäler

Für die behaarten und meist auch pigmentierten Muttermäler gilt das bereits bei den Neubildungen gesagte. Man läßt sie entweder ganz in Ruhe oder überträgt ihre totale und radikale Entfernung einem erfahrenen Arzt.

Hormonell bedingte Behaarung, Matronenbart

Was die Entfernung des *Matronenbartes* betrifft, so gelten prinzipiell dieselben Überlegungen, wie sie zur Beseitigung der einzeln stehenden starken Haare angestellt wurden. Es ist in diesem Rahmen nur noch hinzuzufügen, daß das Auftreten einer abnorm starken Behaarung bei einer relativ jungen Frau die das 45. bis 50. Lebensjahr noch nicht erreicht hat und deren Eierstöcke nicht auf operativem Weg entfernt wurden, immer an eine mehr oder minder schwere Hormonstörung denken lassen muß. Alle diese Fälle werden daher zweckmäßigerweise zunächst einem Arzt vorzustellen sein, der eine ernstere Erkrankung (Nebennierenrindentumor) auszuschließen hat, ehe man eine einfache konstitutionelle Überbehaarung annehmen darf und eine kosmetische Behandlung beginnt.

Konstitutionell bedingte, übermäßige Behaarung an sichtbaren Körperteilen

Zur Enthaarung der Beine, eine heute besonders aktuelle Frage stehen mehrere Methoden zur Verfügung. Viele Frauen besitzen dunkle und verhältnismäßig starke Haare an den Beinen, die sich beim Tragen von feinen Nylon- oder Perlonstrümpfen durchbohren oder durchscheinen. Blonde Haare sind, wenn auch relativ lang, nicht so störend, da man sie nicht so stark sieht. Die elektrische Dauerenthaarung kommt nicht in Frage, da die Anzahl der Haare viel zu groß ist. Viele Damen versuchen daher durch *Abrasieren* oder *Absengen der Haare* diese zu entfernen. Beide Methoden sind unzweckmäßig, da vor allem das Rasieren der Haare diese nur noch stärker nachwachsen läßt, wobei die Haare meist auch an Dicke zunehmen und dunkler werden.

Besser als das Absengen ist das *Ausreißen der Haare mittels harziger Streifen oder Pflaster.* Die Methode ist leider etwas schmerzhaft und der Erfolg nur von relativ kurzer Dauer. Das Epilierwachs wird am Wasserbad erwärmt, mit einem Holzspatel auf einen Flanellstreifen aufgetragen und dieser in noch warmen Zustand auf die Haut geklebt. Sobald der Streifen erkaltet ist, wird er mit einem kurzen Ruck, entgegen der Wachstumsrichtung der Haare abgerissen.

Eine weitere Methode unerwünschten Haarwuchs zu entfernen, stellt die *chemische Enthaarung mittels Depilatorien* dar. Es handelt sich dabei im wesentlichen um Calcium- oder Strontiumsulfid, chemische Substanzen, die die Hornsubstanz zur Quellung bringen. Die Technik der Enthaarung mittels Depilatorien ist relativ einfach. Das Präparat, das eine breiige Konsistenz aufweist, wird mit Hilfe eines Holzspatels aufgetragen und nach einiger Zeit durch Abschaben mit dem gleichen Holzspatel wieder entfernt. Beim Abschaben des Depilatoriumbreies werden die Haare mitentfernt. Im Anschluß daran ist mit angesäuertem Waschwasser gut nachzuwaschen, damit auch die letzten Reste des Depilatoriums entfernt werden. Leider reizen die Depilatorien die Haut so stark, daß sie von vielen Menschen überhaupt nicht vertragen werden.

In der Praxis haben sich die pulverförmigen Depilatorien am besten bewährt, da sie fast unbegrenzt haltbar sind, wenn sie in einem luftdichten Gefäß verschlossen aufbewahrt werden. Erst bei Gebrauch werden sie mit Wasser zu einem Brei angerührt, den man aufträgt. Die flüssigen Depilatorien haben den Nachteil, daß sie nur begrenzt haltbar sind und mit der Zeit durch Bildung von kaustischer Kali stark hautreizend wirken.

Für die Kosmetikerin selbst ist die Tatsache von besonders großem Interesse, *daß alle Depilatorien auch die Fingernägel angreifen* und aus diesem Grunde die Hände der Kosmetikerin keinesfalls mit den Depilatorien in unmittelbaren Kontakt kommen dürfen. Saubere Arbeit und die Verwendung entsprechender Holzspatel ist daher erforderlich.

Zur Entfernung der *Scham- und Achselhaare*, die oft gewünscht wird, kommt das Ausreißen der Haare keinesfalls in Frage, da dieselben eine viel zu tief liegende Wurzel besitzen. Auch die chemische Enthaarung sollte wegen der hautreizenden Wirkung nach Möglichkeit unterlassen werden. Am besten bewährt sich ein entsprechender Trockenrasierapparat.

B. Unerwünschte Verminderung der Behaarung

Krankhafte Veränderungen am Haarschaft

Systematische Untersuchungen von Schädigungen des Haarschaftes haben ergeben, daß dem Haarhäutchen (Cuticula) eine besondere Schutzfunktion zukommt Es handelt sich beim Haarhäutchen um eine Zellschicht, die den Haarschaft dachziegelförmig allseitig bedeckt. Man kann beobachten, daß nach Verlust oder Schädigung der Cuticula die Rindensubstanz des Haarschaftes relativ wehrlos allen Schädigungen ausgesetzt ist und bald angegriffen wird. Eine Zerstörung des Haarschaftes ist daher früher oder später die Folge.

Bei der Besprechung der krankhaften Haarveränderungen darf allerdings nicht übersehen werden, daß die Mehrzahl der Haarschädigungen wohl direkt oder indirekt durch die Methoden der Haarverformung hervorgerufen werden. Diese stellen eingreifende Methoden dar, da entweder starke Hitze (Brennen der Haare) oder tiefgreifende chemische Einflüsse (Dauerwelle) das Haarkeratin verändern. Man hat durch Messung der Reißfestigkeit, der Dehnung und anderer Eigenschaften des Haarschaftes Rückschlüsse auf vorangegangene Schädigungen zu erlangen versucht. Obgleich diese Untersuchungsmethoden eine Schädigung des Haarschaftes ohne weiteres erkennen lassen, kommt ihnen doch keine spezifische Bedeutung zu, da die einzelnen Schädigungen des Haarschaftes in keiner Weise charakteristische Veränderungen dieser Werte hervorrufen.

Die Haarknotenkrankheit (Trichorrhexis nodosa)

Die Haarknotenkrankheit ist gekennzeichnet durch das Auftreten von knötchenförmigen Auftreibungen im Bereiche des Haarschaftes, die mit freiem Auge als kleinste, weißlich bis grauweißliche Pünktchen erkennbar sind. Wenn man das Haar unter starker Vergrößerung untersucht, so sieht man, daß im Bereiche dieses Knötchens der Haarschaft bürstenförmig aufgesplittert ist und sich bei einer Biegebeanspruchung hier nicht in Form eines gleichmäßigen Bogens darbietet, sondern eine winkelige Knickung zeigt. In weiterer Folge reißt das Haar bei zugförmiger Beanspruchung an der Stelle dieser Auftreibung ab, wobei die pinselförmige Aufsplitterung hinterbleibt. Als Ursachen werden in erster Linie von außen kommende Schädigungen angenommen, wobei neben den thermischen und chemischen Schädigungen auch an mechanische Schädigungen zu denken ist.

Das Abbrechen der Haare (Trichoclasie)

Bei der Trichoclasie findet sich gleichfalls, wie bei der vorhin beschriebenen, Haarknotenkrankheit ein Abbrechen der Haarschäfte, wodurch diese in ihrer Länge gekürzt werden. Der Unterschied liegt lediglich in der Form der Abbruchstelle. Bei der Trichoclasie bricht der Haarschaft ohne von außen erkennbare Ursache quer ab. Häufig beobachtet man die Krankheitsbilder des Haarbrechens und der Haarknotenkrankheit kombiniert. Als Ursache wird ein Kombinationsschaden angenommen, der durch eine intensive bzw. immer wieder vorgenommene dekorative Behandlung des Haares und durch eine mechanische Schädigung desselben verursacht wird.

Die Haarverknotung (Trichonodosis)

Bei dieser Veränderung beobachtet man eine Knotenbildung im Bereiche des Haarschaftes. Man findet bei der Untersuchung unter dem Mikroskop Schlingen- und Doppelschlingenbildungen. Meist sind die Veränderungen mit der Haarknötchenkrankheit oder dem Haarbrechen kombiniert. Bei der Einwirkung mechanischer Kraft reißen die Haarschäfte an der Stelle der Knotenbildung ab.

Pinselhaare (Thysanotrix)

Es handelt sich bei diesen um stachelförmige, dunkle Gebilde, die einige Millimeter lang werden und aus 10—40 Härchen bestehen. Charakteristisch ist, daß alle Härchen eine Cuticula besitzen und alle zusammen durch eine Hornhülle zusammengehalten werden. Mit dem freien Auge kann man den Aufbau eines Pinselhaares nicht erkennen, benützt man jedoch die schwache Vergrößerungsstufe eines Mikroskopes, so sieht man die einzelnen Härchen deutlich.

Die Pinselhaare werden vor allem in der Bartgegend der Männer beobachtet, doch findet man sie auch an anderen Regionen des Körpers.

Haarspaltung (Trichoptilosis)

Bei dieser Haaranomalie kommt es zu einer Auffaserung und Längsspaltung der betroffenen Haarschäfte. Wenn man ein betroffenes Haar unter dem Mikroskop untersucht, so sieht man die Aufspaltung des Haares in der Längsachse. Sie erfolgt dabei nicht zwangsläufig in zwei Teile, sondern häufig in 5, 6 und noch mehr längsgerichtete Spaltstücke.

Gedrehte Haare (Pili torti)

Bei den verdrehten Haaren handelt es sich um eine Anomalie, die durch eine deutlich erkennbare Drehung des Haarschaftes um die Längsachse charakterisiert ist. Die Verdrehungen finden sich meist in größerer Zahl hintereinander am selben Haarschaft angeordnet.

Ringelhaare (Pili anulati)

Bei dieser Haaranomalie, die auch noch unter dem Namen *intermittierendes Ergrauen* bekannt ist, handelt es sich um Luftansammlungen im Haarschaft, die abwechselnd mit normal gebauten Haarteilen auftreten und auf diese Weise dem Haar ein gebändertes Aussehen verleihen. Da ein lufthaltiger und damit heller mit einem normalen Abschnitt abwechselt, wird der Eindruck einer Querstreifung hervorgerufen. Die Ursachen dieser Haarveränderungen sind mit größter Wahrscheinlichkeit erblicher Natur.

Rotfärbung der Haare durch Pilze (Trichomycosis palmellina)

Diese Haarveränderung hätte eigentlich ihrer Natur wegen bei den Pilzkrankheiten abgehandelt werden müssen. Es handelt sich dabei um kleinste rötliche, bräunliche oder mehr schwärzliche Knötchen, die dem Haar aufgelagert sind und dieses manchmal völlig einscheiden. Durch diese Auflagerungen werden die Haare verdickt und zeigen eine rauhe Oberfläche. Die Ursache sind vollkommen harmlose Pilze, die meist noch mit gewissen Bakterien kombiniert sind.

Die Trichomycosis palmellina wird am häufigsten bei rotblonden Menschen gesehen. Manchmal ist die Farbstoffabscheidung so reichlich, daß die Haut und auch die Wäsche rötlich verfärbt wird. Meist sind die Haare der Achselhöhle betroffen. Zur Behandlung entfernt man am besten die Haare durch Abrasieren und betupft die Haut mit 5% Salicylspiritus.

Verlust des Haupthaares

Wenn auch die Haarverluste und ihr dekorativer Ersatz eigentlich nicht Sache einer Kosmetikerin sind, so stellen sie doch ein bedeutendes kosmetisches Problem dar. Der Übersichtlichkeit halber erweist es sich als zweckmäßig, sie in Gruppen einzuteilen:

Wir unterscheiden daher:

A. **Haarverlust auf offenbar unverändertem Haarboden**

   a) fleckförmig umschrieben

      1. angeborener fleckförmiger Haarmangel (Alopecia circumscripta congenita);
      2. Haarverlust durch Druck, Scheuern oder andere mechanische Einwirkungen;
      3. chemische Schädigung des Haarschaftes durch Dauerwellen oder andere Präparate;
      4. Schädigung der Haarpapille durch die Wirkung ionisierender Strahlen (Röntgenstrahlen oder Radium);
      5. Unverträglichkeitserscheinung von Medikamenten, die in Haarwässern enthalten sind;
      6. Fleckförmiger Haarmangel als Folge der Haarknötchenkrankheit, des Haarbrechens oder von Knotenhaaren;
      7. krankhafte Sucht des Haarauszupfens (Trichotillomanie);
      8. fleckförmiger Haarausfall im engeren Sinn (Alopecia areata).

b) generalisiert, den ganzen Haarboden betreffend
1. Angeborener Haarmangel des gesamten Haarbodens (meist kombiniert mit Fehlen der Achsel- und Schamhaare);
2. vorzeitiger Haarverlust in jungen Jahren (Alopecia praematura);
3. Haarverlust bei Erreichen eines bestimmten Lebensalters (Alopecia matura);
4. Haarverlust der Frauen im Rahmen der Wechseljahre (Alopecia climacteria);
5. Haarverlust bei Unterfunktion der Schilddrüse (Alopecia hypothyreotica);
6. Haarverlust auf Grund von toxisch wirkenden Substanzen (Arsen und Thallium);
7. Haarverlust als Folge von Infektionskrankheiten und andern schweren Erkrankungen (Syphilis, Hirnhautentzündung, Typhus, Paratyphus u. a.);
8. Haarverlust als Folge von Medikamenten, die innerlich eingenommen werden (z. B. Anticoagulantien).
9. Haarverlust als Folge eines immer weiter fortschreitenden fleckförmigen Haarausfalles (Alopecia areata).

a) Fleckförmig umschriebener Haarverlust auf unverändertem Haarboden

1. Angeborener, fleckförmiger Haarmangel

Der angeborene fleckförmige Haarmangel (Alopecia circumscripta congenita) ist ein relativ seltener Befund. Es handelt sich dabei um umschriebene haarlose oder haararme Stellen im Bereiche des Haupthaares. Häufig wird dieser Befund mit anderen fleckförmigen Haarausfällen verwechselt. Erst bei der genauen Befragung des Betroffenen stellt es sich dann heraus, daß die haarlosen Stellen bereits seit frühester Jugend bestanden haben. Eine Behandlung ist nicht möglich.

2. Haarverlust durch Druck und Scheuern

Beim Haarverlust durch Druck oder Scheuern kommt es durch die mechanische Irritation zu einem umschriebenen, fleckförmigen oder streifenförmigen Haarverlust. Man sieht dies häufig bei Trägern bestimmter Kopfbedeckungen wie z. B. Krankenschwestern, Soldaten oder anderen Personen, die Uniformkappen oder ähnliche Kopfbedeckungen ständig zu tragen haben. Aber auch die Verwendung von Zierkämmen und Haarnadeln führt nicht so selten zu umschriebenem Haarausfall.

3. Chemische Schädigung des Haares

Durch die eingreifende Wirkung der Dauerwellpräparate kommt es nicht so selten, insbesondere bei unsachgemäßer Anwendung der Präparate zu einer so starken Schädigung des Haares, daß dieses abbricht oder ausfällt. Zum Glück wächst in der Regel bald die nächste Haargeneration nach und deckt den Schaden.

4. Haarausfall auf Grund von Bestrahlungen mit ionisierenden Strahlen

Bei der Bestrahlung mit Röntgen- oder Radiumstrahlen kommt es zu einer Schädigung der Haarpapille, wobei das Ausmaß der Bestrahlung maßgebend ist, ob der Schaden vorübergehender oder dauernder Natur ist. Ist die Bestrahlungsdosis nicht zu ausgiebig gewesen, so sieht man nach anfänglichem Abwurf der Haare bald das Nachwachsen einer neuen Haargeneration. Wurde die Haarpapille durch die Bestrahlung so stark geschädigt, daß sie abstirbt, so führt dies zu dauernder Kahlheit. Je nach dem Ausmaß der Bestrahlung sieht man fleckförmigen, streifenförmigen, segmental angeordneten oder aber auch einen völligen Ausfall des gesamten Haupthaares.

5. *Unverträglichkeitserscheinungen von Haarwässern etc.*

Die Medikamente, die in Haarwässern und anderen kosmetisch-pharmazeutischen Zubereitungen enthalten sind, werden manchmal nicht vertragen und können auch zu einem vorübergehenden fleckförmigen Haarausfall führen.

6. *Umschriebener Haarverlust als Folge der Haarknötchenkrankheit etc.*

Als Folge der bereits im Vorkapital besprochenen Haarschafterkrankungen (Trichorrhexis nodosa etc.) beobachtet man nicht so selten fleckförmige vollkommen kahle Stellen oder Stellen, in deren Bereich das Haarkleid in quantitativer Hinsicht vermindert ist.

7. *Haarzupfsucht (Trichotillomanie)*

Eine relativ häufige Ursache des fleckförmigen Haarausfalles ist die Haarzupfsucht (Trichotillomanie). Vor allem bei Kindern, aber auch bei Erwachsenen wird diese Sucht beobachtet. Ohne erkennbare Ursache, wahrscheinlich durch Nervosität oder zur Abreagierung, zupfen und reiben diese Personen ständig an einer Stelle ihres Haupthaares herum und reißen die Haare dabei aus oder brechen sie ab. Auf diese Weise entstehen bis zu handtellergroße und größere mehr oder minder kahle Stellen.

8. *Der eigentliche fleckförmige Haarausfall (Alopecia areata)*

Bei diesem Krankheitsbild beobachtet man plötzlich auftretenden Haarausfall, der innerhalb kurzer Zeit zu vollkommener Kahlheit einzelner, meist kreisförmiger Stellen führt. Die Ursache dieses ziemlich häufig zu beobachtenden Krankheitsbildes ist bis heute nicht geklärt. Der Verlauf ist recht verschieden. Nach unterschiedlich langer Kahlheit kommt es oft ganz plötzlich zu neuerlichem Haarwachstum. Die nachwachsenden Haare sind häufig zunächst unpigmentiert. Erst etwas später kommt es dann zum Nachwuchs normal gefärbter Haare. Die Regeneration der Haare kann aber auch ausbleiben, so daß die kahlen Stellen zu einem Dauerzustand werden.

b) Generalisierter Haarverlust auf unverändertem Haarboden

1. *Der angeborene Haarmangel*

Beim angeborenen Haarmangel beobachtet man ein Fehlen des gesamten Haupthaares. Dieser Zustand ist meist auch mit einem Fehlen der Achsel- oder Schamhaare kombiniert. Eine Behandlung dieses seltenen Krankheitsbildes ist nicht möglich.

2. Der vorzeitige Haarausfall (Alopecia praematura)

Der vorzeitige Haarausfall ist ein Zustand, der meist familiär beobachtet wird. Es kommt dabei in der Regel nur bei den männlichen Mitgliedern einer bestimmten Familie zu einer wesentlich früheren Verminderung des Haarkleides, als es sonst beobachtet wird. Nicht selten sieht man bereits bei Personen im Alter von 20—25 Jahren eine weitgehende Glatzenbildung und erfährt bei der Befragung, daß diese auch bei Vater und Großvater zu beobachten war.

3. Der Haarausfall im fortgeschrittenen Lebensalter (Alopecia matura)

Der Haarausfall im fortgeschrittenen Lebensalter ist ein mehr oder minder physiologischer Vorgang, der weitgehend konstitutionell bedingt ist. Im allgemeinen beobachtet man mit zunehmendem Lebensalter eine Lichtung des Haarkleides und eine mehr oder minder starke Glatzenbildung, doch gibt es Menschen, die selbst im hohen Alter noch dichtes Haupthaar besitzen.

4. Haarverlust in den Wechseljahren

Bei den Frauen wird in der Regel nach Erreichung des 40. oder 50. Lebensjahres eine zunehmende Lichtung des Haarkleides beobachtet. Nicht selten ist diese mit einem mehr oder minder lokalisierten fleckförmigen Haarausfall kombiniert, der an der Stirn oder in der Schläfengegend zu beobachten ist.

5. Haarausfall bei Unterfunktion der Schilddrüse (Alopecia hypothyreotica)

Auch bei diesem Krankheitsbild beobachtet man nicht selten eine mehr oder minder starke Lichtung des Haarkleides, die zu weitgehender Kahlheit führen kann.

6. Haarausfall durch toxische Substanzen

Die innerliche Einnahme von Thallium, in geringerem Maße auch die von Arsen, führt zu einer selektiven Schädigung der Haarpapille, so daß nach kurzer Zeit die Haare ausfallen. Der Haarausfall nach Thalliumverabreichung (Zelio-Körner) tritt so regelmäßig auf, daß man auch bei medizinischer Indikation Thallium in entsprechender Dosis verabreicht hat.

Nach Ausscheidung des Giftes wachsen die Haare wieder nach.

7. Haarausfall als Folge schwerer Infektionskrankheiten

Im Verlauf von Infektionskrankheiten wie Syphilis, Hirnhautentzündung, Typhus, Paratyphus und anderen, manchmal auch erst nach ihrem Abklingen, sieht man nicht so selten einen mehr oder minder weitgehenden Ausfall des Haupthaares. Die Prognose ist unsicher, häufig kommt es zu einer vollkommenen Erholung des Haarwuchses, nicht so selten ist aber zu beobachten, daß auch nach vollkommener Ausheilung der Grundkrankheit der Haarverlust bestehen bleibt.

8. Haarverlust bei innerlicher Einnahme von Medikamenten

Bei der Verwendung bestimmter Medikamente, z. B. Antikoagulantien, das sind Präparate, die die Blutgerinnung herabsetzen, beobachtet man manchmal eine deutliche Lichtung des Haarbestandes, der sich nach Absetzen des Präparates wieder erholt.

9. Totaler Haarverlust
auf Grund eines fortschreitenden fleckförmigen Haarausfalles

Die bereits im Vorkapitel besprochene Alopecia areata (fleckförmiger Haarausfall) deren Ursache man bis heute noch nicht kennt, kann durch immer weiteres Fortschreiten der Krankheitsherde diese stark vergrößern, so daß sie schließlich zusammenfließen und zu einem vollkommenen Verlust des Haupthaares führen (Alopecia areata maligna; die Bösartige).

B. Haarverluste auf narbigem oder krankhaft verändertem Haarboden

In diese Gruppe gehören eine große Anzahl von dermatologischen Erkrangen, die zu Hautveränderungen führen und die mit mehr oder minder starkem Haarausfall kombiniert sind. Als erstes sind die Pilzkrankheiten des Kopfes zu erwähnen. Weiters Haarverluste im Rahmen des Lupus erythematodes, Lupus vulgaris (fressende Flechte) und vielen anderen Hautkrankheiten, deren Aufzählung hier zu weit führen würde. Die Behandlung, die in jedem Fall durch den Arzt erfolgt, betrifft die Grundkrankheit. In der Regel ist es wohl so, daß an jenen Stellen, wo es bereits zu einer narbigen Veränderung der Haut gekommen ist, ein Haarwuchs nicht mehr zu erzielen sein wird.

Aber auch Hautkrankheiten, die zu keiner Narbenbildung führen, wie z. B. die Seborrhoe des Haarbodens, können bei längerem Bestehen zu weitgehendem Haarverlust führen.

Das Ergrauen der Haare

Das *Ergrauen der Haare* ist ein Vorgang, der noch nicht völlig aufgeklärt ist. Wir wissen, daß es dabei zu einem Verlust von Haarpigment kommt, wobei gleichzeitig Luftbläschen im Haarschaft auftreten, die dem Haar die weiße Farbe verleihen. Besonders der letztere Vorgang ist voller Rätsel und kann künstlich nicht imitiert werden. Gebleichtes Haar erscheint deshalb immer gelblich und nie weiß. Bei vorzeitigem Ergrauen besteht natürlich bei dem Betroffenen der Wunsch, aus kosmetischen Gründen die graue Farbe zu überdecken. Man darf diesen Wunsch heute nicht als reine Eitelkeit auffassen, sondern vielmehr oft als berufliches Erfordernis, da eine allgemeine Tendenz besteht, jüngere Personen lieber anzustellen als ältere und sehr oft graue Haare einer mangelnden Leistungsfähigkeit gleichgesetzt werden. Der Zeitpunkt der Ergrauung bei einem bestimmten Menschen ist individuell sehr verschieden und hängt von familiären und rassischen Momenten ab.

Meist tritt das Ergrauen graduell ein. Einige Fälle sind jedoch beschrieben, wo unter dem Einfluß psychischer Momente innerhalb eines relativ kurzen Zeitraumes die Haare ihre Farbe verloren.

Die **Haarfärbung** selbst fällt nicht in das Gebiet der Kosmetik, sondern wird, zumindest was das Haupthaar betrifft, von Friseuren ausgeführt. Die technisch einwandfreie Färbung des Haares ist schwierig, erfordert ausgedehnte Fachkenntnisse und vor allem, was nicht übersehen werden darf, Einfühlungsvermögen, um unästhetische Entgleisungen zu vermeiden. Eine bedeutende psychologische Aufgabe liegt darin, Kunden eine bestimmte Haarfarbe, die sie verlangen und die nicht zu ihrem Typ paßt, auszureden. Ein guter

Friseur wird daher nicht nur erstklassige technische Arbeit liefern, sondern vor allem die Kundschaft beraten.

Die wichtigsten Haarfarben sind:
1. *Pflanzliche Farben:*
Henna, Pulver aus Blättern des afrikanischen Strauches Lawsonia inermis L.
Reng, Pulver aus Blättern des Indigostrauches.
Kamillenabsud aus römischen Kamillen.
Zwiebelschalenabsud der Küchenzwiebel.
Nußschalenabsud aus grünen Nüssen.
Teeblätterabsud.
2. *Metallsalze:*
Silber-, Kupfer-, Nickel-, Kobalt-, Wismut- und Eisensalze werden mit Pyrogallol als Reduktionsmittel zur Erzielung der verschiedenen Farbtöne verwendet.
3. *Oxydationsfarben:*
Mit diesen modernsten Erzeugnissen der Farbchemie lassen sich alle gewünschten Farbtöne erzielen.
Es werden auch Kombinationen, insbesondere von pflanzlichen Farben und von Metallsalzen verwendet.
4. *Die Bleichung des Haares*
d. h. die Zerstörung des natürlichen Farbstoffes erfolgt in der Regel mit 4—6%iger Wasserstoffsuperoxydlösung, die mit Ammoniak alkalisch gemacht wurde.

Die Veränderungen der Nägel

Bezüglich der anatomischen Voraussetzungen, die die Grundlage für das Verständnis der Nagelveränderungen bilden, verweisen wir auf das entsprechende Kapitel. Im einzelnen unterscheiden wir folgende Nagelveränderungen:
1. Veränderungen der Farbe der Nagelplatte.
2. Veränderungen der Form der Nagelplatte.
3. Veränderungen der Nagelbeschaffenheit.
4. Veränderungen der Nageloberfläche.
5. Veränderungen, die das Nagelbett, den Nagelwall und die Nageltasche betreffen.
6. Pilzinfektionen.

1. Die Farbänderungen der Nägel

Die gesunde Nagelplatte stellt eine mehr oder minder farblose Hornplatte dar, die das unterliegende Nagelbett rosa durchscheinen läßt. Nur im Bereiche des Mondes findet sich eine deutlich hellere Färbung.

Weißfleckung der Nägel

Die häufigste Veränderung der Nagelfarbe ist die Weißfleckung (Leukonychia). Es handelt sich dabei um weiße Fleckchen im Bereiche der Nagelplatte, die mit dem Nagel mitwachsen und sich somit langsam randwärts bewegen. Je nach der Ausdehnung dieser Weißfleckchen bezeichnet man sie als punktförmige Fleckchen (Leuconychia punktata), als strichförmige oder streifenförmige Weißfleckung (Leuconychia striata), bzw. wenn die Weißfärbung der Nagelplatte so ausgedehnt ist, daß sie praktisch zur Gänze betroffen wird, so spricht man von einer Leuconychia totalis.

Die Weißfärbung der Fingernägel wird an diesen Stellen durch Einlagerungen von kleinsten Luftbläschen bewirkt. Die Ursache dieser Veränderungen sind bis heute noch nicht bekannt.

Braunfärbung der Nägel

Braunfärbung der Fingernägel sieht man bei Angehörigen farbiger Rassen. Bei diesen findet man Pigmenteinlagerungen in den Nagelplatten, wobei meistens die Daumennägel am stärksten betroffen sind. Diese echten Farbänderungen der Nägel müssen streng unterschieden werden von solchen, bei denen der Farbstoff von außen auf die Nägel aufgebracht wurde. Es handelt sich dabei um die Einwirkung von Chemikalien zufolge des Berufs der Betroffenen (Photographen, Friseure, Arbeiter in Färbereien und anderen chemischen Betrieben, Gerber), um die Einwirkung von Medikamenten oder um zufällige, unbeabsichtigte Anfärbung bei verschiedenen Gelegenheiten.

Die Verfärbungen der Fingernägel, die zufolge von Pilzinfektionen zustande kommen, werden in diesem Zusammenhang besprochen werden.

2. Veränderungen, die die Größe und Form der Fingernägel betreffen

Hierher gehört als erste die *abnorme Kleinheit der Nagelplatten*. Es handelt sich dabei entweder um eine erbmäßig bedingte abnorm kleine Anlage der Fingernägel, oder meist bei Schulkindern zu sehen, um die Folge eines über Monate und Jahre hinaus andauernden Nägelbeißens.

Die Form und Größe der Fingernägel unterliegt überhaupt individuellen Schwankungen. Oft beobachtet man familiär besonders geformte Nägel im positiven wie negativen Sinn.

Eine weitere Veränderung der Nagelplatte ihrer Form nach ist die *Koilonychie* (Uhrglasnagel). Bei diesem Zustandsbild beobachtet man eine Eindellung der Nagelplatte, die damit eine Ähnlichkeit mit einem verkehrt liegenden Uhrglas erhält. Als Ursache dieser auffallenden Erkrankung kommen entweder von außen kommende Schädigungen der Nagelplatte oder innerliche Ursachen in Frage. Bei den letzteren ist bekannt die perniciöse Anämie und die chronische Stauung im kleinen oder Lungenkreislauf im Rahmen eines Herz-Lungenversagens.

Eine relativ häufig zu beobachtende abnorme Wuchsform der Nägel ist der K r a l l e n n a g e l (Onychogryposis). Es handelt sich dabei um eine immer stärker werdende Verdickung des Nagels, die ein Ausmaß von mehreren Millimetern, im Extremfall bis etwa einen Zentimeter erreichen kann. Der Nagel wächst dabei immer weiter und es bildet sich ein krallenartiges Gebilde aus. Gleichzeitig komt es zu einer gelbbraunen Verfärbung des Nagels, sodaß dieser schließlich einer Tierkralle ähnlich wird. Die Ursache dieser Deformierung liegt manchmal in einer vorangegangenen Verletzung des Nagelbettes, häufig aber ist eine besondere Ursache nicht zu erkennen.

Die N a g e l a b l ö s u n g *(Onycholysis)* stellt eine besonders häufige Abnormität, besonders der Fingernägel dar. Meist auf Grund von Manikürverletzungen kommt es zu einer zunächst noch kleinen, aber langsam fortschreitenden Ablösung des Nagels vom Nagelbett. Diese Ablösung kann so weitgehend sein, daß sich schließlich der Nagel, mit Ausnahme des Mondes, vollkommen von der Unterlage abgelöst hat. Da sich der Schmutz in dem immer tiefer werdenden Spaltraum besonders gut hält und von den Betroffenen mit Instrumenten entfernt wird, erfolgt die weitere Ablösung mehr oder minder mechanisch. Neben den Maniküreverletzungen kommen auch andere mechanische Traumen (Wäsche waschen etc.) in Frage.

3. Veränderungen der Nagelbeschaffenheit

Unter den Veränderungen der Nagelbeschaffenheit ist die wichtigste die *Hapalonychie*. Man versteht darunter ein Weichwerden der ganzen Nagelsubstanz, sodaß diese nicht mehr die nötige Widerstandskraft besitzt und immer dünner und brüchiger wird. Als Ursache nehmen wir in erster Linie von außen kommende Schädigungen und vor allem den ständigen Gebrauch von alkalischen oder anderweitigen hornsubstanzschädigenden Substanzen an.

Zur selben Gruppe von Nagelveränderungen gehört auch die *Onychorrexis*. Unter dieser Bezeichnung fassen wir alle jene Zustandsbilder zusammen, die sich durch eine leichte Brüchigkeit der Nagelplatten, die sich vor allem vom freien Rand her aufsplittern, auszeichnen. Nicht selten beobachtet man diesen Zustand nach Verletzungen, doch kann er auch ohne äußerlich erkennbare Ursache auftreten. Auch bei der Onychorrexis müssen wir von außen kommende Ursachen annehmen, vor allem ist hier an die Maniküre der Finger- und Nägel zu denken, an den ständigen Gebrauch von Nagellacken bzw. stark aggressiven Waschmitteln.

4. Veränderungen der Nageloberfläche

Auch die Veränderungen der Nageloberfläche spielen kosmetisch eine wichtige Rolle. Hiezu gehören die *Nagelquerrillen*. Es handelt sich um verschieden breite, 1 mm tiefe, senkrecht zur Längsachse des Nagels verlaufende Einsenkungen. Man nennt sie Beau'sche Linien oder Beau'sche Furchen. Als Ursache dieser Mißbildung kommen Ernährungsstörungen des Nagels in Frage; häufig läßt sich auch eine Schädigung des Nagelwachstums durch schwere interne Erkrankungen nachweisen. Die Querfurche wächst mit dem weiterwachsenden Nagel langsam gegen den freien Rand vor und stößt sich dort ab.

Die *Längsleisten* der Nägel und *Längsfurchen* sind eine Erscheinung, die wir vor allem im fortgeschrittenen Lebensalter beobachten. Sie stellen eine häufige Anomalie des Nagels bei alten Menschen dar.

Viele Hautkrankheiten erzeugen Veränderungen der Nageloberfläche. In erster Linie ist hier die Schuppenflechte zu nennen, die an den Fingernägeln kleine *punktförmige Grübchen* erzeugt. Aber auch andere Hautkrankheiten wie z. B. Ekzeme verursachen Nagelwachstumsstörungen, die sich in einer rauhen Oberfläche und in Niveaudifferenzen der sonst glatten Nageloberfläche ausdrücken.

5. Veränderungen, die das Nagelbett, den Nagelwall und die Nageltasche betreffen

Besondere Bedeutung in der Kosmetik, die sich auch mit der Nagelpflege (Maniküre) beschäftigt, hat der *Fingerwurm (Panaritium)*. Es handelt sich dabei um überaus schmerzhafte Eiterungen, die in der Haut des Fingers oder unter dem Nagel auftreten. Meist ist es notwendig, solche Abszeßbildungen chirurgisch zu öffnen, bzw. den Nagel herunterzureißen. Nicht selten greift eine solche Fingereiterung auf den Knochen oder auch auf die Gelenke über, sodaß selbst eine Amputation des Fingers notwendig werden kann.

Da solche Eiterungen gerne von Manikürverletzungen ihren Ausgang nehmen, ist, wie schon weiter oben öfters betont, der Desinfektion der verwendeten Instrumente und der Sauberkeit der Arbeit besondere Aufmerksamkeit zu schenken. Bei der Entfernung der überschüssigen Nagelhaut dürfen auf gar keinen Fall blutende Wunden erzeugt werden.

Die chronische Paronychie entwickelt sich im Bereich des hinteren Nagelwalles. Es entsteht zunächst eine stark schmerzhafte Schwellung, aus der dem Nagel entlang schließlich etwas Eiter fließt. Der Vorgang wiederholt sich in Abständen oft durch Wochen und Monate und heilt doch nicht ganz aus. Die Ursachen sind Eitererreger, die in die Nageltaschen eindringen (Manikürverletzung, Hausfrauenarbeit).

Der eingewachsene Nagel wird in der Regel an den Füßen, seltener an den Händen gesehen. Durch stärker werdende Krümmung der Nagelplatte, aber auch durch unzweckmäßige Formgebung des Nagels verursacht, bereitet dieses Zustandsbild starke Schmerzen. Erst die Entfernung des eingewachsenen Nagelteiles gibt Erleichterung.

6. Pilzinfektionen der Nägel

Verschiedene *Pilze*, die bereits im Rahmen der Hautkrankheiten beschrieben worden sind, befallen auch die Nagelplatten. Hiezu gehören:

Die Scherflechte der Nägel (Tinea ungium)

Es kommt dabei zu einem Befall der Hornstubstanz der Nägel mit Pilzen. Diese wachsen vom freien Rand her in die Nagelplatten ein. Die letzteren zeigen dabei eine weiße bis graue, manchmal auch gelbliche bis braune Verfärbung und werden undurchsichtig. Gleichzeitig verdickt sich der Nagel und zeigt eine Aufsplitterung vom freien Rande her. Der Prozeß schreitet langsam fort.

Erbgrind der Nägel wird durch besondere Pilze hervorgerufen. Die Krankheitsherde zeichnen sich durch eine eigentümliche, schwefelgelbe Verfärbung aus.

Die Behandlung der Nagelpilzerkrankungen, die heute in ständigem Zunehmen begriffen sind, ist Sache eines Facharztes. Da auf konservativem Wege ein Erfolg nicht zu erreichen ist, bleibt nichts anderes übrig, als die pilzkranken Nägel zu entfernen und durch eine entsprechende Nachbehandlung eine Infektion des nachwachsenden Nagels zu verhindern. Diese besteht aus einer entsprechenden Lokalbehandlung der Nagelbetten und modernen innerlich einzunehmenden Medikamenten.

DAS PROBLEM DER EBENMÄSSIGEN GESTALT

Fettleibigkeit — Magerkeit

Zu den wichtigsten kosmetischen Problemen gehört nach wie vor die Wahrung einer ebenmäßigen Gestalt, die, je nach der im Augenblick herrschenden Moderichtung, einmal ausgesprochen knabenhaft schlank, das andere Mal etwas stärker verlangt wird. Im medizinischen Sinne muß jedoch über dieses rein kosmetisch-ästhetische Verlangen hinaus einem gewissen Verhältnis Körpergröße : Körpergewicht große Bedeutung zugemessen werden, da besonders der übermäßige Fettansatz zu einer erhöhten Anfälligkeit gegenüber gewissen Krankheiten führt.

Im Gegensatz dazu ergibt sich bei der Magerkeit das Problem, durch entsprechende Maßnahmen das Körpergewicht zu steigern und für einen Fettansatz im Unterhautzellgewebe zu sorgen.

Damit durch die folgenden Ausführungen keine Irrtümer entstehen, seien die Begriffe übermäßiger Fettansatz und Fettsucht, Magerkeit und Magersucht definiert.

Unter einer Fett- bzw. Mager*sucht* verstehen wir einen primär krankhaften Zustand bei dem es — meist durch Fehlfunktion inkretorischer Drüsen — zu einer hochgradigen Gewichtsveränderung kommt. Diese führt nicht selten (Simmond'sche Kachexie) zum Tod. Die Behandlung einer Fett- bzw. Mager*sucht* ist Sache eines Arztes.

Demgegenüber verstehen wir unter Fettleibigkeit und Magerkeit Zustände, die in einem gewissen physiologischen Rahmen bleiben und daher nicht als Krankheit im medizinischen Sinn aufgefaßt werden können. Wenn daher eine Dame, die jeden Nachmittag in der Konditorei Schlagsahne und Torte ißt, 12 oder 15 kg Übergewicht zeigt, so gehört dies beseitigt, doch ist dies sicher keine Fett*sucht*.

Das Problem der Abmagerungskuren

Die F e t t l e i b i g k e i t, zu der eine große Anzahl Menschen, besonders Frauen, neigen, ist nicht nur ein ästhetisches Problem, sondern hat auch eine große medizinische Bedeutung. Man kann dabei nicht ohne weiters entscheiden, ob ein Übergewichtiger als kranker Mensch anzusehen ist oder nicht. Zu beurteilen, ob eine leichte Fettleibigkeit noch als gesund, oder bereits als pathologisch einzustufen ist, ist selbst für den Arzt oft sehr schwierig, ja unmöglich. Die Übergänge sind zu wenig profiliert, zu fließend.

Um so interessanter und wichtiger hingegen scheint die durch Jahrhunderte überlieferte ärztliche Erfahrung, daß Fettleibigkeit immer ein *erhöhtes Gefahrenmoment* für den Organismus mit sich bringt. Sie wirkt gewissermaßen als Schrittmacher für andere Erkrankungen und kann deren Entwicklung begünstigen bzw. ihren Verlauf beeinflussen.

Der Bedeutung nach an erster Stelle stehen dabei die *Folgen der Fettleibigkeit für Herz und Kreislauf*. Dies deshalb, da sie am häufigsten eintreten und da sie mit einer *direkten Lebensgefahr* für den Patienten verbunden sein können.

Jede Gewichtsvermehrung des Körpers bedeutet eine Mehrbelastung für Herz und Kreislauf. Während man in der Technik bei den modernen Transportmitteln eine ständige Verbesserung des Leistungsgewichtes dadurch anstrebt, daß man die Motorleistung steigert, und das Gewicht des Fahrgestelles durch leichte Bauweise vermindert, läßt sich analog dazu beim Menschen das Leistungsgewicht durch Training des Herzens als Kreislaufmotor nur gering beeinflussen. Man kann jedoch durch Reduktion eines übermäßigen Körpergewichts bei gleichbleibender Leistung, das *Leistungsgewicht* entscheidend verbessern.

Kreislauftote pro 10.000 Einwohner   kg/Fett pro Jahr und Einwohner

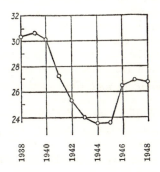 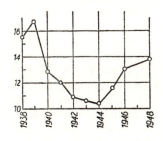

Mortalität an Kreislaufkrankheiten auf 10.000 Lebende (links) und Fettverbrauch in Kilogramm je Jahr (rechts) in Norwegen. Nach STRØM und JENSEN.

Leider begünstigen die Errungenschaften unserer Zivilisation und die durch sie bedingte moderne Lebensweise die Fettleibigkeit. Die körperliche Bewegung ist auf ein Minimum reduziert und überreiche Ernährung führt ihrerseits zwangsläufig zur Erhöhung des Eigengewichtes. Bei zunehmender Fettleibigkeit entwickelt sich ein immer ungünstiger werdendes Mißverhältnis zwischen Körpergewicht und Leistungsfähigkeit des Herz-Kreislaufsystems, an dessen Ende das Versagen von Herz und Kreislauf stehen. Eine solche Katastrophe kann ganz akut in Erscheinung treten und entwickelt sich meist dann, wenn besondere Leistungen vom Organismus verlangt werden (Operation, Entbindung, schwere Erkrankung etc.).

Der Zusammenhang zwischen Körpergewicht und Herztod geht aus einem Bericht amerikanischer Militärärzte mit erschreckender Deutlichkeit hervor: Bei 80 jungen Soldaten im Alter von 26—36 Jahren, die an Herzinfarkt starben wurden nicht weniger als 73 übergewichtig gefunden. Von Interesse ist die vorstehende Gegenüberstellung der Sterblichkeit an Kreislaufkrankheiten auf 10.000 Lebende und der gleichzeitige Fettverbrauch in kg pro Jahr in Norwegen.

Eine weitere, sehr häufig auftretende Komplikation bei der Fettleibigkeit ist der *hohe Blutdruck*. Die Untersuchungen an 74.000 Industriearbeitern durch MASTER, DUBLIN und MARX zeigten, daß der durchschnittliche Blutdruck mit zunehmendem Körpergewicht ständig ansteigt. Auch zwischen *Übergewicht* und *Zuckerkrankheit* bestehen charakteristische Zusammenhänge. Neuere Untersuchungen, die vor allem in den Vereinigten Staaten durchgeführt wurden, zeigten, daß die Zuckerkrankheit bei übergewichtigen Männern rund 4mal so häufig, bei fettleibigen Frauen 3—4mal so häufig auftritt als bei Normalgewichtigen. JOSLIN fand unter 1000 Diabetesfällen, die er untersuchte, im Beginn der Erkrankung *77% Übergewichtige*, 15% Normalgewichtige und 8% Untergewichtige. Es ist allerdings nicht zu übersehen, daß in der Mehrzahl der Fälle die Fettleibigkeit der Zuckerkrankheit lange vorausgeht. Die meisten übergewichtigen Zuckerkranken befinden sich jenseits des 30. Lebensjahres und besonders häufig bereits im 5. Lebensdezennium.

Von großer Wichtigkeit ist die Fettleibigkeit und ihr *Zusammenhang mit chirurgischen Komplikationen*. Einmal verursacht ein übermäßiger Fettansatz bedeutende technische Schwierigkeiten bei der Durchführung chirurgischer Eingriffe. Er kann ferner die Wundheilung unangenehm erschweren und eine ausgesprochene *Neigung zur Venenthrombose* verursachen. Diese Thrombosebereitschaft wird sicherlich gefördert durch die Häufigkeit von Krampfadern bei Fettleibigen, sowie durch die relative oder absolute Herzleistungsverminderung.

Auch der Zusammenhang zwischen *Fettleibigkeit und Gallenblasenerkrankungen* darf nicht übersehen werden. Es ist eine sehr geläufige Erscheinung, daß besonders dicke Frauen relativ häufig unter Gallenwegserkrankungen leiden. Nach DUBLIN war die Sterblichkeit an Gallenblasenerkrankungen bei Fettleibigen rund 3mal so häufig als bei Normalgewichtigen.

Ein Zustandsbild, das wie die Fettleibigkeit einen derartigen Einfluß auf die Entstehung und den Verlauf anderer Krankheiten hat und noch dazu wegen seiner Häufigkeit eine Alltagserscheinung geworden ist, muß notwendigerweise außer einer klinischen auch eine sehr große sozialmedizinische Bedeutung haben. Vor allem die großen amerikanischen Versicherungsgesellschaften haben sich aus kommerziellen Gründen veranlaßt gesehen, dieses Problem genau zu studieren. Ihrem riesigen Zahlenmaterial, das über mehrere Jahrzehnte zusammengetragen wurde, sind interessante Aufschlüsse zu verdanken, die die Beeinflussung der Lebenserwartung durch Übergewichtigkeit zeigen.

Nach DUBLIN erreicht normalerweise ein Mensch sein optimales Körpergewicht im Alter von etwa 30 Jahren. Gelingt es ihm dann in den folgenden Jahren das Körpergewicht auf diesem Stand zu halten, also eine wesentliche Gewichtszunahme zu vermeiden, *dann ist die rechnerisch längst mögliche Lebensdauer erreichbar*. In welchem Maße dagegen eine Gewichtszunahme die Sterblichkeit erhöhen kann, zeigt die Tabelle, die nach den Ergebnissen von DUBLIN und LOTKA zusammengestellt ist. Es ergibt sich daraus, daß Übergewichtigkeit je nach ihrem Ausmaß eine Steigerung der Sterblichkeit um 25% bis 75% des normalen Durchschnittswertes zur Folge hat.

Noch aufschlußreicher werden diese Ergebnisse, wenn man das Lebensalter berücksichtigt, *da Übergewichtigkeit bei Personen, jenseits des 45. Lebensjahres viel schwerwiegender ist,* als in jüngeren Jahren. Ein sehr eindrucksvolles Bild über die Bedeutung der Fettleibigkeit und ihren Einfluß auf die Sterblichkeit in den wichtigen Jahren zwischen 45 und 50 zeigt die Tabelle. In diesem Lebensalter läßt also bereits *ein Mehrgewicht von 11 kg eine Verkürzung der Lebensdauer um 25% zu erwarten.*

Übergewicht in kg	Durchschnittliche Zunahme der Todesrate
4,5	um 8%
9,0	um 18%
13,6	um 28%
18,0	um 45%
22,6	um 56%
27,2	um 67%
31,8	um 81%
36,2	um 116%

Körpergewicht	Zahl der Todesfälle
Bei normalem Standardgewicht	844
Bei Übergewicht von 5—14%	1027
Bei Übergewicht von 15—24%	1215
Bei Übergewicht von 25% und mehr	1472

Der Einfluß des Körpergewichtes auf die Mortalität bei Personen im Alter von 45—50 Jahren.

Einfluß des Körpergewichtes auf die Mortalität (Todesfälle bezogen auf 100.000 Personen). Nach DUBLIN LOTKA.

Obgleich dem Laien das Problem des übermäßigen Fettansatzes recht simpel erscheinen mag, trifft dies keineswegs zu. Man hat immer das Beispiel der *Tiermast* vor Augen und ist geneigt, ein einfach mathematisches Verhältnis zwischen der Menge der aufgenommenen Nahrung und Körpergewicht anzunehmen. Dies stimmt jedoch nur in einem kleinen Bereich.

Verschiedene *Selbstregulationsmechanismen* beeinflussen den Vorgang des Fettansatzes entscheidend; dies beweist die Tatsache, daß auch eine weitere Steigerung der zugeführten Nahrungsmenge keine weitere Gewichtszunahme bewirkt, wenn der betreffende Organismus einmal ein gewisses Gewicht erreicht hat. Große Fortschritte im Studium der Fettsucht und Magerkeit konnte die Wissenschaft in den letzten Kriegs- und Nachkriegsjahren erzielen, als Tausende von Menschen einer sowohl qualitativen wie quantitativen Hungerdiät ausgesetzt waren. Dabei konnte man sehen, daß ein feines Regulationssystem ein bestimmtes Körpergewicht mit großer Zähigkeit zu erhalten sucht. Man bezeichnet dieses als *individuelles Gewicht*, das sich bei jedem Menschen nach Konstitution, Alter und Veranlagung richtet. Es wird auch bei relativ reicher Kost kaum überschritten und nach vorübergehender Unterernährung rasch wieder erreicht. Von diesen bisher besprochenen mehr oder weniger im Bereich des Normalen liegenden Fällen sind natürlich solche abzutrennen, bei denen durch hormonelle Fehlsteuerung das schwere Bild der krankhaften Mager- und Fettsucht vorliegt.

Das *individuelle Gewicht* ist bei den einzelnen Menschen recht verschieden und liegt einmal etwas höher, einmal etwas tiefer. Dies ist zweifellos auf die Fähigkeit mancher Menschen zurückzuführen, die Nahrungsmittel besonders gut ausnützen, oder aber auf eine unrationell gesteigerte Verbrennung der Nahrungsmittel im Körper, wie sie z. B. bei der Schilddrüsenüberfunktion beobachtet wird. Von diesem individuellen Gewicht ist das sog. *Normalgewicht* zu unterscheiden, das auf Grund von Formeln oder Tabellen bestimmt wird. Als Faustregel kann die BROCAsche *Formel* angewandt werden:

$$\text{Normgewicht} = (\text{Körperlänge in cm} - 100) \times \text{kg}$$

Die BERNHARDsche *Formel* berücksichtigt auch den Skelettbau:

$$\text{Normgewicht} = \frac{\text{Körperlänge} \times \text{mittlerer Brustumfang}}{240}$$

Man darf allerdings nicht übersehen, daß in vielen Fällen ein übermäßiger Fettansatz nur durch *gewohnheitsmäßiges Vielessen bewirkt wird,* indem die Nahrungsaufnahme zu einem ständigen Vergnügen gemacht wird (Schlemmer).

Da der Körper mit großer Zähigkeit sein individuelles Gewicht einzuhalten versucht, erfordert der Wunsch, das Körpergewicht darunter zu halten, *ständige diätetische Maßnahmen.* Dies ist eine betrübliche Tatsache, aber unabänderlich, da es bis heute noch kein Wundermittel gibt, das bei gleichzeitiger Schlemmerei eine Gewichtsreduktion bewirkt. Alle Behandlungsmaßnahmen, die im Anschluß besprochen werden, können nur das verständnisvolle Verhalten der Betroffen bei der Durchführung der Diät unterstützen, erleichtern oder den Erfolg verstärken; *nie aber einem Vielfraß eine schlanke Linie einbringen.*

Zum weiteren Verständnis ist es unbedingt erforderlich, zunächst den K a l o r i e n b e g r i f f klarzustellen. Die *Kalorie* ist eine Maßeinheit mit der die Wärmemenge gemessen wird. So wie man Längen in Meter, Flüssigkeiten in Liter, Gewichte in Kilogramm mißt, so bestimmt man die Wärmemenge in Kalorien. Die genaue Definition dieser Maßeinheit gibt an, daß darunter jene Wärmemenge zu verstehen ist, die notwendig ist, um 1 g Wasser von 14,5° C um 1° C zu erwärmen. Die Abkürzung für diese sog. kleine Kalorie ist cal. zum Unterschied von der großen Kalorie oder Kilogrammkalorie (kcal), die 1000 kleinen Kalorien entspricht.

Wir können also einerseits den Energiebedarf unseres Körpers, der als Verbrennungsmaschine aufgefaßt werden kann, in Kalorien angeben, andererseits den Heizwert der verschiedenen Nahrungsmittel in derselben Maßeinheit ausdrücken.

Der Brennwert der Nahrungsmittel wird im sog. Bombenkalorimeter bestimmt, einem Apparat, in dem man eine gewogene Menge einer Substanz in reinem Sauerstoff explosionsartig verbrennt und aus der Absorption der entstandenen Wärme durch einen Wassermantel die Kalorien berechnet.

Es ist natürlich leicht einzusehen, daß dieser Wert, der rein theoretisch ist, in unserem Körper nicht erreicht werden kann, da auch alle, für uns unverwertbaren Substanzen, wie etwa Zellulose, mitverbrannt werden, den Darmkanal jedoch unverändert verlassen. Der Unterschied dieser Werte ist jedoch nicht besonders groß und kann für den täglichen Gebrauch vernachlässigt werden.

Maßnahmen zur Gewichtsreduktion

Das Problem der Gewichtsreduktion ist überaus vielfältig und umfaßt mehrere Faktoren, die einzeln besprochen werden sollen. Grundsätzlich besteht es aus zwei Teilaufgaben:

a) Abbau eines Übergewichtes

b) Erhaltung des Idealgewichtes ohne Verminderung der Leistungsfähigkeit des Körpers.

Überdies fordern wir, daß die Gewichtsreduktion auf Kosten von überschüssigem Fett und Wasser geschehen muß, während der Eiweißgehalt des Körpers nach Möglichkeit gleichbleiben oder sogar gesteigert werden soll. Mehrere Wege führen zu diesem Ziel:

1. *Berechnung des täglichen Kalorienbedarfs und Verminderung der Nahrungszufuhr,* sodaß durch ein entstehendes Defizit das überschüssige Fett langsam abgebaut und verbrannt wird.

2. *Steigerung des täglichen Kalorienverbrauchs* durch erhöhte Verbrennung: Gymnastik, körperliche Ertüchtigung, Spaziergänge, Sport etc.

3. *Steigerung der individuellen Verbrennung* durch Steigerung des Grundumsatzes. Verwendung von Schilddrüsenpräparaten unter Aufsicht eines Arztes.

4. *Bekämpfung des Hungers,* der im Gefolge einer Abmagerungsdiät auftritt, durch schlackenreiche Kost, sowie eventuell durch medikamentöse Appetitzügler.

5. *Schlechtere Ausnützung der Nahrungsmittel* im Darm und *erhöhte Wasserausscheidung* durch Beschleunigung der Darmpassage. Verwendung von Abführmitteln und Darmspülungen.

6. *Beschränkung der Flüssigkeitsmenge.*

7. *Entfernung überschüssiger Wassermengen* durch Schwitzbäder.

8. Vermeidung der Ansammlung von Wassermengen im fettentleerten Subcutangewebe durch *Regelung unseres Elektrolythaushaltes.* Verminderung der Kochsalz-(Natrium-)zufuhr und Erhöhung der Kaliumzufuhr (Kartoffeltage, Traubentage etc.).

9. *Verwendung von modernen Ionenaustauschern* unter ärztlicher Kontrolle.

10. *Steigerung des lokalen Zellstoffwechsels* durch Anwendung von Massagen, durchblutungssteigernden Mitteln, elektrischen Muskelturnens und verschiedener Saugmassageapparate.

Es ist leicht einzusehen, daß die besten und bleibenden Erfolge nur durch eine Kombination aller Wege erreicht werden. Jede radikale Entfettungskur ist aus mehreren Gründen auf das schärfste abzulehnen:

Einmal können dem Körper durch unzweckmäßiges und radikales Fasten bleibende Schäden zugefügt werden und überdies besteht die Gefahr der Provozierung einer Infektionskrankheit durch Verminderung unserer Abwehrkräfte bei Eiweißverarmung. Besonders zu warnen ist vor der Tuberkulose, die bei radikalen Fastenkuren aufflackern kann.

Überhaupt sollte man sich zu einer Reduktionskur nur dann entschließen, bzw. zu einer solchen raten, wenn zuvor eine ärztliche Untersuchung die Unbedenklichkeit der Durchführung bestätigt.

Nicht genug warnen kann man vor einer Fastenkur bei Vorliegen einer tuberkulösen Erkrankung, da diese durch drastische Gewichtsreduktion zu neuerlicher Aktivität angefacht werden kann.

Bei der Pubertätsfettsucht junger Mädchen ratet man von jedem Versuch einer Gewichtsreduktion ab. Einerseits verschwindet sie in den meisten Fällen mit der Zeit von selbst, andererseits kann sie bei radikalen Versuchen in eine spätere Magersucht umschlagen, die sich noch schwerer beeinflussen läßt.

Am besten bewährt hat sich die *langsame Reduktion* des Körpergewichtes, wobei ein Sollwert von einem Gewichtsverlust von etwa 1 kg pro Monat erreicht werden möge. Auch stellt eine mäßige Diät an die Psyche des Patienten nicht solche Anforderungen und wird erfahrungsgemäß eingehalten, während die ganz strengen Diätregeln nur wenige Tage befolgt werden und der eingetretene Erfolg durch eine Schlemmperiode nicht nur zunichte gemacht, sondern meist in das Gegenteil verwandelt wird.

1. Berechnung des täglichen Kalorienbedarfs und Verminderung der Nahrungszufuhr

Erstellung der Reduktionsdiät

Wir decken unsere Energiebedürfnisse durch die *Nahrung*, die, wenn sie richtig zusammengesetzt ist, alle Stoffe enthält, die wir benötigen, damit unsere Leistungsfähigkeit erhalten wird, um unsere Körperfunktion in Gang zu halten und um Arbeit zu leisten. Analysiert man die Nahrungsmittel, so findet man, daß sie sich grundsätzlich aus zwei Gruppen von Stoffen aufbauen:

1. *Kalorienträger*, die im Körper verbrannt werden.
2. *Nichtkalorienträger*, zu denen wir die Vitamine und Mineralstoffe sowie das Wasser rechnen.

Beide Gruppen sind gleich wichtig, da der Mangel auch nur eines einzigen Stoffes unseren Körperhaushalt empfindlich stört und zu sogenannten Mangelerkrankungen führt.

Die Kalorienträger kann man einteilen in die Grundnährstoffe
Fett
Eiweiß
Kohlehydrate (Zucker und Stärke).

Jedes natürliche Nahrungsmittel setzt sich daher aus einem oder mehreren dieser Grundnährstoffe zusammen und besitzt daneben noch in mehr oder minder reichlichem Maße Vitamine, Mineralstoffe und sog. Ballaststoffe, die für unseren Körper unverwertbar sind. Trotzdem ist ein gewisses Maß von Ballaststoffen in unserer Nahrung nötig, um die Darmfunktion in Gang zu halten und unserer Nahrung ein gewisses *Volumen* zu geben, das für das *Sättigungsgefühl* unbedingt erforderlich ist.

Untersucht man die Grundnährstoffe auf ihren Kaloriengehalt, so ergeben sich folgende Werte:

1 Gramm Fett enthält etwa 9 cal.
1 Gramm Zucker enthält etwa 4 cal.
1 Gramm Eiweiß enthält etwa 4 cal.

Von Interesse ist es, schon hier zu erwähnen, daß ein Gramm Alkohol etwa 7 Kalorien Brennwert besitzt. Es ergibt sich schon daraus die Schlußfolgerung, daß zur Kalorieneinsparung am besten die Fettzufuhr reduziert wird, da sich hiedurch der Kalorienwert der Nahrung am meisten vermindert. Aus dem gleichen Grund müssen auch alkoholische Getränke gestrichen werden.

An dieser Stelle sei jedoch gleich bemerkt, daß eine Fettmenge von etwa 20—30 g pro Tag nicht unterschritten werden soll, da einerseits die zubereiteten Speisen sonst unbekömmlich sind und fade schmecken, andererseits bei Verwendung von Butter als Fettsubstanz dem Körper wertvolle Vitamine und essentielle Fettsäuren zugeführt werden.

Die Stoffgruppe der Kohlehydrate leitet ihren Namen von ihrer chemischen Zusammensetzung ab. Sie enthalten in ihrem Molekül nur Kohlenstoff, Sauerstoff und Wasserstoff, wobei Sauerstoff und Wasserstoff im gleichen Verhältnis wie im Wasser (1:2) enthalten sind.

Der chemischen Zusammensetzung nach unterscheidet man *einfache Zucker*, wie den Traubenzucker oder den Fruchtzucker, die die Formel $C_6H_{12}O_6$ besitzen, von den *zusammengesetzten Zuckern*, bei denen sich mehrere Moleküle von einfachen Zuckern zusammenschließen.

Die wichtigsten zusammengesetzten Zucker sind der Rohr- oder Rübenzucker, der Malzzucker und der Milchzucker; sie bestehen aus 2 Molekülen einfachen Zucker und haben daher die Formel $C_{12}H_{22}O_{11}$. Sind jedoch viele hundert oder tausend Zuckermoleküle zu einem Riesenmolekül vereinigt, so liegen sie als *Stärke* oder *Glykogen* (tierische Stärke) vor.

Auch die Zellulose ist aus Zucker aufgebaut. Unsere Verdauungsfermente können jedoch ihre Riesenmoleküle nicht aufspalten, daher ist sie in der Nahrung für uns unverwertbar. Mit Hilfe von chemischen Methoden kann man jedoch auch dieses Polysaccharid aufspalten und erhält dann den sog. Holzzucker.

Aus diesen Überlegungen heraus ergibt sich schon von selbst, daß es vom energetischen Standpunkt aus völlig gleich bleibt, ob man Brot, Honig oder Zucker ißt. Der Grundstoff ist immer der gleiche. Wichtig zu wissen ist, daß der tierische Organismus und daher auch der Mensch in der Lage ist, aus Zucker Fett aufzubauen. Auf dieser Tatsache beruht die Tiermast, da kohlehydratgemästete Tiere Fett ansetzen. Man denke an die Schweinemast, bei der die Tiere ausschließlich Kohlehydrate in Form von Maisschrot und anderen Getreidesorten erhalten.

Als letzte Gruppe von Nährstoffen sind die Eiweiße zu nennen. Sie sind chemisch kompliziert gebaut. Alle Eiweiße, zu denen wir natürlich nicht nur das Hühnereiweiß — wie es der Laie meistens tut — sondern auch die tierischen und pflanzlichen Eiweiße rechnen, sind aus Riesenmolekülen aufgebaut, deren Molekulargewicht von mehreren tausend bis zu vielen Millionen reicht. Die Riesenmoleküle der Eiweißkörper selbst sind ähnlich wie die komplizierten Zucker aus einfacheren Molekülen zusammengesetzt, die man als Aminosäuren bezeichnet. Man kennt von ihnen etwa 23 verschiedene Typen. Es handelt sich um mehr oder weniger einfach gebaute organische Säuren, die eine stickstoffhältige organische Gruppe enthalten, die sog. Aminogruppe (NH_2). Manche der Aminosäuren enthalten auch Schwefel in organischer Bindung.

Unser Körper, dessen lebende Substanz aus Eiweiß besteht, benötigt als Ersatz für das täglich verloren gehende Körpereiweiß ein gewisses, unbedingt nötiges Minimum an Eiweißnachschub, da sich sonst unser eigener Eiweißvorrat vermindern würde. Man nennt diese Mindestmenge das tägliche *Eiweißminimum*.

Das Eiweißminimum soll durch „vollwertiges" Eiweiß in der Nahrung gedeckt werden. Vollwertig ist ein Eiweiß dann, wenn es alle jene Aminosäuren enthält, die der Körper nicht selbst herstellen kann und auf deren Zufuhr er angewiesen ist. Erfahrungsgemäß ist tierisches Eiweiß vollwertiger als pflanzliches, das manche der wichtigen Aminosäuren nicht enthält. Aus diesem Grunde ist auch eine ausschließliche Ernährung des Menschen auf vegetarischer Basis nicht möglich. Wir sind auf jeden Fall gezwungen, tierisches Eiweiß zuzuführen, wenn dies auch in Form von Milchprodukten erfolgen kann.

Auch vom rein ökonomischen Standpunkt betrachtet, ergeben sich Unterschiede zwischen tierischem und pflanzlichem Eiweiß. Man bezahlt für die gleiche Eiweißmenge verschieden viel, je nachdem in welcher Form man sie kauft. Am besten und gleichzeitig am billigsten ist die Milch als Eiweißlieferant; an nächster Stelle kommt der Fisch und schließlich die anderen tierischen Eiweißprodukte wie Fleisch etc.

Das Pflanzeneiweiß, das besonders in der Sojabohne reichlich enthalten ist, stellt in Notzeiten eine wertvolle Quelle dar. Als letzte Gruppe von Eiweißlieferanten kommen Mikroorganismen (Hefe) und Schwämme in Frage, deren Eiweiß sehr gesund und überdies vitaminreich ist.

Wollen wir daher eine Abmagerungsdiät zusammenstellen, so müssen wir diese verschiedenen Eigenschaften der Grundnährstoffe berücksichtigen.

Die Eiweißzufuhr steigert überdies noch die Verbrennungsvorgänge in unserem Körper. Man nennt dies die *spezifisch-dynamische Wirkung der Eiweißkörper*. Unter diesem Begriff versteht man, daß zur Verbrennung von einer bestimmten Menge Eiweiß eine größere Kalorienmenge benötigt wird, als das Eiweiß selbst enthält. Die Verbrennung von Eiweiß im Körper bedeutet daher einen kalorienmäßigen Defizit. Auf dieser Überlegung beruht auch die sog. „Iß-Dich-schlank-Diät", eine Kost, die praktisch nur aus Eiweiß besteht.

Wir fordern daher aus diesen Gründen für unsere *Reduktionsdiät* einen hohen Prozentsatz an Eiweiß, der am besten durch Milch und mageres Fleisch gedeckt wird. Hinzu kommen etwa 30 g Butterfett oder anderes pflanzliches Fett, doch sind auch tierische Fette nicht verboten. Selbstverständlich ist das mit der Vollmilch genossene Fett von dieser Fettmenge abzuziehen. Den Rest der noch verbleibenden Kalorien decken wir durch Kohlenhydrate und Zucker. Als Füllmittel und gleichzeitige Mineral- und Vitaminlieferanten geben wir größere Mengen von Gemüse und Obst, wobei jedoch zu berücksichtigen ist, daß manche Obstsorten sehr zurckerreich sind, sodaß auch dieser Zucker in unserer Kalorienrechnung berücksichtigt werden muß.

Die Verteilung der errechneten Nahrungsmittelmenge soll auf 3 Mahlzeiten erfolgen, wobei das Frühstück reichlich ausfallen muß. Auch zu Mittag können wir noch relativ viel bewilligen, während am Abend die kleinste Mahlzeit eingenommen werden soll. Die Gründe für diese Aufteilung der täglichen Kalorien liegen einerseits in der Erhaltung der Leistungsfähigkeit bei der Arbeit, die bei Zuckermangel im Blut absinkt, andererseits darin, daß man über Nacht den Verdauungsapparat nicht belasten will. Diese Erkenntnisse spiegeln sich ja auch im Volksmund wieder, der nicht so unrecht sagt, daß das Nachtmahl das Fett ansetzt.

Schlackenreiche Brotsorten wie Vollkornbrot, Grahambrot etc. sowie zellulosereiche Gemüse erzeugen ein Sättigungsgefühl und fördern die Darmtätigkeit und die Verdauung.

Als Ausgangspunkt zur Berechnung der Diät ist der G r u n d u m s a t z zu nehmen, der jedoch nur eine mehr oder minder theoretische Größe ist. Er ist der durchschnittliche Kalorienverbrauch unseres Körpers in ruhendem Zustand

Grundwerte für die Bestimmung des Soll-Grundumsatzes

Gewicht kg	Männer	Frauen	Gewicht kg	Männer	Frauen
25	410	894	63	933	1258
26	424	904	64	947	1267
27	438	913	65	960	1277
28	452	923	66	974	1286
29	465	932	67	988	1296
30	479	942	68	1002	1305
31	493	952	69	1015	1315
32	507	961	70	1029	1325
33	520	971	71	1043	1334
34	534	980	72	1057	1344
35	548	990	73	1070	1353
36	552	999	74	1084	1363
37	575	1009	75	1098	1372
38	589	1019	76	1112	1382
39	603	1028	77	1125	1391
40	617	1038	78	1139	1401
41	630	1047	79	1153	1414
42	644	1057	80	1167	1420
43	658	1066	81	1180	1430
44	672	1076	82	1194	1439
45	685	1085	83	1208	1449
46	699	1095	84	1222	1458
47	713	1105	85	1235	1468
48	727	1114	86	1249	1478
49	740	1124	87	1263	1487
50	754	1133	88	1277	1497
51	768	1143	89	1290	1506
52	782	1152	90	1304	1516
53	795	1162	91	1318	1525
54	809	1172	92	1332	1535
55	823	1181	93	1345	1544
56	837	1191	94	1359	1554
57	850	1200	95	1373	1564
58	864	1210	96	1387	1573
59	878	1219	97	1400	1583
60	892	1229	98	1414	1592
61	905	1238	99	1428	1602
62	919	1248	100	1442	1611

bei gemäßigter Temperatur. Zu diesem Grundumsatz addiert man je nach körperlicher Tätigkeit etwa 30% als *Leistungsumsatz* und zieht nun so viel ab, als Übergewicht besteht, jedoch nie mehr als 50%, da dies erfahrungsgemäß nicht eingehalten werden kann.

Man vergesse auf den besonderen Kaloriengehalt von Süssigkeiten nicht, bei deren Genuß jede Diät illusorisch ist. *Ein Bonbon kann bis zu 80 Kalorien enthalten. 100 g Pralinen enthalten mehr Kalorien als für ein Nachtmahl erlaubt ist.*

Bei der Bereitung der Speisen muß auf die Fettmenge besonders geachtet werden. Gebratene oder gebackene Speisen sind viel kalorienreicher als gekochte. Mageres Kalbfleisch ist gut — als Wienerschnitzel jedoch sinnlos. Die besonders in den letzten Jahren aufgekommene Methode des Grillens erweist sich bei der Herstellung einer Diätkost als besonders zweckmäßig. Gegrillte Nahrungsmittel zeichnen sich durch besondere Bekömmlichkeit aus, sind schmackhaft und gut und überdies fettarm.

Zur ungefähren Bestimmung des Grundumsatzes können die dem Buche Holzers (Holzer, Physikalische Medizin, Wilhelm Maudrich, Wien, 1947) entnommenen Tafeln dienen.

Zuschlagswerte für die Bestimmung des Soll-Grundumsatzes für Männer
Alter in Jahren

cm	21	26	31	36	41	46	51	56	61	66	70
151	614	580	546	512	479	445	411	377	343	310	283
156	639	605	571	537	504	470	436	401	368	335	308
161	664	630	596	562	529	495	461	427	393	360	333
166	689	655	621	587	554	520	486	452	418	385	358
171	714	680	646	612	579	545	511	477	444	401	383
176	739	705	671	637	604	570	536	502	469	435	408
181	764	730	696	662	629	595	561	527	494	460	433
186	789	755	721	678	654	620	586	552	519	485	458

Zuschlagswerte für die Bestimmung des Soll-Grundumsatzes für Frauen
Alter in Jahren

cm	21	26	31	36	41	46	51	56	61	66	70
151	181	158	134	111	88	64	41	17	—6	—29	—48
156	190	167	144	120	97	73	50	27	—3	—20	—39
161	199	176	153	129	106	83	59	36	+13	—11	—30
166	209	185	162	139	115	92	69	45	22	—2	—20
171	218	195	171	148	125	101	78	54	31	+8	—11
176	227	204	181	157	134	110	87	64	40	17	—2
181	237	213	190	166	143	120	96	73	50	26	+8
186	246	222	199	176	152	129	106	82	59	35	17

Berechnungsbeispiel: Eine 35jährige Dame mit 165 cm Körperlänge und 80 kg Körpergewicht hat der Tabelle nach einen theoretischen Grundumsatz von 1420 + 139 Kalorien. Ihr Sollgewicht wäre nach der Broca'schen Formel 165 — 100 = 65 kg. Ihrer Konstitution nach bewilligt man ihr ein Mehrgewicht von 3 kg = 68 kg, somit hat sie ein Übergewicht von 12 kg. Dies ist rund 20%.

Grundumsatz (1559 cal.) und 30% Leistungsumsatz (468 cal.) ergeben ein theoretisches Energiebedürfnis von 2027 cal. pro Tag. Dem Übergewicht entsprechend werden 20% abgezogen. Dies ergibt eine zu bewilligende tägliche Kalorienmenge von 1600 cal.

Diese 1600 Kalorien werden aufgeteilt:
Frühstück 450 cal.,
Mittag 750 cal.,
Abend 400 cal.

Maßnahmen zur Gewichtsreduktion

Ergibt die strenge Einhaltung dieser Diät noch keine befriedigende Gewichtsabnahme, so legen wir einmal in der Woche einen kalorienarmen Rohkosttag ein.

Als Grundlage jeder Diät kann die sog. *1000-Kaloriendiät* nach UMBER dienen, der je nach der erlaubten Kalorienzahl verschiedene Zulagen hinzugefügt werden können.

1. *Frühstück:* 200 ml Kaffee oder Tee, 20 ml Milch, 50 g Schrotbrot, 30 g Weißbrot.
2. *Vormittags:* 100 g Äpfel oder andere nicht zu zuckerreiche Obstsorten.
3. *Mittags:* 200 g mageres Fleisch mit 10 g Butter, 200 g Gemüse, 80 g Obst. Das Fleisch wird zweckmäßigerweise gegrillt.
4. *Nachmittag:* 150 ml Tee oder Kaffee, 20 ml Milch.
5. *Abends:* 100 g Fleisch, 100 g Gemüse, 20 g Schrotbrot, 200 ccm Tee.
6. Vor dem Schlafengehen 100 g Obst.

Gesamtgehalt dieser Nahrung 94 g Eiweiß, 24 g Fett, 102 g Kohlenhydrate: Insgesamt etwa 1000 Kalorien. Natürlich kann man diese Diät nicht über längere Zeit hin einhalten, deshalb muß man sie nach der Kalorientabelle ergänzen.

Nahrungsmitteltabelle

Kaloriengehalt einiger Nahrungsmittel und ihr Gehalt an Hauptnährstoffen nach Wiener Medizinal-Kalender

100 g enthalten	Eiweiß g	Fett g	Kohlehydrate g	cal.
Fleisch				
Corned beef	23,8	11,8	1,6	214
Hackfleisch	18,2	9,1	0,8	163
Kalbfleisch mager	21,7	3,1	0,5	120
Kalbfleisch mittelfett	20,5	6,8	0,4	149
Kalbsbries	28,0	0,4	—	119
Kalbshirn	9,0	8,6	—	117
Knochenmark	3,2	89,9	—	849
Leber	19,9	3,7	3,3	130
Niere	18,4	4,5	0,4	119
Rindfleisch fett	18,9	24,5	0,3	307
Rindfleisch mager	20,6	3,5	0,6	120
Rindfleisch mittelfett	19,9	7,8	0,4	156
Schaffleisch fett	17,0	28,4	0,3	335
Schaffleisch mager	19,9	6,4	0,4	143
Schweinefleisch fett	15,1	30,0	0,3	389
Schweinefleisch mager	20,1	6,3	0,4	143
Schinken	25,0	35,0	—	428
Speck, geräuchert	9,0	78,8	—	770
Zunge	15,7	17,6	0,1	229

Nahrungsmitteltabelle

100 g enthalten	Eiweiß g	Fett g	Kohlehydrate g	cal.
Wurstwaren				
Blutwurst	10,0	10,0	20,0	220
Dauerwurst	23,0	45,9	—	525
Frankfurter	12,5	39,1	2,5	425
Leberwurst	13,0	25,0	12,0	336
Metwurst	19,0	40,8	—	457
Wild				
Hase (118 g)*	23,0	1,1	0,5	107
Reh	20,9	1,9	0,4	105
Wildschwein	12,6	2,4	0,4	113
Geflügel				
Ente (118 g)*	21,6	5,0	—	132
Fasan (125 g)*	22,3	1,9	0,5	111
Gans (114 g)*	22,2	30,0	—	345
Gänseleberpastete	14,4	43,5	1,9	471
Huhn (118 g)*	20,0	4,5	—	125
Poularde (118 g)*	19,4	9,3	0,4	167
Rebhuhn (132 g)*	24,3	1,4	0,5	115
Taube (133 g)*	22,1	1,0	0,5	102
Wildente (119 g)*	22,7	3,1	0,5	124
Fische (Fleisch frisch)				
Aal (143 g)*	12,2	27,5	—	306
Bachforelle (196 g)*	19,2	2,1	—	98
Barsch (158 g)*	18,9	0,7	—	84
Dorsch (217 g)*	16,0	0,13	—	68
Felchen	18,0	3,2	—	104
Flunder (232 g)*	14,0	0,7	—	64
Hecht (183 g)*	18,4	0,5	—	80
Hering (215 g)*	15,5	7,6	—	134
Karpfen	19,8	1,9	—	99
Schellfisch (148 g)*	16,9	0,3	—	71
Schleie (263 g)*	17,5	0,4	—	76
Seelachs (135 g)*	15,4	5,8	—	117
Seezunge	14,6	0,5	—	65
Fischdauerwaren (geräuchert, gesalzen, mariniert)				
Aal (188 g)*	18,7	27,7	1,0	338
Bückling (159 g)*	20,7	9,6	—	174
Flundern (208 g)*	23,1	1,3	—	107
Kaviar russisch	37,1	15,8	2,1	308
Matjesheringe (124 g)*	19,5	9,2	—	166
Ölsardinen (127 g)*	23,9	14,4	1,3	237

* Die g-Zahlen in Klammern sind die Mengen, die von abfallhältigen Nahrungsmitteln genommen werden müssen, um 100 g genießbare Substanz zu erhalten.

Nahrungsmitteltabelle

100 g enthalten	Eiweiß g	Fett g	Kohlehydrate g	cal.
Fischdauerwaren (geräuchert, gesalzen, mariniert)				
Salzhering (146 g)*	21,2	16,7	1,3	244
Sprotten (173 g)*	21,8	16,6	0,8	247
Schaltiere				
Flußkrebs, Fleisch	16,0	0,5	1,0	74
Hummer, Fleisch	14,5	1,8	0,1	77
Weinbergschnecke	15,3	1,4	0,5	82
Milch und Milcherzeugnisse				
Buttermilch	3,7	0,7	3,7	37
Joghurt, einfach	3,3	2,8	3,9	56
Kefir (Kuhmilch)	3,1	3,1	2,7	60
Kuhmilch	3,4	3,6	4,8	67
Sahne	3,5	20,0	3,5	215
Schlagsahne	2,7	30,0	3,0	302
Ziegenmilch	3,6	3,9	4,7	70
Käse				
Camembert (Fettkäse)	18,8	22,8	1,7	292
Camembert (halbfett)	22,0	11,6	4,4	216
Edamer Fettkäse	25,7	28,1	3,5	381
Edamer halbfett	32,5	15,1	3,1	286
Emmentaler	27,4	32,3	2,5	423
Gervais	13,5	37,6	1,7	413
Limburger	26,7	11,5	4,1	233
Parmesan	36,1	27,5	4,3	421
Rahmkäse	16,0	37,0	1,7	415
Tilsiter	26,2	27,3	1,5	368
Topfen frisch	17,2	1,2	4,0	98
Eier				
1 Hühnerei (etwa 50 g)	5,6	5,3	0,3	74
1 Eidotter (etwa 15,5 g)	2,5	4,9	0,04	57
1 Eiweiß (etwa 29,5 g)	3,8	—	0,2	16
Fette und Öle				
Butter	0,7	83,7	0,8	785
Kokosfett, Palmin	—	99,8	—	928
Lebertran	—	99,8	—	928
Margarine	0,5	84,6	0,4	791

* Die g-Zahlen in Klammern sind die Mengen, die von abfallhältigen Nahrungsmitteln genommen werden müssen, um 100 g genießbare Substanz zu erhalten.

Nahrungsmitteltabelle

100 g enthalten	Eiweiß g	Fett g	Kohlehydrate g	cal.
Fette und Öle				
Olivenöl	—	99,4	0,2	925
Rindertalg	0,5	98,2	—	915
Schweineschmalz	0,3	99,5	—	925
Mehle				
Grieß	11,0	2,5	72,0	364
Hafergrütze	13,4	5,9	67,0	385
Maismehl (Maizena)	1,2	—	85,1	358
Reis (Kochreis, poliert)	7,9	0,5	77,8	356
Roggenmehl, fein	5,5	0,4	80,6	357
Sago	2,2	—	81,5	343
Sago (Kartoffel)	0,9	0,1	80,7	335
Weizenmehl, fein	10,7	1,1	74,7	360
Backwaren				
Blätterteig	6,4	50,1	35,1	558
Grahamschrotbrot	8,1	0,9	51,0	251
Haferzwieback, Keks	8,6	10,4	66,7	406
Lebkuchen	6,2	1,1	76,2	348
Schwarzbrot	8,0	1,0	45,0	225
Simonsbrot	6,0	0,9	50,0	238
Weißbrot	8,0	0,5	50,0	245
Zwieback (Weizen)	9,9	2,6	75,5	374
Diabetikerbrote				
Aleuronatbrot	12,0	0,9	45,2	210
Luftbrot, Theinhardt	6,5	0,7	25,8	132
Mandelbrot (Fritz)	14,0	25,6	22,5	378
Kakao und Produkte, Honig				
Honig	0,4	—	81,0	334
Puderkakao	22,3	26,5	31,0	465
Schokolade	5,5	20,0	70,0	500
Hülsenfrüchte				
Bohnen, weiße	25,7	1,7	47,3	315
Erbsen, gelbe	23,4	1,9	52,7	330
Erbswurst	16,4	34,0	32,4	516
Gartenbohnen	23,7	2,0	56,1	346
Linsen	26,0	1,9	52,8	341
Sojabohnen	33,7	19,2	27,1	428
Knollengewächse				
Kartoffel (ohne Schalen)	2,0	—	20,0	90
Topinambur	1,9	0,2	16,4	77

Nahrungsmitteltabelle

100 g enthalten	Eiweiß g	Fett g	Kohle-hydrate g	cal.
Hartschalenobst				
Erdnuß (133 g)*	27,5	44,5	15,7	591
Haselnuß, trocken (200 g)*	17,4	62,6	7,2	682
Kastanien, frisch (120 g)*	6,1	4,1	39,7	226
Mandeln, trocken (178 g)*	21,4	53,2	13,2	637
Walnuß, trocken (250 g)*	16,7	58,5	13,0	666
Gemüse, frisch				
Blumenkohl (162 g)*	2,5	0,3	4,6	32
Erbsen, grüne (250 g)*	6,6	0,5	12,4	83
Grünkohl (223 g)*	4,9	0,9	10,3	71
Kohlrabi (146 g)*	2,5	0,2	5,9	36
Kopfsalat (163 g)*	1,4	0,3	1,9	16
Kürbis	1,1	—	6,5	32
Melonen	0,8	—	6,4	30
Mohrrübe (136 g)*	1,2	0,3	9,1	45
Rhabarber, geschält (129 g)*	0,7	0,1	3,0	16
Rote Rüben (127 g)*	1,3	0,1	6,8	34
Rotkraut (126 g)*	1,7	0,2	4,8	29
Schnittbohnen (104 g)*	2,6	0,2	6,3	38
Schwarzwurzel	1,8	0,5	14,8	69
Sellerie (159 g)*	1,4	0,3	9,1	45
Spargel, geschält (20% Abfall a. d. Teller)	1,6	0,1	1,7	14
Spinat (127 g)*	2,3	0,3	1,8	20
Tomaten	1,0	—	4,0	26
Weißkraut (130 g)*	1,5	0,2	4,2	25
Wirsingkohl (140 g)*	2,7	0,5	5,0	36
Pilze				
Champignon	4,9	0,2	3,6	33
Hefe, frisch gepreßt	16,2	1,3	5,5	101
Morchel	3,3	0,4	4,5	36
Nährhefe	55,5	3,2	25,4	362
Pfifferlinge	2,6	3,8	3,8	30
Steinpilz	5,4	0,4	5,1	47
Obst, frisch				
Ananas (159 g)*	0,5	0,67	13,9	62
Äpfel (108 g)*	0,4	0,65	13,3	59
Apfelsinen (141 g)*	0,8	1,35	12,6	61
Bananen (147 g)*	1,3	0,38	22,8	100
Birnen (106 g)*	0,4	0,27	13,6	59
Gartenerdbeeren	1,3	1,84	7,8	45

* Die g-Zahlen in Klammern sind die Mengen, die von abfallhältigen Nahrungsmitteln genommen werden müssen, um 100 g genießbare Substanz zu erhalten.

Nahrungsmitteltabelle

100 g enthalten	Eiweiß g	Fett g	Kohlehydrate g	cal.
Obst, frisch				
Johannisbeeren	1,3	2,36	7,5	46
Kirschen (106 g)*	0,8	0,68	16,0	72
Mandarinen (168 g)*	0,8	1,42	8,5	44
Mirabellen (106 g)*	0,8	0,88	16,4	74
Pfirsiche (107 g)*	0,5	0,81	14,2	64
Pflaumen (106 g)*	0,8	0,95	16,8	76
Walderdbeeren	1,2	1,76	4,7	31
Weintrauben	0,7	0,77	17,7	79

Weine	Alkohol	Zucker	Kalorien
Apfelwein	4,7	0,6	43
Bordeaux	8,2	0,23	66
Champagner, süß	9,5	10,95	110
Champagner, trocken	10,4	0,53	81
Cherry	16,01	2,4	127
Johannisbeerwein, süß	11,2	7,4	110
Madeira	14,4	3,0	118
Malaga	12,6	18,3	163
Portwein	16,2	6,0	141
Tiroler Rotwein	9,0	—	71
Weißwein	7,5	0,1	60

Schnäpse und Liköre			
Benediktiner	38,5	32,6	403
Cherry Brandy	25,5	19,3	258
Kognak	48,0	—	336
Kümmel	24,8	31,2	302
Rum	53,0	—	371
Whisky	49,0	—	343

Biere		Kohlehydrate	
Ale	5,3	2,9	62
Lagerbier	3,7	4,3	48
Malzextraktbier	3,7	9,8	87
Münchner Exportbier	4,3	5,0	57
Pilsener Urquell	3,6	4,6	46
Porter	5,2	5,1	69

* Die g-Zahlen in Klammern sind die Mengen, die von abfallhältigen Nahrungsmitteln genommen werden müssen, um 100 g genießbare Substanz zu erhalten.

2. Steigerung des täglichen Kalorienverbrauchs

Da jede körperliche Arbeit zu einem Verbrauch von Kalorien führt, können wir Diätmaßnahmen durch Leibesübungen, Spaziergänge in frischer Luft und vor allem Sport unterstützen. Wichtig ist, daß diese Tätigkeiten nicht übertrieben werden, da sie wohl bis zur Ermüdung, nicht aber bis zur Erschöpfung betrieben werden dürfen. Besonders zu achten ist, durch den meist verstärkten Appetit, nicht die Diät zu durchbrechen, was den Wert dieser Aktivitäten zunichte machen würde.

3. Steigerung der individuellen Verbrennung durch Steigerung des Grundumsatzes

Die meisten Geheimentfettungsmittel enthalten Schilddrüsenpräparate, da man weiß, daß die Schilddrüsenüberfunktion eine erhöhte Verbrennung in unserem Körper verursacht. Es ist jedoch für einen medizinischen Laien, also auch für eine Kosmetikerin *unzulässig*, Schilddrüsenpräparate oder tierische Schilddrüsen zu empfehlen, da bei unkontrollierter Schilddrüsenhormonzufuhr toxische Erscheinungen, wie Schlafstörungen, Herzklopfen, Herzschmerzen, Unruhe, Schwitzen und andere auftreten können.

4. Bekämpfung des Hungergefühls

Die Bekämpfung des Hungergefühls ist außerordentlich wichtig, da die einzelnen Menschen zwar Hungergefühl verschieden gut, jedoch nur begrenzt aushalten können. Hungergefühl tritt auf, wenn unser Verdauungsapparat nicht genug zur Füllung und Weiterbeförderung bekommt. Wir verwenden deshalb in erster Linie natürliche Füllstoffe, wie Vollkornbrot, Rohkost (Karotten etc.) und schlackenreiche Gemüse. Zusätzlich können noch Präparate eingenommen werden, die im Magen quellen und voluminös werden. Agar-Agar, Methylzellulose und andere gehören hierher. In bestimmten Fällen können auch Medikamente, die das Hungergefühl dämpfen, vom Arzt verordnet werden, doch sind manche davon Suchtgifte, sodaß man besser davon Abstand nimmt. Nur wenn man gezwungen ist, stärkere Gewichtsreduktionen durchzuführen und die Nahrungszufuhr sehr stark zu beschneiden, sowie bei psychisch labilen Personen, wird man sie nach ärztlicher Vorschrift nehmen. Leider verursachen sie oft nervöse Zustände.

5. Schlechtere Ausnützung der Nahrungsmittel im Darm und erhöhte Wasserausscheidung durch Beschleunigung der Darmpassage

Auch diese Maßnahmen haben eine große Bedeutung. Die gebräuchlichen Abmagerungspillen und Tees enthalten fast immer pflanzliche und mineralische Abführmittel. Sie beschleunigen die Darmpassage unseres Nahrungsbreies und verhindern so die völlige Verdauung und Auswertung der zugeführten Nahrung.

In erster Linie kommen die salinischen Mittel in Betracht, da diese keine Gewöhnung hervorrufen, völlig harmlos und ungiftig sind und überdies wasserentziehend wirken. Natürliches oder künstliches Karlsbadersalz wird gerne genommen. Meerwasser wird in vielen Büchern empfohlen, doch ist es wegen des hohen Kochsalzgehaltes nicht anzuraten.

Auch milde pflanzliche Drogen und Sennesblättertee können genommen werden. Von vielen Ärzten wird die Verwendung von Rizinusöl als ausgesprochenes Dünndarmmittel abgelehnt.

Durchfälle sollen vermieden werden. Angestrebt wird ein weicher täglicher Stuhlgang; recht günstig wirken sich Darmbäder und Einläufe aus. Meist hebt sich bei beschleunigter Darmpassage des Stuhls auch das Allgemeinbefinden, und sehr oft beobachtet man, daß Hautunreinheiten, Pickel und Akne verschwinden, wenn man dafür sorgt, daß der Stuhl nicht so lange im Leib verweilt. Weltkurorte wie Karlsbad und Marienbad haben ihren Ruhm durch diese Maßnahmen begründet. Die Ursache der günstigen Wirkung einer gleichmäßigen und raschen Darmpassage ist wohl darin zu sehen, daß bei tagelangem Verweilen des Stuhles im Darm giftige Produkte resorbiert werden und ihre schädliche Wirkung im Körper entfalten.

6. *Beschränkung der Flüssigkeitsmenge*

Ein Erfolg der unter Punkt 7 angeführten Maßnahmen ist nur zu erwarten, wenn gleichzeitig die *Flüssigkeitszufuhr* eingeschränkt wird. Ungesüßter Tee löscht besser den Durst als reines Wasser. Obst enthält viel Flüssigkeit und kann als Flüssigkeitsersatz herangezogen werden. Suppen streicht man am besten völlig vom Speisezettel. Eine Flüssigkeitsmenge von 1 l pro Tag sollte nicht überschritten werden.

7. *Entfernung überschüssiger Wassermengen durch Schwitzbäder*

Nach den bisherigen Ausführungen könnte man annehmen, daß das Problem des übermäßigen Gewichtes bzw. das seiner Reduktion nur eine Frage von Kalorien ist und daß die verminderte Zufuhr einen unbedingten Erfolg garantieren muß. Dies ist keineswegs der Fall. Genaue Untersuchungen haben ergeben, daß in unserem Unterhautzellgewebe große Flüssigkeitsmengen festgehalten werden können und daß man nach dem Abtransport der Fettmassen geradezu eine Beladung der ehemaligen Fettzellen mit Wasser sehen kann. Diese gespeicherten Wassermengen verhindern natürlich eine Gewichtsreduktion und müssen entfernt werden. Am besten erreicht man dies durch mehr oder weniger radikale Schwitzkuren. Dampfbäder sind bekannt für diesen Zweck, werden jedoch nicht von jedermann vertragen. Insbesondere Menschen mit schwachem Herzen halten sie oft nicht aus. Für diese eignen sich Lichtbäder besser, bei denen der Kopf frei bleibt und nur der Körper der Lichtbestrahlung ausgesetzt ist.

Auch Sandpackungen, Schlammpackungen, Moorbäder und besonders Paraffinpackungen werden mit Erfolg für diesen Zweck herangezogen. Gerade die letzteren wirken radikal und dürfen daher nur mit Vorsicht angewendet werden. Unmittelbar nach dem Schwitzbad beobachtet man bedeutende Gewichtsverluste, die oft bis zu mehrere Kilogramm betragen können. Sie werden jedoch z. T. schon nach kurzer Zeit wieder aufgefüllt. Große Bedeutung hat auch der mit dem Schweiß erfolgende Kochsalzverlust. In besonders hartnäckigen Fällen kommen zur Entfernung von angesammelten Flüssigkeitsmengen auch ärztliche Maßnahmen in Frage, die in der Verabreichung von harntreibenden Medikamenten bestehen.

8. Vermeidung von Wasseransammlung im Subcutangewebe durch Regelung unseres Elektrolythaushaltes

Mineralsalze haben die Fähigkeit, Wasser mit großer Gewalt anzuziehen und festzuhalten. Dies trifft in unserem Körper vor allem für das Natriumchlorid (Kochsalz) zu. Aus diesem Grunde müssen wir die Kochsalzzufuhr stark drosseln, wollen wir die Ansammlung von großen Wassermengen in dem von Fett geleerten Unterhautzellgewebe verhindern.

Kochsalzarme, oder besser noch, kochsalzfreie Kost unterstützt die Ausscheidung dieser Flüssigkeitsmengen beträchtlich und darf bei keinem Abmagerungsplan fehlen. Zu berücksichtigen ist, daß die meisten vorbehandelten Nahrungsmittel wie fertige Teigwaren, besonders Würste, Selchwaren und Konserven große Salzmengen enthalten. Im allgemeinen wird eine salzarme Diät leichter ertragen, wenn erst kurz vor dem Essen das Salz selbst den kochsalzfrei zubereiteten Speisen zugesetzt wird. Durch das an der Oberfläche angereicherte Salz ergibt sich eine Reizung der Geschmacksnerven, sodaß ein viel höherer Salzgehalt vorgetäuscht wird, als in den Speisen wirklich enthalten ist und diese nicht so fade schmecken. Wir erlauben bei strenger Diät nur 2 g Kochsalz täglich, die am besten abgewogen vom Klienten in einer kleine Tüte aufbewahrt und beim Essen verwendet werden. Sind salzhaltige Produkte am Speisezettel, so ist die erlaubte Menge zu reduzieren.

Als Gegenspieler des Natriums im Wasserhaushalt unseres Körpers wirkt das Kali. Es fördert die Wasserausscheidung und soll deshalb in der Nahrung angereichert werden. Dies geschieht in der Weise, daß wir tageweise kaliumreiche Nahrungsmittel zu uns nehmen. Alle Pflanzen, insbesondere jedoch die Kartoffel, sind überaus reich an Kalium. Seit altersher bekannt sind die Kartoffel- oder Reistage, die mit gutem Erfolg im Rahmen einer Abmagerungs- bzw. Entwässerungskur verordnet werden. Es versteht sich jedoch von selbst, daß ein Kartoffeltag nur einen Sinn hat, wenn die Kartoffeln *ungesalzen* genossen werden. Geringste Menge frischer ungesalzener Butter zur Geschmacksverbesserung sind erlaubt (etwa 15 g). Auch Traubentage oder gewisse fertig käufliche Nahrungsmittelpräparationen wirken in der gleichen Richtung.

9. Verwendung von Ionenaustauschern

In letzter Zeit sind die sog. Permutite, die in der Industrie schon lange verwendet werden, auch in die Medizin eingeführt worden. Sie haben sich als Ionenaustauscher besonders bei der Wasserenthärtung unentbehrlich gemacht. Die Verabreichung muß unter der Aufsicht eines Arztes geschehen. Sie entziehen dem Körper Natriumionen und geben an dessen Stelle Kalium und andere Ionen ab.

10. Steigerung des lokalen Stoffwechsels durch Massage, durchblutungssteigernde Mittel sowie Saugapparate

Auch diese Maßnahmen haben im Kosmetiksalon große Bedeutung. Während bisher immer nur von der generellen Gewichtsverminderung die Rede war, dienen diese Mittel zur lokalen Entfettung. Durch gekonnte Massage werden die Blut- und Lymphgefäße ausgedrückt, es wird der Stoffwechsel gesteigert und hiedurch ein Abtransport des überschüssigen Fettes erreicht. In den letzten

Jahren haben sich verschiedene elektrische Apparate mit gutem Erfolg in die kosmetische Praxis eingeführt, die dem gleichen Zweck dienen. Schwebe- und Schwellstromgeräte sowie elektrische Saugmassageapparate haben ihren Wert unter Beweis gestellt und werden häufig angewendet. Eine genaue Beschreibung dieser Geräte sowie deren Handhabung findet sich im Kapitel über Elektrogeräte und im praktischen Teil. Besonders die Saugapparate führen oft zu erstaunlicher Fettmobilisation, doch müssen die Behandlungen über mehrere Wochen gleichmäßig durchgeführt werden, da sich meist erst nach 10—15 Einzelbehandlungen ein Erfolg nachweisen läßt.

Betrachten wir nun rückblickend unser Arsenal an Waffen gegen den übermäßigen Fettansatz bzw. gegen das Übergewicht, so sehen wir, daß bei kluger Anwendung für jeden Fall eine günstige und befriedigende Lösung gefunden werden kann, *wenn der Betreffende selbst den ernstlichen Willen mitbringt.* Die größte Bedeutung ist auf Individualität zu legen, da jeder Fall anders zu beurteilen ist, und auch auf verschiedene Maßnahmen anders reagiert als sein Vorgänger. Man muß daher jede Kunde individuell beraten und alle Maßnahmen mit Psychotherapie kombinieren, damit sich der gewünschte Erfolg einstellt. Vor allem sollte man es sich zum Grundsatz machen, nicht mehr zu versprechen als man halten kann. Nicht zuletzt aber vergessen wir nicht, daß zu einer Diät eine Waage gehört, mit der man wöchentlich sein Gewicht prüft und den Erfolg registriert.

Magerkeit und Magersucht

Ebenso wie der übermäßige Fettansatz am Körper ein medizinisch-kosmetisches Problem darstellt, ist auch die Magersucht bzw. die Magerkeit von großem Interesse. Zunächst ist es notwendig, die beiden Begriffe zu erklären. Unter Magerkeit verstehen wir einen untergewichtigen aber gesunden Körper, dem lediglich aus ästhetischen Gründen subcutanes Fettgewebe abgeht. Die Magerkeit unterschreitet das Sollgewicht um nicht mehr als 20%. Im Gegensatz dazu sprechen wir von einer Magersucht, wenn eine fortwährende Neigung des Organismus besteht, sein Körpergewicht und damit den Bestand seines körpereigenen Eiweißes zu reduzieren. Es versteht sich von selbst, daß die Magersucht eine ernste Erkrankung darstellt, und die Behandlung in die Hände eines Arztes gehört. Hauptsächliche Ursachen der Magersucht sind:

1. Primär endogene Ursachen (Funktionsstörungen der Gehirnzentren oder endokriner Drüsen).
2. Unzureichende Ernährung auf Grund von mangelhafter Nahrungsaufnahme aus einem krankhaft veränderten Darm.
3. Vermindertes Nahrungsbedürfnis auf Grund von verschiedenen Krankheiten.
4. Konsumierende Erkrankungen wie Tuberkulose und Carcinom.

Auf jeden Fall ist es angezeigt, bei der Beratung immer wieder darauf hinzuweisen, daß besonders ein Gewichtsverlust, der in einer relativ kurzen Zeit zustande gekommen ist, immer an das Vorliegen einer schweren Erkrankung denken lassen muß. Ein bis dahin normalgewichtiger, gesunder Mensch, der innerhalb von 6 oder 12 Monaten einen Gewichtsverlust von mehr als 10 kg aufzuweisen hat, ist immer auf ein Carcinom verdächtig und dieses sollte durch eine entsprechende ärztliche Untersuchung zuerst ausgeschlossen werden, ehe man sich zu einer Mastkur entschließt. Weitere Ursachen einer mehr oder minder hochgradigen Magerkeit sind Überfunktionen der Schilddrüse, die sich jedoch meist auch durch andere Beschwerden äußern wie Herzbeklemmung etc., sodaß auch diese Menschen, die davon betroffen sind, den Arzt von selbst aufsuchen. Es bleibt also im streng kosmetischen Sinne nur noch die Beratung der wirklich reinen Magerkeit übrig, nachdem alle Ursachen einer Magersucht durch die ärztliche Untersuchung ausgeschlossen wurden. Bei der Magerkeit empfehlen wir das Gegenteil der im vorigen Kapitel beschriebenen Reduktionsdiät und empfehlen eine *Mastdiät*. Auch bei dieser sind gewisse Richtlinien einzuhalten.

Der Ernährungszustand läßt sich bessern, indem man die Nahrungszufuhr, insbesondere ihren Brennwert durch *Mastzulagen* steigert. Zu beachten ist, daß die Mastdiät die Verdauungsorgane nicht belasten soll und insbesondere zu Beginn der Mastkur durch übermäßige Nahrungsaufnahme und damit auftretende Magen-Darmstörungen mit Durchfällen und Erbrechen das genaue Gegenteil des gewünschten Erfolges eintreten kann. Zur Erzielung eines höheren Körpergewichtes werden wir also folgendes empfehlen:

1. Erstellung einer biologisch vollwertigen Mastdiät

Bei der Zusammenstellung einer Mastdiät ist zu berücksichtigen, daß diese auf möglichst viele Mahlzeiten aufzuteilen ist, damit die Einzelmahlzeiten den Magen und den Darm nicht unnötig belasten. Es wird daher vor dem ersten Frühstück eine Frühmahlzeit empfohlen, wie auch am Nachmittag eine ausgiebige Jause allgemeine Anerkennung findet. Den erforderlichen Kalorienüberschuß erreicht man durch reichliche Fettzulagen; Mengen bis zu 200 g pro Tag kann man in der Nahrung leicht unterbringen. Es ist von vorneherein darauf zu achten, daß das Fett nicht in der Nahrung vorschlägt. Es eignet sich daher besonders Rahm oder Schlagsahne, Butter, Milch oder fetter Käse zur Auffettung der Nahrung. Das Fett kann auch mit Mehl abgebunden werden und auf diese Weise in anderen Speisen untergebracht werden. Auch Soßen eignen sich vorzüglich zur Unterbringung von Fett.

Eine Mastdiät könnte ungefähr so zusammengesetzt sein:

Frühmahlzeit: 200 ml Milch, 10 g Zucker, 20 g Haferflocken.
1. Frühstück: 100 g Brot, 20 g Marmelade, 20 g Butter, 1 Ei.
2. Frühstück: 200 g Buttermilch, 20 Sahne, 100 g Bananen.
Mittagessen: 150 g Kartoffeln, 150 g Fleisch, 150 g Gemüse (Bohnen), 30 g Butter, 200 g kalte Süßspeise, 100 g Fruchtsoße mit 20 g Zucker.
Nachmittagsjause: 50 g Kuchen, 200 g Kakao, 10 g Butter.
Abendessen: 100 g Brot, 20 g Butter, 50 g Käse, 50 g Wurst, 150 g Milch, 100 g Grütze.
Spätmahlzeit: 200 g Früchte, 20 g Zucker, 20 g Schlagsahne.

Diese Diät enthält etwa 3600 Kalorien und besteht aus 122 g Eiweiß, 163 g Fett, 404 g Kohlenhydraten. Es versteht sich von selbst, daß die einzelnen Komponenten dieser Grunddiät an Hand der Kalorientabelle ausgetauscht und durchaus ergänzt und abgeändert werden können.

2. Die Anregung des Appetits

Gerade dieser Punkt ist bei einer Mastkur von ausschlaggebender Bedeutung. Wie schon weiter oben erwähnt, ist die Ursache des geringen Körpergewichtes oft in einer Eßunlust und Appetitlosigkeit zu sehen. Aus diesem Grunde ist es von größter Bedeutung, den Appetit primär zu steigern. Hiezu führen zwei Wege.

a) Körperbewegung:

Wie schon bei der Reduktionsdiät ausgeführt wurde, erzielt man durch Spaziergänge, Bewegung in freier Luft, Sport und Spiel ein Hungergefühl, welches eine Nahrungsaufnahme bewirkt, die meist über das Ausmaß der mehrverbrauchten Kalorien weit hinausgeht. Aus diesem Grunde empfehlen wir bei der Mastkur *vor dem Essen* ausgiebige Spaziergänge bzw. Sport; *nach dem Essen* jedoch Liegeperioden von ½—1stündiger Dauer.

b) Die Anregung des Appetits erfolgt auch durch die Zubereitung der Speisen, die ensprechend gewürzt und auch für das Auge „schmackhaft" gemacht werden sollen. Nicht zu unrecht sagt man ja, der Mensch ißt mit den Augen. Als weitere appetitanregende Mittel kommen Eisenwein, der Chinaeisenwein und andere bittere Tinkturen in Frage. Ein bewährtes Hausmittel ist Wermuttee oder Wermutwein als Aperitif.

EINFÜHRUNG IN DIE HYGIENE

Gewerbehygiene

Bei der Einrichtung eines Kosmetiksalons sind neben allgemeinen und wirtschaftlichen Überlegungen, vor allem auch die *Grundsätze der Gewerbehygiene* zu berücksichtigen.

Der Salon soll in einem Haus liegen, dessen Mauern *trocken*, wärme- und schalldicht sind. Sind die Mauern naß, so entstand die Nässe in der Regel durch aufgesaugtes Wasser, das aus dem Boden mangels einer entsprechenden Isolierung in den Mauern hochsteigt. Abgesehen von der fühlbaren Feuchtigkeit, erkennt man die Feuchtigkeit einer Mauer durch das sog. Ausblühen, das im Volksmund als Mauersalpeter oder Mauerfraß bezeichnet wird und in Form von Kristallbüscheln auftritt. Weitere Ursachen von feuchten Mauern sind schadhafte Wasserrohre, oder mangelhafte Ableitung des Meteoritenwasser zufolge durchlöcherter Dachrinnen.

Die Mauern müssen *wärme-* und *schalldicht* sein, damit einerseits eine entsprechende Innentemperatur aufrechterhalten werden kann, andererseits Arbeitskräfte und Kunden durch von außen eindringenden Lärm nicht belästigt werden.

Gerade die *Lärmisolierung* stellt für einen Kosmetiksalon ein wichtiges Problem dar. Wir wissen, daß die Zeit, die eine Kundin im Kosmetiksalon zubringt, nicht nur der äußerlichen Verschönerung dient, sondern in den meisten Fällen auch für die Betreffende einen Zeitpunkt innerlicher Entspannung und Ruhe darstellt. Umso wichtiger erscheint es uns daher, die Lärmbelästigung auf ein Minimum zu reduzieren. Man erreicht dies einerseits notfalls durch Abdichtung der Wände mit schallschluckenden Materialien, wie Dämmplatten oder Kunststoffschaumplatten, andererseits durch Vermeidung des reflektierten Geräusches, zu dessen Absorption sich die Gipsdecken vorzüglich bewährt haben.

Auch auf die Abdichtung *gegen Tiere* ist Bedacht zu nehmen. Einerseits ist es erforderlich, das Eindringen von Mäusen und Ratten zu verhindern, andererseits muß eine entsprechende Abschirmung gegen Insekten vorgenommen werden. Die meisten Kunden werden es als ausgesprochen unangenehm empfinden, wenn sie während der kosmetischen Behandlung von Fliegen oder Bremsen belästigt werden.

Die Gestaltung der Räume hängt in den meisten Fällen von den örtlichen Gegebenheiten ab, doch ist wohl in jedem Fall eine gewisse Aufteilung bzw. Einteilung des vorhandenen Raumes nach Zweckmäßigkeitsgründen möglich. In der Regel empfiehlt es sich, die eigentlichen Behandlungsräume von dem Vorraum- bzw. dem Verkaufsraum für kosmetische Artikel nach Möglichkeit völlig abzutrennen. Man muß Bedacht darauf nehmen, daß die in der Regel weiblichen Klienten sich bei der Durchführung einer kosmetischen Behandlung mehr oder minder weit entkleiden und daß es ihnen aus diesem Grunde unangenehm ist, wenn in die Behandlungsräume aus dem Vorraum Einsicht genommen werden kann. Der *Vorraum* wird zweckmäßigerweise so ausgestaltet, daß der erste Eindruck, den der eintretende Kunde erhält, ein gutes Licht auf das gesamte Etablissement wirft. In den letzten Jahren hat es sich mit zunehmendem Maße eingebürgert, im Vorraum ein Verkaufspult zu errichten, an dem alle kosmetischen Hilfsmittel sowie sonstige Artikel der Körperpflege den Kunden zum Kauf angeboten werden. In der Regel wird sich auch noch eine Schauvitrine oder ein Schaukasten unterbringen lassen, der die zum Verkauf bestimmten Artikel ausstellt.

Man zögere nicht, gerade die Ausgestaltung des Vorraumes in die Hände eines renommierten Innenarchitekten zu legen. Selbst auf kleinstem Raum lassen sich oft überaus ansprechende Lösungen verwirklichen.

An den Vorraum schließen sich die *Behandlungsräume* an, die je nach Größe des Institutes verschiedenes Ausmaß besitzen werden. Ein Grundsatz sollte jedoch auch im kleinsten Kosmetikinstitut berücksichtigt werden. Es gilt heute als selbstverständlich die Behandlungsstühle in Einzelkabinen unterzubringen, sodaß eine Kunde von der nächsten getrennt ist und nicht beobachtenden Blicken ausgesetzt ist. Es ist dabei durchaus nicht erforderlich — wenn auch wünschenswert — stabile Zwischenwände zu verwenden. Plastik-Vorhänge erfüllen notfalls denselben Zweck.

Geräte, die aus ökonomischen Gründen nicht für jede einzelne Kabine angeschafft werden können, sind auf fahrbaren Tischchen unterzubringen, damit sie bei Bedarf von einer Behandlungskabine zur nächsten gerollt werden können.

Besonderes Augenmerk ist den *Nebenräumen* zu schenken. Zu diesen gehören in erster Linie entsprechende *Toiletteanlagen*, wie sie auch in den einschlägigen Sanitätspolizeigesetzen gefordert werden. Man halte sich vor Augen, daß der Eindruck eines Institutes nicht zuletzt auch durch die Toilette bestimmt wird. Sie soll vor allem eine entsprechende Größe besitzen, die über das geforderte Mindestmaß hinausgeht. Die sanitären Einrichtungsgegenstände müssen sauber und einwandfrei beschaffen sein. Auf eine ausreichende Lüftung und Desodorierung vergesse man nicht. Es ist nicht zu übersehen, daß der gute Eindruck eines modernst eingerichteten Institutes zunichte gemacht werden kann, wenn man einer Kundin zumutet, eine schlecht gelüftete Toilette zu benutzen und sich anschließend die Hände in einem angesprungenen Waschbecken, das nicht sauber gehalten wurde, zu waschen. Entsprechende Papierhandtuchspender oder moderne Luft-Händetrockner ergänzen die Einrichtung.

An weiteren Nebenräumen sehe man nach Möglichkeit einen *Aufenthaltsraum für das Personal* vor, in das sich jene Kräfte zurückziehen können, die im Augenblick nicht benötigt werden. Es macht auf die Kundschaft einen überaus schlechten Eindruck, wenn eine Angestellte, die im Augenblick gerade keine Kundin bedient, im Behandlungsraum ihr Jausenbrot verzehrt. Den *Fußböden* im *Vorraum und Behandlungsraum* kommt besondere Bedeutung zu. Bewährt haben sich vor allem die wasserdichten und leicht zu reinigenden Kunststoffbeläge oder das seit altersher bekannte Linoleum. Diese Böden, die heute fugenlos verlegt werden, benötigen ein Minimum an Aufwand zur Sauberhaltung, sind unempfindlich gegen Chemikalien, Fett und Wasser und überdies staubfrei.

Ein Kunststoffboden dämpft den Tritt und dient also auch zugleich der

Lärmbekämpfung. Ein Nachteil dieser weichen Böden besteht allerdings darin, daß die mit der Mode der letzten Jahre aufgekommenen Pfennigabsätze Eindrücke hinterlassen. Es ist daher in vielen Kosmetiksalons üblich geworden, die Vorräume, die dem Kundenverkehr dienen, mit widerstandsfähigeren Bodenbelägen zu versehen (Holzzement).

Die *Wände* werden mit abwaschbaren Tapeten verkleidet, die gegenüber der herkömmlichen Malerei den Vorteil absoluter Sauberkeit bieten und nicht so leicht abblättern wie Öl- oder Plastikanstriche.

Die *Farbe der Wände* ist nach verschiedenen Gesichtspunkten auszuwählen. Einerseits bestimmt sie die Lichtverteilung, andererseits die Stimmung des Raumes. Es ist durchaus nicht erforderlich, alle vier Wände mit der gleichen Farbe bzw. Mustern zu versehen. Gerade die Gestaltung der Wand bietet für Innenarchitekten ein dankbares Betätigungsfeld auf die Raumwirkung Einfluß zu nehmen. Bei der Auswahl des Musters vermeide man allzu unruhige Dessins, da der auf seinem Ruhebett liegende Kunde hiedurch abgelenkt wird und die Musterung in der Regel als störend empfunden wird.

Die *Fensterflächen* sollen in oberen Stockwerken wenigstens 10%, in unteren Stockwerken 12—14% der Fußbodenfläche betragen. Zweckmäßigerweise werden die Fenster als Verbundschwenkfenster ausgebildet, die einen guten Wärme- und Lärmschutz bieten. Die Montage von verstellbaren Jalousien ist empfehlenswert, da sie eine angenehme Dosierung des einfallenden Sonnenlichtes gestatten.

Die Raumbeleuchtung erfolgt am besten indirekt durch die heute allgemein Verwendung findenden Leuchtstoffröhren, wobei allerdings zu beachten ist, daß diese die Farben verfälschen und dadurch bei der Beurteilung von Farbnuancen zu Irrtümern Anlaß geben können. Die *Arbeitsbeleuchtung* besteht aus einflammigen Strahlern, die blendfrei sein sollen und bei jedem Arbeitsplatz angebracht werden.

Besondere Bedeutung besitzt der *Behandlungsstuhl*. In der Regel werden heute Modelle verwendet, die verschiedene Firmen auf den Markt bringen. Ihre Konstruktion erlaubt die Fixierung in verschiedenen Stellungen, die den jeweils gegebenen Erfordernissen angepaßt werden können. Man erprobe jedes Modell praktisch und achte vor allem, ob die Kosmetikerin ihre Arbeit an einem bestimmten Behandlungsstuhl auch in zwanglos-natürlicher Körperhaltung verrichten kann.

Die Überzüge der Polsterungen müssen aus abwaschbarem Plastik oder aus Wachsleinwand verfertigt sein. Die Gegend, wo Nacken und Kopf aufliegen, wird mit einem Papiertuch bedeckt, das nach jeder Kundin gewechselt werden muß.

Ansatzstücke von Apparaten, die mit der Haut unmittelbar in Berührung kommen, müssen abnehmbar sein und nach jeder Behandlung gründlich mit Seifenwasser gereinigt werden. Das gilt natürlich für Gesichtsdampfbäder, Massageapparate u. ä.

Weitere gewerbehygienische Forderungen sind die Installation von fließendem kalten und warmen Wassers sowie ein sauberer Abfallbehälter mit Deckel, der gebrauchte Papiertücher etc. aufnimmt.

Ein heikles Problem — zumindest vom hygienischen Gesichtspunkt — stellen die *Stirnbinden* dar, die der Kundin umgebunden werden, damit die

Haare bei der Behandlung nicht in das Arbeitsfeld kommen und dabei fett werden. Der Gebrauch von Plastikbinden, die oft fettstarrend nach einer beendeten Behandlung der nächsten Kundin umgebunden werden, ist *absolut unstatthaft!* Soweit es sich um Stammkunden handelt, die ihre eigenen Binden im Institut besitzen, mag es noch angehen, doch ist auch hier die Verwendung von Krepppapierstreifen hygienischer.

Beim Betrieb eines Kosmetiksalons ist besonders auf die *Übertragung ansteckender Krankheiten, eitriger Hautveränderungen* und *Pilzkrankheiten* zu achten, da sonst empfindliche finanzielle Einbußen durch Schadenersatzklagen und Untergraben des Ansehens in der Öffentlichkeit die Folge sind. Um unliebsamen Überraschungen zu begegnen, muß die Sterilisation der Instrumente bzw. die Desinfektion von Einrichtungsgegenständen sorgfältig durchgeführt werden.

Immer wieder muß man allerdings feststellen, daß von Laien die Begriffe Sterilisation und Desinfektion verwechselt werden.

Wir verstehen unter S t e r i l i s a t i o n oder Entkeimung einen Vorgang, bei dem der zu sterilisierende Gegenstand Bedingungen ausgesetzt wird, die *alle* Mikroorganismen abtöten, die sich darauf befinden, völlig gleichgültig, ob diese krankheitserzeugend wirken oder nicht. Dabei ist zu bedenken, daß viele Bakterien die Eigenschaft besitzen, sich in eine anspruchslose, überaus widerstandsfähige Dauerform umzuwandeln, die wir *Sporen* nennen.

Heute verwendet man zur Keimfreimachung von Gegenständen (Instrumente, Injektionsnadeln, Spritzen, Verbandzeug usw.) die *Dampfsterilisation bei Überdruck,* da man feststellen mußte, daß durch bloßes Auskochen Sporen nicht verläßlich getötet werden. Es erweist sich allerdings in der Praxis oft als unmöglich, einen Dampfdrucksterilisataor aufzustellen, da dies mit bedeutenden Kosten verbunden ist. Meist tritt daher das einfache Auskochen anstelle der echten Sterilisation. Zu beachten ist, daß das Kochen wenigstens lange genug unterhalten werden muß (mindestens 10 Minuten), um die wichtigsten Keime abzutöten, denn einmaliges Aufwallen ist völlig ungenügend.

Als gute Lösung kann auch ein sog. Dampfdruckkochtopf verwendet werden, der zwar den im richtigen Dampfsterilisator üblichen Überdruck nicht erreicht, jedoch wenigstens eine Temperatur von 100 °C oder etwas mehr gewährleistet, da, wie wir wissen, das Sieden einer Flüssigkeit vom atmosphärischen Luftdruck abhängig ist und besonders in höheren Lagen schon bei Temperaturen unter 100 °C eintritt.

Als besonders geeignetes Verfahren hat sich in den letzten Jahren die *Heißluftsterilisation* eingeführt, die trockene Luft von etwa 200 °C verwendet. Die Geräte sind sehr preiswert und entsprechen unseren Anforderungen. Die von den Fabriken angegebene Sterilisationszeit darf allerdings nicht unterschritten werden, da die Keime sonst nicht sicher abgetötet werden. Auch benötigen die Apparate längere Zeit, um die geforderte Temperatur zu erreichen. Je nach der Bauart des Gerätes dauert es etwa 15—45 Minuten, ehe die Betriebstemperatur erreicht wird, worauf erst dann der eigentliche Sterilisationsvorgang stattfindet. Diese Geräte dürften für den Betrieb eines Kosmetiksalons wohl das Optimum an Handlichkeit, Betriebssicherheit und vor allem Preiswürdigkeit darstellen. Zu beachten ist allerdings, daß man manche Materialien den hohen Temperaturen eines Trockensterilisators nicht aussetzen darf, da sie sonst zerstört werden (Plastikgegenstände, Stoffe, Papier etc.).

Unter dem Begriff der *Desinfektion* oder *Entseuchung* versteht man das Unschädlichmachen krankheitserzeugender Keime. Dies geschieht normalerweise mit *chemischen Desinfektionsmitteln*. Eines der ältesten davon ist Lysol, das seiner Verläßlichkeit und Billigkeit wegen in Krankenhäusern zur Fußboden- und Gerätedesinfektion verwendet wird. Es ist chemisch eine Kresolseifenlösung, die fast alle Keime unschädlich macht. Lysol besitzt allerdings einen unangenehmen Eigengeruch und reizt die Haut stark, sodaß es für Waschzwecke nicht geeignet erscheint.

Heute liefert die chemische Industrie neue hochwirksame und vor allem wenig hautreizende Stoffe, die eine überaus starke Wirkung gegen Krankheitskeime besitzen. Werden sie in ausreichend hoher Konzentration angewendet und läßt man sie auf die zu desinfizierenden Gegenstände genügend lange einwirken, so ist die Wirkung verläßlich. Die Daten für Einwirkungsdauer und Konzentration variieren von Mittel zu Mittel und sind in den Gebrauchsanweisungen, die immer beiliegen, angegeben. Manche der weniger radikal wirkenden Substanzen töten die Keime nicht ab, sondern verhindern nur deren Vermehrung. Für die meisten Zwecke ist dies jedoch ausreichend.

Alkohol ist eines der ältesten Desinfektionsmittel und wird auch heute noch viel verwendet. Man versteht darunter in der Regel Äthylalkohol, doch wird heute auch Propylalkohol viel eingesetzt. Man schreibt seine desinfizierende Kraft der eiweißfällenden Wirkung zu, doch haben neuere Arbeiten gezeigt, daß die Desinfektionskraft des Alkohols im allgemeinen stark überschätzt wird. Das bloß einmalige Abwischen eines Instrumentes mit einem mit Alkohol befeuchteten Wattebausch kann man jedenfalls nur als symbolische Handlung werten. Da sich der Gebrauch von Alkohol sehr eingebürgert hat, wird es wohl noch längere Zeit dauern, bis er endlich durch die guten und wirkungsvollen Desinfektionsmittel, die heute sogar mit recht ansprechenden Gerüchen geliefert werden, verdrängt werden wird.

Ein wirksames Desinfektionsmittel ist *Jod*. Es wird jedoch nicht von jeder Haut vertragen und erzeugt oft Überempfindlichkeitsreaktionen. Auch Oxydationsmittel wie Wasserstoffsuperoxyd und Kaliumpermanganat (Hypermangansaures Kali) wirken in verdünnten Lösungen gut und werden besonders zur Hautdesinfektion gerne herangezogen.

Als wirksames Desinfektionsmittel kommt auch Ozon in Frage, da es ein starkes Oxydationsmittel ist. Verschiedene Firmen erzeugen heute Ozonisierungsgeräte, bei denen man einen mit Ozon angereicherten Luftstrom erhält, dem noch wahlweise Wasserdampf oder andere Mittel beigefügt werden können. Zur Hautdesinfektion neben anderen Wirkungen, leisten diese Geräte bestimmt gute Dienste.

Eine moderne Methode, Krankheitskeime abzutöten, besteht in der *Anwendung von ultraviolettem Licht*. Man benützt es vor allem zur Luftdesinfektion, jedoch ist zu beachten, daß die desinfizierende Wirkung nur bei einem gewissen Feuchtigkeitsgehalt der Luft eintritt. Man stellt Quarzlampen in Räumen auf, die der Aufzucht von Frühgeborenen dienen, in Laboratorien, Packräumen von Arzneimittelfabriken, in modernen Lebensmittelbetrieben und auch in Kosmetiksalons. In öffentlichen Klosetten hat man zur Desinfizierung der Sitzbretter versuchsweise Quarzlampen mit gutem Erfolg installiert.

Da das Sonnenlicht reich an ultravioletten Strahlen ist, kann auch dieses zur Entseuchung herangezogen werden. Man kann Räume keimarm halten, wenn man nur lange genug die Fenster offen läßt und Sonnenlicht und frische Luft hereinläßt.

Zu Reinigungszwecken wird unser *gewöhnliches Leitungswasser* viel zu wenig gewürdigt, da es viel keimärmer ist, als die meisten Menschen wissen. Viele Städte besitzen ein Wasserleitungswasser, das praktisch keimfrei ist.

Um Hände weitgehend von Krankheitskeimen frei zu machen, ist daher die Anwendung von Desinfektionsmitteln oft gar nicht notwendig; eine kräftige Waschung mit Seife und Bürste bei fließendem Leitungswasser erzielt in allen Fällen, die für uns in Frage kommen, eine Keimarmut, die durchaus genügend ist.

Die Kosmetikerin sollte es daher nicht versäumen, vor jeder Gesichtsbehandlung die Hände gründlich zu waschen; nur wenn die vorhergehende Kundschaft Eiterpusteln gehabt hat, müssen die Hände mit einem Desinfektionsmittel behandelt werden.

Was die *Instrumente* betrifft, so verwenden wir heute in einem modern geführten Gewerbebetrieb ausschließlich solche aus rostfreiem Stahl. Die früher allgemein üblichen Instrumente aus gewöhnlichem Werkzeugstahl, der durch Vernickelung und Verchromung rostfrei gemacht wurde, gelten heute als überholt. Es erweist sich nämlich, daß der aufgalvanisierte Nickel- und Chromüberzug schon nach verhältnismäßig kurzer Zeit abzublättern beginnt und die Instrumente an diesen Stellen Rostansatz zeigen.

Als letzter Punkt ist noch die *Arbeitskleidung* des Personals zu nennen. Diese hat ansprechend, bequem und vor allem *sauber* zu sein. Arbeitsmäntel aus Nylongewebe sind unzweckmäßig, da sie nicht ausgekocht werden können und überdies heiß sind. Ein wirklich modernes Institut zeigt seinen fortschrittlichen Geist, indem es die Angestellten mit weißen Baumwollmänteln ausrüstet, die gewechselt werden, noch *ehe* Kragen und Ärmeln schmutzig und verschmiert sind.

Im Anschluß bringen wir auszugsweise die *Verordnung* über die Ausübung des Friseurhandwerks vom 6. Dezember 1937, die vom Ministerium des Inneren erlassen wurde und die auch für den Betrieb eines Kosmetiksalons Gültigkeit hat:

§ 1: 1. Die zur Ausübung des Friseurhandwerks bestimmten Räume müssen nach außen lüftbar sein, ausreichende Tageslichtbeleuchtung haben und erforderlichenfalls hinreichend künstlich zu beleuchten sein. Die Ausübung des Friseurhandwerks in Kellerräumen, soweit diese nicht zum dauernden Aufenthalt für Menschen zugelassen sind, auf Höfen, in Durchgängen, Schuppen, ist verboten. *Die Räume dürfen zu anderen Zwecken, namentlich zum Schlafen, Wohnen und Kochen nicht benutzt werden.*

2. Ist das Gebäude, in dem der Betrieb ausgeübt wird, an eine zentrale Wasserleitung angeschlossen, so müssen auch in den Betriebsräumen selbst Anschlüsse vorhanden sein, die das Reinigen der Hände mit fließendem Wasser bequem ermöglichen. Beim Fehlen zentraler Wasserversorgung sind geeignete Wasserbehälter mit Zapfhahn aufzustellen, die mindestens einmal täglich zu reinigen und mit frischem reinem Brunnenwasser zu füllen sind.

3. Für eine gesundheitlich einwandfreie Beseitigung des gebrauchten Wassers

und der Abfälle ist zu sorgen. Ist das Grundstück an eine zentrale Entwässerung angeschlossen oder besitzt es eine eigene Klärgrube, so müssen auch die Betriebsräume zur sofortigen Beseitigung des gebrauchten Wassers mit einem bequem erreichbaren Ablauf (Ausgußbecken) versehen sein; andernfalls muß zur vorläufigen Aufbewahrung des gebrauchten Wassers ein mit Deckel versehenes, auch außen abwaschbares, sauber aussehendes Metall- oder Emaillegefäß vorhanden sein. Haare und sonstige Abfälle, die nicht sofort hygienisch einwandfrei beseitigt werden können, sind in einem dichtschließenden Behälter aufzubewahren. Die Aufbewahrungsbehälter sind täglich mindestens einmal zu entleeren.

§ 2: Die Wände der Arbeitsräume müssen mindestens bis zur Höhe von 1.80 m mit einem abwaschbaren Ölfarbenanstrich oder mit einer wasserundurchlässigen Verkleidung versehen sein. Der Fußboden ist mindestens einmal am Tag feucht aufzuwaschen. *Hunde* dürfen in die Betriebsräume nicht mitgenommen werden.

§ 3: Der Betriebsführer darf Personen, von denen er weiß oder wissen muß, daß sie an einer *ansteckenden* oder *ekelerregenden Krankheit* leiden, nicht beschäftigen. Ist der Inhaber selbst mit einer solchen Krankheit behaftet, so darf auch er Kunden nicht bedienen.

§ 4: Vor Bedienung eines Kunden hat sich der Bedienende die Hände mit Wasser und Seife unter Verwendung einer Nagelbürste gut zu reinigen. Die Hände sind mit sauberen Tüchern abzutrocknen; *die Fingernägel kurz geschnitten zu halten.* Bei der Arbeit ist stets saubere, möglichst helle, waschbare Kleidung, am besten in Mantelform zu tragen.

§ 5: Die *Kopfstütze des Stuhles* ist mit reinem, unbedrucktem Papier zu belegen, das für jeden Kunden zu erneuern ist.

§ 6: 1. Rasiermesser, Scheren, Haarschneidemaschinen, Bürsten, Kämme und Nackenpinsel dürfen nur in reinem Zustand verwendet werden. Auf peinliche Sauberkeit des Seifennapfes ist zu achten. Das Einpudern darf nur mit Puderzerstäuber oder reinem frischem Wattebäuschchen erfolgen.

§ 7: 1. Alle Geräte müssen sauber sein. Sie sind nach jeder Benutzung wenigstens mechanisch, mindestens einmal am Tag aber gründlich zu reinigen.

2. Zur gründlichen Reinigung sind schneidende Geräte, gegebenenfalls nach Auseinandernehmen, mit Wattebäuschchen abzureiben, die in Sprit mit einem Weingeistgehalt von 60—70 Raumhundertteilen getränkt worden sind; auch Propylalkohol von 40 Raumhundertteilen oder Brennspiritus mit einem Teil Wasser auf 3 Teile können benutzt werden. Kämme, Bürsten usw. sind mit warmer 2%iger Sodalösung auszuwaschen und dann zu trocknen.

§ 10: Zur Handpflege dürfen nur saubere Tücher verwendet werden. Das Auftragen der Poliermittel und das Polieren der Fingernägel hat unter Verwendung reiner Tücher zu erfolgen. Ein gebrauchtes Tuch darf erst nach Reinigung für einen anderen Kunden benutzt werden.

§ 11: 1. Kunden mit einer ansteckenden oder ekelhaften Krankheit dürfen in den Betriebsräumen nicht bedient werden. In Zweifelsfällen kann die Vorlegung eines Zeugnisses verlangt werden, in dem die Unbedenklichkeit der Krankheit für die übrige Kundschaft durch einen Arzt bescheinigt wird.

2. Wird während der Bedienung erkannt, daß eine ansteckende oder ekelerregende Krankheit besteht, so müssen sämtliche bei dem Kunden benutzte Geräte sofort gemäß § 14 desinfiziert werden; ebenso die Hände und die Arbeitskleidung des Bedienenden.

4. In ihrer Wohnung dürfen Personen mit ansteckenden oder ekelerregenden Krankheiten nur dann bedient werden, wenn sie eigene Instrumente bereit halten. Nachher hat der Bedienende seine Hände und die Unterarme sowie die Arbeitskleidung gemäß § 14 zu desinfizieren.

5. In den Fällen des § 11 (2, 4) darf der Bedienende andere Kunden erst be-

dienen, nachdem er Hände und Unterarme desinfiziert (nach § 14) und die Arbeitskleidung gewechselt hat.

§ 12: Ein Kunde mit *Kopfläusen* darf erst behandelt werden, *nachdem die Läuse abgetötet worden sind*. Nach Abschluß der Bedienung sind die benutzten Geräte, Bürsten, gebrauchte Wäsche und Arbeitskleidung sofort nach § 14 zu desinfizieren. Der Arbeitsplatz ist gründlich zu säubern. Der Bedienende hat sich nach § 11 (5) zu reinigen.

§ 14: 1. Unter Desinfektion im Sinne dieser Verordnung ist die Vernichtung der praktisch im Friseurbetrieb vorkommenden Krankheitserreger, vornehmlich der Eitererreger, Syphiliserreger und Pilzarten, die Haut- und Haarkrankheiten hervorrufen, zu verstehen.

2. Zur Desinfektion sind schneidende Geräte, (Scheren etc.) entweder 10 Minuten in 2%iger Sodalösung zu kochen und dann mit einem sauberen Tuch zu trocknen, oder mehrmals, wie in § 7 angegeben, mit Alkohol abzureiben. Kämme und Bürsten sind für 2 Stunden in 1%ige Formaldehydlösung zu legen, die durch Vermischen von 30 ml des Formaldehyd solutus des DA 6 mit 970 ml Wasser hergestellt wird. Dann sind die Geräte einige Minuten zur Beseitigung des Formaldehydgeruchs in Ammoniaklösung zu legen (30 ccm des 10%igen Liquor ammonii caustici DAB 6 mit 970 ccm Wasser), dann zu trocknen.

3. Wäsche und Arbeitskleidung sind durch 10 Minuten langes Kochen in 2%iger Sodalösung (200 g kristallisierte Soda in 10 l Wasser) zu desinfizieren. Die Desinfektion der Hände und Unterarme hat durch Abreiben mit Alkohol oder mit Brennspiritus (§ 7) und anschließendes gründliches Waschen mit Seife und heißem Wasser unter Zuhilfenahme einer Bürste zu erfolgen.

Körperhygiene

Hygiene der Kleidung

Die gesundheitliche Bedeutung der Kleidung besteht vorwiegend darin, den Wärmehaushalt des Körpers zu erleichtern. Überdies soll sie auch Schutz vor der Umwelt bieten. Unsere Kleidung ist mit geringen Ausnahmen (Leder) aus gewebten oder gewirkten Stoffen hergestellt. Diese bestehen aus Fasern pflanzlicher und tierischer Herkunft.

Die Eigenschaften der Spinnstoffe hängen von der verwendeten Faser und vom Luftgehalt dazwischen ab. Je nach dem Luftgehalt ist die Wärmeleitfähigkeit verschieden. Stoffe mit reichlichem Luftgehalt (Wollstoffe) sind „warm", Stoffe mit niederem Luftgehalt (Baumwollstoffe) „kühl".

An tierischen Gewebsfasern steht uns vor allem die *Wolle der Schafe* zur Verfügung.

Wollstoffe zeichnen sich durch viele gute Eigenschaften aus. Sie sind warm, leicht und zerknittern nicht. Allerdings muß man in Kauf nehmen, daß sie beim Kochen einschrumpfen und auf der nackten Haut getragen ein starkes Kitzelgefühl hervorrufen.

Eine andere tierische Faser ist die *Seide*, das Sekret der Seidenraupe, die hauptsächlich zur Herstellung von Taschentüchern und feiner Unterbekleidung verwendet wird.

Weitere Tierfasern, die noch als Ausgangsprodukt zur Herstellung von Bekleidungsstoffen dienen, ist die Wolle der Ziegen (Kashmir), des Lamas, des Kamels und vor allem in Asien des Yaks.

Der Hauptlieferant der pflanzlichen Gewebsfasern ist die *Baumwolle*. Sie besteht aus den Samenhaaren eines Malvengewächses und besitzt glatte, bandartige gewundene Fasern. Die Baumwollfasern, die aus Indien stammen, werden schon seit 5000 Jahren zu Kleidungsstoffen verarbeitet. Die Eigenschaften der Baumwollstoffe sind im Gegensatz zu den Wollstoffen kühl, weich, glatt. Aus diesem Grunde eignen sie sich besonders zur Herstellung für Unterwäsche und Bettwäsche.

Leinen wird aus dem Stroh des Flachses gewonnen. Die Eigenschaften der Leinengewebe entsprechen etwa denen der Baumwolle, doch spielen sie heute keine nennenswerte Rolle mehr, da Baumwolle ungleich billiger ist. Weitere Pflanzenfasern, die noch zur Verspinnung kommen sind Jute, Hanf und Nessel.

Kunstfasern gibt es seit dem Jahre 1885, als erstmals Kunstseide aus Zellulosenitrat hergestellt wurde. Die Zellulosefasern spielen heute als sog. *Zellwolle* eine wichtige Rolle.

Seit 1939 sind vollsynthetische Kunstfasern aus Polyvinylchlorid auf dem Markt, die überaus widerstandsfähige Gewebe liefern. Gegenüber den tierischen und pflanzlichen Fasern haben sie den Nachteil, daß sie so gut wie überhaupt kein Wasser aufnehmen. Aus diesem Grunde besitzen sie überhaupt keine schweißsaugende Wirkung und die zunächst rasch zunehmende Mode der vollsynthetischen Unterbekleidung ist gegenwärtig wieder im Abnehmen begriffen. Trotzdem haben diese Fasern auf Grund ihrer besonderen Eigenschaften, vor allem in Mischstoffen, ihren Platz nicht nur halten können, sondern nehmen im Verbrauch von Jahr zu Jahr zu. Die bekanntesten sind Nylon und Perlon, Fasern, die besonders zur Herstellung von Damenstrümpfen heute in der Welt nahezu eine Monopolstellung einnehmen. Weitere Materialien zur Herstellung unserer Körperbekleidung sind *Leder* in Form der Schuhe und anderer Lederbekleidung. Dieses stellt die gegerbte Lederhaut von Tieren dar. Vom medizinischen Gesichtspunkt aus ist Leder ein sehr zweckmäßiges Bekleidungsmaterial. Lederschuhe sind leicht, luftdurchlässig und feuchtigkeitsaugend.

Weiters kommt zur Herstellung besonders wasserundurchlässiger Bekleidungsstücke und Schuhbekleidung *Gummi* und *Krepp* in Frage. Soweit es sich um den Einsatz dieser Kleidungsstücke für besondere Zwecke handelt, sind sie auf Grund ihrer besonderen Eigenschaften durchaus zweckmäßig und wertvoll. Vom gesundheitlichen Standpunkt aus müssen besonders die Gummistiefel und andere Gummibekleidungsgegenstände abgelehnt werden, da sie nicht nur wasserundurchlässig, sondern desgleichen auch luftundurchlässig sind und aus diesem Grunde zu Wärmestauung und Schweißfuß führen.

Ein besonders leidiges Problem ist die *Schuhmode*. Es wechseln dabei Modelle ab, die entweder überhaupt keinen oder einen übermäßig hohen Absatz haben. Hinzu kommt die Tendenz vieler Frauen, zu kleine Schuhe zu kaufen, um den Eindruck eines besonders zarten und zierlichen Fußes zu erwecken. Obgleich extreme Schuhformen nachweisbar in vielen Fällen bleibende Fußschäden erzeugen (verkrüppelte Zehen, übermäßige Ballenbildung, Gelenkschäden durch Umkippen, Wadenschmerzen etc.), dürfte es wohl müßig sein, an dieser Stelle für eine vernünftige Schuhform zu plädieren.

Zahnhygiene

Die Zahnhygiene: Regelmäßige Zahnpflege ist unbedingt notwendig, um unsere Zähne vor den schädlichen Fäulnisprodukten zurückbleibender Nahrungsreste zu schützen, der Bildung von Zahnstein entgegenzuwirken und üble

Mundgerüche zu verhindern. Nach jeder Nahrungsaufnahme bleiben bedeutende Mengen von Nahrungsresten in den Spalten zwischen den Zähnen stecken und beginnen sich dort zu zersetzen. Dabei entstehen Säuren und andere Stoffe, die den Zahnschmelz, eine sonst überaus widerstandsfähige Substanz, angreifen und ihn langsam auflösen. So entsteht zunächst ein kleines Loch im Schmelz und das darunterliegende weiche und wenig widerstandsfähige Zahnbein wird freigelegt. In diesem siedeln sich nun Bakterien an, die es zerstören. Eines Tages erreicht die sich ständig vergrößernde Zerfallshöhle die Zahnpulpa und starke Zahnschmerzen stellen sich ein. Meist sucht der Betroffene erst zu diesem Zeitpunkt den Zahnarzt auf, der dann gezwungen ist, den Nerv (Pulpa) abzutöten. Eine sog. Wurzelbehandlung schließt sich an. Zu bedenken ist, daß der nun gefüllte Zahn tot ist und vom Körper auch als Fremdkörper empfunden wird. Leider entwickeln sich in vielen Fällen an der Wurzelspitze durch zurückbleibende Keime chronische Entzündungen, sog. Wurzelspitzengranulome, aus denen Bakterien oder ihre Gifte in den Körper übertreten und in der Lage sind, Herzklappen- oder Nierenentzündungen, sowie Gelenksrheumatismus hervorzurufen. Schließlich bleibt nichts anderes übrig, als die toten Zähne zu entfernen, um weiteren Schaden zu verhindern. Man sollte daher regelmäßig einen Zahnarzt aufsuchen, der die Zähne auf Schmelzdefekte untersucht und diese plombiert, ehe noch das Zahnbein zerstört und die Pulpahöhle eröffnet ist.

Die *Reinigung der Zähne*, die eigentlich innerhalb von 10 Minuten nach jeder Mahlzeit erfolgen sollte, wird von vielen Laien hauptsächlich aus kosmetischen Gründen durchgeführt. Dabei pflegen diese Menschen mit der Zahnbürste nur die nach außen sichtbare vordere Zahnfläche zu bearbeiten, damit sie schön weiß erscheint. Aus dem vorhin Gesagten ist unschwer abzuleiten, daß dies unzweckmäßig ist. Man muß vielmehr den Zahnzwischenräumen beim Bürsten besondere Aufmerksamkeit schenken, und versuchen, die Nahrungsreste restlos zu entfernen. Dies geschieht am besten mit einer nicht zu großen Zahnbürste (die im Handel befindlichen sind leider in den meisten Fällen für diesen Zweck zu groß), die nicht hin und her, sondern von oben nach unten und umgekehrt bewegt wird.

Selbstredend ist auch die der Zunge zugewendete Fläche der Zähne genauso sorgfältig zu reinigen, wie die sichtbare, da besonders dort die Zahnsteinbildung beginnt.

Was die *Zahnbürsten* selbst betrifft, so werden diese aus Schweinsborsten oder synthetischen Fasern hergestellt. Man erhält sie in verschiedenen Härtegraden, die je nach der Empfindlichkeit des Zahnfleisches ausgewählt werden können. Viele Zahnärzte bevorzugen die echten Borsten gegenüber den synthetischen, doch läßt sich darüber noch kein endgültiges Urteil abgeben, da keine wissenschaftlichen Arbeiten vorliegen, die einen Nachteil der synthetischen Borste einwandfrei bewiesen hätten.

Zur Reinigung der Zähne ist neben der Zahnbürste *Zahnpulver* oder eine *Zahncreme* erforderlich. Gute Zahnpasten, von denen eine große Anzahl am Markt sind, dürfen keinesfalls Stoffe enthalten, die die Zahnoberfläche zerkratzen. Auch sind Zahnpasten, die freie Säuren enthalten, um den Zahnstein abzulösen, abzulehnen, da diese natürlich auch den Schmelz angreifen. Im allgemeinen kann gesagt werden, daß eine Zahnpaste umso besser ist, je feiner die Korngröße der in ihr enthaltenen Stoffe ist.

Die Zahnpasten enthalten als Hauptbestandteil gefällte Kreide, Dicalziumsulfat, Tricalziumphosphat, Magnesiumcarbonat, Magnesiumsilikat, Kolloidkaolin, Magnesiumhydroxyd, Glycerin, Propylenglykol, Alkohol, Wasser, Schleimstoffe wie Tragant, Carboxymethylzellulose; Seife, Natriumlaurylsulfat; Süßmittel wie Zucker, Honig, Sacharin und als Geschmackskorrigentien Menthol oder Pfefferminzöl.

Als weitere Zusätze werden Bittersalz, dem man eine zahnsteinauflösende Wirkung zuschreibt, Fermente, Vitamine und viele andere mehr empfohlen. Der Wert dieser Zusätze ist jedoch umstritten.

Eine Erkrankung des Zahnfleisches, die *Paradentose* oder *Paradentitis*, hat in den letzten Jahrzehnten steigende Bedeutung gewonnen. Dabei beobachtet man eine Entzündung des Zahnfleisches besonders im Bereiche der unteren Schneidezähne, wobei sich dieses vom Zahnhals löst und immer weiter zurückweicht. Der Zustand, der recht schmerzhaft ist, birgt die Gefahr des baldigen Zahnausfalles, da mit dem Zahnfleisch auch die knöchernen Zahnfächer zurückweichen und so der Zahn seines natürlichen Haltes beraubt wird.

Als auslösende Ursache, die heute noch nicht völlig aufgeklärt ist, vermutet man einen Mangel an Vitaminen (besonders Vitamin C), doch spielt die Zahnsteinbildung am Zahnhals, wodurch das Zahnfleisch rein mechanisch gereizt und geschädigt wird, sicher eine wesentliche Rolle.

Meist ist das Krankheitsbild der Paradentose von mehr oder minder starken Zahnfleischblutungen begleitet. Schwere Fälle gehören auf jeden Fall in die Obhut eines Zahnfacharztes. Entsprechende Vorbeugungsmaßnahmen, wie Vitamin-C-reiche Ernährung, gleichmäßige und schonende Bürstungen, eventuell Zahnfleischmassage und Entfernung des gebildeten Zahnsteins durch den Zahnarzt, werden den Ausbruch der Krankheit verhindern.

Das Zähneputzen soll man am besten am Abend von dem Schlafengehen durchführen, da es zu diesem Zeitpunkt besonders wichtig ist, Nahrungsreste aus den Zahnzwischenräumen zu entfernen. Über Nacht haben sie sonst genügend Zeit, ihr Zerstörungswerk zu beginnen. Recht unglücklich ist die Gewohnheit vieler Menschen, am Abend nach dem Zähneputzen noch etwas zu essen, da hiedurch die Zahnreinigung völlig illusorisch wird.

Immer wieder hört man, daß Zucker für die Zähne besonders schädlich sei. In letzterer Zeit wurden in Wiener Kindergärten Reihenversuche durchgeführt, die einwandfrei erwiesen, daß dem nicht so ist. Es wird der Zucker, der ja nicht im Munde zurückbleibt, jedenfalls von weichen, kohlehydratreichen Speisen in der zahnschädigenden Wirkung weit übertroffen.

Ein *Zahnverlust* stellt ein wichtiges medizinisches und kosmetisches Problem dar. Einerseits wirkt das Fehlen von vorderen Zähnen ungemein störend, andererseits weiß man, daß die Zahnfächer des verlorengegangenen Zahnes zurück gebildet werden und hiedurch auch die Nachbarzähne ihren Halt verlieren. Die Zahnlücke soll also aus diesen Gründen bald durch einen künstlichen Ersatzzahn gefüllt werden. Zahnersatz wird heute in vorzüglicher Qualität geliefert und kann selbst aus größter Nähe kaum als solcher erkannt werden.

Der üble Mundgeruch stellt in vielen Fällen ein ernstes kosmetisches Problem dar. Seine Herkunft kann verschiedener Natur sein. Oft liegt es an einem schlechten Zahn, in dessen Höhle üble Fäulnis- und Gärungsvorgänge stattfinden, die einen ekelhaften Geruch verbreiten. In vielen Fällen weiß der Betroffene selbst nichts von seinem Übel und muß erst durch andere darauf aufmerksam gemacht werden. Um sich von seinem eigenen Mundgeruch zu überzeugen, empfiehlt es sich, gegen die vorgehaltene Hand zu atmen und durch die Nase den Luftstrom einzusaugen.

Andere Quellen für schlechten Geruch der Ausatmungsluft liegen in Verdauungsstörungen oder in Lungenkrankheiten, von denen der Lungenabszeß sich durch besonders üble Gerüche auszeichnet. Auch ein übermäßig starker Belag der Zunge kann einen üblen Mundgeruch erzeugen. Desgleichen findet man oft die Besiedelung der Zahntaschen mit Bakterien und faulenden Produkten.

Was die Beseitigung des Mundgeruches betrifft, so muß dies, wenn möglich, ursächlich erfolgen. Mit anderen Worten, man muß jenen Zustand beheben, der verantwortlich für die Geruchsbildung ist. Leider gelingt dies nicht immer, da manchmal auch eine sorgfältige ärztliche Untersuchung keinen Grund für einen unangenehmen Mundgeruch findet.

Für diese Fälle hat sich das Chlorophyll besonders segensreich erwiesen, da es, innerlich genommen, in der Lage ist, üble Gerüche zu beseitigen oder zu vermindern, ohne daß wir bis heute angeben können, auf welchem Mechanismus diese Wirkung beruht. Die heutige Ansicht über diesen Punkt, die auf Arbeiten von Prof. ZIRM und Mitarbeitern zurückgeht, ist, daß das Chlorophyllin mit Eiweißkörpern und Eiweißabbauprodukten Assoziationskomplexe bildet, die für die desodorierende Wirkung verantwortlich sind.

Im allgemeinen wird der üble Mundgeruch nach Sanierung des Gebisses und durch entsprechende Mundhygiene in den allermeisten Fällen beseitigt werden können. Neben der Gebißreinigung mit Bürste und Zahnpaste erweisen sich vergoldete Stahlblättchen, mit denen man aus engen Zwischenräumen Speisereste entfernt, besonders zweckmäßig. Die gebräuchlichen Zahnstocher sind zu diesem Zweck viel zu dick.

Spülungen der Mundhöhle mit oxydierenden Substanzen wie Wasserstoffsuperoxyd oder Kaliumpermanganat leisten oft gute Dienste. Man darf allerdings ihre Wirkung und die Wirkung der im nächsten Absatz besprochenen Mundwässer nicht überschätzen.

Unter *Mundwässern* versteht man alkoholische Lösungen von bestimmten ätherischen Ölen in 60—75%igem Äthylalkohol. Die Hauptbestandteile sind Pfefferminzöl, Anisöl, Krauseminzöl und Myrrhentinktur, Benzoetinktur, Wintergreenöl und Menthol. Als Geschmackskorrigentien werden in kleiner Menge noch Nelkenöl, Zimtöl, Rosenöl, Orangenblütenöl, Salbeiöl und Kamillenöl zugesetzt. Manche Mundwässer enthalten ferner Harnstoffsuperoxyd und spalten aktiven Sauerstoff ab.

Den Zusatz von Antibiotikas wie z. B. Thyrothricin muß man absolut ablehnen.

Die Hygiene der Körperreinigung

Zu den primitivsten Erfordernissen der täglichen Hygiene gehört eine sachgemäße Reinigung unseres Körpers. Die Waschungen haben die Aufgabe, einerseits von außen kommenden Schmutz und Staub, andererseits Ausscheidungsprodukte unseres Körpers wie Schweiß und Hauttalg, sowie abgestoßene Epithelzellen von der Haut zu entfernen. Die Erziehung zur gründlichen Waschung sollte bereits in frühester Kindheit beginnen. Als Grundsatz gilt täglich wenigstens eine Waschung des ganzen Körpers, vor jeder Mahlzeit ist jedoch eine solche der Hände durchzuführen. In vielen Betrieben hat man daher in Toiletten und Waschräumen den Slogan angebracht „Nach dem Stuhlgang, vor dem Essen, Händewaschen nicht vergessen!"

Als *Waschmittel* dient im Normalfall eine *gute Toiletteseife*. Diese Seifen enthalten einen sehr geringen Prozentsatz freies Alkali (0.05% oder weniger) und sind aus sorgfältig ausgewählten Rohmaterialien hergestellt. Im allgemeinen findet reiner Rindstalg, Kokosöl, Palmöl sowie Rizinusöl Verwendung. Pflanzliche Öle wie Leinöl, Rüböl, Cottonöl etc., kommen hauptsächlich für Konsumqualitäten in Frage.

Außer Seife dienen als Waschmittel zur Körperpflege ferner nichtalkalische Waschmittel wie Satina u. a., die jedoch im allgemeinen nur bei besonderer Überempfindlichkeit der Haut herangezogen werden.

Die Hände werden am besten im fließenden Wasser eines Wasserhahnes ohne Füllung des Waschbeckens gewaschen.

Ganzwaschungen können — wenn sie mehr als einmal am Tag erfolgen — auch ohne Seife, nur mit reinem Wasser erfolgen.

Vom Standpunkt des Hygienikers sind *Brausebäder* empfehlenswerter als die in unserer Heimat meist gebräuchlichen Wannenbäder. Diese Überlegung ist nicht nur aus ökonomischen Gründen gestellt worden, da Brausebäder bedeutend weniger Raum und viel weniger Wasser benötigen als Wannenbäder, sondern vor allem deshalb, da — um mit den Worten eines Hygienikers zu sprechen — „es unzweckmäßig ist, in der eigenen Jauche zu baden".

Von besonderer Bedeutung ist die *Hygiene der Geschlechtsteile*. Die Sexualsekrete, die sich in kurzer Zeit zu zersetzen beginnen, sollen durch entsprechende Waschungen regelmäßig entfernt werden, sodaß kein unangenehmer Geruch verbreitet wird.

Die intime Pflege der Frau. Eine wichtige Rolle in der Körperpflege spielt die intime Pflege der Frau. Leider wird von vielen Seiten dieses Kapitel aus falscher Scham stiefmütterlich behandelt. Immer wieder wird an den Arzt die Frage gestellt, ob eine gesunde Frau im Rahmen ihrer regelmäßigen Körperreinigung Scheidenspülungen durchführen soll oder nicht. Hiezu ist folgendes zu sagen: Solange sich das Scheidensekret durch keinen Geruch auszeichnet und in physiologisch minimaler Menge erscheint, *sind Scheidenspülungen vollkommen abzulehnen*. Das Scheidensekret der gesunden Frau enthält acidophile Bakterien (säureerzeugende Bakterien), die das Glycogen der Scheidenzellen zu Milchsäure abbauen. Das Sekret reagiert daher sauer und ist so gut wie vollkommen geruchlos. Jedes Auftreten von übelriechenden Scheidenabsonderungen ist daher ein Zeichen, daß sich mehr oder minder krankhafte Vorgänge in der Scheide abspielen. Es ist geradezu unverständlich, wie viele Frauen unter übelriechenden Scheidenabsonderungen leiden, ohne daß sie jemals einen Arzt aufgesucht haben.

Die Ursache von abnormalen Scheidenabsonderungen kann die Ansiedlung pathologischer Mikroorganismen sein. Es muß jedoch ausdrücklich betont werden, daß ein Ausfluß sehr oft das erste Anzeichen einer ernsten gynäkologischen Erkrankung sein kann. Vor allem das Auftreten von blutwasserähnlich, blaßrot gefärbtem Scheidenausfluß muß an die Möglichkeit eines Gebärmutterkrebses denken lassen, sodaß eine Selbstbehandlung mit Spülungen in allen diesen Fällen nicht angebracht ist und man in erster Linie einen Gynäkologen aufzusuchen hat.

Die Ursache des Ausflusses sollte in jedem Fall zuerst durch den Facharzt aufgeklärt werden. Dieser wird dann auch über die Frage entscheiden, ob und mit welchem Mittel Spülungen durchgeführt werden sollen.

Allen jenen Frauen, die es sich trotzdem nicht nehmen lassen, nach einem G.V. zu spülen, sei gesagt, daß hiezu am besten eine 0,5%ige Milchsäurelösung, die den physiologischen Verhältnissen am nächsten kommt, genommen wird. Auf gar keinen Fall darf man die Scheide mit Seifenlösung oder anderen alkalischen Flüssigkeiten spülen, da hiedurch das Übel nur verschlimmert werden würde.

PHYSIK FÜR KOSMETIKERINNEN

Die ständig steigende Bedeutung, die physikalische Behandlungsmethoden bzw. elektrophysikalische Geräte im Kosmetiksalon erlangt haben, verlangen wenigstens prinzipielle Kenntnisse auf dem Gebiet der Physik von der Kosmetikerin. Sie muß diese erwerben, damit sie den Wirkungsmechanismus einer galvanischen Maske etwa versteht und damit folgenschwere Zwischenfälle vermieden werden.

Die Physik, ganz allgemein betrachtet, beschäftigt sich mit *Zustandsänderungen der Stoffe und ihrer Eigenschaften,* im Gegensatz zur Chemie, die den stofflichen Veränderungen gewidmet ist. Am besten kann man dies an einem einfachen Beispiel verstehen: Erhitzen wir einen Eisenstab und er beginnt zu glühen, so ist eine Zustandsänderung eingetreten und damit ein physikalischer Vorgang. Lassen wir jedoch den gleichen Eisenstab längere Zeit in einer feuchten Atmosphäre liegen, so zerfällt er zu Rost und hat somit eine stoffliche Veränderung mitgemacht; dies ist ein chemischer Vorgang.

Die Physik wird in verschiedene Gebiete unterteilt, von denen Mechanik, Wärmelehre, Wellenlehre, Akustik, Optik, Magnetismus und Elektrizitätslehre die größten sind.

Obgleich es durchaus wünschenswert wäre, im Rahmen einer Allgemeinausbildung auch eine Einführung in die wichtigsten Gebiete der Physik zu geben, kann dies hier aus Platzgründen nicht erfolgen. Wir müssen uns deshalb beschränken, lediglich eine Einführung in die Elektrizitätslehre zu geben, da dies für das Verständnis der elektromedizinischen Geräte unerläßlich ist.

Elektrizitätslehre

Die Elektrizitätslehre beschäftigt sich mit dem Erscheinungszustand von Körpern, den man den *elektrischen Zustand* nennt. Schon seine Definition stößt auf beträchtliche Schwierigkeiten, da wir wohl sehr genau über die Eigenschaften der Elektrizität unterrichtet sind, sie selbst jedoch nicht einfach definieren können. Der Name *Elektrizität* leitet von dem griechischen Wort für Bernstein ab (Elektron) da die alten Griechen an diesem Stoff zuerst die Erscheinung des elektrischen Zustandes beobachtet haben.

Man unterscheidet grundsätzlich zwei Formen von Elektrizität: die ruhende Elektrizität und die fließende Elektrizität.

Die ruhende Elektrizität

Die ruhende Elektrizität ist schon seit vielen hundert Jahren bekannt und wurde bereits von den Griechen des Altertums beschrieben. Reiben wir gewisse Stoffe, wie Bernstein, Harz, Gummi, Kunststoffe, Glas, Schwefel oder Paraffin, so laden sie sich mit ruhender (statischer) Elektrizität auf und lassen dies an einem überspringenden Funken oder mittels geeigneter Meßinstrumente erkennen. Charakteristisch für die statische Elektrizität ist ihre hohe Spannung (Erklärung des Begriffes siehe weiter unten), bei geringer Stromstärke.

Die statische Elektrizität hat im heutigen Leben nur in einigen wenigen Ausnahmsfällen Bedeutung. Fährt zum Beispiel ein Auto auf einer trockenen Asphaltstraße, so ladet sich das Fahrzeug durch die Reibung der Gummireifen mit statischer Elektrizität auf. Dies kann unter Umständen zur Entzündung explosionsfähiger Gasgemische führen, wenn die elektrische Entladung durch Funken erfolgt. Aus diesem Grunde sind Tankwagen, die explosive Flüssigkeiten transportieren (Benzin o. ä.) mit einer Metallkette ausgerüstet, die am Boden nachgeschleppt wird und über die sich die gebildete statische Elektrizität gegen die Erde entladen kann.

Ein weiteres Beispiel für statische Elektrizität ist die Aufladung von Nylon- und Perlonunterwäsche durch die Reibung beim Tragen, die sich gleichfalls durch Funken entladet. Befinden sich die Träger in Räumen, in denen explosive Gase vorhanden sind, etwa in Operationssälen (Äther!) so kann eine Explosion ausgelöst werden.

Die fließende Elektrizität

Große praktische Bedeutung hat die *fließende Elektrizität*. Gewisse Stoffe, die wir als *Leiter* bezeichnen, sind in der Lage elektrischen Strom weiterzuleiten, wobei sie dem Durchgang des Stromes einen mehr oder minder großen Widerstand entgegensetzen. Zu den Leitern gehören alle Metalle sowie der Kohlenstoff. Man bezeichnet sie auch als *gute Leiter* oder *Leiter erster Klasse*.

Daneben kennen wir noch eine Gruppe von Stoffen, die in wässriger Lösung in der Lage sind, Strom zu leiten, wobei sie jedoch selbst eine Zersetzung erfahren. Solche Stoffe heißen *Elektrolyte* oder *Leiter zweiter Klasse*. Dazu gehören viele Säuren, Laugen und Salze.

Im Gegensatz zu den Leitern stehen die *Nichtleiter* oder *Isolatoren*. Diese Stoffe setzen dem Durchgang des elektrischen Stromes einen unendlich großen Widerstand entgegen, sodaß dieser nicht durch sie abfließen kann. Die wichtigsten Nichtleiter sind Kunststoffe, Glas, Porzellan, Holz, Papier etc. Sie werden zur Isolierung von Leitungen und elektrischen Geräten benützt. Natürlich ist zu beachten, daß ein Nichtleiter, sobald er mit einer Flüssigkeit benetzt wird, die Elektrolyte enthält, oberflächlich leitend wird. Aus diesem Grunde kann man sich auch an einem isolierten Elektrogerät elektrisieren, wenn dieses feucht ist.

Die erste Quelle der fließenden Elektrizität waren die sogenannten *galvanischen Elemente*. Ihr Erfinder ist Alessandro VOLTA, der von 1745 bis 1827 lebte und Professor für Physik an der Universität Pavia war. Er brachte eine Zink- und eine Kupferplatte von einander getrennt in ein Gefäß mit verdünnter Schwefelsäure und beobachtete, daß in einem Leiter, der die beiden Platten verbindet, ein Strom fließt. Dabei erweist sich die Zinkplatte als negativ, die Kupferplatte als positiv. Man nennt den Zustand, der zwischen beiden Platten herrscht, *elektrischen Spannungszustand* oder *Potentialdifferenz*.

Dieser Zustand der elektrischen Spannung ist nicht ohne weiters sichtbar und kann nur durch geeignete Meßinstrumente nachgewiesen werden. Am ehesten vergleichbar ist der elektrische Spannungszustand mit einer Flüssigkeitsmenge, die an einem erhöhten Platz aufgespeichert wird und in der Lage ist, von dort herunter zu rinnen. Die bloße Tatsache des Höhenunterschiedes und die Fähigkeit Arbeit zu leisten, ist daher mit dem Spannungszustand vergleichbar.

Da man mit den gewöhnlichen Maßeinheiten des täglichen Lebens in der Elektrizität nicht auskommen kann, mußten hiefür eigene geschaffen werden. Nach dem Erfinder des VOLTA'schen Elementes bezeichnet man die *Einheit der Spannung* als das *Volt*. Sie entspricht etwa der Spannung eines VOLTA'schen Elementes. Eine Potentialdifferenz wird daher immer in einer gewissen Anzahl von Volt ausgedrückt. Unser Haushaltsstrom besitzt die Spannung von 110 oder 220 Volt.

Die Eigenschaften eines elektrischen Stromes hängen in einem gewissen Ausmaß von seiner Spannung ab. Insbesondere seine Fähigkeit sich auch durch Nichtleiter fortzupflanzen. Niedergespannte Ströme können Nichtleiter kaum überwinden. Hochgespannte Ströme hingegen entladen sich auch durch die nichtleitende Luft in Form von Blitzen.

Bei der Ausgleichung der Potentialdifferenz fließt ein Strom, der — wie wir heute wissen — aus Elektronen besteht. Man nimmt an, daß der Strom vom positiven zum negativen Pol fließt. Auch für die *Stärke des Stromes* besitzen wir in der Elektrizitätslehre eine Einheit, man nennt sie das *Ampere*. Wenn man, um den Begriff der Stromstärke zu erklären, auf das Beispiel mit dem aufgespeicherten Wasser zurückkommt, so entspricht die Stromstärke der Mächtigkeit des Wasserstrahles.

Die mit Hilfe von galvanischen Elementen entwickelten Ströme haben auch heute noch eine große praktische Bedeutung. Man kann ihre Stärke durch Aneinanderreihung mehrerer Elemente steigern und erhält so transportable und unabhängige Elektrizitätsquellen, die in besonderer Ausführung als sogenannte *Trockenelemente* heute als *Taschenlampenbatterien* allgemeine Verwendung finden. Bei diesen ist die Flüssigkeit in geeigneten Medien aufgesaugt, sodaß sie beim Kippen nicht auslaufen kann.

Die gewöhnlichen oder *unstabilen Elemente* zersetzen sich beim Gebrauch, ein Vorgang, der nicht umkehrbar ist. Elemente, deren Platten jedoch aus Blei bzw. Bleisuperoxyd oder anderen besonderen Metallkombinationen bestehen, können durch einen durchgeleiteten Strom entgegengesetzter Richtung immer wieder regeneriert werden und somit die Fähigkeit erhalten, neuerdings Strom abzugeben. Man nennt diese Batterien *Akkumulatoren* (Sammler). Sie werden in Kraftwagen und in der Industrie zu vielen Zwecken verwendet. Der Strom, der von diesen Elementen geliefert wird, fließt, vernachlässigt man die Tatsache, daß er langsam mit der Erschöpfung des Elementes schwächer wird, immer in gleicher Stärke und Richtung.

Zu Ehren des Entdeckers dieser Elektrizität, des Bologneser Arztes GALVANI nennt man diese Ströme galvanische Ströme. Heute versteht man allerdings darunter auch andere Ströme gleicher Qualität, die nicht von Elementen stammen. Galvanische Ströme sind Gleichströme verhältnismäßig geringer Spannung und in der Medizin auch geringer Stärken. Die galvanischen Ströme haben in Industrie und Medizin ausgedehnte Verwendung gefunden.

Die Elektrolyse

Weiter oben wurde bereits darauf hingewiesen, daß Flüssigkeiten, in denen sich Elektrolyte befinden, beim Stromdurchgang zerlegt werden. Diesen Vorgang nennen wir *Elektrolyse*.

Die Vorgänge bei der Elektrolyse werden durch die *Theorie der elektrolytischen Dissoziation* von Svante ARRHENIUS erklärt. Sie sagt, daß sich viele Säuren, Laugen und Salze in wässriger Lösung in elektrisch geladene Ionen spalten. Man nennt die positiv geladenen Ionen auch *Kationen*, die negativen *Anionen*. Diese Spaltung ist nach außen hin nicht sichtbar und läßt sich nur an Hand von bestimmten Erscheinungen beweisen (z. B. ist der osmotische Druck von Elektrolyten höher als zu erwarten).

Legt man nun an zwei Metallplatten, die in die Lösung eines Elektrolyten hängen eine Spannung an, so entsteht ein elektrisches Feld, in dem sich die in der Flüssigkeit befindlichen Ionen ausrichten. Durch die elektromagnetische Anziehungskraft werden sie von der Anode, bzw. Kathode angezogen. (Anode = positiver Pol, Anionen daher negativ geladene Teilchen; Kathode = negativer Pol, Kationen daher positiv geladene Teilchen).

Sobald sich die Ladung eines Ions ausgeglichen hat, erscheint es in freiem Zustand. Viele Ionen allerdings sind unbeständig, sodaß unmittelbar nach der Entladung an der Elektrode eine sekundäre chemische Reaktion stattfindet, bei der meistens das Wasser zerlegt wird.

Am besten läßt sich der Vorgang dieser elektrolytischen Zersetzung am Beispiel der Schwefelsäure verfolgen. Bringt man Schwefelsäure in Wasser, so zerlegt sie sich selbst in positiv geladene Wasserstoffionen und negativ geladene SO_4^{--}-Ionen:

$$H_2SO_4 \rightleftarrows H^+ + H^+ + SO_4^{--}$$

Dieser Vorgang ist nach außen hin nicht sichtbar. Wird eine Spannung angelegt, so wandern die positiven Wasserstoffionen zur negativen Kathode, wo sich ihre Ladung ausgleicht und der Wasserstoff als Gas nunmehr erscheint. Die negativen SO_4-Ionen wandern hingegen zur positiven Anode, wo ihre Ladung ebenfalls ausgeglichen wird. Da aber die Atomgruppe SO_4 nicht beständig ist, entreißt sie dem nächst verfügbaren Wassermolekül Wasserstoff, wodurch dieses gespalten und der Sauerstoff in Freiheit gesetzt wird. Dieser erscheint nun an der Anode als freies Gas. Die gebildete Schwefelsäure zerlegt sich nun anschließend sofort wieder in Wasserstoffionen und SO_4-Ionen, worauf sich der Vorgang wiederholt. In chemischer Schreibweise ausgedrückt sieht daher die Reaktion folgendermaßen aus:

$$H^+ + H^+ + 2E^{--} \rightarrow H_2 \uparrow$$

Wasserstoffion + Wasserstoffion + Elektronen geben freien Wasserstoff, der entweicht.

$$SO_4^{--} - 2E^{--} \rightarrow [SO_4]$$

Säurerestion gibt 2 Elektronen ab, ist im ungeladenen Zustand aber nicht beständig.

$$[SO_4] + H_2O \rightarrow H_2SO_4 + O \uparrow$$

Säurerest und Wasser verbindet sich zu Schwefelsäure, wobei Sauerstoff entweicht.

Obgleich, wie man sieht, die elektrischen Vorgänge nur die Schwefelsäure betreffen, erscheint es nach außen hin, als ob der Strom das Wasser zersetzt hätte. Daß dies nicht stimmt, kann höchst einfach nachgewiesen werden, da reines Wasser ein absoluter Nichtleiter für den elektrischen Strom ist. Setzt man andere Elektrolyte dem Wasser zu, so verlaufen natürlich andere chemische Reaktionen. Die elektrische Zerlegung von Stoffen hat in der Industrie große Bedeutung, da man hiedurch in der Lage ist, viele Elemente rein aus ihren Verbindungen darzustellen (z. B. Kupfer).

Verwendet man ein Metallsalz als Elektrolyt, so scheidet sich das reine Metall an der Kathode ab und man kann daher auf diesem Wege Gegenstände billig mit einer Metallschicht überziehen. Dieser Vorgang heißt *Galvanisierung.* Vor allem Metallgegenstände aus unedlen Metallen wie z. B. Eisen werden durch dieses Verfahren mit edleren Metallen überzogen, wie wir es bei der galvanischen Versilberung, Vergoldung, Vernickelung und Verchromung kennen. Verfahren, die heute aus unserem täglichen Leben nicht mehr wegzudenken sind.

Auch in der Medizin hat der *galvanische Gleichstrom* eine wichtige Bedeutung. Leitet man ihn durch ein biologisches Objekt, so kann man Wärmewirkung, elektrische Dissoziation, Elektroosmose, elektrophoretische Vorgänge, elektrotonische Wirkungen, Reizwirkungen und Permeabilitätsänderungen beobachten. Nicht alle diese Vorgänge, die teilweise überaus kompliziert sind, können hier erklärt werden.

Bedeutung in der Kosmetik besitzt die elektrische Zerlegung der Körperflüssigkeiten. Wir verwenden sie praktisch bei der Dauerenthaarung. Dabei wird ein Pol an eine große Metallplatte angeschlossen, die am Oberschenkel, Oberarm oder Rücken des Patienten elektrisch leitend angebracht wird. Den zweiten Pol verbindet man mit einer feinen Nadel, die bis an ihr Ende mit einer isolierenden Lackschicht überzogen ist. Fährt man nun mit dieser Nadel entlang des Haarschaftes soweit vor, daß die blanke Spitze in die Gegend der Papille kommt und schaltet den Strom ein, so erfolgt eine elektrolytische Zerlegung der Zellflüssigkeit. Nach außen hin bemerkt man das Aufsteigen von kleinsten Gasbläschen, die den Gang der Reaktion anzeigen. Nach etwa 15 bis 20 Sekunden kann der Strom unterbrochen werden, denn die Papille ist nun bereits zerstört. Nach der Entfernung der Nadel läßt sich das Haar leicht und schmerzlos ausziehen.

Diese Methode, die ausgezeichnete Resultate liefert, hat nur den Nachteil, daß pro Haar verhältnismäßig viel Zeit benötigt wird. Verschiedene überaus preiswerte Geräte sind auf dem Markt und besitzen einen Anschluß, der galvanischen Strom liefert. Die Stromstärken sind klein zu halten, da man keine allzu stürmische Reaktion wünscht.

Elektrophorese

Unter dem Begriff der *Elektrophorese,* der vom Laien meist dem der *Iontophorese* gleichgesetzt wird, versteht man einen Stofftransport mit Hilfe von Gleichstrom. Da es hiedurch gelingt Substanzen, die sonst nur schwer oder besonders langsam von der Haut aufgenommen werden, wesentlich beschleunigt einzubringen, hat die Elektrophorese in der Medizin und auch in der Kosmetik große Bedeutung erlangt. Im einzelnen sind es vor allem drei physikalische Vorgänge, die dabei eine Rolle spielen:

1. Die *Iontophorese,* bei der es zu einer Wanderung von *Ionen* kommt. Es versteht sich, daß natürlich nur Medikamente, die elektrolytisch dissoziiert sind, iontophoretisch eingebracht werden können.

2. Die *Kataphorese,* bei der es zu einer Wanderung von Wasserteilchen

in Richtung der Kathode kommt. Die Flüssigkeitsteilchen nehmen dabei auf ihrem Weg auch gelöste undissoziierte Substanzen mit, ein Vorgang, der in der Medizin oft ausgenützt wird.

3. Die *Elektro-Osmose*. Diese spielt insoferne eine Rolle, als die natürlichen Zellmembranen unter dem Einfluß des Gleichstromes eine erhöhte Durchlässigkeit erlangen und somit ein Medikament z. B. leichter eindringen lassen.

Die Elektrophorese, die allerdings in der Umgangssprache meist als Iontophorese bezeichnet wird, eignet sich natürlich nur für die Einbringung von Medikamenten oder Wirkstoffen, die in wässriger Lösung vorliegen. Auch darf die Haut nicht eingefettet sein, da das Fett als Isolator einen Stromdurchgang verhindern würde.

In der Kosmetik wenden wir den hier des Verständnisses halber nur sehr unvollkommen erklärten Vorgang der Elektrophorese in Form der *galvanischen Maske* an. Bei dieser legen wir eine inaktive Elektrode am Oberschenkel, Oberarm oder Rücken an; eine zweite, die aus dünnem Bleiblech besteht, wird in der Form des Gesichtes ausgeschnitten und dem Gesicht so angepaßt, daß Nasenlöcher, Mund und Augen frei bleiben. Bringt man nun Medikamente auf die Gesichtshaut und legt die Bleiplatte nach Zwischenschaltung eines feuchten Tuches auf, so gelangen die Medikamente durch den fließenden Strom direkt in die Haut und erzeugen dort, eventuell aber auch im ganzen Körper, ihre besondere Wirkung. Besonders bewährt hat sich dieses Verfahren zum Einbringen von Plazentawirkstoffen, durchblutungsfördernden Mitteln, Bienengift und vielen anderen biologischen Produkten.

Elektro-Magnetismus

Wenn es auch gelingt, mit Hilfe von galvanischen Elementen brauchbare Strommengen zu erzeugen, so steht die relative Kostspieligkeit der nach diesem Verfahren gewonnenen Elektrizität einer breiteren Anwendung im Wege. Es konnte sich daher die Elektrizität zu Beleuchtungs-, Heiz- und maschinellen Zwecken nicht einführen, ehe nicht eine bessere Möglichkeit gefunden worden war, Strom aus anderen Energieformen herzustellen. Um diese Verfahren verständlich zu machen muß zunächst der *Magnetismus* erklärt werden.

Man findet in der Natur ein Erz, den sogenannten Magneteisenstein, der die nur ihm zukommende Eigenschaft besitzt, Eisengegenstände anzuziehen. Diese Eigenschaft nennen wir den *Magnetismus*. Breitet man über einen solchen Stein ein Stück Papier und läßt kleine Eisenfeilspäne darauf fallen, so ordnen sie sich in eigenartigen halbkreisförmigen Linien an, die von zwei Punkten, den sogenannten Polen, ausgehen.

Bestreicht man ein Stück Stahl mit einem Magneteisenstein, so überträgt sich offensichtlich diese Eigenschaft auf das Stahlstück und auch dieses zeigt nach Entfernung des Magneterzes ein Zurückbleiben der magnetischen Eigenschaft.

Man kann solche Stahlstücke in beliebigen Formen herstellen und nennt sie danach Stab- oder Hufeisenmagnete. Mit jedem Magneten kann man wieder beliebig viele andere Stahlstücke magnetisch machen.

Nicht alle Metalle besitzen die Eigenschaft des Magnetismus, nur Eisen, Kobalt und Nickel, sowie einige spezielle Legierungen werden magnetisch.

Auch unsere Erde verhält sich wie ein Magnet; wir beschreiben deshalb einen magnetischen Nordpol und einen Südpol, die jedoch nicht identisch mit den geographischen Polen sind.

Bekannt ist die Tatsache, daß sich die ungleichnamigen Pole von Magneten gegenseitig anziehen, während sich die gleichnamigen ebenso stark abstoßen. Dies benützt man bei der Konstruktion des *Kompasses,* der aus einer kleinen Magnetnadel besteht, die in einem Lager leicht drehbar angeordnet ist. Der Südpol der Nadel wird meist blau gefärbt und dient der Orientierung, da er sich, den Gesetzen des Magnetismus folgend, genau auf den Nordpol der Erde einstellt und so die Nordrichtung angibt.

Bei der Untersuchung elektrisch leitender Gegenstände wurde die Entdeckung gemacht, daß auch ein Leiter, der von einem Strom durchflossen wird, ein magnetisches Feld erzeugt. Man nennt es ein *elektro-magnetisches Feld.*

Ordnet man einen Draht in Form einer Wicklung auf einer Spule an und leitet einen Strom hindurch, so entsteht ein magnetisches Feld, das abhängig von der Spannung und der Stärke des Stromes ist. Die Spule selbst verhält sich ähnlich wie ein Stabmagnet und zeigt einen Nord- und einen Südpol. Diesen *Elektromagnetismus,* der immer nur so lange währt, als der Strom fließt, benützt man in vielen Geräten, wie Klingeln, Telefon, Telegraph und anderen, um nur die wichtigsten zu nennen.

Da viele Vorgänge in der Natur umkehrbar sind, lag die Vermutung nahe, daß man nicht nur durch elektrischen Strom Magnetismus, sondern auch durch Magnetismus elektrischen Strom erzeugen kann. Tatsächlich entsteht auch in einem elektrischen Leiter ein Strom, wenn der Leiter durch ein magnetisches Feld bewegt wird und dabei Feldlinien schneidet.

Dieses Phänomen benützt man im *Dynamo* zur Herstellung elektrischen Stromes. Ein einfacher Dynamo besteht daher aus nichts anderem, als einem starken Eisenmagneten, zwischen dessen Polen eine Drahtschlinge kreisförmig bewegt wird. Verbindet man die beiden Enden dieser Drahtschlinge mit einem elektrischen Meßgerät, so kann man beobachten, daß ein Strom zu fließen beginnt, sobald die Schlinge in drehende Bewegung versetzt wird.

Da die erzeugte Strommenge proportional der Anzahl der Feldlinien ist, die sie in der Zeiteinheit schneidet, erzeugt eine schnellere Bewegung einen stärkeren Strom. Dies kann man sehr leicht an einem Fahrraddynamo beobachten, da die Scheinwerferbirne heller zu brennen beginnt, sobald man schneller fährt.

Durch entsprechende Verstärkung des Magneten, die bei großen Dynamomaschinen nicht aus einfachen permanenten Magneten bestehen, sondern ihrerseits wieder auf elektromagnetischem Wege erregt werden, sowie durch Anwendung einer großen Anzahl von Windungen anstelle einer einzigen Drahtschlinge, kann die Leistung der Dynamomaschine in weiten Grenzen beliebig gesteigert werden.

Heute wird praktisch unser gesamter Strombedarf auf dem beschriebenen Wege hergestellt, wobei als drehende Kraft für die stromerzeugenden Generatoren meist Wasserkräfte oder Dampfturbinen herangezogen werden. Für kleinere Stromerzeugungsanlagen kommen natürlich auch Dieselmotore o. ä. in Frage.

In neuester Zeit hat man auch versucht, die Atomkraft in den Dienst der

Elektrizitätserzeugung zu stellen. Man muß jedoch bisher immer noch den Umweg über die Wärmekraftmaschinen nehmen, da es nicht gelingt, die Atomenergie direkt in elektrischen Strom umzuwandeln.

Lange Zeit hindurch hat man mit diesen Dynamomaschinen *starke Gleichströme* erzeugt, die in Haushalt und in Industrie als überaus komfortable Energiequelle dienten.

Wie schon weiter oben ausgeführt, setzen auch gute metallische Leiter dem Durchgang des Stromes eine gewisse Hemmung entgegen, die wir *Widerstand* nennen. Je größer dieser Widerstand ist, umso schwerer geht der Strom durch den Leiter, wobei Wärme entsteht. Diese kann so groß sein, daß der Draht rot- oder sogar weißglühend wird. Dieses Phänomen benützt man, um *elektrische Öfen* zu konstruieren, in denen mehrere Drahtspiralen aus besonderem Widerstandsdraht zum Glühen gebracht werden.

Auch die elektrische *Glühbirne* benützt das gleiche Prinzip. Um eine besonders gute Lichtausbeute zu erhalten, wird der Draht sehr stark erhitzt. Normal gebräuchliche Metalle würden bei diesen Temperaturen schmelzen und verbrennen, man stellt daher die Glühfäden aus Wolfram und anderen Metallen her, deren Schmelzpunkt besonders hoch liegt. Im Inneren einer Glühlampe darf kein Sauerstoff vorhanden sein, da sonst auch die Metalle mit höchstem Schmelzpunkt verbrennen würden. Man pumpt deshalb bei gewöhnlichen Glühlampen die Luft aus dem Glaskolben aus bzw. ersetzt sie bei teuren und hochwertigen Lampen durch ein indifferentes Edelgas.

Elektromotore sind im Prinzip gleich wie Dynamos gebaut. Das heißt, sie bestehen aus einem fixen und einem drehbaren Magnet. Leitet man einen Strom hindurch, so wird durch den erzeugten Elektromagnetismus der drehbare Anker in rotierende Bewegungen versetzt und leistet dabei Arbeit. Je stärker der Strom, den man durchschickt, umso stärker ist die drehende Kraft eines Motors.

Die Wechselströme

Schon bald mußte man bemerken, daß der Gleichstrombetrieb gewisse Nachteile hat. Diese liegen vor allem darin, daß man die Spannung eines Gleichstromes bei der Erzeugung desselben festlegen muß und später praktisch nicht mehr ändern kann, es sei denn, man betreibt mit einem Gleichstrom bestimmter Spannung einen Elektromotor und schließt an dessen Welle einen Dynamo an, der einen Strom anderer Spannung liefert. Es ist leicht einzusehen, daß dabei wertvolle elektrische Energie nutzlos verloren geht, da jeder Motor natürlich weniger Energie abgibt, als er verbraucht. Man nennt dies den Wirkungsgrad einer Maschine, der, je nach Konstruktion, einmal besser, einmal schlechter ist, niemals aber 100% beträgt.

Untersuchungen über die Stromleitungen in Drähten zeigten, daß der prozentuelle Energieverlust beim Fortleiten eines Stromes über größere Entfernungen mit steigender Spannung kleiner wird. Es erscheint deshalb erwünschenswert, den Strom zunächst mit einer hohen Spannung über die Distanz von der Erzeugungsstätte zum Verbrauchsort zu leiten und ihn dort in einen Strom niederer Spannung umzuwandeln, da Elektrogeräte, Schalter und Leitungsisolationen bedeutend billiger werden, wenn die Spannung des Stromes nicht zu hoch ist. Diese Umwandlung zu Transportzwecken hat große praktische Bedeutung, da der Strom zweckmäßigerweise dort erzeugt wird, wo billige Energie zur Verfügung steht. Dies trifft entweder im Gebirge oder an großen Flüssen zu, wo Wasserkraft ausgenützt werden kann, oder aber in der Nähe von Kohlenrevieren, wo man die minderwertige und anderweitig nicht verwertbare Staubkohle in sog. kalorischen Elektrizitätswerken verbrennt.

Diese *Umwandelbarkeit der Spannung* besitzt der Wechselstrom und diese Eigenschaft zeichnet ihn gegenüber dem Gleichstrom aus. Wie der Name schon sagt, handelt es sich dabei um einen Strom, der nicht gleichmäßig nach einer Richtung fließt, sondern vielmehr, mehr oder minder oft in der Sekunde, seine Richtung ändert. Bei den gebräuchlichen Haushaltsströmen handelt es sich dabei um 50 bis 60 Richtungsänderungen (Perioden) in der Sekunde. Man erreicht dies durch entsprechend konstruierte Dynamos, die je nach ihrer Umdrehungszahl einen Strom bestimmter Frequenz liefern.

Jedesmal, wenn ein Strom durch einen Leiter fließt, baut sich, wie schon ausgeführt, um diesen Leiter ein elektromagnetisches Feld auf, das, wenn es bei der Ausbreitung einen anderen Leiter schneidet, in diesem einen Strom erzeugt. Man nennt diesen Effekt *Induktion* und den entstandenen Strom *Induktionsstrom*.

Durch verhältnismäßig einfache Anordnung von Drahtwindungen auf einem gemeinsamen Eisenkern erhält man einen sog. *Transformator*, der beim Durchleiten eines Wechselstromes einen Induktionsstrom *beliebiger Spannung* liefert. Man ist mit Hilfe von Transformatoren in der Lage, jeden Wechselstrom ganz nach Belieben und ohne größere Verluste auf höhere oder niedrigere Spannungen zu bringen, wie es den jeweiligen Erfordernissen entspricht.

In den Elektrizitätswerken erzeugt man daher den Strom mit einer Spannung, die verschieden von Werk zu Werk, meist aber zwischen 500 und 5.000 Volt liegt. Dieser Strom wird auf etwa 110.000 Volt transformiert, in neuerer Zeit auch auf 220.000 Volt, um in diesem hoch gespannten Zustand mittels Fernleitungen über weite Distanzen transportiert zu werden (Hochspannungsleitungen)*.

Am Ort des Verbrauches wird der Hochspannungsstrom in Transformatorenstationen wieder in einen Strom niederer Spannung zurückverwandelt, die bei Haushaltsstrom in den meisten Ländern 110 Volt bzw. 220 Volt beträgt.

Wechselströme werden heute allgemein als Energiequellen für Motore, zu Beleuchtungs- und Beheizungszwecken verwendet und haben den Gleichstrom völlig verdrängt. Da die Frequenz mit 50—60 Perioden (Richtungsänderungen pro Sekunde) relativ hoch ist, bemerkt man im gewöhnlichen Betrieb die Tatsache überhaupt nicht, daß der Stromfluß nicht konstant, sondern stoßartig mit Wechsel der Richtung erfolgt. Nach einem Stromstoß in die eine Richtung kommt es einen Augenblick zum völligen Stillstand des Stromflusses. Dann beginnt der Strom in die entgegengesetzte Richtung zu fließen. Da nun auf Grund der hohen Frequenz die Stromstöße sehr rasch aufeinander folgen, brennt eine Glühbirne gleichmäßig und ohne zu flackern, da der einmal glühend gewordene Faden in der kurzen Zeit, in der kein Strom fließt, nicht soweit auskühlt, daß dies eine merkbare Änderung der Lichtabgabe zur Folge hätte.

---

* Gegenwärtig sind bereits 380.000 Volt Hochspannungsleitungen im Bau, die dem Stromaustausch zwischen Österreich und Deutschland dienen werden.

Diathermieströme

Was die Anwendung des Wechselstromes in der Medizin betrifft, so spielt er eine bedeutende Rolle. Je höher nämlich die Frequenz wird, umso mehr verliert er die biologischen Eigenschaften des Gleichstromes. Dies ist leicht einzusehen: ist die Frequenz niedrig, so fließt der Strom in jeder Richtung genügend lang, um elektrolytische und andere Veränderungen im Gewebe zu erzeugen und um Nerven zu reizen. Man stellte daher Versuche an, die Frequenz eines Wechselstromes mit geeigneten Apparaten immer höher zu treiben, bis man schließlich Ströme erhielt, deren Frequenz bei etwa 100.000 Hz (Perioden) pro Sekunde liegt.

Diese Ströme nennen wir *Diathermieströme*. Bei ihnen kommt es überhaupt nicht mehr zu elektrolytischen Gewebsveränderungen, sondern nur mehr zum Effekt der *Stromwärme*. Man hält also mit ihnen ein Instrument in der Hand, mit dessen Hilfe es erstmals möglich war, einen Körperteil durch und durch zu erwärmen. Man muß sich über die Bedeutung dieser Möglichkeit im klaren sein, da es bis zu diesem Zeitpunkt ausgeschlossen war, auf tieferliegende Organe Wärme einwirken zu lassen.

Die Haut unseres Körpers ist ein so vorzüglicher Wärmeschutz, daß die Wärmewirkung aufgelegter heißer Steine, Heizkissen oder Wärmeflaschen im günstigsten Falle bis in die Tiefe von einigen Millimetern reicht und ihr heilender Einfluß auf ganz anderen Mechanismen beruht. Es ist deshalb völlig falsch, zu glauben, daß ein bei Magenschmerzen auf den Bauch gelegtes Heizkissen etwa direkt auf den Magen einwirkt. Es spielen dabei vielmehr sog. viscerocutane Reflexe eine Rolle, Nervenbahnen, die zwischen Eingeweiden und Haut eine Verbindung herstellen und die die Lösung von Krämpfen bewirken können.

Beim Durchleiten eines Diathermiestromes jedoch *erwärmt sich das Gewebe auch im Inneren*. Dies öffnet völlig neue Wege der Behandlung in der Medizin.

Bei der Durchführung einer *Diathermiebehandlung* legt man an den zu behandelnden Körperteil Elektroden an, zwischen denen der Strom fließt. Die Wärmewirkung wird umso stärker, je größer Stromdichte und Stromstärke sind.

Die *Stromdichte* läßt sich am besten mit einem Fluß vergleichen. Ist das Bett breit und weit, so wird nur ein ganz seichter Wasserstrom fließen, der nur wenig Kraft entwickelt. Ist das Bett jedoch schmal und eng, so werden sich die Wassermassen mit großer Gewalt durchzwängen und einen bedeutenden Effekt erzielen. Übertragen auf die Diathermie bedeutet dies also, daß der Effekt eines Stromes gleichbleibender Stärke umso kleiner sein wird, je größer die Fläche der angelegten Elektrode ist. Will man einen Körperteil einfach durchfluten, so wählt man zwei gleich große Plattenelektroden, die in der Regel aus biegsamem Blech hergestellt sind und gut leitend mit dem Körper in Verbindung gebracht werden können.

Außerordentlich wichtig ist es, die Elektroden *fest und unverrückbar zu befestigen*. Leider hat die Mißachtung dieser Grundregel in Kosmetikinstituten wiederholt zu schweren Verbrennungen von Kunden geführt. Hebt sich nämlich eine Plattenelektrode von der Haut ab, so verkleinert sich die Kontaktfläche mit der Haut rapid, sodaß schließlich nur mehr eine Kante oder gar nur mehr eine Ecke mit der Haut in leitender Verbindung steht. Der Strom, der sich vorher auf eine Platte von vielleicht 150 cm² verteilt hat, fließt nur durch einen Querschnitt von wenigen Quadratmillimetern. Überlegt man, daß eine Fläche von 150 cm² etwa 15.000 mm² entspricht, so bedeutet dies, daß der Strom, der nun übertritt, in der Flächeneinheit *etwa 1000mal so stark ist*. Es erfolgt aus diesem Grund eine so starke Erwärmung, daß das Gewebe verkocht, verschmort und verbrennt.

Angelegte Elektroden müssen daher *unbedingt durch Gummibänder oder Sandsäckchen gesichert werden,* damit sie sich nicht bei einer unbeabsichtigten Bewegung des Patienten abheben oder verschieben können.

In den letzten Jahren ist man jedoch von der Anwendung der Diathermie immer mehr und mehr abgekommen, da man mit den im nächsten Abschnitt besprochenen Kurzwellengeräten die gleichen Wirkungen auf eine viel gefahrlosere Weise erzielen kann. Überdies sprechen auch noch andere Gründe gegen die Verwendung von Diathermiegeräten. Sie stören nämlich den Rundfunk- und Fernsehempfang in ihrer Umgebung so empfindlich, daß kostspielige Abschirmungsmaßnahmen erforderlich werden, um diese Störungen auf ein erträgliches Maß zu reduzieren.

In manchen Fällen wünschen wir, *Gewebe durch starke Hitzeeinwirkungen zu zerstören*. Auch dies ist mit dem Diathermiestrom möglich. Man wählt zwei Elektroden stark verschiedener Oberflächengröße. Die eine großflächige, auch *inaktive Elektrode* bezeichnet, wird dem Patienten am Oberschenkel oder am Rücken befestigt, die zweite auch *aktive Elektrode,* meist in Form einer Nadel oder einer kleinen Kugel, sitzt in einem Handgriff.

Zunächst legt man die inaktive Elektrode an und befestigt sie sachgerecht. Während der Strom noch ausgeschaltet ist, berührt man mit der aktiven Elektrode die zu zerstörende Stelle, schaltet hierauf den Strom ein und kann nun an Hand der Verfärbung, die sich entwickelnde Stromwärme im Gewebe beobachten.

Diese Methode auch als *Elektrokoagulation* bezeichnet, wird in der Medizin häufig angewendet. Ein anderer Ausdruck für die Elektrokoagulation ist auch *Kaltkaustik*, die ausdrückt, daß der Kauter (Instrument) selbst kalt bleibt, im Gegensatz zu Glühkaustik, wo die Verschorfung mit einem glühenden Instrument durchgeführt wird.

Kleine Äderchen, Warzen und andere Hautveränderungen kann man mit Hilfe dieser einfachen Methode zerstören. Da durch die Hitze die Gefäße koaguliert werden, kommt es auch bei ausgedehnten Verschorfungen meist überhaupt zu keiner Blutung.

Mit der Elektrokoagulation hat man ein vorzügliches Mittel in der Hand, Haare dauernd zu entfernen, da mit einer isolierten Nadel die Haarwurzeln verschorft und damit für immer zerstört werden.

Die *Durchflutung mit Diathermieströmen* hat vor allem eine stark durchblutungssteigernde Wirkung, wodurch die Stoffwechselvorgänge wesentlich beschleunigt werden und Stoffwechselschlacken, eventuell auch Fett abtransportiert werden.

Besonders bewährt hat sich die Diathermiebehandlung bei Frostschäden und anderen Durchblutungsstörungen an Händen und Füßen. Man kann dabei eine Elektrode in ein Wasserbad legen und die andere am Unterarm bzw. am Unterschenkel anbringen, um auf diese Weise eine gleichmäßige Durchflutung der Extremität zu erzielen. Die Anwendung geht jedoch ohne Zweifel über die

Grenzen der Befugnisse einer Kosmetikerin weit hinaus und hat daher einem approbierten Arzt vorbehalten zu bleiben.

Kurzwellenströme

Kurzwellenströme stellen heute in der Elektromedizin die modernste und meist gebrauchte Methode der Wärmeentwicklung im Gewebe dar. Leider führt die Bezeichnung „Kurzwelle" beim Laien zu einem völlig falschen Eindruck über die Natur des verwendeten Stromes.

Schon öfters wurde erwähnt, daß sich beim Durchgang eines Stromes durch einen Leiter um diesen ein elektromagnetisches Feld aufbaut, das sich nach allen Richtungen hin ausbreitet, vergleichbar mit den ringförmigen Wellen, die an einer Wasseroberfläche entstehen, wenn man einen Stein hineinwirft.

Die Ausbreitungsgeschwindigkeit dieses elektromagnetischen Feldes ist sehr groß und gleich der Lichtgeschwindigkeit, die 300.000 km pro Sekunde beträgt. Schickt man daher in jeder Sekunde einen Stromstoß durch einen Leiter, so werden sich elektromagnetische Wellen im Abstand von 300.000 km folgen, während sie sich im Raum ausbreiten. Sendet man durch denselben Leiter jedoch zwei Stromstöße pro Sekunde, so wird sich die erste Welle nur 150.000 km entfernt haben, wenn ihr die zweite bereits folgt. Die *Wellenlänge*, das heißt der Abstand zwischen den wellenförmig sich ausbreitenden elektromagnetischen Feldern, hat sich also verkürzt. Da die Ausbreitungsgeschwindigkeit immer konstant bleibt, *stellt also die Wellenlänge ein Maß für die Frequenz dar.*

Mit anderen Worten: wenn man sagt, daß ein Strom eine elektromagnetische Welle von 30.000 km Länge erzeugt, so kann man daraus folgern, daß dies durch eine Strom von 10 Stößen pro Sekunde geschehen muß. Aus Gründen der Einfachheit drückt man nieder- und mittelfrequente Ströme durch ihre Frequenz aus, die in Hertz (HZ) angegeben wird, während man hochfrequente und höchstfrequente Ströme einfacher durch die von ihnen erzeugte Wellenlänge ausdrückt.

Bei den *medizinischen Kurzwellengeräten* handelt es sich um Apparate, die einen Wechselstrom liefern, diessen Frequenz noch viel höher liegt, als bei Diathermiegeräten. Liefert ein solches einen Strom von etwa 100.000 Schwingungen (entspricht einer Wellenlänge von 3 km), so erzeugen die Kurzwellenapparate Ströme bis zu 30 Millionen und mehr Hertz pro Sekunde. Der Vorteil dieser höchstfrequenten Ströme liegt in ihren spezifischen Eigenschaften.

Während ein Diathermiestrom sich nur in einem Leiter verbreitet, benötigen die Kurzwellenströme keinen solchen mehr. Sie pflanzen sich als sog. *Verschiebungsströme* auch durch Nichtleiter wie Gummi, Luft, Glas, Filz etc. verlustlos fort, ohne dabei diese Materialien zu erwärmen. Erst wenn sie auf einen Leiter stoßen, wandeln sie sich in einen Leitungsstrom um und geben Wärme ab. Wir besitzen damit die Möglichkeit, einen allseitig von Nichtleitern umgebenen Körper durch und durch zu erwärmen, wenn er selbst den elektrischen Strom leitet. *Es ist dabei nicht erforderlich, daß eine leitende Verbindung zur Stromquelle vorhanden ist.*

Die Vorteile liegen auf der Hand. Jede Verbrennung durch unbeabsichtigtes Verschieben von Elektroden ist ausgeschlossen. Überdies wird das Gewebe vom Kurzwellenstrom noch viel gleichmäßiger durchsetzt als vom Diathermiestrom, der gerne den großen Gefäßen folgt und die tieferliegenden Partien umgeht.

Dies spielt besonders in der Kosmetik eine Rolle, da man Fettpolster besonders beeinflussen will und Diathermieströme gerade diese vermeiden.

Zur *Kurzwellenbehandlung* genügt es vollständig, den zu durchflutenden Körperteil zwischen die Elektroden zu bringen, wobei ein Abstand von 10—15 cm zu jeder Elektrode bestehen bleiben kann. Die Stromstärke ist so zu wählen, daß keinesfalls unangenehme oder schmerzhafte Empfindungen auftreten. Nach den Gesetzen der meisten Kulturstaaten darf eine Kurzwellenbehandlung nur unter ärztlicher Aufsicht durchgeführt werden.

Auch zur Elektrokoagulation eignet sich der Kurzwellenstrom vorzüglich. Man verbindet einen Pol z. B. mit einer Epilationsnadel, während man den zweiten Pol einfach irgendwo im Raum liegen oder stehen läßt (unipolares Arbeiten). Durch die große Stromdichte an der nadelförmigen Elektrode entsteht im Gewebe eine beträchtliche Wärmeentwicklung, sodaß das Gewebe in wenigen Sekunden verkocht und damit zerstört wird.

Mit Kurzwellen oder Diathermiegeräten kann man auch Gewebe elektrisch zerschneiden (Elektrotomie), eine Methode, die sich in der Chirurgie bewährt hat.

Diathermie- und Kurzwellengeräte können nach zwei verschiedenen Prinzipien gebaut werden. Man bezeichnet sie danach als *Funkenstrecken-* und *Röhrenapparate*. Die ersteren werden heute nicht mehr verwendet, da sie keine reine und konstante Welle bestimmter Länge liefern, sondern daneben noch sog. Ober- und Unterwellen ausstrahlen. Gerade diese sind es, die Empfangsgeräte für Rundfunk und Fernsehen so stark stören. Die Röhrengeräte zeigen den Nachteil nicht und werden heute auf bestimmte Frequenzen abgestimmt, die durch internationale Vereinbarung für elektromedizinische Geräte reserviert wurden.

In der Kosmetik wird man im allgemeinen mit schwächeren Geräten vollkommen das Auslangen finden, da sie hauptsächlich zur Epilation gebraucht werden, während die Verschorfung von Hautveränderungen Sache eines Arztes ist.

Die meisten Kurzwellengeräte sind mit sog. *Kaltquarzbrennern* ausgestattet, mit denen man eine Kombination von ultravioletten Strahlen und Kurzwellen erhält. Da sich diese Quarzbrenner nicht erwärmen, können sie bei der sog. Kontaktbestrahlung mit der Haut direkt in Berührung gebracht werden und gestatten mit pilzförmig ausgebildeten Brennern auch Massagen.

Die Kurzwellenströme verwenden wir in der Kosmetik ähnlich wie die Diathermie; so entsteht als Folge der Durchwärmung der Gewebe eine Steigerung der Durchblutung bis auf das Zehnfache des normalen Wertes. Die Gefäßerweiterung, die Stunden anhält, bewirkt lokal eine Stoffwechselsteigerung, mit Aktivierung der Abwehrkräfte, Steigerung der Heilungs- und Regenerationsvorgänge und zeigt eine krampflösende und schmerzstillende Wirkung.

Überall dort, wo eine Stoffwechselsteigerung und damit eine Verjüngung des Gewebes wünschenswert ist (vor allem im Gesicht), wird man mit Erfolg sorgfältig dosierte Kurzwellenbestrahlungen anwenden.

Zu beachten ist, daß Kurzwellenbehandlungen während der Schwangerschaft und während der Menstruation nicht durchgeführt werden sollen.

Auch bei der Anwendung des Kurzwellengerätes sollte man sich klar sein, daß es sich dabei um ein elektromedizinisches Verfahren handelt, das unter die *Aufsicht eines Arztes* gehört.

Bei der Durchführung der Elektrokoagulationen von kleinen Wärzchen, Teleangiektasien und anderen kosmetischen Hautveränderungen, soll sich die Kosmetikerin vor allem der Grenze ihres Aufgabenbereiches bewußt bleiben. Die gesetzlichen Bestimmungen sind heute noch uneinheitlich und von Land zu Land verschieden. *Erweisen sich die Kosmetikerinnen der Verantwortung, die in ihren Händen liegt, nicht würdig und werden Fälle bekannt, in denen durch unsachgemäße Anwendung von Elektrogeräten der Kunde Schaden nahm, so wird es unausbleiblich sein, daß der Kosmetikerin früher oder später die Verwendung elektromedizinischer Geräte zur Gänze verboten wird. Man kann daher vor unüberlegten Behandlungen nicht genug warnen!*

Schwebeströme in der Kosmetik

Eine ganz neue Möglichkeit der medizinischen Verwendung von Wechselströmen ist im *Nemectron* gegeben, ein Apparat, der von Dr. Nemec konstruiert wurde. Von der Überlegung ausgehend, daß es wünschenswert erscheint, die Ströme erst im Gewebe zur vollen Wirkung gelangen zu lassen, um die Haut und die Nerven nicht zu reizen, verwendet dieses Gerät zwei vollkommen voneinander getrennte Stromkreise, die jeder für sich einen unterschwelligen Strom führen. Erst durch Überlagerung im Gewebe am Schnittpunkt der beiden Kreise kommt es zu einer positiven Stromwirkung.

Dieser Stromeffekt, der auch *Schwebung* genannt wird, wird durch Verwendung eines in seiner Frequenz konstant bleibenden Stromes von 4.000 Hertz im ersten Kreis und eines im Bereich von 3.900 bis 4.100 Hertz rhythmisch sich ändernden Stromes im zweiten Kreis erreicht.

Die Stromwellen heben sich in ihrer Wirkung einmal gegenseitig auf, das andere Mal addieren sie sich. Exakt ausgedrückt nennt man dies Superposition zweier Wellen.

Durch diese Methode vermeidet man die unangenehme oder schmerzhafte Reizung der Hautnerven, während in der Tiefe des Gewebes durch den Überlagerungseffekt relativ kräftige Ströme einerseits die Muskel — bzw. die motorischen Nervenfasern erregen, andererseits durch Steigerung der Durchblutung zu einer lokalen Stoffwechselsteigerung führen.

Ein weiterer Vorteil ist nach Ansicht des Konstrukteurs die Verwendung von vierpoligen Elektroden. Durch Wechseln der Stromrichtung zwischen den Elektroden kommt es zu einer ständigen Richtungsänderung des Stromes im Gewebe, der eine Rotation ausführt und hiedurch die Fasern der Muskeln nacheinander in allen Richtungen durchfließt. Hiedurch soll eine einseitige Reizung von bestimmten Nerven oder Muskelfasern wie bei der einfachen Längsdurchflutung vermieden werden.

Anwendung elektromagnetischer Wellen

Während bisher immer nur Ströme zur Anwendung gelangten (auch bei den sog. Kurzwellenapparaten wird die sich entwickelnde Kurzwelle nicht benötigt), verwenden wir in vielen Fällen tatsächlich *elektromagnetische Wellen*. Mit zunehmender Kürze der Wellenlänge verändern sich ihre Eigenschaften charakte-

Anwendung elektromagnetischer Wellen

Bezeichnung und Verwendung	Wellenlänge γ	Frequenz Hz
Niederfrequente Wechsel-Ströme; Licht- u. Kraft-Strom	6.000 km	50
	1.000 km	300
	100 km	3.000
	10 km	30.000
Rundfunk Langwelle	1 km	300.000
Rundfunk Mittelwelle	500 m	600.000
Diathermie, Elektrotomie	100 m	3,000.000
Rundfunk Kurzwelle	10 m	$3 \cdot 10^7$
Rundfunk Ultrakurzwelle UKW Kurzwellentherapie	1 m	$3 \cdot 10^8$
Fernsehen, Radar, Dezimeterwelle	100 mm	$3 \cdot 10^9$
Fernsehen Zentimeterwelle	10 mm	$3 \cdot 10^{10}$
Wärmestrahlung	0,1 mm	$3 \cdot 10^{12}$
Optische Strahlen, Licht	0.0005 mm	$6 \cdot 10^{14}$
Röntgenstrahlen	0,1 mμ	$3 \cdot 10^{18}$
Gammastrahlen	1 γ-Einh.	$3 \cdot 10^{21}$
Kosmische Höhenstrahlung	0,01 γ-Einh.	$3 \cdot 10^{23}$

Wellenlänge λ	Bezeichnung
10.000 Å ↑ 7.000 Å	Infrarot
6.000 Å	sichtbares Licht
5.000 Å	
4.000 Å	
	UV-A
3.000 Å	UV-B
2.000 Å	UV-C
1.000 Å ↓ 100 Å	Übergangsgebiet

Elektromagnetisches Spektrum vereinfacht nach P. ZIERZ.

ristisch, sodaß nach außen hin oft ihre elektromagnetische Natur nicht erkannt wird.

Vorstehende Tabelle mit ungefähren Mittelwerten soll eine Übersicht über das elektromagnetische Wellenspektrum vermitteln.

Wärme- und Lichtstrahlen

Verkürzt man die Wellenlänge einer Kurzwelle bedeutend, so erfolgt bei einer Wellenlänge von etwa 0,1 mm der Übergang zu *Wärmestrahlen*.

Diese spielen in der Medizin und auch in der Kosmetik eine bedeutende Rolle. Mit weiterer Verkürzung der Wellen kommen wir in das Gebiet des sichtbaren Lichtes mit einer durchschnittlichen Wellenlänge von 0,0004 bis 0,0007 mm. Dazwischen liegt der Bereich der sog. infraroten Strahlen, die besonders in letzterer Zeit zunehmend an Bedeutung gewonnen haben.

Das weiße Licht setzt sich, wie wir wissen, aus farbigen Lichtern verschiedener Wellenlängen zusammen, wie man dies bei der Lichtbrechung durch ein Prisma oder bei einem Regenbogen beobachten kann. Das langwelligste Licht ist das rote, das kurzwelligste das blaue Licht. Dazwischen liegen Orange, Gelb und Grün. An das blaue Licht schließt sich mit noch kürzerer Wellenlänge das violette und an dieses das unsichtbare ultraviolette Licht an. Während die Wirkung und die Bedeutung des ultravioletten Lichtes gesondert besprochen werden soll, fassen wir Wärme-, infrarotes und sichtbares Licht zusammen.

Wärmereize, die auf die Haut gelangen, bewirken eine Steigerung der lokalen Durchblutung, die bald alle Haargefäße erfaßt und auf ein Mehrfaches der normalen Werte ansteigen kann. Diese Hyperämie der Haut bewirkt auf reflektorischem Wege auch eine solche tieferliegender Organe, die den Heilwert der Wärmeapplikation erklärt. Stoffwechselsteigerung, Schweißsekretion und andere Funktionssteigerungen der Zellen vervollständigen die Licht- und Wärmewirkung. Hinzu kommt noch eine schmerzstillende und krampflösende Wirkung, die in der Volksmedizin schon seit Jahrtausenden bekannt ist.

In der Kosmetik verwenden wir den sog. *Tiefenstrahler* (Astralux) oder die *Solluxlampe* (Hanau), die neben wenig sichtbaren roten Lichtstrahlen hauptsächlich *infrarote* und *Wärmestrahlen* aussenden. Man benützt diese Strahlengattung um eine intensive Wärmewirkung, die bis in die Tiefe von etwa 10 mm reicht, zu erzielen. Masken, die besonders tief wirken sollen, bestrahlt man mit infrarotem Licht.

Rotes Licht als sog. *Rotlichtbestrahlung* besteht aus roten und infraroten langwelligen Lichtstrahlen, die verhältnismäßig tief in die Hautschichten eindringen. Sie erzeugen hohe Oberflächentemperaturen und erzeugen damit den Effekt einer *Reiztherapie*. Die Tiefenwirkung von Rotlicht wird nur noch von Infrarot übertroffen.

Blaulicht wirkt viel weniger tief, entwickelt eine nur milde Wärmewirkung und ist überall dort angezeigt, wo die intensive Wärmebestrahlung der roten Lampe nicht erforderlich ist. Bei Reizzuständen kommt ihm eine beruhigende Wirkung zu.

Verschiedene Firmen erzeugen Bestrahlungsgeräte, die in der Regel aus einem an einem Stativ befestigten Reflektor bestehen und auswechselbare Lampeneinsätze besitzen. Je nach Wahl kann man UV-, Rot- oder Weißlicht bzw. Wärmestrahlen zur Anwendung bringen. Da die Geräte überaus preiswert sind, gehören sie beinahe zum eisernen Bestand eines jeden Kosmetiksalons. Man wird sie überall dort verwenden, wo man eine Erwärmung der tiefen Partien, wie sie die Kurzwelle erzeugt, vermeiden will.

Auch zum Einmassieren von Cremes und Ölen stehen mehrere kleinere Geräte zur Verfügung, die eine als Massagekopf ausgebildete Blau- oder Rotlichtlampe besitzen.

Das ultraviolette Licht (UV-Licht)

Das *ultraviolette Licht* besitzt eine Wellenlänge, die noch bedeutend kürzer ist als die des sichtbaren violetten Lichtes. Obgleich UV-Licht von unserem Auge nicht wahrgenommen werden kann, gibt es doch Tiere, die es sehen können (Biene). Die meisten Lichtquellen senden neben sichtbarem auch mehr oder minder viel UV-Licht aus. Im allgemeinen gilt die Regel, daß eine Lichtquelle umso mehr UV-Licht erzeugt, je höher ihre Temperatur ist.

Bezüglich der biologischen Wirkung unterscheidet man drei, in der Wellenlänge sich unterscheidende UV-Lichtanteile:

Ultraviolett A, besitzt eine Wellenlänge von 4.000 bis 3.150 Å. Es wird auch als langwelliges UV bezeichnet und schließt sich direkt an das sichtbare violette Licht an. UV-A besitzt die medizinisch wertvolle Eigenschaft, die menschliche Haut zu pigmentieren, ohne daß es dabei zu einer Rötung der Haut kommt. Diese Pigmentierung tritt sehr rasch auf und soll nach Ansicht mancher Autoren bereits nach einer halben Stunde ihr Maximum erreichen. Überdies zeichnet sich diese Art von Pigmentierung durch besondere Beständigkeit aus. Ihrem Wesen nach handelt es sich dabei nicht um eine Pigmentneubildung, sondern lediglich um eine oxydative Dunkelung, an sich schon vorhandener Vorstufen des Pigmentes. Als Maximum der sog. melanigenen Wirkung (d. h. melaninerzeugenden) Wirkung wird eine Wellenlänge von 3.400 Å angenommen. Die bräunende Wirkung der UV-A-Strahlen reicht von 3.300 bis 3.500 Å.

Ultraviolett B auch als Dornostrahlung bezeichnet, besitzt eine Wellenlänge von 3.150 bis 2.800 Å. Es fördert eine Reihe wichtiger biologischer Vorgänge.

Ultraviolett C mit einer Wellenlänge von 2.800 bis 1.800 Å auch als *kurzwelliges UV* bezeichnet, bewirkt schon nach verhältnismäßig kurzer Zeit jene Reaktion der Haut, die wir Lichterythem nennen. Die maximale erythematische Wirkung liegt bei 2.970 Å. Das maximale erythematische Wirkungsband reicht von 2.900 bis 3.050 Å. Ein weiteres Maximum der Erythembildung liegt bei 2.500 Å.

Man sieht also, daß die Lichtreaktion der Haut nur durch ein verhältnismäßig enges Wellenspektrum erzeugt wird. Auch das Ultraviolett C ist in der Lage, eine Pigmentierung der Haut hervorzurufen. Es handelt sich dabei um eine Pigmentbildung in der Basalzellenschicht unter Beteiligung der DOPA-Oxydase. Diese Pigmentbildung hat eine ziemlich lange Latenzzeit. Sie verschwindet jedoch im Verlauf weniger Wochen mit der Abschuppung der Haut. Man bezeichnet diese Art der Pigmentierung als indirekte oder als *Pigmentierung nach Lichterythem.*

Die Bedeutung des UV-C liegt hauptsächlich darin, daß es in der Lage ist, Bakterien abzutöten und chemische Verbindungen zu verändern. Diese letzte Eigenschaft macht das UV-Licht zum unentbehrlichen Hilfsmittel bei der Rachitisbehandlung. Wir wissen, daß in unserer Haut ein Stoff, das sog. 7-Dehydrocholesterin, vorkommt, aus dem unter Einwirkung von UV-Licht bei gleichzeitiger Spaltung eines Benzolringes echtes Vitamin D_3 entsteht. Desgleichen benützt man UV-Licht zur großtechnischen Herstellung von Vitamin D_2, das aus Ergosterin bzw. D_4, das aus Dihydroergosterin durch Bestrahlung gewonnen wird. Auf dieser chemisch-physikalischen Reaktion beruht daher auch die rachitisheilende Wirkung des Sonnenlichtes.

Fast alle elektrischen Lichtquellen senden neben sichtbarem auch UV-Licht aus; besonders hoch ist dieser Prozentsatz jedoch bei einem in einer Quecksilberdampfatmosphäre erzeugten Lichtbogen. Da gewöhnliches Glas UV-Licht zum größten Teil absorbiert, während es das sichtbare Licht ungehindert passieren läßt, darf man einen UV-Brenner nicht aus Glas herstellen. Nur reiner *Quarz* besitzt die Eigenschaft, UV-Licht durchzulassen, sodaß man heute die Ultraviolettlichtlampen mit sog. *Quarzbrennern* ausstattet (daher auch der Name Quarzlichtlampe). Diese enthalten in einem beiderseits zugeschmolzenen Röhrchen aus reinem Quarz etwas Quecksilber. Die Undurchlässigkeit des normalen Fensterglases für UV-Licht ist auch die Ursache, warum es bei einer Sonnenbestrahlung hinter geschlossenen Fenstern keinesfalls zu einer Bräunung der Haut kommen kann.

Zusammengefaßt haben die UV-Strahlen eine pigmenterzeugende, heilungsfördernde und desinfizierende Wirkung. Das Lichterythem entwickelt sich einige Stunden nach der Bestrahlung. Der Stoffwechsel wird angeregt und reichlich Vitamin D gebildet. Zu beachten ist, daß selbst kleine Quarzlampen durch die kurze Bestrahlungsdistanz eine starke Wirkung entfalten und man deshalb bei der Dosierung überaus vorsichtig sein muß. Auch sind nicht alle Körperregionen gleich empfindlich. Nehmen wir Rücken, Brust und Beugeseiten der Extremitäten mit 100% an, so zeigen Hals- und Streckseiten der Extremitäten nur eine Empfindlichkeit von 75%, das Gesicht von 50%, die Hände unter 50% und der behaarte Kopf etwa 20%. Man sieht also, daß Gesicht und Hals verhältnismäßig wenig empfindlich sind im Vergleich zu Schultern, Rücken und Brust.

Die UV-Lichtstrahlen wirken besonders kombiniert mit infrarotem Licht vorzüglich bei verschiedenen nervösen Erregungszuständen, sodaß man nicht selten eine allgemeine Besserung der Stimmungs- und Reaktionslage beobachtet. Es kommt dabei zu einer unschädlichen, milden Anregung des vegetativen Nervensystems, besonders des Vagus, der dämpfend wirkt, sodaß heute viele handelsübliche Geräte als Kombinationsstrahler UV und IR (Infrarot) konstruiert sind.

Während die alten Quarzlampenmodelle noch überaus unhandliche und schwere Geräte waren, deren Brenner oft Störungen hatten, sind heute leistungsstarke Tisch- und Stativmodelle am Markt, die kaum einen Bruchteil des Gewichtes alter Lampen erreichen.

In der Dermatologie und Kosmetik hat sich die UV-Licht-Bestrahlung besonders wirksam bei Akne, Furunkel, Haarausfall, Frostbeulen und übermäßiger Schweißabsonderung erwiesen.

Lichtschälkuren bei Akne und Kleienflechte etc. sind beliebt. Selbstverständlich steht uns in der UV-Bestrahlung ein ausgezeichnetes Mittel zur Verfügung, vor Abendgesellschaften etwa, auf natürlichem Wege eine jugendfrische Gesichts- und Dekolletèfarbe zu erzielen, sodaß Quarzbestrahlungen gerne als Teil des Make up genommen werden.

Röntgen- und Radiumstrahlen

Gelingt es durch entsprechende Apparate, Strahlen ganz besonders kurzer Wellenlänge zu erzeugen, so entwickeln diese die Eigenschaft, Körper zu durchdringen. *Röntgen*, dessen Namen diese Strahlen tragen, gelang es als erstem, solche kurzwelligen Strahlen herzustellen und zu studieren.

Zuerst erkannte man nur die durchdringende Wirkung, die heute in der Medizin zu diagnostischen Zwecken herangezogen wird. Später jedoch wurde man durch schwere Verbrennungen der Ärzte auch auf die Gewebswirkung aufmerksam. Die Strahlen sind in der Lage Zellen zu schädigen und an der weiteren Vermehrung zu hindern. Daher benutzt man sie zur Bestrahlung von vielen Tumoren, denn die sich vermehrenden Tumorzellen sind viel strahlenempfindlicher als die ruhenden Zellen der Umgebung. Auch Krebsgeschwülste und andere bösartige Gewächse werden heute mit Erfolg mit *Röntgenstrahlen* behandelt.

Radium sendet an sich mehrere verschiedene Strahlenarten aus, von denen in diesem Zusammenhang jedoch nur die Gammastrahlen interessieren. Sie sind noch kurzwelliger als die Röntgenstrahlen und zeichnen sich durch besondere Härte (d. i. Durchdringungsfähigkeit) aus. Radiumstrahlen werden vor allem zur Behandlung von Geschwülsten herangezogen, die man mit radiumhaltigen Nadeln „spickt".

In den letzten Jahrzehnten wurde in der kosmischen Höhenstrahlung, einer geheimnisvollen, aus dem Weltraum auf uns einwirkenden Strahlung, eine noch kürzerwellige Strahlengattung gefunden, die bis jetzt noch nicht näher aufgeklärt ist.

Vorsicht vor Elektrounfällen

Beim Betrieb von Elektrogeräten jeder Art ist zu bedenken, daß der Haushaltsstrom mit dem sie betrieben werden durchaus *stark genug ist, um einen Menschen zu töten*. Es müssen daher sowohl zum eigenen Schutz als auch zum Schutz der Kundschaft bestimmte Sicherheitsvorkehrungen eingehalten werden, damit schwerwiegende Unfälle vermieden werden.

Nach den derzeit geltenden Vorschriften müssen alle Apparate die in einem Gewerbebetrieb verwendet werden und in einem Raum stehen, der einen Wasserleitungs- oder Zentralheizungsanschluß besitzt mit sog. *Schukosteckern* ausgerüstet sein. Ein Schukoanschluß besitzt neben den beiden stromführenden Polen eine Erdleitung, die an das Gerätegehäuse geführt wird. Kommt es aus irgend einem Grunde zum Übertritt von Strom auf das Gerätechassis so fließt dieser ohne Schaden zu stiften über die Erdleitung ab. Es versteht sich von selbst, daß die Schutzwirkung nur dann gewährleistet ist, wenn der Schukostecker auch an eine dazugehörige Steckdose angeschlossen wird, die eine entsprechende Erdung besitzt. Gerade in diesem Punkt wird jedoch oftmals durch Pfuscher viel gesündigt. Man schließt z. B. die Erdleitung der Schukodose an eine Wasserleitung an, ohne zu bedenken, daß heute oftmals Kunststoffrohre zum Wasserleitungsbau verwendet werden. Ein viel zu hoher Widerstand der Erde gewährleistet in solchen Fällen keinen entsprechenden Schutz.

Leider befinden sich immer noch sog. Kupplungsstecker auf dem Markt, die den Anschluß eines gewöhnlichen Gerätes an eine Schukosteckdose ermöglichen. Dies ist absolut unzulässig, da hiedurch keine Erdung erreicht wird und die Gefahr eines Elektrounfalles besteht.

Gerät ein Mensch in einen Stromkreis, so hängt die Stromwirkung auf seinem Organismus von verschiedenen Faktoren ab. In erster Linie spielt natürlich die Spannung eine große Rolle. Sie beträgt bei Haushaltsstrom im allgemeinen 220 Volt, ein physiologisch gesehen durchaus gefährlicher Wert.

Der Hauptfaktor für das Ausmaß der Stromwirkung ist der *Widerstand*, den unser Körper dem Durchgang des elektrischen Stromes entgegensetzt. Der Widerstand selbst wird wieder durch zwei Komponenten bestimmt:

a) Übergangswiderstand zwischen dem stromführenden Teil und dem menschlichen Körper.

Dieser Übergangswiderstand kann durchaus verschieden hoch sein. Eine vollkommen trockene Haut besitzt einen verhältnismäßig hohen Widerstand, während eine nasse oder vor allem schweißfeuchte Haut einen ungleich geringeren Widerstand besitzt.

b) Übergangswiderstand zwischen dem menschlichen Körper und der Erde.

Da der elektrische Strom schließlich ja gegen die Erde fließt, kann ein Elektrounfall nur dann zustande kommen, wenn eine leitende Verbindung zwischen dem menschlichen Körper und Erde besteht. Stehen wir also z. B. auf einem trockenen Gummifußboden oder sind wir anderweitig isoliert, so wird die Stromwirkung nur sehr schwach bemerkbar sein. Befinden wir uns jedoch in leitender Verbindung mit einer „guten Erde", z. B. einer Wasserleitung, einem Zentralheizungskörper oder im Extremfall in der Badewanne, wo unser Körper allseits von Wasser umgeben ist, so sinkt der Widerstand unseres Körpers auf einen Wert ab, der gegen Null geht. Mit anderen Worten, er setzt dem Durchtritt des elektrischen Stromes so gut wie überhaupt keinen Widerstand entgegen und dieser kann seine Wirkung voll entfalten.

Für die Wirkung, die der Strom in unserem Körper ausübt, ist die Richtung bzw. sind die Körperteile, die von ihm durchflossen werden, wesentlich. Am gefährlichsten und am häufigsten mit tödlichem Ausgang sind Stromdurchfließungen, die den Körper quer, d. h. von einer Hand zur anderen Hand oder längs von einer Hand zum Fuß betreffen. In diesen Fällen kommt das Herz, das gegen elektrische Stromdurchflutungen besonders empfindlich ist, in den Stromkreis. Herzstillstand und Tod des Betreffenden sind die Folgen.

Jedes Jahr sterben eine große Anzahl Menschen den Stromtod, weil sie die einfachsten Regeln des Umganges mit Elektrogeräten mißachten.

Immer wieder beobachtet man, daß bei Arbeiten in Haushalt und Gewerbe *in der einen Hand ein Elektrogerät gehalten* wird und *mit der zweiten Hand die Wasserleitung* oder *die Zentralheizung* berührt wird. War das Gerät fehlerhaft, so kommt es zu der gefürchteten Querdurchströmung des Körpers und damit zu einem folgenschweren Unfall.

Von weiterer Bedeutung für den Ausgang eines Elektrounfalles ist natürlich die Dauer der Durchfließung. Obgleich Fälle bekannt sind, bei denen auch nur ein kurzzeitiges Durchströmen des Körpers mit elektrischem Strom zu tödlichem Ausgang geführt hat, spielt es doch eine Rolle, ob der Stromdurchfluß sofort unterbrochen werden kann und mit entsprechenden Wiederbelebungsversuchen begonnen wird.

Nicht zuletzt ist auch eine gewisse Beeinflussung der Stromwirkung durch die *psychische Reaktionslage* des Betreffenden zu erwähnen. Seit langer Zeit ist bekannt, daß die Stromwirkung auf Personen, die einer eventuellen Elektrisierung entgegen sehen, wie z. B. Elektriker, eine viel geringere ist, als wenn der Stromstoß den Körper vollkommen unvorbereitet trifft.

Wir empfehlen daher aus Sicherheitsgründen in allen Gewerbebetrieben den Einbau von Schutzschaltern. Dabei sollen nicht nur sog. *Fehlerspannungsschalter* installiert werden, die erst bei einem entsprechend hohen Strom die Abschaltung durchführen, sondern vielmehr sog. *Fehlerstromschalter*, die in Bezug auf Elektrounfälle eine viel höhere Sicherheit garantieren.

Beim *Fehlerstromschalter* werden im Prinzip die hereinfließende und die hinausfließende Strommenge verglichen. Bei einem Abfließen eines Teiles des Stromes auf Masse entsteht eine Differenz, die den Schalter sofort zum Ansprechen bringt und die Leitung abschaltet. Erst nach Behebung eines Masseschlusses z. B. kann die Leitung wieder in Betrieb gesetzt werden. Wenn auch das Gesetz einen Fehlerstromschalter noch nicht zwingend vorschreibt, so scheue man der erhöhten Sicherheit wegen die Ausgabe nicht, denn ein einziger Elektrounfall kann einen vielfach so hohen Schaden verursachen.

Verhalten bei einem Elektrounfall

Kommt es einmal zu einem *Elektrounfall*, so sind nachfolgende Richtlinien zu beachten, die den entstandenen Schaden an Gesundheit und Leben auf ein Mindestmaß reduzieren sollen.

Punkt 1: Befreiung des Verunglückten aus dem Stromkreis.

Die Befreiung aus dem Stromkreis muß in möglichst kurzer Zeit erfolgen. Als oberster Grundsatz muß jedoch gelten, daß durch die Befreiung eines Verunglückten aus dem Stromkreis nicht eine weitere Person in den Stromkreis gebracht werden darf, die dann ihrerseits Hilfe benötigt.

Bei der Aufgabe, den Unglücksstromkreis zu unterbrechen, sieht sich der Helfer in Gewerbe und Haushalt einer der beiden Situationen gegenüber:

a) Handelt es sich um einen Elektrounfall mit einem Gerät, das mit Hilfe eines *flexiblen Zuführungskabels* angeschlossen ist, so ist als erste Hilfe *der Stecker aus der Wandsteckdose zu ziehen*.

b) Bei *festangeschlossenen Stromverbrauchern* und Leitungen ist diese Möglichkeit nicht gegeben und man muß daher *die Leitung abschalten*. Dabei ist zu beachten, daß durch die Abschaltung eines gewöhnlichen einpoligen Schalters nicht unbedingt der Stromfluß unterbrochen werden muß. Es erfolgt daher zweckmäßigerweise die Abschaltung durch Unterbrechen des Stromkreises durch *Entfernung der Sicherungspatronen*. Dabei sind *alle* Sicherungspatronen zu entfernen. Beim Unterbrechen des Stromkreises kann die elektrische Beleuchtung erlöschen, daher ist für Notlicht (Kerzen, Petroleumlampen etc.) zu sorgen.

Man sollte deshalb nicht versäumen, vor allem den neu hinzukommenden Arbeitskräften die Unterbringung der Schutzschalter bzw. der Sicherungspatronen zu zeigen, *damit diese im Notfall auch gefunden werden können* und nicht wertvolle Zeit durch sinnloses Herumsuchen verloren geht.

2. Sind die vorstehend beschriebenen Maßnahmen nicht durchführbar, dann muß man versuchen, den Verunglückten von den spannungsführenden Teilen loszureißen ohne dabei selbst in den Stromkreis zu kommen.

Der Retter darf die spannungsführenden Teile und dazu gehört auch der Verunglückte *niemals berühren*, ohne entsprechende Vorkehrungen zu treffen.

Er muß sich in erster Linie *isolieren, das heißt, auf eine isolierende Unterlage stellen* (trockene, hölzerne Einrichtungsgegenstände, mehrere Lagen trockenes Papier, trockene Tücher oder Kleidungsstücke, Platten aus Kunststoff, Gummi und dergleichen). Er muß weiters seine *Hände isolieren* (Gummihandschuhe, trockene Lederhandschuhe, trockene Tücher oder Kleidungsstücke) oder *isolierende Werkzeuge verwenden* (Zangen, die isolierte Griffe besitzen, Werkzeuge mit trockenem Holzstiel, Spazierstock, Holzlatten und dergleichen mehr). So geschützt, kann der Retter versuchen, den Verunglückten aus dem Stromkreis zu bringen. Nicht zu übersehen ist, daß auch nach Entfernen des Verunglückten, wenn keine Abschaltung erfolgt ist, das Gerät, das zum Unfall geführt hat, weiterhin spannungsführend ist. Durch Unachtsamkeit oder durch Aufregung auf Grund der vorangegangenen Ereignisse passiert nicht so selten neuerdings ein Unfall.

3. *Die entstandenen Wunden oder Verbrennungswunden* werden nicht ausgewaschen, es wird auch kein „Hausmittel" verwendet. Die Wundversorgung erfolgt nur durch trockenes und reines Verbandmaterial. Verletzte Gliedmaßen werden ruhiggestellt, Blutungen durch Druck zum Stillstand gebracht und für raschen Abtransport des Verunglückten in ein Krankenhaus gesorgt.

4. *Von besonderer Bedeutung ist, daß Verunglückte nach Elektrounfällen sehr häufig bewußtlos sind.*

Wie verhalte ich mich deshalb bei *Bewußtlosigkeit des Verunglückten.*

Beengende Kleidungsstücke um Hals, Brust und Bauch sind zu entfernen. Bei blassem Gesicht den Kopf tief, bei gerötetem Gesicht den Kopf hoch lagern. Tritt Erbrechen ein, den Kopf seitlich drehen. Keinen Salmiakgeist als Riechmittel verwenden. Wiedererwachte einige Zeit warm zugedeckt liegen lassen. Niemals einem Bewußtlosen Flüssigkeiten einflößen! Wenn auch kein Puls gefühlt und auch keine Herztöne gehört werden, so darf dies niemals als Beweis gewertet werden, daß der Verunfallte tot ist. *Nur ein Arzt kann den Tod eines Menschen feststellen.* Solange der Betreffende nicht durch einen Arzt tot erklärt ist, hat er für den Laienhelfer als lebend zu gelten.

5. Von besonderer Wichtigkeit nach einem Elektrounfall ist die *künstliche Atmung*. Atmet der Verunglückte nicht, so ist *sofort* mit der künstlichen Atmung zu beginnen. Diese darf auch nicht zur Herbeiholung des Arztes unterbrochen werden. Nur wenn mehrere Personen zur Stelle sind, kann davon eine ärztliche Hilfe herbeiholen. Der Verunglückte liegt bei der künstlichen Atmung horizontal auf dem Rücken. Der Kopf soll nicht herabhängen. Die Zunge ist mittels eines Tuches vorzuziehen und zu halten; versperrende Schleimmassen, Speisereste und andere Fremdkörper (z. B. falsche Zähne), sind aus der Mund- und Rachenhöhle herauszuholen. Ist nur ein Retter vorhanden, so ist der Kopf stark nach der Seite zu drehen und sonst keine Zeit zu verlieren.

Künstliche Atmung, Methode Sylvester

Der Retter kniet hinter dem Kopf des Bewußtlosen, faßt mit den Händen je einen Ellbogen und hebt diese in einem Takt nach der Seite und nach oben. Dann werden die Arme wieder ohne einen Druck auszuüben auf die Brust zurückgeführt. Die Atembewegungen haben aus 12—15 Aufwärts- und ebenso vielen Abwärtsbewegungen pro Minute zu bestehen. Ermüdet ein Retter, so muß er unverzüglich abgelöst werden, damit die künstliche Atmung nicht zu langsam ausgeführt wird. Die Beatmung wird bis zum Eintreffen eines Arztes weitergeführt.

CHEMIE FÜR KOSMETIKERINNEN

Da es für das Verständnis des Aufbaues vieler kosmetischer Präparate unerläßlich ist, gewisse Kenntnisse der Chemie zu besitzen, sollen hier in kurzer Form die wichtigsten chemischen Gesetze sowie jene Elemente und Verbindungen besprochen werden, die in Medizin, Kosmetik oder im täglichen Leben von Bedeutung sind. Zunächst werden anorganische Verbindungen, im Anschluß daran organische besprochen.

Einführung in die anorganische Chemie

Die *Chemie beschäftigt sich mit den stofflichen Veränderungen* unserer Umwelt. Die chemischen Reaktionen, die wir täglich beobachten, oder die wir selbst im Haushalt und Gewerbe benützen, spielen in unserem Leben eine viel weitgehendere Rolle als wir es wahrhaben wollen. Man denke an die Bereitung einer Speise, an das Einheizen im Ofen, und an tausend weitere chemische Vorgänge, die vom Anzünden eines Zündholzes bis zum Betrieb eines Kraftwagenmotors reichen. Alles dies sind chemische Vorgänge!

Für das Verständnis aller weiteren Ausführungen, ist es notwendig, zunächst gewisse *Grundbegriffe* zu erklären. Hiezu gehört der Begriff der Atome, Moleküle, Elemente und Verbindungen.

Nehmen wir einen beliebigen Stoff, z. B. Wachs, Zucker oder Kochsalz und teilen ihn in immer kleinere Teile, so ist es verständlich, daß man, theoretisch gesehen, einmal an einen Punkt kommen muß, bei dem eine weitere Teilung unmöglich wird. Am Ende dieser Teilung liegt also ein Wachs-, Zucker- oder Kochsalzteilchen vor, das man nicht mehr weiter zerteilen kann, *ohne daß sich seine stoffliche Natur ändert.* Man hat damit ein *Molekül* erhalten. Wenn man sich den Vorgang in umgekehrter Reihenfolge vorstellt, so ist es natürlich verständlich, daß sich jedes Ding, jeder Stoff, jede Materie aus kleinsten Bausteinen, eben aus Molekülen aufbauen muß.

Das Molekül selbst besteht aus noch kleineren Bestandteilen und kann nur noch auf chemischem Wege weiter aufgespalten werden. Greifen wir zu unserem Beispiel des Wachses, so könnte man natürlich auch ein Wachsmolekül noch anzünden und verbrennen, worauf es sich in andere Stoffe, wie Verbrennungsgase und Ruß zerlegen würde.

Untersucht man alle Stoffe, die uns zugänglich sind, mit chemischen Methoden, so findet man immer wieder solche, die sich offensichtlich nicht mehr weiter in einfacher gebaute Produkte zerlegen lassen. Man nennt diese Stoffe *chemische Grundstoffe* oder *Elemente.* Bis heute kennt man *105 chemische Elemente.*

Die Verbreitung und Bedeutung der Elemente in der Natur ist recht verschieden. So besteht die uns zugängliche *Erdrinde* (Luft = Atmosphäre, Meer = Hydrosphäre, und äußerer Gesteinsmantel der Erde, etwa 16 km dick = Lithosphäre) zu 99,5 Gewichtsprozent aus den nachstehenden zwölf Elementen:

Sauerstoff	50,50 Gew. %	Natrium	2,19 Gew. %
Silicium	27,50 Gew. %	Magnesium	1,29 Gew. %
Aluminium	7,30 Gew. %	Wasserstoff	1,02 Gew. %
Eisen	3,38 Gew. %	Titan	0,43 Gew. %
Calcium	2,79 Gew. %	Stickstoff	0,33 Gew. %
Kalium	2,58 Gew. %	Chlor	0,19 Gew. %

Alle übrigen 93 Elemente machen nur 0,5 Gew. % aus.

In modernen Büchern wird neben der Häufigkeit nach dem Gewicht meist die Häufigkeit, geordnet nach der prozentuellen Verteilung der einzelnen Atomarten angegeben. Hiebei rückt der leichte Wasserstoff mit 15,4% an die dritte Stelle. Sauerstoff steht auch hier an erster Stelle, wobei die Atomhäufigkeit 55,1% ausmacht. Mit anderen Worten von allen in der Erdrinde vorhandenen Atomen sind mehr als die Hälfte Sauerstoffatome.

Betrachtet man das *Weltall* so findet man, daß dieses zu 55% aus Wasserstoff und zu 44% aus Helium besteht. Alle anderen Elemente zusammen kommen nur in einer Häufigkeit von etwa 1% vor.

Die Bausteine, die ein Molekül aufbauen, also selbst chemisch nicht weiter zerlegbar sind, nennen wir *Atome,* eine Bezeichnung die sich vom griechischen Wort für unteilbar ableitet. Es muß hier allerdings eingefügt werden, daß wir heute schon sehr genaue Kenntnisse über den Aufbau der Atome haben und wissen, daß diese auch aus Bausteinen zusammengesetzt sind. So müssen wir unsere Vorstellung von den „unteilbaren" Atomen korrigieren und statt dessen von „chemisch" unteilbaren Atomen sprechen, denn mit bestimmten physikalischen Methoden können auch Atome noch weiter zerlegt werden. Wir wissen, daß die Atome aus einem *Atomkern* und *Elektronen* bestehen, welch letztere den Kern umkreisen. Der Kern selbst, der praktisch die ganze Masse des Atoms besitzt, ist, gemessen an der Größe des Atoms, verschwindend klein. So beträgt die Größe eines Atoms etwa 10^{-8} cm, der Durchmesser eines Atomkernes jedoch nur 10^{-12} cm.

Faßt man daher die Begriffe noch einmal zusammen, so stellt ein *Atom* den kleinsten chemisch einheitlichen Baustein unserer Materie dar. Durch Zusammenschluß von Atomen bauen sich die *Moleküle* auf. Bestehen sie aus gleichartigen Atomen spricht man von einem *Element,* bestehen sie aus verschiedenen Atomen, von einer *Verbindung.*

So klein ein Atom ist, so gibt es doch Möglichkeiten, sein *Gewicht* zu bestimmen; man nennt es *Atomgewicht.* Natürlich können die gewöhnlichen Gewichtseinheiten des täglichen Lebens für diesen Zweck nicht benützt werden. Man nimmt vielmehr dazu eine *Vergleichsgröße* und bestimmt das Gewichtsverhältnis der Atome zu diesem Vergleichsgewicht. Man spricht daher auch von *relativen Atomgewichten.* Als willkürliche Vergleichseinheit wurde daher zunächst von J. Dalton 1805 das Wasserstoffatom = 1 angenommen. Aus der Analyse ergab sich, daß ein Sauerstoffatom 7,936 mal schwerer ist als zwei Wasserstoffatome. Man gab daher dem Sauerstoff willkürlich das relative Atomgewicht 15,872. In gleicher Weise wurden auch einer weiteren Zahl von Elementen relative Atomgewichte, immer mit der Bezugsbasis Wasserstoff = 1, zugeordnet.

Im Laufe der Zeit zeigte es sich, daß es zweckmäßiger wäre, nicht den Wasserstoff als Vergleichselement zur Gewichtsbestimmung heranzuziehen, sondern den Sauerstoff, da dieser ungleich viel mehr Verbindungen eingeht. Das Atomgewicht des Sauerstoffes wurde daher aus Gründen der Einfachheit willkürlich mit 16 angenommen (J. S. STAS 1865, allgemein angenommen seit 1905) und die relativen Atomgewichte der anderen Elemente auf dieser Basis berechnet.

Auch diese Berechnungsbasis erwies sich im Laufe der Zeit als nicht ideal geeignet. Sauerstoff ist nämlich kein „Reinelement" sondern besteht aus verschieden schweren Atomarten (Isotopen s. dort) sodaß im Jahre 1961 die Internationale Atomgewichtskommission beschloß das leichteste Kohlenstoffisotop ^{12}C als Bezugsbasis 12 zu wählen. Wasserstoff besitzt nunmehr, auf das Kohlenstoffisotop ^{12}C bezogen, das Atomgewicht 1.00797, Sauerstoff das Atomgewicht 15,9994.

Da nach moderner Erkenntnis im Kern eines Elementes die Elementarbausteine Protonen (Masse 1, Ladung $+1$) und Neutronen (Masse 1, Ladung 0) enthalten sind, könnte man auch sagen, daß das Atomgewicht eines Elementes durch die Summe der im Kern enthaltenen Protonen und Neutronen bestimmt wird. Die chemische Natur der Elemente wird aber nur durch die Anzahl der Ladungen festgelegt. Die Anzahl der Neutronen kann in Grenzen schwanken. Aus diesem Grunde kennen wir daher Elemente die sich chemisch vollkommen gleich verhalten, die aber doch ein unterschiedliches Atomgewicht zeigen. Man nennt solche Elemente *Isotopen*. Die meisten der in der Natur vorkommenden natürlichen Elemente stellen daher eine Mischung mehrerer Isotopen dar. Diese Eigenschaft trägt mit dazu bei, daß die relativen Atomgewichte Zahlen mit mehreren Dezimalen sind.

Das *Molekulargewicht* einer Verbindung, definiert sich als die Summe der relativen Atomgewichte der in einem Molekül einer bestimmten Verbindung enthaltenen Atome. Tatsächlich gibt es mehrere gangbare Methoden experimentell das Molekulargewicht einer Substanz zu bestimmen.

Die *chemische Schreibweise* benützt eine vereinfachte Bezeichnung der Elemente in den chem. Formeln. Wenn wir den chemischen Aufbau eines Stoffes ausdrücken, so schreiben wir immer ein Molekül bzw. jene Elemente auf, die in einem Molekül enthalten sind und geben durch eine *Indexzahl* an, wieviel gleichartige Atome in diesem Molekül vorhanden sind.

Da die Ausschreibung der Elementennamen viel zu umständlich wäre, kürzt man sie ab und bezeichnet die Elemente meistens mit einem oder mit zwei Buchstaben aus ihrem griechischen oder lateinischen Namen. Man schreibt daher in einer Formel an Stelle von Sauerstoff ein großes O, das sich von der lateinischen Bezeichnung Oxygenium ableitet (Säurebildner). Liest man ein O so folgert man daraus, daß damit in *qualitativer* Hinsicht *Sauerstoff*, in *quantitativer* Hinsicht *ein Atom* desselben gemeint ist.

Wollen wir ein Wassermolekül z. B. aufschreiben, das aus 2 Wasserstoffatomen (H) und einem Sauerstoffatom (O) besteht, so schreibt man in der chemischen Schreibweise H_2O.

Die Lehre der Chemie basiert auf *Grundgesetzen*. Dazu gehört als wichtigstes das *Gesetz von der Erhaltung der Materie* (von A. L. LAVOISIER 1785).

Dieses Gesetz besagt, daß bei einer chemischen Reaktion keine Materie gewonnen oder verloren werden kann. Mit anderen Worten, daß die *Summe der Gewichte* der reagierenden Körper *vor* einer chemischen Reaktion gleich dem *nach* der Reaktion ist. Dies ist in manchen Fällen nicht leicht einzusehen. Man hält dem entgegen, daß ein Holzstück, das im Ofen verbrannt wird, zu einem kleinen Häuflein Asche wird, die doch viel weniger wiegt als das ursprüngliche Holzscheit. Dieser Eindruck ist nur oberflächlich, denn bei genauer Untersuchung in einem geschlossenen System aus dem nichts entweichen kann, zeigt es sich, daß das Gewicht der Asche plus dem Gewicht der Verbrennungsgase *größer* ist, als das Gewicht des ursprünglichen Holzstückes, da sich das Holz bei der Verbrennung mit dem Luftsauerstoff verbunden hat und zu dem Gewicht des Holzes auch das des gebundenen Sauerstoffes hinzukommt.

Ein weiteres Gesetz *(Gesetz der konstanten Gewichtsverhältnisse von I. L. PROUST 1805)* sagt aus, daß sich zwei Elemente immer in einem gewissen konstanten Gewichtsverhältnis verbinden. Verbinden sie sich in mehr als einem Gewichtsverhältnis, (Gesetz der multiplen Gewichtsverhältnisse von J. DALTON 1808), so stehen dieselben untereinander in einem einfachen, ganzzahligen Verhältnis.

Man sieht, daß sich die Atome eines Elementes immer mit einer bestimmten Anzahl von Atomen eines anderen Elementes zu einem Molekül vereinigen; diese Eigenschaft der Atome bezeichnet man als ihre *Wertigkeit*. Man kann sich dies einfach so vorstellen, daß jedes Atom einen oder mehrere Arme besitzt, die es einem anderen Atom zur Bindung entgegenreicht.

Der Wasserstoff besitzt nur einen einzigen Arm, der Sauerstoff deren zwei, der Kohlenstoff deren vier. Daraus leiten sich zwangsläufig die möglichen Verbindungen ab. Verbindet sich der Wasserstoff mit Sauerstoff, so müssen, sollen keine freien Arme überbleiben, zwei Wasserstoffatome auf ein Sauerstoffatom kommen, wie dies ja auch tatsächlich im Wasser der Fall ist.

Verbindet sich der Wasserstoff jedoch mit Kohlenstoff, so sind vier einarmige Wasserstoffatome nötig, um die vier Arme des Kohlenstoffes abzusättigen, jedoch nur zwei Sauerstoffatome, so daß die entsprechenden Verbindungen die Formeln CH_4 bzw. CO_2 haben.

Diese sehr stark vereinfachte Darstellung wird den wirklichen Gegebenheiten naturgemäß nicht gerecht. Die genauere Natur der chemischen Bindung hier zu erläutern würde jedoch den Rahmen dieser Einführung sprengen. Es soll daher nur der Vollständigkeit halber angeführt werden, daß verschiedene Möglichkeiten der Bindung von Atomen in einem Molekül vorliegen können. Wir unterscheiden im wesentlichen die *Ionenbindung* auch polare Bindung, von der *Atombindung* auch unpolare Bindung, genannt. Als weitere Möglichkeit gibt es noch die metallische Bindung. Zu erwähnen ist, daß die drei Bindungsarten Grenzfälle der Möglichkeiten darstellen und daß tatsächliche Übergänge einer Bindungsart in die andere in der Natur beobachtet werden.

Viele Elemente besitzen die Eigenschaft unter verschiedenen Bedingungen auch verschiedene Wertigkeit zu besitzen. Stickstoff zum Beispiel ist in manchen Verbindungen dreiwertig, in anderen fünfwertig.

Sauerstoff

Sauerstoff, (O), *Oxygenium*, Säurebildner, mit dem Atomgewicht 15,9994, ist eines unserer wichtigsten Elemente. Luft enthält Sauerstoff zu 20,9 Vol. % oder 23,2 Gew. % in freiem Zustand. In gebundenem Zustand finden wir Sauerstoff im Wasser, das zu 88,8 Gew. % daraus besteht. Wie schon erwähnt ist Sauerstoff am Aufbau unserer Erdrinde mit 50,50% beteiligt und steht damit mengenmäßig an der Spitze aller Elemente.

Seine Bedeutung wird auch dadurch unterstrichen, daß er für unser Leben unbedingt notwendig ist. Es gibt keine Lebensvorgänge ohne Sauerstoff, er ist der Lebens- und Wärmespender.

Verbindungen mit Sauerstoff nennt man Oxide, Stoffe die in Technik und Industrie eine wichtige Rolle spielen. *Sauerstoff* ist bei Zimmertemperatur und Atmosphärendruck ein farb-, geruch- u. geschmackloses Gas. Bei starker Abkühlung verdichtet sich Sauerstoff zu einer bläulichen Flüssigkeit (Siedepunkt — 182,96°) und erstarrt bei —218,9° zu hellblauen Kristallen.

Bei der Verbindung eines Stoffes mit Sauerstoff, entsteht meist Wärme, oft auch Licht; man nennt diesen Vorgang *Oxydation*. Darauf beruht ja der Vorgang der *Verbrennung*.

In unserem Körper werden die Nahrungsmittel auch oxydiert, allerdings unter besonderen Umständen, so daß die Energie nur langsam abgegeben wird (stille Verbrennung). In reinem Sauerstoff geht die Verbrennung wesentlich lebhafter vor sich als in Luft. Ein glimmender Holzspan verbrennt mit leuchtender Flamme, wenn man ihn in reinen Sauerstoff bringt. Diese Erscheinung wird zum Nachweis des Sauerstoffes verwendet.

Die biologische Bedeutung des Sauerstoffes ist umfassend. Wir nehmen Sauerstoff bei jedem Atemzug auf und ein verhältnismäßig kurzer Sauerstoffmangel führt bereits unseren Tod (Erstickung) herbei.

Die Besprechung der einzelnen *Sauerstoffverbindungen* soll bei jenen Elementen erfolgen, mit denen der Sauerstoff die Verbindung eingeht.

In der Kosmetik wenden wir Sauerstoff gerne an. Wir benützen komprimierten, in Stahlflaschen in den Handel kommenden Sauerstoff, zu sogenannten Sauerstoff-Sprays, die eine belebende und erfrischende Wirkung auf die Haut haben. Sauerstoff wird aber auch gerne als *Desinfektionsmittel* verwendet, da er unter bestimmten Bedingungen Mikroorganismen, organische Stoffe, Farben und Gerüche, tötet, bzw. zerstört.

Sauerstoff liegt gewöhnlich im Sauerstoffgas, wie wir es kennen, in molekularer Form mit der Formel O_2 vor. Erzeugt man sich jedoch Sauerstoff frisch aus einer Verbindung, so liegt er für sehr kurze Zeit als besonders aggressiver *atomarer Sauerstoff* vor, ehe sich je zwei Atome zu einem Molekül verbinden (Sauerstoff „in statu nascendi" d. h. im Augenblick des Gebildetwerdens).

Der atomare Sauerstoff wirkt besonders kräftig und oxydiert Substanzen besonders leicht.

Die gebräuchlichsten Quellen zu seiner Darstellung im täglichen Leben sind das Ozon und das Wasserstoffperoxid.

Ozon, ein eigenartig riechendes Gas, das man in der Nähe von Elektrisiermaschinen immer wahrnehmen kann, besteht im Gegensatz zu gewöhnlichem molekularem Sauerstoff nicht aus zwei, sondern aus *drei* Atomen Sauerstoff (O_3). Es entsteht aus Sauerstoff durch die Einwirkung von Energie (elektrische Energie, kurzwelliges Ultraviolett). Besonders bequem ist die Darstellung von Ozon mit dem *Siemenschen Ozonisator*, ein Gerät in dem mittels hoher Spannung aus Sauerstoff oder Luft, Ozon-Sauerstoffgemische entstehen, die unter günstigen Bedingungen bis zu 15% Ozon enthalten können.

Reines Ozon, ein blaues Gas, das im flüssigen Zustand (Siedepunkt —111,5°) schwarzblau ist, hat eine große Neigung sich wieder in Sauerstoff zu zerlegen, wobei Energie frei wird:

$$2\ O_3 \rightleftarrows 3\ O_2 + 68.0\ \text{kcal}$$

Aus diesem Grunde ist konzentriertes Ozon sehr explosiv. Ozon-Luftgemische wirken durch den Ozongehalt stark oxydierend und zerstören organische Substanzen. Deshalb kann man Ozon auch zur Trinkwasserdesinfektion verwenden. Auch in der Kosmetik sind Ozonisierungsgeräte in Verwendung, die desinfizierend und desodorierend wirken.

Der Begriff der *Oxydation* dem wir im Zusammenhang mit der Besprechung des Sauerstoffes mehrmals begegnet sind, und den man zunächst als eine Verbindung eines Stoffes mit Sauerstoff definiert hat, muß jedoch wesentlich weiter gefaßt werden. Man kann nämlich zeigen, daß auch eine Wegnahme von Wasserstoff als Oxydation aufzufassen ist. Heute kann man unter Hinweis auf die modernen Erkenntnisse des Atombaues die Oxydation als einen Entzug von Elektronen ausdrücken. Eng verbunden mit dem Begriff der Oxydation ist der der *Reduktion*. Früher definiert als Sauerstoffentzug oder Wasserstoffzufuhr spricht man heute von einer Zufuhr von Elektronen.

Wasserstoff

Der *Wasserstoff* (H), das leichteste aller Elemente, *Hydrogenium* oder Wasserbildner genannt, mit einem Atomgewicht 1,00797 wurde im Jahre 1766 von Henry Cavendish entdeckt. Als freies Gas kommt es auf unserer Erde nur in verschwindend geringen Mengen vor, ist aber im Weltall das am weitesten verbreitete Element, wissen wir doch, daß die Sonne zum Beispiel zum überwiegenden Teil aus Wasserstoff besteht. Für technische Zwecke stellt man sich Wasserstoff aus Wasser dar, das mittels elektrischen Stromes zerlegt wird. In kleineren Mengen kann Wasserstoff auch auf chemischen Wege z. B. durch Einwirkung von verdünnter Salzsäure auf Zink hergestellt werden:

$$Zn + 2\ HCl \rightarrow ZnCl_2 + H_2.$$

Wasserstoff, ein farb-, geruch- und geschmackloses Gas, dient in der Technik zur Darstellung verschiedener Verbindungen, wurde wegen seiner spezifischen Leichtigkeit auch als Füllgas für Luftschiffe verwendet. Da es jedoch sehr leicht brennt verwendet man es heute zu diesem Zweck nicht mehr. Gemische von Sauerstoff und Wasserstoff verbinden sich unter starker Wärmeentwicklung explosionsartig. Da dabei ein lauter Knall auftritt nennt man dieses Gemisch *Knallgas*.

Die wichtigste Verbindung des Wasserstoffes ist sein Oxid, das *Wasser*, H_2O. Ohne Wasser gibt es kein Leben. Unser Körper enthält bis zu 70% Wasser. Alle Lebensvorgänge in unseren Zellen spielen sich in wässriger Lösung ab. In der Natur treffen wir das Wasser in großer Menge, sind doch etwa $^3/_4$ der Erdoberfläche von Ozeanen bedeckt. Auch das feste Land enthält Wasser in Form von Wasserläufen und als Grundwasser.

Das Wasser, das wir in der Natur antreffen, ist niemals chemisch rein, denn es enthält immer in wechselndem Ausmaß Fremdstoffe: Mineralsalze, Gase und organische Substanzen. Der Gehalt des Wassers an Calcium- und Magnesiumsalzen wird als *Härte* bezeichnet. Man spricht von einer *vorübergehenden Härte* die durch Calcium und Magnesiumhydrogencarbonat hervorgerufen wird, das beim Erhitzen das Wasser als Carbonat ausfällt, und von einer *bleibenden Härte* die auf Calcium- und Magnesiumsulfat zurückzuführen ist. Vorübergehende und bleibende Härte zusammen ergeben die *Gesamthärte*, die in *Härtegraden* angegeben wird. Für viele Zwecke benötigt man *weiches* d. h. calciumfreies Wasser.

Die *Enthärtung des Wassers* kann durch *Destillation*, durch *chemische Ausfällung* der störenden Calciumionen (früher Soda, heute meist Polyphosphate z. B. Calgon®) oder durch geeignete *Ionenaustauscher* erfolgen. Hiefür hat sich *Permutit* (Austausch der Calciumionen gegen Natriumionen) und in neuerer Zeit Wofatit besonders bewährt. Wofatitfilter ermöglichen die Vollentsalzung harten Wassers, wobei die Entsalzung („Demineralisation") in zwei Stufen durch ein saures und ein basisches Filter erfolgt. Im ersten Filter werden die Kationen des Wassers gegen Wasserstoffionen, im zweiten die Anionen gegen Hydroxidionen ausgetauscht, so daß schließlich ein de-ionisiertes Wasser erzielt wird, das den meisten Ansprüchen genügt und wesentlich billiger herzustellen ist, als destilliertes Wasser.

Bleiben Calciumionen im Wasser, so bilden sie mit Seife (Natriumsalze der Palmitin-, Stearin- u. Ölsäure) sogenannte Kalkseife, die unlöslich ist und als feiner grauer Belag Wäsche z. B. unansehnlich macht.

Regenwasser entspricht destilliertem Wasser und ist daher weich, wenn es auch auf seinem Weg durch die Luftschichten Gase und Fremdstofe (z. B. Staub) aufnimmt. In der Kosmetik verwenden wir mit Vorliebe weiches Wasser. Verdampft man Wasser und kondensiert die Dämpfe in einem Kühler, so erhält man *destilliertes Wasser*, das weitgehend rein und frei von gelösten Stoffen ist, sieht man von geringen Mengen gelöster Gase ab, die es bei der Berührung mit Luft aufnimmt.

Kühlt man reines Wasser ab, so geht es bei einer bestimmten Temperatur in den festen Aggregatzustand über (Eis); dieser Punkt ist der Nullpunkt unseres Temperaturmeßsystems. Der Siedepunkt reinen Wassers (bei 760 mm Hg Luftdruck) ist der zweite Fixpunkt. Die Temperaturdifferenz zwischen Gefrier- und Siedepunkt des Wassers teilt man in 100 gleiche Teile und bezeichnet diese als *Celsiusgrade*.

Enthalten Quellwässer größere Mengen von Mineralsalzen oder von gelösten gasförmigen Stoffen, so sprechen wir von Mineralwässern. Je nach dem Hauptbestandteil bezeichnen wir sie als:

Solquelle mit Kochsalzgehalt,
Bitterwässer mit Magnesiumsalzen
natürliche Säuerlinge mit größeren Mengen von Kohlensäure, als
Eisen-, *Schwefel-*, *Jod-* oder *Arsenquelle*,
wenn die entsprechenden Elemente in nennenswerter Menge enthalten sind.

Trinkwasser, das heute in vielen Gegenden nur unter Mühe in guter Qualität beschafft werden kann, ist im Idealfall reines Quellwasser, doch sind nur wenige große Städte auf der Welt in der Lage ihre Bewohner mit solchem versorgen zu können. Man ist schon sehr froh, wenn gutes *Grundwasser* in ausreichender Menge zur Verfügung steht. Oft muß man jedoch auf *Oberflächenwasser* (aus Flüssen oder Seen) zurückgreifen, das erst zu trinkbarem Wasser verarbeitet werden muß. Oft ist eine mechanische und meist auch eine chemische Reinigung notwendig, die es von Beimengungen und Krankheitskeimen befreit (siehe auch Chlorung des Wassers).

Wasser ist neben vielen anderen Stoffen in der Lage, mit zahlreichen Stoffen gleichförmige Gemenge zu bilden, die wir *Lösungen* nennen. Bringen wir zum Beispiel einige Kochsalzkristalle in ein Glas Wasser, so haben sie sich schon nach wenigen Sekunden vollkommen aufgelöst und nach einiger Zeit gleichmäßig im Wasser verteilt. Führt man einer gegebenen Menge Wasser steigende Mengen eines löslichen Stoffes zu, so kommt man schließlich an einen Punkt, an dem keine weitere Lösung mehr erfolgt. Man hat eine *gesättigte Lösung* erhalten. Die absolute Menge des gelösten Stoffes hängt aber auch von der Temperatur ab. Bei höherer Temperatur löst sich im allgemeinen mehr eines Stoffes im Lösungsmittel als in der Kälte. Man spricht von einer *heiß gesättigten Lösung*. Kühlt man eine solche ab, so fällt ein Teil des gelösten Stoffes mit sinkender Temperatur wieder aus.

Das Wasser ist nicht die einzige Verbindung, die Wasserstoff und Sauerstoff miteinander eingehen können. Im Wasserstoffperoxid H_2O_2 kennt man noch eine weitere, sauerstoffreichere Verbindung. In dieser Verbindung sind die Sauerstoffatome miteinander verbunden: H-O-O-H.

Man nennt diese Bindung die *Peroxidbindung*. Wasserstoffperoxid wird aus Natriumperoxid Na_2O_2 oder Bariumperoxid BaO_2 dargestellt, heute technisch jedoch fast ausschließlich aus Peroxo-dischwefelsäure $H_2S_2O_8$ oder deren Salzen. Aus den wässrigen Lösungen läßt sich das Wasserstoffperoxid durch Vakuumdestillation leicht in Form konzentrierter Lösungen erhalten, die bei Zimmertemperatur weitgehend stabil sind. Durch eine Reihe von Stoffen kann die Zerfallsgeschwindigkeit des Wasserstoffperoxids in Wasser und Sauerstoff so beschleunigt werden, daß es bei stärker konzentrierten Lösungen sogar zu einer Explosion kommen kann. Insbesondere sind feinverteilte Edelmetalle, Braunstein, Staubteilchen, Kaliumjodid, aber auch Stoffe mit rauher Oberfläche oder überhaupt Alkalien in der Lage die Zersetzung stark zu beschleunigen. Auch durch Erhitzen kommt es zum Zerfall. Durch sogenannte Antikatalysatoren (Phosphor-, Harn- und Barbitursäure) kann Wasserstoffperoxid weitgehend stabilisiert werden.

In reinem, wasserfreiem Zustand ist H_2O_2 eine farblose, in dicker Schicht blaue Flüssigkeit, die bei $157,8^0$ siedet und bei $-1,7^0$ zu Kristallen erstarrt.

Im Handel kennt man die 3%ige Wasserstoffperoxidlösung und das 30%ige

Perhydrol. Letzteres muß mit Vorsicht behandelt werden, da es auf die Haut stark ätzend wirkt. Für die meisten Zwecke wird auch das 3%ige H_2O_2 noch weiter verdünnt. Zum Fixieren der Kaltdauerwellen verwendet man zum Beispiel meist eine 1%ige Lösung.

Beim Zerfall von H_2O_2 entsteht atomarer und deshalb besonders aggressiver Sauerstoff. Aus diesem Grunde wirkt Waserstoffperoxid als kräftiges Oxydationsmittel. Es wird u. a. in der Kosmetik zum Bleichen der Haare, als Desinfektionsmittel und zur Beseitigung von Gerüchen verwendet.

Zu dem selben Zweck eignen sich auch Peroxidverbindungen, die Sauerstoff abgeben und in Zahnpasten, Fußpudern, Sommerproßenbleichcremes u. a. enthalten sind. Hier ist das Magnesiumperoxid und das Harnstoff-Formaldehydperoxid zu nennen.

Säuren — Basen (Laugen) — Salze

Löst man ein Nichtmetalloxid in Wasser, so erhält man eine Verbindung, die sich ganz anders verhält als das Oxid. Es hat sich eine Säure gebildet. Dieser Vorgang soll an einem ganz einfachen Beispiel gezeigt werden:

$$S + O_2 \rightarrow SO_2$$
Schwefel und Sauerstoff ergeben Schwefeldioxid.

$$SO_2 + H_2O \rightarrow H_2SO_3$$
Schwefeldioxid und Wasser geben schweflige Säure.

Da die neugebildete Substanz die Eigenschaft hat in wässriger Lösung in Ionen zu zerfallen

$$H_2SO_3 \rightarrow 2\,H^+ + SO_3^{2-}$$

kann man sagen, daß Säuren in wässriger Lösung bei der Dissoziation Wasserstoffionen bilden. Diese heute schon veraltete Definition wird, für den Anfänger etwas schwer verständlich moderner so ausgedrückt, daß eine Säure ein Stoff ist, *der imstande ist, an Wasser Protonen abzugeben*.

Metalloxide geben mit Wasser Verbindungen, die man als *Laugen* oder *Basen* bezeichnet. Ein einfaches Beispiel soll dies zeigen:

$$Na_2O + H_2O \rightarrow 2\,NaOH$$
Natriumoxid und Wasser gibt Natriumhydroxid (Natronlauge).

$$Na\,OH \rightarrow Na^+ + OH^-$$
Natronlauge zerfällt in wässriger Lösung in Natrium- und Hydroxid-Ionen.

Man hat daher eine Lauge früher als Stoff definiert, der in wässriger Lösung Hydroxidionen abdissoziiert. Heute sagt man, daß die basische Wirkung eines Stoffes darauf beruht, daß er von Wassermolekülen Protonen aufnimmt und so zur Bildung von Hydroxidionen Anlaß gibt. Diese von NIKOLAUS BRÖNSTED stammende Definition kann im einzelnen hier nicht weiter erläutert werden, da es den Rahmen einer Einführung überschreiten würde. Ins Detail gehende Erläuterungen mögen in Holleman-Wiberg, Anorganische Chemie, nachgelesen werden.

Bringt man eine Säure und eine Base zusammen, so tritt ein Vorgang ein, den wir als *Neutralisation* bezeichnen und bei dem sich ein Salz und Wasser bildet.

$$HCl + NaOH \rightarrow NaCl + H_2O$$
Salzsäure und Natronlauge geben Natriumchlorid und Wasser.

Tatsächlich müssen wir diese so einfach scheinende Reaktion insoferne revidieren, als nach heutiger Auffassung die Salze fast immer als Ionen vorliegen.

Als Ionen bezeichnet man Atome oder Atomgruppen, die positive oder negative Ladungen tragen. Ein Ion unterscheidet sich in seinem chemischen Verhalten sehr von einem ungeladenem Atom derselben Art. Da die Anzahl der negativen Ladungen der der positiven Ladungen immer gleich ist, scheint die Ladung der Ionen einer Elektrolytlösung oder eines Salzes nach außen nicht auf. Legt man aber an eine solche Lösung oder an die Schmelze eines Salzes eine elektrische Spannung an, so kommt es zum Stromfluß, da die Ionen zu den gegensätzlich geladenen Elektroden wandern und sich dort entladen. (Leiter II. Ordnung.)

Unter Berücksichtigung dieser Erkenntnisse müßte daher die obige Neutralisationsgleichung richtig folgendermaßen geschrieben werden:

$$H^+ + Cl^- + Na^+ + OH^- \rightarrow Na^+ + Cl^- + H_2O$$
Wasserstoffionen und Chloridionen und Natriumionen und Hydroxidionen geben Wasser und Natriumionen und Chloridionen.

Als Beweis, daß in den Salzen auch im Kristall die Moleküle in Ionen zerfallen sind, kann angeführt werden, daß wasserfreie (geschmolzene) Salze den elektrischen Strom leiten, während wasserfreie Säuren und Basen Nichtleiter sind.

Die Luft

Unsere atmosphärische Luft ist, wie man durch die Untersuchungen von Pristley, Scheele und Lavoisier weiß, ein Gemisch von Sauerstoff und Stickstoff. Daneben enthält die Luft noch Edelgase, Wasserdampf, Kohlendioxid sowie kleinere Mengen von Ammoniak und Ozon. In der Nähe von Städten findet sich auch Schwefeldioxid. An festen Bestandteilen enthalten die unteren Luftschichten Staub.

Trockene reine Luft zeigt folgende Zusammensetzung:

Stickstoff	78,09 Vol. %
Sauerstoff	20,95 Vol. %
Edelgase	0,93 Vol. %
Kohlendioxid	0,03 Vol. %

Es handelt sich dabei um eine einfache Mischung der genannten Gase und nicht um eine chemische Verbindung.

Kühlt man Luft stark ab, so geht sie in den flüssigen Aggregatzustand über. Diese Luftverflüssigung wird technisch zur Gewinnung der einzelnen Gase in großem Maßstabe durchgeführt.

Das Periodensystem der Elemente

Schon im Jahr 1829 wies der deutsche Chemiker J. W. DÖBEREINER auf die offensichtliche Analogie der chemischen Eigenschaften der Elementegruppen Chlor, Brom und Jod bzw. Schwefel, Selen und Tellur und der Elemente Calcium, Strontium und Barium hin (sog. Triaden). Die Atomgewichte dieser Elemente unterscheiden sich jeweils etwa um 45 voneinander (44,4 bis 49,8). Der Russe D. I. MENDELEJEFF und der Deutsche LOTHAR MEYER beschrieben unabhängig voneinander ein Periodensystem der Elemente, das in vereinfachter Form erhalten wird, wenn nach Herausnahme von Wasserstoff die folgenden Elemente mit steigendem Atomgewicht nebeneinander aufgeschrieben werden. Man erhält acht Elemente (Helium, Lithium, Beryllium, Bor, Kohlenstoff, Stickstoff, Sauerstoff und Fluor. Als nächstes Element kommt mit Neon wieder ein Edelgas, das in der nächsten Zeile unter das darüberstehende Helium geschrieben wird. Die nächstfolgenden Elemente Natrium, Magnesium, Aluminium, Silicium, Phosphor, Schwefel und Chlor zeigen deutlich ähnliche chemische Eigenschaften wie die über ihnen stehenden Elemente. Auch bei weiterer Fortsetzung erhält man beginnend mit dem Edelgas Argon wieder Elemente die mit den über ihnen stehenden in ihren Eigenschaften korrespondieren.

An einigen Stellen muß man allerdings die strenge Reihung nach dem Gewicht vernachlässigen, da die Einordnung nach der Eigenschaft erfolgen muß. So liegt Argon (39,94) vor Kalium (39,10); Tellur vor Jod und andere mehr. Heute weiß man aufgrund der modernen Erkenntnisse über den Atombau, daß die Reihung nach der Anzahl der Kernladungen vorgenommen werden muß. Daher kann man auch sagen, daß ein chemisches Element durch die Zahl der Protonen (Kernladungszahl, Atomnummer, Ordnungszahl) bestimmt wird. Wasserstoff enthält ein Proton im Kern, Helium zwei, Lithium drei und so fort, sodaß aus dem Periodensystem auch sofort die Kernladungszahl abgelesen werden kann.

Die Besprechung der Elemente in unserem Lehrbuch erfolgt nach „Gruppen" chemisch ähnlicher Elemente, die sich aus dem Periodensystem ergeben.

Langperiodensystem der Elemente
nach Hollemann-Wiberg siehe Tafel Seite 204

Daß an einigen Stellen mehr als ein Element auf einem Platz erscheint (seltene Erden 57—71, 89—103) und sogenannte Nebengruppen auftreten (21—30, 39—48, 57—80) hat seinen Grund im inneren Aufbau der Elektronenhülle der Atome und soll hier nicht besprochen werden.

Die Edelgase

Die Edelgase *Helium* (He), *Neon* (Ne), *Argon* (Ar), *Krypton* (Kr), *Xenon* (Xe) und *Radon* (Rn) zeichnen sich vor allem durch ihre gemeinsame Eigenschaft aus, chemisch außerordentlich reaktionsträge zu sein und unter gewöhnlichen Bedingungen keine chemischen Verbindungen zu bilden. Erst in neuester Zeit sind einige Fluoride, Oxide und Komplexsalze von Krypton, Xenon und Radon bekanntgeworden. Technisch werden die Edelgase durch fraktionierte Destillation von flüssiger Luft gewonnen. Helium gewinnt man in größerem Maßstab

Langperiodensystem der Elemente

	0		Ia	IIa	IIIa	IVa	Va	VIa	VIIa	VIIIa bzw. 0b			Ib	IIb	IIIb	IVb	Vb	VIb	VIIb	VIIIb	
																					II
		1								1 H											
1	0 Nn																				2 He
2	2 He		3 Li	4 Be											5 B	6 C	7 N	8 O	9 F	10 Ne	
3	10 Ne		11 Na	12 Mg											13 Al	14 Si	15 P	16 S	17 Cl	18 Ar	
4	18 Ar		19 K	20 Ca	21 Sc	22 Ti	23 V	24 Cr	25 Mn	26 Fe	27 Co	28 Ni	29 Cu	30 Zn	31 Ga	32 Ge	33 As	34 Se	35 Br	36 Kr	
5	36 Kr		37 Rb	38 Sr	39 Y	40 Zr	41 Nb	42 Mo	43 Tc	44 Ru	45 Rh	46 Pd	47 Ag	48 Cd	49 In	50 Sn	51 Sb	52 Te	53 J	54 Xe	
6	54 Xe		55 Cs	56 Ba	57-71 La-Lu	72 Hf	73 Ta	74 W	75 Re	76 Os	77 Ir	78 Pt	79 Au	80 Hg	81 Tl	82 Pb	83 Bi	84 Po	85 At	86 Rn	
7	86 Rn		87 Fr	88 Ra	89-103 Ac-Lr	104 Ku	105 Eka-Ta	(106) —	(107) —	(108) —	(109) —	(110) —	(111) —	(112) —	(113) —	(114) —	(115) —	(116) —	(117) —	(118) —	
	0a		Ia	IIa	IIIa	IVa	Va	VIa	VIIa	VIIIa bzw. 0b			Ib	IIb	IIIb	IVb	Vb	VIb	VIIb	VIIIb	

(aus Holleman-Wiberg, Lehrbuch der anorganischen Chemie, Vlg. W. d. Gruyter, Bln.)

aus heliumhaltigen Erdgasen, die sich in Amerika finden und bis zu 1% Helium enthalten.

Die Edelgase haben große praktische Bedeutung erlangt. In erster Linie ist die Glühlampenindustrie zu nennen, die zur Füllung der Glühlampen Argon verwendet, da gasgefüllte Glühlampen eine höhere Leuchtfadentemperatur erlauben als evakuierte und damit eine bessere Lichtausbeute geben. *Neon* findet als Füllgas der Neonröhre Verwendung, die bei elektrischer Anregung ein leuchtend rotes Licht ausstrahlt. Durch geeignete Maßnahmen können auch andere Farbtöne dieser in der Reklame viel verwendeten Röhren erreicht werden. *Helium* dient wegen seiner Leichtigkeit und Unbrennbarkeit zum Füllen von Luftschiffen. In neuester Zeit hat flüssiges Helium bei der Tiefsttemperaturtechnik (Supraleitung von Metallen bei tiefsten Temperaturen) große Bedeutung erlangt. Helium siedet bei $-268{,}935°$ C und schmilzt bei $-272{,}1°$ C!

Die Halogene

Die Halogene zu denen *Fluor, Chlor, Brom, Jod* und das sehr kurzlebige radioaktive *Astatin* gehören, sind sehr reaktionsfreudige Elemente, so daß sie in der Natur in freiem Zustand nicht vorkommen. Alle Halogene sind starke Oxydationsmittel. Mit Metallen können sie direkt Salze bilden, daher auch der Name Halogene d. h. Salzbildner.

Die Halogene ändern mit steigendem Atomgewicht ihre Farbe und auch den Aggregatzustand. Fluor und Chlor sind Gase mit gelbgrüner Farbe, wobei Chlor wesentlich stärker als Fluor gefärbt ist, Brom eine dunkelbraune Flüssigkeit, Jod ein grau-violetter fester Körper. Gegen Wasserstoff sind die Halogene stets einwertig, gegen Sauerstoff zeigen sie verschiedene Wertigkeiten. Fluor ist das chemisch aggressivste, Jod das trägste der Halogene. Erhitzte Metalle verbinden sich mit Chlor oder Fluor unter Hitze- und Lichterscheinung, so daß man von einer „Verbrennung" in Cloratmosphäre sprechen kann. Biologisch haben alle Halogene Bedeutung mit Ausnahme des in der Natur nur in geringsten Mengen vorkommenden Astatins.

Fluor

Fluor, (F), Atomgewicht 18,9984, kommt in der Natur nur in Form von Verbindungen vor. Flußspat (CaF_2), Kryolith (Na_3AlF_6) und Apatit ($Ca_5(PO_4)_3F$) sind die wichtigsten. Im menschlichen Körper findet sich Fluor als regelmäßiger Bestandteil in Knochen und vor allem im *Zahnschmelz* als Apatit. Durch Fluoridzusatz in kleinsten Mengen zum Trinkwasser hat man verschiedentlich versucht der Zahnkaries vorzubeugen.

Fluor, das durch Schmelzflußelektrolyse von Fluoriden (z. B. KF. 3HF) dargestellt wird, ist das reaktionsfreudigste aller Elemente. Es ist in dünner Schicht farblos, in dicker Schicht ein schwach grünlichgelb gefärbtes Gas, von durchdringendem, erstickendem Geruch. Durch Umsetzung von CaF_2 mit konzentrierter Schwefelsäure erhält man Fluorwasserstoff HF. Die wässrige Lösung heißt Fluorwasserstoffsäure oder Flußsäure. Wasserfreier Fluorwasserstoff ist eine farblose, an der Luft rauchende Flüssigkeit mit stark stechendem Geruch. Die Dämpfe sind giftig. MAK = 3 cm^3 Gas pro m^3 Luft. Die HF Moleküle haben das Betreben sich zusammen zu lagern, so daß Moleküle der Formel

(HF)$_n$ entstehen. n = 2, 3, 4, 5, 6 und höher. Flußsäure besitzt die charakteristische Eigenschaft Glas anzugreifen (Verwendung zum Ätzen von Glas) daher kann man HF nur in Gefäßen aus Blei, Paraffin oder Kautschuk aufbewahren.

Natriumfluorid NaF wirkt als Fermentgift. Es werden dadurch Mikroorganismen abgetötet, so daß NaF als Konservierungsmittel z. B. für Holz verwendet wird. Verwendung von NaF in Mundwässern (One drop only) trotz Giftigkeit. Für den Menschen sind 0,25 g toxisch, 4—5 g letal.

Chlor

Chlor (Cl), Atomgewicht 35,453 findet sich in der Natur nur in Form von Verbindungen. Es ist mit 0,19 Gewichtsprozenten am Aufbau der Erdrinde (einschließlich der Weltmeere) beteiligt. Das bekannteste Salz ist das Natriumchlorid NaCl, das im Meerwasser zu etwa 3% gelöst enthalten ist. Als Steinsalz wird NaCl bergmännisch abgebaut. Auch als Kaliumchlorid (Sylvin) und Carnallit KMgCl$_3$ kommt es in der Natur in größeren Mengen vor (norddeutsche und elsässische Kalisalzlagerstätten). Chlor, ein gelbgrünes, erstickend riechendes Gas, das sich relativ leicht verflüssigen läßt, wird technisch durch Elektrolyse von Natriumchloridlösungen hergestellt. Im Labor stellt man Chlorgas auch aus Chlorwasserstoff durch Oxydation z. B. mit Braunstein (MnO$_2$) dar. Leitet man Chlor in Wasser, so entsteht vorübergehend HOCl (unterchlorige Säure) die leicht den Sauerstoff abgibt und deshalb stark oxydierend wirkt. Aus diesem Grund kann man Wasser durch Einleiten von kleinen Mengen Chlor desinfizieren, da die Bakterien abgetötet werden. Als Nachteil muß ein Chlorgeruch des Wassers in Kauf genommen werden (Trinkwasserchlorung).

Chlorwasserstoff, HCl, ein farbloses stechend riechendes Gas, wird begierig von Wasser aufgenommen und bildet mit letzterem die bekannte Salzsäure (HCl). Diese gehört zu den starken anorganischen Säuren. Von besonderem Interesse ist, daß sich Salzsäure im Magensaft des Menschen in einer Konzentration von 0,3 bis 0,4% findet. Sie wirkt hier bakterientötend und aktiviert die nur bei saurer Reaktion wirksamen Magenfermente. Salzsäure spielt in der Technik eine große Rolle, da sie zu verschiedenen Prozessen in großer Menge benötigt wird.

Die *sauerstoffhältigen Chlorsäuren* enthalten von einem bis zu vier Sauerstoffatome:

Hypochlorige Säure	HClO	die Salze heißen Hypochlorite
Chlorige Säure	HClO$_2$	die Salze heißen Chlorite
Chlorsäure	HClO$_3$	die Salze heißen Chlorate
Perchlorsäure	HClO$_4$	die Salze heißen Perchlorate

In der Medizin wurde früher das Kaliumchlorat als desinfizierendes Gurgelwasser verwendet. Wegen seiner Giftigkeit steht es heute aber nicht mehr in Gebrauch. Die hypochlorige Säure wurde bei der Trinkwasserdesinfektion schon erwähnt.

Natriumchlorat NaClO$_3$ wird als Totalherbicid verwendet. Gemischt mit organischen Substanzen (Zucker) ist es hoch explosiv. Natrium- und Kaliumperchlorat sind weniger giftig und werden zur Behandlung von Schilddrüsenüberfunktionen eingesetzt.

Bei der Einwirkung von Chlor auf gelöschten Kalk entsteht Chlorkalk, ein Gemisch von Kalciumchlorid und Kalciumhypochlorit, ein wichtiges Bleich- und Desinfektionsmittel.

Brom

Brom, (Br), Atomgewicht 79,909 bei Zimmertemperatur eine rötlichbraune, ölige, schwere braune Dämpfe abgebende, stark ätzende Flüssigkeit. Brom siedet bei 58,8° und erstarrt bei —7,3°. Es löst sich leicht in Wasser (Bromwasser), das sich ähnlich dem Chlorwasser verhält.

In der Natur findet sich Brom in Form seiner Salze meist mit den Chlorsalzen zusammen.

Bromwasserstoff HBr, ein farbloses Gas, löst sich leicht in Wasser und bildet die *Bromwasserstoffsäure*. Die Salze (Natrium- und Kaliumbromid) werden in der Medizin als Beruhigungsmittel verwendet. Silberbromid ist lichtempfindlich und wird in der Photographie verwendet. Hypobromite dienen als Oxydationsmittel.

Jod

Jod, (J), Atomgewicht 126,9044, findet sich als Jodid im Meerwasser, besonders reichlich jedoch im Chilesalpeter aus dem es gewonnen wird. Früher wurde es aus der Asche von Meeresalgen, die es zu speichern vermögen, dargestellt. Jod ist bei gewöhnlicher Temperatur fest und bildet grauschwarze metallglänzende Schuppen, die bereits bei Zimmertemperatur merklich Dämpfe entwickeln. Diesen Vorgang eines Stoffes zu verdampfen, ohne vorher zu schmelzen, nennt man *Sublimation*.

Die biologische Bedeutung von Jod ist groß. Es gehört zu jenen Elementen, die, wenn auch nur in geringer Menge, unbedingt unserem Körper zugeführt werden müssen. Das Hormon der Schilddrüse ist jodhältig und bei Jodmangel treten deshalb Störungen der Schilddrüsentätigkeit auf. Auch die Kropfbildung der Alpenländler hat man auf Jodmangel zurückgeführt und deshalb dem Kochsalz Jodsalze in kleinsten Mengen zugesetzt (sog. jodiertes Salz).

In der Medizin verwendet man Jod als Jodtinktur zur Desinfektion, doch zeigen manche Menschen gegen Jodtinktur eine Überempfindlichkeit. Jodkaliumjodidlösung, auch als *Lugolsche Lösung* bekannt, wurde als Desinfektionsmittel zum Gurgeln z. B. verwendet. Jodsalze sind als Medikamente in der Medizin in Gebrauch. Charakteristisch für Jod ist die, beim Kontakt mit Stärke auftretende *Blaufärbung*. Jodsilbersalze werden in der Photographie verwendet.

Die Schwefelgruppe (Chalkogene)

Dazu gehören die Elemente *Sauerstoff, Schwefel, Selen, Tellur* sowie das kurzlebige Zerfallsprodukt des Urans *Polonium*.

Schwefel

Schwefel, (S), Sulfur, Atomgewicht 32,064 ist ein wichtiges Element. Schwefel kommt in der Natur sowohl in freiem als auch in gebundenem Zustande vor. Große Schwefellager gibt es in Sizilien, Louisiana, Texas und in Japan.

Anorganisch gebundener Schwefel findet sich in Form von Sulfiden und Sulfaten *). Auch in organischen Stoffen (Eiweiß) findet sich gebundener Schwefel. Schwefel, bei Zimmertemperatur, ein gelber fester Körper, zeigt bei steigender Temperatur ein interessantes Verhalten. Bei 95,6° wandelt sich der gelbe, rhombisch kristallisierende α-Schwefel in den gleichfalls gelben, monoklinen β-Schwefel um. Bei 119° schmilzt der β-Schwefel zu einer gelben, dünnen Flüssigkeit, dem λ-Schwefel. Schreckt man diese flüssige Schwefelschmelze ab, so entsteht µ-Schwefel, auch plastischer Schwefel genannt, der sich durch andere Löslichkeit auszeichnet. Bei weiterer Steigerung der Temperatur auf 160° verändert sich die Schmelze. Aus der bislang gelben, dünnflüssigen Schwefelschmelze entsteht eine braune, und zähe, harzartige Masse. Über 200° nimmt die Viskosität langsam ab. Bei 400° ist die dunkelbraune Schmelze wieder dünnflüssig. Bei 444,6° beginnt die Schmelze zu sieden. Es entweichen zunächst orangegelbe, bei 500° rote, bei 650° hellgelbe Schwefeldämpfe. Schwefeldampf schlägt sich bei geeignetem Abkühlen in kleinen Flocken, sog. *Schwefelblumen* nieder. Einen noch feiner verteilten Schwefel mit besonders kleiner Teilchengröße (kolloider Schwefel) erhält man durch Ausfällung aus Verbindungen.

Schwefel wird in der Dermatologie und Kosmetik insbesondere wegen seiner Eigenschaft, die Fettabsonderung der Haut abzuschwächen z. B. in der Aknebehandlung verwendet.

Schwefelwasserstoff H_2S, ein übelriechendes Gas, bildet sich bei der Fäulnis aus schwefelhältigen Eiweißkörpern (faule Eier), H_2S ist ein starkes Gift, das mit dem Blutfarbstoff reagiert. Die Salze des Schwefelwasserstoffes nennt man *Sulfide*. Die Sulfide werden bei den einzelnen Metallen besprochen. Erdalkalisulfide hat man früher als Enthaarungsmittel (Calciumsulfid, Strontiumsulfid) verwendet.

Schwefel bildet mit Sauerstoff sieben Verbindungen, von denen jedoch nur das Schwefeldioxid SO_2 und das Schwefeltrioxid SO_3 hier von praktischem Interesse sind.

Schwefeldioxid erhält man durch Verbrennen von Schwefel an der Luft:

$$S + O_2 \rightarrow SO_2 + 70{,}95 \text{ Kcal}$$

Aber auch beim Erhitzen schwefelhaltiger Erze im Luftstrom (Rösten) entsteht SO_2 in großen Mengen. *Schwefeldioxid* ist ein farbloses stechend riechendes Gas. Es läßt sich leicht verflüssigen. In Wasser löst sich SO_2 leicht und bildet eine Säure H_2SO_3. Die Salze dieser *schwefligen Säure* heißen *Sulfite*. Calciumhydrogensulfit $Ca(HSO_3)_2$ findet Verwendung bei der Zellstoffgewinnung aus Holz (Sulfitverfahren). SO_2 und schweflige Säure wirken desinfizierend (Schwefeln von Fässern z. B.) und bleichend.

Bei Gegenwart geeigneter Katalysatoren **) kann man SO_2 zu *Schwefeltrioxid* SO_3 oxydieren. Schwefeltrioxid kommt in drei allotropen Modifikationen vor. und β SO_3 sind asbestartige Substanzen und bei gewöhnlicher Temperatur beständig, γ-SO_3 eine eisartig durchscheinende Masse schmilzt bei 16,8°. Schwefeltrioxid vereinigt sich unter starker Wärmeentwicklung mit Wasser zu *Schwe-*

---

*) Zu den Sulfiden gehören wichtige Erze wie Eisenkies, Kupferkies, Bleiglanz und Zinkblende.

**) Unter einem *Katalysator* versteht man in der Chemie einen Stoff, der, ohne sich selbst bleibend zu verändern, chemische Reaktionen zu beschleunigen vermag.

felsäure H_2SO_4, einer der wichtigsten anorganischen Säuren. Die Salze der Schwefelsäure heißen *Sulfate* und haben große Bedeutung.

Schwefelsäure wird auch noch nach einem anderen Verfahren, dem sog. *Bleikammerverfahren* dargestellt. Dabei wirken Stickstoffoxide als Sauerstoffüberträger.

Schwefelsäure, H_2SO_4, in reinem Zustand eine ölige, farblose Flüssigkeit mit dem spezifischen Gewicht 1,836, löst sich in Wasser unter starker Wärmeentwicklung. Viele organische Stoffe werden durch konzentrierte Schwefelsäure zerstört, „verkohlt", da durch Wasserabspaltung aus dem organischen Molekül Kohlenstoff freigesetzt wird. Diese stark wasserentziehende Eigenschaft der Schwefelsäure wird im Labor verschiedentlich zum Trocknen von Substanzen im Exsiccator benutzt.

Schwefelsäure wird von der chemischen Industrie in großen Mengen verbraucht. Die Hauptmenge benötigt man zur Kunstdüngerherstellung (Superphosphat und Ammoniumsulfat). Weiters dient H_2SO_4 zur Darstellung vieler anderer Mineralsäuren sowie im Gemisch mit Salpetersäure als Nitriersäure. Verdünnte Schwefelsäure dient zum Füllen von Bleiakkumulatoren und wird bei der Erdölraffination und zu vielen anderen Zwecken mehr eingesetzt.

In der Medizin verwenden wir *Sulfate* (Natriumsulfat = Glaubersalz, Magnesiumsulfat = Bittersalz) als salinische Abführmittel. Das in Wasser und verdünnter Salzsäure unlösliche *Bariumsulfat* dient als Kontrastmittel für Röntgenaufnahmen des Magens oder des Darmes.

Eisensulfat und *Kupfersulfat* auch Eisen- bzw. Kupfervitriol genannt, sind wichtige Salze. *Calciumsulfat* kommt in der Natur als Gips vor.

Selen

Selen, (Se), Atomgewicht 78,96 findet sich in der Natur als Begleitelement in vielen sulfidischen Erzen (Eisenkies, Kupferkies). Bei der Schwefelsäureerzeugung nach dem Bleikammerverfahren gewinnt man aus dem Kammerschlamm als Nebenprodukt Selen. Auch Selen kommt in mehreren allotropen Modifikationen — drei roten, zwei schwarzen sowie einer grauen, metallischen — vor. Selen dient zur Herstellung von Gleichrichtern (elektrische Geräte, die Wechselstrom in Gleichstrom umwandeln können) und zu Selen-Photoelementen. Letztere werden zum Beispiel in Belichtungsmessern verwendet. In der *Selenzelle* macht man sich die Eigenschaft metallischen Selens zu nutze, seine Leitfähigkeit für den elektrischen Strom bei stärkerer Belichtung zu steigern.

Tellur (Te) ein seltenes Element und das beim radioaktiven Zerfall von Uran entstehende *Polonium* haben wenig praktisches Interesse.

Die Stickstoffgruppe

Zu dieser rechnet man die Elemente *Stickstoff, Phosphor, Arsen, Antimon* und *Wismut.* Man kann bei diesen Elementen die Wandlung vom Nichtmetall zum Metall beobachten. Während sich Stickstoff noch wie ein reines Nichtmetall verhält, zeigt Phosphor neben drei nichtmetallischen Modifikationen eine (schwarze), die bereits elektrischen Strom leitet. Die grauen Modifikationen von Arsen und Antimon werden bereits zu den Metallen gerechnet. Beide Elemente kommen aber auch in nichtmetallischen Modifikationen vor. Wismut schließlich zeigt rein metallische Eigenschaften.

Stickstoff

Stickstoff, (N), Nitrogenium, Salpeterbildner, Atomgewicht 14,0067, bildet in freiem Zustand den größten Teil der Luft (78,09 Vol. %). Gebunden findet sich Stickstoff in der Natur in Form von Nitraten (Chilesalpeter) sowie als Bestandteil der Eiweißkörper. Im Weltall konnte in der Atmosphäre verschiedener Planeten neben Methan auch Ammoniak (NH_3) nachgewiesen werden. Stickstoff ist ein verhältnismäßig reaktionsträges Element und kann auch von Tier und Pflanze als Luftstickstoff nicht verwertet werden, sieht man von einigen Bakterienarten ab (Knöllchenbakterien). Auch in anorganischer Form ist er für Mensch und Tier unverwertbar und so muß der lebenswichtige Stickstoff vom Menschen über den Umweg der Pflanze organisch gebunden aufgenommen werden.

Die wichtigste Stickstoffwasserstoffverbindung ist *Ammoniak* NH_3, ein farbloses, stechend riechendes Gas, das sich einfach zu einer leichtbeweglichen Flüssigkeit verdichten läßt. Ammoniak, das als Ausgangsmaterial in der chemischen Industrie (Kunstdünger) große Bedeutung besitzt, wird nach mehreren Verfahren (*Haber-Bosch* u. a.) in großen Mengen hergestellt. Auch bei der Leuchtgasfabrikation gewinnt man Ammoniak, doch tritt dies mengenmäßig hinter der Ammoniaksynthese nach *Haber-Bosch* oder ähnlichen Verfahren weit zurück. Bei diesen Verfahren geht man von den Rohstoffen Kohle, Wasser und Luft aus und erzeugt daraus Stickstoff und Wasserstoff, die in geeigneten Kontaktöfen bei 200 atü und 500° zu Ammoniak synthetisiert werden.

Ammoniak löst sich sehr leicht in Wasser. Diese Lösung reagiert basisch und heißt *Salmiakgeist*. Es bilden sich NH_4-Ionen, die mit Säuren Salze bilden, die sogenannten *Ammoniumsalze*. $(NH_4)_2SO_4$ Ammoniumsulfat ist nur ein Beispiel dafür. Die Ammoniumsalze verhalten sich ähnlich den Alkalisalzen.

Stickstoff bildet mit Sauerstoff sechs Oxide, von denen einige große praktische Bedeutung haben.

Distickstoffoxid N_2O ist ein farbloses Gas, von schwach süßlichem Geruch. Eingeatmet setzt es die Schmerzempfindung herab und findet unter dem Namen *Lachgas* ausgedehnte Verwendung in der Anästhesie.

Stickoxid, NO, wird großtechnisch als Ausgangsprodukt für die Salpetersäuresynthese dargestellt (Luftverbrennung im elektrischen Lichtbogen). Da dieses Verfahren große Energiemengen erfordert, erzeugt man Stickstoffoxid heute meist durch die katalytische Ammoniakverbrennung. Stickstoffoxid hat das Bestreben sich bei Vorhandensein von Sauerstoff in *Stickstoffdioxid* NO_2 zu oxidieren. Dieses ist ein erstickend riechendes, braunes Gas. Es setzt sich mit Wasser unter Bildung von Salpetersäure HNO_3 um.

Salpetersäure, HNO_3, in reinem Zustand eine farblose Flüssigkeit, kommt als sog. konzentrierte Salpeterssäure mit einer Konzentration von 69,2% in den Handel. Sie wird, wie schon erwähnt, großtechnisch über die Ammoniakverbrennung bzw. die Stickstoffoxydation dargestellt. In kleinem Maße auch aus Nitraten (Chilesalpeter) durch Schwefelsäure in Freiheit gesetzt.

Salpetersäure bildet an der Luft weißlichen Nebel. *Rauchende Salpetersäure* ist mit NO_2 gesättigte Salpetersäure, die rotbraune Dämpfe entwickelt. Salpetersäure dient gemischt mit Schwefelsäure zum *Nitrieren* (Herstellung von Celluloid, Schießbaumwolle, Nitroglycerin u. a.) mit Salzsäure als Königswasser als besonders stark oxydierendes Mittel, das auch Gold und Platin aufzulösen vermag. Die Salze der Salpetersäure heißen Nitrate. Natrium-, Kalium- und Ammoniumnitrat sind wichtige Düngemittel.

Phosphor

Phosphor, (P), Atomgewicht 30,9738, findet sich in der Natur nicht in freiem Zustand, sondern nur als Derivat der Phosphorsäure in Mineralien. Phosphorsäureverbindungen sind auch Bestandteil des pflanzlichen und tierischen Organismus. Zellkerne, Gehirn- und Nervensubstanz sowie Eidotter, sind besonders phosphorreich. Auch Phosphor kommt in mehreren allotropen Modifikationen vor, die sich in ihren Eigenschaften deutlich voneinander unterscheiden.

Weißer Phosphor, bei Zimmertemperatur eine wachsweiche, durchscheinende Masse, ist äußerst reaktionsfähig. Bei ca. 50° entzündet er sich bereits von selbst, in feinverteiltem Zustand bereits bei Zimmertemperatur. Er ist äußerst giftig. 0,1 g in den Magen gebracht können einen Menschen töten. Phosphor leuchtet im Dunkeln.

Violetter (roter) Phosphor entsteht bei längerem Erhitzen unter Luftabschluß aus weißem. Er ist viel weniger reaktionsfreudig, praktisch ungiftig und hart. Er wird in großem Umfang in der Zündholzindustrie verwendet.

Schwarzer Phosphor entsteht bei höherer Temperatur und Druck, aber auch durch Erhitzen von weißem Phosphor in Gegenwart von Quecksilber und zeigt metallische Eigenschaften, da er den Strom leitet.

Phosphor bildet mehrere sauerstoffhältige Säuren, von denen hier aber nur die Phosphorsäure H_3PO_4 von Interesse ist. Die Salze heißen Phosphate.

Phosphorsäure, H_3PO_4, richtig *Orthophosphorsäure,* entsteht aus Phosphorpentoxid und Wasser. Als unlösliches Tricalciumphosphat $Ca_3(PO_4)_2$ in Form von Apatit und Phosphorit gesteinbildend, wie auch ein wichtiger Bestandteil der Knochen. Reine, wasserfreie Phosphorsäure bildet bei Zimmertemperatur wasserklare, harte, in Wasser leicht lösliche Kristalle. Im Handel ist eine syrupöse 85—90%ige Lösung. Phosphorsäure ist eine dreibasische, mittelstarke Säure, die primäre (Dihydrogenphosphate), sekundäre (Hydrogenphosphate) und tertiäre (Phosphate) Salze bildet. *Phosphate* sind für alle Organismen, insbesondere für Pflanzen lebenswichtig, weshalb große Mengen phosphorhältiger Düngemittel benötigt werden. Durch Behandeln von tertiärem Calciumphosphat mit Schwefelsäure entsteht ein Gemisch von Gips und löslichem secundären Phosphat (Superphosphat), ein wichtiges Düngemittel. Diphosphorsäure $H_4P_2O_7$ geht beim Erhitzen über Polyphosphorsäuren in die glühbeständige *Metaphosphorsäure* HPO_3 über. Polyphosphate werden zur Wasserenthärtung verwendet.

Arsen

Arsen, (As), Atomgewicht 74,9216, findet sich in der Natur gelegentlich als Scherbenkobalt gediegen, meist aber in Form von Arseniden, Arsensulfiden und Arsenoxiden. In den ersteren Verbindungen verhält sich Arsen wie ein

Nichtmetall, in den beiden letzteren wie ein Metall. Auch Arsen kommt in mehreren Modifikation vor. Die beständigste Form ist das graue, oder metallische Arsen. Es leitet den Strom und kristallisiert rhomboedrisch. *Gelbes Arsen,* eine nichtmetallische Modifikation, erhält man durch Abschrecken von Arsendampf mit flüssiger Luft. Es löst sich in Schwefelkohlenstoff. Kondensiert man Arsendampf bei 100—200°, so erhält man das glasartig harte *schwarze Arsen,* das gleichfalls elektrischen Strom nicht leitet.

Arsentrioxid, Arsenik, As_2O_3, entsteht beim Rösten arsenhaltiger Erze, wobei es sich aus Dämpfen niederschlägt (Hüttrauch). Es ist ein starkes Gift. In kleinen Mengen genossen (Arsenikesser) wirkt es anregend und kräftigend. Pferde bekommen durch kleine Arsenikgaben ein schönes glänzendes Fell. Heute weiß man, daß bei längerer Einnahme Arsenverbindungen krebserzeugend wirken. 0,06—0,1 g Arsenik sind für einen Menschen bereits tödlich. Organische Arsenverbindungen wie das Atoxyl (zur Behandlung der Schlafkrankheit, ROB RT KOCH) sowie das Salvarsan (zur Behandlung der Syphilis) haben früher große Bedeutung gehabt.

Antimon

Antimon, Stibium, (Sb), Atomgewicht 121,75, findet sich in der Natur in geringen Mengen gediegen, meist als Erz (Grauspießglanz). Auch Antimon kommt in mehreren Modifikationen vor. Gewöhnlich liegt es als graues, metallisches Antimon vor, eine silberweiße, spröde, metallische Substanz, die den Strom gut leitet. Daneben gibt es noch das *gelbe, nichtmetallische Antimon* und das sogenannte *explosive Antimon,* das untei Aufglühen und Sprühen in das metallische Antimon übergeht. Antimon setzt man Blei zu, um es härter zu machen (Hartblei, Letternmetall). Seine Verbindungen sind ähnlich giftig wie die Arsenverbindungen. Antimonsulfid ist ein Bestandteil der Sicherheitszündhölzer. Brechweinstein, weinsaures Antimon-Kalium, wurde früher in der Medizin verwendet.

Wismut

Wismut, Bismutum, (Bi), Atomgewicht 208,98, kommt in kleinen Mengen in der Natur gediegen, als Sulfid (Wismutglanz) und als Oxid (Wismutocker) hauptsächlich in Südamerika vor. Wismut ist ein schwach rotstichiges, silberweißes, sprödes, pulverisierbares Metall. Wismut ist Bestandteil von besonders niedrig schmelzenden Legierungen (Wood'sches Metall 4 Teile Bi, 2 T. Pb, 1 T. Sn und 1 T. Cd, Schmelzpunkt 70°). In der Dermatologie werden das basische Wismutnitrat $BiONO_3$ („Bismutum subnitricum") wegen seiner adstringierenden Wirkung in Salben und Streupudern verwendet. *Dermatol* enthält Wismut in Form seines basischen, gerbsauren Salzes.

Die Kohlenstoffgruppe

In dieser 4. Hauptgruppe des Periodensystems finden wir die Elemente Kohlenstoff, Silicium, Germanium, Zinn und Blei. Auch hier kann man mit steigendem Atomgewicht die Wandlung vom Nichtmetall Kohlenstoff über das „Halbmetall" Silicium zu den Metallen Germanium, Zinn und Blei verfolgen.

Kohlenstoff

Kohlenstoff, Carboneum, (C), Atomgewicht 12,01115, findet sich in der Natur sowohl in freier Form (Diamant, Graphit) als auch gebunden. Kohlenstoffverbindungen sind weit verbreitet und kommen als Minerale (z. B. Kalkstein, Magnesit, etc.), in der belebten Natur in Pflanzen und Tieren, wie auch als Gas in der Luft (CO_2) vor. Die kohlenstoffhältigen Minerale sind so reichlich, daß sie ganze Gebirgszüge bilden. Kohlenstoff ist Bestandteil aller lebenden Organismen, sowohl der Pflanzen wie auch der Tiere. Diese, auch als organisch bezeichneten Kohlenstoffverbindungen zeichnen sich durch große Vielfalt aus. Bis heute kennt man etwa 1,000.000 sog. *organischer Kohlenstoffverbindungen*, die in einem eigenen Teil der Chemie, der sogenannteen „Organischen Chemie", besprochen werden. Bedenkt man, daß alle übrigen Elemente nur etwa 40.000 verschiedene Verbindungen eingehen, so kann man diese Zahl erst richtig einschätzen. Als Reste vorweltlicher Pflanzen und Tiere finden wir Erdöl und Kohlen, die jedoch keine einheitlichen Stoffe sind, sondern aus einer Vielzahl von Kohlenstoffverbindungen bestehen.

Kohlenstoff kennt man in zwei allotropen Modifikationen, die sich äußerlich stark unterscheiden. Kubisch kristallisiert als *Diamant* und hexagonal kristallisiert als *Graphit*. Sogenannter amorpher Kohlenstoff (Ruß) besteht aus kleinsten Graphitkristallen und einem amorphen Gemisch von Kohlenstoff mit verschiedenen Beimengungen („Mischpolymerisat").

Diamanten werden in Südafrika, im Kongo, in Brasilien und Rußland gefunden. Diamant ist das härteste aller bekannten Minerale (Härtegrad 10 nach *Mohs)* und zeichnet sich durch besonders hohe Lichtbrechung aus. Diamant, der in reinem Zustand farblos ist, kann durch geringe Beimengungen auch gelb, braun, rot, blau-violett, und selbst schwarz gefärbt sein. Reine Diamanten erhalten ihr funkelndes Farbenspiel erst durch den Schliff (Brillanten), doch eignet sich dazu nur ein kleiner Teil der gefundenen Steine. Etwa 90—95% werden als sogenannte Industriediamanten wegen der Härte zum Schleifen und zur Bearbeitung von harten Materialien verwendet. Gesteinsbohrer haben z. B. diamantbesetzte Bohrkronen. Erhitzt man Diamant unter Luftabschluß auf 1500° so wandelt er sich in Graphit um.

Graphit kommt in sehr verschiedenen äußeren Erscheinungsformen vor, die durch die Größe und Anordnung der Einzelkristalle bedingt werden:

Ruß, der bei niederer Temperatur (etwa 400°) aus organischen Substanzen gewonnen wird, besteht aus locker, schwammartig zusammengefügten Kriställchen, die etwa 20 Å messen. *Koks,* der bei etwa 800° erzeugt wird, zeigt schon eine wesentlich festere Verfilzung der Kristalle. *Retortengraphit,* gewonnen bei etwa 1500°, kommt dem natürlichen Graphit schon sehr nahe, und leitet auch den elektrischen Strom gut. *Natürlicher Graphit,* ein grau-schwarzes, sehr weiches Mineral, findet sich in Ceylon, Madagaskar, USA und Sibirien. Graphit ist sehr weich, spaltet sich leicht und fühlt sich fettig an. Er leitet Wärme und Elektrizität gut. Graphit findet ausgedehnte Verwendung wegen seiner Farbe (Bleistiftminen zusammen mit Ton), wegen seiner Hitzebeständigkeit (Schmelztiegel), wegen seiner chemischen Widerstandskraft und elektrischen Leitfähigkeit (Elektroden der Elektrochemie, Schmelzflußelektrolyse), schließlich wegen seiner Fähigkeit, schnelle Neutronen abzubremsen in Kernreaktoren.

Aktivkohle erhält man durch vorsichtiges Erhitzen von organischem Material unter Luftabschluß. Man kennt Holzkohle, Blut-, Tier- und Knochenkohle, Zuckerkohle, je nach dem, von welchem Material man ausgegangen ist. Aktivkohle, die durch ihre Porösität eine sehr große Oberfläche besitzt, ist in der Lage, Gase, Farbstoffe und auch bestimmte Verbindungen bevorzugt anzulagern („absorbieren"). Man verwendet sie daher zur Reinigung von Alkohol um Fuselreste zu entfernen, zur Entgiftung und Entgasung des Darmtraktes in der Medizin, zur Entfärbung von Zuckerlösungen und zu vielen anderen Zwecken mehr.

Die *natürliche Kohle,* die sich in großen unterirdischen Lagerstätten findet, ist durch langsame Vermoderung von prähistorischen Pflanzen unter Luftabschluß ,entstanden. Sie ist kein reiner Kohlenstoff, sondern ein Gemisch von komplizierten Kohlenstoffverbindungen mit Sauerstoff und Wasserstoff. Meist enthält Kohle auch anorganische Bestandteile in wechselndem Ausmaß. Je nach Alter unterscheidet man *Torf* als jüngsten Vertreter, *Braunkohle, Steinkohle* und *Anthrazit,* die mit steigendem Alter kohlenstoffreicher werden und deren Heizwert damit gleichfalls ansteigt. Erhitzt man Kohle unter Luftabschluß, so erhält man (vornehmlich aus Steinkohle) *Gas* (Kokereigas, Leuchtgas), *Koks* und flüssige Produkte wie *Gaswasser* (Ammoniakwasser) und *Teer*. Auch bei der trockenen Destillation bei geringeren Temperaturen (600°), ein Prozeß der *Schwelen* genannt wird, erhält man *Gas* (Schwelgas), *Schwelkoks* und flüssige Produkte (Schwelwasser und sog. Tieftemperaturteer).

Kohlenstoff bildet mit Sauerstoff zwei wichtige Verbindungen, das *Kohlenmonoxid* CO und das *Kohlendioxid* CO_2.

Kohlenmonoxid, CO, ein farb- und geruchloses, selbst brennbares und überaus giftiges Gas, entsteht bei der Verbrennung von Kohlenstoff bei ungenügender Sauerstoffzufuhr. Es ist Bestandteil des Leuchtgases sowie der Auspuffgase von Verbrennungsmotoren und hat schon in vielen Fällen Anlaß zu tödlichen Vergiftungen gegeben. Es hat eine besondere Neigung, sich mit dem Blutfarbstoff zu verbinden, sodaß bereits 0,4 g CO für den Menschen eine tödliche Dosis darstellen. Diese Menge ist in etwa 4 — 6 l Leuchtgas enthalten.

CO bildet ein wichtiges Ausgangsmaterial für die chemische Industrie. *Generatorgas* erhält man durch Umsetzen glühenden Kohlenstoffes mit Luft zu CO. *Wassergas* erhält man, wenn man anstelle von Luft Wasserdampf über glühenden Koks bläst. Es besteht aus CO und H_2. Beide Gase dienen zur Darstellung von wichtigen Verbindungen, darunter Ammoniak, Methan, Methylalkohol, Kohlenwasserstoffe und viele andere mehr.

Kohlendioxid, CO_2, findet sich in der Natur sowohl in freiem Zustand (0,03% in der Luft, in Mineralquellen), als auch gebunden als Carbonat (Kalkstein etc.). CO_2 entsteht bei der Verbrennung von Kohlenstoff bei genügendem Sauerstoffangebot . Technisch gewinnt man CO_2 in großen Mengen beim Kalkbrennen. Auch unsere Ausatmungsluft enthält 4% CO_2. CO_2 ist ein farbloses, nicht brennbares Gas von etwas säuerlichem Geruch und Geschmack. Kohlendioxid ist schwerer als Luft und sammelt sich daher beim Ausströmen an tief gelegenen Stellen an. Dies hat in Brunnen und Gärkellern schon oft zu Unfällen geführt, da 8—10% CO_2 nach einiger Zeit zum Tod führen.

Kohlendioxid läßt sich relativ leicht verflüssigen. In dieser Form kommt es in Stahlflaschen in den Handel.

Läßt man stark komprimiertes CO_2 aus der Flasche rasch ausströmen, so entsteht durch die schnelle Verdunstung eines Teiles so viel Verdunstungskälte, daß der Rest erstarrt („Kohlensäureschnee"). Gemischt mit Äther, Aceton oder Alkohol erhält man eine Kältemischung, die in der Dermatologie, wie auch der trockene CO_2-Schnee, verwendet wird (Kryokaustik). In der Kosmetik verwendet man CO_2 entwickelnde Tabletten und Pulver als Badezusätze.

In Wasser löst sich CO_2 bei 15° 1:1, die entstehende Lösung reagiert schwach sauer, da sich Kohlensäure H_2CO_3 in geringem Ausmaß (0,1%) gebildet hat. Wegen des erfrischenden Geschmackes der Kohlensäurelösungen wird CO_2 vielen Getränken unter Druck zugesetzt. Bier, Schaumwein, verschiedene Limonaden, sind nur einige Beispiele. Obgleich die Kohlensäure sich nicht konzentrieren läßt, da sie zerfällt und CO_2 entweicht, bildet sie beständige Salze. Man kennt primäre oder Hydrogencarbonate, $MHCO_3$ und secundäre, neutrale Carbonate, M_2CO_3.

Die Schwefelverbindung des Kohlenstoffes CS_2, *Schwefelkohlenstoff*, ist eine farblose, widerlich riechende Flüssigkeit, die sich durch gute Lösungseigenschaften für Harze, Fette, Schwefel, Phosphor und Jod auszeichnet. CS_2 ist giftig und wird in der chemischen Industrie als Lösungsmittel vielfach verwendet.

Tetrachlorkohlenstoff CCl_4 ist nicht brennbar und explosiv wie Schwefelkohlenstoff. Es ist eine Flüssigkeit, die als gutes Lösungsmittel vielfach verwendet wird. Da seine Dämpfe schwerer als Luft sind und beim Absetzen Luft verdrängen wird Tetrachlorkohlenstoff auch als Feuerlöschmittel verwendet.

Silicium

Silicium, (Si), Atomgewicht 28,086, ist nach dem Sauerstoff das häufigste Element unserer Erde. Die Erdrinde besteht zu etwa 25% ihres Gewichtes aus Silicium. Silicium kommt nur in Form von Verbindungen vor. Es findet sich als Siliciumdioxid SiO_2 (Quarz, Bergkristall) und besonders häufig in Form verschiedener *Silikate* (Salze von Kieselsäuren, wobei Alkali-, Erdalkali-, Aluminium- und Eisensilikate besonders häufig vorkommen). Granit, Basalt, Gneis und Schiefer sind nur einige der bekannteren siliciumhältigen Minerale. Reines Silicium, das durch Reduktion von SiO_2 mit Kohle oder Calciumcarbid hergestellt wird, bildet dunkelgraue, undurchsichtige, harte, spröde Kristalle, die den Strom leiten. Die Leitfähigkeit nimmt mit steigender Temperatur zu. Die elektrische Leitung im Silicium (wie auch in anderen sogenannten *Halbleitern*) erfolgt im Gegensatz zu den Metallen als Elektronenüberschuß-Leitung, „n-Leitung" bzw. als Elektronendefekt-Leitung, „p-Leitung" durch Störstellen im Kristallgitter. Diese Leitfähigkeit der Halbleiter, die durch gezielte „Verunreinigung" der Kristalle beeinflußbar ist, spielt in der modernen Elektronentechnik eine sehr große Rolle (Transistoren u. a. elektronische Bauelemente bedienen sich der Halbleiter).

Silicium kommt auch als SiO_2 in Pflanzen als Stützsubstanz vor. Kieselalgen besitzen ein Stützgerüst aus SiO_2 und bilden durch Anhäufung der abgestorbenen mikroskopisch kleinen Einzelwesen in großen Massen *Kieselgur*, auch Diatomeenerde genannt. Wegen der Porösität kann Kieselgur als Absorptionsmittel verwendet werden. Absorbiert man Nitroglycerin an Kieselgur, so erhält man *Dynamit,* welches sich im Gegensatz zu Nitroglycerin gefahrlos transportieren läßt.

Siliciumdioxid, SiO_2, findet sich in der Natur kristallisiert in verschiedenen Formen. Reine Kristalle werden als Halbedelsteine verwendet (Bergkristall farblos, Rauchquarz braun, Amethyst violett, Citrin gelb, Rosenquarz rosa). Weiters kennt man auch eine fasrige Form des Quarzes. Amorphes, wasserhältiges SiO_2 kennt man als Opal sowie wasserärmer als Chalcedon, Achat, Onyx, Karneol u. a. m., je nach Aussehen und Farbe.

Schmilzt man Quarz, so erhält man eine glasartige Masse, *Quarzglas,* das für UV-Licht besonders gut durchlässig ist, und aus dem die Brenner von sog. Höhensonnen (Quarzlampen) hergestellt werden, die ein ultraviolettreiches Licht aussenden. Quarzglas und das wegen eingeschlossener Luftbläschen undurchsichtige Quarzgut wird zur Herstellung von Tiegeln und anderen chemischen Geräten verarbeitet, da es gegen chemische Einflüsse widerstandsfähig ist und überdies auch starke Temperaturschwankungen wesentlich besser aushält als Glas.

Wasserglas, eine Mischung von Alkalisilikaten, die wasserlöslich sind (Kaliwasserglas, Natronwasserglas) dient als mineralischer Leim, als Flammschutzmittel für Holz, zur Konservierung von Eiern u. a. m.

Glas, ein seit dem Altertum bekanntes Gebrauchsmaterial unseres täglichen Lebens, ist eine, ohne Kristallisation erstarrte Schmelze, deren Hauptbestandteil *Siliciumdioxid, Metalloxide* (Natrium, Kalium, Magnesium, Calcium-, Barium-, Blei-, Zinkoxid), *Bortrioxid, Aluminiumoxid* oder *Phosphorpentoxid* sind. Je nach Zusammensetzung erhält man Gläser mit verschiedenen Eigenschaften.

Normalglas, Fensterglas, auch *Natron-Kalkglas,* ist das gewöhnliche Gebrauchsglas. *Kali-Kalkgläser* sind schwerer schmelzbar, d. h. haben einen höheren Schmelzpunkt. *Bor-Tonerdegläser* haben eine höhere Widerstandsfähigkeit gegen Temperaturschwankungen, Gläser dieses Typs werden zur Herstellung „feuerfesten" Glases für Haushaltsgeräte verwendet (Pyrex, Jenaer Glas). *Kali-Bleigläser* besitzen ein hohes Lichtbrechungsvermögen, schmelzen aber sehr leicht (Bleikristallglas). Daneben gibt es für viele Spezialzwecke noch Gläser, die auf grund ihrer Zusammensetzung besondere Eigenschaften haben.

Als Rohstoff zur Glaserzeugung dient für einfache Gläser Quarzsand (SiO_2), Soda (Na_2CO_3) und Kalkstein ($CaCO_3$), die fein pulverisiert zusammengeschmolzen werden.

Ton- und *Porzellanwaren* erhält man durch Brennen von *Tonen,* das sind Aluminiumsilicate. Kaolin, ein besonders reiner Ton, liefert weiße Ware („Porzellan"). Damit Ton beim Brennen nicht so stark schwindet, setzt man meist Quarzsand zu. Lehm aus dem die Ziegel gebrannt werden, enthält von Natur aus einen bestimmten Anteil Sand.

Porzellan, aus dem die verschiedensten Haushaltsgüter hergestellt werden, besteht aus Kaolin, Quarz und Feldspat als Flußmittel.

Bei den Tonwaren unterscheidet man solche mit porösem Scherben (Tongut) von solchen mit einem dichten (Tonzeug, Steinzeug).

Die *Silikone,* organische Siliciumverbindungen, werden an anderer Stelle besprochen.

Germanium

Germanium (Ge), Atomgewicht 72,59 kommt in der Natur nur in sehr geringen Mengen in Form seltener Mineralien vor. Seine Existenz wurde viele Jahre vor der tatsächlichen Entdeckung (1886 WINKLER) durch MENDELEJEFF vorhergesagt (1871). Er nahm die Existenz eines solchen Elementes, das er als Eka-Silicium bezeichnete aufgrund des von ihm beschriebenen Periodischen Systemes der Elemente an. (Siehe auch *Periodisches System der Elemente*.) Germanium ist ein grauweißes Metall, das aber in seinen Verbindungen auch noch nichtmetallische Eigenschaften zeigt. So bildet Germaniumdioxid saure Lösungen mit Wasser und liefert mit Alkalilaugen Germanate (Salze der Ortho-, Meta- und Digermaniumsäure. Diese Säuren existieren in freiem Zustand nur in stark verdünnter wässriger Lösung, ähnlich der Kohlensäure).

Wegen seiner elektrischen Leitungseigenschaften, die denen des Siliciums ähnlich sind, spielt auch Germanium in der modernen Elektronik als sogenannter Halbleiter („Defektleiter" = elektrische Leitung durch Störstellen im Kristallgefüge) eine wichtige Rolle.

Zinn

Zinn, Stannum (Sn), Atomgewicht 118,69, kommt in der Natur als Zinnstein SnO_2, wie als Zinnkies $Cu_2 \cdot FeS \cdot SnS_2$ vor. Es wird durch Verhüttung dieser Minerale gewonnen. Zinn ist ein silberweißes, weiches, gut dehn- und walzbares Metall, das bei 231,91 Grad schmilzt. Dünne Zinnfolien (Stanniol) werden als Verpackungsmaterial (Schokolade) verwendet. Aus der Schmelze erstarrt Zinn in tetragonalen Kristallen. Biegt man eine Zinnstange, so vernimmt man ein knirschendes Geräusch (Zinngeschrei), das durch Reibung der Kristalle aneinander entsteht.

Da Zinn gegen Luftsauerstoff sowie schwache Säuren und Alkalien recht beständig ist, verwendet man es als Rostschutz für Eisenblech. Dieses mit einem dünnen Zinnüberzug versehene Blech heißt *Weißblech* und wird hauptsächlich zur Herstellung von Konservenbüchsen verwendet.

Blei

Blei, Plumbum (Pb), Atomgewicht 207,19, findet sich in der Natur als Bleiglanz PbS sowie in Form einiger seltener gefundener Erze (Weißbleierz, Rotbleierz u. a.). Es wird durch Verhüttung aus dem Erz gewonnen und stellt ein schweres, (spezifisches Gewicht 11,34) bläulich-graues, weiches und dehnbares Metall dar. Es schmilzt bei 327,43 Grad. Blei überzieht sich an der Luft mit einer dünnen Schicht von Bleioxid, die das darunterliegende Metall vor weiterer Oxydation schützt. In Wasser entsteht ein Überzug von basischem Bleikarbonat und Bleisulfat, die das Metall vor weiterem Angriff schützen. Aus diesem Grund kann man auch Wasserleitungsrohre aus Blei herstellen. Da aber kohlensäurehältiges Wasser Blei in nennenswerter Menge auflöst, ist die Verwendung von Bleirohren für Trinkwasserleitungen nicht unbedenklich.

Blei findet ausgedehnte Verwendung als Rohrmaterial für Abwasserleitungen, zur Herstellung der Bleiakkumulatoren (Autobatterien), als Material für Geschoße und Flintenschrot.

Bleilegierungen haben Bedeutung als *Letternmetall* (Blei, Antimon, Zinn),

als *Lagermetalle*, die Blei neben Antimon und Alkali- oder Erdalkalimetalle enthalten.
Lösliche Bleiverbindungen sind giftig.

Die Borgruppe

Von dieser Gruppe, die die Elemente *Bor, Aluminium, Gallium, Indium* und *Thallium* umfaßt, sollen hier nur das Bor und das Aluminium besprochen werden.

Bor

Bor (B), Atomgewicht 10,811 findet sich in der Natur nur in Form von Verbindungen. Die wichtigsten Vorkommen sind *Kernit* ($Na_2B_4O_7 \cdot 4H_2O$, ausgedehnte Lager in Kalifornien, Borax $Na_2B_4O_7 \cdot 10 \, H_2O$ in Tibet und neben anderen Borazit $Mg_3B_7O_{13}Cl$ in Staßfurt). Borverbindungen, die sich in Spuren im Meerwasser und auch fast in allen Böden finden, sind für die Pflanzen lebensnotwendig und werden deshalb in kleinen Mengen dem Dünger zugesetzt. *Elementares Bor* ist polymorph (= vielgestaltig). Man kennt neben *amorphem Bor* das *rhomboedrische Bor* und das *tetragonale Bor*. Beim rhomboedrischen unterscheidet man eine Hochtemperatur- und eine Niedertemperaturform. Die einzelnen Formen unterscheiden sich durch die Anzahl und Form der Anordnung der am Molekülaufbau beteiligten Boratome. Das Hochtemperaturbor ist nach dem Diamanten das härteste der Elemente. Borcarbid B_4C erhält man beim Erhitzen von Bor oder Bortrioxid mit Kohle auf 2500°. Es zeichnet sich durch seine Härte aus, die dem Diamanten nahekommt und wird als Schleifmittel verwendet.

Borsäure H_3BO_3, die in der Toscana in heißen vulkanischen Quellen vorkommt, und früher auch daraus gewonnen wurde, kristallisiert in reinem Zustand in Form von weißen, perlmutterartig glänzenden, fettig anzufühlenden Blättchen. Borsäure löst sich zu etwa 4% in Wasser bei 20°. Die Lösung, die wegen ihrer schwach antiseptischen Eigenschaften früher in der Medizin vielfach verwendet wurde, heißt *Borwasser*. Da aber Borvergiftungen nicht selten die Folge der Anwendung waren (z. B. beim Spülen der Harnblase mit Borwasser) wurde ihre Verwendung in der Medizin weitgehend eingestellt. Dies gilt auch für borsäurehältige Puder. *Borax* $Na_2B_4O_7 \cdot 10 \, H_2O$ wurde früher aus Tibet eingeführt, tritt aber heute in seiner Bedeutung gegenüber den kalifornischen Lagern von Kernit an Bedeutung zurück. Borax wird für Glasuren in der Emaillewarenerzeugung, als Rohstoff für „Kaiserborax"® und zur Herstellung von Perboraten verwendet.

Die *Perborate* sind keine echten Perverbindungen mit der Peroxidbindung -O-O- sondern Additionsprodukte von Wasserstoffperoxid und Boraten. Bekannt sind Natriumperborat $NaBO_2 \cdot H_2O_2 \cdot 3H_2O$ und Perborax $Na_2B_4O_7 \cdot H_2O_2 \cdot 9 \, H_2O$ die vielen modernen Waschmitteln als Bleichmittel und als wasserstoffperoxidabgebende Komponente in Badetabletten u. a. verwendet werden.

Aluminium

Aluminium, (Al), kommt in der Natur nicht frei sondern nur in Form seiner Verbindungen vor. In der Erdrinde ist es das am meisten verbreitete

Metall (7,30 Gew. %). Aluminiumverbindungen sind wichtige Mineralien: Feldspäte wie Kalifeldspat der als Hauptbestandteil von Granit, Gneis, Porphyr und Basalt auftritt, Natron- und Kalkfeldspat, Glimmer sind nur einige davon. Ton setzt sich hauptsächlich aus Aluminiumoxid und Siliciumdioxid zusammen. Reines Aluminiumoxid kennt man als Korund und Schmirgel. Gefärbte, reine Korundkristalle gehören zu den wertvollsten Edelsteinen (Rubin, Saphir). Größte technische Bedeutung besitzt Bauxit (Aluminiumhydroxid), da dieses Mineral zur Darstellung des Metalles als Ausgangsmaterial dient.

Die Darstellung des Aluminiums erfolgt durch Schmelzflußelektrolyse einer Lösung von reinem aus Bauxit gewonnenen Aluminiumoxids in geschmolzenem Kryolith Na_3AlF_6.

Aluminium ist ein silberweißes, an der blanken Oberfläche glänzendes Leichtmetall vom spezifischen Gewicht 2,70. Es schmilzt bei 660,2°.

Es läßt sich, bedingt durch seine Dehnbarkeit zu feinem Draht ausziehen und zu Blechen auswalzen. Dünne Aluminiumfolien haben sich als Verpackungsmaterial in den letzten Jahren gut eingeführt und die Zinnfolie (Stanniol) weitgehend verdrängt. Da Aluminium den elektrischen Strom relativ gut leitet, werden auch Stromleitungskabel daraus hergestellt, doch sind sie etwa 1½ mal so stark wie gleich leistungsfähige Kupferleitungen.

Aluminium überzieht sich an der Oberfläche rasch mit einer festhaftenden Haut von Aluminiumoxid, die das Metall vor weiterer Oxydation schützt. Diese Schutzschicht macht daher Metallgegenstände recht beständig und ermöglicht die weite und ständig zunehmende Verwendung von Aluminium und seiner Legierungen in der Technik.

Entzündet man Aluminiumfolie oder Pulver so verbrennt es mit sehr heller Flamme (Blitzlichtbirnen) und hoher Temperatur.

Von den Aluminiumverbindungen haben das bereits erwähnte *Aluminiumoxid* Al_2O_3 für die Gewinnung des Metalls Bedeutung. Aluminiumsulfat $Al_2(SO_4)_3 \cdot 18\ H_2O$ wird in der Papierindustrie, in der Gerberei und Färberei verwendet. *Alaun*, Kalium-Aluminiumsulfat $KAl(SO_4)_2 \cdot 12\ H_2O$ wird in der Kosmetik als adstringierendes Mittel (Rasierstifte, Streupuder) eingesetzt. Aluminiumacetat $Al(CH_3COO)_3$, essigsaure Tonerde wird in der Medizin als Lösung zu Umschlägen verwendet.

Aluminiumchlorid $AlCl_3$ aber auch die anderen Aluminiumsalze starker Säuren sowie eine Reihe komplizierter Aluminiumsalze treffen wir in Desodorantien als Wirkstoff. Da die Salze der starken Säuren jedoch stark sauer reagieren ergeben sich hiedurch schwierige technologische Probleme.

Die Erdalkalimetalle

Die Erdalkalimetalle Beryllium, Magnesium, Calcium, Strontium, Barium und Radium sind alle in ihren Verbindungen zweiwertig. Der basische Charakter ihrer Hydroxide nimmt mit steigendem Atomgewicht zu.

Beryllium

Beryllium, (Be), Atomgewicht 9,0122, gehört zu den seltenen Metallen. Es findet sich u. a. als Beryll ($Be_3Al_2Si_6O_{18}$), dessen gefärbte Abarten Smaragd und Aquamarin geschätzte Edelsteine sind. Beryllium, das durch Schmelzflußelektrolyse dargestellt wird, ist ein stahlgraues, sehr hartes Metall, das heute ausgedehnte Verwendung im Bau von Atomreaktoren, als Legierungsmetall, für Röntgenröhrenaustrittsfenster u. a. Zwecke dient.

Magnesium

Magnesium, (Mg), Atomgewicht 24,312, ist in der Natur reichlich (1,29% der Erdrinde) in Form von Verbindungen, namentlich als Gestein enthalten. Als Dolomit $CaMg(CO_3)_2$ bildet es ganze Gebirgszüge. Magnesit, $MgCO_3$, findet sich in großen Lagern. Weitere wichtige magnesiumhältige Minerale sind Talk und Asbest. Im Meerwasser finden sich beträchtliche Mengen von Magnesium als Chlorid, Bromid und Sulfat. Mineralquellen enthalten Magnesiumsulfat als sog. Bittersalz. Magnesium, ein silberweißes, sehr leichtes Metall mit dem spezifischen Gewicht 1,74, wird durch Schmelzflußelektrolyse dargestellt. Da es sich bald mit einer zusammenhängenden Oxidhaut überzieht, ist es bei gewöhnlicher Temperatur beständig. Bei höherer Temperatur verbrennt es an der Luft mit blendend weißem Licht (Blitzlichtpulver). Da sich Magnesium gießen und durch Walzen und Ziehen bearbeiten läßt, findet es ausgedehnte Verwendung als Leichtmetall. Meist verwendet man jedoch Legierungen, die geringes spezifisches Gewicht mit Festigkeit und Härte verbinden und im Flugzeug- und Kraftwagenbau heute ausgedehnten Einsatz finden.

Magnesiumoxid, MgO, wird technisch durch Glühen von Magnesit gewonnen. Je nach Arbeitstemperatur erhält man Produkte, die wie die kaustische Magnesia mit Wasser abbinden und mörtelähnliche Eigenschaften haben oder bei hoher Temperatur gebrannt, ein Material, das zur Herstellung hochfeuerfester Steine dient. Letztere werden zur Auskleidung von Hochöfen u. a. verwendet.

Durch Glühen von Magnesiumhydroxid erhält man ein lockeres Pulver von MgO, das in der Medizin als *Magnesia usta* als mildes Neutralisationsmittel Verwendung findet.

$$MgO + 2HCl \longrightarrow MgCl_2 + H_2O$$

In vielen Zahnpasten und Polierpulvern ist MgO enthalten.

Magnesiumsulfat ist als Bittersalz $MgSO_4 \cdot 7 H_2O$ in Bittersalzquellen enthalten und ist ein wichtiges salinisches Abführmittel.

Magnesiumsilikate haben Bedeutung als *Asbest*, ein faseriges Material, das zu feuerfesten Stoffen verwebt werden kann, sowie als *Talk*, $Mg_3(Si_4O_{10}OH)_2$, ein sich fettig anfühlendes weiches Mineral, das gemahlen als Federweiß oder Talkumpuder Bestandteil von medizinischen und kosmetischen Pudern ist.

In der belebten Natur ist Magnesium ein wichtiges Element, da es im grünen Farbstoff der Pflanzen, dem Chlorophyll, eine ähnliche Rolle spielt wie das Eisen im roten Blutfarbstoff. Chlorophyll ist für den Assimilationsprozeß der Pflanzen unbedingt notwendig, bei dem aus Kohlendioxid und Wasser über Glucose Stärke dargestellt wird.

Calcium

Calcium, (Ca), Atomgewicht 40,08, gehört zu den häufigsten Elementen der Erdrinde, an deren Aufbau es mit 2,79% beteiligt ist. Als Carbonat (Kreide,

Kalkstein, Marmor), als Sulfat (Gips) und als Silicate bilden Calciumsalze riesige Gebirgszüge. Metallisches Calcium, ein weiches, leichtes (spez. Gewicht 1,54), silberweißes Metall, hat keine besondere Bedeutung.

Calciumoxid CaO erhält man durch Erhitzen von Kalkstein $CaCO_3$ auf 900—1000° (Kalkbrennen). CaO nennt man auch *Ätzkalk* oder *gebrannten Kalk*. Beim Brennvorgang entweicht CO_2.

$$CaCO_3 \xrightarrow{\text{erhitzen}} CaO + CO_2$$

Kalkstein zerfällt beim Erhitzen in Calciumoxyd (gebrannter Kalk) und Kohlendioxyd.

Übergießt man gebrannten Kalk mit Wasser, ein Vorgang, den man *Löschen* des Kalkes nennt, so entsteht unter gleichzeitiger Wärmeentwicklung **Calciumhydroxid** oder *gelöschter Kalk*.

$$CaO + H_2O \rightarrow Ca(OH)_2 + \text{Wärme}$$

Gebrannter Kalk (Calciumoxid) und Wasser geben gelöschten Kalk (Calciumhydroxid) und Wärme.

Rührt man gelöschten Kalk mit Sand und Wasser ab, so erhält man *Mörtel*, der durch CO_2-Aufnahme aus der Luft erhärtet.

$$Ca(OH)_2 + CO_2 \rightarrow CaCO_3 + H_2O$$

Gelöschter Kalk (Calciumhydroxid) und Kohlendioxid geben Kalkstein (Calciumcarbonat) und Wasser = Erhärten des Mörtels.

Calciumhydroxid $Ca(OH)_2$, ein weißes amorphes Pulver, löst sich etwas in Wasser (1,3 g in 1 l Wasser bei 20° C). Die Lösung heißt *Kalkwasser* und reagiert stark basisch.

Calciumsulfat ($CaSO_4$) findet sich in der Natur als Gips $CaSO_4 \cdot 2H_2O$ und Anhydrit $CaSO_4$. Auch Marienglas und Alabaster sind Abarten des Gipses. Beim Erhitzen spaltet Gips einen Teil des Wassers ab (gebrannter Gips). Rührt man den pulverisierten gebrannten Gips mit Wasser ab, so erhärtet dieses Gemisch rasch zu einer festen Masse. Je nach der Temperatur, bei der Gips gebrannt wurde, erhält man Produkte mit verschiedenen Eigenschaften (Stuckgips, Estrichgips).

Calciumcarbonat ($CaCO_3$), in reiner Form als Calcit (Kalkspat) oft schöne Kristalle bildend, zeigt das Phänomen der Doppelbrechung des Lichtes. Andere reine Formen sind Aragonit und Vaterit. Gewöhnliche Formen sind Kalkstein, Kreide und Marmor. Manche Tiere (Schnecken, Muscheln) bauen ihre Gehäuse aus $CaCO_3$ auf. Lagern sich diese nach dem Absterben der Tiere in größeren Mengen ab, so können Gesteine entstehen (Muschelkalk, Kreide).

In CO_2-hältigem Wasser löst sich $CaCO_3$ unter Bildung des Hydrogencarbonates $Ca(HCO_3)_2$, das beim Eindunsten oder Erhitzen wieder in $CaCO_3$ und CO_2 zerfällt. Darauf beruht die Bildung des Kesselsteins, aber auch der Tropfsteine.

Calciumsulfid (CaS) entsteht beim Glühen von $CaSO_4$ mit Kohle. Wird es in bestimmter Weise vorbehandelt, so zeigt es die Eigenschaft nach Belichtung im Dunklen nachzuleuchten.

In Pflanze und Tier spielt das Calcium als Baustein und als Bestandteil der Körpersäfte eine wichtige Rolle. Einerseits werden Calciumsalze zur Festigung der Struktur der Knochen und Zähne verwendet, andererseits müssen unsere Körpersäfte, vor allem das Blut, immer eine gewisse Menge Calciumionen enthalten, da sonst das schwere Krankheitsbild der Tetanie (Krämpfe) auftritt. Fehlendes Calcium führt zur Erweichung der Knochen, Übererregbarkeit der Muskulatur und anderen Störungen.

Eine besondere Rolle spielt das Calcium bei der Blutgerinnung, die ohne Calciumionen nicht zustande kommt.

Im Körper unterliegt der Calciumstoffwechsel in erster Linie den Einflüssen der Nebenschilddrüse und des Vitamin D.

Strontium

Strontium (Sr), Atomgewicht 87,62, ist in seinen Eigenschaften als seltenes Metall dem Calcium ähnlich, es besitzt keine praktische Bedeutung. *Strontiumsalze* färben die Flamme karminrot, weshalb sie in Feuerwerkskörpern verwendet werden.

Barium

Barium (Ba), Atomgewicht 137,34, kommt in der Natur hauptsächlich als Schwerspat $BaSO_4$ vor. Das Metall wird durch Reduktion von BaO gewonnen.

Bariumsulfat $BaSO_4$, praktisch vollkommen wasserunlöslich und von weißer Farbe, wird als Mineralfarbe (Permanentweiß) und als Füllmittel in der Papiererzeugung verwendet. In der Röntgenologie dient es als wichtiges Kotrastmittel, da es nach Aufnahme durch den Mund die sonst unsichtbaren Hohlorgane des Verdauungsapparates unter dem Röntgenschirm zur Darstellung birngt.

Bariumnitrat $Ba(NO_3)_2$, färbt Flammen grün und wird in Feuerwerkskörpern verwendet.

Lösliche Bariumsalze wie das *Bariumchlorid* $BaCO_2$ sind außerordentlich giftig.

Bariumperoxid BaO_2, dient zur Darstellung von Wasserstoffperoxid.

Bariumhydroxid $Ba(OH)_2$ löst sich in Wasser und liefert die stark basisch reagierende Lösung Barytwasser.

Radium

Radium (Ra), Atomgewicht 226, gehört zu den radioaktiven Elementen. Es findet sich in der Natur nur in sehr kleinen Mengen. Es wird aus der Pechblende isoliert, ein kostspieliger Prozeß, der den hohen Preis des reinen Radiums bedingt. Radium leuchtet im Dunklen und verhält sich in den Verbindungen ähnlich wie Barium. Seine Verwendung beruht in erster Linie auf seiner Eigenschaft Strahlungen auszusenden (Radioaktivität), die in der Medizin zu Heilzwecken ausgenützt werden. Näheres siehe unter radioaktiven Elementen.

Die Alkalimetalle

In diese Gruppe gehören die Elemente *Lithium, Natrium, Kalium, Rubidium, Cäsium* und *Francium.*

Lithium (Li), Atomgewicht 6,939, *Rubidium* (Rb), Atomgewicht 85,47, *Cäsium* (Cs), Atomgewicht 132,905 und das *Francium* (Fr), Atomgewicht 223, letzteres ein radioaktives Zerfallsprodukt des Actiniums haben wenig praktisches Interesse und sollen daher nicht näher besprochen werden.

Natrium

Natrium (Na), Atomgewicht 22,9898, ist eines der in der Erdrinde am häufigsten vorkommenden Elemente (2,19%). Es findet sich in der Natur als Natriumchlorid im Meerwasser gelöst, als Steinsalz in mächtigen Lagern, als Natriumnitrat (Chilesalpeter) und als Bestandteil einer Reihe von Mineralen (Natronfeldspat, u. a.). Als Natriumcarbonat ist es in den sogenannten Natronseen in großen Mengen (Mono-Lake und Owens Lake in Kalifornien, Magadi See in Ostafrika) enthalten. Als Natriumsulfat ist es Bestandteil von Mineralquellen.

Natrium, das mittels der Elektrolyse geschmolzenen Ätznatrons oder Natriumchlorids dargestellt wird, ist ein silberweißes Metall, das leichter als Wasser (spez. Gewicht 0,97, Schmelzpunkt 97,8°) und so weich ist, daß man es mit dem Messer schneiden kann. Natrium bildet an feuchter Luft rasch eine Hydroxidschicht, so daß es unter Luftabschluß (am besten unter Petroleum) aufbewahrt wird. Beim Erhitzen an der Luft brennt es mit gelber Flamme, doch nur wenn Wasserdampf in kleinen Mengen vorhanden ist. Mit Wasser zusammengebracht reagiert es heftig unter Bildung von Natriumhydroxid.

$$2\ Na + 2\ H_2O \rightarrow 2\ Na\ OH + H_2 + 68{,}2\ kcal$$

(Natrium und Wasser bilden Natriumhydroxid und Wasserstoff und Wärme).

Natriumhydroxid NaOH, Ätznatron, Laugenstein wird entweder durch die Umsetzung von Ätzkalk mit Sodalösung („Kaustifizierung von Soda") oder durch Elektrolyse von Natriumchloridlösung dargestellt. In wasserfreiem, reinen Zustand ist Natriumhydroxid eine weiße, kristalline Substanz, die in Form von Stangen, Schuppen oder als kleine runde Plätzchen in den Handel kommt. NaOH zieht Wasser begierig an und löst sich daher leicht. Die wässerige Lösung reagiert stark alkalisch und heißt *Natronlauge.* Technisch wird diese in der Seifenfabrikation, zur Darstellung von Zellulose aus Holz, in der Farbstoffindustrie und zu vielen anderen Zwecken verwendet.

Mit Sauerstoff bildet Natrium zwei Verbindungen, das *Natriumperoxid* Na_2O_2, das beim Verbrennen von Natrium an der Luft entsteht und zur Herstellung von Wasserstoffperoxid verwendet wird, und das Natriumoxid Na_2O, das durch Umsetzung von Natriumperoxid mit Natrium entsteht.

Natriumchlorid NaCl, Kochsalz, das sich in Steinsalzlagern in großen Mengen findet und auch im Meerwasser zu etwa 3% enthalten ist, wird nicht nur als Würze für Speisen, sondern auch in Gewerbe und Industrie gebraucht. Als Konservierungsmittel, zur Seifenherstellung und als Rohstoff in der chemischen Industrie ist es unentbehrlich. Kochsalz wird durch Abbau der Lager, durch

Herauslösen des Salzes und Eindampfen der „Sole" oder durch Verdunsten von Meerwasser gewonnen.

Natriumsulfat Na_2SO_4, Glaubersalz, dient wie bereits ausgeführt als sog. salinisches Abführmittel, da es im Darm nicht aufgenommen wird und dort Wasser anzieht.

Natriumcarbonat Na_2CO_3, Soda, kommt wie erwähnt in der Natur vor, doch wird es fast ausschließlich nach dem Solvay-Verfahren (Ammoniaksoda-Verfahren) aus Kochsalz gewonnen. Die wässerige Lösung reagiert alkalisch. Soda wird in der Seifenindustrie, zur Glaserzeugung und in großem Maße in der chemischen Industrie benötigt.

Natriumhydrogencarbonat $NaHCO_3$, *Speisesoda,* das zur Neutralisation von starken Säuren verwendet werden kann, dient zur Herstellung von Backpulver, und heute schon selten zur Bekämpfung überschüssiger Magensäure (Sodbrennen).

Die sogenannte Neutralisation einer starken Säure (in der Medizin etwa bei Verätzungen) kann nämlich nicht durch Zugabe von starken Alkalien (Natronlauge) erfolgen. Da schon ein geringer Überschuß zu stark alkalischer Reaktion führt. Man verwendet z. B. daher zweckmäßig entweder sogenannte *Puffergemische* (bestehend aus schwachen Säuren und ihren Alkalisalzen) die einen bestimmten pH Wert besitzen und diesen auch bei Zufuhr starker Säuren und Basen nur wenig ändern. Oder man neutralisiert starke Säure in der Medizin durch Natriumhydrogencarbonat, wobei ein Neutralsalz entsteht und die schwache Kohlensäure gasförmig entweicht.

$$HCl + NaHCO_3 \rightarrow NaCl + \langle H_2CO_3 \rangle$$
$$\langle H_2CO_3 \rangle \rightarrow CO_2 + H_2O$$

Salzsäure und Natriumhydrogencarbonat geben Kochsalz und Kohlensäure. Die eckige Klammer deutet die Unbeständigkeit letzterer Verbindung an.
Kohlensäure zerfällt in Kohlendioxid und Wasser.

Die Neutralisation von Magensäure mit Speisesoda bei Sodbrennen wurde vielfach angewendet. Da aber das entstehende CO_2 die Magenschleimhaut reizt und neuerliche Säureproduktion veranlaßt wird, verwendet man heute bessere Antacida, die diesen Nachteil nicht besitzen (MgO zum Beispiel).

Die *biologische Bedeutung* des Natriums ist groß. Es ist ein für Mensch und Tier lebenswichtiges Element. Es muß im Organismus in ganz bestimmter Menge und in einem bestimmten Verhältnis mit Kalium-, Calcium- und Magnesiumionen vorhanden sein, da sonst die Stoffwechselvorgänge der Zelle empfindlich gestört werden. Der Chlor- und Natriumstoffwechsel unseres Körpers geht meist parallel, doch verhalten sich die beiden Ionen in mancher Beziehung verschieden.

Natrium findet sich im Blutserum zu 0,32%. Das Natriumion hat große Bedeutung bei der Quellung der Eiweißkörper, die dadurch wasserreicher werden und so Wasser im Körper zurückhalten. Wir haben bei der Besprechung der Entfettungskuren auf die Wichtigkeit der Entwässerung hingewiesen und erinnert, daß diese nur durch eine Verminderung der Kochsalzzufuhr zu erreichen ist.

Weiters spielt Natrium bei der Kohlendioxidabatmung eine große Rolle. Das Kohlendioxyd, das bei den Verbrennungsvorgängen in den einzelnen Körperzellen entstanden ist, löst sich nämlich nur in sehr geringem Ausmaß im Blut. Es wird vielmehr als Natriumhydrogencarbonat chemisch gebunden und auf diesem Wege mit dem Blut zur Lunge transportiert. Dort wird es durch das oxydierte Hämoglobin aus seinem Salz wieder in Freiheit gesetzt und durch die Lungen abgeatmet. Das Natriumion spielt ferner bei der Muskelerregbarkeit und Leitfähigkeit der Nerven eine große Rolle. Normalerweise ist unser Natriumbedarf durch unsere Nahrung ausreichend gedeckt.

Kalium

Kalium (K), Atomgewicht 39,102 findet sich in der Natur nur in Form von Verbindungen. Es gehört zu den sehr häufigen Elementen, ist es doch mit 2,58% am Aufbau der Erdrinde beteiligt. Kalifeldspat, Kaliglimmer, Carnallit, Sylvinit sind nur einige der vorkommenden Mineralien. Im Meerwasser findet sich Kalium gegenüber Natrium nur in sehr geringen Mengen ($^1/_{40}$ der Natriummenge). Auch in Pflanzen kommt Kalium vor, so daß man es früher als Kaliumcarbonat aus Holzasche gewinnen konnte (Pottasche). Kalium ist ein sehr weiches, mit dem Messer schneidbares, silberweißes Metall, mit einem Schmelzpunkt von 63,5° und einem spezifischen Gewicht von 0,86, so daß es auf Wasser schwimmt. Es wird ähnlich dem Natrium durch Schmelzflußelektrolyse aus seinen Salzen dargestellt. Es reagiert heftig mit Wasser, so daß es unter Petroleum aufbewahrt werden muß.

Wichtiger als das reine Metall sind die Kaliumverbindungen. Von besonderer Bedeutung sind die norddeutschen und elsässischen Kalisalzlagerstätten, da diese vor allem den Bedarf an Kali-Düngemitteln aus Rohsalzen decken (siehe weiter unten).

Kaliumchlorid KCl, ist das bedeutendste der industriell hergestellten Kalisalze. Es dient unter anderem zur Darstellung von *Kaliumhydroxid* (Ätzkali) mittels Elektrolyse. Es gehört wie das Natriumhydroxid zu den starken Laugen (Kalilauge) und dient u. a. zur Herstellung von Schmierseife.

Kaliumnitrat KNO_3, Kalisalpeter, findet als Düngemittel und als Bestandteil des Schwarzpulvers Verwendung. Letzteres besteht aus Schwefel, Holzkohle und Kalisalpeter.

Kaliumcarbonat K_2CO_3, Pottasche wird heute praktisch ausschließlich durch Umsetzung von Kalilauge mit Kohlendioxid oder durch Einwirkung von CO_2 auf eine Mischung von Kaliumsulfat und Ätzkalk unter Druck (Formiat-Pottasche Verfahren) dargestellt. Kaliumcarbonat findet Verwendung zur Herstellung von sogenannten Kaligläsern.

Kalium-Düngemittel haben heute im Zeitalter der intensiven Landwirtschaft eine besondere Bedeutung erlangt. Da Kalisalze zu den wichtigsten mineralischen Bedarfstoffen der Pflanzen gehören muß man den Kaliumverlust des Bodens durch Kalidüngesalze ergänzen. Kalisilikate die fast immer im Boden in reichlicher Menge enthalten sind, können nämlich von den Pflanzen nur sehr ungenügend aufgeschlossen und aufgenommen werden. Wichtige Kalidünger sind z. B. Kaliammonsalpeter (Mischkristalle von Kaliumnitrat und Ammoniumchlorid). Da manche Pflanzen Chloride schlecht vertragen (Forstpflanzen, Kartoffeln u. a.) verwendet man vielfach auch chloridfreien Kalidünger (Kaliumsulfat).

In der biologischen Wirkung stellt das Kalium in gewisser Beziehung einen Gegenspieler des Natriums dar. Es kommt hauptsächlich in Pflanzen vor, sodaß Tiere und Menschen, die sich vorwiegend von Pflanzen ernähren, einen Kaliumüberschuß und daher ein erhöhtes Bedürfnis nach Natrium haben. Um den Natriumhunger zu stillen stellt man für Wild und Weidetiere Kochsalzlecksteine auf.

Kalium wirkt im Körper entquellend auf die Eiweißkörper, sodaß es die Wasserausscheidung fördert, außerdem bewirkt ein Überschuß an Kalium in der Nahrung eine verstärkte Ausscheidung von Natrium.

Eine der kaliumreichsten Früchte ist die Kartoffel. Sie wird in Form von Kartoffeltagen vor allem zur Entwässerung des Körpers verordnet. Auch auf Herz und Nerven haben Kaliumionen eine wichtige Wirkung.

Ammoniumverbindungen

Wie schon bei Ammoniak erwähnt, besitzt dieses Gas die Eigenschaft, sich in Wasser leicht zu lösen. Die Lösung reagiert alkalisch und erweist sich zu etwa 1% als dissoziiert. NH_3 hat mit Wasser die schwache Base Ammoniumhydroxid NH_4OH gebildet. Das Ammoniumion NH_4^+ ist frei nicht beständig, verhält sich in den Verbindungen jedoch ähnlich wie ein Alkalimetall und bildet auch analoge Salze. Die Ammoniumsalze haben teilweise große Bedeutung. *Ammoniumchlorid* NH_4Cl (Salmiak) wird durch Vereinigung von Ammoniak und Salzsäure technisch hergestellt. *Ammoniumsulfat* $(NH_4)_2SO_4$ wird in größtem Maßstab erzeugt und dient zu Düngezwecken. Es wird durch Vereinigung von Ammoniak und Schwefelsäure dargestellt. Auch die Umsetzung von Ammoniumcarbonat und Gips wird technisch verwendet. *Ammoniumnitrat* NH_4NO_3 aus Salpetersäure und Ammoniak dargestellt ist ein wichtiges Stickstoffdüngemittel, muß aber wegen seiner explosiven Eigenschaften gemischt mit anderen Salzen verwendet werden.

Kupfergruppe

Zu dieser Gruppe gehören die Elemente Kupfer, Silber und Gold.

Kupfer

Kupfer (Cu), Atomgewicht 63,54, findet sich in der Natur in kleineren Mengen gediegen, hauptsächlich jedoch als Oxid und Sulfid. Das wichtigste Rohmaterial für die Kupfergewinnung ist der Kupferkies $CuFeS_2$.

Kupfer, ein hellrotes, relativ weiches, jedoch zähes und gut dehnbares Metall hat das spezifische Gewicht 8,92 und leitet nach Silber von allen Metallen den elektrischen Strom am besten. Es findet daher vielfache Verwendung zur Herstellung von elektrischen Leitungsdrähten, beim Bau elektrischer Maschinen und Geräten. Auch Wärme wird von Kupfer besonders gut geleitet. Aus diesem Grund stellt man Heizrohre, Kühlschlangen, Braupfannen u. a. daraus her. Kupferlegierungen haben große Bedeutung:

Messing, Kupfer-Zinklegierungen wechselnder Zusammensetzung (Rot-, Gelb-, Weißmessing).

Bronze, Kupfer-Zinn-Legierungen, die je nach Verwendungszweck noch kleine Mengen Phosphor, Silicium oder Blei enthalten.

Aluminiumbronzen, Kupfer-Aluminiumlegierungen mit 5—12% Aluminium.

Kupfer-Nickel-Legierungen (Konstantan) mit konstantem, temperaturunabhängigen, elektrischem Widerstand.

Alpaka, Kupfer-Nickel-Zinklegierung für Bestecke u. ä.

Das wichtigste der *Kupfersalze* ist das Kupfersulfat $CuSO_4$, auch Kupfervitriol genannt, das in Form von großen blauen Kristallen ($CuSO_4 . 5H_2O$) in den Handel kommt. Erhitzt man die Kristalle auf über 200 Grad, so geben sie das Kristallwasser ab und zerfallen zu einem weißen Pulver. Auch Kupfer gehört zu den lebensnotwendigen Elementen, obgleich man seine Wirkung im Organismus in allen Einzelheiten noch nicht kennt. Jedenfalls spielt es bei der Bildung des Blutfarbstoffes eine Rolle. Niedere Tiere, wie Schnecken z. B., enthalten in ihrem Blutfarbstoff Kupfer an jener Stelle, an der der Mensch in seinem Blutfarbstoff Eisen hat (Hämocyanin).

Silber

Silber, Argentum (Ag), Atomgewicht 107,87, findet sich in der Natur gediegen und als Erz (Silberglanz Ag_2S). Häufig kommt Silber auch als Beimengung in Kupfer-, Arsen-, Blei- und Antimonerzen vor. Das relativ weiche und sehr dehnbare Metall leitet Elektrizität und Wärme am besten von allen Metallen. Silber hat das spezifische Gewicht 10,50. Da es an der Luft beständig ist, überzieht man Gebrauchsgegenstände aus Messing oder Kupfer oft galvanisch mit Silber. Bei der Spiegelherstellung schlägt man auf Glas eine dünne Schicht Silber chemisch nieder. Die größte Silbermenge wird heute von der fotografischen Industrie verbraucht, da Silberchlorid, -bromid und -jodid sich durch Lichteinwirkung zersetzen („lichtempfindlich" sind) und zur Herstellung von Filmmaterial verwendet werden.

Silbernitrat $AgNO_3$, Lapis infernalis oder Höllenstein genannt, wird in der Medizin zum Ätzen verwendet.

Gold

Gold, Aurum (Au), Atomgewicht 196,967, findet sich in der Natur hauptsächlich gediegen. Es zeichnet sich durch seine Beständigkeit gegen Luft und chemische Einflüsse aus (Edelmetall) und wird nur von sehr starken Oxydationsmitteln wie Königswasser angegriffen und aufgelöst. Neben der Herstellung von Schmuck wird Gold zur Anfertigung von beständigen Zahnplomben, Prothesen u. a. verwendet.

Platinmetalle

Unter dieser Bezeichnung faßt man die gemeinsam vorkommenden Metalle *Ruthenium, Rhodium, Palladium, Osmium, Iridium* und *Platin* zusammen. Diese seltenen Metalle finden sich als Begleiter in kanadischen und südafrikanischen Kupfer-Nickelerzen und gediegen im Ural und in Kolumbien. Alle Metalle zeigen große Beständigkeit. Rhodium und Iridium werden von keiner Säure, nicht einmal von Königswasser, angegriffen. Verwendet werden die Platinmetalle als Katalysatoren in der Chemie, zu Laborgeräten (Platin) und zu vielem anderen mehr.

Die Zinkgruppe

Zink, *Cadmium* und *Quecksilber* gehören in diese Gruppe.

Zink

Zink (Zn), Atomgewicht 65,37, findet sich in der Natur als Zinkblende (ZnS) und Zinkspat ($ZnCO_3$). Es ist ein bläulich-weißes Metall, das bei gewöhnlicher Temperatur ziemlich spröde ist. An der Luft überzieht es sich mit einer dünnen Schutzschicht von Zinkoxid, die es gegen den weiteren Angriff des Luftsauerstoffes beständig macht, sodaß Zinkblech für Dächer, Dachrinnen etc. verwendet werden kann. Auch Eisengegenstände schützt man durch einen Zinküberzug (Verzinkung) vor Rost.

Zinkoxid (ZnO), das durch Erhitzen von Zink im Luftstrom dargestellt wird, ist ein feines weißes Pulver, das als Malerfarbe (Zinkweiß), aber auch in der Medizin (Streupuder, Zinkpaste), verwendet wird.

Cadmium

Cadmium (Cd), Atomgewicht 112,40, kommt in der Natur meist mit Zink vor. Es ist ein weiches, silberweißes Metall, das schon bei 320,9 Grad schmilzt. Es hat keine besondere praktische Bedeutung.

Cadmiumsulfid (CdS) besitzt eine schöne gelbe Färbung und dient daher als Malerfarbe.

Quecksilber

Quecksilber, Hydragyrium (Hg), Atomgewicht 200,59, ist das einzige bei Zimmertemperatur flüssige Metall. Es erstarrt bei —38,84 Grad C und siedet bei 356,58 Grad. Das spezifische Gewicht beträgt 13,595. In der Natur kommt Quecksilber als Zinnober HgS vor, aus dem es durch Rösten und Destillation gewonnen wird. Quecksilberdämpfe sind stark giftig, sodaß in Laboratorien auf verschüttetes Quecksilber geachtet werden muß.

Quecksilber wird in wissenschaftlichen Laboratorien, in der Technik und Industrie vielfach verwendet. Es dient zur Füllung von Thermometern. Durch elektrische Entladungen wird Quecksilberdampf zu intensivem Leuchten angeregt und sendet ein sehr helles ultraviolett-strahlenreiches Licht aus (Quarzlampe). Früher wurde Quecksilber als sogenannte graue Salbe in Form von Schmierkuren zur Syphilisbehandlung verwendet.

Viele Metalle lösen sich in Quecksilber unter Bildung von Legierungen auf, die als Amalgame bezeichnet werden. Silberamalgam wird als Zahnplombenmaterial verwendet.

Von den Quecksilberverbindungen wurde früher das Quecksilber(I)-chlorid Hg_2Cl_2 (Kalomel) als Abführmittel verwendet.

Quecksilber(II)chlorid $HgCl_2$, Sublimat, eine sehr giftige Substanz, ist ein starkes Desinfektionsmittel.

Quecksilberoxid, HgO, auch Quecksilberpräcipitat genannt, ist ein je nach

Korngröße rotes oder gelbes Pulver. Aus diesem wird die gleichnamige rote und gelbe Präcipitatsalbe hergestellt. Die weiße Präcipitatsalbe enthält Quecksilberamidochlorid Hg(NH$_2$)Cl.

Die Titangruppe

Diese Gruppe umfaßt die Elemente *Titan, Zirkonium, Hafnium* und *Thorium*.

Titan

Titan (Ti), Atomgewicht 47,90, ist relativ verbreitet, doch kommt es immer nur in geringer Konzentration vor. Gewonnen wird es aus Titaneisen (Ilmenit) FeTiO$_5$. Das reine Metall besitzt hervorragende Eigenschaften (leicht wie Aluminium, hart wie Stahl, hohe chemische Widerstandsfähigkeit) und ist in der Weltraumtechnik von größter Bedeutung.

Titandioxid (TiO$_2$) ist ein blendendweißes Pulver, das in Kosmetik und Dermatologie als Puderkörper, aber auch als weißer Mineralfarbstoff in der Farbenindustrie (Titanweiß) verwendet wird.

Zirkoniumverbindungen werden als Antischweißmittel versucht.

Die Vanadingruppe

Hiezu gehören die relativ seltenen Metalle *Vanadin, Niob* und *Tantal* sowie das radioaktive, nur in Spuren vorkommende *Protactinium*.

Vanadin, ein chemisch sehr widerstandsfähiges Metall, dient als Legierungsmetall in Stahllegierungen, Niob und Tantal haben große chemische Widerstandsfähigkeit und können als Platinersatz in chemischen Geräten verwendet werden.

Die Chromgruppe

Zu dieser Gruppe gehören *Chrom, Molybdän, Wolfram* und *Uran*.

Chrom

Chrom (Cr), Atomgewicht 51,996, findet sich in der Natur als Chromeisenstein FeO · Cr$_2$O$_3$, aus dem es auch gewonnen wird. Chrom ist ein sehr widerstandsfähiges, silberglänzendes, zähes, dehn- und schmiedbares Metall. Neben seiner Verwendung als Legierungsmetall (Chromstahl) dient es zur Oberflächenvergütung von Stahl (Verchromung auf elektrolytischem Weg).

Molybdän

Molybdän (Mo), Atomgewicht 95,94, findet sich als Molybdänglanz (MoS$_2$). Das weiße harte Metall mit einem Schmelzpunkt von 2650 Grad dient als Legierungsmetall (Molybdänstahl).

Wolfram

Wolfram (W), Atomgewicht 183,85, spezifisches Gewicht 19,3, ein graues Metall mit enormer Festigkeit, hat den höchsten Schmelzpunkt aller Metalle

(3410 Grad), sodaß die Bearbeitung nur mittels besonderer Methoden möglich ist. Wolframdrähte, die nur mit Mühe durch Sinterung des pulverförmigen Metalles hergestellt werden können, dienen ihres hohen Schmelzpunktes wegen als Glühfäden in Glühlampen. Auch als Legierungsmetall mit Stahl hat Wolfram Bedeutung.

Uran

Uran (U), Atomgewicht 238,03, wird hauptsächlich aus Uranpecherz UO_2 gewonnen. Es hat heute als Energielieferant in Kernreaktoren wegen seines radioaktiven Zerfalles große Bedeutung.

Die Mangangruppe

Zu dieser gehören die Elemente *Mangan, Technetium* und *Rhenium*. Technetium ist bis jetzt in der Natur noch nicht mit Sicherheit nachgewiesen worden und ist derzeit nur als künstliches Produkt aus radioaktivem Zerfall anderer Elemente darstellbar.

Mangan

Mangan Mn, Atomgewicht 54,9381, gehört zu den weit verbreiteten Elementen (0,08% der Erdrinde). Oft finden sich Manganerze zusammen mit Eisenerzen. Die wichtigsten Manganerze sind Braunstein, Braunit und Manganit. Mangan wird als Metall nicht verwendet. Von Bedeutung sind nur Eisen-Manganlegierungen, die bei der Stahlerzeugung eingesetzt werden.

Von den Manganverbindungen ist der Braunstein, MnO_2, Mangandioxid, zu erwähnen, der zur Herstellung von Taschenlampenbatterien gebraucht wird.

Medizinisch von Interesse ist das *Kaliumpermanganat* $KMnO_4$, das ein starkes Oxydationsmittel in saurem und basischem Milieu ist und als Desinfektions- und Deodorierungsmittel verwendet werden kann.

Rhenium (Re), Atomgewicht 186,2, ein seltenes Metall mit hohem spezifischen Gewicht (20,9) und hohem Schmelzpunkt (3180 Grad) wird für Glühlampendrähte und Spiegel verwendet.

Die Eisengruppe

Zu dieser Gruppe gehören *Eisen, Kobalt* und *Nickel*. Sie kommen in der Natur oftmals zusammen vor und sind ferromagnetisch.

Eisen

Eisen, Ferrum (Fe), Atomgewicht 55,847, gehört zu den verbreitetsten Metallen, ist es doch mit 3,38% am Aufbau der Erdrinde beteiligt. Eisen findet sich in großen Lagern als Magneteisenstein Fe_3O_4 (Schweden), als Roteisenstein Fe_2O_3 (Nordamerika), Brauneisenstein $Fe_2O_3 \cdot xH_2O$ (Lothringen) und Spateisenstein $FeCO_3$ (Erzberg, Steiermark). Eisenkies FeS_2 spielt nur eine geringere Rolle und wird hauptsächlich bei der Schwefelsäurefabrikation verarbeitet.

Eisen, mit Abstand das mengenmäßig bedeutendste Metall, wird im Verhüttungsprozeß in Hochöfen gewonnen. Dabei werden die Oxide durch CO zum Metall reduziert.

Man unterscheidet Roheisen mit mehr als 1,7% gelöstem Kohlenstoff von Stahl mit weniger als 1,7%C. Für praktische Verwendungen ist das Roheisen kaum brauchbar, da es sich nicht schmieden läßt. Man entfernt daher bei der Stahlerzeugung den Kohlenstoff durch Einblasen von Luft oder Sauerstoff in das schmelzflüssige Eisen.

Stahl im eigentlichen Sinn (härtbarer Stahl) enthält 0,5 bis 1,7%C. Wird der Kohlenstoffgehalt unter 0,5% gesenkt, so erhält man nichthärtbares Schmiedeeisen, das relativ weich ist.

Eisenlegierungen haben große praktische Bedeutung, da man durch Zusatz von Nickel die Zähigkeit, durch Chrom die Härte und die chemische Widerstandsfähigkeit stark steigern kann. Rostfreier Stahl (V_2A-Stahl), der zu Geräten, Bestecken, Abwaschbecken, medizinischen Instrumenten und vielen anderen mehr verarbeitet wird, ist gegen chemische Einflüsse sehr widerstandsfähig und enthält 71% Fe, 20% Cr, 8% Ni und je etwa 0,8%, C und Mn. Zusätze von Molybdän, Vanadin und Wolfram ergeben Stähle, die sich durch Hitzebeständigkeit auszeichnen.

In feuchter Luft wird Eisen unter Bildung von $Fe_2O_3 \cdot H_2O$ (Rost) angegriffen und langsam zerstört, sodaß man gewöhnliches Eisen oder Stahl durch Anstriche (Rostschutzfarben) schützen muß.

Für Mensch und Tier gehört das Eisen zu den lebenswichtigsten Elementen. Es ist in unserem Blutfarbstoff (Hämoglobin) enthalten, aber auch in den Atmungsfermenten, die bei der Atmung der einzelnen Zellen die Oxydation der Nährstoffe kontrollieren. Leidet unser Organismus an Eisenmangel, d. h. führen wir ihm zu wenig zu, oder verlieren wir zu viel (Blutungen) so entwickelt sich das Krankheitsbild der Anämie.

Eisensalze haben in der chemischen Industrie Bedeutung.

Kobalt

Kobalt (Co), Atomgewicht 58,9332, findet sich zusammen mit Kupfer in Katanga und Ontario. Es ist ein graues, glänzendes Metall, das bei 1492 Grad schmilzt. Kobalt-Eisenlegierungen werden u. a. für Meißelspitzen und stark beanspruchte Werkzeuge verwendet. Kalium-Kobalt-Silicat (Schmalte) dient in der keramischen und in der Glasindustrie zur Erzeugung des herrlichen Kobaltblaus.

Nickel

Nickel (Ni), Atomgewicht 58,71, wird zu 90% in Ontario aus dem Magnetkies gewonnen. Es ist ein silberweißes, schmied- und schweißbares, zähes Metall. Es wird in großen Mengen als Legierungsmetall in der Stahlindustrie verbraucht, da Stahl durch Nickelzusatz hart und zäh wird. Auch dient Nickel wegen seiner chemischen Widerstandsfähigkeit zur Oberflächenvergütung von Eisen (Vernickelung). Chemische Geräte werden zum Teil aus Reinnickel hergestellt.

Die radioaktiven Elemente

Während man lange Zeit annahm, daß das Atom der kleinste unteilbare Baustein der Materie wäre, zeigte das Studium der radioaktiven Elemente, daß dies nicht der Fall ist. Es kommt nämlich bei ihnen zu einer Elementumwandlung bei gleichzeitiger Aussendung von Strahlen.

Wesentlich vereinfacht dargestellt hat man sich heute den Aufbau eines Atomes etwa folgendermaßen vorzustellen.

Das *Atom* besteht aus einem Kern, (Atomkern), der praktisch die gesamte Masse des Atoms repräsentiert und von Elektronen umkreist wird. Der Kern besteht aus zwei Sorten Elementarteilchen, die ihn aufbauen:

Protonen, Masse 1, Ladung +1

Neutronen, Masse 1, Ladung 0

Proton und Neutron können unter Aufnahme bzw. Abgabe bestimmter Elementarteilchen ineinander übergehen.

Der Charakter jedes Elementes wird ausschließlich durch die Anzahl der in seinem Kern vorhandenen Protonen (Kernladungszahl, Ordnungszahl, Atomnummer) bestimmt. So enthält Wasserstoff 1 Proton, Lawrencium 103 Protonen, und alle anderen Elemente so viele, wie die Ordnungszahl angibt.

Auch die Anzahl der Neutronen im Kern unterliegt gewissen Gesetzmäßigkeiten, kann jedoch in bestimmten Grenzen schwanken. Es soll dies am Beispiel eines Elementes gezeigt werden. Wir kennen den gewöhnlichen Wasserstoff, dessen Atomkern nur ein Proton enthält. Damit besitzt dieser Wasserstoff auch das Atomgewicht 1. Daneben kennt man noch den *schweren Wasserstoff* Deuterium der in seinem Atomkern noch ein Neutron enthält und damit das Atomgewicht 2 besitzt. Trotzdem verhält sich auch der schwere Wasserstoff chemisch gleich dem leichten, da beide die Kernladungszahl 1 haben. In ihrem physikalischen Eigenschaften unterscheiden sie sich aber.

Die Isotopen werden in der Weise geschrieben, daß die *Massenzahl* links oben, die *Kernladungszahl* links unten neben dem chemischen Symbol angeschrieben wird:

^1_1H ist gewöhnlicher Wasserstoff,

^2_1H entspricht dem schweren Isotop.

In der Natur findet sich beim Wasserstoff das leichte Isotop zu 99,9855% und das schwere nur zu 0,0145% vor. Trotzdem hat der schwere Wasserstoff große Bedeutung erlangt, da er in Form des sogenannten schweren Wassers zur Durchführung bestimmter Kernreaktionen benötigt wird.

Mit diesen Kenntnissen kann man auch den Begriff der chemischen Elemente heute richtiger so formulieren, daß man sagt, *daß ein Element ein Stoff ist, dessen Atome alle die gleiche Kernladungszahl besitzen.*

Da ein Atom nach außen hin elektrisch neutral ist, besitzt es negative Teilchen in gleicher Zahl in Form von Elektronen, wie es positive Ladungen im Kern hat. Diese Elektronen umkreisen mit großer Geschwindigkeit den Atomkern. Sie sind praktisch masselos (Masse 0, Ladung —1). Tatsächlich besitzen sie doch eine kleine Masse (1/1837 der Masse eines Wasserstoffatoms).

Unter bestimmten Umständen werden auch masselose Teilchen mit positiver **Ladung** beobachtet (Masse 0, Ladung +1), die als *Positronen* bezeichnet werden.

Die Elektronen werden heute wegen ihrer negativen Ladung auch als *Negatronen* bezeichnet.

Die *radioaktiven Elemente* zeichnen sich durch die Eigenschaft aus, Strahlungen auszusenden und sich dabei selbst in ein anderes Element umzuwandeln:

$$^{238}_{92}U* \xrightarrow[4,5 \cdot 10^9 a]{} {}^{234}_{90}Th* + {}^{4}_{2}He^{2+}$$

Uran 238 zerfällt in einer Halbwertszeit von 4,5 Milliarden Jahren in Thorium 234 unter Abstrahlung eines α-Teilchens. Ein hochgesetzter Stern rechts neben dem Symbol eines chemischen Elementes bedeutet Radioaktivität.

Diese Umwandlungen folgen Gesetzen und können wieder zu einem radioaktiven Isotop oder aber zu einem stabilen Element führen. Entsteht aus einem radioaktiven Isotop wieder ein solches, so bildet sich eine sogenannte *Zerfallsreihe*, die sich fortsetzt bis schließlich der Prozeß durch Bildung eines stabilen Elementes zum Stillstand kommt. Man kennt heute 4 solcher Zerfallsreihen, die letztlich alle zur Bildung von stabilem Blei führen. Die Umwandlung eines radioaktiven Isotops in ein anderes erfolgt in einem bestimmten Zeitraum. Man hat den Begriff der *Halbwertszeit* eingeführt, in welchem sich die Hälfte einer gegebenen radioaktiven Isotopmenge umgewandelt hat. Die Halbwertszeit ist für jeden Zerfall spezifisch und kann sich in weitem Bereich bewegen. So kennt man Prozesse die eine Halbwertszeit von Milliarden Jahren haben während andere nur Nanosekunden dauern.

Die radioaktiven Isotope emittieren folgende Strahlungen einzeln oder kombiniert: *Alpha-Strahlen*, bestehen aus positiv geladenen Heliumkernen, sind damit eine sog. korpuskuläre Strahlung. Sie haben nur eine geringe Reichweite und werden bereits durch eine Aluminiumfolie absorbiert.

Beta-Strahlen bestehen aus Elektronen und masselosen Neutrinos. Diese Strahlung kann in Luft eine Reichweite von einigen Metern haben.

Gamma-Strahlen sind den Röntgenstrahlen ähnliche elektromagnetische Wellen sehr kurzer Wellenlänge und hohen Durchdringungsvermögens. Erst mehrere Dezimeter dicke Bleiwände können γ-Strahlen wirksam abschirmen. Biologisch sind die Gammastrahlen besonders gefährlich, da sie durch Ionisierung schwere Schäden im Gewebe hervorrufen.

Im Rahmen der modernen Kernphysik kann man heute eine ganze Anzahl von radioaktiven Elementen künstlich herstellen. Einige von ihnen wie z. B. das radioaktive Jod u. a. haben in der Medizin große Bedeutung erlangt. Ihre Besprechung geht jedoch über den hier gegebenen Rahmen hinaus und der Student muß auf das Studium entsprechender Literatur hingewiesen werden.

EINFÜHRUNG IN DIE ORGANISCHE CHEMIE

Die *organische Chemie*, auch *Kohlenstoffchemie* genannt, beschäftigt sich ausschließlich mit Verbindungen, die dieses Element enthalten (ausgenommen sind die einfachen Oxide, die in der anorganischen Chemie besprochen werden). Der Name „organische Chemie" wurde erstmals von BERZELIUS verwendet, der davon im Rahmen seiner Vorlesungen über Tierchemie in Stockholm 1806 sprach. Er verglich die Funktion der tierischen Organe mit einer chemischen Fabrik und der Ausdruck „organische Chemie" wurde von ihm in der Weise geprägt, als er darunter die chemische Zusammensetzung der Stoffe des lebenden Körpers und die sich darin abspielenden Prozesse verstanden haben wollte. Als Beginn der eigentlichen organischen Chemie wird heute die künstliche Darstellung von *Harnstoff* durch WÖHLER 1828 angesehen, einer Substanz, die bis dahin durch die Nieren des menschlichen und tierischen Organismus erzeugt worden war. Tatsächlich wurden aber bereits vor dieser Zeit organische Substanzen dargestellt (SCHEELE 1783 Kaliumcyanid, WÖHLER 1824 Oxalsäure). Während die Anzahl der derzeit bekannten anorganischen Verbindungen mit etwa 40.000 relativ begrenzt ist, kennt man heute etwa 1,000.000 organische Substanzen, zu denen jedoch täglich neue kommen, sodaß die Gesamtzahl noch immer ansteigt. Diese große Anzahl von Kohlenstoffverbindungen — man wird in den folgenden Ausführungen sehen, daß neben Kohlenstoff nur eine sehr geringe Anzahl anderer Elemente an diesen Verbindungen beteiligt sind — lassen sich in erster Linie durch eine Eigenschaft des Kohlenstoffatomes erklären, die in diesem ausgeprägten Maße kein anderes Element besitzt. Dies ist die Fähigkeit, nicht nur mit Atomen anderer Elemente sich zu verbinden, sondern auch durch Aneinanderlagern von C-Atomen ketten- und ringförmige Strukturen zu bilden. Neben Kohlenstoff besitzen zwar auch das Silicium und das Bor die Eigenschaft Ketten zu bilden, doch bleibt die Anzahl dieser Verbindungen begrenzt.

Der *Kohlenstoff* selbst (C), Atomgewicht 12,01115, ist immer vierwertig. Man drückt dies in der chemischen Schreibweise durch vier Striche oder Punkte aus, die vom Kohlenstoffatom C ausgehen:

C-Atom mit 4 freien „Armen".   Gerade Kette aus 5 C-Atomen.   Verzweigte Kohlenstoffkette.

Die Übersichtlichkeit über die organischen Verbindungen wird vor allem dadurch erschwert, daß Verbindungen, die im Molekül die gleiche Anzahl von Atomen enthalten, ganz verschiedene *Strukturen* aufweisen können und auch ganz verschiedene Eigenschaften zeigen können. Diese Erscheinung bezeichnet man als *Isomerie*. (BERZELIUS 1830). So läßt es sich unschwer zeigen, daß die chemische Substanz mit der Formel C_6H_{14} bereits fünf verschiedene Strukturen haben kann:

$$
\begin{array}{ccccc}
-C- & -C- & -C- & -C- & -C- \\
| & | \ | & | & | & | \ | \\
-C- & -C-C- & -C- & -C-C- & -C-C-C- \\
| & | \ | & | \ | & | \ | & | \ | \\
-C- & -C- & -C-C- & -C-C- & -C- \\
| & | & | \ | & | \ | & | \\
-C- & -C- & -C- & -C- & -C- \\
| & | & | & | & | \\
-C- & -C- & -C- & & \\
| & | & & & \\
-C- & & & & \\
| & & & & \\
\end{array}
$$

Der Übersichtlichkeit wegen wurden die H-Atome nicht geschrieben.

Um die exakte chemische Zusammensetzung eines Stoffes anzugeben, genügt es daher nicht, eine *Summenformel* aufzuschreiben, denn diese gibt nur über die Art und die Anzahl der in einem bestimmten Molekül vorhandenen Atome Auskunft. Da in der organischen Chemie aber auch die *Anordnung der Atome* von Bedeutung ist, muß man diese durch eine Strukturformel ausdrücken.

Dabei spricht man von einem primären Kohlenstoffatom, wenn dieses an ein weiteres C-Atom gebunden ist, von einem sekundären bei einer Bindung an zwei weitere, von einem tertiären bei der Bindung an drei und von einem quartären bei einer Bindung an vier andere Kohlenstoffatome. Diesem Begriff primär, sekundär etc. werden wir später bei verschiedenen Verbindungen wieder begegnen.

Um die chemischen Formeln jedoch nicht zu kompliziert werden zu lassen, kombiniert man die Strukturformeln mit Summenformeln, wo dies ohne Irrtum möglich ist. Insbesondere schreibt man die sogenannten Radikale (Erklärung des Begriffes siehe weiter unten) immer in Form ihrer Summenformel.

$$
\begin{array}{l}
\quad\quad CH_3 \\
\quad\quad | \\
H-C-CH_3 \\
\quad\quad | \\
\quad\quad CH_2 \\
\quad\quad | \\
\quad\quad CH_3
\end{array}
\qquad\qquad
\begin{array}{c}
H_2 \\
C \\
\diagup \ \diagdown \\
H_2C \quad\quad CH_2 \\
| \quad\quad\quad | \\
H_2C\!-\!\!-\!\!-\!CH_2
\end{array}
$$

Isobutan. \qquad\qquad Cyclopentan.

Eine weitere Vereinfachung der komplizierten Strukturformeln wird dadurch erreicht, daß man bei ringförmigen Verbindungen die Kohlenstoffatome **nicht** schreibt und unterstellt, daß jede Ecke eines Vieleckes einem Kohlenstoffatom entspricht. Nur wenn in einem Ring noch andere als C-Atome vorhanden sind, werden diese geschrieben. Eine größere Übersichtlichkeit wird auch dadurch erreicht, daß die übrigbleibenden Valenzen der Kohlenstoffatome, die immer mit Wasserstoff abgesättigt sind, nicht geschrieben werden müssen.

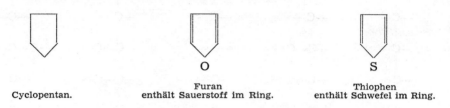

Cyclopentan.   Furan   Thiophen
enthält Sauerstoff im Ring.   enthält Schwefel im Ring.

Einteilung der organischen Chemie

Im Laufe der Zeit hat sich eingebürgert, die organischen Verbindungen je nach Anordnung der Kohlenstoffatome in zwei große Gruppen einzuteilen:
A) *Aliphatische (azyklische) Verbindungen,* in denen die Kohlenstoffatome einfache oder verzweigte Ketten bilden.
B) *Aromatische (zyklische) Verbindungen,* in denen die C-Atome geschlossene Ringe oder Ringsysteme zeigen. Die zyklischen Verbindungen unterteilt man noch weiter in *isozyklische, homozyklische,* auch *carbozyklische* Verbindungen, an deren Ringaufbau nur C-Atome beteiligt sind, und in *heterozyklische* Verbindungen, die auch Fremdatome in ihren Ringen enthalten (Sauerstoff, Schwefel u. a., siehe oben).

A. Die aliphatischen Verbindungen
Die Kohlenwasserstoffe

Die einfachsten organischen Verbindungen sind die *Kohlenwasserstoffe,* Verbindungen, die ausschließlich aus Kohlenstoff und Wasserstoff zusammengesetzt sind. Man unterscheidet mehrere Gruppen:
a) *Gesättigte Kohlenwasserstoffe, Grenzkohlenwasserstoffe, Alkane* oder *Paraffine,*
b) *Ungesättigte Kohlenwasserstoffe, Alkene* oder *Olefine,* die Doppelbindungen enthalten, und
c) *Ungesättigte Kohlenwasserstoffe* mit einer *Dreifachbindung, Acethylene* oder *Alkine.*

a) Alkane

Diese Verbindungen werden als *gesättigte Kohlenwasserstoffe* bezeichnet, da alle Valenzen der Kohlenstoffatome bis zur Grenze ihrer Aufnahmsfähigkeit mit Wasserstoffatomen abgesättigt sind (daher auch der Name *Grenzkohlenwasserstoffe*). Der Name Paraffin (übersetzt etwa „wenig verwandt") wurde

1830 von *v. Reichenbach* eingeführt und sollte andeuten, daß diese Verbindungen geringe Neigung besitzen, mit anderen Verbindungen zu reagieren. Diese Auffassung stimmt heute nicht mehr, denn gerade die Paraffine sind die Basis für eine große Anzahl organischer Synthesen.

Die *Paraffine*, die alle im Erdöl bzw. im Erdgas enthalten sind, bilden eine sogenannte *homologe Reihe*. Die Glieder dieser Reihe besitzen die allgemeine Formel C_nH_{2n+2} und unterscheiden sich jeweils um die Gruppe CH_2. Die ersten vier Glieder haben eigene Namen, die nächsten Namen, die von griechischen, teilweise auch lateinischen Zahlenbezeichnungen durch die Endsilbe „an" abgeleitet wurden:

Homologe Reihe der Paraffine C_nH_{2n+2}

Methan	CH_4
Äthan	C_2H_6
Propan	C_3H_8
Butan	C_4H_{10}
Pentan	C_5H_{12}
Hexan	C_6H_{14}
Heptan	C_7H_{16}
Octan	C_8H_{18}
Nonan	C_9H_{20}
Decan	$C_{10}H_{22}$
Undecan	$C_{11}H_{24}$
Dodecan	$C_{12}H_{26}$
Triadecan	$C_{13}H_{28}$
Tetradecan	$C_{14}H_{30}$
Pentadecan	$C_{15}H_{32}$
Hexadecan	$C_{16}H_{34}$

Diese Reihe läßt sich noch weiter verfolgen. Man hat alle Paraffine bis C_{60} nachweisen können. Die ersten vier Glieder der Paraffinreihe sind Gase. Die von C_5 bis C_{15} Flüssigkeiten. Die nächsten festen Stoffe mit steigendem Schmelzpunkt (C_{14} +5,5°, C_{16} +18,1°, C_{20} +36° usw.).

Methan

Methan, CH_4, das erste Glied der Paraffinreihe, wurde früher auch als Sumpf- oder Grubengas bezeichnet, da es in Blasen aufsteigend in Sümpfen beobachtet werden kann und in Kohlengruben als „schlagendes Wetter" (explosives Gemisch von Methan und Luft) der Schrecken der Bergleute war. Methan ist der Hauptbestandteil des *Erdgases*. Daneben entsteht es in bedeutender Menge bei der trockenen Destillation von Kohle und findet sich daher im Leuchtgas zu etwa 32%, im Kokereigas zu etwa 23 bis 29%. Auch bei anderen Prozessen, wie z. B. bei der Hydrierung von Kohle, entsteht Methan in großen Mengen.

Menthan ist ein farb- und geruchloses Gas, das mit schwachleuchtender, sehr heißer Flamme verbrennt. Es hat einen Schmelzpunkt von —182,6° und siedet bei —161,5°.

Trennt man vom Menthan ein Wasserstoffatom ab, so erhält man ein *chemisches Radikal*. Dieses ist zwar in dieser Form nicht existenzfähig, da ja eine freie Valenz noch vorhanden ist, doch zeigt es sich, daß sich die ganze Gruppe an die freien Valenz eines anderen Atomes „ankuppeln" läßt. Es gelingt mit Hilfe von chemischen Reaktionen, in ein Molekül, ein bestimmtes Radikal „einzuführen".

Das Radikal, das sich vom Methan ableitet, hat in der organischen Chemie größte Bedeutung. Es wird als *Methyl* bezeichnet. Ganz allgemein drückt die Endsilbe „-yl" ein Radikal aus.

$$\begin{array}{c} H \\ | \\ H-C-H \\ | \\ H \end{array} \qquad \begin{array}{c} H \\ | \\ H-C- \\ | \\ H \end{array} = H_3C-$$

Methan.   Methylgruppe mit einer freien Valenz.

Im Methan kann der Wasserstoff sowohl teilweise als auch ganz durch andere Elemente ersetzt werden. Einige dieser Verbindungen haben in Medizin u d Kosmetik besondere Bedeutung erlangt. Es sind dies die *Halogenderivate*, bei denen Wasserstoff durch Halogene ersetzt wurde:

$$\begin{array}{c} Cl \\ | \\ H-C-Cl \\ | \\ Cl \end{array} = CHCl_3 \qquad \begin{array}{c} Cl \\ | \\ Cl-C-F \\ | \\ F \end{array}$$

Trichlormethan, Chloroform.   Dichlor-difluor-methan, Frigen 12. ®

Trichlormethan, $CHCl_3$, *Chloroform*, eine eigenartig riechende Flüssigkeit, ist ein wichtiges Lösungsmittel für Fette und Harze. Es wurde früher als Narkosemittel verwendet (SIMPSON, ein Edinburger Geburtshelfer beobachtete 1847, daß Chloroformdampf beim Einatmen Bewußtlosigkeit verursacht und verwendete es zur Betäubung der Patienten bei chirurgischen Eingriffen). Heute wird Chloroform für Narkosezwecke wegen seiner Giftigkeit nicht mehr verwendet.

Die verschiedenen *gemischten Fluor-* und *Chlorsubstitutionsprodukte*, die heute in großer Menge unter verschiedenen Namen verkauft werden (z. B. Frigen®, Freon® u. a.), haben als Treibmittel für Aerosole eine enorme Verbreitung erfahren. (Verpackungen von Flüssigkeiten, Puder oder Emulsionen, die unter Druck stehen und sich bei Betätigung eines Ventiles selbständig aus dem Behälter entleeren). Die Anwendungsmöglichkeiten sind vielgestaltig und werden laufend neue in der Praxis eingeführt (Haarlackzerstäuber, Rasiercreme, Sonnenschutzmittel, Insektenspray und vieles andere mehr).

Äthan

Äthan, C_2H_6, ist ein farbloses Gas, das reichlich im Erdgas enthalten ist. Es läßt sich leicht verflüssigen und hat in der organischen Technologie große Bedeutung erlangt. Vom Äthan leitet sich als Radikal die Äthylgruppe C_2H_5— ab, Halogenderivate des Äthans besitzen Bedeutung, wie etwa das Tetrafluordichloräthan, das als Treibstoff für Aerosole verwendet wird.

Propan, Butan

Die nächsten Glieder der Paraffinreihe, das *Propan* C_3H_8 und *Butan* C_4H_{10}, sind gleichfalls Gase, zeigen jedoch einen deutlich steigenden Siedepunkt. Während das Methan bei —161,5° siedet, steigt der Siedepunkt des Äthan auf —88,6°, der des Propans auf —42,1° und der des Butans auf —0,5° C an. Propan und Butan werden in großer Menge aus Erdgas gewonnen, entstehen aber auch beim sogenannten Crackprozeß (siehe Benzingewinnung). Da sie sich leicht verflüssigen lassen, stellen sie als sogenanntes Flaschengas eine relativ billige, bequeme und leicht transportable Energiequelle dar. In vielen Haushalten, die außerhalb der Städte mit Gaswerken liegen, aber auch in Gewerbebetrieben, wird Flaschengas zu Heizungs-, in abgelegenen Berghütten auch zu Beleuchtungszwecken verwendet.

Butan, mit einer Kohlenstoffkette von vier C-Atomen, erlaubt zwei verschiedene Strukturen, die auch tatsächlich in der Natur vorkommen:

$$
\begin{array}{c}
CH_3 \\
| \\
CH_2 \\
| \\
CH_2 \\
| \\
CH_3
\end{array}
\qquad\qquad
\begin{array}{c}
H_3C \quad\quad CH_3 \\
\diagdown \diagup \\
CH \\
| \\
CH_3
\end{array}
$$

n-Butan mit gerader Kohlenstoffkette.　　　iso-Butan mit verzweigter Kohlenstoffkette.

Beide Butane sind farblose Gase. Das normale siedet bei —0,5°, das Isobutan dagegen bei —17° C.

Paraffine C_5 bis C_{15}

Kohlenwasserstoffe mit fünf bis fünfzehn Kohlenstoffatomen sind bei gewöhnlicher Temperatur Flüssigkeiten, die sich durch ihren Siedepunkt unterscheiden. Je länger die Kohlenstoffkette, umso höher der Siedepunkt.

Wir kennen die flüssigen Kohlenwasserstoffe als Benzin, Petroleum, Mineralöl und andere. Ihre wirtschaftliche Bedeutung ist allgemein bekannt. Es muß allerdings darauf hingewiesen werden, wie auch bei der Besprechung des Erdöles noch näher ausgeführt wird, daß die im Handel befindlichen Mineralölprodukte nicht ausschließlich aus Kohlenwasserstoffen der Paraffinreihe bestehen, sondern auch Glieder anderer Reihen enthalten.

Paraffine mit mehr als 15 C-Atomen

Die gesättigten Kohlenwasserstoffe mit Kohlenstoffketten, die 16 oder mehr C-Atome enthalten, sind feste Körper verschiedener Schmelzpunkte (C_{16} +18,1°, C_{60} +98,9° C). Sie werden unter den Namen Paraffin in den Handel gebracht. Dieses ist eine feste, weiße, durchscheinende Masse, die weder Geruch noch Geschmack hat und eine wachsähnliche, aber keine klebrige Beschaffenheit zeigt. Im Handel erhält man Paraffine mit bestimmten Schmelzpunkten. Für kosmetische Zwecke (Paraffinpackungen) verwendet man niedrig schmelzende Qualitäten.

Erdöl

Die gesättigten Kohlenwasserstoffe kommen in großer Menge in der Natur im Erdöl vor. Große Lagerstätten finden sich in den Vereinigten Staaten, Südamerika, in den arabischen Ländern, in Persien, der Sowjetunion und Indonesien. Neuerdings gewinnen auch unterseeische Lagerstätten steigende Bedeutung (Nordsee).

Erdöl, Petroleum (petra = Fels, oleum = Öl) ist schon seit dem Altertum bekannt. Es wird seit dem Jahre 1859 systematisch gefördert. In diesem Jahr stieß ein Farmer namens Drake, der auf seiner Farm in Pennsylvanien, USA, einen Brunnen graben wollte, auf ein ausgedehntes Öllager. Meist wird das Erdöl, das oft in beträchtlicher Tiefe vorkommt, durch den Druck von Erdgasen an die Oberfläche gepreßt. Reicht der Druck nicht aus, so muß es künstlich gefördert werden.

Über die Entstehung des Erdöls herrscht bis heute keine einhellige Meinung. Verschiedene Theorien wurden erörtert. Die meisten Forscher haben heute die lange vertretene Ansicht verlassen, daß Erdöl aus tierischen Produkten entstanden sei und glauben, daß es überwiegend pflanzlicher Herkunft ist. Sicher steht fest, daß sich Erdöl unter Luftabschluß, Druck und Wärme in tieferen Schichten der Erdrinde gebildet hat. Als Ausgangsmaterial werden neben tierischen Produkten heute *Plankton*, aber auch rein pflanzliche Stoffe angenommen.

Rohes Erdöl ist eine braun-gelbe bis schwarze, eher zähe Flüssigkeit, die ein überaus komplexes Gemisch verschiedenster organischer Verbindungen darstellt. Je nach dem Ort des Vorkommens besteht die Hauptmenge aus Kohlenwasserstoffen der Paraffinreihe und zyklischen Naphtenen, während aromatische Kohlenwasserstoffe meist in untergeordneter Menge enthalten sind. Im amerikanischen Erdöl überwiegen die normalen und verzweigten Paraffine, russisches Erdöl ist reich an Naphtenen. Es läßt sich auch zeigen, daß die geologisch älteren Öle vorwiegend gesättigte Verbindungen, die jüngeren auch ungesättigte Verbindungen enthalten.

Rohes Erdöl kann praktisch nicht verwendet werden. Es muß erst durch fraktionierte Destillation in einzelne Anteile zerlegt werden. Je nach dem Siedepunkt unterscheidet man:

Petroläther 40° bis 70°,
Leichtbenzin 60° bis 110°,
Schwerbenzin 100° bis 150°,

Ligroin, Lackbenzin, 100° bis 180°,
Petroleum im engeren Sinn, Leuchtöl, 150° bis 300°,
Gasöl, Dieselöl, 300° bis 350°,
Heizöle, Schmieröle über 350°.

Da die Benzinausbeute durch die fraktionierte Destillation des Erdöls nur einen relativ geringen Prozentsatz ausmacht, versucht man, diesen dadurch zu verbessern, daß man den höhersiedenden Anteil dem sogenannten *Crack-Prozeß* unterwirft. Dabei werden Kohlenwasserstoffe mit längerer Kohlenstoffkette unter höherem Druck (30 bis 50 Atm) auf über 500° erhitzt und in Gegenwart von geeigneten Katalysatoren der Reaktion überlassen, wobei sich bis zu 50% nieder siedende, als Benzin verwendbare, Kohlenwasserstoffe bilden.

Erdgas

In den letzten Jahrzehnten ist die Ausbeutung von Erdgas zu einem sehr bedeutenden Wirtschaftsfaktor geworden. Während man früher Erdgas lediglich als Fördermittel für Erdöl ansah und die Zeit gar nicht so weit zurückliegt, wo man es auf den Förderfeldern einfach verbrannte, wird es heute sorgfältig aufgefangen und stellt einen begehrten Rohstoff dar. Man kennt neben der Gewinnung von Erdgas bei der gleichzeitigen Förderung von Erdöl auch reine Erdgasfelder. Erdgas wird teilweise durch Rohrleitungen direkt an die Industrie geliefert, die es zum Teil als Ausgangsprodukt für chemische Synthesen verwendet, zum großen Teil jedoch als wertvollen Energielieferanten verbrennt. Viele Städte verwenden heute bereits an Stelle von Leuchtgas Erdgas, welches einen höheren Energiegehalt besitzt und überdies durch das Fehlen von Kohlenmonoxid ungiftig ist. Zum Teil wird Erdgas auch als *Flaschengas* aufgearbeitet, wobei nur Propan und Butan verwendet werden können.

b) Olefine, ungesättigte Kohlenwasserstoffe

Olefine, Alkene, C_nH_{2n}. Bei den bisher beschriebenen Verbindungen handelt es sich um Kohlenwasserstoffe, bei denen alle vorhandenen Bindungsmöglichkeiten an den Kohlenstoffatomen durch Wasserstoffatome restlos abgesättigt waren. Die Kohlenstoffatome waren dabei immer nur durch eine Valenz verbunden. Nunmehr sollen Verbindungen vorgestellt werden, in denen Kohlenstoffatome durch zwei Bindungen miteinander verbunden sind:

$$\begin{array}{cc} CH_3 & CH_2 \\ | & \| \\ CH_3 & CH_2 \end{array}$$

C_2H_6 Äthan; gesättigte Verbindung. $\qquad$ C_2H_4 Äthylen, Äthen; ungesättigte Verbindung.

Die Namen der ungesättigten Kohlenwasserstoffe werden durch die Endsilbe „-ylen", moderner „-en", ausgedrückt. Die Bezeichnung „ungesättigte" Kohlenwasserstoffe soll die Fähigkeit unterstreichen, daß unter geeigneten Umständen Reaktionen möglich sind, in denen die Mehrfachbindung zu einer Einfachbindung wird, wobei die frei werdenden Valenzen durch Wasserstoff oder andere Elemente abgesättigt werden können. Da die „gesättigte" Verbindung den stabileren Zustand darstellt, ist es leicht verständlich, daß sich ungesättigte Kohlenwasserstoffe zur Durchführung chemischer Synthesen besonders gut eignen. Eine Eigenschaft, die viele ungesättigte Verbindungen auszeichnet, ist besonders bemerkenswert. Es ist dies die Fähigkeit, mit sich selbst Verbindungen einzugehen, wobei aus vielen kleinen Molekülen Riesenmoleküle entstehen, die aus lauter gleichen Bausteinen aufgebaut sind. Diesen Vorgang nennt man *Polymerisation*. Eine große Anzahl heute im täglichen Leben geläufiger Kunststoffe wird aus relativ einfachen Molekülen aufgebaut (Polyäthylen, Polypropylen, Polystyrol u. v. a. m.).

Der Name *Olefine* leitet sich vom Äthen ab, das früher als ölbildendes Gas bezeichnet wurde.

Homologe Reihe der einfach ungesättigten Kohlenwasserstoffe:

Äthen (Äthylen)	C_2H_4
Propen	C_3H_6
Buten	C_4H_8
Penten	C_5H_{10}
usw.	C_nH_{2n}

Das erste Glied der Reihe ist das *Äthen* C_2H_4 oder Äthylen, wie die auch heute noch häufig verwendete ältere Bezeichnung lautet. Es ist ein Gas, das bei $-103{,}7°$ C siedet. Auch die nächsten Glieder der Reihe sind Gase. Erst das Penten zeigt einen Siedepunkt von $+30°$ C, der bei den nächstfolgenden Gliedern rasch ansteigt. Die Olefine werden von Oxydationsmitteln leicht angegriffen und sind auch sonst sehr reaktionsfähige Stoffe. Eine große Anzahl von wichtigen chemischen Synthesen geht von Olefinen aus, doch kann hier nicht näher darauf eingegangen werden.

Durch das Auftreten einer Doppelbindung im Molekül wird die Zahl der möglichen Anordnungen der Atome neuerdings vergrößert („die Zahl der Isomere wird größer"). Einerseits muß zur genauen Definition die Stellung der Doppelbindung angegeben werden, andererseits entsteht durch eine Doppelbindung eine spiegelbildähnliche Isomerie, die als *cis-* und *trans-Isomerie* bezeichnet wird.

Mehrfach ungesättigte Verbindungen

Kohlenwasserstoffe können nicht nur eine Doppelbindung enthalten, sondern auch deren mehrere. Es sind zahlreiche Verbindungen bekannt, die zwei, drei und noch mehr Doppelbindungen in ihrem Molekül enthalten. Als Beispiel sei das *Butadien* angeführt, das für die Herstellung künstlichen Kautschuks (Buna = Butadien + Natrium) große Bedeutung erlangte.

$$H_2C = CH - CH = CH_2$$

Butadien-(1,3). Der Name leitet sich ab von B u t a n, d. i. ein Kohlenwasserstoff mit 4 C-Atomen; von -d i- was zwei bedeutet und von der Endsilbe -e n, die die Doppelbindung anzeigt. -di-en drückt daher zwei Doppelbindungen aus.

c) Acetylen-Kohlenwasserstoffe, Alkine, Acetylene, C_nH_{2n-2}

Die Acetylen-Kohlenwasserstoffe sind durch die Eigenschaft charakterisiert, daß in ihrem Molekül Kohlenstoffatome durch eine Dreifachbindung miteinander verbunden sind.

Die einfachste Verbindung dieser Art, die auch der ganzen Reihe den Namen gegeben hat, ist das *Acetylen* C_2H_2; $HC \equiv CH$

Acetylen, Äthin, ist ein farbloses, narkotisch wirkendes Gas von eigenartigem Geruch, das sich leicht in Wasser, noch leichter in Aceton löst und sich zu einer Flüssigkeit verdichten läßt. Die Darstellung ist durch Einwirkung von Wasser auf Calciumcarbid leicht möglich.

$$CaO + 3C \xrightarrow{2000°C} CaC_2 + CO$$

Gebrannter Kalk und Kohlenstoff verbinden sich zu Calciumcarbid und Kohlenmonoxid.

$$CaC_2 + 2H_2O \longrightarrow C_2H_2 + Ca(OH)_2$$

Calciumcarbid und Wasser geben Acetylen und Calciumhydroxid.

Acetylen, das vielen nur als Schweißgas bekannt ist, besitzt in der chemischen Industrie eine sehr große Bedeutung als Ausgangsmaterial für chemische Reaktionen. Buna, organische Lösungsmittel und viele andere End- und Zwischenprodukte werden aus Acetylen synthetisiert.

Abkömmlinge der Kohlenwasserstoffe: Alkohole

Es gibt eine Anzahl von Atomgruppen, die bei Einführung in Kohlenwasserstoffe Verbindungen von ausgeprägter chemischer Eigenart ergeben. Als erstes soll eine Gruppe von Verbindungen besprochen werden, deren *gemeinsame Eigenschaft darin besteht, die Gruppe — OH (Hydroxygruppe) an Kohlenstoff gebunden zu enthalten.* Man kann sich also die Entstehung eines Alkohols aus dem entsprechenden Kohlenwasserstoff durch Austausch eines Wasserstoffs gegen Hydroxyl entstanden vorstellen. Alle diese Stoffe heißen Alkohole; nach moderner Bezeichnungsweise erhält man ihren Namen aus dem Namen des Radikals durch Anhängen der Endsilbe „-ol". Methylalkohol wird also heute richtiger als Methanol bezeichnet. Je nachdem, ob die Hydroxygruppe an ein primäres, sekundäres oder tertiäres Kohlenstoffatom gebunden ist (siehe oben), spricht man auch von einem *primären, sekundären, tertiären Alkohol*.

Die einfachen Alkohole, d. h. solche, die nur eine OH-Gruppe im Molekül besitzen, bilden eine homologe Reihe mit der allgemeinen Formel $C_nH_{2+1}OH$.

Homologe Reihe der Fettalkohole

Methanol, Methylalkohol, Holzgeist	CH_3OH
Aethanol, Aethylalkohol, Weingeist, Spiritus vini	C_2H_5OH
n-Propanol, Propylalkohol	C_3H_7OH
Butanol, Butylalkohol	C_4H_9OH
Pentanol, Amylalkohol	$C_5H_{11}OH$
Hexanol, Hexylalkohol, Capronalkohol	$C_6H_{13}OH$
Heptanol, Alkohol C-7	$C_7H_{15}OH$

Octanol, Octylalkohol, Alkohol C-8, Caprylalkohol . . . . . $C_8H_{17}OH$
Nonanol, Nonylalkohol, Alkohol C-9, Pelargonalkohol . . . $C_9H_{19}OH$
Decanol, Decylalkohol, Alkohol C-10, Caprinalkohol . . . $C_{10}H_{21}OH$
Undecanol, Undecylalkohol, Alkohol C-11 . . . . $C_{11}H_{23}OH$
Dodecanol, Laurylalkohol, Alkohol C-12 . . . . $C_{12}H_{25}OH$
Myristylalkohol, Alkohol C-14 . . . . $C_{14}H_{29}OH$
Cetylalkohol, Alkohol C-16 . . . . $C_{16}H_{33}OH$
Stearylalkohol, Alkohol C-18 . . . . $C_{18}H_{37}OH$
Cerylalkohol, Alkohol C-26 . . . . $C_{26}H_{53}OH$
Myricylalkohol, Alkohol C-30 . . . . $C_{30}H_{61}OH$

Die niederen Alkohole C_1 bis C_4 sind bewegliche Flüssigkeiten, von denen die ersten drei in allen Verhältnissen mit Wasser mischbar sind. Die mittleren Alkohole C_5 bis C_{11} sind von öliger Beschaffenheit, die höheren bei Zimmertemperatur feste Körper. Die Wasserlöslichkeit nimmt mit steigender Anzahl der Kohlenstoffatome rasch ab.

Methanol, Methylalkohol CH_3OH

Das Methanol leitet sich von Methan CH_4 ab und wird theoretisch durch Einführen einer OH-Gruppe an Stelle eines Wasserstoffatoms dargestellt.

Obwohl im Methan vier Wasserstoffatome vorliegen, die ersetzt werden könnten, gibt es doch nur einen Alkohol, da jedes Kohlenstoffatom immer nur eine einzige Hydroxygruppe tragen kann. Methanol, in Deutschland als Brennmethanol bezeichnet, ist eine farblose, geistig riechende Flüssigkeit mit einem Siedepunkt von 64,7° C. Früher wurde es auch als Holzgeist bezeichnet, da es bei der Herstellung von Holzkohle durch trockene Destillation von Buchenholz als Nebenprodukt anfällt. Heute wird Methanol hauptsächlich synthetisch aus Wassergas (Gas, das beim Überleiten von Wasserdampf über glühenden Koks entsteht, und Wasserstoff und Kohlenmonoxid enthält) bei etwa 400° C und 200 Atm. in Gegenwart von Katalysatoren (Zinkoxid und Chromoxid) dargestellt.

Methanol ist ein ausgezeichnetes Lösungsmittel für viele Stoffe und verbrennt mit heißer blaß-blauer Flamme. Es wird in der chemischen Industrie als Ausgangsprodukt zur Darstellung von Anilinfarbstoffen, Formaldehyd u. a. verwendet.

Methanol ist sehr giftig (8 bis 10 g können tödlich wirken) und führt durch Sehnervschädigung zur Erblindung. Aus diesem Grunde ist man auch abgegangen, Brennspiritus mit Methanol ungenießbar zu machen.

Äthanol, Äthylalkohol, Weingeist C_2H_5OH

Äthanol, auch *Alkohol schlechthin*, entsteht aus Glukose (Traubenzucker) unter Mitwirkung von Hefepilzen bei der alkoholischen Gärung. Sehr vereinfacht dargestellt, könnte man sich die Reaktion etwa folgendermaßen denken:

$$C_6H_{12}O_6 \xrightarrow{\text{Hefe}} 2\ C_2H_5OH + 2\ CO_2 \uparrow$$

Zucker wird von Hefe in 2 Moleküle Äthylalkohol und Kohlendioxid zerlegt, welches entweicht.

In Wirklichkeit verläuft diese Reaktion über verschiedene Zwischenstufen.

Die Spaltung von Glukose durch Hefe bezeichnet man als *alkoholische Gärung*. Die Hefen sind mikroskopisch kleine einzellige Lebewesen von kugeliger oder eiförmiger Gestalt. Sie verwenden einen Teil des Zuckers als Nahrung, wobei sie sich vermehren, die Hauptmenge des Zuckers wird jedoch in Alkohol und Kohlendioxid zerlegt.

Die Gärung von zuckerhältigen Flüssigkeiten spielt in der *Getränkeindustrie* eine sehr wichtige Rolle. Je nach dem Ausgangsprodukt enthält man direkt genießbare Getränke (*Bier, Wein, Obstwein*) oder *Maischen* (zerstampfte Früchte, die der Gärung überlassen werden). Die letzteren werden der *Destillation* unterworfen, wobei *Brände* (Weingeist, Slibowitz, Marillenbrand etc.) erhalten werden.

Als Ausgangspunkt zur Alkoholherstellung eignen sich aber auch stärkehältige Produkte (Kartoffel, Getreidesorten), die direkt nicht vergoren werden können. Da sich aber Stärke zu Traubenzucker spalten läßt, können nach vorangegangener Stärkespaltung (Mälzung), auch diese Rohstoffe vergoren und zur Alkoholherstellung herangezogen werden (Kartoffelbrand = Wodka, Getreidebrand = Kornschnaps, Whisky).

Der Staat belastet den trinkbaren Alkohol mit Steuern, die herabgesetzt werden, wenn der Alkohol vergällt, d. h. für Trinkzwecke unbrauchbar gemacht und für andere Verwendungen vorgesehen ist. Dabei muß zwischen vollständiger Vergällung mittels Pyridinbasen, Vergällungsmethanol, Toluol, Benzol, Tieröl etc. und unvollständiger Vergällung unterschieden werden. Vollständig vergällter Alkohol wird als Brennspiritus sehr billig verkauft. Für Arzneimittel und kosmetische Zwecke kann Alkohol durch Kampfer, Thymol u. a. für Trinkzwecke unbrauchbar gemacht werden. Zur Herstellung von Kosmetika kann auch Phthalsäurediäthylester verwendet werden, der farb- und geruchlos ist und nur sehr bitter schmeckt.

Propanol C_3H_7OH

Propanol liegt in zwei isomeren Formen vor, als primäres oder n-Propanol und als sekundäres oder Isopropanol. Die beiden Substanzen unterscheiden sich in ihrem Verhalten wesentlich voneinander.

$CH_3 . CH_2 . CH_2 . OH$ $\begin{array}{c} H_3C \\ H_3C \end{array} \hspace{-4pt} \Big\rangle CH . OH$

n-Propanol.   iso-Propylalkohol.

n-Propanol, eine farblose, geistig riechende Flüssigkeit, besitzt einen Siedepunkt von 97,2°. Es ist damit wesentlich weniger flüchtig als Äthanol. Propanol ist ein gutes Lösungsmittel für viele Stoffe. Der Geruch ist etwas schärfer als Alkohol. Propanol ist giftiger als Äthylalkohol, und wird, da es billiger ist, für äußerliche Zwecke auch in der Kosmetik verwendet.

Isopropylalkohol besitzt einen eigenartigen, an Aceton erinnernden Geruch. Es wird aus Propylen oder Aceton dargestellt. Sein Siedepunkt beträgt 82,4°. Für Arzneimittelzubereitungen (DAB 7) darf kein Isopropylalkohol verwendet werden.

In der Kosmetik hat sich Propanol in den letzten Jahren in zunehmendem

Maße eingeführt, da man es für äußerliche Zwecke ohne weiters an Stelle von Äthanol verwenden kann. Propanol besitzt sogar gegen Bakterien eine wesentlich stärkere Wirkung.

In Genußmitteln darf Propanol nicht verwendet werden, und auch in gewissen kosmetischen Präparaten (Kölnischwasser) ist die Verwendung von Äthanol aus handelsrechtlichen Gründen zwingend vorgeschrieben.

Butanol, Butylalkohol C_4H_9OH

Butylalkohol liegt in vier verschiedenen isomeren Formen vor.

n-Butylalkohol kann durch bestimmte Bakterien (Clostridien) aus Zuckerrohrmelasse und Maisstärke mittels der Aceton-Butylalkoholgärung gewonnen werden. Er dient als gutes Harzlösungsmittel und als Ausgangsprodukt zur Herstellung von Butylacetat.

Isobutylalkohol ist ein Bestandteil des *Fuselöles*.

Pentanol, Amylalkohol $C_5H_{11}OH$.

Pentanol liegt in acht isomeren Formen vor. Der Isoamylalkohol kommt im Fuselöl vor, dem er seinen widerlichen Geruch verleiht. Pentanolester (Amylbenzoat, Amylbutyrat, Amylformiat u. a. m.) finden in der Essenzenindustrie Verwendung.

Alkohole C_7 bis C_{12}

Die Fettalkohole mit sieben bis zwölf C-Atomen haben als Geruchstoffe in der Riechstoffindustrie Bedeutung. Am häufigsten verwendet wird der Alkohol C_{10}, der einen frischen Orangengeruch besitzt, und Alkohol C_{12}, dessen fetter Geruch an Tuberose und Flieder erinnert.

Alkohole C_{14}, C_{16} und C_{18}

Myristylalkohol $C_{14}H_{29}OH$ kommt in natürlichen Wachsen vor, aus denen er gewonnen wird.

Cetylalkohol, Hexadekanol, $C_{16}H_{33}OH$, kommt im Walrat gebunden vor, aus dem er auch gewonnen wird. Wichtiger kosmetischer Rohstoff.

Stearylalkohol, $C_{18}H_{37}OH$, ist von fester wachsartiger Beschaffenheit, ähnlich dem Cetylalkohol.

Die Alkohole C_{14}, C_{16} und C_{18} finden in kosmetischen Cremes wegen ihrer hautfreundlichen Eigenschaften vielfach Verwendung.

Der *Myricylalkohol* $C_{30}H_{61}OH$ kommt als Bestandteil des Bienenwachses vor.

Die mehrwertigen Alkohole

Als mehrwertige Alkohole bezeichnet man solche, die mehr als eine Hydroxygruppe in ihrem Molekül besitzen. Der einfachste zweiwertige Alkohol ist das *Äthylenglykol*.

$$\begin{array}{c} H_2C-OH \\ | \\ H_2C-OH \end{array}$$

Äthylenglykol, zweiwertiger Alkohol mit 2 OH-Gruppen.

Es ist in reinem Zustand eine zähe farblose Flüssigkeit von süßem Geschmack, die in Wasser leicht löslich ist. Neben seiner Verwendung in der chemischen Industrie spielt es hauptsächlich als Gefrierschutzmittel für Autokühler eine Rolle.

Auch die Glykole bilden eine homologe Reihe, deren Glieder sich jeweils durch die Gruppe CH_2 unterscheiden. Einzelne Glieder haben als kosmetische Rohstoffe eine gewisse Bedeutung (1, 2,- Propylenglykol; 1, 3-Butylenglykol).

Glycerol $C_3H_5(OH)_3$

Der wichtigste Vertreter der dreiwertigen Alkohole, d. h. Verbindungen, die drei Hydroxygruppen in ihrem Molekül besitzen, ist das *Glyzerin*, heute richtiger als *Glyzerol* oder *Propantriol* bezeichnet.

$$\begin{array}{c} H_2C-OH \\ | \\ H-C-OH \\ | \\ H_2C-OH \end{array}$$

Glycerol mit drei OH-Gruppen leitet sich vom Propan ab und ist ein dreiwertiger Alkohol. Es besitzt zwei primäre (endständige) und eine sekundäre Hydroxylgruppe.

Glyzerol, auch Ölsüß genannt, ist eine farb- und geruchlose, süße, sirupöse, wasseranziehende Flüssigkeit. Wasserfrei erstarrt es bei 18° bis 19° zu Kristallen. Es ist Baustein aller natürlichen Fette und Öle, in denen es mit Fettsäuren verestert ist. In geringer Menge entsteht Glyzerol auch bei der alkoholischen Gärung; in großen Mengen bei der Verseifung von Fetten. Es wird aus der sogenannten Seifenunterlage gewonnen. Glyzerol wird in der Kosmetik, in Zahnpasten wegen seiner wasseranziehenden Wirkung als Austrocknungsschutz, aber auch in vielen anderen Produkten (Glyzerincremes, Gelees, Glyzerinseife) eingesetzt. Da es wegen seiner stark wasseranziehenden Wirkung auf die Haut austrocknend wirkt, ersetzt man es heute in kosmetischen Präparaten vielfach durch Sorbitol.

Glyzerol wird technisch in der Kunstharz-, Nahrungsmittel- und Tabakindustrie sowie bei der Herstellung von Druckfarben verbraucht. Sein Salpetersäureester (Nitroglyzerin) ist außerordentlich explosiv und dient zur Herstellung von Dynamit (75% Nitroglyzerin, 25% Kieselgur). Eine Reihe moderner Sprengstoffe wird aus Nitroglyzerin hergestellt (Sprenggelatine u. a.).

Höherwertige Alkohole

Unter den höherwertigen Alkoholen von denen man solche mit 4 Hydroxygruppen (Erythrit), solche mit 5 OH-Gruppen (Ribit, Arabit) und solche mit sechs Gruppen kennt, ist nur ein Vertreter der letzten Gruppe hier von Interesse, *Sorbit* ein sechswertiger Alkohol, der in der Natur in der Vogelbeere vorkommt, wird heute technisch durch katalytische Hydrierung von Glucose dargestellt. Sorbit schmeckt süß, ist ungiftig und kann von Zuckerkranken zum Süßen von Speisen verwendet werden. (Sionon®). Als Kosmetikrohstoff verwendet man Sorbit anstelle von Glycerol in Feuchthaltecremes und anderen kosmetischen Zubereitungen.

Aldehyde und Ketone

Die Gruppe C = O bezeichnet man als *Oxogruppe* (KEKULÉ 1892). Ist sie an ein primäres Kohlenstoffatom gebunden, so spricht man von einem *Aldehyd*, dessen Name sich von Alkohol dehydrogenatus ableitet, was so viel bedeutet, wie Alkohol, dem Wasserstoff entzogen wurde.

$$R-C\begin{smallmatrix}H\\ \|\\ O\end{smallmatrix} \qquad R-\underset{\underset{O}{\|}}{C}-R_1$$

Aldehyd.   Keton.

Tritt die Oxogruppe als secundäres C-Atom auf, so bezeichnet man die Verbindung als *Keton*. Die Bezeichnung leitet sich von Aceton als dem ersten Glied der Reihe ab.

Die Namen der Aldehydreihe werden nach den Säuren und der Endsilbe „-al" gebildet. Bis heute hat sich jedoch auch -aldehyd erhalten. Die Ketone werden nach den in ihnen enthaltenen Radikalen und der Endsilbe Keton benannt.

Homologe Reihe der Fettaldehyde

Formaldehyd, Methanal	HCHO
Acetaldehyd, Äthanal	CH_3CHO
Propionaldehyd, Propanal	C_2H_5CHO
Butyraldehyd, Butanal	C_3H_7CHO
Aldehyd C-5, Amylaldehyd	C_4H_9CHO
Aldehyd C-6, Hexylaldehyd, Capronaldehyd	$C_5H_{11}CHO$
Aldehyd C-7, Heptylaldehyd, Oenanthaldehyd	$C_6H_{13}CHO$
Aldehyd C-8, Octylaldehyd, Caprylaldehyd	$C_7H_{15}CHO$
Aldehyd C-9, Nonylaldehyd, Pelargonaldehyd	$C_8H_{17}CHO$
Aldehyd C-10, Decylaldehyd, Caprinaldehyd	$C_9H_{19}CHO$
Aldehyd C-11, Undecylaldehyd	$C_{10}H_{21}CHO$
Aldehyd C-12, Dodecylaldehyd, Laurinaldehyd	$C_{11}H_{23}CHO$
Aldehyd C-14, Myristylaldehyd, Tetradecylaldehyd	$C_{13}H_{27}CHO$
usw.	

Formaldehyd, Methanal HCHO

Formaldehyd entsteht aus Methylalkohol durch Dehydrierung. Es ist ein stechend riechendes Gas mit einem Siedepunkt von —19°. Die 40%ige wässerige Lösung kommt unter dem Namen *Formalin* in den Handel.

Eine wichtige Eigenschaft des Formaldehydes ist seine starke *desinfizierende Wirkung*. Formaldehyd liefert mit Ammoniak die Verbindung Hexamethylentetramin, die langsam Formaldehyd abspaltet und als innerliches Desinfektionsmittel für die ableitenden Harnwege Verwendung findet. In vielen desodorierenden kosmetischen Präparaten, vor allem solchen für die Fußpflege, ist diese Substanz als wirksamer Bestandteil enthalten. Formaldehyd, der auch die Eigenschaft der Polymerisation zeigt, ist in der chemischen Industrie ein wichtiger Rohstoff.

Acetaldehyd, Äthanal, CH_3CHO

Das nächste Glied der Reihe, der Acetaldehyd ist eine farblose, stechend riechende Flüssigkeit, die bei 20,2° siedet und sich mit Wasser, Alkohol und Äther mischen läßt. Es wird aus Alkohol hergestellt, neuerdings auch katalytisch aus Äthylen oder Acethylen. Acetaldehyd besitzt große Bedeutung in der chemischen Industrie zur Darstellung von Essigsäure u. a. Produkten. Acetaldehyd läßt sich leicht reduzieren, wobei er in Alkohol übergeht, aber auch oxydieren und in die entsprechende Carbonsäure überführen. Diese Eigenschaft, sich in Alkohol bzw. Säure reduzieren bzw. oxydieren zu lassen, ist allen Aldehyden gemeinsam.

Fettaldehyde C_6 bis C_{14}

Die Fettaldehyde mit 6 bis 14 Kohlenstoffatomen haben Geruch und werden in der Parfumerie als Rohstoffe verwendet. Aldehyd C_{11}, der am häufigsten eingesetzt wird, zeigt einen kräftigen Rosengeruch mit wachsartiger Beinote.

Zucker und Stärke

Unter den Substanzen die Alkoholgruppen und Aldehydgruppen bzw. Oxogruppen gleichzeitig im Molekül enthalten sind die einfachen Zucker (Monosaccharide), zu nennen:

$$
\begin{array}{ll}
HC=O & H_2C-OH \\
| & | \\
H-C-OH & C=O \\
| & | \\
HO-C-H & HO-C-H \\
| & | \\
H-C-OH & H-C-OH \\
| & | \\
H-C-OH & H-C-OH \\
| & | \\
H_2C-OH & H_2C-OH
\end{array}
$$

Glucose mit fünf Alkoholgruppen und einer Aldehydgruppe.   Fructose mit fünf Alkoholgruppen und einer Oxogruppe.

Traubenzucker, Glukose, einer der wichtigsten Vertreter der sogenannten Monosaccharide, findet sich in Früchten sowie im Honig. Fabrikmäßig stellt man Glukose aus Stärke durch kurzes Erhitzen mit verdünnter Salzsäure dar.

Im Rahmen des menschlichen und tierischen Stoffwechsels spielt die Glukose eine besonders wichtige Rolle (Blutzucker), doch kann hier darauf nicht näher eingegangen werden.

Fructose, Fruchtzucker, findet sich gleichfalls in den meisten süßen Früchten. Auch dieser Zucker gehört zu den einfachen Sacchariden.

Höhere Zucker entstehen durch Verätherung von zwei oder mehreren Molekülen einfacher Zucker. Wichtige Vertreter dieser Gruppe sind:
Malzzucker, Maltose, aus zwei Molekülen Glucose (sog. Disaccharid)
Rohrzucker, Saccharose aus Glucose und Fructose

Milchzucker, Lactose aus Glucose und einem weiteren Monosaccharid, der Galaktose.

Treten eine große Zahl von Monosaccharidmolekülen zusammen so spricht man von Polysacchariden, deren wichtigste Vertreter *Stärke*, das tierische *Glycogen* und *Cellulose* sind.

Ketone

Bei den Ketonen unterscheidet man einfache und gemischte Ketone, je nachdem, ob an der Oxogruppe gleiche oder verschiedene Radikale gebunden sind:

$$\begin{array}{cc} CH_3 & C_2H_5 \\ | & | \\ C = O & C = O \\ | & | \\ CH_3 & CH_3 \end{array}$$

Dimethylketon,   Methyl-Äthyl-Keton,
einfaches Keton.   gemischtes Keton.

Die *chemischen Eigenschaften der Ketone* weichen von denen der Aldehyde deutlich ab, da sie nicht reduzierend wirken. Sie können auch nicht ohne Aufspaltung der Kohlenstoffkette in eine Carbonsäure übergehen. Durch starke Reduktionsmittel entstehen aus den Ketonen sekundäre Alkohole. Insgesamt kann man sagen, daß die Ketone wesentlich beständiger als Aldehyde sind. Sie neigen nicht zur Polymerisation.

Aceton, Propanon, Dimethylketon

Das einfachste Keton ist das *Dimethylketon*, eine farblose, bei 56,1° siedende Flüssigkeit von eigenartigem Geruch, die mit Wasser, Äther, Alkohol, Chloroform und mit Ölen mischbar ist. Aceton, das früher bei der Holzverkohlung anfiel, wird heute durch katalytische Zersetzung von Essigsäure gewonnen.

Aceton findet als ausgezeichnetes Lösungsmittel, vor allem für Harze, eine vielseitige Verwendung. Aber auch viele andere Stoffe lösen sich gut in Aceton. In der Kosmetik wurde Aceton als Bestandteil von Nagellackentfernern verwendet, doch wird es heute wegen seiner stark entfettenden Eigenschaften meist ganz oder teilweise durch Ester ersetzt, wie Äthyl- und Butylacetat.

Von medizinischen Interesse ist das Vorkommen von Aceton im Harn von schwer Zuckerkranken.

Von den *höheren Ketonen* zeigen eine große Anzahl von Verbindungen Duftwirkung und werden in der Riechstoffindustrie verwendet. Obgleich ihre Besprechung von großem Interesse wäre, muß darauf verzichtet werden, da das Verständnis der teilweise sehr komplizierten chemischen Strukturen nicht vorausgesetzt werden kann. Unter anderem besitzen nachstehende Riechstoffe Ketoncharakter:

Acetanisol
Acetophenon
Benzophenon
Dibenzylketon
Dimethylacetophenon

Jonon
p-Methylacetophenon
Methyl-β-Naphtylketon
Methyl-Nonylketon
und viele andere mehr.

Die Äther

Von den Alkoholen leiten sich Verbindungen ab, die durch Zusammenschluß von zwei Molekülen Alkohol bei gleichzeitiger Abspaltung von Wasser entstehen. Beteiligen sich bei der Ätherbildung zwei gleiche Alkoholmoleküle, so entsteht ein einfacher Äther, handelt es sich um verschiedene Alkohole, so spricht man von einem gemischten Äther.

$$\begin{array}{c}CH_3\\|\\O\;H\\O\;H\\|\\CH_3\end{array} \quad \rightarrow \quad \begin{array}{c}CH_3\\|\\O\\|\\CH_3\end{array} + H_2O$$

2 Moleküle Methylalkohol treten unter Wasserabspaltung zu einem Molekül Dimethyläther zusammen.

Der einfachste Äther ist der *Dimethyläther*, der zwei Methylgruppen über eine Sauerstoffbrücke gebunden enthält. Es ist ein farbloses, angenehm riechendes Gas, das als Nebenprodukt bei der Methanolgewinnung anfällt.

Der bekannteste Äther ist der *Diäthyläther* $C_2H_5OC_2H_5$. Die alte Bezeichnung Schwefeläther, sollte darauf hinweisen, daß Schwefelsäure bei der Darstellung des Äthers als wasserentziehendes Mittel verwendet wird.

Diäthyläther ist eine farblose, eigenartig riechende, leicht bewegliche Flüssigkeit, die sich leicht entzündet und deren Dämpfe, mit Luft gemischt, explosiv sind. Äther läßt sich mit Alkohol in jedem Verhältnis mischen. Er siedet bei 34,6°. In 100 g Wasser von 18° lösen sich 7,9 g Äther. Atmet man Ätherdämpfe ein, so tritt ein narkotischer Schlaf auf, in dem keine Schmerzen verspürt werden und aus dem man aufwacht, wenn die Ätherzufuhr unterbrochen und der eingeatmete Äther abgeatmet wird. (JACKSON und MORTON 1846). Da die Äthernarkose jedoch nicht besonders angenehm ist und häufig hinterher erbrochen wird, hat man Äther heute zugunsten anderer Narkosemittel weitgehend verlassen.

Äther ist ein ausgezeichnetes Lösungsmittel für viele Stoffe, namentlich für Fette.

Eine Reihe höherer und teilweise chemisch recht kompliziert gebauter Äther haben Bedeutung als Riechstoffe. Einige seien als Beispiel angeführt:

Anisol
Benzylisoamyläther
Benzylisoeugenol
Methyl-p-Cresol
Diphenyloxid

Dihydrosafrol
Methyldiphenyläther
Methyleugenol
Safrol
und viele andere mehr.

Die Carbonsäuren

Man versteht unter Carbonsäuren Substanzen, die durch die Atomgruppe *COOH* gekennzeichnet sind. Zum Unterschied von den Alkoholen zeigt hier das Wasserstoffatom der Hydroxylgruppe die Fähigkeit zu dissoziieren, und damit der Verbindung Säurecharakter zu verleihen. Es leiten sich daher von den Carbonsäuren auch die entsprechenden Salze und Säurederivate ab.

Gesättigte Monocarbonsäuren (Fettsäuren)

Eine wichtige, in der Natur auch vielfach vorkommende Gruppe von Substanzen sind die *gesättigten Monocarbonsäuren* oder *Fettsäuren*. Bei ihnen hängt die Säuregruppe am Kohlenwasserstoffrest der Paraffinreihe. Die Verbindungen, die im täglichen Leben, in der Industrie wie auch in Kosmetik und Medizin von großer Bedeutung sind, bilden eine homologe Reihe.

Homologe Reihe der gesättigten Fettsäuren $C_n H_{2n+1} COOH$

Säure	Formel
Ameisensäure	$HCOOH$
Essigsäure	CH_3COOH
Proprionsäure	C_2H_5COOH
Buttersäure	C_3H_7COOH
Valeriansäure	C_4H_9COOH
Capronsäure	$C_5H_{11}COOH$
Önanthsäure	$C_6H_{13}COOH$
Caprylsäure	$C_7H_{15}COOH$
Pelargonsäure	$C_8H_{17}COOH$
Caprinsäure	$C_9H_{19}COOH$
Undecansäure	$C_{10}H_{21}COOH$
Laurinsäure	$C_{11}H_{23}COOH$
Tridecansäure	$C_{12}H_{25}COOH$
Myristinsäure	$C_{13}H_{27}COOH$
Pentadecansäure	$C_{14}H_{29}COOH$
Palmitinsäure	$C_{15}H_{31}COOH$
Margarinsäure	$C_{16}H_{33}COOH$
Stearinsäure	$C_{17}H_{35}COOH$
Nonadecansäure	$C_{18}H_{37}COOH$
Arachinsäure	$C_{19}H_{39}COOH$
Heneicosansäsure	$C_{20}H_{41}COOH$
Behensäure	$C_{21}H_{43}COOH$
Lignocerinsäure	$C_{23}H_{47}COOH$
Hyaenasäure	$C_{24}H_{49}COOH$
Cerotinsäure	$C_{25}H_{51}COOH$
Myricinsäure	$C_{26}H_{53}COOH$

Der Name *Fettsäure* leitet sich von der Tatsache ab, daß einige Glieder dieser Reihe Bausteine der tierischen und pflanzlichen Fette sind.

Die niedrigen Glieder der Fettsäurereihen (bis C_3) sind gut wasserlöslich, haben ausgesprochenen Säurecharakter, sind bei gewöhnlicher Temperatur flüssig und besitzen einen stechenden Geruch. Die Säuren C_4 bis C_9 riechen unangenehm ranzig, sie sind Flüssigkeiten, mit abnehmender Wasserlöslichkeit. Die Säuren von C_{10} an sind bei Zimmertemperatur fest, von paraffinartiger Beschaffenheit und geruchlos. Sie sind in Wasser nicht mehr löslich. In Fetten finden sich nur Säuren mit gerader Kohlenstoffanzahl. Säuren mit ungerader Kohlenstoffanzahl (C_5, C_7, C_9) haben Bedeutung als Riechstoffe und finden sich in Pflanzen (Baldrianwurzel).

Ameisensäure, HCOOH

Ameisensäure, Acidum formicicum, findet sich, wie der Name ausdrückt, in den Giftdrüsen der Ameisen. Synthetisch wird das Natriumsalz der Ameisensäure durch Behandeln von Natriumhydroxid mit Kohlenmonoxyd unter Druck bei höherer Temperatur erhalten.

Wasserfreie Ameisensäure ist eine farblose, stechend riechende und blasenziehende Flüssigkeit, die bei 8,4° erstarrt. Ihre Salze heißen Formiate und sind wasserlöslich.

Essigsäure, CH_3COOH

Essigsäure, Acidum aceticum, ist das Oxydationsprodukt des Acetaldehyds, also in weiterer Folge ein Oxydationsprodukt des Äthylalkohols.

Schon im Altertum war Essigsäure in Form des Essigs bekannt. Man erzeugt sie heute durch Oxydation von verdünntem Alkohol mit Hilfe der Essiggärung (Weinessig, Mostessig etc.). Technisch aus Holzessig, der bei der trockenen Destillation des Holzes anfällt, in der Hauptsache jedoch katalytisch aus Acetylen. Wasserfreie Essigsäure ist eine stechend riechende Flüssigkeit, die bei 16,6° zu einer eisartig kristallinen Masse (Eisessig) erstarrt. Essigsäure, die stark ätzend wirkt, ist in Wasser leicht löslich und läßt sich auch mit Äther und Alkohol mischen. Die Salze heißen Acetate. Essigsäure und Acetate haben große technische Bedeutung, da Essigsäure zur Herstellung von Acetyl-Zellulose (Filmmaterial, Acetatseide), Aceton, Phenacetin, Aspirin und vielen anderen Verbindungen dient, während die Acetate in der Färberei (Bleiacetat zur Herstellung von Bleiweiß u. v. a. m.) verwendet werden.

Propionsäure, C_2H_5COOH

Die Propionsäure selbst besitzt keine besondere Bedeutung, doch leiten sich von ihr wichtige biologische Substanzen wie die Milchsäure (α-Hydroxy-Propionsäure), die Brenztraubensäure (α-Oxo-Propionsäure), Alanin (α-Amino-Propionsäure) ab. *Buttersäure,* C_3H_7COOH, *Capronsäure,* $C_5H_{11}COOH$, *Caprylsäure,* $C_7H_{15}COOH$ und *Caprinsäure* $C_9H_{19}COOH$, finden sich, wie der Name schon andeutet, im Milchfett der Tiere. Die Buttersäure selbst, aber auch die Säuren mit höherer Kohlenstoffanzahl besitzen den typischen ranzigen Buttergeruch, der entsteht, wenn beim Ranzigwerden der Butter die Säuren in Freiheit gesetzt werden.

Valeriansäure, C_4H_9COOH

Die *Valeriansäure* findet sich in der Baldrianwurzel und verleiht dieser den eigentümlichen typischen Geruch; in kleiner Menge hat man sie aber auch im menschlichen Schweiß nachgewiesen.

Pelargonsäure, $C_8H_{17}COOH$

Pelargonsäure, eine leicht gelbliche Flüssigkeit, findet sich im Lavendel-, Hopfen- und Geraniumöl sowie einigen anderen ätherischen Ölen. Sie besitzt einen eigenartigen fetten Geruch.

Die Fettsäuren C_{12}, C_{14}, C_{16}, C_{18}

Die *Laurinsäure* (C_{12}), die *Myristinsäure* (C_{14}), die *Palmitinsäure* (C_{16}) und die *Stearinsäure* (C_{18}) sind feste, wachsartige Körper, die in der Wärme zu öligen Flüssigkeiten schmelzen. Die Palmitinsäure und die Stearinsäure sind Hauptbestandteile der Fette. Die niedrigeren Säuren finden sich im Palm- und Butterfett. Die Palmitinsäure auch im Walrat und im Bienenwachs. Alle Säuren liegen in diesen Produkten nicht in freier Form, sondern in Form von Estern vor. Die reine Stearinsäure, in der Umgangssprache auch als Stearin bezeichnet, wird aus Hammel- oder Rindertalg gewonnen. Sie ist eine feste, weiße kristalline Substanz. Je höher der Stearingehalt eines Fettes ist, umso härter ist es.

Die *Cerotinsäure*, $C_{25}H_{51}COOH$, findet sich als Bestandteil des Bienen- und Carnaubawachses.

Ungesättigte Carbonsäuren

Neben den besprochenen gesättigten Fettsäuren kennen wir auch eine große Anzahl von ungesättigten Fettsäuren (ungesättigt = englisch unsaturated). Es handelt sich dabei um Verbindungen, die in ihrer Kohlenstoffkette Doppelbindungen enthalten. An der Stelle der Doppelbindung kann die Fettsäure Sauerstoff und Halogene anlagern. Die ungesättigten Säuren sind stärkere Säuren als die entsprechenden Glieder der gesättigten Reihe.

Acrylsäure, $CH_2 : CH . COOH$

Die *Acrylsäure*, die der Propionsäure entspricht und eine Doppelbindung enthält, ist eine mit Wasser mischbare, stechend riechende Flüssigkeit. Sie zeigt die Eigenschaft der Polymerisation (Polyacrylsäuren), wobei feste glasartige Produkte entstehen. *Polymeres Acrylsäurenitril* liegt der Kunstfaser Orlon zugrunde. Polymere Acrylsäureester sind wichtige Substanzen für die Herstellung von Klebstoffen, Lacken und Kunstleder. Auch die Zwischenschicht von splittersicherem Glas besteht aus polymeren Acrylsäureestern. Acrylsäurenitril dient gemeinsam mit Butadien zur Herstellung synthetischen Kautschuks.

Ungesättigte Carbonsäuren mit 18 Kohlenstoffatomen

Wichtige ungesättigte Fettsäuren sind die
Ölsäure, $C_{17}H_{33}COOH$, mit 1 Doppelbindung,
Linolsäure, $C_{17}H_{31}COOH$, mit 2 Doppelbindungen,
Linolensäure, $C_{17}H_{29}COOH$, mit 3 Doppelbindungen,
Arachidonsäure, $C_{17}H_{27}COOH$, mit 4 Doppelbindungen.

Die Ölsäure findet sich in allen fetten pflanzlichen Ölen, meist auch in tierischen Fetten. Sie bestimmt hauptsächlich den Schmelzpunkt der Fette.

Die hochungesättigten Fettsäuren sind neben der Ölsäure der Hauptbestandteil der trocknenden pflanzlichen Öle, die wegen dieser Eigenschaft als öliges Bindemittel in der Anstrichtechnik Verwendung finden. Besonders bekannt sind das Leinöl, Mohnöl, Sonnenblumenöl und das chinesische Holzöl. In der Lebensmittelindustrie und Kosmetik werden die hochungesättigten Fettsäuren, wobei darunter Fettsäuren mit mehr als einer Doppelbindung verstanden werden, nicht ganz zu recht als Vitamin F bezeichnet. Der Bedarf an Linolsäure beträgt pro Tag etwa 7—9 g, wogegen die echten Vitamine nur in ungleich geringerer Menge notwendig sind. Besser spricht man von essentiellen Fettsäuren in Analogie zu den essentiellen Aminosäuren.

Carbonsäuren mit mehr als einer Säuregruppe (mehrbasische Carbonsäuren)

Alle bisher beschriebenen Carbonsäuren zeichneten sich durch die gemeinsame Eigenschaft aus, in ihrem Molekül nur eine Säuregruppe (COOH) zu enthalten. Sind deren zwei vorhanden, so spricht man von einer *Dicarbonsäure*, bei drei von einer *Tricarbonsäure*.

Die Trivialnamen dieser Säuren leiten sich häufig von Substanzen ab, aus denen sie zuerst gewonnen wurden.

Die einfachste Dicarbonsäure ist die *Oxalsäure* COOHCOOH. Sie ist eine relativ starke Säure und findet sich in vielen Pflanzen meist als Calciumsalz (Rhabarber, Spinat, Sauerklee, Sauerampfer). Die wasserfreie Säure ist eine kristalline Substanz, die bei 189,5° schmilzt.

Die nächsten Glieder der zweibasischen Carbonsäuren mit endständigen Säuregruppen sind

Malonsäure, $COOH . CH_2 . COOH$,
Bernsteinsäure, $COOH(CH_2)_2COOH$
Glutarsäure, $COOH . (CH_2)_3COOH$,
Adipinsäure, $COOH(CH_2)_4COOH$,

Substanzen, die in unserem Stoffwechsel eine wichtige Rolle spielen.

Von den noch höheren Säuren soll hier nur die Zitronensäure erwähnt werden, die im Stoffwechsel von Bedeutung ist (Zitronensäurezyklus). Sie ist eine dreibasische Hydroxysäure. Zitronensäure ist im Pflanzenreich sehr verbreitet (Zitrusfrüchte, Ananas, verschiedene Beeren). Im Zitronensaft finden sich etwa 5—7% freie Zitronensäure.

$$\begin{array}{c} COOH \\ | \\ CH_2 \\ | \\ HOC—COOH \\ | \\ CH_2 \\ | \\ COOH \end{array}$$

Zitronensäure, 2-Hydroxy-propantricarbonsäure 1, 2, 3.

Ester

Reagieren eine Säure und Alkohol unter Wasserabspaltung, so entsteht eine Verbindung, die wir *Ester* nennen.

$$\underset{\text{Säure}}{\underset{R_1}{\overset{}{\text{C}}}\!\!\underset{}{\overset{\displaystyle O}{\diagdown\!\!\!\diagup}}\,\text{O}\,\vdots\,\text{H}\quad\text{HO}\,\vdots\,\underset{R}{\overset{}{\text{CH}_2}}}\;+\;\underset{\text{Alkohol}}{}\;\xrightarrow[\text{spaltung}]{\text{Wasserab-}}\;\underset{\text{Ester}}{\underset{R_1}{\overset{}{\text{C}}}\!\!\overset{\displaystyle\overset{O}{\|}}{}\!\!-\text{O}-\underset{R}{\overset{}{\text{CH}_2}}}$$

Aus der großen Anzahl von Säuren und Alkoholen ergeben sich eine Unzahl möglicher Ester. Viele von ihnen haben praktische Bedeutung. Die Ester sind im allgemeinen keine übermäßig stabilen Verbindungen, sondern lassen sich, namentlich in Gegenwart von starken Alkalien, spalten. Die *Esterspaltung* wird auch als *Verseifung* bezeichnet, ein Name, der sich von der Seifenherstellung abgeleitet hat, die chemisch gesehen einer Esterspaltung entspricht.

Fette und Öle

Alle *tierischen Fette* und die *fetten Pflanzenöle* (zum Unterschied gegen die ätherischen Öle) sind Ester des dreiwertigen Alkohols Glyzerol mit Fettsäuren. Da Glyzerol drei OH-Gruppen besitzt, kann es auch mit drei Fettsäuremolekülen in Verbindung treten. Man bezeichnet diese Verbindung als *Triglyceride*.

Den Hauptanteil der Fettsäuren in den natürlichen Fetten stellen die Palmitin-, Stearin- und Ölsäure. Meist liegen sie als gemischte Triglyceride vor. Daneben kommen in größerem Ausmaß gesättigte Fettsäuren mit vier bis vierzehn Kohlenstoffatomen vor. Diese letztgenannten Säuren, hauptsächlich im Butter- und Palmkernfett. Während man früher annahm, daß in den tierischen Fetten keine Fettsäuren mit ungerader Kohlenstoffanzahl vorkommen, haben neuere Untersuchungen dies widerlegt, wenn auch der Prozentsatz dieser ungradzahligen Fettsäuren sehr gering ist. Schließlich kommen in kleinerer Menge auch Fettsäuren vor, die verzweigte Kohlenstoffketten enthalten. Je nach dem Anteil an gesättigten und ungesättigten Fettsäuren zeigen die Fette verschiedene Schmelzpunkte. Im allgemeinen kann man sagen, daß der Schmelzpunkt umso höher ist, je höher der Anteil an Stearinsäure, umso niedriger, je höher der Anteil an Ölsäure ist.

Technisch lassen sich auch Verbindungen herstellen, bei denen nicht alle Alkoholgruppen des Glyzerins verestert sind. Man nennt diese Verbindungen *Mono- bzw. Diglyceride*. Da diese Verbindungen einerseits durch die Fettsäure Fettcharakter, andererseits durch die Alkoholgruppe eine Affinität zu Wasser haben, eignen sich diese Substanzen als Emulgatoren und werden, da sie genießbar sind, in der Lebensmittelindustrie eingesetzt.

Unter dem Begriff der *Fetthärtung* versteht man einen technischen Prozeß bei dem billigere Öle (z. B. Baumwollsaatöl und Fischöle) auf Grund eines durch NORMANN 1902 angegebenen Verfahrens hydriert werden. Man lagert dabei bei 160° bis 180° C und 3—15 at Druck in Gegenwart von Nickel als Katalysator Wasserstoff an, wodurch namentlich die mehrfachen Doppelbindungen gesättigt werden. Da bei diesem Prozeß die Ölsäure nicht vollkommen hydriert wird, erhält man ein Endprodukt, welches sich zur Margarineherstellung eignet.

Seife

Kocht man Fette oder Öle mit starken Alkalien, so werden die Ester gespalten, wobei fettsaure Salze entstehen. Das Glyzerin wird freigesetzt und kann aus der sogenannten Unterlauge gewonnen werden (Verseifungsvorgang). Die Salze der höheren Fettsäuren heißen *Seifen*. Verwendet man Natronlauge zur Verseifung, so erhält man *Natronseifen*, auch *Kernseifen* genannt, mit Kalilauge *Kali-* oder *Schmierseifen*.

Außer diesen beiden Seifen kennt man noch eine Reihe anderer Metallsalze der Fettsäuren, die große Bedeutung z. B. als Schmiermittel haben. Von Interesse ist die Kalkseife, das Calciumsalz der Fettsäuren, die wasserunlöslich ist und beim Waschvorgang in kalkhältigem hartem Wasser als feiner, grauer Niederschlag auftritt.

Praktisch verfährt man bei der *Seifenherstellung* in der Weise, daß ein entsprechender Fettansatz in einem Kessel mit der notwendigen Menge Natronlauge erhitzt wird, wobei es zum Verseifungsvorgang kommt. Nach Abkühlung und Abtrennung der Unterlauge wird die Rohseife weiter verarbeitet.

Synthetische Ester

In den letzten Jahren haben sich als kosmetische Rohstoffe Ester eingeführt, die in ihrer Konsistenz Ölen entsprechen, ihrem Aufbau nach aber eigentlich zu den Wachsen zu rechnen sind. Da sie nicht ranzig werden und sich als Rückfettungsmittel gut eignen, findet man sie häufig als Bestandteil kosmetischer Cremes, Gesichts-, Haar- und Rasierwässer, aber auch in Seifen. Es sind dies:

Isopropylmyristat,
Isopropylpalmitat und das
Isopropyladipat.

Man stellt sie durch Veresterung von Isopropylalkohol mit den entsprechenden Fettsäuren her.

Wachse

Während man im allgemeinen Sprachgebrauch unter dem Begriff „Wachs" im allgemeinen einen festen, eben „wachsartigen" Körper versteht und dies auch in Ausdrücken wie „Erdwachs, Mineralwachs" deutlich wird, versteht man unter Wachs im chemischen Sinn ganz bestimmte Verbindungen. Es sind dies die Ester höherer einfacher Alkohole und höherer Fettsäuren. Diese Verbindungen sind auch die Hauptbestandteile pflanzlicher und tierischer Wachse.

In kosmetischen Präparaten wird das Carnaubawachs wegen seiner Härte, Bienenwachs, Walrat und Wollwachs wegen ihrer hautfreundlichen Eigenschaften eingesetzt.

Verbindungen mit mehreren funktionellen Gruppen

Neben den einfach gebauten Verbindungen, die in ihrem Molekül lediglich eine funktionelle Gruppe tragen, kennt man eine große Anzahl von wichtigen Verbindungen, die sich dadurch auszeichnen, daß mehrere funktionelle Gruppen vorhanden sind. Da die Anzahl dieser Verbindungen außerordentlich groß ist, würde auch die Besprechung nur der wichtigsten über den gegebenen Rahmen weit hinaus gehen.

Des Verständnisses halber seien daher nur einige wenige Beispiele angeführt. So kennt man Verbindungen, die in ihrem Molekül die *Aminogruppe* NH_2, die man sich von Ammoniak (NH_3) abgeleitet denken kann, in ihrem Molekül enthalten. Man nennt sie *Aminoverbindungen*. Besonders wichtig sind die *Aminosäuren,* da sich aus ihnen die Eiweißkörper aufbauen. Sie tragen an dem der Säuregruppe benachbarten Kohlenstoffatom die Aminogruppe und heißen daher α-Aminosäuren.

Aber auch andere funktionelle Gruppen können gleichzeitig mit der Säuregruppe vorhanden sein. Wir haben in der Zitronensäure bereits eine Säure kennengelernt, die noch eine Hydroxygruppe enthielt. Auch die im Rhizinusöl vorkommende Rizinolsäure gehört hiezu.

In organischen Verbindungen kann an Stelle von Sauerstoff auch Schwefel auftreten (*Thioverbindungen*). So kennt man in Analogie zu den Äthern R-O-R auch *Thioäther* R-S-R und auch Thiosäuren. Stoffe dieser letzteren Gruppe haben in der Kosmetik als Dauerwellmittel große praktische Bedeutung erlangt (Thioglylcolsäure, Thiomilchsäure), doch kann auch auf diese Verbindungen nicht näher eingegangen werden.

Von Interesse wäre auch die Chemie der modernen synthetischen Waschmittel, wie Alkyl-Arylsulfonate bzw. Alkylsulfate u. a., doch muß auch hier, um den Rahmen nicht zu sprengen, auf die entsprechende Fachliteratur verwiesen werden.

B. Die zyklischen Kohlenstoffverbindungen

Die zyklischen Kohlenstoffverbindungen enthalten in ihren Molekülen Kohlenstoffatome in Form von Ringen angeordnet. Die auch in Laienkreisen bekannteste Verbindung dieser Art ist das *Benzol*, dessen Ring aus 6 Kohlenstoffatomen aufgebaut wird und 3 Doppelbindungen enthält:

$$\begin{array}{c} H \\ C \\ {\diagup} \quad {\diagdown\!\!\!\diagdown} \\ HC \qquad CH \\ | \qquad\qquad | \\ HC \qquad CH \\ {\diagdown} \quad {\diagup\!\!\!\diagup} \\ C \\ H \end{array}$$

Benzol, C_6H_6, ist eine farblose, eigenartig riechende Flüssigkeit mit einem Schmelzpunkt von $+5{,}5°$, die 1825 von FARADAY entdeckt worden ist. Es wird aus Steinkohlenteer gewonnen. Benzol ist ein ausgezeichnetes Lösungsmittel für Fette, Harze und viele andere Stoffe und findet auch als Motorentreibstoff Verwendung. In der chemischen Industrie dient es als Ausgangsprodukt für viele Verbindungen.

Benzolabkömmlinge

Am Benzolring können verschiedene funktionelle Gruppen substituiert werden. Eine ganz kleine Auswahl soll des Verständnisses halber angeführt werden.

Wird am Benzolmolekül ein Wasserstoffatom durch die CH_3-Gruppe ersetzt, so erhält man *Methylbenzol* oder *Toluol*, ersetzt man zwei Wasserstoffatome durch CH_3-Gruppen, so sind bereits drei verschiedene Verbindungen möglich, je nachdem, ob die beiden Methylgruppen benachbart (sogenannte ortho-Stellung), ob ein Kohlenstoffatom dazwischen liegt (meta-Stellung) oder ob sie an Kohlenstoffatomen substituiert sind, die am Ring gegenüberliegen (para-Stellung).

| Methylbenzol, Toluol. | o-Dimethylbenzol. | m-Dimethylbenzol. | p-Dimethylbenzol. |

Führt man am Benzolring eine Aminogruppe ein, so erhält man das *Aminobenzol* oder *Anilin*, ein Stoff, der als Grundsubstanz zur Herstellung von Farben (Anilinfarben) sehr große Bedeutung hat. Ersetzt man ein Wasserstoffatom durch die Hydroxygruppe, so erhält man *Hydroxybenzol* oder *Phenol*.

Anilin.   Phenol.

Da der Benzolring in der organischen Chemie ein feststehender Begriff ist, kann man die Schreibung der Formeln vereinfachen, indem man die C-Atome wegläßt und nur ein Sechseck schreibt. Jede Ecke entspricht einem Kohlenstoffatom, die Bindungen bzw. Doppelbindungen werden geschrieben. Auch die Wasserstoffatome am Ring kann man der Einfachheit halber weglassen. Eingezeichnete Kohlenstoffatome bedeuten eine sogenannte Seitenkette.

Ersetzt man am Benzol ein Wasserstoffatom durch die Aldehydgruppe, erhält man *Benzoldehyd*. Dieses findet sich z. B. in bitteren Mandeln und verleiht diesen den charakteristischen Geruch. Durch Einführen der Säuregruppe erhält man die *Benzoesäure*. Sie ist die am längsten bekannte aromatische Verbindung und wird bei der trockenen Destillation des Benzoeharzes gewonnen. Von der Benzoesäure leiten sich wichtige kosmetische Konservierungsmittel ab. Sie sind Ester der Parahydroxybenzoesäure, d. h. einer Verbindung, die in para-Stellung zur Säuregruppe noch die Hydroxygruppe OH besitzt. Ester dieser Säure sind unter dem Namen *Nipaester* seit vielen Jahren bekannt.

Neben den zyklischen Verbindungen, die einen Ring aus 6 C-Atomen besitzen, gibt es noch einfacher und komplizierter aufgebaute Ringe und Ringsysteme.

Von den Mehrfachringen sei nur ein Beispiel angegeben, das Cyklopentano-Perhydrophenandren, ein Ringsystem, das einer Vielzahl von wichtigen Verbindungen zugrundeliegt (Cholesterin, Nebennierenrindenhormone, Cortison, Follikelhormone, Vitamin D-Vorstufen etc., etc.).

Die Aufzählung der interessanten Verbindungen ließe sich noch weit fortsetzen, wollte man nur die wichtigsten Gruppen alle erwähnen. Diese Einführung soll jedoch nicht ein Lehrbuch der Chemie ersetzen, sondern dem Leser nur Verständnis für die chemische Schreibweise und die allerwichtigsten Verbindungen vermitteln. Es muß daher immer wieder der besonders interessierte Student auf die Lehrbücher der Chemie verwiesen werden, die erschöpfende Auskunft geben können.

DIE VITAMINE

Schon seit sehr langer Zeit ist den Menschen bekannt, daß mit der Nahrung außer den eigentlichen Nährstoffen, die zur Deckung unseres Energiebedarfes dienen, noch andere Stoffe aufgenommen werden müssen die für den ungestörten Ablauf der physiologischen Funktionen notwendig sind. Hiezu gehören neben den Mineralsalzen die Wirkstoffe, Vitamine und Spurenelemente. Der Name *Vitamin* wurde von Kasimir Funk 1911 erstmals geprägt, doch ist die Bezeichnung eigentlich irreführend, da sie wörtlich übersetzt soviel wie lebenswichtiges Amin bedeutet. Amine sind Verbindungen, die sich durch das Vorhandensein der Aminogruppe -NH_2 im Molekül auszeichnen. Zufällig war das erste Vitamin, dessen chemische Struktur aufgeklärt werden konnte, das Vitamin B_1 ein Amin. Da es lebenswichtig ist und man annahm, daß es sich bei den anderen Vitaminen um ähnlich gebaute Körper handeln müsse, wurde der Name geprägt, der sich bis heute erhalten und eingebürgert hat. Spätere Untersuchungen haben allerdings gezeigt, daß fast alle anderen Vitamine keine Amine sind, sondern es sich chemisch um völlig andere Verbindungen handelt.

Die Vitamine sind also lebensnotwendige Stoffe, die durch zwei charakteristische Eigenschaften ausgezeichnet sind. Einmal beträgt der Tagesbedarf des Menschen oder auch eines Tieres nur wenig Mikrogramm bis Milligramm und zweitens handelt es sich um organische Substanzen, wodurch sich die Vitamine von den Spurenelementen wie Eisen, Jod, Mangan Zink und anderen unterscheiden.

Der menschliche Körper ist im allgemeinen darauf angewiesen, die Vitamine mit der Nahrung entweder in fertiger Form oder als Vorstufe aufzunehmen. Fehlt ein Vitamin in der Nahrung völlig oder ist es nicht in genügender Menge enthalten, so kommt es zu einem Mangelzustand, der wenn er genügend lange andauert, zu einer Vitaminmangelkrankheit führen kann. Die erste Krankheit, die als Vitaminmangelerkrankung bzw. als Mangelerkrankung überhaupt erkannt wurde, war der Skorbut, der durch Vitamin C-Mangel bewirkt wird.

Zum Studium der Vitamine hat man Tiere mit einseitig zusammengesetzter Nahrung gefüttert um damit Mangelerscheinungen hervorzurufen. 1896 gelang es *Eijkmann* erstmals bei Tauben einen Vitamin B_1-Mangel zu erzeugen und bei den Tieren das Krankheitsbild *Beriberi* hervorzurufen, eine Krankheit unter der in Ostasien viele Menschen litten.

Die Bezeichnung der Vitamine erfolgt mit Buchstaben, die teilweise mit Indexzahlen versehen werden. Manche Vitamine sind bezüglich ihrer Funktion im menschlichen Körper noch nicht völlig aufgeklärt, weshalb genaue Angaben nur für Versuchstiere gegeben werden können. Stoffe, die man gelegentlich den Vitaminen zugeordnet hat, deren Vitaminnatur aber noch nicht restlos bewiesen ist, sind unter anderem Orotsäure (Vitamin B_{13}), Inosit, Liponsäure, Xanthopterin (Vitamin B_{14}) Carnitin, Pangaminsäure u. a. m. In der Dermatologie haben Vitamine eine große Bedeutung erlangt, da manche eine direkte oder indirekte Wirkung auf die Haut haben.

Die Besprechung der wichtigsten Vitamine erfolgt hier in alphabetischer Reihenfolge. Wo ein sinnvoller Einsatz in kosmetischen Präparaten möglich ist wird dies vermerkt.

Vitamin A

Retinol, Axerophthol, Antixerophtalmisches Vitamin, Epithelschutzvitamin, Antiinfektiöses Vitamin sind andere Namen für das Vitamin A.

Vitamin A im engeren Sinne ist ein Alkohol der in der Natur meist als Fettsäureester vorkommt. Am höchsten ist der Vitamin A-Gehalt in Dorsch-, Hai- und Thunfischleberölen. Der tägliche Bedarf des Menschen wird durch den Genuß von Leber, Eigelb und Milch bzw. Milchprodukte gedeckt.

Beim Menschen äußern sich die ersten Anzeichen eines *Vitamin A-Mangels* in Lichtscheu, Nachtblindheit und vermindertem Dämmerungssehen, sowie einer verzögerten Dunkeladaption des Auges. Dies bedeutet, daß sich ein Mensch, der aus heller Umgebung in einen dunklen Raum tritt, nur schwer an die Dunkelheit gewöhnen kann (Nachtblindheit).

An der Haut beobachtet man Trockenheit, stärkere Pigmentierung, Schuppen- und Faltenbildung, Hyperkeratosen speziell im Bereich der Haarfollikel, Störung der Schweiß- und Talgdrüsenfunktion sowie Brüchigwerden und Ausfall der Haare.

Die Keratosis pilaris, die Reibeisenhaut, wird nach Ansicht mancher Fachleute durch Vitamin A-Mangel hervorgerufen. Befallen werden dabei hauptsächlich die Streckseiten der Arme und Beine.

Auch das Auftreten der Akne vulgaris hat man mit einem Vitamin A-Mangel in Zusammenhang gebracht.

Vitamin A wird in internationalen Einheiten gemessen.
1 Internationale Einheit (I.E.) Vitamin A
= 0,344 µg Vitamin-A-Acetat   (1 µg = 2,9 I.E.)

Andere Einheiten werden heute nicht mehr anerkannt.

Vitamin A ist in Wasser unlöslich, in Alkohol, Ölen und Fetten leichtlöslich, hitzebeständig, jedoch sehr empfindlich gegen Luftsauerstoff, UV-Lichteinwirkung und gegen Schwermetalle, insbesondere gegen Kupfer und Kobalt.

Der Tagesbedarf des erwachsenen Menschen beträgt 5.000 I.E. Vitamin A

Kosmetischen Creme setzt man gerne Vitamin A zu, besonders in Kombination mit Vitamin D, wenn sie für trockene, rauhe Haut bestimmt sind.

Auf je 100 g fertige Creme rechnet man 10.000 bis 50.000 internationale Einheiten Vitamin A. Bei Verwendung von Provitamin A (Carotin) wird die vierfache Menge empfohlen. Es erhebt sich allerdings die Frage, ob das Provitamin, das bekanntermaßen ja erst in Darmwand und Leber zu Vitamin A umgebaut werden muß, in kosmetischen Präparationen überhaupt wirksam ist.

Vitamin A findet sich fast ausschließlich in tierischen Produkten.
100 g enthalten:

Heilbuttlebertran	2—36 Mill. I.E.
Thunfischlebertran	3—12 Mill. I.E.
gewöhnlicher Dorsch- od. Kabeljaulebertran	40.000— 1 Mill. I.E.
Kalbsleber	10.000—160.000 I.E.
Schweinsleber	8.000— 36.000 I.E.
Butter	1.000— 3.000 I.E.
Käse etwa	1.500 I.E.
geräucherter Hering	500— 1.500 I.E.
ein Hühnerei	400— 1.100 I.E.
Rinderniere	750 I.E.
Kuhmilch	100— 200 I.E.

Provitamin A

Außer in freier Form kommt das Vitamin A auch in Vorstufen als sogenannte Provitamine A in der Natur als gelbrote Pflanzenfarbstoffe vor. Aus diesen kann der Körper durch Spaltung, vielleicht auch durch chemischen Abbau vom Molekülende her — wie man heute annimmt — Vitamin A herstellen. Der Umbau erfolgt in Darmwand und Leber.

Die Provitamine A zählen zu den verbreitetsten Pflanzenfarbstoffen. Sie finden sich in Früchten (Hagebutte, Paprika, Aprikose, Orange), Gemüsen (Karotte, Spinat u. a.) sowie in Niere, Leber und Milchprodukten.

Der wichtigste Vertreter der Provitamin-A Gruppe ist das ß-Carotin.

Die Internationale Einheit Provitamin A entspricht der Wirkung von 0,6µg reinstem, kristallinem all-trans-ß-Carotin. Diese I.E. Provitamin A weist aber je nach den Resorptionsbedingungen eine mehr oder minder große Vitamin A Wirkung auf, die nur unter besonders günstigen Verhältnissen einer I.E. Vitamin A, meist jedoch weniger entspricht.

Vitamin B

Vitamin B stellt, wie wir heute wissen, kein einheitliches Vitamin dar, sondern ist ein Komplex einer größeren Anzahl von Wirkstoffen.

Vitamin B_1
Aneurin
Thiamin
Antineuritisches Vitamin
Anti-Beriberi-Vitamin

Vitamin B_1 wurde als erstes Vitamin wissenschaftlich genau untersucht und seine chemische Struktur aufgeklärt. Es hat als Hydrochlorid die chemische Summenformel $C_{12}H_{17}ON_4ClS \cdot HCl$. Es enthält in seinem Molekül die Aminogruppe NH_2 und Schwefel. Das Vitamin B_1 greift in Form seines Pyrophosphorsäureesters in den Kohlehydratstoffwechsel ein. Fehlt es, so häufen sich verschiedene Stoffwechselprodukte an wie Milchsäure und Brenztraubensäure, die normalerweise weiter abgebaut werden. Es kommt dann zu schweren Zustandsbildern, die durch Lähmungen, Auftreten von Krämpfen, Störungen im Wasserhaushalt, der Herztätigkeit und des Kreislaufes gekennzeichnet sind.

Vitamin B_1 muß umso reichlicher in der Nahrung enthalten sein, je mehr diese Kohlehydrate enthält. Es bestehen somit gesetzmäßige Beziehungen zwischen der Menge der zugeführten Kohlehydrate und dem Bedarf an Vitamin B_1. Die typische *Mangelkrankheit,* die man zuerst in Ostasien studierte, heißt Beriberi und kommt zustande, wenn sich die Bevölkerung längere Zeit ausschließlich von poliertem Reis ernährt. Die Bedeutung des Vitamin B_1 in Dermatologie und Kosmetik ist noch nicht völlig erforscht. Nach Meinung einzelner Fachleute soll Vitamin B_1 einen günstigen Einfluß auf seborrhoische und juckende Dermatosen haben.

Vitamin B_1 kommt in der Natur hauptsächlich in den äußeren Schichten der Getreidekörner vor, die in fein ausgemahlenem Mehl nicht enthalten sind. Vollkornbrot, das auch die Kleie enthält, ist reich an diesem Vitamin. Der Vitamin-B_1-Gehalt wird heute in internationalen Einheiten angegeben, wobei einer I.E. 3 µg Thiamin hydrochlorid entsprechen.

In 100 g sind enthalten:

Weizenkeime	2.500—12.000 µg
Reiskleie	1.500— 2.500 µg
Sojabohnen	1.000— 1.300 µg
Schweinefleisch	500— 1.500 µg
Erbsen, getrocknet	600— 1.400 µg
Roggenkeime	900— 1.000 µg
Linsen, getrocknet	950 µg
Weizenvollkorn	200— 700 µg
Rinderniere	300— 500 µg
Haselnüsse	300— 500 µg
Vollkorn	250— 500 µg
Rindsleber	250— 300 µg

Der Tagesbedarf an Vitamin B_1 hängt von der Nahrung ab. Bei einer ausgeglichenen Ernährung soll ein Erwachsener etwa 1,7 bis 2,5 mg Vitamin B_1 täglich zu sich nehmen.

Vitamin B_2

Andere Namen dafür sind *Riboflavin,* wodurch sein Aufbau aus dem Zucker Ribose und dem Flavinfarbstoff Lumichrom ausgedrückt werden soll oder *Lactoflavin,* was sein Vorkommen in Milch andeutet. Vitamin B_2 ist wasserlöslich, wenig empfindlich gegen Luftsauerstoff und hitzebeständig, ist eine kristalline orangengelbe Substanz von intensiv bitterem Geschmack. Vitamin B_2 ist empfindlich gegenüber alkalisch reagierenden Stoffen und Schwermetallsalzen. Die Dosierung erfolgt heute nicht mehr in Einheiten, sondern in Gewicht, das in µg ausgedrückt wird. Vitamin B_2 ist ein in Tier- und Pflanzenreich weitverbreiteter, gelb-grün fluoreszierender Farbstoff. Seine Bedeutung liegt darin, daß es ein Bestandteil des gelben Atmungsfermentes ist, das bei der Zellatmung eine wichtige Rolle spielt. Da Riboflavin auch in der Netzhaut reichlich enthalten ist, scheint es beim Sehvorgang eine Funktion zu erfüllen. Die Wasser- und Salzausscheidung wird durch Riboflavin gefördert.

Weiters ist das Vitamin B_2 auch für die Aufnahme und die Stoffwechselfunktionen des Eisens von Bedeutung. Im Entwicklungsalter fördert es das Wachstum und die Zunahme des Körpergewichtes.

Vitamin B_2-Mangel führt zur Einstellung des Wachstums und der Zunahme des Körpergewichtes. Es treten Schäden am Sehorgan, an der Haut und an Schleimhäuten auf. An der Haut sieht man Entzündungserscheinungen, besonders beim Tier (Truthahn). Bekannt sind die Einrisse im Mundwinkel und Zungenentzündungen beim Vitamin B_2-Mangel. Der Tagesbedarf des erwachsenen Menschen beträgt etwa 2—3 mg.

In 100 g sind enthalten:

Rindsleber	2 800—3.400 µg
Schweinsleber	3.000 µg
Roggenkeime	600—1.500 µg
Weizenkeime	500—1.200 µg
Vollkornweizen	150— 900 µg
Hühnereier	300— 600 µg
Käse	300— 450 µg
Erbsen	200— 500 µg
Sojabohnen	230— 300 µg
Kalb- oder Rindfleisch	200— 400 µg
Reiskleie	200— 250 µg
Heringe	250— 300 µg
Bohnen, grün	150— 300 µg
Spinat	100— 350 µg
Gerste	100— 300 µg
Haferflocken	100— 200 µg
Milch	50— 160 µg

Kosmetischen Cremes kann man Vitamin B_2 in Form des Komplexes in einer Menge von 25—75 mg pro 100 g zusetzen, doch ist die Wirksamkeit bei lokaler Anwendung eher fraglich.

Vitamin B_6

Als Vitamin B_6, Adermin oder Pyridoxin, auch Antidermatitisfaktor genannt, sind drei Verbindungen wirksam:

Pyridoxol
Pyridoxal
Pyridoxamin

Alle drei Substanzen liegen normal als Hydrochlorid vor. Es sind kristallisierte farb- und geruchlose Substanzen von salzigem Geschmack; in Wasser mit saurer Reaktion gut löslich. B_6 ist beständig gegenüber Sauerstoff, wird aber durch Sonnenlicht langsam zersetzt. Sein Mangel führt zur seborrhoischen Dermatitis, wie dies im Experiment an freiwilligen Versuchspersonen gezeigt werden konnte. Daneben treten als Mangelsymptome bei Menschen epileptiforme Krämpfe, neuritische Erscheinungen, sowie Erosionen an der Lippen- und Mundschleimhaut auf. Die seborrhoischen Hautveränderungen betreffen vorzugsweise das Gesicht.

Daneben spielt Vitamin B_6 eine wesentliche Rolle im intermediären Stoffwechsel.

Vitamin B_6 verabreicht man heute, um Erbrechen nach der Narkose, bei Auto-, Flug- und Seereisen und in der Schwangerschaft zu verhindern. Bekannt ist die günstige Wirkung des Vitamin B_6 bei Röntgenbestrahlungen, da es die üblen Zustände, die unter den Namen Röntgenkater bekannt sind, weitgehend zu unterdrücken in der Lage ist.

Als Tagesbedarf wird eine Menge von etwa 1—2 mg angegeben. Ob Vitamin B_6 bei lokaler Anwendung seine Wirksamkeit entfaltet, steht zum gegenwärtigen Zeitpunkt noch nicht fest.

Die Dosierung erfolgt in Gewichtseinheiten (mg) Pyridoxin-Hydrochlorid. Die früher übliche Meßung in Ratteneinheiten ist heute verlassen. Vitamin B_6 findet sich in der Natur vor allem in Hefe, Körnerfrüchten, grünen Gemüsen, Muskulatur, Leber, Niere, Gehirn, Eigelb und Milch.

Vitamin B_{12}

Als Vitamin B_{12} sind mehrere Verbindungen wirksam, von denen die wichtigste das Cyanocobalamin ist. Es ist eine chemisch sehr kompliziert gebaute Substanz von tiefroter Farbe, die Kobalt in ihrem Molekül enthält. Vitamin B_{12} ist gegen Licht empfindlich, löslich in Wasser und verliert seine Aktivität in stark saurem wie in stark alkalischem Milieu. Die Dosierung erfolgt in Gewichtseinheiten.

Vitamin B_{12} ist in Leber, Niere, in Fischextrakten sowie in zahlreichen Bakterien enthalten.

Vitamin B_{12} spielt im intermediären Stoffwechsel eine wichtige Rolle. Bekannt ist seine Bedeutung bei der Blutbildung. Eine lokale Anwendung ist bis heute nicht bekannt.

Vitamin PP

Nicotinsäure (Niacin) und Nicatinsäureamid (Niacinamid) besitzen die gleiche Vitamin PP-Wirksamkeit. Andere Namen für Vitamin PP sind PP-Faktor oder Pellagraschutzfaktor.

Vitamin PP muß in der Nahrung vorhanden sein, da es sonst zum Krankheitsbild der *Pellagra* kommt. Das Zustandsbild ist gekennzeichnet durch graue Verfärbung und Austrocknungserscheinungen der Haut, Durchfälle, die durch Veränderungen des Darmepithels bedingt sind, sowie Schwäche, Appetitlosigkeit und geistige Störungen die zur vollkommenen Demenz führen können.

Die Pellagra wurde vor allem in Gegenden beobachtet, wo sich die arme Bevölkerung vorwiegend von Mais ernährt (USA, Norditalien, Südtirol). Nicotinsäureamid spielt als Teil wichtiger Zellfermente (Codehydrase I und II) im Stoffwechsel eine ausschlaggebende Rolle.

Nicotinsäure dessen chemische Formel $C_6H_6O_2N$ lautet, ist eine farblose Substanz von salzig-bitterem Geschmack, die in Wasser leicht löslich ist. Die Dosierung erfolgt in Gewichtseinheiten. Es ist beständig gegen Hitze und Oxydationsmittel, jedoch empfindlich gegen Alkalien. Der Tagesbedarf an Vitamin PP beträgt etwa 13—16 mg. Nikotinsäureamid ist in der Natur weit verbreitet und findet sich vor allem in Hefe, Körnerfrüchten, Früchten, Gemüsen, Leber, Niere, Muskel und anderen tierischen Organen.

Pantothensäure

Es handelt sich um ein hellgelbes, schwach basisch reagierendes, hygroskopisches Öl. Meist liegt nicht die freie Säure, sondern das Calcium- oder Natriumpantothenat vor. Dieses ist ein weißes, leichtes hygroskopisches, mikrokristallines Pulver. Pantothensäure ist gegen Hitze und Sauerstoff beständig, löst sich leicht und mit schwach alkalischer Reaktion in Wasser.

Häufig wird an Stelle der Pantothensäure bzw. der pantothensauren Salze der entsprechende Alkohol verwendet (Panthenol), eine farblose ölige Flüssigkeit, die wasser- und alkohollöslich ist.

Die Dosierung erfolgt heute in Milligram Pantothensäure (= 1,087 mg Calciumpantothenat), früher übliche Hefewachstumseinheiten sind nicht mehr gebräuchlich.

Pantothensäure ist in der Natur sehr weit verbreitet und findet sich besonders in Hefe, Algen, Schimmelpilzen, grünen Pflanzen, Körnerfrüchten, in tierischen Organen wie Leber, Nebenniere, Hirn, Muskel sowie in Milch und Hühnereigelb.

Ein Tagesbedarf beim Menschen wird mit schätzungsweise 10 mg angegeben. Pantothensäure kommt in jeder lebenden Zelle vor. Sie hat eine wichtige Funktion als Bestandteil von gewissen Zellfermenten, die im Kohlehydrat-, Fett- und Eiweißstoffwechsel eine Rolle spielen. Wachstum und Pigmentierung des Haares werden durch die Pantothensäure gefördert, was sich im Tierversuch einwandfrei nachweisen läßt. Bei Mangel von Pantothensäure kommt es zu Müdigkeit, Appetitlosigkeit, zu Nervenstörungen, Brennen der Füße, sowie gesteigerter Anfälligkeit gegenüber Infektionen.

Pantothensäure wird empfohlen zur Behandlung von entzündlichen Prozessen, Funktionsstörungen des Epithels sowie bei akuten und chronischen Entzündungszuständen der Schleimhaut des Mundes und des Darmes. Die Wundheilung wird durch Pantothensäure beschleunigt.

Im Tierversuch konnte überdies gezeigt werden, daß Pantothensäure auf das Ergrauen der Haare einen Einfluß hat, doch fehlen einwandfreie Beweise, daß dies auch beim Menschen zutrifft.

Die lokale Verwendung der Pantothensäure stellt nachgewiesenermaßen eine wirkungsvolle Methode der Verabreichung dar. Sie wird als Zusatz zu Haarwässern in Form ihres Alkohols (Panthenol), der von der Haut leichter als die Säure aufgenommen wird, in einer Menge von 3 g auf 100 g Fertigprodukt empfohlen.

Biotin
Vitamin H
antiseborrhoisches Vitamin

Biotin, Vitamin H, $C_{10}H_{16}O_3N_2S$, besteht aus langen, farblosen Nadeln, die sich unter saurer Reaktion in Wasser auflösen. Besser sind sie in Äthylalkohol löslich. Biotin ist empfindlich gegen ultraviolettes Licht. Die Dosierung erfolgt in mg. Biotin findet sich in Hefe, Reiskleie, Rübensirup, Gemüsen, Früchten, tierischen Organen und Milch.

Der Tagesbedarf wird mit 0,1—0,3 mg angegeben.

Biotin erfüllt im intermediären Stoffwechsel eine Reihe wichtiger Funktionen. Es soll die fettige Degeneration der oberen Epidermisschichten verhindern. Beim Versuchstier kann man mit biotinfreier Ernährung künstlich eine Seborrhoe erzeugen. Im Versuch kann man bei Menschen durch reichlichen Genuß von rohem Hühnereiklar die gleichen Erscheinungen hervorrufen, wie sie bei Biotinmangel auftreten. Im Eiklar findet sich ein Stoff, das Avidin, der das Biotin durch feste Bindung unwirksam macht.

Die *Mangelsymptome beim Menschen* sind durch direkte Versuche ermittelt worden. Deckt man einer Versuchsperson ein Drittel des Kalorienbedarfs durch rohes Hühnereiweiß, so treten nach ca. 3—4 Wochen die Erscheinungen als feinschuppige, später fleckschuppige Dermatitis an Händen, Armen und Beinen auf. Die befallenen Partien nehmen allmählich eine fahlgraue Farbe an. Die Haut wird trocken und schilfrig, da die Talgproduktion fast vollkommen zum Stillstand kommt. Daneben bestehen allgemeine Erscheinungen wie Müdigkeit, Appetitlosigkeit, Muskelschmerz, Depressionen und Nervenstörungen.

Biotin wird in der Dermatologie bei der Dermatitis dysseborrhoica, bei der Akne und anderen dystrophischen Störungen der Haut und Schleimhäute, sowie bei Nagelwachstumsstörungen empfohlen. Auch beim Ergrauen der Haare soll Biotin einen günstigen Einfluß haben. Ob eine lokale Verabreichung des Biotins von Nutzen ist, steht nicht fest.

Folsäure

Folsäure, Vitamin B_c, ist eine kristalline, geruchlose Substanz von saurem Charakter; in heißem Wasser löslich und löslich in anderen organischen Lösungsmitteln wie Methylalkohol und Säuren. Folsäure wird durch Sonnenlicht zerstört. Sie bildet sowohl Ester wie beständige Salze. Der Tagesbedarf beträgt 1—2 mg.

Folsäure findet sich in Leber, Niere und Muskel des Rindes und Kalbes, in Gemüsen wie Blumenkohl, Hülsenfrüchten, Karotten etc. Folsäure wird auch durch Mikroorganismen im Darm gebildet. Bei Folsäuremangel kommt es beim Versuchstier zu Störungen der Blutbildungen sowie zu Bildungs- und Wachstumsstörungen des Haarkleides bzw. des Gefieders, zu Hautläsionen sowie zu Entwicklungsstörungen bei jungen Versuchstieren. Beim Menschen bewirkt Folsäuremangel bestimmte Anämieformen (megaloblastische Anämie).

Inosit, Bios I, Myo-Inosit

Inosit, mit der Formel $C_6H_{12}O_6$, liegt in Reinsubstanz in Form von farblosen Kristallen von süßlichem Geschmack vor. Sie sind löslich in Wasser. Inosit wird in allen pflanzlichen und tierischen Geweben, besonders in Früchten, Getreidekörnern, in Muskel, Leber, Niere, Blut, Milch und Eiern gefunden.

Der Tagesbedarf wird auf etwa 1—1,5 mg geschätzt. Inosit wird bei Störungen des Leberstoffwechsels, insbesondere bei Leberverfettung, innerlich angewendet.

Vitamin C

L-Ascorbinsäure
Antiscorbutisches Vitamin

Vitamin C mit der chemischen Formel $C_6H_8O_6$ bildet sauer schmeckende Kristalle, die sich in Wasser leicht lösen. Ascorbinsäure ist unter Lichtschutz stabil, zersetzt sich jedoch unter Einwirkung von Feuchtigkeit und Luftsauerstoff. Vitamin C ist sehr empfindlich gegenüber Oxydationsmitteln und Schwermetallen. Die Dosierung erfolgt in Gewichtseinheiten.

Vitamin C kommt fast in allen lebenden Geweben vor; besonders reich sind frische Früchte, wie Zitrone, Apfel, Hagebutte, Tomate, Paprika und Sanddorn, Gemüse, Salate und andere grüne Pflanzen. Unter den tierischen Organen vor allem Nebenniere, Hypophyse und Leber.

100 g enthalten:

Hagebutten	100—4.800 mg
Sanddornbeerensaft	360— 900 mg
Nebennieren	180— 270 mg
rote Paprika	150— 225 mg
Petersilie	100— 300 mg
schwarzer Johannisbeerensaft	90— 360 mg
Blumenkohl	50— 90 mg
Erdbeeren	40— 100 mg
Löwenzahn	35— 100 mg
Grapefruitsaft	45— 50 mg
Zitronensaft	30— 78 mg
Rindsleber	30— 40 mg
Kalbsleber	20— 70 mg
Apfelsinen	16— 100 mg
Kartoffel	11— 36 mg
Tomaten	10— 100 mg
Milch	1— 2 mg

Der Tagesbedarf des Erwachsenen wird unter normalen Umständen mit 75—100 mg Vitamin C angegeben, der durch die übliche gemischte Nahrung hinreichend gedeckt erscheint.

Vitamin-C-Mangel erzeugt das Krankheitsbild Skorbut, das durch Zahnfleischblutungen, Blutaustritt unter die Haut und Knochenhaut, Erschöpfung und Ödeme gekennzeichnet ist. Wenn es nicht zeitgerecht zur Zufuhr von Vitamin C kommt, tritt unter Herz-Kreislaufversagen der Tod ein.

Unter dieser Krankheit litten in früheren Zeiten hauptsächlich die Besatzungen von Schiffen, die monate- und jahrelang entfernt von Land und darauf angewiesen waren, sich ausschließlich von konservierten Lebensmitteln zu ernähren. Man wußte allerdings, daß frische Früchte, im besonders reichlichen Maße jedoch Zitronen und Orangen einen Stoff enthalten, der in der Lage ist, die Krankheitserscheinungen des Skorbut innerhalb kurzer Zeit zum Verschwinden zu bringen.

Vitamin C spielt eine wichtige Rolle bei Oxydationsvorgängen in der Zelle. Je aktiver eine Zelle arbeitet, umso mehr Vitamin C enthält sie.

Bei mäßiggradigem Mangel an Vitamin C treten Ermüdungserscheinungen auf, die man besonders im Frühjahr als sogenannte Frühjahrsmüdigkeit beobachten kann. Ein Vitamin C-Mangel macht auch gegen Infektionskrankheiten besonders anfällig.

Ein Zusatz von Vitamin C zu kosmetischen Präparaten ist wirkungslos, wenn man von seiner Anwendung in Bleichcremes absieht, wo es als Oxydationsmittel eingesetzt wird.

Vitamin D
antirachitisches Vitamin

Vitamin D ist keine einheitliche chemische Substanz, sondern eine Gruppe von Verbindungen zeigt Vitamin D-Wirkung. Diese Stoffe entstehen durch UV-Bestrahlung aus Vorstufen und werden als D_1 bis D_7 bezeichnet. Vitamin D liegt in Form von farb- und geruchlosen Nadeln und Blättchen vor. Es ist gut löslich in Öl, Chloroform, Äther und Alkohol. Vitamin D ist empfindlich gegen Luftsauerstoff, Oxydationsmittel und starke Mineralsäuren.

Von Interesse ist jedoch nur das Vitamin D_2, auch Ergocalciferol genannt und das Vitamin D_3 auch Cholecalciferol. Das natürliche in der Natur vorkommende Vitamin D_3 wird vor allem im Leberöl von Fischen (Lebertran), aber auch in frischer Butter, Eier und Milch gefunden.

100 g enthalten:

Heilbuttlebertran	120.000—400.000 I.E.
Thunfischlebertran	700.000—4,5 Mil. I.E.
Lebertran, gewöhnlicher	8.500 I.E.
geräucherter Aal bis	5.000 I.E.
Sardinen	1.800 I.E.
Forellen	500— 4.000 I.E.
Hering	300— 1.700 I.E.
Eidotter	150— 500 I.E.
Käse	50— 200 I.E.
Rindsleber	40— 100 I.E.
Milch	10 I.E.
Butter je nach Jahreszeit	10— 100 I.E.

Die „Internationale Einheit" von Vitamin D entspricht der Wirkung von 1 mg eines von der Weltgesundheitsorganisation (WHO) herausgegebenen Standardpräparates, das aus öliger Lösung von Vitamin D_3 besteht.

Der Tagesbedarf an Vitamin D wird bei den Erwachsenen mit 400 internationalen Einheiten angegeben.

Während auch eine beträchtliche Überdosierung der meisten anderen Vitamine keine schädliche Wirkung hat, führt eine übermäßige Verabreichung von Vitamin D zu schweren Gesundheitsstörungen, ja selbst zum Tode. Dabei beobachtet man nach einer anfänglich starken Kalkablagerung im Knochen, daß dieser Kalk wieder mobilisiert wird, den ganzen Körper überschwemmt und bald in allen Organen in Form von kleinen Kalkkristallen abgelagert wird. Durch Verkalkung der Niere tritt schließlich der Tod ein.

Vitamin D kontrolliert den Calcium- und Phosphatstoffwechsel in unserem Körper, der für die ordnungsgemäße Verkalkung der Knochen notwendig ist. Bei Mangel an Vitamin D kommt es im wachsenden Organismus zur Rachitis (englische Krankheit), die durch Knochenerweichungen und Verbiegungen charakterisiert ist. Auch auf den Verkalkungszustand der Zähne hat das Vitamin D einen Einfluß.

In der Dermatologie spielt das Vitamin D eine wichtige Rolle, da verschiedene Hautveränderungen (Hauttuberkulose u. a.) durch hohe Vitamin D-Gaben günstig beeinflußt werden.

Die Angaben, ob ein Zusatz von Vitamin D zu kosmetischen Präparaten sinnvoll ist, weichen voneinander ab. Während einerseits Vitamin D-Zugaben zu Vitamincremes empfohlen werden (angeblich Erhöhung des Spannungszustandes und des Tonus der Haut, Beschleunigung des Stoffaustausches; Haut wird elastisch und witterungsfest) wird eine Wirkung der lokalen Vitamin D-Verabreichung von anderer Seite als vollkommen wirkungslos bezeichnet.

Vitamin E

Vitamin E, Tocopherol, auch Antisterilitäts- oder Fertilitätsvitamin genannt, ist kein einheitlicher Stoff, sondern liegt in mehreren, verschiedenen Formen vor, die mit griechischen Buchstaben bezeichnet werden. Im Allgemeinen wird aber unter gewöhnlichen Vitamin E das a-Tocopherol mit der Summenformel $C_{29}H_{49}OH$ oder sein Acetat verstanden, das von allen Tocopherolen die größte biologische Wirksamkeit besitzt.

Die Tocopherole sind bei gewöhnlicher Temperatur klare viskose Öle von blaß-gelber Farbe. Sie sind in allen organischen Lösungsmitteln gut löslich. Sie sind unempfindlich gegen Hitze, Säuren und Alkalien, jedoch empfindlich gegenüber Oxydationsmitteln und ultraviolettem Licht. Die Tocopherole sind in tierischen und pflanzlichen Materialien weit verbreitet. Am höchsten ist ihr Gehalt in den Getreidekeimen und Getreidekeimölen. Auch grüne Gemüse enthalten ziemlich viel Vitamin E. Bei tierischen Produkten finden sich Vitamin E in der Hypophyse, Nebenniere, Milz, in Milch und Butter.

Als „Internationale Einheit" wurde die Wirkung von 1 mg synthetischem reinsten dl-a-Tocopherolacetat gewählt. Als Tagesbedarf werden 30 I.E. angegeben.

Die Wirkung des Tocopherols wurde an Laboratoriumstieren, vor allem an Ratten erforscht. Ernährt man diese Tiere frei von Vitamin E, so kommt es bei den Männchen zu einer Hodenatrophie, bei Weibchen zuerst zu Totgeburten, schließlich zu Fehlgeburten. Das Vitamin E beeinflußt auch die Fruchtbarkeit der Bienen und anderer Insekten. Das Futter der Bienenkönigin enthält neben Pantothensäure auch reichlich Vitamin E.

Von allen pflanzlichen Produkten ist das Weizenkeimöl durch den höchsten Vitamin E-Gehalt ausgezeichnet.

In der Kosmetik wird Vitamin E ausschließlich in Form des Weizenkeimöls in Präparate eingearbeitet. Der Anteil des Weizenkeimöls soll jedoch 10% des Fettansatzes des Präparates nicht übersteigen.

Von Interesse ist, daß die Tocopherole als biologische Fettstabilisatoren (Antioxydantien) wirken und ein Zusatz von 0,1—0,2% das Ranzigwerden von Fetten und Ölen wirksam unterdrücken kann. Man darf allerdings diese gegen die oxydative Zersetzung gerichtete Wirkung nicht mit einer gegen Bakterien- und Schimmelbefall gerichteten Konservierung verwechseln.

Vitamin K

Vitamin K ist keine einheitliche Substanz, sondern eine Reihe von chemisch nahe verwandten Substanzen. Diese zeigen Vitamin-K-Wirkung. Man bezeichnet sie als K_1 bis K_7. Sie unterscheiden sich durch die Art der Seitenketten, die am gemeinsamen Grundskelett hängen.

Vitamin K_1, auch Phytonadion genannt, ist ein gelbes, visköses Öl, gut löslich in fetten Ölen, schwer löslich in Alkohol, unlöslich in Wasser. Lichtempfindlich und unbeständig gegen Alkalien, starke Säuren und Oxydationsmittel.

Vitamin K findet sich vor allem in grünen Pflanzen (Roßkastanie, Brennnessel, Luzerne, Spinat), Gemüsen (Blumenkohl, Weißkohl), Kartoffeln, Pflanzenölen und Früchten wie Tomaten, Erdbeeren, Hagebutten. Weiters in der Leber und im Blut. Da Vitamin K ein Stoffwechselprodukt unserer Darmbakterien ist, beobachtet man unter normalen Umständen keine Mangelerscheinungen. Nur wenn die Aufnahme des Nahrungsfettes, mit dem das Vitamin K mit aufgenommen wird, krankhaft vermindert ist, bilden sich Mangelzustände aus.

Vitamin K ist notwendig, damit unsere Leber einen Stoff bildet, der Prothrombin genannt wird. Da Prothrombin die Vorstufe eines Fermentes (Thrombin) ist, das bei der Blutgerinnung eine entscheidende Rolle spielt, kommt es bei Vitamin K-Mangel zu erhöhter Blutungsneigung und Hemmung der Blutgerinnung.

Vitamin K_5 wird gegen Pilzkrankheiten des Haares und Haarbodens verwendet. Sein Einsatz in Kosmetika wurde wegen seiner antimykotischen und antibakteriellen Wirksamkeit vorgeschlagen.

DIE HORMONE

Die Hormone sind organische Verbindungen, die im menschlichen bzw. tierischen Körper dauernd oder periodisch gebildet werden müssen, um die normale Tätigkeit der Organe, sowie das harmonische Zusammenspiel der spezifischen Organfunktionen zu garantieren. Es handelt sich somit um Wirkstoffe, die an bestimmten Stellen des Körpers, meist in sogenannten *endokrinen* oder *Blutdrüsen* gebildet werden. Der Name Hormon wurde 1902 von den beiden Forschern BAYLISS und STARLING geprägt, die erstmals eine Fernwirkung auf ein anderes Organ auf chemischem Wege studierten und die auch den Ausdruck „chemical messenger" (chemischer Sendbote) einführten.

Was die *chemische Struktur* der Hormone betrifft, so sind einzelne relativ einfach gebaut (Adrenalin, Thyroxin), eine Anzahl zeigt ein chemisches Grundskelett das aus drei Benzolringen und einem Fünfringsystem besteht (Cyclopentano-perhydrophenandren) und das man im Follikelhormon, im Progesteron, in männlichen Keimdrüsenhormonen, in den Nebennierenrindenhormonen u. a. vorfindet. Andere Hormone wie das Insulin, die Hypophysenhormone und das Thymushormon sind zum gegenwärtigen Zeitpunkt bezüglich ihrer Struktur überhaupt noch nicht aufgeklärt.

Da die Homone zu den wirksamsten Substanzen zählen, die wir kennen, werden sie immer nur in verschwindend kleinen Mengen produziert, eine Tatsache, die ihrem Studium große Schwierigkeiten bereitete. Man mußte Tonnen von tierischen Blutdrüsen aufarbeiten, um wenige Milligramm eines reinen Hormons zu gewinnen. Der geringen Konzentration halber kann die Bestimmung von Hormonen auch nicht mit Hilfe von chemischen Methoden erfolgen, sondern es müssen *biologische Teste* zu Hilfe genommen werden.

Aus der großen Zahl der biologischen Bestimmungen sei der Anschauung halber der *Hahnenkammtest* näher beschrieben:

Kastriert man junge Hähne, indem man ihnen operativ die Keimdrüsen entfernt, so entwickelt sich bei ihnen nur ein ganz kleiner, verkümmerter Kamm. Verabreicht man nun den Versuchstieren Substanzen, die die Wirkung des männlichen Keimdrüsenhormons besitzen, so beginnt der Kamm sofort zu wachsen. Das Maß des Zuwachses kann nun als Maßstab für die zugeführte Hormonmenge gelten. Mit anderen Worten, eine bestimmte Hormonmenge bewirkt eine bestimmte Größenzunahme des Kammes, und stellt damit die sog. Hahnenkammeinheit dar.

Für andere Hormone sind mit entsprechenden Versuchstieren andere Testmethoden ausgearbeitet worden.

Außer den *klassischen Hormonen,* die sich durch ihre Fernwirkung auszeichnen, beschreibt man heute auch sogenannte *Gewebshormone* oder *Hormonoide,* denen vorwiegend eine Nahwirkung zukommt und die ihre Funktion im selben Organ erfüllen, in dem sie gebildet werden.

Die hormonbildenden Drüsen selbst unterliegen der Steuerung durch übergeordnete Hormone, die meist in der Hypophyse gebildet werden, sowie durch Zentren, die vor allem im Zwischen- und Mittelhirn gelegen sind. Es besteht daher ein inniges und kompliziertes Zusammenspiel zwischen Nervensystem und endokrinen Drüsen.

Endokrine Drüsen und wichtige Bildungsstätten für Hormone sind:

Hirnanhang (Hypophyse)
Zirbeldrüse (Epiphyse)
Schilddrüse (Thyreoidea)
Nebenschilddrüse (Parathyreoidea)
Bries (Thymus)
Nebenniere (Glandulae suprarenalis)
Eierstöcke (Ovarien)
Hoden (Testes)
Bauchspeicheldrüse (Pankreas)
Mutterkuchen (Placenta)

Die Hirnanhangsdrüse

Das zentrale Steuerungsorgan für unseren Hormonhaushalt ist die *Hirnhangsdrüse (Hypophyse)*. Sie kontrolliert die Tätigkeit der hormonbildenden Organe und produziert Hormone, die sie beeinflussen. An der Hypophyse kann man einen Vorderlappen und einen Hinterlappen, bei Tieren auch einen Mittellappen abgrenzen. Diese Anteile unterscheiden sich sowohl histologisch als auch herkunftsmäßig deutlich voneinander.

Im *Hypophysen-Vorderlappen* werden Wachstumshormone sowie Stoffe produziert, die die Keimdrüsen, die Schilddrüsen, die Nebennieren, die Nebenschilddrüsen sowie die Insulinproduktion kontrollieren. Hinzu kommen noch Hormone die den Stoffwechsel beeinflussen, die Ausbildung der Milchdrüsen während der Schwangerschaft bewirken und andere mehr.

Der *Hypophysen-Hinterlappen* erzeugt unter anderem ein blutdruckregulierendes Hormon, sowie Stoffe, die die Wehentätigkeit der Gebärmutter auslösen.

Vom *Hypophysen-Mittellappen* weiß man, daß er bei Tieren ein Hormon erzeugt, das die Pigmentzellen der Haut veranlaßt sich auszudehnen oder zusammenzuziehen. Hiedurch sind Tiere in der Lage, ihre Körperfarbe zu ändern und dem Untergrund z. B. anzupassen.

Die Zirbeldrüse

Die Hormone der *Zirbeldrüse* (Epiphyse) wirken in noch unbekannter Weise wahrscheinlich auf das Wachstum und sollen in gewissem Sinne Gegenspieler der Hypophysen-Vorderlappenhormone sein.

Die Schilddrüse

Das Hormon der *Schilddrüse (Thyreoidea)*, das Thyroxin, ein jodhältiger Wirkstoff der Formel $C_{15}H_{11}O_4NJ_4$ wirkt vor allem auf den Stoffwechsel. Eine

Überfunktion der Drüse führt zu einer Steigerung, eine Unterfunktion zu einer Senkung des Grundumsatzes. Die Symptome der Überfunktion wie erhöhter Grundumsatz, Nervosität, Hervortreten der Augäpfel, starkes Schwitzen, Herzbeschwerden u. a. sind unter dem Namen BASEDOWsche Erkrankung allgemein bekannt.

Die Unterfunktion führt zum Krankheitsbild des Myxoedems, das durch Wasserspeicherung im Gewebe (Ödeme), Verblödung und Störungen an Haut und Haaren gekennzeichnet ist. Die Haut erscheint dabei rauh und trocken, die Haare struppig und glanzlos.

Die Tatsache, daß man durch Verfütterung, frischer roher oder getrockneter Schilddrüse den Grundumsatz steigern kann, hat den Gedanken aufkommen lassen, Schilddrüsenpräparate zur Behandlung übermäßiger Fettsucht zu verwenden. Es enthalten auch daher viele Schlankheitswundermittel Schilddrüsenhormon. Da bei unkontrollierter Verwendung unangenehme Nebenerscheinungen auftreten können, sollten solche Präparate nur unter der Anleitung eines Arztes eingenommen werden.

Die Nebenschilddrüsen

Die *Nebenschilddrüsen* liefern das Parathormon, das regulierend auf den Calciumstoffwechsel wirkt. Unser Körper ist außerordentlich empfindlich gegen Störungen des Calciumstoffwechsels. Insbesondere ein Absinken des Blutcalciumwertes führt zum schweren Krankheitsbild der Tetanie, dessen Hauptsymptom Krämpfe sind.

Werden bei einer Kropfoperation unabsichtlich die Nebenschilddrüsen mit entfernt, so kommt es gleichfalls zum Krankheitsbild der Tetanie, einer schweren und gefürchteten Komplikation der Operation.

Das Bries

Das *Bries* (Thymusdrüse), das nur bei Jugendlichen vorhanden ist und hinter dem Brustbein liegt, produziert Hormone, die bis jetzt noch nicht näher erforscht sind, aber ohne Zweifel auf das Wachstum des jugendlichen Organismus einen wesentlichen Einfluß haben. Nach der Pubertät wird die Drüse langsam zurückgebildet und durch einen Fettkörper ersetzt.

Die Nebenniere

Die *Nebenniere* (Corpus suprarenalis) zerfällt, wie bereits im anatomischen Teil besprochen wurde, in die Nebennierenrinde und das Nebennierenmark, zwei Organe, die wohl anatomisch eine Einheit bilden, funktionsmäßig aber nichts miteinander zu tun haben. Die Nebenniere hat die Gestalt einer kleinen zipfelförmigen Kappe, die dem oberen Pol der Niere aufsitzt.

Das *Nebennierenmark* erzeugt als wichtigstes Produkt das Hormon Adrenalin, das das erste Hormon war, dessen chemische Struktur aufgeklärt wurde (JOWET 1904) und das synthetisch dargestellt werden konnte. Es übt vor allem eine Wirkung auf den Blutdruck sowie auf die Durchblutung der Organe aus und stellt im Kohlehydratstoffwechsel in gewisser Beziehung den Gegenspieler des Insulins dar, indem es den Blutzuckerspiegel erhöht.

Die *Nebennierenrinde* erzeugt eine größere Anzahl von Hormonen, von denen bis jetzt etwa 30 in reinem kristallinem Zustand isoliert werden konnten. Alle gehören zur Gruppe der Steroide. Während manche biologisch inaktiv sind oder in ihrer Wirkung den Geschlechtshormonen nahestehen, faßt man unter dem Namen Corticoide sechs Hormone zusammen, denen die eigentliche Nebennierenrindenwirkung zukommt. Zu ihnen gehört das Cortison, das Hydrocortison, das Corticosteron und das Decorton.

Die Funktion der Nebennierenrinde ist für den Menschen lebenswichtig. Unter anderem wird der Elektrolyt- und Wasserhaushalt, der Kohlehydratstoffwechsel, der Gerinnungsmechanismus, sowie die Widerstandsfähigkeit des Gesamtorganismus gegenüber Belastung (Stress) beeinflußt. Das Studium der Nebennierenrindenhormone und ihre Wirkung auf unseren Körper ist noch bei weitem nicht abgeschlossen. In neuerer Zeit haben einzelne Nebennierenrindenhormone, die man unter dem Namen Glucocorticosteroide zusammenfaßt und ihre Abkömmlinge eine besondere Bedeutung in der Medizin und insbesondere in der Dermatologie erhalten. Diese Hormone zeigen bei lokaler Anwendung, aber auch bei innerlicher Verabreichung eine sehr starke entzündungshemmende Wirkung, sodaß sie heute bei vielen entzündlichen Hautkrankheiten verwendet werden. Manche Krankheiten, die bis vor kurzem noch überhaupt nicht beeinflußbar waren (Stoßblasensucht z. B.) können heute durch die Verabreichung von Nebennierenrindenhormonen wesentlich gebessert werden.

Die Keimdrüsen

Die *Keimdrüsen-* oder *Sexualhormone* werden, wie der Name schon andeutet in den Keimdrüsen — den *Eierstöcken* und den *Hoden* — gebildet. Sie bewirken die Ausbildung der sekundären Geschlechtsmerkmale und steuern die Geschlechts- und Gebärfunktionen.

Die *männlichen Hormone*, das Testosteron und das Androsteron bewirken die Ausbildung der sekundären männlichen Geschlechtsmerkmale (tiefe Stimme, Bartwuchs, sonstiger männlicher Behaarungstyp).

Wenngleich die männlichen Sexualhormone in der Medizin von großem Interesse sind, kommen sie doch für kosmetologische Belange kaum in Frage.

Die *weiblichen Sexualhormone* werden an mehreren Stellen des Körpers gebildet. Die wichtigsten Bildungsstätten sind:

Follikel der Eierstöcke
Gelbkörper der Eierstöcke
Plazenta.

In den *Follikeln der Eierstöcke* werden die Follikelhormone produziert, die einerseits die Ausbildung der sekundären weiblichen Geschlechtsmerkmale steuern, andererseits die Gebärmutterschleimhaut veranlassen, sich aufzubauen, um für die Aufnahme des befruchteten Eies bereit zu sein. Auch die drüsigen Anteile der weiblichen Brust werden zum Wachstum angeregt, wodurch aus der kindlichen Brustdrüse in der Pubertätszeit die weibliche Brust entsteht. Die Zufuhr von Follikelhormonen beim jugendlichen oder kastrierten Tier bewirkt Brunst.

Besondere kosmetologische Bedeutung haben die weiblichen Sexualhormone und insbesondere das Follikelhormon durch die Beobachtung erlangt, daß bei lokaler Anwendung in Form einer Hormoncreme eine günstige Wirkung auf die Haut beobachtet werden konnte. Es zeigt sich, daß sich die Haut im behandelten Bezirk strafft, daß eine bessere Durchblutung erkennbar wird und, parallelgehend mit einer Steigerung des Stoffwechsels, in manchen Fällen ein auffälliger Rückgang der Faltenbildung beobachtet werden kann. Da sich dabei überdies der Wassergehalt der Haut steigert, konnte man sagen, daß in gewissem Sinn ein jugendlich-frischeres Aussehen erzielt werden konnte.

Um diese Erscheinungen genau zu studieren, wurde bei einer Reihe von Personen im Alter von etwa 40 Jahren unter genau festgelegten Bedingungen die Follikelhormonwirkung auf die Haut studiert.

Man fand, daß sich der Zellinhalt der Oberhautzellen vermehrte, daß eine gesteigerte Zellteilung in der Keimschicht der Epidermis beobachtet werden konnte und die Epidermis überdies eine Dickenzunahme zeigte, da sich die Anzahl ihrer Zellschichten vermehrt hatte. Weiters fand sich eine Regeneration der elastischen Fasern und eine Steigerung der Durchblutung im Papillarkörper.

Man muß jedoch objektiverweise zugeben, daß in den meisten Fällen nach dem Aufhören der Behandlung auch die günstigen Erfolge, wenigstens teilweise, wieder verloren gingen. Bei längerer Behandlung konnte jedoch ein gewisser Erfolg keineswegs in Abrede gestellt werden.

Diesen günstigen Erfahrungen stehen nun eine Reihe von warnenden Stimmen gegenüber, die die Verwendung von hochwirksamen Follikelhormonen in kosmetischen Präparaten aus mehreren Gründen ablehnen. Eines der Hauptargumente, die gegen die Verwendung von Follikelhormonen in kosmetischen Präparaten angeführt wird, ist ihre Eigenschaft auch bei lokaler Anwendung ihre Wirkung im gesamten Organismus zu entfalten.

Wiederholt sind Fälle beschrieben worden, bei denen es bei älteren Frauen, die bereits jahrelang keine Menstruationsblutungen mehr gehabt hatten, unter der Follikelhormonbehandlung der Haut durch Aufnahme des Hormons zu einem abnorm gesteigerten Aufbau der Uterus-Schleimhaut gekommen war und zufolgedessen heftige und langdauernde Blutungen eintraten. Um diese zu stillen, war man genötigt, solche Frauen einer Curettage zu unterziehen. Im allgemeinen kann man sagen, daß es nicht zu verantworten ist, wenn ein kosmetisches Präparat mehr als 250 bis 350 i.E. per Kilogramm oestrogene Substanzen enthält, da es ohne ärztliche Kontrolle von Laien verwendet wird.

Leider finden sich aber immer noch verschiedene Präparate auf dem Markt, die als sogenannte Büstenpflegemittel angepriesen werden und ein Vielfaches dieser Dosierung enthalten.

Wegen der genannten Zwischenfälle ist in gewissen Ländern zum Teil ein beschränktes, zum Teil ein generelles Verbot hormonhältiger Präparate ausgesprochen worden.

Neben den Wirkungen auf den Sexualtrakt sind auch rein psychische Wirkungen zu beobachten, die gegen die Verwendung von stark hormonhaltigen Cremes sprechen. Es handelt sich dabei um Änderungen im Temperament wie auffallende Teilnahmslosigkeit, sowie Änderungen im sexuellen Verhalten.

Weitere Einwände, die in der Literatur gegen die Verwendung von hormonhältigen Präparaten erhoben werden, sprechen die Befürchtung aus, daß durch eine ständige Verabreichung von Sexualhormonen eine Krebsbildung der Sexualorgane gefördert werde.

Während auch wir der Meinung sind, daß die zunächst genannten Komplikationen, wie Blutungen und Störungen des Menstruationszyklus durchaus bestehen und ernst zu nehmen sind, glauben wir, daß auch bei Überschreitung der angegebenen Dosierung ein Einfluß auf das Carcinomwachstum kaum anzunehmen ist. Trotzdem muß man natürlich zugeben, daß bei entsprechend excessiv hoher Dosierung Sexualhormone das Krebswachstum sicherlich beeinflussen können, wie wir es ja seit langem bei der Behandlung des Prostatacarcinoms auch tatsächlich ausnützen.

Umso größere Bedeutung haben daher neuere synthetische Stoffe mit Hormonwirkung erlangt, die eine viel schwächere Wirkung auf die Geschlechtsorgane besitzen und deren Hauptwirkung sich in der Haut gewissermaßen „erschöpft". Diese Substanzen werden heute normalerweise den Hormoncremes anstelle der hochwirksamen tierischen oder synthetischen Follikelhormone zugesetzt. Stoffe, die in diese Gruppe gehören, sind das Foragynol, das Pregnenolon und das Peroestron.

In richtiger Dosierung und bei vernünftiger Anwendung des Fertigpräparates scheinen die genannten Substanzen keine der unangenehmen Nebenwirkungen auf den Gesamtorganismus zu haben.

Nach dem Platzen des Eifollikels bildet sich an seiner Stelle im Eierstock der *Gelbkörper* oder das *Corpus luteum*. Dieses erzeugt ein wichtiges Hormon, das Progesteron oder Corpus luteum-Hormon genannt wird. Dieses wirkt in erster Linie auf die Gebärmutterschleimhaut, die unter dem Einfluß des Follikelhormons aufgebaut worden war. Weitere Umwandlungen der Schleimhaut, die die Einnistung des befruchteten Eies erleichtern sollen, werden bewirkt, und der Uterus im Falle der Schwangerschaft, unter dem Einfluß dieses Hormons ruhig gestellt.

In der Kosmetik hat das Progesteron keine besondere Bedeutung.

Die Plazenta

Um so größere Bedeutung haben dafür in letzter Zeit die *Mutterkuchen- (Plazenta-)Auszüge* erlangt, die anscheinend eine noch günstigere Wirkung auf die Haut ausüben, als das Follikelhormon allein. Unter verschiedenen Namen werden die Plazentaauszüge auf den Markt gebracht, die teils wäßrige, teils ölige Auszüge aus tierischer Plazenta enthalten. In manchen Fällen sind die Präparate noch mit Bio-Stimulinen (siehe dort) angereichert.

Da die Plazenta in der Ernährung des werdenden Organismus eine entscheidende Rolle spielt, enthält sie eine große Anzahl wertvoller Substanzen in hoher Konzentration. Ein großer Teil davon geht in die besonders schonend bereiteten Auszüge über und es erscheint deshalb nicht schwer, eine hautgünstige Wirkung zu erklären. Diese besteht vor allem in einer Belebung aller Schichten der Epidermis, Erhöhung des lokalen Stoffwechsels und einer Steigerung der Durchblutung.

Außer den östrogenen Substanzen enthält die Plazenta noch Hypophysenvorderlappenhormon, Nebennierenrindenhormone und andere mehr. Vitamine sind reichlich vorhanden, vor allem die fettlöslichen Vitamine A, D und E, sowie viele Vitamine des B-Komplexes, wie Aneurin, Lactoflavin, Nikotinsäureamid, Pyridoxin und Vitamin B_{12}. Außerdem findet sich in kleinerer Menge Vitamin C, P und K.

Eine nicht zu unterschätzende Rolle dürften die Fermente spielen, von denen die Histaminase, Diastase, Invertase, Lactase und Hyaluronidase nur einige sind, die nachgewiesen wurden. Fast sämtliche Aminosäuren, die, wie man neuerdings weiß, auch eine Hautwirkung haben, finden sich in der Plazenta, neben vielen Lipoiden, Spurenelementen und komplizierten Eiweißsystemen, wie Nucleoproteiden und anderen mehr.

Daneben dürften sich noch verschiedene Antikörper und nicht näher bekannte Wirkstoffe in der Plazenta befinden, die in der Lage sind eine Wirkung auszuüben.

Die Plazentaextrakte, von denen sich die wäßrigen auch zur elektrophoretischen Einbringung eignen, bewähren sich vor allem bei verschiedenen Dermatitisformen, Akne und besonders bei der Rosacea. Aber auch trophische Störungen und insbesondere die Altershaut sprechen gut an, wie neuere Mitteilungen medizinischer Fachblätter berichten.

Nicht zuletzt soll erwähnt werden, daß einige Firmen dazu übergegangen sind den Follikelhormongehalt ihrer Plazentaextrakte künstlich durch Entfernung dieses so hoch wirksamen Hormons zu senken.

Im allgemeinen wird eine Menge von etwa 10—20 Gramm Plazentaextrakt pro Kilogramm Hormoncreme als wirksam angegeben, wenngleich diese Menge approximativ zu werten ist, da die verschiedenen Präparate einen unterschiedlich hohen Wirkstoffgehalt zeigen.

Die Bauchspeicheldrüse

Die *Bauchspeicheldrüse* produziert den Bauchspeichel wie im anatomischen Teil bereits ausgeführt wurde, ein Sekret, das zur Verdauung unbedingt erforderlich ist. Daneben besitzt die Bauchspeicheldrüse in den sogenannten *Langerhans'schen Inseln* auch inkretorisches Drüsengewebe. Damit erzeugt sie das Insulin, ein Hormon das den Kohlehydratstoffwechsel unseres Körpers entscheidend beeinflußt. Es bewirkt neben anderem eine Senkung des Blutzuckerspiegels.

Insulin war das erste Hormon, das in großem Maßstab zur Behandlung einer Hormonmangelkrankheit herangezogen worden war. Sein Fehlen führt zum Zustand der Zuckerkrankheit oder Diabetes mellitus. Da es bis heute noch nicht gelungen ist, das Insulin synthetisch herzustellen, eine Aufgabe, die auch wahrscheinlich in näherer Zukunft kaum gelingen wird, muß man es aus tierischen Bauchspeicheldrüsen durch Extraktion gewinnen. Insulin, bei dem es sich um eine überaus komplizierte chemische Verbindung, vom Typ eines Eiweißkörpers handelt, wird durch die Einwirkung der Verdauungssäfte zerstört. Aus diesem Grund müssen sich die Zuckerkranken das Hormon durch Einspritzung einverleiben.

Die Gewebshormone

Neben den klassischen bisher beschriebenen Hormonen kennen wir auch noch die Gruppe der *Hormonoide* oder *Gewebshormone*. Zu diesen zählen wir die heute schon vielfach verwendeten *Biostimuline*.

Bei den Biostimulinen handelt es sich um Gewebshormone, die, wie FILATOW annimmt, gebildet werden, wenn man ein Gewebsstück ungünstigen Lebensbedingungen aussetzt, die beinahe zu seinem Tode führen (subletale Verhältnisse). Diese Wirkstoffe, die ein sterbendes, tierisches oder pflanzliches Gewebe produziert, stellen gewissermaßen das äußerste an Lebens- und Abwehrkraft dar, das es hervorzubringen befähigt ist.

FILATOW beschrieb im Jahre 1933 einen biologischen „Stimulationseffekt". Er hatte die Beobachtung gemacht, daß sich nach der Einpflanzung überlebender Hornhaut, die man aus den Augen von verstorbenen Personen entnommen hatte, die Trübung der Hornhaut auch auf der nichtoperierten Seite besserte. MOUCHKINE bestätigte diese Beobachtung und fügte hinzu, daß dieser Effekt noch größer sei, wenn man die Transplantate einige Zeit im Kühlschrank konservierte. Dies veranlaßte FILATOW die *Hypothese der biogenen Stimulation* aufzustellen. Er setzte tierische Gewebe längere Zeit Temperaturen von 2—4° C aus, bestrahlte sie mit Röntgen- oder UV-Strahlen oder zerstückelte sie mechanisch.

Kälte und Dunkelheit waren die ungünstigen Bedingungen denen pflanzliche Gewebe exponiert wurden.

Aus den solcherart behandelten Geweben ließen sich Auszüge gewinnen, die gleichfalls den Stimulationseffekt zeigten.

Biostimuline werden heute in der Medizin vielfach angewendet.

Da sich Plazenta neben Amnion und Haut für die Bildung solcher Biostimuline besonders gut eignet, sind manche Plazentaauszüge auch mit Biostimulinen angereichert.

Bei äußerlicher Anwendung in kosmetischen Präparaten haben die Biostimuline eine stoffwechselsteigernde Wirkung und fördern auch die Durchblutung. Auch über diese neue Behandlungsmethode wird man noch viele Erfahrungen sammeln müssen, ehe ein abschließendes Urteil gefällt werden kann.

Eine weitere, ganz moderne Anwendung von Gewebshormonen scheint die NIEHANSsche *Frischzellentherapie* zu sein. Es handelt sich dabei um eine Methode, bei der frische lebende tierische Zellen verschiedener Organe, jedoch hauptsächlich von Drüsen mit innerer Sekretion, eingespritzt werden. Da die Haltbarkeit der Frischzellen außerordentlich beschränkt ist stehen ihrer Anwendung große Schwierigkeiten gegenüber.

In neuerer Zeit ist es durch die *Lyophilisierung* gelungen, auch biologische Extrakte zu konservieren. Hiebei geht man in der Weise vor, daß man die zu konservierenden Produkte bei Temperaturen von etwa — 40° C einfriert und im Hochvakuum gefriertrocknet. Auf diese Weise erhält man Trockenextrakte, die ihre Wirksamkeit behalten und bei neuerlicher Auflösung mit Wasser voll entfalten. Wieweit diese Präparate in kosmetischer Präparation eingesetzt werden können, ist fraglich. Obgleich FRIEDRICH hinwies, daß auch bei externer Anwendung eine gewisse Wirkung nicht zu übersehen sei, muß man doch einer generellen Einarbeitung solcher Exrakte in kosmetische Cremes skeptisch gegenüberstehen, da die Frage der Erhaltung der Wirksamkeit, der Verpackung und Verarbeitung, sowie der Konservierung sicherlich schwierige Probleme darstellen, die nur von entsprechend erfahrenen Fachleuten gelöst werden können.

Unter *Phytohormonen* versteht man Stoffe, die für die Entwicklung der Pflanze die gleiche Bedeutung haben, wie die Hormone für Mensch und Tier. Zu den Phytohormonen zählen u. a. Wuchsstoffe und östrogene Substanzen. Die

Phytohormone sind in der Natur weit verbreitet und finden sich nicht nur in den Pflanzen selbst, sondern auch z. B. im Moor.

Östrogene Substanzen finden sich u. a. in grünen Mais, Rotklee, Wiesenheu und Glatthafer. Besonders reich ist der Hopfen und der Weizenkeim. Im Gegensatz zu den tierischen Östrogenen sind pflanzliche auch durch den Magen aufgenommen, wirksam. Überdies zeichnen sie sich durch größere Beständigkeit gegen Säuren, Alkalien und Temperatur aus, als die entsprechenden tierischen Produkte. Lokal angewendet steigern die Phytohormone die Durchblutung, verbessern den Tonus und rufen ein Wärmegefühl hervor. Nicht umsonst war schon im Mittelalter ein Bad in Hopfentrestern beliebt und galt als Jungbrunn für alte Leute.

In der Kosmetik werden Weizenkeim- oder Moorpräparate eingesetzt.

Aus der Universitäts-Zahnklinik und Kieferstation Graz,
Vorstand: Prof. Dr. R. Trauner

PLASTISCH-KOSMETISCHE OPERATIONEN

von

Prof. Dr. R. Trauner

Da es nicht nur der dringendste Wunsch, sondern auch ein Anrecht des Menschen ist, so schön zu sein, als nur möglich, dies oft aber nur durch eine entscheidende Veränderung seines Aussehens mit chirurgischen Mitteln zu erreichen ist, besitzt die plastisch-kosmetische Chirurgie eine große Bedeutung. Sicher ist es nicht gut, wenn der Mensch und besonders der junge Mensch zu viel an sein Aussehen und den Eindruck den er macht, denkt. Er verliert dadurch seine Unbefangenheit und den natürlichen Charme, mit dem er in Wirklichkeit mehr als mit seinem äußeren Aussehen die anderen Menschen bezaubert. Heinrich v. Kleist hat dies unübertrefflich in seiner Anekdote „Das Marionettentheater" an dem Gleichnis des Jünglings geschildert, der von allen wie eine griechische Statue bewundert wurde, aber, sobald er sich selbst im Spiegel erblickte, seine natürliche Anmut verlor. Auch wir Ärzte sehen immer wieder Patienten, denen man den Verlust natürlicher Anmut allzusehr anmerkt und die gewiß auch anderen Menschen liebenswerter erscheinen würden, — denn darum geht es ihnen meist — wenn sie den Zauber eines natürlichen Wesens wieder gewinnen würden. Da sie nicht einsehen, daß dies viel wichtiger ist als die Korrektur relativ belangloser äußerer Fehler, können wir ihnen auch damit oft nicht helfen. Da es aber andererseits durch die chirurgische Korrektur von entstellenden Fehlern oft gelingt, den Menschen von einer seelischen Last zu befreien und ihn mit größerer Unbefangenheit und Heiterkeit ins Leben zurückkehren zu lassen, sind wohl alle Einwände hinfällig, die gegen die kosmetische Chirurgie erhoben werden könnten.

Von größter Bedeutung ist das *Lebensalter*, in dem ein korrigierender Eingriff vorgenommen wird. Im Prinzip glaube ich, daß es umso besser ist, je früher man sich dazu entschließt. Man vermeidet damit, daß ein Patient unter seinem Aussehen jahrelang leidet und sich als Folgezustand ein seelischer Komplex bildet, auch dann, wenn die äußere Ursache behoben wurde. Ganz besonders gilt dies für schwerere Geburtsfehler, wie Hasenscharten, Blutschwämme, große Muttermale und Ähnliches. Auch ein Kind ist sich seines häßlichen Aussehens bewußt, da es durch seine Umgebung immer wieder in unangenehmer Weise darauf aufmerksam gemacht wird. Jeder schwerere Fehler soll daher bis zum Schulbeginn korrigiert werden, denn die Mitschüler sind in ihrem Spott erbarmungslos.

Alle operativen Korrekturen an den Weichteilen des Gesichtes können ohne Schwierigkeiten bereits in den ersten Lebensjahren durchgeführt werden.

Anders ist es mit Korrekturen am Skelett, das erst am Ende des zweiten Lebensjahrzehnts voll entwickelt ist. Vor allem darf man an keiner Knochenwachstumszone im Kindesalter eine Operation vornehmen, da hiedurch eine Störung des Wachstums hervorgerufen würde. Im Gesicht besteht diese Gefahr im Bereich des Kiefergelenkes, an dem wir aber keine kosmetischen Operationen vornehmen. Ich bin überzeugt, daß der starre Standpunkt, alle kosmetischen Korrekturen erst bei Volljährigen nach Erreichen des einundzwanzigsten Lebensjahres vorzunehmen, medizinisch nicht genügend begründet ist. Das Bedürfnis, sich einer verschönernden Korrektur zu unterziehen, beginnt bei verschiedenen Menschen nicht zum gleichen Zeitpunkt, meist aber doch schon in der Pubertät, sodaß ich gerade die Jahre des zweiten Lebensjahrzehnts zwischen 16 und 20 für eine günstige Zeit für kosmetische Eingriffe halte. Auch sind die jungen Menschen in der Regel die dankbarsten Patienten, da man bei ihnen nicht so häufig wie bei Erwachsenen mit seelischen Komplexen zu rechnen hat.

Eingriffe, die erst im fortgeschrittenen Lebensalter aktuell werden, sind die Spannungen der Gesichtshaut und Korrekturen der weiblichen Brust.

Bei der Korrektur falscher Zahn- und Kieferstellungen sind wir stärker an ein bestimmtes Alter gebunden. Sie sollen im allgemeinen im Schulalter, zwischen 7—13 Jahren durchgeführt werden. In der Zeit des Zahnwechsels lassen sich viele Mängel noch unblutig durch eine Zahnregulierung ausgleichen, die später nur mehr operativ behoben werden können.

Für die Kosmetikerin, die Kunden beraten soll, ist es wichtig zu wissen, welcher Erfolg bei einer bestimmten kosmetischen Operation zu erwarten ist und wie lange er anhalten wird. Von Wichtigkeit bei einer Beratung ist auch der Hinweis auf die Dauer des Spitalaufenthaltes und auf den Zeitraum der verstreichen muß, bis die letzten Spuren der durchgeführten Operation verschwunden sind. Ich werde deshalb bei jeder kosmetischen Operation angeben wie lange der Patient im Spital bleiben muß und wie lange er nachher noch arbeitsunfähig ist.

Die *Aussichten* sind bei allen kosmetischen Eingriffen ausgezeichnet, nur der Erfolg einer Gesichtsspannung läßt nach einiger Zeit nach. Die Zahnregulierung bei Hasenschartenpatienten ist oft nicht vollständig möglich, sodaß manchmal noch eine Zahnbrücke angepaßt werden muß. Kleine Nachkorrekturen erweisen sich in einem gewissen Prozentsatz der operierten Fälle als notwendig.

Kosmetische Operationen an den Weichteilen des Gesichtes

Die *kosmetischen Eingriffe an den Gesichtsweichteilen* sind in ihren Möglichkeiten beschränkt, da sie sehr vorsichtig vorgenommen werden müssen, damit keine sichtbaren Narben zurückbleiben und man die mimische Muskulatur und die Nerven, die sie versorgen, nicht verletzt. Man legt deshalb alle Hautschnitte nach Möglichkeit innerhalb der Haargrenze oder unter den Unterkieferrand. In vielen Fällen operiert man von der Mund- oder Nasenhöhle aus, damit keine sichtbaren Narben zurückbleiben. Die Vermeidung von Hautschnitten im Gesicht ist auch deshalb so wichtig, da selbst bei sorgfältiger Nahttechnik nicht mit Sicherheit vorausgesagt werden kann, ob die Narbe vollständig unauffällig sein wird. Dies hängt nämlich von verschiedenen Faktoren ab. Liegt eine Naht z. B. unter Spannung, so kann sich die Narbe verbreitern. Selbstverständlich führt jede Heilungsstörung oder Infektion zu einer unschönen Narbe. Außerdem gibt es noch eine individuelle Veranlagung zur Bildung überschüssiger Narben (Narbenkeloid, s. d.), die man nicht voraussehen kann.

Die Gesichtsspannung

Zu den auch den Laien am ehesten bekannten kosmetischen Operationen gehört die *Gesichtsspannung*. Sie wird in der Regel von Damen verlangt, deren berufliche oder soziale Stellung ein möglichst jugendliches Aussehen wünschenswert erscheinen läßt. Man darf nämlich nicht übersehen, daß die berufstätige Frau von heute in einem scharfen Konkurrenzkampf steht und daß von vielen Unternehmern jugendliches Aussehen mit beruflicher Leistungsfähigkeit und Spannkraft gleichgesetzt wird. Daneben spielen jedoch sicherlich oft auch seelische Momente eine wichtige Rolle.

Das Alter, in dem Gesichtsspannungen durchgeführt werden, ist recht verschieden und reicht vom 30. Lebensjahr bis ins hohe Alter. Die Operation ist ungefährlich und erfordert einen Spitalsaufenthalt von etwa 10 Tagen sowie einen anschließenden Erholungsaufenthalt von etwa 2 Wochen.

Da mit fortschreitendem Alter die Haut weiter an Elastizität verliert, verschlechtert sich das Operationsergebnis nach einer Gesichtsspannung innerhalb einiger Jahre. Gesichtsspannungen können aber auch *mit Erfolg wiederholt* werden. Eine gewisse Gefahr bei öfteren Wiederholungen liegt in der Tatsache, daß die Wangen hiedurch ihre natürliche Rundung verlieren und das Gesicht einen maskenhaften Ausdruck erhält.

Eine Gesichtsspannung wird etwa folgendermaßen ausgeführt. Zunächst wird ein Hautschnitt innerhalb der Haargrenze von der Schläfengegend, am vorderen Rand der Ohrmuschel absteigend, und, diese umgreifend, hinter dem Ohr aufsteigend angelegt. Sodann wird die Haut ohne Verletzung tieferer Nerven oder Gefäße von der Unterlage abgelöst und ein Hautstreifen von ca. 2 cm Breite entfernt. Der vordere Hautrand wird dann durch tiefe Nähte nach rückwärts gespannt und damit in dieser Stellung fixiert. Zuletzt werden die Hautränder miteinander vernäht. Durch diese Operation gelingt es, der Wangenhaut ein strafferes, glattes Aussehen zu geben (Abb. 1 a, b), ohne allerdings die jugendliche Rundung der Wangen wieder herzustellen.

Auch die Stirnhaut kann durch die Entfernung eines schmalen Hautstreifens innerhalb der Haargrenze gespannt werden. *Falten in den Lidern* (Abb. 2 a, b) und im *Bereich der Oberlippe* werden durch Entfernung von Hautstreifen am Lidrand und in den Nasenlippenfurchen ausgeglichen (Abb. 2).

Eine besondere Schwierigkeit bieten *senkrechte Falten* in der Stirn, die sogenannnten *Zornfalten*. Sie werden senkrecht ausgeschnitten. Zur Glättung der Zornfalten kommt auch eine *Unterlegung mit Kunststoff* in Frage, der in weichem Zustand eingespritzt oder als dünne Gewebsplatte eingelegt werden kann.

Was die *Nahttechnik* im Gesicht anlangt, so sei nur soviel gesagt, daß man die Gewebsspannung durch tiefe Haltenähte abfängt. Dies geschieht mit versenkten Catgut (Kälberdarm)- oder Drahtnähten. Da Drahtnähte später entfernt werden, führt man sie auf einer Seite nach außen. Am besten eignen sich hiezu Stellen (Mundschleimhaut oder innerhalb der Haargrenze) wo eine feine Stichnarbe nicht sichtbar ist. Als Nahtmaterial für Hautnähte verwendet man feinen

Draht, feine Seide oder Nylonfäden. Damit keine Stichnarben zurückbleiben, sollen sie nicht zufest geknüpft werden und auch nicht länger als 5—6 Tage liegen bleiben. Mit der sogenannten HALSTEDnaht kann man Stichnarben ganz vermeiden. Bei dieser Technik wird eine fortlaufende Naht innerhalb der Haut angelegt, die die Hautoberfläche nur am Anfang und Ende durchdringt.

Eine sorgfältige Nahttechnik ist die Voraussetzung für unauffällige Narben und damit für den Erfolg der kosmetischen Operation.

In den letzten Jahren wurde in Amerika eine Methode entwickelt bei der durch eine oberflächliche Verätzung der Gesichtshaut mit chemischen Mitteln (Phenolen) eine Straffung der Haut erreicht werden soll. Die Technik ist allerdings nicht leicht, da durch zu tiefe Ätzung häßliche Narben entstehen. Ein Erfolg ist jedoch nur bei feinen Falten zu erwarten, da ein Hautüberschuß nicht entfernt wird.

Entfernung von oberflächlichen Hautveränderungen

Kleine oberflächliche Hautveränderungen wie Warzen und dergleichen werden mit der elektrischen Schlinge abgetragen. Dabei entstehen keine nennenswerten Narben, wenn der Brandschorf nicht zu tief reicht.

Kleine Blutgefäße können gleichfalls elektrisch verödet werden.

Bei *ausgedehnten, oberflächlichen Hautveränderungen* ist es möglich, sie durch *Abschleifen* zu entfernen. Man verwendet dazu rotierende Schleifinstrumente (Steine, Fräsen, Drahtbürsten) oder Sandpapier. Häufig wird diese Methode verwendet um eine durch Aknenarben entstellte Haut zu glätten.

Muttermale werden im ganzen entfernt und die Haut genäht.

Plastische Deckung von Defekten

Entsteht bei der Entfernung von Muttermalen, häßlichen Narben oder Geschwülsten ein Defekt, der so groß ist, daß sich die Hautränder nicht ohne Spannung vereinigen lassen, so muß man eine *Hautplastik* durchführen. Wir unterscheiden im Prinzip drei Methoden:
1. Die freie Verpflanzung von Haut,
2. die Verschiebung eines Hautlappens aus der Umgebung,
3. die Übertragung eines großen Hautlappens aus einem anderen Körperteil samt Unterhautzellgewebe.

Bei der *freien Hautverpflanzung* unterscheiden wir die *Vollhauttransplantation*, bei der Haut in voller Dicke verpflanzt wird und die *Oberhaut- oder Spalthauttransplantation*, bei der $2/3$ des Hautquerschnittes an der Entnahmestelle belassen werden. Bei einer Vollhauttransplantation muß man die Entnahmestelle wieder durch weitere plastische Maßnahmen decken. Hiedurch ist die Operation langwieriger; auch muß die Vollhaut mit der Hand abpräpariert werden, während die Spalthaut mit einem Instrument, dem Dermatom, in gewählter Dicke gewonnen wird.

Für eine Gesichtsplastik ist aber Vollhaut vorzuziehen, da sie ihre Farbe mit Sicherheit behält, während sich Spalthautlappen gelblich oder weißlich verfärben können.

Auch die *Wahl der Entnahmestelle* eines freien Hautlappens für das Gesicht ist sehr heikel, damit die eingepflanzte Haut nicht durch ihre Farbe absticht.

Die Haut hinter dem Ohr ist der Wangenhaut, die Haut unter dem Kinn der Lippenhaut am ähnlichsten. Für größere Defekte erweist sich die Haut der Schlüsselbeingegend oder auch der Ellbogenbeuge noch am geeignetsten. In Abb. 3 a, b sehen Sie eine Patientin, bei der ein großes Feuermal schrittweise durch Vollhautlappen ersetzt wurde. Auf einmal konnte der Defekt nicht gedeckt werden, da ein zu großer Lappen nicht anheilen würde. Auch soll man die einzelnen Hautbezirke, wie Wange, Lippe, Lid, Nasenrücken etc. lieber einzeln ersetzen.

Damit ein freier, also nicht mehr ernährter Hautlappen anheilt, darf sich zwischen ihm und der Unterlage kein Wundsekret ansammeln. Man muß daher durch einen Druckverband das Transplantat anpressen.. Das Hauptproblem der schrittweisen Plastik besteht in der Vermeidung auffallender Narben und von Resten krankhaften Gewebes zwischen den einzelnen Lappen.

Die *Verschiebung eines* Hautlappens aus der Umgebung hat den Vorteil, daß Farbe und Struktur von Lappen und umgebender Haut übereinstimmen. Diese Technik ist aber nur anwendbar, wenn der Hautdefekt nicht zu groß ist. Auf keinen Fall dürfen bei der Hautverschiebung unschöne Formveränderungen des Gesichtes oder noch mehr Narben entstehen. Im allgemeinen ist die Hautverschiebung aus den hinteren in die vorderen Teile der Wange die Methode der Wahl und ergibt die besten Resultate, während man für Lippe, Stirn und Nasenrücken Vollhaut verpflanzt. Für die Schläfe genügt auch Spalthaut.

Bei *tiefreichenden Hautdefekten,* bei denen auch die Subcutis ersetzt werden muß, überträgt man ein entsprechend großes Hautstück vom Bauch oder von der Brust ins Gesicht. Dazu bildet man zuerst an der Entnahmestelle einen *Roll- oder Schlauchlappen.* Dieser wird dann mit einem Ende direkt oder über den Arm ins Gesicht verpflanzt. Diese Technik ist hauptsächlich bei großen Gesichtsdefekten nach der Entfernung von Krebsgeschwülsten und nach Schußverletzungen notwendig.

Blutgeschwülste bilden sich nicht nur oberflächlich an der Haut, sondern auch im Unterhautzellgewebe, besonders der Lippe und Wange. Wir können sie dann entweder operativ entfernen, wobei unter Umständen tiefer gelegene Nerven oder Gefäße durchtrennt werden, oder wir können sie „sticheln", das heißt, mit der Nadel in der Tiefe schrittweise elektrisch veröden. Die letztere Methode ist vor allem dann angezeigt, wenn die Geschwulst hauptsächlich aus venösen Blutgefäßräumen und nicht aus solidem Geschwulstgewebe besteht.

Korrekturen am Gesichtsskelett

Wichtiger als die Operationen an den Gesichtsweichteilen sind die am Gesichtsskelett, weil wir durch sie die Form des Gesichtes wesentlich verbessern können. Diese wird im oberen Drittel durch die Stirnbeine, im mittleren durch die Oberkiefer, die Nase und die Jochbeine, im unteren Drittel durch den Unterkiefer bestimmt. Außerdem wird die Lage der Lippen durch die Stellung der vorderen Zähne beeinflußt.

Bei jedem korrigierenden Eingriff soll meiner Ansicht nach die Gesamtform des Gesichtes in Betracht gezogen werden, damit alle Teile ein harmonisches Ganzes bilden. Häufig genügt daher eine alleinige Korrektur der Nase, der Zahnstellung oder des Kinnes nicht, sondern es müssen alle Teile aufeinander abgestimmt werden. Vor der Operation müssen die in Aussicht genommenen

Korrekturen richtig geplant werden. Dazu ist es notwendig, gute und genaue Fotos en face und im Profil anzufertigen, an denen man die geplanten Änderungen einzeichnen und mit dem Patienten besprechen kann. Außerdem fertigt man sich ein Röntgenbild des Gesichtsskelettes von der Seite an, da auf diesem sowohl die Konturen der Weichteile, wie auch die der Knochen und Zähne sichtbar sind. Bei einer schlechten Zahnstellung sind außerdem Modelle der Zahnreihen notwendig.

Formfehler der Nase fallen dem Patienten selbst am meisten auf, während eine häßliche Kinnstellung meist weniger bemerkt wird, da man sich selbst im Profil selten betrachtet. Sie ist aber nicht minder entstellend. Durch die Operation soll ein vollkommen normales und schönes Gesichtsprofil erreicht werden. Dazu gehört eine gerade Nase, in gleicher Linie liegende, an der Mundspalte leicht vorspringende Lippen, eine mäßig zurückliegende Lippen-Kinnfurche und ein normal vorspringendes Kinn. In der Frontansicht ist die zu breite oder schief stehende Nase zu korrigieren. Die beiden Zahnreihen sollen regelmäßig in der Reihe stehen und zueinander passen.

Die korrektive Nasenplastik

Die Korrekturen der Nase gliedern sich im großen und ganzen in zwei Gruppen:
a) Verkleinerung zu großer Nasen,
b) Aufbau zu kleiner Nasen.

Große Nasen sind durchwegs normale Nasen, die durch ein übermäßiges Wachstum, vor allem des Nasenseptums, mit dem Nasenhöcker unschön vorspringen. Die Anlage einer zu großen Nase wird durch die Erbanlage bestimmt. Äußere Einflüsse spielen dabei keine Rolle.

Zu kleine Nasen sind nur in den leichteren Graden angeboren, höhergradige Formfehler, wie die sog. Sattelnasen z. B., sind entweder eine Folge von Verletzungen oder schweren Krankheiten.

Verkleinerung zu großer Nasen

Die Höhe und Länge der Nase wird in der Hauptsache durch die Nasenscheidewand (Septum) bestimmt, obgleich diese nur eine dünne Knorpelplatte ist. Bei großen Nasen ist sie immer zu groß, zu lang und zu hoch, manchmal auch nach einer Seite verbogen, sodaß sie auf dieser die Nasenatmung verlegt. An seinem oberen Ende bildet das Nasenseptum den knorpeligen Nasenhöcker, der in den knöchernen übergeht. Dieser kann mehr oder weniger vorspringen.

Die große wie die kleine Nase kann sowohl im oberen knöchernen, wie im unteren knorpeligen Anteil zu breit sein.

Die knöcherne Nase wird von den beiden Nasenbeinen gebildet, die knorpelige von zwei Paaren von Knorpeln, den seitlichen Knorpeln, und den Flügel- oder Spitzenknorpeln. Zur Verkleinerung der Nase wird der Nasenhöcker abgesägt, die knorpelige Nasenscheidewand am vorderen und oberen Rand gekürzt und von den seitlichen Knorpeln ein Streifen entfernt. Da die von ihnen abgelöste Nasenhaut von selbst dem verkleinerten Skelett folgt, sind keine äußeren Hautschnitte notwendig. Der ganze Eingriff wird vom Naseninneren her durchgeführt. Nur das seitliche Ende der Nasenflügel muß manchmal bei Breitnasen etwas gekürzt werden, doch sind die Narben unauffällig.

Wurde der Nasenhöcker abgesägt, müssen die seitlichen Knochenwände der Nase eingebrochen werden, damit der Nasenrücken wieder schmal wird.

Bei der *Verschmälerung* der Nase geht man gleichermaßen vor. Die knorpelige Nase wird dann noch durch Entfernung eines Teiles der vorspringenden Spitzenknorpel verschmälert. Ein fester Verband, meist aus Gips und Nasentampons sorgen dafür, daß sich kein Bluterguß zwischen Haut und Schleimhaut ansammelt.

Die Nase kann in verschiedenem Ausmaß verkleinert werden und es ist zu empfehlen, daß sich Operateur und Patient vor der Operation genau darüber verständigen um spätere Unzufriedenheiten auszuschalten. Manche Patienten wünschen eine ganz gerade (römische) Nase (Abb. 5 a, b, c, d), andere, vor allem junge Mädchen eine leichte Stupsnase, während ältere Damen meist nicht so stark verändert werden wollen.

Ist das Mittelgesicht und die Nase relativ lang, dann ist eine zu starke Verminderung der Nasenhöhe nicht zu empfehlen, da eine lange Stupsnase nicht so gut aussieht wie eine kurze. Die Verschmälerung der Nasenspitze ist nur bis zu einem gewissen Grade zu erreichen (siehe Abb. 5 b), ausgesprochene Kugelnasen bieten gewisse Schwierigkeiten, ebenso zu hohe Nasenwurzeln.

Jedem Patienten, der sich einer Nasenkorrektur unterziehen will, kann man sagen, daß er die ersten Tage mit blutunterlaufenen Augenlidern herumgehen, daß er aber kaum Wundschmerzen haben wird. Nach keiner Operation sind diese so gering.

Schon nach ca. 14 Tagen ist die Nase soweit abgeschwollen, daß man wieder unter Leute gehen kann. Der Gipsverband wird dann entfernt. In den der Operation folgenden Wochen und Monaten soll man sich vor äußeren Traumen (Stößen, Schlägen) und vor starken Temperaturunterschieden (Erfrierungen und Sonnenbrand) schützen; daher sollte mancher Sport, vor allem aber Schifahren vermieden werden.

Der Aufbau zu kleiner Nasen — Sattelnasen

Nur relativ selten ist die Nase von Geburt an zu klein, womit meist auch eine Unterentwicklung des ganzen Mittelgesichtes, das im Profil zurückliegt, verbunden ist. Eine ausgesprochene Sattelnase entsteht häufig durch einen Unfall, der sich besonders in der Kindheit stark auswirkt, weil hiedurch die Nase im Wachstum zurückbleibt. Gerade in diesen Fällen ist es daher angezeigt, die Korrektur möglichst bald durchzuführen, da die Nasenhaut schrumpft und damit das Kind nicht unter der Entstellung leidet.

Der Grund, warum es nach einer Stoßverletzung des Gesichtes so leicht zu einer Sattelnase kommt, ist der, daß die dünne knöcherne und knorpelige Septumplatte leicht einbricht und die Nase damit ihrer Stütze beraubt wird. Allerdings läßt sich bei sachgemäßer Behandlung eine gebrochene Nase meist soweit aufrichten, daß sie wie eine korrigierte niedrige Nase aussieht. Neben Unfällen führen auch gewisse Knochenkrankheiten zu Sattelnasen.

Das *operative Vorgehen* hängt vom Grad der Sattelnase ab. Ist er gering, genügt es, in den Nasenrücken einen schmalen geraden Knorpelspan einzupflanzen, oder die beiden seitlichen Knorpel etwas gegen den Nasenrücken zu verschieben. Bei schweren Sattelnasen ist es aber notwendig, zwischen die beiden Schleimhautblätter der Scheidewand einen entsprechend großen, abgewinkelten

Span einzupflanzen, dessen Spitze in der Nasenspitze liegt (Abb. 6 a, b). Die Ergebnisse sind ausgezeichnet. Die Frage, welches Material für den Span verwendet werden soll, ist noch umstritten. Grundsätzlich kommen dafür Knochen, Knorpel oder Kunststoff in Frage.

Knochen vom selben Menschen heilt ein, wird weitgehend umgebaut, bleibt aber lebend. Er muß dazu mit dem übrigen Knochen in fester Verbindung stehen. Für die Nasenspitze scheint er mir zu hart und in entsprechend dünnen Stücken bricht er auch zu leicht. Die Nasenspitze ist ja von Natur aus knorpelig, damit sie biegsam und elastisch ist.

Knochen von einem anderen Menschen (aus der Knochenbank) heilt wohl auch ein, aber er wird bei seinem Umbau wesentlich kleiner, sodaß er für kosmetische Zwecke, wo es auf die genaue Größe ankommt, nicht recht geeignet ist.

Knorpel wird zum Unterschied von Knochen nicht umgebaut. Stammt er vom selben Patienten bleibt er unverändert und lebend liegen. Er scheint mir deshalb das beste Material für die Nase, weil er elastisch ist, nicht bricht und sich gut schnitzen läßt. Auch Knorpel von der Knochenbank bleibt gut erhalten, ob allerdings lebend, ist die Frage. Wir verwenden ihn heute viel, um dem Patienten die Entnahme, die am Rippenbogen erfolgt, zu ersparen.

Auch *Kunststoffstücke* heilen reaktionslos ein und können durchaus als Implantationsmaterial verwendet werden. Sie sollen nur von einer genügend starken Schichte von Unterhautzellgewebe bedeckt sein und an den Knochen gut fixiert werden, damit sie die Haut nicht durchstoßen können. Beide Bedingungen sind an der Nase schwer einzuhalten, weshalb ich Kunststoffmaterial im allgemeinen hier nicht verwende. Zum Aufbau eines Kinns oder zum Ersatz von Augenhöhlenrändern ist es aber gut geeignet.

Auch *Schiefnasen* entstehen meist durch äußere Gewalteinwirkung. Ihre Korrektur macht gewisse Schwierigkeiten. Die Nase muß dabei in ihre Teile zerlegt und die Elastizität des Septumknorpels gebrochen werden, damit sie sich von selbst gerade stellt. Mit einer zweiten kleineren Korrekturoperation soll man lieber von vorne herein rechnen. Der Krankenstand entspricht dem der verkleinernden Operation.

Die Korrektur falscher Zahn- und Kieferstellungen

Die Zähne entwickeln sich innerhalb der Kiefer und wandern beim Durchbruch im Kieferknochen an ihren endgültigen Platz. Dies geschieht durch Abbau des Knochens an einer Seite und Aufbau an der anderen. Da sich die Knochen während unseres ganzen Lebens im Umbau befinden, können wir durch die zarten Kräfte eines *Regulationsapparates* auch bereits im Kiefer stehende Zähne bewegen. Das Zahnfach wird dabei umgebaut und wandert gleichsam mit. Auf diese Weise ist es möglich, eine falsche Zahnstellung unblutig zu korrigieren. Auch der im Gelenk bewegliche Unterkiefer kann durch einen Regulierungsapparat in eine andere Lage gebracht werden, was vor allem bei seiner Rücklage (dem sog. Distalbiß) ausgenützt wird. Er wird dabei in ca. 1½—2 Jahren um eine Zahnbreite vorgebracht, wodurch auch ein zu kleines Kinn weiter nach vorne gebracht wird.

Eine Zahnregulierung dauert im Durchschnitt zwei Jahre, wobei der Patient 1—2mal im Monat zur Behandlung kommt. Oft sind längere Pausen notwendig. Man beginnt die Regulierung meist am besten beim Durchbruch der Schneidezähne mit 7—8 Jahren. Mit 12 Jahren, wenn die Seitenzähne gewechselt haben, soll eine Zahnregulierung womöglich abgeschlossen sein.

Die Regulierungsapparate können abnehmbar sein, dann bestehen sie wie Zahnprothesen aus Kunststoff mit eingebauten elastischen Federchen und Schrauben, die die Zähne langsam in die gewünschte Richtung bewegen. Sie werden in der Nacht und zum Teil am Tage getragen. Sie können aber auch mit Bändern auf den Zähnen fest aufzementiert werden und bestehen dann aus Stahlbögen, die den Zähnen anliegen und feinen Stahldrähten, die diese bewegen.

Regulierungen haben sich bei uns ausgezeichnet bewährt. Sie sind die aus ästhetischen Gründen am häufigsten durchgeführten Behandlungen. Die Kaufunktion ist selten der Hauptgrund einer Zahnregulierung. Sie ist es allerdings oft für operative Korrekturen der Kieferstellung bei Erwachsenen.

Es gibt eine Reihe von typischen falschen Zahn- und Kieferstellungen:
1. Die Rücklage des Unterkiefers (Prognathie).
2. Die Vorlage des Unterkiefers (Progenie), bei der die untere Zahnreihe vor der oberen liegt.
3. Den Engstand der Zähne, die im Kiefer nicht genügend Platz haben, weil sie im Vergleich zu einem kleinen Zahnbogen zu breit sind.
4. Den tiefen oder Deckbiß.
5. Den offenen Biß (Abb. 7 a, b), der durch Fingerlutschen oder eine Rachitis bedingt ist.
6. Die Über- oder Unterzahl von Zähnen.
7. Mittlere Zahnlücke, u. a.

Alle diese Abnormitäten sind an sich harmlose Varianten der normalen Zahn- und Kieferstellung.

Falsche Zahn- und Kieferstellungen sind zum größten Teil vererbt, zum kleineren Teil durch schlechte Gewohnheiten (Daumenlutschen) oder frühzeitige Zahnextraktionen bedingt. Die Entwicklung der Zahn- und Kieferstellung durch die Wachstumsjahre ist sehr kompliziert und schwer zu verstehen, daher ist auch ihre Behandlung kompliziert, besonders da konservativ-regulatorische und chirurgische Methoden in Frage kommen.

1. Rücklage des Unterkiefers, Prognathie, Distalbiß

Bei der konservativen Korrektur des Distalbisses in jungen Jahren wird der Unterkiefer durch einen Regulationsapparat, der im vorgeschobenen Biß eingestellt wird, nach vorne gebracht (sog. Aktivator). Die durch den Druck der zurückliegenden Unterlippe vorstehenden oberen Schneidezähne werden zugleich in die normale Stellung zurückgebracht.

Wird eine Rücklage des Unterkiefers (Distalbiß) nicht im Schulalter reguliert, so verstärken sich die entstellenden Symptome meist mit dem Alter. Jeder Mensch kennt den Typ der häßlichen alten Jungfer mit den vorstehenden Zähnen, wobei die Frage offen bleibt ob sie nicht vielfach wegen ihres häßlichen Gesichtsausdruckes keinen Mann gefunden hat.

Zur Korrektur kommen zwei operative Methoden in Frage:
a) Distalbißoperation nach Trauner;
b) Prognathieoperation.

Bei der operativen Vorverschiebung des Unterkiefers mit der Distalbißoperation nach Trauner (Abb. 8 a, b) werden zwei Rippenknorpelstücke von je

1 cm Dicke hinter die Kiefergelenke eingelegt und dort an die Jochbögen angenäht. Hiedurch wird der Unterkiefer nach vorne geschoben. Durch diese Operation erzielt man gleichzeitig eine Verbesserung der Zahn- und Kieferstellung. Die schräg nach vorne stehenden oberen Frontzähne können durch eine Regulierung außerdem noch in die Normalstellung zurückgebracht werden.

Bei der Prognathieoperation (Abb. 9 a, b) wird der ganze Block der vorstehenden oberen Frontzähne von Eckzahn zu Eckzahn von den seitlichen Oberkieferteilen abgetrennt und nach hinten und oben verschoben. Eine entsprechende Schienung sorgt dafür, daß das abgetrennte Stück an seinem neuen Platz einheilt. Bei dieser Operation müssen die beiden ersten Backenzähne (Vierer) extrahiert werden. Liegt das Kinn deutlich im Profil zurück, so wird es außerdem durch die Auflage eines Knorpelstückes verstärkt.

Alle diese Operationen können von der Mundhöhle aus oder bei der Distalbißoperation von einem unsichtbaren Hautschnitt am Rande der Ohrmuschel aus durchgeführt werden. Nach 1—2 Monaten können die Schienungsapparate entfernt werden. Welche Methode man wählt, hängt davon ab, ob hauptsächlich der Unterkiefer als ganzer vorgebracht werden soll, oder ob vor allem die oberen Zähne zurückgebracht werden müssen. Beide Methoden können auch kombiniert angewendet werden.

2. Vorlage des Unterkiefers, Progenie

Auch die Progenie, bei der die untere Zahnreihe vor der oberen liegt, läßt sich im Schulalter unblutig, d. h. durch Regulierung korrigieren. Dabei werden die oberen Schneidezähne nach vorne, die unteren zurückgebracht.

Wurde eine Progenie nicht im Schulalter reguliert, so wächst der Unterkiefer so weit vor, daß das Kinn nicht nur stark entstellend vorsteht, sondern auch nur mehr die letzten Zähne der Zahnreihen in Berührung stehen und daher die Kaufunktion stark eingeschränkt ist. Es bleibt dann nur mehr die Möglichkeit, der Progenieoperation (Abb. 10 a, b). Bei dieser wird der Unterkiefer beiderseits durchtrennt und zurückgeschoben. Verschiedene Operationsmethoden und Durchtrennungslinien sind angegeben worden, doch würde deren Beschreibung hier zu weit führen. Nach der Durchtrennung werden die beiden Zahnreihen in korrigierter Stellung für ca. 6 Wochen mit Draht verbunden, sodaß der Unterkiefer bis zur Knochenheilung ruhiggestellt bleibt. Der Patient muß sich allerdings während dieser Zeit durch die Zahnlücken flüssig ernähren. Diese Aussicht sollte ein Grund mehr sein, eine Progenie, die immer ausgesprochen familiär auftritt, im Schulalter regulieren zu lassen.

3. Engstand der Zähne

Beim Engstand der Zähne stehen die Eckzähne meist außerhalb der Reihe, manchmal bleiben sie auch schräg im Kiefer liegen. Durch Regulation des Engstandes wird entweder der Kiefer gedehnt, d. h. die Zähne nach außen in einen größeren Zahnbogen gestellt oder es werden einzelne Zähne, meist die Vierer, gezogen, sodaß die außenstehenden Eckzähne an ihren Platz zurückwandern können. Die gedrehten oder hintereinander gestaffelten Schneidezähne gewinnen hiedurch Platz und stehen nach Beendigung der Korrektur vollkommen normal nebeneinander in der Reihe.

4. Tiefer oder Deckbiß

Bei dieser Gebißanomalie stehen die vorderen Zähne nach innen zu schief. Sie müssen daher bei der Regulierung nach vorne gekippt werden.

Um bei Erwachsenen die Schneidezähne nach vorne zu bringen, wird der Knochen zwischen den Zahnwurzeln in feiner Linie operativ durchtrennt, allerdings bleibt dabei seine innere lockere (spongiöse) Schicht erhalten (sog. Corticotomie nach KÖLE). Die Zähne können dann viel schneller mit einem Regulierungsapparat nach vorne gebracht werden. Diese Corticotomie erweist sich auch bei verschiedenen anderen Zahnbewegungen relativ älterer Patienten von großem Nutzen.

Liegt die untere Zahnreihe stark zurück, wodurch eine sehr häßliche Einziehung der Unterlippe entsteht, so kann eine Korrektur durch die Operation nach HOFER erreicht werden. Die Zahnreihe wird von einem Vierer bis zum zweiten Vierer vom Rest des Unterkiefers abgesägt, und nach vorne verschoben. Die Zähne sterben dabei nicht ab, nur die Unterlippe wird auf einige Zeit unempfindlich, weil der sensible Lippennerv durchtrennt werden muß. Diese Operation ist allerdings selten notwendig.

5. Der offene Biß

Beim offenen Biß bildet die obere Zahnreihe einen Bogen, an dessen höchstem Punkt die Schneidezähne stehen, die damit die untere Zahnreihe nicht berühren können. Beim Biß bleibt daher zwischen den Zahnreihen eine Lücke offen (daher offener Biß).

Der offene Biß kann nur in seinen leichteren Graden durch eine Regulierung behoben werden. Bei der Operation des offenen Bisses (Abb. 7 a, b) wird der Mittelteil des Oberkiefers, ähnlich wie bei der Prognathieoperation abgetrennt und heruntergesetzt, oder, wenn die Schneidezähne dabei zu sehr sichtbar würden, werden die beiden Seitenteile des Oberkiefers nach SCHUCHARDT höher hinaufgesetzt. Ist, wie öfter bei einer Rachitis, der Mittelteil des Unterkiefers nach abwärts verbogen, so wird dieser beiderseits durchtrennt und das Mittelstück nach oben versetzt.

Bei diesen Operationen ist eine sehr genaue Schienung der Zahnreihen notwendig, damit der gewünschte Erfolg erreicht wird. Diese Eingriffe können daher nur von einem zahnärztlich *und* chirurgisch geschulten Arzt durchgeführt werden. Manchmal genügt auch die Anfertigung von Porzellan- oder Kunststoffkronen für die oberen und unteren Schneidezähne, die dadurch verlängert werden. Überhaupt ist die prothetische Zahnheilkunde ein wichtiges kosmetisches Hilfsmittel.

6. Die mittlere Zahnlücke, Über- und Unterzahl von Zähnen

Die mittlere Zahnlücke und Lücken durch Unterzahl von Zähnen werden durch Bewegung der anschließenden Zähne nach der Mitte zu geschlossen, überzählige Zähne werden entfernt.

Diese Korrekturen, können durch Regulierungsapparate auch am Erwachsenen durchgeführt werden, doch erfordern diese Maßnahmen Geduld beim Patienten, die leider oft nicht aufgebracht wird.

Der operative Verschluß von Hasenscharten und Gaumenspalten

Bei dieser häufigsten Mißbildung am Kopfe — ca. 1 Kind unter 800 ist so verunstaltet — besteht eigentlich kein Gewebsdefekt, sondern es sind die in der embryonalen Entwicklung zunächst noch nicht miteinander verbundenen Teile des Gesichtes nicht normal miteinander verwachsen und müssen deshalb vereinigt werden. Damit das in einer ästhetischen und für die Sprachbildung befriedigenden Weise geschieht, sind aber besondere Operationsmethoden notwendig, mit denen sich der sie durchführende Chirurg speziell beschäftigen muß.

Die Lippendefekte werden schon im Alter von 3—6 Monaten entsprechend geschlossen. Auch die Nase soll bereits bei der ersten Operation soweit als nur möglich symmetrisch werden (Abb. 11 a, b), denn sie ist bei dieser Mißbildung hochgradig in ihrer Form verändert. Besonders schwer ist die Operation der beiderseitigen Hasenscharte, da dann auch eine Kieferregulation nötig ist. In diesen Fällen sind fast immer in den nächsten Jahren Korrekturoperationen erforderlich. Wenn möglich sollen jedoch alle Verbesserungen bis zum Eintritt in die Schule beendet sein. Grundsätzlich können aber im späteren Alter noch wesentliche Verbesserungen erzielt werden.

Die *Operation der Gaumenspalte* wird knapp vor dem Sprechenlernen mit ca. 2 Jahren durchgeführt. Sie besteht in einem dreischichtigen Verschluß von Nasenschleimhaut, Muskel und Gaumenschleimhaut.

Bei Spaltpatienten sind fast immer Zahnregulierungen und am Ende der Wachstumsperiode Korrekturoperationen an der Nase, die meist etwas asymmetrisch geblieben ist, notwendig. Auch besteht manchmal dann noch eine starke Progenie (Unterkiefer zu weit vorne) die einer Korrektur bedarf. Nach Ergänzung, allenfalls durch eine Prothese kann der Patient aber ohne wesentliche Entstellung und mit normaler Sprache ins Leben hinaustreten.

Abstimmung der einzelnen Gesichtsteile aufeinander

Ich sprach früher davon, daß man bei Formkorrekturen immer das gesamte Gesicht im Auge behalten und eine gleichmäßige Profillinie erreichen soll und daß manchmal mehrere Korrekturoperationen zu gleicher Zeit angezeigt sind. So wird es öfters vorkommen, daß ein Distalbiß mit kleinem Kinn und vorstehenden Zähnen mit einer zu großen Nase kombiniert ist. Beide Fehler verstärken gegenseitig den ungünstigen Gesamteindruck (Vogelgesicht). Man wird in diesem Fall an die Korrektur des Distalbisses die Verkleinerung der Nase anschließen. Bei der Progenie liegt nicht nur der Unterkiefer vor, sondern auch das ganze Mittelgesicht mit dem Oberkiefer zurück. Ist die Nase außerdem klein, so muß neben dem Rücksetzen des Unterkiefers die Nase aufgebaut werden. In manchen Fällen wird das Mittelgesicht durch Auflage von Knorpelstücken auf die Vorderfläche der Oberkiefer gehoben. Es kommt aber auch vor, daß, vor allem für ein Mädchengesicht, Nase und Kinn zu groß erscheinen und verkleinert werden müssen. Eine häßliche Zahnstellung ist nicht selten mit einer zu großen oder zu breiten Nase vergesellschaftet, sodaß beides korrigiert werden muß, soll das Gesicht harmonisch erscheinen.

Abstehende Ohren

An der Ohrmuschel finden sich hauptsächlich zwei entstellende Fehler:
a) Abstehen der Ohren (häufig),
b) teilweises oder vollständiges Fehlen der Ohrmuschel (selten).

Der Grund für das *Abstehen der Ohren* ist eine ungenügende Krümmung des Hauptknorpels der Ohrmuschel, sodaß ihr äußerer Rand vom Kopf absteht. Die operative Korrektur besteht im Prinzip darin, daß der Ohrknorpel mehrmals in der Längsrichtung durchtrennt wird, sodaß seine Elastizität gebrochen wird und er sich anlegen läßt (Abb. 4 a, b). Manchmal muß man auch einen Streifen herausschneiden, damit dieses Ziel erreicht wird. Von der Haut der Hinterseite der Ohrmuschel, von wo aus operiert wird, wird auf jeden Fall ein Streifen von etwa 1½—2 cm Breite ausgeschnitten. Die entstehende Spannung beim Nähen zieht dann die Ohrmuschel in die gewünschte Lage zurück. Diese Operation kann schon relativ früh mit etwa 10 Jahren durchgeführt werden, da das Ohr bereits in diesem Alter im wesentlichen ausgewachsen ist.

Falls es der Patient wünscht, können abstehende Ohren auch ambulant operiert werden.

Der Ersatz einer z. B. durch Unfall *verloren gegangenen Ohrmuschel* gehört zu den allerschwierigsten plastischen Operationen, die es gibt. Es ist außerordentlich schwer und sehr zeitraubend, eine ganze Ohrmuschel in wirklich befriedigender Weise neu zu bilden. Dazu sind eine ganze Anzahl von Operationsmethoden angegeben worden, deren Technik jedoch nur wenige Meister beherrschen.

Dagegen ist es sehr leicht, ein *künstliches Ohr* aus Kunststoff herzustellen, das in Form und Farbe befriedigt. Nur seine Befestigung am Kopf macht Schwierigkeiten. Durch Ankleben allein erzielt man keinen genügenden Halt. WIRTH und KÖLE haben eine Methode angegeben, bei der ein Stahlgerüst unter die Haut eingepflanzt wird, von dem Zapfen herausragen, auf die dann das Kunststoffohr aufgesetzt werden kann. Auch die alte Methode, sich künstliche Ohren aus Gelatine täglich neu zu gießen und anzukleben, wird in verbesserter Form auch heute noch mit schönen ästhetischen Erfolgen angewendet.

Brustplastiken

Im Rahmen eines kosmetischen Lehrbuches würde es zu weit führen, alle operativen Eingriffe am übrigen Körper zu besprechen, die ästhetische Bedeutung haben. Denn dies gilt auch für viele Operationen an Armen und Beinen, wenn dort auch die Erzielung einer besseren Funktion im Vordergrund steht.

Bei der weiblichen Brust spielt aber das ästhetische und psychische Moment eine besonders große Rolle. Eine Frau ist durch eine übermäßig große Brust nicht nur entstellt, sondern auch körperlich behindert, und leidet meist auch psychisch sehr darunter. Das letztere gilt im besonderen Maße auch bei einer beträchtlich unterentwickelten Brust.

Wir unterscheiden bei den in Frage kommenden Korrekturen
a) die Verkleinerung zu großer Brüste
b) die Vergrößerung mangelhaft entwickelter Brüste.

Die *große Brust* hängt, sei es durch ihr Gewicht allein, oder auch durch ihre Erschlaffung nach Schwangerschaften stark herab. Sie muß daher bei der Opera-

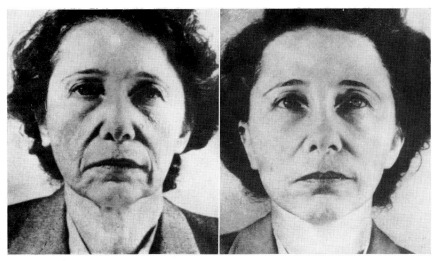

a): Vor und b): nach der Operation.

Abb. 1: Hängewange mit schlaffer Haut und tiefen Falten nach Hautexcision (sog. face lifting, nach GILLIES).

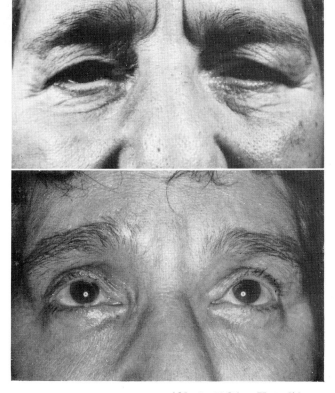

a): Vor und

b): nach der Operation.

Abb. 2: Faltige Unterlider.

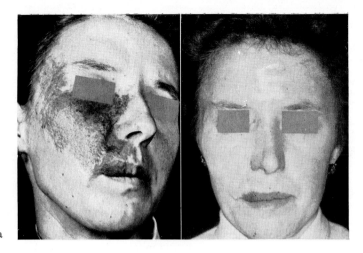

Abb. 3:

a): Hämangiom der rechten Wange, der Lippe und des Unterlides
b): Nach freier Vollhauttransplantation in mehreren Teilen.

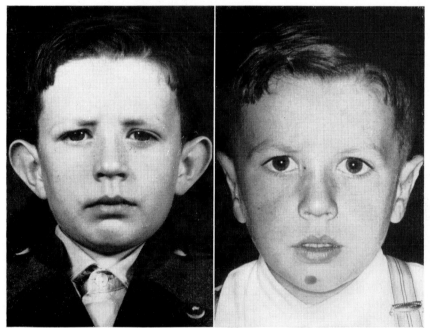

Abb. 4:

a): Abstehende Ohren, vor, und
b): nach der Operation

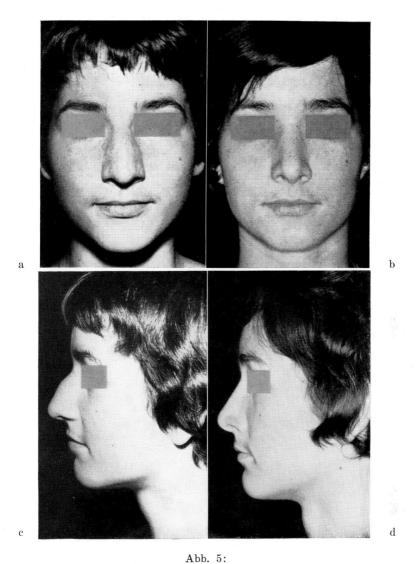

Abb. 5:

a), c): Zu hohe und zu breite Nase.
b), d): Erniedrigt, verschmälert und verkürzt.

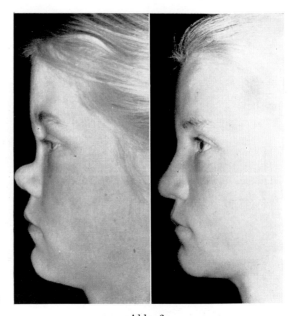

Abb. 6:
a): Sattelnase nach Trauma im Kindesalter.
b): Nach Implantation eines winkeligen Knorpelspanes von der Rippe.

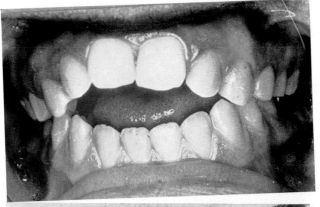

a): Vor der Operation, und

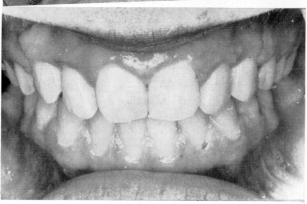

b): nach Heruntersetzen der oberen Frontzähne.

Abb. 7: Bißverhältnisse einer 20jährigen Patientin mit offenem Biß.

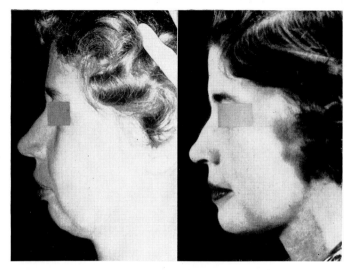

Abb. 8: Zu weit hinten liegender Unterkiefer, vorstehende, obere Frontzähne.

a): Vor der Operation, und
b): nach Vorbringen des Unterkiefers durch Knorpelimplantation hinter die Kiefergelenke, Verstärkung des Kinnes durch Rippenknorpel und Korrektur der Zahnstellung durch eine Brücke.

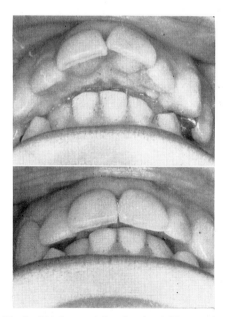

Abb. 9: Stark vorstehende obere Frontzähne.

a): Vor der Operation, und
b): nach Rückversetzung des Oberkiefermittelteiles.

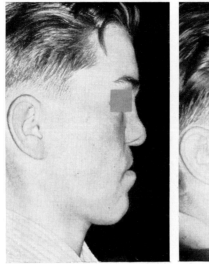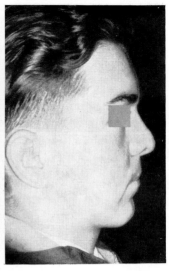

Abb. 10:
a): Einseitig durchgehende Lippen-, Kiefer- und Gaumenspalte in der Kindheit operiert, das Kinn liegt vor, der Oberkiefer mit der Nase zurück.
b): Nach Progenieoperation und Winkelspanimplantation in die Nase.

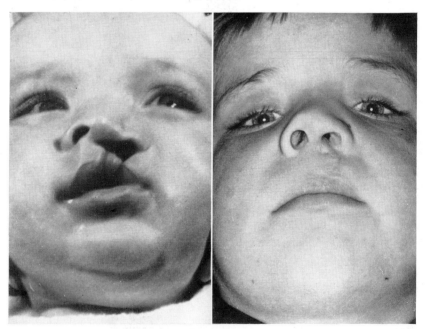

Abb. 11:
a): Einseitige Lippen-, Kiefer-, Gaumenspalte vor, und
b): nach der Operation

tion angehoben und konisch geformt werden. Dabei ist es nötig, die Brustwarze nach oben zu versetzen. Dazu sind eine ganze Reihe von Operationsmethoden angegeben worden. Vor der Operation ist eine sehr genaue Ausmessung im Stehen und Liegen notwendig, damit eine völlige Symmetrie beider Brüste erzielt wird und die Brustwarzen an die richtigen Stellen zu liegen kommen.

Die Operation selbst besteht im Prinzip darin, die Brustwarze kreisförmig zu umschneiden, mit dem tiefen Gewebe jedoch in Verbindung zu lassen und nach oben auf den vorher bezeichneten Platz zu versetzen. Manche Operateure verpflanzen die Brustwarzen auch frei.

Die Hautschnitte verlaufen in der Falte unter der Brust quer und von der Mitte aus senkrecht von hier nach oben zum neuen Platz der Brustwarze. Damit die Brust nicht zu breit und flach bleibt, wird ein V-förmiger Hautbezirk mit der Spitze an der Warze entfernt. Nun wird, ohne die ernährenden Gefäße zu schädigen, vom Brustgewebe so viel wie möglich entfernt, damit eine mäßig große konische Brust geformt werden kann. Dann wird der Rest der Brust durch tiefe Haltenähte in seiner neuen Form und Lage fixiert. Manche Operateure befestigen ihn auch mit Fascienstreifen an Schlüsselbein oder Rippen oder nähen ihn fest an die Brustmuskeln an. Es wurden zur genauen Formgebung auch Kunststoffgerüste empfohlen, die sich besonders bei hochgradigen Hängebrüsten, die leicht im oberen Teil etwas flach bleiben, bewähren. Nach der Operation ist nur die relativ kurze senkrechte Narbe von der Brustwarze nach abwärts sichtbar, die lange Quernarbe verbirgt sich in der Umschlagfalte.

Manche Operateure operieren bei Brustplastiken immer zweizeitig, andere nur in schweren Fällen. Zwischen den beiden Operationen liegt ein Zeitraum von etwa 6 Wochen.

14 Tage nach jeder Operation verbringt der Patient mit einem festen Verband im Spital, damit die Brust an ihrem Platz in Ruhe einheilen kann.

Vergrößerung einer zu kleinen Brust

Auch eine abnorm kleine Brust kann eine Quelle von seelischen Leiden und Minderwertigkeitskomplexen sein. Da durch eine Schwangerschaft eine Vergrößerung der Brust zu erwarten ist, erscheint eine Plastik wohl nur bei einer sehr wesentlichen Unterentwicklung angezeigt. Als Material zum Aufbau verwendet man Fettgewebe mit Haut aus der Gesäßbacke. Man muß bei der Operation mehr Gewebe einsetzen als eigentlich notwendig wäre, da mit einem gewissen Schwund zu rechnen ist. Wird nur Fettgewebe allein verwendet, ist dieser besonders groß. Das einzupflanzende Stück wird von einem Schnitt in der Umschlagfalte der Brust eingesetzt und am richtigen Platz sorgfältig fixiert. Wegen des zu erwartenden Schwundes ist eine beiderseitige Plastik leichter durchzuführen, als eine einzelne unterentwickelte Brust aufzubauen, so daß sie der anderen vollkommen gleicht. In diesen Fällen muß mit einer kleinen Nachkorrektur gerechnet werden.

Auf allfällige Korrekturoperationen bei kosmetischen Eingriffen, bei denen es auf Millimeter und auf ganz genaue Symmetrie ankommt, macht man den Patienten am besten schon vorher aufmerksam. Auch kommt es öfters vor, daß sich der Patient das Resultat der Operation ein wenig anders vorgestellt hat (z. B. die Brust oder Nase mehr oder weniger verkleinert), sodaß schon deswegen eine kleine Korrektur angezeigt sein kann.

Auch nach *vollständigem Verlust einer Brust* kann man diese bei einer jüngeren Frau wieder neubilden, was ebenso wie der Aufbau einer Nase oder eines Ohres nur in mehreren Sitzungen gelingt. Man verwendet dazu einen größeren Hautlappen vom Bauch, der entsprechend geformt wird. Die Brustwarze kann auftätowiert werden.

Beim *Hänge- oder Fettbauch* wird manchmal die Entfernung einer größeren Menge von Haut und Fett gewünscht, eine Operation, die leicht durchzuführen ist. Man muß mit einer längeren Hautnarbe rechnen.

Auch die *Raffung einer schlaffen, überdehnten Bauchhaut* (nach Schwangerschaften) ist unschwer durchzuführen.

Im großen und ganzen müssen wir zwischen dem plastischen Ersatz fehlender und der Formveränderung normal angelegter aber ästhetisch nicht befriedigender Körperteile unterscheiden. Bei einer Defektplastik muß der Patient immer mit einer längeren Behandlungsdauer mit mehreren Operationen bzw. Spitalsaufenthalten rechnen, also viel Geduld aufbringen; bei kosmetischen Operationen nur mit ein oder zwei kleineren Operationen und entsprechend kürzerem Spitalsaufenthalt. Die letzteren sind auch durchwegs mit zufriedenstellendem Erfolg und ohne besondere Gefahren durchzuführen. Soll dieser erreicht werden, muß der Operateur nur sehr genau arbeiten, besondere Erfahrung, künstlerischen Blick, wache Selbstkritik und ein gutes Einfühlungsvermögen für den Patienten besitzen.

HERSTELLUNG KOSMETISCHER PRÄPARATE

Eine wichtige Rolle im Rahmen der kosmetischen Tätigkeit bildet die Verwendung und Verabreichung von kosmetischen Präparaten. Diese werden heute in einer geradezu unerschöpflichen Auswahl angeboten. Es erscheint daher wünschenswert, daß sich eine gut ausgebildete Kosmetikerin über den Verwendungszweck der einzelnen Präparate im klaren ist, daß sie in großen Zügen die Zusammensetzung der wichtigsten Körperpflegemitteln kennt und daß sie wenigstens ungefähr über die Herstellung solcher Präparate orientiert ist.

Immer wieder wird von angehenden Kosmetikerinnen die Frage gestellt, ob es empfehlenswert sei, sich Präparate für den eigenen Bedarf selbst herzustellen. Diese Frage ist schwierig zu beantworten. Man muß bedenken, daß die kosmetisch-pharmazeutische Industrie mit großem Aufwand Forschungslaboratorien unterhält, in denen alle Fragen der Rezeptur wissenschaftlich gründlich studiert werden. Man prüft dort auch die Qualität der verarbeiteten Stoffe und ihre Verträglichkeit untereinander. Meist stehen die großen Herstellerwerke überdies mit dermatologischen Kliniken in Verbindung, wo man die Präparate auf Hautverträglichkeit prüfen läßt, ehe man sie zum Verkauf anbietet.

Eigene Fachleute entwerfen die Verpackung, die nicht nur ansprechend und werbewirksam sein muß, sondern auch auf das einzelne Präparat genauestens abgestimmt werden muß, damit die enthaltenen Wirkstoffe unzersetzt und voll wirksam wirklich dem Verbraucher zur Verfügung stehen. Es erweist sich als ein verhängnisvoller Irrtum, wenn man annehmen würde, daß sich jedes beliebige kosmetische Präparat in jeder beliebigen Verpackung aufbewahren läßt. Die Größe der Oberfläche, die Abdunstung von Wirkstoffen und Wasser und die Veränderung des Präparates durch Einfluß von Licht und Luftsauerstoff spielen eine wichtige Rolle. Darüber hinaus ist zu bedenken, daß das Material der Verpackung selbst, wie z. B. Kunststoffe oder Metall, in Wechselwirkung mit dem darin verpackten Präparat treten kann und daß hiedurch unerwünschte Verfärbungen oder andere Veränderungen auftreten können. Eine Creme z. B., die sich ausgezeichnet in einer Zinntube verpacken läßt und hierin vor Luftsauerstoff völlig geschützt ist, kann sich vollkommen verändern, wenn man sie in einem offenen Porzellantiegel verkaufen würde.

Besondere Probleme bringt immer der Schutz der Präparate vor Gärung und Fäulnis mit sich. Um sie zu vermeiden, muß man Konservierungsmittel beifügen, die ihrerseits oft von der Haut nicht gut vertragen werden.

Bedenkt man nun alle Schwierigkeiten und überlegt man sich, daß der durchschnittlichen Kosmetikerin nur in den allerseltensten Fällen entsprechende Maschinen und Räumlichkeiten zur Verfügung stehen, so könnte man zunächst zur Meinung kommen, daß es überhaupt nicht empfehlenswert ist, selbst an die Herstellung von kosmetischen Präparaten zu schreiten. Dieses stimmt nun nicht. Obgleich allen selbsthergestellten Präparaten im gewissen Sinn Mängel anhaften müssen, wenn man nicht über eine entsprechende mechanische Einrichtung verfügt, um ein Präparat zum Beispiel entsprechend zu homogenisieren, so bieten die selbsthergestellten Präparate doch auch wesentliche Vorteile, wenn man bestimmte Grundsätze einhält.

Worin liegt nun der Vorteil der selbsthergestellten Präparate gegenüber den fertig käuflichen? Nach dem bisher Gesagten ergibt sich dies eigentlich schon von selbst. Ein fabriksmäßig erzeugtes Präparat wird im allgemeinen für eine Lagerungsbeständigkeit von mehreren Jahren ausgelegt und enthält aus diesem Grund einen gewissen Mindestprozentsatz an Konvervierungsmitteln. Da der Hersteller nicht wissen kann, wie lange in einem Detailgeschäft seine Erzeugnisse liegen bleiben ehe sie an den Kunden verkauft werden, muß er also von vorneherein eine längere Lagerzeit in Rechnung stellen, damit keinesfalls verdorbene Erzeugnisse verkauft werden und seinem Ruf Abbruch tun. Stellen wir nun eine Creme für den eigenen Bedarf her und wissen wir, daß diese für den alsbaldigen Verbrauch bestimmt ist, so kann man sich mit einer wesentlich geringeren Konservierung begnügen oder in Ausnahmsfällen auf diese überhaupt verzichten.

Ein weiterer Vorteil der selbsthergestellten Creme z. B. liegt in ihrer Preiswürdigkeit und in der Möglichkeit sie auf den Verwendungszweck genau abzustimmen.

Auch bei der Parfümierung bieten sich unbestreitbare Vorteile. Während bei Großherstellern auf den Massengeschmack Bedacht genommen werden muß und die Parfümierung in einer Weise erfolgt, daß sie die Masse der Kundschaft anspricht, so kann man bei der Selbstherstellung auch ausgefallene Geruchsnoten verwenden, bzw. auf eine Parfümierung überhaupt verzichten. Gerade das vollkommen unparfümierte Produkt zeichnet sich oft durch völlige Reizlosigkeit aus und wird von manchen Kundschaften verlangt. Man darf allerdings nicht übersehen, daß die überwiegende Mehrzahl der Kunden ein kosmetisches Produkt nur „nach der Nase" kauft.

Ehe man an eine Erzeugung kosmetischer Präparate schreitet, muß man sich zunächst die Frage kritisch beantworten, welche Präparate mit den gegebenen Mitteln überhaupt in tadelloser Qualität hergestellt werden können und welche man lieber fertig bezieht. Gerade eine gewisse Selbsteinsicht in diesem Punkt wird in den allermeisten Fällen unliebsame Überraschungen vermeiden helfen und der angehenden Erzeugung Verluste an Geld und Prestige ersparen. Man beherzige daher folgende Grundregeln:

1. Man beginne mit der Erzeugung eines einfachen Präparates, dessen Zusammensetzung nicht allzu kompliziert ist und halte sich dabei an ein bewährtes Rezept.

2. Ehe man nicht eigene Erfahrung besitzt, unterlasse man die Zusammenstellung von Rezepten.

3. Man darf nicht ohne weiters einen Stoff in einem Rezept durch einen anderen ersetzen, den man „gerade bei der Hand" hat.

4. Man bedenke, Emulgator ist nicht gleich Emulgator! Gerade dieser Bestandteil muß sorgfältig auf das Präparat abgestimmt werden.

5. Erst wenn man entsprechende Erfahrung gesammelt hat, und ein Produkt in einer wirklich guten und allen Ansprüchen genügenden Qualität vorliegt, gehe man an das nächste Rezept heran.

6. Man mache vor allem nicht den Fehler, zu viele verschiedene Präparate herstellen zu wollen, sondern beschränke sich lieber auf einige wenige gute, sogenannte Hausspezialitäten.

Aus der Vielzahl der kosmetischen Präparate eignen sich zur Selbstherstellung vor allem viele Sorten Cremes, Hautöle, Sonnenschutzmittel, Lotionen und Gesichtswässer, Gesichtsmilch u. ähnliches.

Seifen, Zahnpasten, Lippenstifte, Nagellack, Dauerwellpräparate und Schminken erfordern zu ihrer Herstellung Erfahrung, Sachkenntnisse und gewisse maschinelle Einrichtungen und eignen sich daher kaum zur Eigenproduktion.

Wenn im Anschluß trotzdem Rezepte von den genannten Präparaten gebracht werden, so geschieht dies hauptsächlich aus dem Grund, dem Studierenden eine Vorstellung über die Zusammensetzung zu geben und weniger, um ihn zur Selbstherstellung zu veranlassen und anzuregen.

Auf eine gesonderte Besprechung der Rohstoffe wird hier verzichtet, da diese im Rohstoffregister alphabetisch geordnet besprochen werden.

Herstellung einer Creme

Der erste Versuch der Herstellung eines kosmetischen Präparates wird im allgemeinen eine Konsumcreme sein. Sie erfordert keine besonderen Ingredienzen und erlaubt auch später den Zusatz von Wirkstoffen.

Wenn man an die Herstellung der Creme schreitet, so muß man wissen, daß das Fertigprodukt in Form einer *Emulsion* vorliegen wird, d. h. daß wenigstens zwei Phasen miteinander zu verbinden sind. In der Regel haben wir einen öligen und einen wäßrigen Anteil, wobei jede Phase noch Substanzen gelöst enthalten kann. Die beiden Phasen werden durch einen Emulgator in einer stabilen Emulsion gehalten.

Am besten versteht man dies an einem einfachen Beispiel: Nehmen wir als besonders einfache und gute Creme die Coldcream, wie sie das amerikanische Arzneibuch vorschreibt (USP). Das Rezept lautet:

Weißes Wachs	120,0	⎫
Walrat	125,0	⎬ ölige Phase mit Emulgator
Mandelöl	560,0	⎭
Rosenwasser	190,0	⎫ wäßrige Phase
Borax	5,0	⎭

In diesem Rezept ist kein besonderer Emulgator enthalten, da Wachs und Walrat auch emulgierende Eigenschaften besitzen.

Zur Herstellung erwärmt man zunächst das weiße Wachs und den Walrat auf dem Wasserbad solange, bis beide Substanzen geschmolzen sind und fügt nun das Mandelöl zu. Man muß die Mischung nach dem Zufügen des Mandelöls noch weiter solange erwärmen, bis eine vollkommen homogene Vermischung der drei Stoffe zustande gekommen ist und keinerlei ungeschmolzene Reste mehr zu sehen sind. Nach gründlicher Durchmischung ist nun die ölige Phase bereit, die wäßrige Phase aufzunehmen. Man hat sich daher in der Zwischenzeit die wäßrige Phase vorbereitet, indem man das Borax im Rosenwasser aufgelöst hat und die wäßrige Phase soweit erwärmt hat, daß sie etwa die gleiche Temperatur wie die ölige Phase besitzt. Nun fügt man die erwärmte wäßrige Phase in kleinen Portionen der Fettschmelze unter gleichzeitigem Rühren (Rührwerk) bei. Ist die gesamte vorgesehene Wassermenge von der öligen Phase abgebunden worden, so darf man mit dem Rühren nicht aufhören, sondern setzt dieses fort bis die Creme erkaltet ist. Man läßt sie dann über Nacht stehen, rührt nochmals durch und füllt sie dann in die vorgesehenen Behälter ab. Wenn man anstelle der Hand ein mechanisches Rührwerk nimmt oder das fertige Produkt einer sogenannten Colloidmühle zur Homogenisierung zuführt, so erzielt man eine besonders feine Verteilung der beiden Phasen ineinander und ein schönes, stabiles Produkt.

Will man einer Creme Parfümöle zusetzen, so werden diese erst beigefügt, wenn sie auf mindestens 40° C abgekühlt ist, da sonst zu starke Verluste auftreten. Ähnliches gilt auch für Wirkstoffe, Vitamine, Pflanzenextrakte und ähnliches.

In der Regel verwendet man heute zur Herstellung von Cremes käufliche Emulgatoren, die ein besonders stabiles Fertigprodukt garantieren. Die Anzahl von Emulgatoren, die heute auf dem Markt sind geht in die Hunderte. Es gibt nahezu für jedes Problem in der Herstellung einen eigenen Emulgator. Während ein bestimmter Emulgator ein Produkt ermöglicht, das besonders stabil gegen Temperaturschwankungen ist und die damit hergestellte Emulsion auch z. B. tiefen Temperaturen ausgesetzt werden kann ohne zu zerfallen, eignet sich ein anderer wieder besonders für flüssige Emulsionen oder für Präparate, die emulsionsfeindliche Zusätze wie Salze oder Säuren enthalten. Natürlich ist der Emulgator einer Wasser-in-Öl-Emulsion anderer Natur wie jener der einer Öl-in-Wasser-Emulsion Stabilität verleihen soll.

Mit einem Wort, man muß um ein gutes Produkt zu erhalten, auch die richtigen Grundstoffe auswählen. Da dies dem Anfänger, der noch keine eigene Erfahrung besitzt, nicht möglich ist, bringen wir im Anschluß eine Zusammenstellung bewährter Rezepte.

KLEINES REZEPTBUCH FÜR DIE KOSMETISCHE PRAXIS

Wenn im folgenden eine Auswahl von Rezepten gebracht wird, so ist sich der Verfasser natürlich vollkommen klar, daß damit eben nur eine Auswahl und keine erschöpfende Zusammenstellung aller derzeit gebräuchlichen kosmetischen Präparationen gegeben wird. Die Schwierigkeit liegt in der übergroßen Anzahl von Rohstoffen, insbesondere von Emulgatoren, die zur Verfügung stehen und von denen natürlich nicht jeder erwähnt werden konnte.

Diese Rezepte stammen zum größten Teil aus den anwendungstechnischen Versuchslaboratorien renommierter Firmen, doch kann weder von diesen noch vom Verfasser irgendeine Garantie übernommen werden. Rohstoffe liegen in unterschiedlichen Qualitäten vor und müssen auf ihre Brauchbarkeit erst getestet werden. Es empfiehlt sich daher, die nur als *Rahmenrezepte aufzufassenden Vorschriften* mit kleinen Mengen zunächst zu erproben und erst nach Abstimmung auf die gegebenen Erfordernisse eine größere Charge anzusetzen. Weiters sind bei Herstellung von kosmetischen Präparaten für den Verkauf *marken- und patentrechtliche Einschränkungen* zu beachten, da die Verwendung vieler Substanzen in bestimmtem Zusammenhang z. B. durch Patente geschützt ist.

Obgleich sich der Verfasser bemüht hat, möglichst viele Produkte von Firmen verschiedener Länder zu berücksichtigen und auf die jeweiligen Marktverhältnisse Rücksicht zu nehmen, ist es doch unmöglich, alles zu bringen.

Die Erwähnung eines Grundstoffes oder seine Weglassung darf nicht als Werturteil aufgefaßt werden.

Danken möchte ich an dieser Stelle allen Firmen, die mich durch die Überlassung von Rezepturen bzw. deren praktische Erprobung unterstützt haben.

Atlas Goldschmidt, GmbH., Essen;
BASF, Badische Anilin & Soda Fabrik A.G., Ludwigshafen am Rhein;
Dehydag, Deutsche Hydrierwerke, Düsseldorf;
Dragoco, vormals Schimmel & Co., Wien-Liesing;
Chemische Fabrik Grünau, Illertissen/Bayern;
Farbwerke Hoechst A.G., vormals Meister Lucius & Brüning, Frankfurt a. Main;
Keimdiät GmbH., Augsburg;
Laserson & Sabetay, La Garenne-Colombes;
E. Merck A.G., Darmstadt;
Th. Muhlethaler S.A., Nyon;

N. V. Chemische Fabrik Naarden;
Nobel Chemie, Werk Witten, Witten
Chemisches Laboratorium Dr. Kurt Richter GmbH., Berlin.

Basiscremes

Grundrezepte für Cremes, denen nach Bedarf verschiedene Wirkstoffe zugesetzt werden können. Die Rezepte liefern durchwegs schöne stabile Emulsionen. Da kohlenwasserstofffreie, kohlenwasserstoffarme und kohlenwasserstoffhältige Rezepturen ausgewählt wurden, wird man für den gewünschten Verwendungszweck (Nähr- oder Sportcreme) das entsprechende Präparat herstellen können. Parfumierung nach eigenem Ermessen.

Bei Präparaten, welche eine gewisse Lagerzeit zu überstehen haben und nicht für den raschen Verbrauch bestimmt sind, müssen auf alle Fälle Konservierungsmittel und Antioxydantien zugesetzt werden; auf einwandfreie Konservierung ist zu achten. Merke: Was konserviert ist, kann nicht verderben. Was verdorben ist, ist nicht mehr zu konservieren. Sauberkeit im Laboratorium, weitestgehende Keimfreiheit der Rohstoffe, einwandfreies Wasser sind Grundbedingung. Außerdem ist die Auswahl des Verpackungsmaterials für ein lagerfähiges Kosmetikprodukt ausschlaggebend. Die Stabilität einer Emulsion kann durch verschiedene Tests festgestellt bzw. erprobt werden:

1. Halbjährige Lagerung bei Zimmertemperatur
2. 3monatige Lagerung bei 40° C
3. 2wöchige Lagerung bei 50° C
4. Die Emulsion wird eine Nacht bei —5° C und einen Tag bei + 40° C gelagert und jeweils bei Raumtemperatur die Konsistenz beurteilt. Dieser Schaukeltest wird insgesamt zehnmal durchgeführt.
5. Die Emulsion wird 20 Minuten bei 5000 U/min. geschleudert (Zentrifugiertest)

In allen Fällen soll keine wesentliche Öl- oder Wasserabscheidung erfolgen, bzw. die glatte Struktur erhalten bleiben.

Basiscreme (Rezept BASF):

Olivenöl	25,0
Stearinsäure	5,0
Katioran AF	5,0
Wasser	65,0
	100,0

Basiscreme (Rezept BASF):

Mandelöl	45,0
Cremophor A fest	5,0
Wasser	50,0
	100,0

Basiscreme (Rezept BASF):

Bienenwachs	5,0
Octadecylalkohol	7,5
Mandelöl	25,0
Cremophor O	12,5
Wasser	50,0
	100,0

Basiscreme (Rezept Muhlethaler):

Absorptionsbase 90	12,0
Isosal krist.	0,2
Erdnußöl	28,0
Paraffinöl pharm.	10,0
Wasser dest.	49,8
	100,0

Basiscremes

Basiscreme, kälte- und wärmestabil (Rezept Atlas-Goldschmidt):

Protegin	30,0
Wollfett	3,0
Paraffinöl	5,0
Glycerin	5,0
Wasser	57,0
	100,0

Basiscreme (Rezept BASF):

Erdnußöl	40,0
Octadecylalkohol	5,0
Cremophor EL	1,0
Cremophor AP fest	4,0
Wasser	50,0
	100,0

Basiscreme (Rezept Hoechst):

Hostaphat KS 340	5,2
Paraffinöl	12,0
Salbenwachs 2364 Schliemann	6,9
Cosbiol	12,0
Cetylalkohol	6,9
Glycerin	3,0
Wasser	54,0
	100,0

Basiscreme (Rezept Hoechst):

Emulgator KOG Hoechst	3,6
Gehärtetes Rizinusöl	1,4
Cosbiol	4,0
Isopropylpalmitat	15,0
Salbenwachs 2364 Schliemann	11,0
Glycerin	3,0
Wasser	62,0
	100,0

Basiscreme (Rezept BASF):

Lanolin, wasserfrei	20,0
Stearinsäure	10,0
Cremophor A fest	3,0
Cremophor O	2,0
Glycerin	5,0
Wasser	60,0
	100,0

Basiscreme (Rezept BASF):

Vaseline	20,0
Cremosan S	5,0
Cetylalkohol	5,0
Butylstearat	3,0
Cremophor FM neu	2,0
Wasser	65,0
	100,0

Basiscreme (Rezept Hoechst):

Emulgator KOG	4,0
Gehärtetes Rizinusöl	2,0
Vaseline	31,0
Salbenwachs 2364 Schliemann	5,0
Paraffinöl	20,0
Lanolin	3,0
Glycerin	3,0
Wasser	32,0
	100,0

Basiscreme (Rezept Grünau):

Bienenwachs weiß	15,0
Vaseline weiß	10,0
Lanolin	10,0
Avocadoöl	15,0
Emulgator GT (Grünauer)	1,5
Wasser	47,3
Borax	0,8
Konservierung nach Bedarf	0,4
	100,0

Fett- und Nährcremes

Unter Nachtcremes, Cold-Creames oder Fettcremes, auch Hautnährcremes, versteht man biologisch hochwertige Cremes, die nur einen geringen Anteil Kohlenwasserstoffe (Paraffin, Vaseline, Weißöl etc.) enthalten. Die Präparate sind je nach Verwendungszweck zu parfümieren und zu konservieren. Bei manchen Rezepten ist eine Konservierung bereits angegeben.

Fettcreme (Rezept Dr. Richter):

Bocera W	15,0
Adeps lanae anhydr.	5,0
Walrat	7,0
Bienenwachs	4,0
Pflanzenöl, lecitinhaltig	13,2
Weizenkeimöl	5,0
Vitamin-F-Glycerinester	3,0
Avocadoöl	4,0
Stearylester	9,5
Fettstabilisator	0,1
Nip-Nip	0,2
Wasser dest.	54,0
	120,0

Fette Creme
(Rezept Deutsche Hydrierwerke):

Amphocerin K	20,0
Vaseline, weiß	5,0
Cetiol V	10,0
Erdnußöl	10,0
Wasser	55,0
	100,0

Lanettecreme
(Rezept Deutsche Hydrierwerke):

Lanette O	14,0
Eumulgin M 8	6,0
Cetiol V	10,0
Mandelöl	10,0
Glycerin	5,0
Wasser	55,0
	100,0

Nachtcreme
(Rezept DRAGOCO)

Apicerol 36276 Spezial	40,0
Isopropylpalmitat	2,0
Karottenöl	0,2
Extrapon VC	1,0
Walrat	4,0
Antioxydol	0,5
PCL solid	2,0
Dragocid forte	1,0
Hydroviton	2,0
Karion F	3,0
Extrapon Biopollin	1,5
Wasser dest.	56,4
Parfumöl	0,4
	114,0

Fettcreme (Rezept Muhlethaler):

Perlevanol	8,0
Oleylalkohol	2,0
Bienenwachs weiß	7,0
Mandelöl süß	10,0
Purcellin	15,0
Cosbiol	35,0
Isosal krist.	0,3
Triäthanolamin	2,1
Wasser dest.	40,1
Parfum	0,5
	120,0

Fette Creme
(Rezept Deutsche Hydrierwerke):

Amphocerin E	10,0
Cetiol V	10,0
Erdnußöl	30,0
Kakaobutter	10,0
Wasser	40,0
	100,0

Nährcreme fett
(Rezept DRAGOCO)

Apicerol 36141	35,0
Isopropylpalmitat	3,0
PCL solid	1,5
Antioxydol	0,5
PCL liquid	0,5
Extrapon VC	1,0
Baktericid MB	1,0
Extrapon Biopollin Spez.	1,0
Wasser	55,5
Parfumöl	1,0
	100,0

Vitamin-Nährcreme mit Hydroviton
(Rezept DRAGOCO)

Apicerol 36276 Spezial	40,0
Isopropylpalmitat	2,0
Walrat	4,0
PCL solid	2,0
Dragovit F	1,5
Antioxydol	0,5
Wasser	56,0
Baktericid MB	1,0
Hydroviton	2,5
Karion F	3,0
Extrapon Biopollin	1,5
	114,0

Fett- und Nährcremes

Nachtcreme:

Lanolin	32,0
Cosbiol	35,0
Emulgone oder	
Triäthanolaminstereat L. L.	6,0
Wasser dest.	26,5
Parfüm	0,5
	100,0

Nachtcreme:

Softisan 602	15,0
Cremophor EL	5,0
Weizenkeimöl	5,0
Paraffin. liqu.	3,0
Miglyol 812	10,0
Isolinolsäureester	3,0
Glycerin	3,0
Parfum q. s.	
Aqua dest. cons. ad	100,0

Biologisch hochwertige Nachtcreme
(Rezept Dr. Richter):

Bocera W	15,0
Adeps lanae anhydr.	5,0
Walrat	7,0
Bienenwachs	4,0
Pflanzenöl, lecitinhaltig	16,5
Weizenkeimöl	3,0
Stearylester	7,2
Karottenöl	2,5
Placentaliquid öllöslich	2,0
Johanniskrautöl	2,5
Peröstron in Öl	1,0
Fettstabilisator	0,1
Nip-Nip	0,2
Wasser dest.	34,0
	100,0

Vitamin-Nährcreme (Rezept Keimdiät):

Protegin oder Eucerin	100,0
Adeps lanae anhydric., hellfarbig	70,0
Cera alba, mögl. „naturgebleicht"	50,0
Cetylalkohol, rein	25,0
Vitaminöl „Dr. Grandel"	150,0
E-Grandelat „R"	75,0
Cetiol V. oder Cosbiol	50,0
Aqua dest.	150,0
Konservierungsmittel	1,0
Parfumöl	3,0
	674,0

Nachtcreme, halbfett mit Hydroviton
(Rezept DRAGOCO)

Emulgator LV 805/1	12,0
Walrat	7,0
Bienenwachs	5,0
PCL liquid	5,0
PCL solid	1,0
Lanolin	2,0
Extrapon VC	1,0
Isopropylpalmitat	5,0
Antioxydol	0,5
Dragocid forte	1,0
Hydroviton	2,0
Karion F	3,0
Parfumöl	0,4
Wasser dest.	53,1
	100,0

Nachtcreme mit Allantoin
(Rezept Merck):

Allantoin	0,2
Bienenwachs	5,0
Walrat	6,0
Hartparaffin	3,0
Lanolin	2,0
Sesamöl	30,0
Cosbiol	30,0
Ölsäure	1,0
Triäthanolamin	1,5
Parfumöl	0,5
Wasser, dest.	20,8
	100,0

Handcreme
(Rezept DRAGOCO)

Apicerol Spezial 36276	25,0
Lanolin	3,0
Vaseline	4,0
PCL liquid	2,0
Cetaceum	4,0
Isopropylmyristat	2,0
Baktericid MB	1,0
Karion F	3,0
Parfumöl	0,3
Espritin	2,0
Wasser dest.	53,7
	100,0

Vitamin-Nährcreme (Rezept Keimdiät):

Amphocerin K.	100,0
Adeps lanae anhydric., hellfarbig	150,0
Cetylalkohol, rein	90,0
Cera alba, mögl. naturgebleicht	60,0
Vitaminöl „Dr. Grandel"	170,0
E-Grandelat „R"	50,0
Cetiol V. oder Cosbiol	40,0
Arlacel C.	30,0
Biokatalysator „Dr. Grandel"	10,0
Aqua dest.	300,0
Konservierungsmittel	1,0
Parfümöl	3,0
	1004,0

Vitamincreme mit Azulen:

Lanette N	150,0
Walrat	15,0
Lanolin anhydr.	10,0
E-Grandelat „R"	50,0
Karion F, Merck	100,0
Nipagin M	2,0
Azulen wasserlösl., Dragoco	1,0
Parfümöl	4,0
Wasser	300,0
	632,0

Creme mit Klauenöl
(Rezept Dr. Richter):

Sorbitan-mono-stearat	7,0
Pflanzenöl, lecithaltig	22,0
Adeps lanae	5,0
Walrat	3,0
Bienenwas	6,0
Klauenöl	9,2
Stearylester	5,7
Epidermin in Öl	1,0
Sorbex	8,0
Wasser	30,6
Borax	0,2
	100,0

Kamillencreme:

Softisan 602	18,0
Miglyol 812	10,0
Wollfett wasserlöslich	2,0
Kamillenextrakt flüssig	3,0
Arnicaextrakt fl.	2,0
Glycerin	10,0
Aqua dest. cons. ad	100,0

Vitamincreme (Rezept Dr. Richter):

Bocera W	15,0
Adeps lanae anhydr.	5,0
Walrat	7,0
Bienenwachs	4,0
Pflanzenöl, lecithaltig	20,0
Weizenkeimöl	5,0
Vitamin-F-Glycerinester	1,0
Stearylester	8,2
Epidermin in Öl	0,5
Fettstabilisator	0,1
Nip-Nip	0,2
Wasser dest.	34,0
	100,0

Fettcreme mit Schildkrötenöl:

Schildkrötenöl	5,0
Mandelöl	15,0
Kakaobutter	10,0
Lanolin	30,0
Stearin	5,0
Bienenwachs weiß	4,0
Wasser	30,9
Nipagin	0,1
	100,0

Placentacreme
(Rezept Deutsche Hydrierwerke):

Amphocerin K	22,0
Weißes Bienenwachs	3,0
Cetiol V	18,0
Erdnußöl-Hartfett	5,0
Placentaextrakt öllöslich	2,0
Wasser	50,0
	100,0

Hautnährcreme
(Rezept DRAGOCO)

Apicerol	35,0
PCL-solid	2,0
Dragoco Extr. VC	1,0
Wasser dest.	60,0
Extrapon Biopollin Spezial	1,0
Extrapon Phytostimulin	0,5
Crematest-Parfümöl	0,5
	100,0

Kräutercreme (Rezept Dr. Richter):

Emulgator W/Ö-1000 Dr. Richter	5,0
Adeps lanae	8,0
Walrat	15,0
Bienenwachs	6,0
Johanniskrautöl	5,0
Calendulaöl	5,0
Weizenkeimöl	5,0
Pflanzenöl, lecitinhaltig	5,0
Stearylester	5,7
Epidermin in Öl	0,1
Nip-Nip	0,2
Sorbex	8,0
Wasser	32,0
	100,0

Aktivcreme, fett (Rezept Dr. Richter):

Bocera W	15,0
Adeps lanae	5,0
Walrat	7,0
Bienenwachs	4,0
Pflanzenöl, lecitinhaltig	16,5
Stearylester	5,7
Karottenöl	2,5
Weizenkeimöl	3,0
Placentaliquid öllöslich, Richter	3,0
Johanniskrautöl	2,4
Fettstabilisator	0,1
Wasser	34,0
	100,0

0,1% Nip-Nip in Fettschmelze lösen, 0,2% Nip-Nip mit Wasser aufkochen.

Hamameliscreme
(Rezept Deutsche Hydrierwerke):

Emulgade F	4,0
Eutanol G oder Cetiol V	15,0
Mandelöl	15,0
Glycerin	10,0
„Extrapon Hamamelis dest. farblos Spez.	10,0
Wasser	46,0
	100,0

Creme mit Avocadoöl

Lanolin	20,0
Tegin	10,0
Avocadoöl	10,0
Paraffinöl	2,0
Eutanol G	1,0
Weizenkeimöl	3,0
Wasser, dest.	54,0
	100,0

Tagescremes

Unter dem Begriff der Tagescreme versteht man eine kosmetische Präparation, die meist auf Stearatbasis aufgebaut ist. Andere Bezeichnungen lauten „Vanishing cream", d. h. eine Creme, die unsichtbar ist und keinen Fettglanz hinterläßt, Mattcreme, Stearatcreme oder einfach Trockencreme. Aus der übergroßen Auswahl sollen einige Beispiele gebracht werden. Als Emulgator dient meist Stearinsäure und Triäthanolamin, die bei der Cremeherstellung verseift werden. Leider findet man reine Mineralcremes oft unter der Bezeichnung Tagescremes angegeben. Soweit nicht angegeben Parfümierung und Konservierung nach Bedarf.

Halbfette Tagescreme
(Rezept Dr. Richter):

Emulgator W/Ö—1000 Richter	15,0
Stearylester	2,5
Vitamin-F-Glycerinester	2,0
Epidermin in Öl	0,5
Sorbex	5,0
Wasser	75,0
	100,0

Tagescreme mittelfett
(Rezept Keimdiät):

Lanette N	15,0
Cetiol V	10,0
Johanniskrautöl	5,0
Vitaminöl „Keimdiät"	5,0
Glycerin	5,0
Wasser	60,0
	100,0

Tagescreme
(Rezept DRAGOCO)

Emulgator 8475	12,0
PCL-solid	2,0
Isopropylmyristat	1,0
Paraffinöl	1,0
Hydroviton	1,0
Bakterizid MB	1,2
Glyzerin oder Sorbitlösung	3,0
Extrapon Biotamin Spezial	2,0
Wasser dest.	76,1
Parfumöl Crematest	0,7
	100,0

Vitamin-Tagescreme mit Matteffekt
(Rezept DRAGOCO)

Stearinsäure 4fach gepr. Luxus	15,0
Lanolin	15,0
Vaselin weiß	5,0
Walrat	3,0
PCL liquid	1,0
Arlacel C	0,6
Extrapon VC	2,0
Isopropylmyristat	5,0
Antioxydol	0,6
Karion F	5,0
Triaethanolamin	1,4
Wasser dest.	68,3
Extrapon Biopollin	2,5
Persilbergrundlage 3766	75,0
Parfumöl	0,6
	200,0

Tagescreme, überfettet
(Rezept Keimdiät):

Luxus-Stearin	120,0
Tritolat 32	50,0
Vitaminöl „Dr. Grandel"	100,0
E-Grandelat „R"	50,0
Aqua dest.	550,0
Karion F	100,0
Triäthanolamin, rein	10,0
Borax pulv.	1,0
Konservierungsmittel	1,0
Parfumöl (frischblumig)	4,0
Epigran	20,0
	1006,0

Tagescreme (Rezept Keimdiät):

Lanette N	17,0
Biokatalysator Grandel	0,3
Cetiol V	2,7
Walrat	3,0
Wasser	77,0
	100,0

Tagescreme (Rezept Dragoco):

Dragil	140,0
PCL solid	40,0
Isopropylmyristat	10,0
Nipagin M	2,0
Wasser (dest. od. abgekocht)	762,0
Sorbitlösung, handelsüblich 70%	40,0
Parfumöl	6,0
	1000,0

Tagescreme (Rezept Keimdiät):

Luxus-Stearin „Siegert" L 2 SM	150,0
Tritolat 32 (Keimdiät)	10,0
Entsäuertes Weizenkeimöl	50,0
Aqua dest.	640,0
Triäthanolamin	10,0
Karion F (Merck)	100,0
Rokonsal B flüssig (Biochema Memmingen)	5,0
	965,0

Tagescreme, überfettet, stearinfrei
(Rezept Keimdiät):

Lanette N.	150,0
Vitaminöl „Dr. Grandel"	100,0
Tritolat 32	50,0
Aqua dest.	580,0
Karion F.	100,0
Konservierungsmittel	1,0
Parfumöl (frischblumig)	4,0
Epigran	20,0
	1005,0

Matte Tagescreme (Rezept Dr. Richter):

Stearin	19,0
Lanolin	1,0
Cetylalkohol	2,0
Vitamin-F-Glycerinester	2,0
Butylstearat	4,0
Sorbex	7,0
Triäthanolamin	1,4
Wasser	63,5
Nip-Nip	0,1
	100,0

Stearatcreme mit Pur-Cellin
(Rezept Dragoco):

Stearin I a, Luxus	150,0
Lanolin	30,0
PCL-solid	50,0
Bienenwachs	10,0
Cetylalkohol	10,0
Isopropylmyristat	10,0
Brij-30	30,0
Nipagin M	2,0
Wasser, keimfrei	613,0
Glycerin I a	50,0
Karion F oder Sionit K oder Sorbex	30,0
Triäthanolamin, dest.	10,0
Parfumöl für Creme	5,0
	1000,0

Stearatcreme (Rezept Dragoco):

Stearinsäure dreifach gepreßt	100,0
Isopropylmyristinat	10,0
Lanolin wasserfrei	10,0
Triäthanolamin	40,0
Borax	5,0
Nipagin M	1,5
Wasser dest.	500,0
Lavendel Parfumöl	2,5
	669,0

Lanettecreme, mittelfett
(Rezept Deutsche Hydrierwerke):

Lanette N oder SX	15,0
Eutanol G oder Cetiol V	10,0
Mandelöl	10,0
Glycerin	5,0
Wasser	60,0
	100,0

Nichtfettende Creme
(Rezept Dr. Richter):

Emulgator 825 Richter	10,0
Pflanzenöl, lecithinhaltig	6,0
Walrat	3,0
Stearylester	7,0
Vitamin-F-Glyzerinester	4,0
Nip-Nip	0,2
Wasser	62,0
Sorbex	8,0
	100,2

Stearatcreme (Rezept Grünau):

Stearinsäure (3fach gepreßt)	15,0
Lanolin	4,0
Paraffinöl	17,0
Erdnußöl	17,0
Bienenwachs weiß	2,0
Emulgator G 40	1,0
Emulgator G	1,0
Sorbo (mindest. 70% Polyalkohol)	12,2
Wasser	41,8
Konservierungsmittel nach Bedarf	
Parfum nach Bedarf	
	111,0

Stearatcreme (Rezept Grünau):

Stearinsäure dreifach gepreßt	10,0
Lanolin D.A.B. 6	4,0
Emulgator GL 60	2,0
Bienenwachs weiß	6,0
Cosbiol	20,0
Emulgator GT	2,0
Emulgator GT 40	1,0
Sorbo (mindest. 70% Polyalkohol)	12,0
Wasser	43,0
	100,0

Konservierung nach Bedarf
Parfum nach Bedarf

Lanettecreme, schwach fett
(Rezept Deutsche Hydrierwerke):

Lanette N oder SX	15,0
Eutanol G oder Cetiol V	5,0
Mandelöl	5,0
Glycerin	5,0
Wasser	70,0
	100,0

Creme mit mattierendem Effekt
(Rezept Hoechst):

Hostphat KW 200	5,7
Isopropylpalmitat	7,1
Cetylalkohol	5,7
Stearin dreifach gepreßt	11,4
Triäthanolamin NG Hoechst	0,7
Polyglykol 400 Höchst	3,0
Wasser	66,4
	100,0

Creme mit mattierendem Effekt
(Rezept Hoechst):

Hostaphat KW 340	10,3
Isopropyepalmitat	8,0
Stearin dreifach gepreßt	10,0
Walrat	2,2
Lanolin	1,5
Polyglykol 400 Hoechst	10,0
Wasser	58,0
	100,0

Vanishing Cream
(Rezept Atlas-Goldschmidt):

Tegin M	7,0
Stearylalkohol	2,0
Stearinsäure	10,0
Wollfett	1,0
Paraffinöl	1,0
Sorbit 70%ig	2,0
Triäthanolamin	0,6
Wasser	76,3
Konservierungsmittel	0,1
	100,0

Vanishing Cream (Rezept Dragoco):

Emulgator 084475 Dragoco	140,0
Extrapon VC	10,0
Isopropylmyristinat	10,0
Lanolin wasserfrei	10,0
Glycerin	40,0
Nipagin M	1,5
Wasser dest.	783,5
Parfumöl	5,0
	1000,0

Vitamincreme, halbfett
(Rezept Dr. Richter):

Emulgator 825 Richter	10,0
Walrat	3,0
Bienenwachs	2,0
Stearylester	7,0
Pflanzenöl, lecithinhaltig	7,0
Karottenöl	2,0
Weizenkeimöl	2,0
Sorbex	5,0
Wasser	59,0
Placentaliquid, wasserlöslich	3,0
	100,0

Hamameliscreme schwach fett
(Rezept Dragoco):

Dragil, Dragoco	120,0
Isopropylmyristinat	10,0
Extrapon VC	10,0
Cetylalkohol	30,0
Sorbitlösung	50,0
Extrapon Hamamelis dest.	100,0
Wasser dest.	676,0
Creme-Parfumöl	4,0
	1000,0

Mittelfette Creme mit Klauenöl
(Rezept Dr. Richter):

Emulgator 825 Dr. Richter	7,0
Walrat	3,0
Klauenöl	10,0
Stearylester	7,0
Epidermin in Öl	0,2
Sorbex	8,0
Wasser	65,0
	100,0

0,1% Nip-Nip in Fettschmelze lösen,
0,1% Nip-Nip mit Wasser aufkochen.

Regenerativ-Creme
(Rezept Dr. Richter):

Emulgator 825 Dr. Richter	10,0
Walrat	3,0
Stearylester	7,0
Pflanzenöl, lecithinhaltig	7,0
Peröstron in Öl	1,0
Weizenkeimöl	2,0
Sorbex	8,0
Wasser	57,0
Placentaliquid wasserlöslich	5,0
	100,0

Hautnährcreme, halbfett
(Rezept Dragoco):

Stearinsäure 3fach gepreßt	150,0
Bienenwachs	25,0
Cetylalkohol	10,0
Lanolin wasserfrei	10,0
Olivenöl	80,0
Extrapon VC	20,0
Sionit K	50,0
Extrapon 3 Spezial	20,0
Triäthanolamin	10,0
Borax	1,0
Wasser dest.	624,0
	1000,0

Hautnährcreme (Rezept Keimdiät):

Emulgade F	3,0
Cetiol V	14,5
Biokatalysator „Grandel"	0,3
E-Grandelat „R" Keimdiät	10,0
Vitaminöl Keimdiät	5,0
Sorbex	10,0
Wasser	57,0
Konservierungsmittel	0,1
Parfumöl	0,1
	100,0

Hautcreme, mittelfett

Softisan 601	10,0
Softisan 602	10,0
Walrat	3,0
Miglyol 812	5,0
Paraffin. liqu.	5,0
Glycerin	3,0
Parfum q. s.	
Aqua dest. cons. ad	100,0

Sportcremes und Hautschutzpräparate

Unter *Sportcremes* versteht man kosmetische Zubereitungen, die einen beträchtlichen Anteil von Kohlenwasserstoffen (Paraffin, Vaseline etc.) enthalten. Da diese Stoffe nicht resorbiert werden, hinterlassen sie einen Schutzfilm auf der Haut, der diese vor Wind und Wasser schützt. Moderne Präparate enthalten auch Siliconöle, da diese wegen ihrer wasserabstoßenden Wirkung für diesen Zweck geeignet sind. Soweit nicht eine Konservierung angegeben ist, empfiehlt es sich diese hinzuzufügen. Parfumierung nach Wunsch!

Sportcreme (Rezept Dragoco):

Protegin	300,0
Lanolin, wasserfrei	30,0
Paraffinöl	50,0
Extrapon VC	10,0
Karion F	40,0
Wasser	570,0
	1000,0

Sportcreme, mittelfett
(Rezept Deutsche Hydrierwerke):

Amphocerin E	10,0
Vaseline, weiß	20,0
Erdnußöl	10,0
Wasser	60,0
	100,0

Allwettercreme (Rezept Keimdiät):

Protegrin	30,0
Lanolin	8,0
Vitaminöl (Keimdiät)	5,0
Wasser	57,0
	100,0

Sportcreme (Rezept Keimdiät):

Amphocerin P	15,0
Vitaminöl Grandel	10,0
Wasser	75,0
	100,0

Handcreme, siliconhaltig
(Rezept Merck):

Lanette N	13,0
Allantoin	0,2
Cetylalkohol	15,0
Polydimethylsiloxan 100 cst	2,0
Sorbitol	5,0
Wasser	65,0
	100,0

Sportcreme (Rezept Dr. Richter):

Bocera W	20,0
Adeps lanae anhydr.	2,0
Vaseline	10,0
Paraffinum liquidum	8,7
Cholesterin rein weiß	0,2
Wasser dest.	54,0
Nip-Nip	0,1
Sorbex	5,0
	100,0

Hautschutzcreme:

Siliconöl 500 cst	2,0
Cetylalkohol	1,5
Tegin M	6,5
Lanette N	2,5
Stearinsäure	4,0
Paraffinöl	2,5
Sorbitol	3,0
Triäthanolamin	0,85
Wasser	78,0
Konservierungsmittel	0,15
	100,00

Silicon Hautschutzcreme:
(Rezept Deutsche Hydrierwerke):

Emulgade F	15,0
Eutanol G	10,0
Sorbitol	30,0
Siliconöl Bayer 300	5,0
Wasser	40,0
	100,0

Sportöl (Rezept Dragoco):

Paraffinöl	850,0
Isopropylmyristinat	130,0
Extrapon VC	10,0
Lanolin wasserfrei	10,0
	1000,0

Siliconcreme:

Cetylalkohol	2,0
Lanette N	14,0
Eutanol G	5,0
Siliconöl 400 cst	10,0
Sorbitol	5,0
Wasser	64,0
	100,0

Sportcreme, mittelfett
(Rezept Deutsche Hydrierwerke):

Amphocerin K	22,0
Weißes Bienenwachs	3,0
Erdnußöl	10,0
Cetiol V	5,0
Wasser	60,0
	100,0

Silicon Hautschutzcreme mit Hamamelis (Rezept Deutsche Hydrierwerke):

Lanette N oder SX	12,0
Cetiol V	17,0
Mandelöl	10,0
Lanolin, wasserfrei	2,0
Glycerin	8,0
Siliconöl Bayer 300	5,0
Extrapon Hamamelis dest.	10,0
Wasser	36,0
	100,0

Handschutzsalbe mit PCL und Silikon
(Rezept Dragoco):

Vaseline, I a	400,0
PCL-solid	450,0
Lanolin	80,0
PCL liquid	10,0
Fungicid UMA	5,0
(Undecylensäuremonoäthanolamid)	
Silikonöl AK-500 (Wacker)	50,0
Parfumöl	5,0
	1000,0

Hautschutzöl (Rezept Dragoco):

Isopropylpalmitat	400,0
Silikonharzlösung RE (Wacker)	500,0
Butylstearat	100,0
	1000,0

Massage- u. Sportcreme

Softisan 601	25,0
Miglyol 812	10,0
Vaselin alb.	10,0
Paraffin. liqu.	8,0
Aqua dest. cons. ad	100,0

Handschutzemulsion
(Rezept Deutsche Hydrierwerke):

Lanette N oder SX	3,0
Eutanol G oder Cetiol V	9,0
Glycerin	5,0
Mandelöl	3,0
Harnstoff, rein	2,0
Wasser	78,0
	100,0

Silicon Hautschutzcreme
(Rezept Deutsche Hydrierwerke):

Lanette N oder SX	4,0
Stearinsäure	12,0
Eutanol G	0,8
Glycerin	4,0
Triäthanolamin	0,8
Borax pulv.	0,1
Siliconöl Bayer 300	4,0
Comperlan KM	20,0
Wasser	54,3
	100,0

Reinigungscremes

Auch die sogenannten Reinigungscremes (Cleansing creames) enthalten Kohlenwasserstoffe in beträchtlichem Prozentsatz. Manche Präparate überdies Polyäthylenglykol. Konservierung und Parfumierung nach Bedarf.

Reinigungscreme (Rezept Dragoco):

Polyaethylenglykol-300-Monostearat	200,0
Bienenwachs, weiß	100,0
Mineralöl 65/75	200,0
Butylstearat	10,0
Cetylalkohol	10,0
Extrapon VC	10,0
Extrapon 1 Spezial	10,0
Triäthanolamin	15,0
Wasser dest.	455,0
	1000,0

Cleansing Cream (Rezept Dragoco):

Carnaubawachs	40,0
Cetylalkohol	65,0
Bienenwachs	60,0
Hartparaffin	75,0
Stearin, I a Luxus	40,0
Paraffinum liquidum	300,0
Polyaethylenglykol-200 (Polydiol 200 Hüls)	350,0
Isopropylpalmitat	65,0
Parfum	5,0
	1000,0

Reinigungscreme, wasserfrei
(Rezept Dragoco):

Extrapon VC	10,0
Glycerinmonostearat	131,0
Polyaethylenglykol-1000-Monostearat	47,0
Butylstearat	57,0
Vaseline, weiß visk.	240
Mineralöl 65/75	430,0
Hartparaffin	85,0
	1000,0

Reinigungscreme
(Rezept Deutsche Hydrierwerke):

Amphocerin E	15,0
Vaseline, weiß	20,0
Erdnußöl	15,0
Cetiol V	10,0
Wasser	40,0
	100,0

Reinigungscreme
(Rezept Deutsche Hydrierwerke):
Emulgade F	15,0
Eutanol G oder Cetiol V	10,0
Paraffinöl	10,0
Vaseline, weiß	15,0
Wasser	50,0
	100,0

Reinigungscreme
(Rezept Deutsche Hydrierwerke):
Emulgade F	20,0
Eutanol G oder Cetiol V	10,0
Stearinsäure	5,0
Paraffinöl	20,0
Wasser	45,0
	100,0

Massagecremes und -Öle

Die Massagecremes und -Öle dienen zum Gleitendmachen der Haut und enthalten daher einen hohen Prozentsatz Paraffine. In neueren Rezepten ersetzt man dieses durch biologisch wertvollere Substanzen. Konservierung und Parfumierung nach Bedarf.

Massagecreme für Tubenpackung
(Rezept Dragoco):
PCL solid	440,0
Polyaethylenglykol-400-Monostearat	135,0
Nipagin M	2,0
Wasser, dest.	420,0
Parfumöl	3,0
	1000,0

Massageöl
Dragovit F	1,0
PCL solid	10,0
PCL liquid	15,0
Isopropylmyristat	10,0
Paraffinöl	63,0
Parfumöl	1,0
	100,0

Als Aerosol-Abfüllung:
Wirkstoff ca.	4,0
Treibgas 11/12 50:50	6,0

Massagecreme
(Rezept Deutsche Hydrierwerke):
Amphocerin K	30,0
Erdnußöl (oder Olivenöl o. ä.)	10,0
Paraffinöl	15,0
Wasser	45,0
	100,0

Massageöl (Rezept Dragoco):
Sonnenblumenkernöl	600,0
Paraffinöl	300,0
Lanolin wasserfrei	30,0
Extrapon VC	15,0
Isopropylmyristinat	50,0
Lavendel-Parfumöl	5,0
	1000,0

Massageöl
Miglyol 812	60,0
Paraffin. liqu.	39,5
Lanolin. anhydric.	0,3
Latschenkiefernöl	0,2
	1000,0

Massagecreme (Rezept Naarden):
Ivorit „Naarden"	6,0
„NARLON" Avocado-Öl	51,0
Vaseline	10,0
Cetylalkoholsulfat/Stearylalkoholsulfat	2,0
Konservierungsmittel	0,5
Parfumöl	0,5
	100,0

Sportöl
Softigen 767	85,0
Isopropylmyristinat	10,0
Purcellinöl	5,0

Massageöl (Rezept Dragoco):

Sesamöl I a konserviert	765,0
Extrapon VC	10,0
Lanolin wasserfrei	20,0
Paraffinöl DA 6	200,0
Parfumöl	5,0
	1000,0

Massageöl (Rezept Dragoco):

Spermöl	390,0
Extrapon VC	10.0
Isopropylmyristinat	200,0
Paraffinöl	398,0
Parfumöl	2,0
	1000,0

Massageöl (Rezept Dragoco):

PCL Liquid	25,0
PCL Solid	5,0
Paraffinöl	70,0
	100,0

Massagecreme

Paraffinöl, reinst	25,0
Erdnußöl	10,0
Amphocerin E	10,0
Wasser	55,0
	100,0

Massageöl (Rezept Dragoco):

Sonnenblumenkernöl	600,0
Paraffinöl	300,0
Lanolin wasserfrei	30,0
Extrapon VC	15,0
Isopropylmyristinat	50,0
Lavendel-Parfumöl	5 0
	1000,0

Massageöl, alkoholisch:

Rizinusöl	300,0
Oleylalkohol	90,0
Äthylalkohol	270.0
Isopropylalkohol	335.0
Parfumöl	5,0
	1000,0

Hautfunktionsöle

Unter Hautfunktionsölen, Antifaltenöl, Muskelöl etc., versteht man hochwertige Präparate, die Wirkstoffe enthalten und den Zweck haben, der Haut wertvolle Fettstoffe zuzuführen. Paraffin wird — wenn überhaupt — nur zugesetzt, um den Präparaten die Klebrigkeit zu nehmen. Zusatz von Fettstabilisatoren bzw. Konservierungsmittel nach Bedarf.

Hautöl (Rezept Dragoco):

PCL liquid	50,0
PCL solid	15,0
Eutanol G	15,0
Erdnußöl	10,0
Isopropylmyristat	9,0
Parfumöl	1,0
	100,0

Hautfunktionsöl (Rezept Richter):

Pflanzenöl, lecitinhaltig	28,0
Avocadoöl	12,0
Weizenkeimöl	4,0
Johanniskrautöl	4,0
Karottenöl	5,0
Placentaliquid, öllöslich	2,0
Stearylester	45,0
	100,0

Antifaltenöl (Rezept Keimdiät):

Vitaminöl „Dr. Grandel"	600,0
E-Grandelat „R"	250,0
Cosbiol	148.0
Parfumöl	2,0
	1000,0

Hautnähröl (Rezept Dragoco):

Olivenöl I a konserviert	600,0
Mandelöl süß konserviert	180,0
Isopropylmyristinat	198,0
Extrapon VC	20,0
Parfumöl	2,0
	1000,0

Hautöl:

Erdnußöl I a	800,0
Extrapon VC	30,0
Isopropylmyristinat	168,0
Parfumöl	2,0
	1000,0

Gesichtsöl (muscle-oil)
(Rezept Dragoco):

Isopropylmyristinat	200,0
Isopropylpalmitat	200,0
Olivenöl I a	200,0
Avocadoöl	100,0
Cetiol V	100,0
Weizenkeimöl, entsäuert (Dr. Grandel)	50,0
acetylierte Lanolinfraktion, flüssig	50,0
Oleum pedum tauri P 25	50,0
Peröstron oder Foragynol-Öllösung	20,0
Extrapon VC	10,0
Placentaliquid in Öl	10,0
Epidermin	7,0
Parfumöl	3,0
	1000,0

Baby-Öl (Rezept Dragoco):

PCL liquid	30,0
PCL solid	10,0
Isopropylmyristat	10,0
Olivenöl	40,0
Eutanol G	7,0
Extrapon VC	2,0
Karottenöl	0,8
Parfumöl	0,2
	100,0

Hautöl (Rezept Richter):

Pflanzenöl, lecitinhaltig	62,0
Stearylester	35,0
Vitamin-F-Glycerinester	3,0
	100,0

Babyöl mit Silicon
(Rezept Dragoco):

PCL liquid	100,0
Olivenöl	300,0
Isopropylpalmitat	250,0
Paraffinöl I a	100,0
Avocadoöl	150,0
Cetiol V	100,0
Karottenöl Spezial, Vit. A angereichert	50,0
Lanolin	27,0
Siliconöl, 500 cst	20,0
Hexachlorophen	1,0
Parfumöl	2,0
	1000,0

Hautöl:

Olivenöl feinst	529,0
Vitaminöl Dr. Grandel	250,0
E-Grandelat „R"	50,0
Johanniskrautöl	50,0
Cosbiol	120,0
Parfumöl	1,0
	1000,0

Kinderöl

Weizenkeimöl	6,0
Biolipon	3,0
Fenchelöl	3,0
Extrapon Arnica	0,5
Paraffin. liqu.	37,5
Miglyol 812 ad	100,0

Milchartige Emulsionen

Flüssige Emulsionen erfreuen sich zunehmender Beliebtheit. Sie kommen unter dem Namen Gesichtsmilch, Schönheitsmilch, Reinigungsmilch, Toilettemilch, Hautnähremulsionen etc. in den Handel. Sie sollen aus wertvollen Rohstoffen aufgebaut sein und nicht, wie man es schon gesehen hat, nur aus Wasser und darin emulgiertem Paraffin.

Durch Verwendung eines entsprechenden Emulgators erzielt man schöne milchige Emulsionen, die vor allem auch bei längerem Stehen nicht „aufrahmen" sollen. Nach Wunsch kann eine zarte Parfumierung gewählt werden. In letzter

Zeit färben verschiedene Hersteller die Milchpräparate in zarten Pastelltönen. Mit Azulen erzielt man eine Blau-, mit Carotin eine Gelbfärbung, die absolut unschädlich ist. Enthält die Milch verderbliche Stoffe, so muß sie entsprechend konserviert werden.

Toilette-Milch (Rezept Dragoco):

Stearin I a, Luxus	30,0
Lanolin	30,0
Paraffinöl I a	100,0
Dragil	10,0
Erdnußöl	20,0
Isopropylmyristinat	30,0
Nipagin M	1,0
Wasser	720,0
Karion F	20,0
Glycerin I a, destilliert	20,0
Triäthanolamin I a, destilliert	14.0
Parfumöl	5,0
	1000,0

Emulsion mit Placentaliquid-Gesamtkomplex (Rezept Dr. Richter):

Emulgade F	3,0
Eutanol G	8,0
Weizenkeimöl	4,0
Placentaliquid öllöslich	3,0
Wasser	77,0
Placentaliquid wasserlöslich	5,0
	100,0

Hautnähremulsion
(Rezept Deutsche Hydrierwerke):

Emulgade F	4,0
Eutanol G oder Cetiol V	9,0
Glycerin	5,0
Mandelöl	3,0
Extrapon Hamamelis dest. farbl. Spez.	10,0
Wasser	69,0
	100,0

Haut-Emulsionsmilch mit Perlglanz
(Rezept Dragoco):

Emulgator 157 (Atlas-Goldschmidt)	30,0
Stearinsäure 3fach gepr.	60,0
Rizinusölfettsäure	10,0
Extrapon VC	10,0
Wasser dest.	890,0
	1000,0

Gesichtsmilch

PCL selbstemulg. O/W 4310	7,0
Paraffinöl	9,0
Isopropylmyristinat	2,0
Dragovit F	1,0
Konservierungsmittel CA 24	0,2
Karion F	4,0
Hydroviton	1,5
Wasser dest.	74,3
Parfumöl	0.5
	100,0

Gesichtsmilch auf Stearat-Grundlage
(Rezept Dragoco):

Stearinsäure dreifach gepreßt	55,0
Weißöl	180.0
Extrapon VC Dragoco	20,0
Isopropylmyristinat	50,0
Wasser dest.	560,0
Glycerin	60.0
Triäthanolamin	25,0
Parfumöl	5,0
	1005,0

Flüssige Creme (Rezept Hoechst):

Hostaphat KS 340	2,0
Stearin (3fach gepreßt)	2,0
Isopropylpalmitat	3,5
Cetylalkohol	0,5
Glycerin	5,0
Wasser	87,0
	100,0

Gesichtsmilch, nicht fettend
(Rezept Deutsche Hydrierwerke):

Emulgade F	2,0
Eutanol G oder Cetiol V	3,0
Glycerin	3,0
Wasser	92,0
	100,0

Bor-Glycerin-Nähremulsion
(Rezept Deutsche Hydrierwerke):

Emulgade F	3,0
Eutanol G oder Cetiol V	8,0
Mandelöl	8,0
Borsäure	1,0
Extrapon Hamamelis dest. farbl. Spez.	5,0
Glycerin	40,0
Wasser	35,0
	100,0

Gesichtsmilch
(Rezept Atlas Goldschmidt):

Emulgator 157	7,0
Wasser	75,5
Glycerin	10,0
Paraffinöl	5,0
Ölsäure	2,0
Stearinsäure	0,5
	100,0

Anstelle von Ölsäure und Stearinsäure kann auch

Rizinusölfettsäure	0,5
Stearinsäure	2,0

genommen werden, eine Kombination die etwas günstiger ist, da Ölsäure manchmal zu Hautreizungen führt.

Perlglanzmilch, fettfrei
(Rezept Atlas Goldschmidt):

Emulgator 157	3,0
Wasser	90,0
Rizinusölfettsäure	1,0
Stearinsäure	6,0
	100,0

Zur Erzeugung des Perlglanzes emulgiert man bei 60° C, läßt ohne Rühren erkalten und rührt dann gut durch.

Flüssige Emulsion (Rezept Hoechst):

Hostaphat KL 340	9,8
Paraffinöl	14,7
Lanolin	1,0
Vaseline	2,0
Wasser	72,0
	100,0

Gesichtsmilch (Rezept Keimdiät):

Stearin I a	30,0
Tritolat 32	25,0
Vitaminöl „Dr. Grandel"	50,0
Paraffinöl	50,0
Aqua dest.	1000,0
Triäthanolamin, rein (Gendorf)	14,0
Konservierungsmittel	1,5
Parfumöl (Frucht-Typ)	2,0
	1172,5

Haut-Nähr-Milch (ohne Stearin)
(Rezept Keimdiät):

Emulgade F	30,0
Adeps lanae anhydricum	10,0
Vitaminöl „Dr. Grandel"	50,0
E-Grandelat „R"	30,0
Aqua dest.	825,0
Karion F	50,0
Nipasol-Natrium	2,0
Aqua dest.	3,0
Parfumöl	2,0
Epigran	25,0
	1027,0

Reinigungsmilch

Miglyol 812	10,0
Softisan 601	10,0
Imwitor 950	5,0
Cremophor EL	2,0
Softigen 767	15,0
Parfum q. s.	
Aqua dest. cons. ad	100,0

Gesichtsmilch (Rezept Dragoco):

Emulgator 8475 Dragoco	55,0
Isopropylmyristinat	60,0
Extrapon VC	10,0
Wasser	823,0
Sorbitlösung 70%ig	50,0
Nipagin M	2,0
Parfumöl	5,0
	1005,0

Abschminkmilch (Rezept Muhlethaler):

Lactoblase N	12,0
Mandelöl	4,0
Isosal krist.	0,2
Wasser dest.	83,8
Parfum	q. s.
	100,0

Milchartige Emulsionen

Flüssige Emulsion (Rezept Hoechst):

Hostaphat KS 340	7,0
Paraffinöl	30,0
Cetylalkohol	1,0
Lanolin	1,0
Glycerin	3,0
Wasser	58,0
	100,0

Flüssige Hautnähremulsion
(Rezept Dragoco):

Emulgator LV 805/1 Dragoco	100,0
Isopropylmyristinat	20,0
Extrapon VC	10,0
Extrapon 1 Spezial	10,0
Extrapon Phytostimulin Spezial	10,0
Bakterizid MB	10,0
Sorbitlösung 70%ig	50,0
Parfumöl	5,0
Wasser dest.	780,0
	1000,0

Handlotion
(Rezept Deutsche Hydrierwerke):

Emulgade F	1,0
Emulgade F spezial	1,0
Cetiol V	1,0
Stearinsäure	3,0
Glycerin	1,0
Triäthanolamin	0,25
Borsäure	0,25
Lanolin	0,5
Wasser	92,0
	100,0

Hautreinigungs-Emulsion
(Rezept Drogoco):

Stearin I a dreifach gepreßt	30,0
Isopropylmyristinat	10,0
Ad. lanae anhydric	15,0
Paraffinöl	100,0
Aqua dest.	830,0
Triäthanolamin	14,0
Azulen „Dragoco" wasserlöslich	1,0
Parfumöl	3,0
	1003,0

Schönheitsmilch (Rezept Muhlethaler):

Lactobase N	12,0
Isosal krist.	0,2
Cetylalkohol	0,2
Wasser dest.	82,6
Fruitex	5,0
Parfum	q. s.
	100,0

Beauty milk (Rezept Naarden):

Ivorit „Naarden"	9,0
Vaseline	7,0
Paraffin-Öl	16,0
„NARLON" Avocado-Öl	10,0
Wasser	120,0
Cetylalkoholsulfat/Stearylalkoholsulfat	4,0
	166,0

Am nächsten Tag mit Wasser verdünnen bis die richtige Konsistenz erreicht ist (max. 100 ml).

Handlotion
(Rezept Deutsche Hydrierwerke):

Cetylalkohol	1,5
Eumulgin M 8	1,0
Cetiol V	1,0
Stearinsäure	2,0
Vaselinöl	0,5
Glycerin	2,0
Wasser	92,0
	100,0

Flüssige Reinigungsemulsion
(Rezept Dr. Richter):

Emulgator W/Ö-1000 (Dr. Richter)	5,0
Paraffinum liquidum	39,5
Weißwachs	1,0
Cetiol	3,0
Furfurylester	0,5
Sorbex	5,0
Wasser	46,0
	100,0

Cremes mit besonderen Zusätzen

Hier sind die sogenannten sauren Cremes zu erwähnen. Sie nehmen auf die natürlich saure Reaktion der Haut Rücksicht und sind vor allem als Handschutzpräparate gedacht, die von Personen verwendet werden, die ständig mit alkalischem Wasser (Waschmittellösungen) zu tun haben. Erst mit Hilfe der modernen Emulgatoren ist es gelungen, saure Emulsionen herzustellen. Auch die Feuchtigkeitscremes gehören hierher, die in letzter Zeit starke Verbreitung erfahren haben. Andere Präparate, die in diese Gruppe gehören, sind Bleichcremes, Schwefelcremes und ähnliche Zubereitungen. Mit den zuletzt genannten Präparaten ist allerdings bereits die Grenze zur medizinischen Rezeptur erreicht.

Saure Creme (Rezept Dragoco):

Cetylalkohol	150,0
Walrat	50,0
Natriumlaurysulfonat	20,0
Glycerin	50,0
Milchsäure 85%ig	12,0
Wasser	718,0
	1000,0

Saure Gewerbeschutzcreme
(Rezept Dr. Richter):

a) Arleen Richter	15,0
Bienenwachs	8,0
Silikonöl	20,0
Klauenöl	6,0
Epidermin in Öl	0,5
b) Wasser	46,5
c) gepufferte Milchsäure	4,0
	100,0

Herstellung der gepufferten Milchsäure
Es werden 63 g Ätznatron DAB 6 in 626 g Wasser gelöst. (Vorsicht beim Lösen von Ätznatron in Wasser). In diese Lösung werden in langsamem Strahl 321 g Milchsäure 90% Gew. DAB 6 eingerührt. Dabei erwärmt sich die Lösung. Nach dem Abkühlen wird filtriert.
Die so hergestellte gepufferte Milchsäurelösung enthält ca. 15% freie Milchsäure und 15% Natriumlactat und zeigt einen ph-Wert von 3,7.

Zitronencreme
(Rezept Atlas-Goldschmidt):

Tegacid	15,0
Vaseline, natur	20,0
Paraffinöl	10,0
Zitronensäure n/10	54,4
Nipagin M	0,1
Zitronenöl	0,5
	100,0

Hautbleichsalbe (Rezept Dragoco):

Zitronensäure	A 100
Natriumperporat	A 100
Paraffin 50/52 C	B 50
Vaseline amerik. lemon.	B 250
Paraffinöl	B 100
Wollfett wasserfrei	B 50
	650

Anfertigung: A wird gut zusammen verrieben. B wird geschmolzen und ein kleiner Teil davon, ca. 35° C warm, zum Anreiben von A verwendet. Diese Anreibung wird dann dem Rest der Fettschmelze zugemischt und auf einer Salbenmühle oder einem Walzenstuhl gut egalisiert.

Arbeitsvorschrift
a) schmelzen und auf 65° C erwärmen
b) von gleicher Temperatur einrühren
c) bei ca. 30—35° C zugeben.
Es resultiert nach dem Homogenisieren eine weiße Creme, die einen pH-Wert von 3,8 aufweist.

Cremes mit besonderen Zusätzen

Zitronensaftcreme

Emulgator LV 805/1	12,0
Walrat	7,0
Bienenwachs	5,0
PCL liquid	5,0
PCL solid	1,0
Lanolin	2,0
Isopropylpalmitat	5,0
Antioxydol	0,5
Baktericid MB	1,0
Karion F	1,0
Zitronensaft *)	10,0
Parfumöl	0,5
Wasser dest.	46,0
	100,0

*) vorher mit 0,1% Ascorbinsäure und 1,34 g/kg Kaliumsorbat konservieren.

Sommersprossensalbe, quecksilberfrei
(Rezept Atlas-Goldschmidt):

Tegacid	12,0
Walrat	3,0
Wollfett	2,0
Paraffinöl	5,0
Glycerin oder Sorbit	4,0
Salicylsäure	0,5
Zitronensäure	0,2
Milchsäure	0,1
Nipagin M	0,1
Wasser	70,1
Wasserstoffperoxid 30%ig	3,0
	100,0

Wasserstoffperoxid wird der fertigen, erkalteten Creme zugefügt.

Handpflege-Gelée (Rezept Dragoco):

Aqua dest.	900,0
Nipagin M	2,0
Karion F (Merck)	70,0
Natriumalginat	25,0
Calciumcitrat	2,0
Azulen „Dragoco" wasserlöslich	0,4
Parfumöl	2,0
Epidermin (Dr. Kurt Richter)	2,0
	1003,4

Nipagin ist in Wasser durch Kochen zu lösen. Epidermin erst zugeben wenn erkaltet.

Bleichcreme
(Rezept Deutsche Hydrierwerke):

Quecksilberpraecipitat weiß	5,0
Wismutnitrat	5,0
Amphocerin K	30,0
Erdnußöl	10,0
Wasser	50,0
	100,0

Durchfeuchtungscreme
(Rezept Dr. Richter):

Emulgator 825 Richter	9,0
Walrat	3,0
Stearylester	6,0
Pflanzenöl, lecitinhaltig	7,0
Vitamin-F-Glycerinester	2,0
Hygroplex HHG Richter	6,0
Wasser	64,0
Placentaliquid wasserlöslich	3,0
	100,0

Feuchtigkeitscreme (für Tubenabfüllung)

Emulgator LV 805/1	12,0
Walrat	7,0
Bienenwachs	7,5
PCL liquid	5,0
PCL solid	1,0
Lanolin	3,0
Extrapon VC	1,0
Isopropylpalmitat	5,0
Antioxydol	0,5
Dragocid forte	1,0
Hydroviton	2,0
Karion F	3,0
Parfumöl	0,4
Wasser dest.	58,6
	100,0

Alkoholcreme (Rezept BASF):

Cremosan S	6,0
®Katorian AF	2,0
Stearinsäure	10,0
Äthylalkohol	45,0
Wasser	37,0
	100,0

Fettfreie Gelées

Beliebte Präparate sind die fettfreien Handgelees, die auch unter dem Namen Glycerin-Honig-Gelées bekannt sind. Parfümierung und entsprechende Konservierung nach Bedarf.

Handpflege-Gelée (Rezept Dragoco):

Aqua dest.	900,0
Nipagin M	2,0
Karion F (Merck)	70,0
Natriumalginat	25,0
Calciumcitrat	2,0
Azulen „Dragoco" wasserlöslich	0,4
Parfumöl	2,0
Epidermin (Dr. Kurt Richter)	2,0
	1003,4

Nipagin ist in Wasser durch Kochen zu lösen. Epidermin erst zugeben wenn erkaltet.

Placentaliquid, Gelée zur iontophoretischen Behandlung (Rezept Dr. Richter):

a) Pladicin 3%ig Richter	89,00
Placentaliquid wasserlöslich Richter	5,00
Kampfer (in 1 ccm Äthylalkohol lösen)	0,05
b) Peröstron in Öl	1,00
c) Natriumchlorid-Lösung 10%ig	5,00
	100,05

Arbeitsvorschrift: Teil b) wird bei Zimmertemperatur in Teil a) eingerührt, dann Teil c) zugegeben.

Glycerin-Honig-Gelée
(Rezept Dragoco):

Speisegelatine Ia weiß	25.0
Veilchenblütenwasser	345,0
Glycerin	200,0
Honig	50,0
Borsäure	10,0
B-Extrapon	5,0
Wasser dest.	351,0
Alkohol 95 Vol.%	10,0
Nipagin M	2,0
Veilchen-Parfumöl	2,0
	1000,0

Glycerin-Honig-Gelée
(Rezept Dragoco):

Speisegelatine Ia weiß	35,0
Rosenwasser	290,0
Wasser dest.	296,0
Honig	100,0
Glycerin	250,0
B-Extrapon Dragoco	10,0
Alkohol 95 Vol.%	15,0
Nipagin M	2,0
Parfumöl	2,0
	1000,0

Gesichtswässer

Unter Gesichtswässern versteht man wäßrige Präparate mit einem Alkoholgehalt von etwa 15—25%. Einzelne Präparate enthalten bis 40% und mehr, wenn sie für fette Haut bestimmt sind. In dieser Konzentration wirkt Alkohol auf empfindliche Haut bereits irritierend, weshalb wir als höchsten Gehalt 30% empfehlen. Dem Säuremantel der Haut entsprechend sind moderne Gesichtswässer sauer eingestellt und entsprechen damit dem früher sehr beliebten Toiletteessig.

Gesichtswasser (Rezept Keimdiät):
Rosenwasser oder destill. Wasser 630,0
Borsäure 5,0
Milchsäure rein 80%ig 2,0
Extrapon Hamamelis 50,0
Feinsprit 250,0
Karion F 50,0
Epigran 20,0
Parfumöl für Wässer . . . . 3,0—4,0
                                  1010,0

Gesichtswasser (Rezept Dragoco):
Alkohol (Feinsprit) 95/96% . . . 250,0
Aqua dest. 720,0
Extrapon Hamamelis dest. farblos
   „Spezial" 25,0
Acidum lacticum rein 80%ig . . 2,0
Aluminium lacticum 3,0
Azulen „Dragoco" wasserlöslich . 1,0
Parfumöl 3,0
                                  1003,0

Gesichts-Lotion
Äthylalkohol 96% Vol. 250,0
Extrapon Hamamelis farblos
   dest. 20,0
Extrapon 1-Spezial 10,0
Hydroviton 20,0
Sorbitol 70%ig 10,0
Extrapon Biotamin Spez. 10,0
Bakterizid MB 10,0
Parfumöl leichtlöslich 5,0
Wasser dest. 665,0
                                  1000,0

Gesichtswasser, adstringierend, für großporige Haut (Rezept Dragoco):
Alkohol 95 Vol.% 200,0
Extrapon Hamamelis dest. farblos
   Spezial 30,0
Propylenglykol 50,0
Extrapon 2 Spezial 10,0
Borsäure chemisch rein 5,0
Rosenblütenwasser 250,0
Wasser dest. 452,5
Parfumöl 2,5
                                  1000,0

Gesichtswasser für empfindsame Haut (Rezept Dragoco):
Alkohol 95 Vol.% 200,0
B-Extrapon 10,0
Extrapon 1 Spezial 5,0
Glycerin 50,0
Borsäure 2,5
Rosenblütenwasser 200,0
Wasser dest. 530,0
Parfumöl 2,5
                                  1000,0

Toilette-Kräuteressig (Rezept Dragoco):
Alkohol 95 Vol.% 100,0
Extrapon Salbei Spezial 20,0
Extrapon Fenchel Spezial 10,0
Extrapon Johanniskraut Spezial . 10,0
Extrapon Rosmarin Spezial . . . 10,0
Extrapon Melisse Spezial 10,0
Weinessig (Gehalt an Essigsäure
   5%) 400,0
Wasser dest. 438,0
Parfumöl 2,0
                                  1000,0

Schweiß- und geruchhemmende Präparate

Diese Kosmetika kommen in verschiedenen Formen als Creme, Stift, Lotion, Rollbehälter, Aerosolspray etc. auf den Markt. Sie enthalten als wirksame Substanz meist Aluminiumverbindungen. Zur Hemmung des Bakterienwachstums werden auch Antiseptica zugefügt. Parfumierung nach Wunsch. Es empfiehlt sich dem Parfumölhersteller eine Probe des Fertigproduktes einzusenden, damit die Verträglichkeit und Beständigkeit des Parfumöls getestet werden kann.

Fußcreme desodorierend

Dragil	140,0
PCL solid	20,0
PCL liquid	40,0
Isopropylmyristat	35,0
Baktericid MB	10,0
Deodorant liquid 36670	10,0
Fungizid DA	5,0
Hamamelisdestillat 15%ig	50,0
Extrapon Kamille Spezial	10,0
Wasser dest.	665,0
Menthol C	5,0
Parfumöl Sport 37703	10,0
	1000,0

emulgieren bei ca. 70° C.

Gegen Fußschweiß (als Zusatz zum Fußbad)

Salicylsäure	2,5
Borsäure	3,0
Weinsäure	5,0
Milchsäure	3,0
Alkohol	40,9
Wasser	46,5
	100,0

Körperpuder, desodorierend

Natriumzirkoniumlactat	5,0
Zinkstearat	3,0
Aluminiumstearat	3,0
Kolloid-Kaolin	30,0
Magnesiumcarbonat	15,0
Talkum	44,0
	100,0

Gegen Handschweiß

Aluminiumchlorhydrat 50%ig	20,0
Sorbitol	2,0
Feinsprit	65,0
Wasser	13,0
	100,0

Antischweiß-Puder

Aluminiumchlorhydratpulver	22,0
Borsäure	3,0
Salicylsäure	2,0
Kolloid-Kaolin	36,0
Pudertalkum	37,0
	100,0

Desodorierende, schweißhemmende Emulsion

Emulgator LV 922	100,0
PCL liquid	20,0
Deodorant 8346	5,0
Karion F	50,0
Aluminiumhydroxichlorid 50%ig	100,0
Hamamelisdestillat 4%	50,0
Wasser	660,0
Parfumöl	15,0
	1000,0

Fußpuder, desodorierend

Borsäure	30,0
Salizylsäure	30,0
Aluminiumstearat	130,0
Deodorant 8834 Dragoco	10,0
Pudertalkum	400,0
Kolloid-Kaolin	100,0
	1000,0

Antischweißpuder (Rezept Dragoco):

Talkumpuder 0000	850,0
Borsäure pulv.	30,0
Salicylsäure pulv.	10,0
Zinkoxid chem. rein	50,0
Magnesiumstearat	50,0
Paraffinöl	5,0
Parfumöl	5,0
	1000,0

Deodorantstift
(Rezept Deutsche Hydrierwerke):
Stearylalkohol	12,0
Paraffin. solid. 72° C	12,0
Carnaubawachs	2,0
Comperlan HS	15,0
Comperlan 100	10,0
Eutanol G	12,0
Propylenglykol	10,0
Äthylalkohol 96%ig	10,0
Aluminium-Chlorhydrol	15,0
Parfum	2,0
	1000,0

Flüssiges Antischweißmittel
(Rezept Dragoco):
Aluminium-acetotartaricum	80,0
Glycerin	50,0
Wasser dest.	860,0
Parfumöl, wasserlöslich	10,0
	1000,0

Deodorant-Creme
(Rezept Deutsche Hydrierwerke):
Aluminiumsulfat	12,0
Borsäure	3,0
Amphocerin K	30,0
Erdnußöl	5,0
Wasser	50,0
	100,0

Körperspray, halbtrocken
Hexachlorophen	0,2
Propylenglycol	0,1
Isopropylmyristat	0,1
Parfumöl	1,0
Aethylalkohol	38,6
Treibgas 12/114 40:60	60,0
	100,0

Flüssiges Antischweißmittel
(Rezept Dragoco):
Natrium-Zirkoniumlactat	15,0
Glycerin	5,0
Feinsprit	20,0
Wasser dest.	95,0
Parfumöl, wasserlöslich	1,0
	136,0

Antischweißstift
(Rezept Deutsche Hydrierwerke):
Stearinsäure	9,3
Eutanol G	40,0
Comperlan 100	3,0
Lanette O	3,0
Paraffinöl	3,0
Parfumöl	2,0
Hexachlorophen	1,0
Natriumhydroxidlösung 38%ig	3,5
Äthylalkohol 96%ig	35,2
	100,0

Farbe nach Belieben.

Antischweiß-Lotion (Rezept Dragoco):
Stearinsäure 3fach gepr.	80,0
Bienenwachs weiß	20,0
Myrj 52	60,0
Atlas G-2162	35,0
Wasser dest.	500,0
Extrapon Hamamelis dest. farbl. Spezial	85,0
Aluminium-chlorhydroxid-Komplex	220,0
	1000,0

Antischweißcreme
(Atlas-Goldschmidt):
Tegacid	20,0
Paraffinöl	3,0
Titandioxid	3,0
Glycerin oder Sorbit	3,0
Wasser	60,9
Nipagin M	0,1
Aluminiumsulfat	15,0
	100,0

Intimspray trocken
Wirkstofflösung:
Hexachlorophen	2,0
Parfumöl	2,0
Isopropylmyristat	96,0
	100,0
Wirkstofflösung	5,0
Treibgas 11/12	95,0
	100,0

Antischweiß-Sportcreme Typ W/O
(Rezept Dragoco):

Apicerol LV 728 . . . . A	350,0
Aluminiumchlorhydrat 50%ige Lösung . . . . B	200,0
Wasser dest. . . . . B	450,0
	1000,0

Anfertigung: Man erwärmt Phase A und Phase B jede für sich auf 65° C. Rührt dann B zu A ein, rührt bis zum Erkalten der Creme weiter. Parfümiert wird bei ca. 40° C.

Roll-on-Antischweiß-Wirkstoff

A)	Wasser	53,54
	Natrosol 250 HR	0,66
B)	Aluminiumhydroxychlorid „23"	15,00
	(50%ige Lösung)	
	Aethylalkohol	20,00
	Extrapon Hamamelis farbl. dest.	1,00
	Propylenglycol	3,00
C)	Parfümöl	1,50
	Lösungsvermittler 37669 . . .	5,50
		100,0

Herstellung: Teil A quellen lassen, dann Teil B zumischen und zuletzt die Mischung C zugeben; die Viskosität muß auf den verwendeten Roll-on-Behälter abgestimmt werden. Mittels Wasser und Natrosol variieren.

Sonnenschutz- und Insektenabwehrmittel

Moderne Sonnenschutzmittel enthalten Lichtschutzsubstanzen in einer Menge von 1—10%. Man stellt sie als Lotionen, Cremes, Öle und Aerosole her. Häufig kombiniert man die Präparate mit einem Insektenabwehrmittel (Repellent) Konservierung und Parfumierung nach Bedarf.

Gesichtswasser mit Lichtschutz
(Rezept Dragoco):

Alkohol 95% Vol.	300,0
Extrapon Hamamelis dest. fabl. Spezial	20,0
Extrapon Salbei Spezial	10,0
Extrapon Tormentill Spezial . .	10,0
Prosolal WL wasserlöslich . . .	100,0
p-Hydroxybenzoesäuremethylester	1,5
Wasser dest.	553,5
Parfumöl	5,0
	1000,0

Gesichtswasser mit Lichtschutz
(Rezept Dragoco):

Alkohol 95% Vol.	300,0
Prosolal WL wasserlöslich	50,0
Biotamin (Vitamin-Komplex) . .	10,0
Extrapon Hamamelis dest. farbl. Spezial	30,0
Karion F	10,0
Wasser dest.	595,0
Parfumöl	5,0
	1000,0

Flüssige Sonnenschutzemulsion
(Rezept Merck):

Eusolex 3573 öllöslich Merck . .	3,0
Bienenwachs	1,0
Eumulgin M 8	4,0
Paraffin flüssig	20,0
p-Hydroxybenzoesäurepropylester Merck	0,1
Wasser	71,9
	100,0

Sonnenschutzemulsion (Typ Ö/W)
(Rezept Dr. Richter):

Emulgade F	3,0
Eutanol G	8,0
Paraffinöl	8,0
Weizenkeimöl	2,0
Wasser	72,0
Sorbex	5,0
Sonnenschutz R wasserlöslich . .	2,0
	100,0

Sonnenschutzlotion, insektenabwehrend
(Rezept Dragoco):
Emulgator LV 922 Dragoco	60,0
Isopropylmyristat	10,0
Propylenglykol	30,0
Bakterizid MB	10,0
Wasser dest.	785,0
Prosolal S 8	50,0
Moskitox	50,0
Parfumöl	5,0
	1000,0

Sonnenschutz-Gelee (Rezept Dragoco):
Methylcellulose M 450	15,0
Wasser dest.	825,0
Prosolal WL wasserlöslich	100,0
Glycerin	50,0
Nipagin M	2,0
Parfumöl	8,0
	1000,0

Sonnenschutzöl (Rezept Dr. Richter):
Pflanzenöl, lecitinhaltig	38,9
Paraffinöl	50,0
Stearylester	10,0
Epidermin in Öl	0,1
Sonnenschutz Richter, öllöslich	1,0
	100,0

Sonnenschutzemulsion
(Rezept Deutsche Hydrierwerke):
Lichtschutzsubstanz	1,0—10,0
Emulgade F	3,0
Eutanol G od. Cetiol V	15,0
Mandelöl	15,0
Wasser	auf 100,0

Nicht fettendes Lichtschutzöl
(Rezept Dragoco):
Isopropylmyristinat	890,0
Prosolal S 8	40,0
PCL-liquid	50,0
Dragoco-Extrapon VC	10,0
Parfumöl	10,0
	1000,0

Sonnenschutzmilch
PCL-selbstemulgierend O/W 4310	70,0
Paraffinöl DAB	90,0
Isopropylmyristat	20,0
Prosolal S 9	15,0
Konservierungsmittel CA 24	2,0
Parfumöl	2,0
Karion F	50,0
Wasser dest.	751,0
	1000,0

Abfüllung in Aerosol:
Treibgas 12/114 40:60	15,0
Wirkstoff	85,0
	100,0

Sonnenschutzgel
Wasser	650,0
Carbopol 940	8,0
Alkohol 96%	150,0
Extrapon Tormentill Spez.	25,0
Tanninlösung 25%ig	5,0
Farbe Gelb 5%ige Lösung F 1366	2,0
quellen lassen, dann zugeben (vorgemischt)	
Emulgator 37669	100,0
Prosolal S 9	15,0
Parfumöl	10,0
Neo-PCL wl.	10,0
Triäthanolamin	5,0
	1000,0

Sonnenschutzöl (Rezept Merck):
Eusolex® 3573 öllöslich Merck	2,0
Isopropylmyristat	25,0
Paraffin flüssig	100,0
	127,0

Sonnenschutzöl (Rezept Dragoco):
Erdnußöl	300,0
Isopropylmyristinat	100,0
Prosolal (Dragoco) S 8	50,0
Azulen „Dragoco" rein 100%ig	0,2
Paraffinöl	550,0
Parfumöl	2,0
	1002,2

Sonnenschutzöl mit Repellentwirkung
(Rezept Merck):

Eusolex® 6653 Merck	2,0
Erdnußöl	25,0
Isopropylmyristinat	4,0
Repellent 790 Merck	20,0
Paraffin flüssig	48,0
Parfum	1,0
Oxynex® 2004 Merck	0,01
	100,01

Sonnenschutzcreme
(Rezept Dragoco):

Apicerol Spez. 36276	250,0
Walrat	50,0
PCL solid	20,0
PCL liquid	20,0
Prosolal S 8	70,0
Dragovit F	10,0
Dragocid forte	10,0
Hydroviton	20,0
Karion F	30,0
Parfumöl	3,0
Espritin	10,0
Wasser dest.	507,0
	1000,0

Sonnenschutzcreme (Rezept Merck):

Eusolex® 3573 öllöslich Merck	3,00
Wollfett	0,50
Cetylalkohol	2,00
Vaseline weiß	3,00
Cetiol	5,00
Walrat	5,00
Lanette	15,00
p-Hydroxybenzoesäuremethylester Merck	0,20
Oxynex® 2004 Merck (Antioxydans)	0,04
Parfum	0,26
Wasser	auf 100,00

Sonnenschutzcreme
(Rezept Deutsche Hydrierwerke):

Lichtschutzsubstanz	1,0—10,0
Lanette N oder SX	15,0
Eutanol G oder Cetiol V	20,0
Wasser	auf 100,0

Sonnenschutzöl (Rezept Dragoco):

Biocorno	10,0
Cetylalkohol	1,0
PCL-solid	2,0
PCL-liquid	10,0
Mandelöl	10,0
Isopropylmyristat	20,0
Paraffinöl 5° E	44,0
Prosolal S 9	2,0
Parfumöl Crematest	1,0
	100,0

Sonnenschutzcreme mit Wirkstoffzusatz (Eusolex® 161) auch in der wäßrigen Phase (Rezept Merck):

Eusolex® 3573 öllöslich Merck	2,0
Walrat	3,0
Cetiol	3,0
Eucerin wasserfrei	43,0
Eusolex® 161 wasserlöslich Merck	2,0
Karion® F	3,0
Wasser	44,0
	100,0

Sonnenschutzcreme Typ O/W, insektenabwehrend (Rezept Dragoco):

Dragil	120,0
PCL liquid	10,0
Isopropylmyristinat	10,0
Bakterizid MB (Konservierung)	10,0
Glycerin oder Sorbitlösung 70%ig	40,0
Wasser dest.	705,0
Prosolal S 8	50,0
Moskitox (Repellent)	50,0
Parfumöl	5,0
	1000,0

Aerosol-Sonnenschutz nicht fettend
(Rezept Dragoco):

Prosolal öllöslich	5,0
Alkohol 95% Vol.	10,0
Lösungsmittel Dragosa	14,7
Parfumöl	0,3
Frigen 12/114 4060	70,0
	100,0

Sonnenschutzcreme (Rezept Dragoco):

PCL selbstemulg. O/W	150,0
Sonnenblumenöl	190,0
Walrat	15,0
Prosolal S 9	15,0
Dragovit F	10,0
Antioxydol	5,0
Glycerin	80,0
Hydroviton	20,0
CA 24 Konservierungsmittel	2,0
Parfumöl	3,0
Wasser dest.	510,0
	1000,0

Sonnenschutzcreme (Typ W/Ö)
(Rezept Dr. Richter):

Bocera W	15,0
Adeps lanae	5,0
Walrat	7,0
Bienenwachs	4,0
Sesamöl	5,5
Pflanzenöl, lecithinhaltig	10,0
Stearylester	7,5
Weizenkeimöl	2,0
Epidermin in Öl	0,1
Paraffinöl	9,0
Sonnenschutz Richter öllöslich	1,0
Wasser	33,9
	100,0

Aerosol-Sonnenschutz, fettend
(Rezept Dragoco):

Prosolal öllöslich	3,0
Paraffinöl DAB	17,0
Isopropylmyristinat	9,7
Aer-Lavendel 08003	0,3
Frigen 11/12 5050	70,0
	100,0

Sonnenschutz-Spray
(Rezept Dr. Richter):

Stearylester	30,0
Dimethylphthalat	5,0
Äthylalkohol 96%ig	64,0
Sonnenschutz R öllöslich	1,0
	100,0
Frigen 12/114 4060	250,0

Sonnschutz-Schaum-Aerosol, insektenabwehrend (Rezept Dragoco):

Emulgator LV 805/1	80,0
Isopropylmyristinat	10,0
Bakterizid MB	10,0
Propylenglykol	30,0
Wasser dest.	765,0
Prosolal S 8	50,0
Moskitox	50,0
Parfumöl	5,0
	1000,0

Wirkstoff: Frigen 12/114 5545 = 90 : 10

Sonnenschutzspray mit Repellentwirkung (Rezept Merck):

Eusolex 3573 Merck	2,5
Eutanol G	15,0
Repellent 790 Merck	15,0
Parfum	0,5
Isopropylalkohol	67,0
	100,0

Wirkstoffkonzentrat: Frigen® 11/12 1090 = 50 : 50

Mückenschutzcreme
(Rezept Deutsche Hydrierwerke):

Dimethylphthalat	15,0
Lanette O	25,0
Emulgade F spezial	25,0
Cetiol V	5,0
Wasser	30,0
	100,0

Insekt-Repellent (Rezept Dragoco):

Moskitox	50,0
Dimethylphthalat	150,0
PCL liquid	40,0
Dragovit F	10,0
Parfumöl	10,0
Isopropylalkohol	500,0
Isopropylmyristat	240,0
	1000,0

Insektenschutzcreme
(Rezept Dr. Richter):

Bocera W	15,0
Adeps lanae	5,0
Walrat	7,0
Bienenwachs	4,0
Pflanzenöl, lecitinhaltg	16,0
Stearylester	7,0
Paraffinum liquidum	12,0
Insektenabwehr CLR	15,0
Nip-Nip	0,2
Wasser	34,0
	115,2

Insekten-Abwehrmittel (für kosmetische Zwecke) (Rezept Dragoco):

Moskitox	100,0
Isopropylmyristat	500,0
PCL liquid	100,0
Alkohol wasserfrei od. Isopropanol	300,0
	1000,0
Wirkstoff	39,5
Parfumöl	0,5
Treibgas 11/12 50:50	60,0

Repellentstift (Rezept Merck):

Repellent 790 Merck	20,0
Lanolin	18,0
Paraffin fest Schmp. 69°—73° C	27,0
Walrat	34,0
Parfumöl	1,0
	100,0

Repellentemulsion flüssig
(Rezept Merck):

Repellent 790 Merck	20,0
Cetylalkohol	1,0
Eumulgin M 8	6,0
Parfumöl	1,0
Veegum	1,5
Wasser	70,5
	100,0

Insektenschutzspray
(Rezept Dr. Richter):

Isopropylalkohol	55,0
Stearylester	25,0
Insektenabwehr Dr. Richter	20,0
	100,0

Wirkstoff: Frigen 11/12 5050 = 50 : 50

Repellentstift (Rezept Merck):

Repellent 790 Merck	60,0
Carnaubawachs	14,0
Paraffin fest Schmp. 69°—73° C	23,4
Oppanol B 50 BASF	1,6
Parfumöl	1,0
	100,0

Gesichtsmasken

Gesichtsmasken erfreuen sich sowohl im Kosmetik-Institut als auch zu Hause großer Beliebtheit. Ihre Zusammensetzung ist außerordentlich verschieden. Hier einige Beispiele:

Eimaske:

Eidotter	1 ganzes
Mandelöl	4,0
Honig	1,5
Zitronensaft	5 gtt

Alles gut verrühren und auftragen, 20 Minuten einwirken lassen, kühl abwaschen.

Reinigende Gesichtspackung für hypersensible Haut (Rezept Dragoco):

Kolloid-Kaolin	650,0
Weizenkeimöl kalt gepreßt	50,0
Extrapon VC	20,0
Soja-Vollmehl „Keimdiät"	330,0
	1050,0

Gesichtsmasken 331

Ölmaske für trockene Haut:
Mandelöl 10,0
Thymianöl 1,0
Eukalyptusöl 1,0
Rosmarinöl 1,0
Fenchelöl 1,0
Lecithin (Ei) 0,2
　　　　　　　　　　　　　14,2

Gaze tränken, auflegen und mit Infrastrahler anstrahlen. (12 Minuten).

Paraffinmaske:
Paraffin, nieder schmelzend . 20,0
Tinctura benzoe . . . . 5 gtt
Chlorophyll (Arbe) . . . . . . 5 gtt

Vorsichtig schmelzen und mit weichem Pinsel auftragen.

Leinsamenmaske (gegen unreine Haut):
Zerquetschte Leinsamen kochen. Dicken Brei möglichst heiß auftragen und mit Tiefenstrahler bestrahlen.

Gesichtsmaske für fette Haut
(Rezept Dragoco):
Schwefelmilch 25,0
Zinkoxyd chem. rein 25,0
Kalamin 50,0
Magnesiumhydroxid 50,0
Borax 20,0
Borsäure 80,0
Bolus weiß 300,0
Kolloidales Aluminiumsilikat . . 165,0
Talkumpuder 0000 200,0
Kolloid-Kaolin 85,0
　　　　　　　　　　　　　1000,0

Gesichtsmaske (Rezept Dr. Richter):
Seidenpulver 2,0
Epidermin in Öl 1,0
Peröstron in Öl 2,0
Carbox 5/6 95,0
　　　　　　　　　　　　　100,0

Gesichtsmaske für fette Haut
(Rezept Dragoco):
Schwefelmilch (Lac sulfuris) . . . 80,0
Calciumcarbonat leviss. 100,0
Talkumpuder 0000 20,0
Extrapon VC 10,0
Kolloid-Kaolin 790,0
　　　　　　　　　　　　　　1000,0

Gurkenmaske:
Gurkensaft, frisch 30,0
Hafermehl 12,0

Mischen und auftragen; 20 Minuten einwirken lassen.

Rahmmaske:
Frischer süßer Rahm 15,0
Hefepräparat (Vis) 2,0
Hafermehl bis zur Eindickung.

Wahlweise kann ein Dotter noch zugesetzt werden.

Gummimaske (Rezept Dragoco):
Methylcellulose niedrig viskos . . 100,0
Sorbitlösung 70% 50,0
Kolloid-Kaolin 30,0
Borax 10,0
Latex-Emulsion 250,0
Nipagin M 2,0
Wasser dest. 558,0
　　　　　　　　　　　　　　1000,0

Masque velour (Rezept Keimdiät):
E-Grandelat „R" 50,0
Kolloid-Kaolin 450,0
Sojavollmehl 500,0
　　　　　　　　　　　　　1000,0

Mit Wasser vor Gebrauch zu einem Brei anrühren.

Gesichtspackung für unterernährte Haut (Rezept Keimdiät):

Kolloid-Kaolin 350,0
Sojavollmehl 350,0
Stabilisiertes Keimmehl 300,0
_____
1000,0

Mit Wasser vor Gebrauch zu einem Brei anrühren.

Fruchtmaske

Frische Erdbeeren zerquetschen, etwas süßen Rahm zufügen und mit Hafermehl binden. Auftragen und 15 Minuten einwirken lassen.

Gesichtsmaske mit Schwefel (Rezept Dr. Richter):

Bioschwefel 2,0
Chlorophyll wasserlöslich 0,1
Carbox 5/6 98,0

Moormaske „Neydharting":

Moorschwebstoff 50,0
Hafermehl 50,0

Erst bei Gebrauch zusammenrühren.

Körperreinigungsmittel

Die Seife ist das auch heute noch weitaus wichtigste Körperreinigungsmittel. Sie kann je nach Herstellungsart verschiedenes Aussehen haben. Ihre Selbstherstellung lohnt nicht, da umfangreiche Erfahrung und entsprechende Sachkenntnisse. Voraussetzung eines schönen und allen Ansprüchen genügenden Produktes sind. Über die Abrichtung von Seifen ist in der Fachliteratur nachzulesen. Moderne Waschmittel enthalten WAS (waschaktive Substanzen) verschiedener Zusammensetzung. Zur Selbstherstellung eignen sich Badepräparate, Shampoos und cremeförmige Körperreinigungsmittel, da man die Grundstoffe ohne Schwierigkeiten fertig beziehen kann. Einige Seifenrezepte sollen nur des Verständnisses halber angeführt werden.

Rein weiße Haushaltsseife
auf kaltgerührtem Wege hergestellt
(Rezept Dragoco):

Hartfett Titer 36° C 28,0
Kokosöl rein weiß 42,9
Natronlauge 37° Bé 32,0
Wasser 3,0
Füllung *) 5,0
_____
110,0

*) Füllung:
Salz 110,0
Kaliumkarbonat 275,0
Wasser 166,0
_____
551,0

Glycerinseife (Rezept Dragoco):

Preßtalg 9,8
Cocosöl 21,3
Rizinusöl 11,5
Natronlauge 38° Bé 21,3
Alkohol 95% Vol. (steuer-
 begünstigt) 14,7
Glycerin 28° Bé 2,8
Kristallzucker (steuer-
 begünstigt) 12,2
Salz 0,2
Wasser 6,2
_____
100,0

Körperreinigungsmittel

Flüssige Seife (Rezept Dragoco):

Kokosöl	20,0
Rizinusöl	5,0
Kalilauge 42° Bé	12,5
Alkohol	3,0
Kaliumchlorid	3,5
Pottasche	0,5
Wasser	55,0
Parfümöl	0,5
	100,0

Cremeförmige Körperreinigungsmittel
(Rezepte Hoechst):

Hostapon CT Teig	20,0
Hostapon STT Teig	5,0
Hostapon T Teig extra	56,2
Wasser	18,8
	100,0

Hostapon CT Teig	30,0
Hostapon STT Teig	10,0
Hostapon T Teig extra	45,0
Wasser	15,0
	100,0

Klare Schaumbademittel
(Rezepte Hoechst):

Hostapon T Teig extra	37,5
Genapol LRO flüssig	54,0
Genapol S 250	3,0
Parfum + Wasser	5,5
	100,0

Hostapon T Teig extra	42,25
Genapol LRO flüssig	50,00
Parfum + Wasser	7,75
	100,00

Schaumbad
(Rezept Deutsche Hydrierwerke):

Fichtennadelöl	20,0
Comperlan KM	5,0
Isopropylalkohol	15,0
Texapon-Extrakt N 40	60,0
	100,0

Flüssiges Körperreinigungsmittel
(Rezept Hoechst):

Medialan KF	62,5
Hostapon T Teig extra	20,0
Harnstoff	3,0
Wasser	14,5
	100,0

Meeresalgen-Schaumbad
(Rezept Dragoco):

Genapol LRO Paste	634,0
Hostapon TF	100,0
Genapol LRO 3000	100,0
Wasser	100,0
Kochsalz	20,0
Extrapon Meeresalgen 37085	15,0
Parfümöl V 289	25,0
Farbe Blau F 2567	6,0
	1000,0

WAS Gehalt ca. 40%.

Schaumbademittel mit Perlglanz
(Rezepte Hoechst):

Genapol LRO flüssig	50,0
Hostapon CT Teig	41,0
Palmitinsäuremonoäthanolamid	4,0
Parfümöl	5,0
	100,0

Genapol LRO flüssig	50,0
Hostapon CT Teig	39,0
Palmitinsäuremonoäthanolamid	6,0
Parfümöl	5,0
	100,0

Schaumbad in Pulverform
(Rezept Deutsche Hydrierwerke):

Texapon Z oder K 12	25,0
Füllstoff (Glaubersalz, Phosphate, Weinsäure, Zitronensäure usw.)	24,0
Comperlan 100	1,0
Trockenparfum nach Belieben	
	50,0

Schaumbad „Konifere"
(Rezept Dragoco):

Schaumgrundlage KLN 36212	1000,0
Konifere BD 37488	20,0
Extrapon Komplex Spez. 37049	10,0
F 2619 Grün	2,0
	1032,0

Badesalz sprudelnd (Rezept Dragoco):

Natriumlaurylsulfat	180,0
Natriumbikarbonat	500,0
Zitronensäure	290,0
Borax	20,0
Parfumöl	10,0
	1000,0

luftdicht verpacken!

Bade-Tabletten sprudelnd

Natriumbikarbonat	250,0
Weinsäure	150,0
Borax	50,0
Weizenstärkepuder	300,0
Kolloid-Kaolin	175,0
cholsaures Natrium	15,0
Apfelpektin	10,0
Kiefernextraktöl Dragoco 08312	50,0
	1000,0

Herstellung: Das Parfümöl wird in dem Kolloid-Kaolin gut verteilt, dann das cholsaure Natrium und das Apfelpektin dazu gemischt und dieses mit den anderen Bestandteilen gemengt. Eine Bade-Tablette für ein Vollbad soll ca. 40 g schwer sein.

Fuß-Badesalz (Rezept Dragoco):

Natriumperborat	100,0
Natriumthiosulfat	60,0
Borax	120,0
Natriumbikarbonat	700,0
Fichtennadelöl	20,0
	1000,0

Badesalz (Rezept Dragoco):

Natriumchlorid (Steinsalz) mittelfein pulverisiert	965,0
Natriumsulfat entwässert (calciniert)	20,0
Lavendel-Parfumöl	15,0
	1000,0

Bade-Tabletten für Sauerstoffbäder
(Rezept Dragoco):

650,0 Natriumperborat (Gehalt: 10% aktiver Sauerstoff) werden mit
200,0 Weizenstärkepuder gut vermischt.
15,0 Mangansulfat und
50,0 Weizenstärkepuder werden für sich gemischt.
20,0 Kaliumbitartrat und
65,0 Weizenstärkepuder mischt man gleichfalls für sich allein.

1000,0

Diese drei getrennt gemischten Bestandteile werden in der Mischtrommel nochmals miteinander gut vermengt und dann sofort gepreßt.

Mund- und Zahnpflegemittel

Mundwasser (Rezept Dragoco):

Alkohol 96 V%	730,0
Mundwasseraromaöl	50,0
Wasser	214,0
Kandiset 440-fach	1,0
Glycerin	5,0
	1000,0

Mundspray (Rezept Dragoco):

Alkohol 96%	650,0
Aromaöl	50,0
Kandiset 440-fach	1,7
Glycerin	300,0
	1000,0
Wirkstoff	30,0
Treibgas 12/114 40 : 60	70
	100,0

Zahnpaste (Rezept Hoechst):

Hostapon KTW neu	3,0
Hydroxyäthylcellulose, hochviskos Kalle & Co.	2,0
Calciumkarbonat, präcipitat	35,0
Na-Benzoat	0,5
Saccharin	0,1
Glycerin	15,0
Parfum	0,8
Wasser	43,6
	100,0

Zahnpaste (Rezept Hoechst):

Hostapon KTW neu	3,0
Hydroxyäthylcellulose, niedrig viskos Kalle & Co.	1,5
Calciumkarbonat, präcipitat	5,0
Dicalciumphosphat	45,0
Na-Benzoat	0.5
Saccharin	0,1
Glycerin	20,0
Parfum	0,8
Wasser	24,1
	100,0

Zahnpaste gegen Karies (Rezept Dragoco):

Relatin FL 42 (Henkel D dorf)	1,00
Wasser dest.	57,80
p-Oxibenzoesäuremethylester	0,15
Saccharin	0,05
Aerosil	3,00
Calciumkarbonat	2,50
Glycerin	7,00
Calciumhydrogenphosphat	25,50
Laurolymedialan (Hoechst)	1,00
Tensopol USP (Tensia-Liege)	1,00
Zahnpasten-Aromaöl	1,00
	100,00

Zahnpulver (Rezept Dragoco):

Calcium carbonicum präcipitatum leviss.	700,0
Kolloid-Kaolin	135,0
Natriumbikarbonat feinst pulv.	50,0
Schaumgrundlage L Pulver	30,0
Magnesiumkarbonat	70,0
Zahnpulver-Parfumöl	15,0
	1000,0

Man mischt alles gut und siebt durch Sieb Nr. V (ca. 0,30 mm Maschenweite).

Kosmetika für die Rasur

Rasiercreme schäumend (Rezept Dragoco):

Stearinsäure	21,0
Schweinefett	5,0
Kokosöl	4,0
Erdnuß- oder Olivenöl	9,0
Kalilauge 50° Bé	16,0
Wasser mit Kaliummetaphosphat enthärtet	32,0
Glycerin	10,0
n-Propylenglykol	3,0
Neutralisations-Stearin	4,0
	104,0

Rasierseife (Rezept Dragoco):

Stearinsäure	52.0
Kokosöl	13,0
Kalilauge 36%ig	24,0
Natronlauge 33%ig	11,0
	100,0

Aerosol-Rasierschaum (Rezept Dragoco):

Stearinsäure 4-fach gepr.	63,0
Cocosfettsäure	27,0
Triaethanolamin	46,0
Karion F	100,0
Wasser	741,0
Neo-PCL-wl.	20,0
Parfumöl	5,0
	1000,0

In kochendes Wasser werden Triathanolamin und Karion F gegeben. Dieses Gemisch wird in die auf 95° C erhitzte Schmelze von Stearinsäure und Cocosfettsäure langsam eingerührt. Unter rühren 20 Min. auf dem Wasserbad verseifen lassen. 10 Min. nachverseifen und bei ca. 30° C Parfumöl und Neo-PCL-wl zugeben.

Abfüllung: 90% Wirkstofflösung
10% Treibgas 12/144 40 : 60

Rasierwasser („after shave") adstringierend, desinfizierend, hautschonend
A) Alkohol 95% (Feinsprit) . . 450,0
   Menthol japan. oder chines. . 0,5
   Parfumöl-Komposition (Typ Lavendel) 3,5
B) Aqua dest. 430,0
   Acidum boricum 4,0
   Acidum lacticum, rein, 80%ig 4,0
C) Epigran 10,0
D) Tinct. Salviae officin. 1 : 10 . . 100,0

Herstellung: „A" und „B" werden — jedes für sich — gelöst, dann gemischt. Dann werden „C" und „D" unter Schütteln zugegeben. Die Mischung wird ohne zu erwärmen durchgeschüttelt und nach ein- bis zweitägigem Stehen durch Papier blank filtriert.

Alaunstift, transparent
Kalialaun kristallisiert 350,0
Aluminiumsulfat kristallisiert . . 640,0
Borax 5,0
Glycerin 5,0
                                1000,0

Pre-Shave-Lotion (Elektro-Rasierwasser) (Rezept Dragoco):
Espritin (Rechtsmilchsäure 20%) . 10,0
Fungicid DA 5,0
Glycerin 35,0
Iso-Adipat 70,0
Isopropylmyristat 60,0
Hamamelisdestillat 20% 40,0
Parfumöl 20,0
Alkohol 96% 760,0
                              1000,0

Haarpflegemittel

Die einzelnen Präparate sind entsprechend zu konservieren und können nach eigenem Ermessen parfumiert werden. Es empfiehlt sich jedoch zu diesem Problem den Rat der Herstellerfirma einzuholen.

Kräuter-Haarwasser
Alkohol 96% Vol. oder Isopropylalkohol 400,0
Extrapon Arkin Spezial 10,0
Extrapon Poly-H Spezial . . . 10,0
Extrapon Alpenkräuter Spezial 5,0
Propylenglykol 10,0
Wasser dest. 565,0
                              1000,0

Haarwasser
(für trockenes Haar, rückfettend)
Isopropylalkohol 400,0
Extrapon Birke Spezial 20,0
Neo-Extrapon H Spezial 10,0
Extrapon Sulfovital 10,0
Neo-PCL-liquid 6,0
wasserlöslich
Luviskol K 30 2,0
Milchsäure 80%ig 3,0
Wasser dest. 549,0
                              1000,0

Hyperämisierendes Haarwasser
Isopropylalkohol 450,0
Iso-Adipat 10,0
Glycerin 5,0
Poly-Extrapon H Spezial 10,0
Extrapon Arkin Spezial 5,0
Extrapon Sulfovital 10,0
Nikotinsäureäthylester 0,1
Wasser dest. 509,9
                              1000,0

Wimpernöl
Rizinusöl 600,0
Isopropylpalmitat 200,0
Isopropymyristinat 200,0
                              1000,0

Wimpernöl
Rizinusöl 33,0
Pur-Cellinöl 33,0
Cosbiol 34,0
                               100,0

Haarpflegemittel

Haarwasser
(für fettiges Haar)

Isopropylalkohol	500,0
Extrapon Neo-H Spezial	15,0
Dragoco Extrapon B Spezial	10,0
Extrapon Sulfovital	10,0
Wasser dest.	460,0
Parfümöl Birke	5,0
	1000,0

Haaröl (Rezept Dr. Richter):

Paraffinum liquidum	15,0
Pflanzenöl, lecitinhaltig	52,0
Vitamin-F-Glycerinester	3,0
Stearylester	18,0
Karotin-Rizinat	2,0
Arnicaöl	10,0
Fettstabilisator	0,2
	100,2

Ei-Cognac-Shampoo
(Rezept Dragoco):

Dragil	10,0
Tensagex DL 6	400,0
Hostapon CT-Teig	100,0
Kochsalz	40,0
Lezithin flüssig od. Frischei	10,0
Farbe Eigelb F 1366 5%ig	2,0
Ei-Cognak-Parfümöl 37327	3,0
Neo-Extrapon H	10,0
Konservierungsmittel CA 24	2,0
Wasser	423,0
	1000,0

Flüssiger Haarfestiger (Rezept BASF):

Luviskol K 30 Pulver	2,0
Lutrol 9	0,2
Parfum	0,3
Äthyl- oder Isopropylalkohol	37,5
Wasser	60,0
	100,0

Haarfestiger mit schwachem Perlmutterglanz (Rezept Hoechst):

Genamin K DB	3,5
Isopropylalkohol	10,0
Wasser	86,5
	100,0

Haarregenerator (Kationaktiv)

Antioxydol	10,0
Katioran AF	50,0
Katioran SK	10,0
Fluilon	30,0
Sojalecithin	15,0
Olivenöl	60,0
PCL liquid	20,0
PCL solid	10,0
Isopropylmyristat	15,0
Extrapon Sulfovital	20,0
Glycerin	50,0
Zitronensäure 1 : 1 in dest. Wasser	25,0
Parfümöl	5,0
Wasser dest.	678,8
Konservierungsmittel CA 24	2,0
	1000,0

Aerosolabfüllung: 85% Wirkstoff, 15% Treibgas 12/114 40 + 60.

Haarkuröl (Rezept Dr. Richter):

Stearylester	50,0
Pflanzenöl, lecitinhaltig	37,0
Weizenkeimöl	3,0
Karotin-Rizinat	10,0
	100,0

Haaröl

Isopropylpalmitat	300,0
Isopropylmyristinat	300,0
acetylierte, flüssige Lanolinfraktion	38,0
Ölauszug aus Klettenwurzeln	50,0
Isolinolsäureester	2,0
Paraffinöl, Ia	300,0
Parfümöl	10,0
	1000,0

Aufheller für das Haar als Festiger
(Rezept Dragoco):

Wasser dest.	329,0
Dipropylenglycol	4,0
Hexachlorophen	4,0
Polyglycol 400	1,3
Phosphorsäure od. Zitronensäure	0,5
Wasserstoffperoxyd 30%ig	110,0
Isopropylalkohol	470,0
PVP VA 735 (BASF)	17,0
Luviskol K 30 (BASF)	57,0
Neo-PCL wl. Dragoco	4,0
Parfümöl	2,7
	1000,0

Schrümpf, Lehrbuch der Kosmetik, 3. Aufl.

Kleines Rezeptbuch für die kosmetische Praxis

Aerosol Haarlack (Rezept BASF):

Luviskol VA 64	2,0
Lichtschutzmittel L 25	0,2
Parfum	0,3
abs. Äthyl- oder Isopropylalkohol (®Lutosol)	17,5
Treibgas z. B. aliphatische Chlorfluorkohlenwasserstoffe	80,0
	100,0

Aerosol-Haarlack (Rezept Dragoco):

Di-isopropylthioharnstoff	0,5
Isopropylmyristinat	0,7
Lanolin flüssig	0,3
Parfumöl	0,5
Schellacklösung (8 g Schellack orange wachsarm, 92 g Alk. abs.)	48,0
Frigen 11/12 5050	50,0
	100,0

Fetthaltiger Aerosolhaarfestiger
(Rezept Dragoco):

PCL liquid	40,0
Silikonöl AR-20 (Wacker)	5,0
5%ige Lösung von Polyvinylpyrrolidon - vinylacetat - Copolymer in Isopropanol	54,5
Parfumöl	0,5
	100,0

Aerosol: 30% obiger Ansatz
70% Treibgas Frigen 11/12 5050

Brillant-Haar-Spray-Grundlage
(Rezept Dr. Richter):

Palmitylester	50,0
Myristylester	20,0
Rizinusöl	10,0
Isopropylalkohol	20,0
	100,0

Schaumarme Haarwäsche
(Rezept Deutsche Hydrierwerke):

Lanette N	18,0
Cetiol V	5,0
Wollwachs, hell	1,5
Comperlan KD	8,0
Zitronensäure	0,5
Wasser	67,0
	100,0

Schaumarme Haarkurwäsche
(Rezept Deutsche Hydrierwerke):

Lanette N	18,0
Cetiol V	5,0
Comperlan KD	8,0
Zitronensäure	0,5
Wasser	68,5
	100,0

Klarflüssiges Shampoo (Rezept Hoechst):

Hostapon CT Teig	16,6
Genapol LRO flüssig	80,0
Wasser	3,4
	100,0

Klaarflüssiges Shampoo
(Rezept Hoechst):

Medialan KF	12,5
Genapol LRO flüssig	80,0
Natriumchlorid	2,0
Wasser	5,5
	100,0

Ei-Shampoo, überfettet
(Rezept Deutsche Hydrierwerke):

Eigelb flüssig techn.	0,5
Eutanol G oder Ocenol K	1,0
Isopropylalkohol	0,0—3,0
Texapon Extr. A oder NA oder N 40 oder T oder NT	90,0
Wasser (+ gelbe Farbe) auf	100,0

Ei-Shampoo flüssig
(Rezept Deutsche Hydrierwerke):

Eigelb flüssig techn.	0,5
Texapon Extr. A oder NA oder N 40 oder T oder NT	93,0
Wasser (+ gelbe Farbe) auf	6,5
	100,0

Cremeshampoos mit verstärktem Perlglanz (Rezept Hoechst):

Hostapon CT Teig	93,0
Myristylalkohol	1,5
Laurinsäuremonoäthanolamid	1,5
Stearinsäuremonoäthanolamid	1,5
Wasser	2,5
	100,0

Perlglanz-Shampoo (Rezept Deutsche Hydrierwerke):

Texapon CS Paste	40,0
Texapon Extrakt N 40	20,0
Stearinsäure	2,0
Zinksulfat	1,0
Natriumhydroxid	0,3
Wasser	36,7
	100,0

Frisiercreme (Rezept Deutsche Hydrierwerke):

Emulgade F	8,0
Eumulgin M 8	12,0
Cetiol V	30,0
Paraffinöl	20,0
Wasser	30,0
	100,0

Frisiercreme (Rezept Dr. Richter):

Bocera W	20,0
Vaseline	2,0
Paraffinum liquidum	17,7
Cholesterin rein weiß	0,2
Wasser dest.	54,2
Nip-Nip	0,1
	94,2

Hair-Dressing-Cream (Rezept Dragoco):

Emulgator 08475 Dragoco	90,0
Cetylalkohol	10,0
Isopropylmyristinat	250,0
Glycerin	30,0
Wasser dest.	619,0
Konservierungsmittel	1,0
	1000,0

Feste Brillantinen für Gläser oder Tuben (Rezept Dragoco):

Vaseline weiß viskos	720,0
Paraffinöl mittelviskos	160.0
Lanolin wasserfrei	120,0
	1000,0

Fettfreies Frisiermittel (Rezept Dragoco):

Isopropylalkohol extra ger.	400,0
Luviskol VA 37 J	10,0
Glycerin	5,0
Wasser dest.	500,0
Extrapon Arkin Spezial	15,9
Emulgator 37669	20,0
Parfumöl	10,0
Pur-Cellin wasserlöslich	20,0
Iso-Adipat	20,0
	1000.0

Haarlack

Polyvinylpyrrolidon BASF	50,0
Schellack	5,0
Alkohol 95 Vol. %	940,0
Parfumöl	5,0
	1000,0

Enthaarungsmittel

Nur noch ältere Rezepturen enthalten Sulfide als wirksame Substanz. Moderne Depilatorien sind meist auf Thioglycolsäure aufgebaut.

Depilationscreme
(Rezept Deutsche Hydrierwerke):

Lanette N oder SX	8,0
Cetiol V	4,0
Thioglykolsäure 80%ig	12,5
Calciumhydroxid	12,5
Calciumcarbonat	2,5
Parfum	1,0
Wasser	57,0
	100,0

Epilationswachs

Harzpulver	45,0
Terpentin	5,0
Paraffin	20,0
Weißes Wachs	25,0
Vaselinöl	5,0
	100,0

Enthaarungsmittel in Pulverform

Calciumsulfid	250,0
Zinkoxyd	250,0
Stärkepulver	500,0
	1000,0

Depilationsmittel in Pulverform

Calciumsulfid	20,0
Strontiumsulfid	30,0
Stärke	30,0
Talkum	20,0
	100,0

Haarentfernungsmittel in Pulverform werden vor Gebrauch mit Wasser zu einer dicken, streichfähigen Paste angeteigt.

Dauerwellenpräparate

Eine Reihe von kosmetischen Präparationen, die zur Herstellung und Fixierung der Dauerwelle dient, soll der Vollständigkeit halber hier erwähnt werden. Ihre Herstellung in Eigenregie ohne entsprechende fachliche Erfahrung wird nicht empfohlen.

Dauerwell-Vorwäsche der Haare
(Rezept Dragoco):

Triäthanolaminlaurysulfat	250,0
Thioglykolsäure chem. rein 80%ig	20,0
Ammoniumhydroxid 28%ig	20,0
Wasser dest.	710,0
	1000,0

Diese Dauerwell-Vorwäsche wird bis pH-Wert 9 eingestellt. Sie soll ca. 10 Minuten auf den Haaren bleiben und wird dann gut abgespült.

Kaltwellflüssigkeit, klar mit 6,5% Thioglykolsäure (Rezept Merck):

Brij 35 Atlas-Goldschmidt	0,4
Parfum	1,0
Farbstoff	0,2
Wasser dest.	35,0
Thioglykolatlösung	63,4
	100,0

Dauerwellenpräparate

Kaltwellcreme (Rezept Dragoco):

Thioglykolsäure 100%ig	75,0
Ammoniak 35%ig	130,0
Fettalkoholäthylenoxyd-Kondensat	88,0
Wasser dest.	707,0
	1000,0

Thioglykolatlösung mit 10% Thioglykolsäure (Rezept Merck):

Thioglycolsäure reinst, „Merck" ca. 99%	10,0
Ammoniaklösung 0,910, reinst „Merck"	18,0
Wasser, dest.	72,0
	100,0

Kaltwell-Emulsion
(Rezept Deutsche Hydrierwerke):

Thioglykolsäure 80%ig	12,50
Ammoniakflüssigkeit 25%ig	18,75
Eumulgin M 8	2,50
Vaselinöl	4,00
Wasser	62,25
	100,0

Fixierungsflüssigkeit für Kaltwelle
(Rezept Dragoco):

Wasserstoffperoxidlösung 6%ig	280,0
Weinsäure	166,0
Wasser dest.	554,0
	1000,0

Kaltwell-Fixierungs-Schaumemulsion mit Neutralisationswirkung
(Rezept Deutsche Hydrierwerke):

Texapon BS	40,0
Zitronensäure	0,5
Wasserstoffperoxid 30%ig	2,0
Comperlan KD	5,0
Wasser	52,5
	100,0

Kaltwell-Neutralisations- und Fixier-Schaumemulsion mit Natriumbromat
(Rezept Deutsche Hydrierwerke):

Texapon BS	40,0
Comperlan KD	5,0
Natriumbromat	10,0
Zitronensäure	0,5
Wasser	44,5
	100,0

Kaltwell-Neutralisations-Schaumflüssigkeit
(Rezept Deutsche Hydrierwerke):

Texapon Extrakt N 40	15,0
Zitronensäure	0,5
Wasser	84,5
	100,0

Kaltwelle-Neutralisations-Schaumemulsion (Rezept Deutsche Hydrierwerke):

Texapon BS	20,0
Zitronensäure	0,5
Comperlan KD	4,0
Wasser	75,5
	100,0

Nagelpflegemittel

Nagelöl:

Olivenöl	35,0
Mandelöl süß	35,0
Isopropylmyristinat	20,0
Rizinusöl	8,0
Lezithin	2,0
	100,0

Nagelhauterweicher:

Trinatriumphosphat	10,0
Sorbitol	15,0
Wasser dest.	75,0
	100,0

Nagellackbase (Rezept Dragoco):
Nitrocellulose (butylalkoholfeuchte
  Collodiumwolle mittlerer Vis-
  kosität) 114,0
Amylacetat 83,0
Dibutylphthalat 135,0
Äthylacetat 315,0
Butylacetat 300,0
Alkohol absolut 47,0
Rizinusöl I. Pressung 3,0
Farbe . . . . ca. 3,0
─────
1000,0

Nagellackentferner (Rezept Dragoco):
Essigäther 500,0
Aceton 350,0
Butylstearat 50,0
Rizinusöl 50,0
Extrapon VC 10,0
Alkohol 30,0
Lavendelwasseröl 10,0
─────
1000,0

Schminken und Puder

Gesichtspuder, stark deckend
(Rezept Dragoco):
Pudertalkum rein weiß glimmer-
  frei 250,0
Kolloid-Kaolin (Osmose-Kaolin) . 250,0
Titandioxid 100,0
Zinkoxid „Goldsiegel" 50,0
Reisstärke oder ANM-Stärke
  (Amyl. non mucilaginos.) . . . 200,0
Magnesiumundekanat 50,0
Magnesiumstearat 90,0
Parfumöl 10,0
─────
1000,0
Puderfarbe nach Bedarf!

Gesichtspuder (Rezept Dragoco):
Talkumpuder glimmerfrei 455,0
Kolloid-Kaolin 200,0
Magnesiumkarbonat 180,0
Schlämmkreide leicht 60,0
Zinkoxid 60,0
Zinkstearat 40,0
Parfumöl 5,0
─────
1000,0

Farbe nach Wahl!

Fond de Teint (Pudercreme)
(Rezept Dragoco):
Stearin Ia dreifach gepreßt . . . 180,0
Cetylalkohol 20,0
Adeps lanae anhydric DAB . . . 20,0
Isopropylpalmitat 50,0
Protegin (Goldschmidt-Essen) . . 50,0
Ol. Paraffini DAB 80,0
Aqua dest. 570,0
Triäthanolamin 12,0
Borax pulv. 1,0
Karion F (Merck) 50,0
Puderfarbe (Farblack) . . . 15,0—25,0
Titanoxid . . . . 40,0—50,0
Azulen „Dragoco"
  rein 100%ig 0,2
Parfumöl 4,0
─────
ca. 1000,0

Kompakt-Puder (Rezept Dragoco):
Talkum-Puder rein weiß
  glimmerfrei 350,0
Kolloid-Kaolin (Osmose-Kaolin) . 250,0
Magnesiumstearat 50,0
Zinkoxid 50,0
Reisstärke 290,0
Parfumöl 10,0
─────
1000,0

Diese lockere Grundlage für Kompaktpuder wird mit folgender Bindelösung
angefeuchtet (nach der Anfärbung und
Siebung):
0,2 g Traganth, 2 g Benzoetinktur 1:10,
80 g Wasser oder Gelatinelösung 1:30
in Wasser.
Auf 1 kg Pudergrundlage verwendet
man ca. 50—60 g dieser Bindelösung.
Zur Färbung verwendet man die üblichen Puderfarben.

Schminken und Puder

Pudercreme (Rezept Atlas-Goldschmidt):

Tegin	12,0
Paraffinöl	12,0
Titanweiß	2,0
Talkum	1,0
Wasser	73,0
	100,0

Eyeliner (als Film) (Rezept Dragoco):
1. Macaloid 7%ig (G. M. Langer, Bremen) 29,0
   Pigmente 15,0
2. Glyzerin 6,0
   Natriumdioctylsulfosuccinat (Merck) 0,2
   Tylose SL 400 (Hoechst, Frankfurt) 0,8
   Wasser 11,0
   Milchsäure 0,1
3. Luviskol K 30 (BASF, Ludwigshafen) 10,0
4. Wasser 16,0
   Emulgade F Spez. (Henkel & Cie. GmbH. Düsseldorf) 2,0
   Alcolec DS-A (American Lez. Company) 1,6
5. Alkohol 8,0
6. Parfümöl 0,3

                         100,0

Teil 1 klumpenfrei zusammenrühren. Teil 2 quellen lassen bis Gel ensteht, dann unter Erwärmen K 30 zugeben und in Teil 1 einrühren. Teil 4 auf 70° C erwärmen, gut verrühren und in obige Masse zugeben. Abschließend Alkohol und Parfümöl zugeben. Mit einem Walzenstuhl 2 mal homogenisieren.

Pigmente

Alle Bestandteile nacheinander einwiegen. Dann die Pigmente dazugeben. Die Mascara wird gewalzt.

Körperpuder

Pudertalkum glimmerfrei	750,0
Kolloid-Kaolin weiß	100,0
Kolloidale Kieselsäure	50,0
Magnesiumkarbonat	50,0
Aluminiumstearat	39,5
Borsäure	3,5
Puderparfümöl	7,0
	1000,0

Mascara (Rezept Rothemann):

Tegin	15,0
Triäthanolaminstearat	10,0
Lanolin	10,0
Corhydrol	20,0
Vaseline, weiß	15,0
Paraffinöl	15,0
Eutanol G	50,0
Lampenschwarz	10,0
	145,0

Mascara (Rezept Dragoco):

Carnaubawachs (Schliemann)	5,0
Astra-Erdnußfett	25,0
Anti-Settle (G. M. Langer, Bremen)	9,0
Rizinusöl	24,0
Hartparaffin	8,0
PCL solid	3,0
Lanolin	5,0
Kakaobutter	19,0
Antioxydol	1,0
Parfümöl	1,0
	100,0

Theater-Schminke-Grundmasse (Rezept Dragoco):

Carnaubawachs gebleicht	250,0
Ceresin weiß	300,0
Bienenwachs weiß	600,0
Lanolin wasserfrei	390,0
Extrapon VC Dragoco	10,0
	1550,0

Lippenstifte

Die Selbstherstellung von Lippenstiften ist wenig zweckmäßig, da zur Erzielung eines wirklich einwandfreien Produktes viel Erfahrung und gewisse Einrichtungen gehören. Trotzdem sollen des Verständnisses halber einige Rezepte aus der modernen Rezeptur gebracht werden.

Lippenstift (Rezept Muhlethaler):

Fixolvant R	6,0
Ceresin	7,1
Bienenwachs	10,0
Cetylalkohol	12,0
Ricanolein	18,2
Vaselinöl	2,4
Oleylalkohol	10,7
Vaseline	11,6
Isosal krist.	0,2
Talkum (0000)	7,0
Eosin gelblich	3,6
Farbstoffe	10,8
Saccharin	0,2
Vanillin	0,2
	100,0

Lippenstift
(Rezept Deutsche Hydrierwerke):

Stearylalkohol	7,00
Weißes Bienenwachs	7,00
Stearinsäure	1,75
Hartparaffin 72° C	12,25
Wollfett, wasserfrei	2,80
Carnaubawachs	2,80
Paraffinöl	1,40
Comperlan HS	20,00
Eutanol G	45,00
Eosinsäure	1,50
Pigmentfarbe	6,00
	107,50

Lippenstift (Rezept Dragoco):

Eosine	35,0
Pigmentfarben	65,0
Iso-Adipat	40,0
Ricinusöl	100,0
Oleylalkohol	160,0
Carnaubawachs	90,0
Lanolin	110,0
Bienenwachs	120,0
Loramin OM 101 IGH	40,0
Ozokerit 70/72°	80,0
Ceresin 68/70°	40,0
Pur-Cellin	120,0
Parfümöl	10,0
	1010,0

Lippenstift „High stain"
(Rezept Dragoco):

Rizinusöl	60,0
Propylenglykolmonoricinoleat	10,0
Lanolin	5,0
Polyäthylenglykol-400	5,0
Bienenwachs	7,0
Candelillawachs	7,0
Ozokerit	3,0
p-Hydroxybenzoesäurepropylester	0,2
halogenierte Fluresceine	3,0
Farblacke und Pigmente	12,0
	112,2

Erfrischungs- und Duftstifte

Kölnischwasserstift
(Rezept Deutsche Hydrierwerke):

Stearinsäure	8,0
Eutanol G	29,0
Comperlan 100	3,0
Lanette O	3,0
Glycerin	2,0
Parfümöl	2,0
Natriumhydroxid 38%ig	3,0
Äthylalkohol 96%ig	50,0
	100,0

Farbe nach Belieben

**Duftstift für Gebrauchsgegenstände
(Handschuhe, Taschen, Kleider etc.)**
(Rezept Dragoco):

Acetanilid	125,0
Magnesiumkarbonat	15,0
Wachskörper	5,0
Moschus Xylol	50,0
Heliotropin	25,0
Parfümöl Velvet 8266 Dragoco	12,0
Benzylalkohol	6,0
	238,0

Erfrischungsstifte (Rezepte Dragoco)

Natriumstearat	60,0
Glycerin	30,0
Propylenglykol	30,0
Wasser	50,0
Alkohol	810,0
Parfümöl	20,0
	1000,0

Natriumstearat	80,0
Propylenglykol	50,0
Alkohol	855,0
Parfümöl	15,0
	1000,0

Natriumstearat	70,0
Glycerin	30,0
Alkohol	870,0
Parfümöl	30,0
	1000,0

Natriumstearat	80,0
Glycerin	30,0
Isopropylmyristinat	100,0
Alkohol	765,0
Parfümöl	25,0
	1000,0

EINFÜHRUNG IN DIE RIECHSTOFFKUNDE

Eine Gruppe von kosmetischen Rohstoffen, die schon seit altersher ausgedehnte Verwendung findet, ist die der verschiedenen *Riechstoffe*. Schon seit Jahrtausenden kennt man ihre Verwendung. Sie stammten früher vornehmlich aus dem Pflanzenreich und wurden in ihrer natürlichen Form, oder zu verschiedenen Produkten verarbeitet, verwendet. Zur Zeit der Römer erreichte der Verbrauch von wohlriechenden Zubereitungen einen, wenn auch verschwenderischen Höhepunkt. Sie wurden in Form von duftenden Ölen, Salben, Badeessenzen etc. allgemein verwendet, und es wurden daher auch enorme Mengen dieser Riechstoffzubereitungen verbraucht.

Sieht man zunächst von den Zubereitungen ab und studiert die Rohstoffe, die in Frage kommen, so findet man eine fast unüberblickbare Zahl verschiedenster Produkte. Ihrer Herkunft nach kann man sie in 3 große Gruppen einteilen:

A. Riechstoffe natürlicher Herkunft,
B. isolierte Riechstoffe,
C. Riechstoffe synthetischer Herkunft.

A. Riechstoffe natürlicher Herkunft

1. *Natürliche Riechstoffe pflanzlicher Herkunft*

Von den etwa 100.000 auf unserer Erde vorkommenden Pflanzenarten enthalten etwa 1700 Riechstoffe in Form von ätherischen Ölen, Harzen oder Balsamen. Die ätherischen Öle machen jedoch den überwiegenden Teil aus.

Schon die *Definition eines ätherischen Öles* stößt auf Schwierigkeiten, da darunter streng genommen nur die durch Wasserdampfdestillation gewinnbaren Stoffe aus Pflanzen oder Pflanzenteilen verstanden werden dürften. In der Praxis versteht man aber auch flüchtige Pflanzenöle darunter, die durch Auspressen oder andere Methoden gewonnen wurden und Stoffe enthalten, die mit Wasserdampf nicht flüchtig sind. Überhaupt muß man beim Studium der Nomenklatur feststellen, daß diese keineswegs einheitlich ist und daß bestimmte Bezeichnungen oft in verschiedenem Sinne gebraucht werden.

Ätherische Öle; französisch *Huiles essentielles* genannt, sind keineswegs chemisch einheitliche Substanzen, wie der Laie vielleicht annehmen könnte, sondern stellen ein überaus kompliziertes Gemisch verschiedenartigster, chemisch meist sehr kompliziert gebauter Verbindungen dar, von denen bei weitem nicht alle Geruchsträger sein müssen. Diese komplexe Zusammensetzung macht die Beobachtung verständlich, daß ein bestimmtes ätherisches Öl in durchaus verschiedener Qualität (= Geruchsqualität) vorliegen kann und deutliche Unterschiede je nach Herkunftsland, Standort der Pflanze, Methode der Ernte, Verarbeitungs- und Gewinnungsart etc. erkennen läßt. Bekannt ist auch, daß man aus ein und derselben Pflanze durch Wasserdampfdestillation bzw. Extraktion mit Lösungsmitteln unterschiedlich riechende ätherische Öle erhält.

Die ätherischen Öle werden in den Mutterpflanzen an durchaus verschiedenen Stellen produziert. Manche Pflanzen erzeugen das Öl ausschließlich in einem bestimmten Pflanzenteil (z. B. Blüte), andere wieder innerhalb der ganzen Pflanze, aber doch in bestimmten Teilen besonders reichlich. Man findet ätherische Öle in Blüten, Blättern, Früchten und Samen, in der Rinde, im Holz, in Wurzeln, Zweigen oder Zweigspitzen vor. Immer schwankt der Gehalt an ätherischen Ölen mit dem Standort, der Jahreszeit und selbst auch während der Tageszeit. Untersuchungen am Muskateller-Salbei zeigten, daß die Blätter der Pflanze nachts etwa 1,5% ätherisches Öl enthielten, welcher Gehalt sich während des Tages fortlaufend verminderte und am Nachmittag mit 0,6% seinen niedrigsten Wert erreichte.

Auch beobachtet man bei verwandten Pflanzen, daß manche Arten derselben Familie eine viel höhere Ausbeute an ätherischem Öl geben als andere.

Beim Studium der ätherischen Öle findet man in der deutschen Literatur eine Abtrennung des Begriffes *Blütenöl*, obgleich auch darunter ätherische Öle verstanden werden. Man will mit diesem, den Anfänger nur verwirrenden Begriff ausdrücken, daß es sich dabei um Öle handelt, die „auf besonders schonende Weise" durch verschiedene Extraktionsmethoden aus bestimmten Blüten (Mimosen, Tuberosen, Jasmin, Nelken, Narzissen etc.) gewonnen werden. Dem Begriff der Blütenöle werden die ätherischen Öle schlechthin gegenübergestellt, die „meist durch Wasserdampfdestillation, Auspressen, aber auch durch Extraktion gewonnen werden." Die Unlogik dieser Definition geht schon daraus hervor, daß man eine chemisch-physikalische Bezeichnung einerseits, einer Herstellungsmethode andererseits gegenüberstellt. Weiters, daß ein Großteil der sog. ätherischen Öle auch aus Blüten hergestellt wird und daß gerade das Rosenöl, ein besonders teures und feines Produkt durch Wasserdampfdestillation aus Rosenblüten gewonnen, demnach überhaupt kein „Blütenöl" wäre. Die französische Bezeichnung *Essence de fleurs* hingegen, die mit Blütenessenz übersetzt werden kann, weist auf eine bestimmte Gewinnungsart hin, da man ja allgemein *Essenzen* durch Ausziehen von Pflanzenteilen erhält.

Um Mißverständnisse zu vermeiden, möchte ich daher festlegen, daß in diesem Zusammenhang unter ätherischen Ölen allgemein flüchtige pflanzliche Öle mit Geruchscharakter verstanden werden, die durch irgend eine Methode gewonnen wurden. Den Ausdruck Blütenöl lehne ich ab, es sei denn, man will damit nur andeuten, daß ein bestimmtes ätherisches Öl aus Blüten gewonnen wird.

Als *Resinoide* bezeichnet man ganz allgemein alle Extraktionsprodukte harzähnlicher, wachsartiger oder dickflüssiger Beschaffenheit, die aus Pflanzenteilen gewonnen werden, mit Ausnahme der Concrètes, die später besprochen werden.

In der deutschen Fachsprache ersetzt die Bezeichunng *Extrakt* häufig das Wort Resinoid, sodaß in den Preislisten deutscher Firmen z. B. Eichenmoosextrakt für Resinoid Eichenmoos verwendet wird. Neben diesen Standardbezeichnungen findet man noch eine Reihe von Warenzeichennamen, die eine besondere Gewinnungs- oder Reinigungsmethode des Produktes ausdrücken sollen. Als Beispiel sei der Name Absoluol der Fa. Lautier Fils, Grasse oder Extraktol der Fa. Dragoco, Holzminden, erwähnt.

a) Gewinnung durch Destillation

Die weitaus am häufigsten angewendete Methode zur Gewinnung ätherischer Öle stellt die Wasserdampfdestillation dar. Sie ermöglicht es, ätherische Öle unzersetzt zu gewinnen, da auf Grund physikalischer Gesetze ein Gemenge zweier nicht mischbarer Flüssigkeiten *unter* dem Siedepunkt der am niedrigsten siedenden Flüssigkeit siedet. Man unterscheidet mehrere Methoden:

1. *Wasserdampfdestillation auf offenem Feuer.*

Dies ist die primitivste, gleichzeitig aber auch, was die Geräte betrifft, billigste Gewinnungsmethode. Man bringt das zerkleinerte Destillationsgut z. B. Latschenkieferzweige und Wasser in eine metallene Destillationsblase, verschließt diese und verbindet den Helm mit einem Kondensationsrohr, das gerade oder schraubenförmig gewunden, durch das Kühlwassergefäß geleitet wird. Unter der Blase wird ein offenes Feuer entwickelt, wobei als Brennmaterial in vielen Fällen bereits abdestilliertes und getrocknetes Gut verwendet wird. Mit dem Wasserdampf entweicht auch das ätherische Öl, das zusammen mit dem Kondensationswasser aufgefangen und durch eine Florentinerflasche abgetrennt wird.

Da diese einfachen Apparaturen fahrbar oder zumindest leicht transportabel sind, kann mit ihnen das Distillationsgut an Ort und Stelle der Gewinnung aufgearbeitet werden und man erspart sich hiedurch kostspielige Transporte. Dies gilt insbesondere für die Erzeugung von Fichtennadel-, Tannen- und Latschenkieferöl im Gebirge der Alpenländer. Weiters werden mit diesen einfachen Apparaturen in Frankreich das Lavendel-, Thymian- und Spiköl, in Spanien das Rosmarin-, Spik-, Majoran-, Salbei-, Thymian- und Myrtenöl gewonnen. Man hört mit Erstaunen, daß selbst das so kostbare Rosenöl auch heute noch zum Großteil mit solchen primitiven Apparaturen gewonnen wird.

Die Wasserdestillationsmethode bietet allerdings den Vorteil, daß auch von einem sehr wasserreichen und zu Verklumpung neigendem Material eine gute Ausbeute erzielt wird. Die Dampfdestillationsmethode eignet sich hiefür nicht so gut, da der Dampf mit den verklumpten Pflanzenteilen nicht in genügend innige Berührung kommt und außen am Destillationsgut vorbeistreicht.

2. *Wasser- und Dampfdestillation.* Bei diesem Verfahren benützt man Destillationsblasen, die einen durchlöcherten Zwischenboden besitzen, auf den das Destillationsgut aufgeschüttet wird, während sich unterhalb dieses Zwischenbodens das Wasser befindet. Beim Erhitzen kommt das kochende Wasser mit den Pflanzenteilen selbst nicht in Berührung, sondern diese werden nur vom Dampf auf seinem Weg nach oben durchsetzt, wobei das ätherische Öl mitgenommen wird. Die Methode der Wasser- und Dampfdestillation hat den Vorteil, daß die Pflanzenteile selbst und damit auch die das ätherische Öl enthaltenen Zellen mit dem kochenden Wasser nicht in Berührung kommen und hiedurch eine Zersetzung empfindlicher Verbindungen vermieden wird.

3. *Dampfdestillation:* Die Destillation mit trockenem Dampf, die vorwiegend in Großbetrieben angewendet wird, erfolgt in der Weise, daß der unabhängig bereitete Wasserdampf in die Destillationsblase geleitet wird. Man kann bei dieser Methode durch Verwendung überhitzten Dampfes die Destillationstemperaturen auch über 100° C steigern und den Dampf unter Überdruck eintreten lassen. Es sind dann allerdings besonders leistungsfähige Kühler nötig, damit der gespannte Dampf auch vollkommen kondensiert wird.

Schon diese kurzen Ausführungen zeigen, daß die sachgerechte Destillation eine Kunst ist, die langjährige Erfahrung und umfangreiche Sachkenntnis voraussetzt. Es lassen sich nämlich die angegebenen Methoden auch miteinander kombinieren, und damit im einzelnen Fall eine besonders hohe Ausbeute erzielen.

Zusammenfassend kann man sagen, daß nahezu jedes Destillationsgut seine eigene Methode erfordert und daß in jedem einzelnen Fall die gewählte Destillationsart nicht nur über die Ausbeute, mit Differenzen von 100% und mehr bei den einzelnen Methoden entscheidet, sondern daß auch die Qualität und damit die Feinheit des gewonnenen ätherischen Öls entscheidend beeinflußt wird.

Eine große Rolle bei der Destillation ätherischer Öle spielt die Vorbereitung des Destillationsgutes. Ganz allgemein muß man die Pflanzenteile fein zerkleinern, ehe man sie in die Destillationsblasen einfüllt. Dabei werden die das Öl enthaltenden Zellen geöffnet und die Ausbeute hiedurch besser. Neben dieser rein mechanischen Vorbereitung erfordern manche ätherischen Öle noch andere Maßnahmen wie *Fermentation* (Senföl, Bittermandelöl, Kirschlorbeeröl), *Trocknung* (Liebstockwurzelöl, Iriswurzelöl) und andere.

Zur Destillation von Ölen und anderen Flüssigkeiten, weniger zur Gewinnung ätherischer Öle aus Pflanzenteilen, kommen zwei weitere Destillationsmethoden in Frage:

4. *Vakuumdestillation* oder *Destillation unter vermindertem Druck:* Da der Siedepunkt einer Flüssigkeit durch den auf ihr lastenden atmosphärischen Druck bestimmt wird, kann durch Verminderung des Druckes auch der Siedepunkt herabgesetzt werden.

Verwendet man die Vakuumdestillation bei der Redestillation von ätherischen oder anderen Ölen, so bietet sie den großen Vorteil, daß bei vermindertem Druck die Flüssigkeit auch bei viel niederer Temperatur siedet, und hiedurch die Gefahr der Zersetzung vieler chemischer Verbindungen vermindert wird. Auf diese Weise kann man hochsiedende Öle der Destillation unterwerfen und sie unzersetzt in verschiedene Fraktionen zerlegen. Zur Wasserdampfdestillation wie überhaupt zur Destillation der Rohprodukte eignet sich die Vakuumdestillation nicht, da zur Erzielung einer guten Ausbeute die Zellwände der Ölzellen gesprengt werden müssen und dazu bestimmte Temperaturen und Dampfspannungen notwendig sind. Man würde bei der Anwendung der Wasserdampfdestillation im Vakuum eine ungleich niedrigere Ausbeute erhalten.

5. *Fraktionierte Destillation:* Leitet man die bei der Destillation entstehenden Dämpfe einer Flüssigkeit durch besonders gebaute Kühler, die den Dampf langsam abkühlen, so kann man bei Vorhandensein verschieden hoch siedender Anteile diese trennen. Die am höchsten siedenden Anteile konden-

sieren zuerst, dann die weniger hoch siedenden und zuletzt jene mit dem niedrigsten Siedepunkt. Leitet man die verschiedenen Kondensationsprodukte getrennt ab, so hat man die Trennung bereits erreicht. Die fraktionierte Destillation hat bei der Reinigung ätherischer Öle eine große Bedeutung erlangt, da man auf diese Weise Produkte mit besonderen Eigenschaften erhalten kann (terpen- und sesquiterpenfreie Öle).

b) *Gewinnung ätherischer Öle durch Extraktion von Pflanzenteilen*

Neben der Wasserdampfdestillation gewinnt in zunehmendem Maß die Extraktion zur Gewinnung ätherischer Öle an Bedeutung. Man verwendet dazu organische Lösungsmittel in welchen ätherische Öle löslich sind, die sich aber mit Wasser nicht mischen lassen. Verwendet werden hauptsächlich Petroläther und Benzol, wobei natürlich nur allerreinste Qualitäten ohne störende Beigerüche eingesetzt werden. In neuerer Zeit wird als Extraktionsmittel auch das gasförmige Butan verwendet.

Zur Extraktion kommen verschiedene Verfahren in Frage:

1. Gegenstromverfahren mit stehenden Batterien.

Bei dieser Methode wird das Extraktionsgut in aufrecht stehende Behälter eingefüllt, die miteinander verbunden sind. Das Extraktionsmittel durchströmt die einzelnen Behälter der Reihenfolge nach, wobei das frische Lösungsmittel auf die bereits am stärksten ausgelaugten Pflanzenteile trifft und auf seinem Weg von einem Behälter zum nächsten mit immer frischerem Extraktionsgut zusammentrifft. Auf diese Weise erzielt man eine besonders hohe Ausbeute bei überaus schonender Behandlung der ölhältigen Pflanzen.

2. Räder nach Garnier und nach Bondon-Dumont.

Die letzteren stellen nur eine technische Verbesserung der bekannten Räder nach Garnier dar. Bei diesen Apparaten werden die Pflanzenteile in trommelförmige Behälter eingefüllt, die mit ihrem unteren Teil in einen Bottich mit Lösungsmittel eintauchen. Durch Drehen der Trommel kommen immer neue Pflanzenteile in das Lösungsmittel, das auf diese Weise mit dem ätherischen Öl angereichert wird. Hat die Konzentration im Lösungsmittel einen bestimmten Wert erreicht, so wird es gewechselt und der Vorgang beginnt von neuem.

3. Extraktion mit Gas. Die bereits erwähnte Methode der Extraktion mit Butan hat sich in neuerer Zeit besonders zur Gewinnung hochwertiger Blütenöle bewährt. Die Apparaturen sind jedoch kompliziert und teuer, da in einem vollkommen geschlossenen System gearbeitet werden muß, um Gasverluste zu vermeiden.

4. Weitere Möglichkeiten ätherische Öle zu gewinnen, bestehen in der Extraktion der Pflanzenteile mittels fetter Pflanzenöle. Dies kann bei normaler Raumtemperatur oder *in der Wärme* erfolgen *(Enfleurage à chaud)*. Man füllt die Blüten oder sonstigen Pflanzenteile in Gazesäckchen und hängt diese in Öl, das eine Temperatur von etwa 50 bis 70° besitzt. Nach 48 Stunden werden die Säckchen entfernt und mit neuem Pflanzenmaterial gefüllt.

5. Zur Extraktion von ätherischen Ölen dient auch der Apparat nach Soxhlet, bei dem das zu extrahierende Material in einem Behälter vom Lösungsmittel durchströmt wird, das in eine Destillationsblase fließt. Hier wird das reine Lösungsmittel abgedampft und in einem Kühler kondensiert, worauf es neuerdings über das Extraktionsgut geleitet wird. In der Destillationsblase reichert sich mit der Zeit das ätherische Öl im Rest des Lösungsmittels an.

Wir kennen heute eine Reihe von ätherischen Ölen, die man sowohl durch Wasserdampfdestillation als auch durch Extraktion gewinnt. Man beobachtet allerdings, daß sich die gewonnenen Produkte deutlich im Geruch unterscheiden. Ein generelles Urteil über den Vor- oder Nachteil der einen oder anderen Methode kann nicht gegeben werden, da sich im Einzelfall einmal die eine, dann die andere Methode besser bewährt.

Um das reine ätherische Öl zu erhalten, muß das Lösungsmittel entfernt werden. Dies geschieht durch Abdestillation zunächst bei Atmosphärendruck, dann im Vakuum. Nach Entfernung der letzten Lösungsmittelreste erhält man ein Produkt, das meist gelb bis braun gefärbt ist und eine salben- bis wachsartig feste Beschaffenheit zeigt. Der Grund hiefür ist, daß bei Extraktion nicht nur die ätherischen Öle, sondern auch die Pflanzenwachse gelöst wurden. Man nennt die Endprodukte der Extraktion ihrer festen Beschaffenheit wegen *konkrete Öle*, französisch *Essences concrètes*.

Für die meisten Zwecke sind die konkreten Öle nicht zu brauchen, man arbeitet sie daher weiter auf und extrahiert sie in der Kälte mit Alkohol, in dem sich die ätherischen Öle, nicht aber die Wachse lösen. Nach Abdestillation des Alkohols erhält man ein besonders wertvolles Produkt, das nun als *absolutes Öl* oder *Essence absolue* oder einfach als *Absolue* bezeichnet wird.

Auch das Wachs, das als Nebenprodukt anfällt, besitzt immer noch einen feinen Geruch. Es wird gern zur Seifenparfumierung verwendet. Man nennt es *Residue*.

Da die Absolues in den meisten Fällen dunkel gefärbt sind, entfärbt man sie durch entsprechende Maßnahmen und erhält dann die sog. *Absolues incolores*.

Aus 1 kg Concrète erhält man zwischen 120 und 800 g Absolue. Die Ausbeute schwankt von Pflanze zu Pflanze und hängt vom Wachsreichtum des extrahierten Materials ab.

c) Gewinnung ätherischer Öle durch Absorption an Fett

Enfleurage à froid (Absorption der ätherischen Öle an Fett). Zur Extraktion auf kaltem Weg mit Fett kennt man mehrere Methoden, von denen besonders die Absorption an Schweinefett bewährt ist. Diese Methode wird vor allem in Grasse, dem Zentrum der französischen Blütenölindustrie in Südfrankreich auch heute noch vielfach angewendet. Man arbeitet mit rechteckigen Rahmen, die etwa 50 × 60 cm groß sind, eine Höhe von etwa 6 cm haben und so gearbeitet sind, daß man sie zu Stapeln aufeinanderstellen kann. Eingelassen enthalten die Rahmen eine Glasplatte, die etwa fingerdick mit Fett („Pomade") bestrichen ist. Die Bestückung der Platten mit Blüten, die mit dem Stiel nach oben aufgelegt werden, ist mühsam, und erfordert besondere Erfahrung, die Fabriksgeheimnis ist, da es, abhängig von der verwendeten Blütenmenge und der Dauer der Enfleurage zu geruchlichen Unterschieden des Fertigproduktes kommt. Die bestückten Rahmen werden in dichtschließenden Räumen zu Stapeln aufgeschichtet. Von besonderer Bedeutung für die Ausbeute ist die Temperatur des Enfleurage-Raumes.

Die Blüten zur Enfleurage müssen frisch, aber trocken sein, da das Fett sonst ranzig wird. Auch dürfen die Blüten nicht beschädigt oder gequetscht sein, da dies zu brauner Verfärbung des Endproduktes führt. Nachdem die Blüten 24 bis 48 Stunden mit dem Fett in Berührung geblieben sind, schreitet man zur Defleurage, wobei jede einzelne Blüte mühsam mit der Hand von der Fettschichte entfernt wird. Danach kommt eine Lage neuer Blüten auf die Fettschicht. Der Vorgang wird einigemale wiederholt, bis das Fett mit ätherischem Öl angereichert ist. Die entfernten Blüten werden noch weiter aufgearbeitet und meist noch mit Petroläther oder Benzol extrahiert, da sie immer noch ätherisches Öl enthalten.

Die *Pomade* wird entweder als solche verkauft oder es wird aus ihr durch Alkoholextraktion das Absolue dargestellt, wie dies bereits beschrieben wurde.

d) Gewinnung ätherischer Öle durch Auspressen

Bei Citrusfrüchten, bei denen das ätherische Öl in der Fruchtschale enthalten ist, kommt eine besondere Art der Gewinnung zur Anwendung. Sie erfolgt entweder von Hand aus durch *Anstechen* der Öldrüsen mit Hilfe eines eigenen Instrumentes, dem sog. Anstechtrichter, der an der Innenseite mit feinen Stacheln besetzt ist, oder durch *Auspressen* auf besonders konstruierten Walzenstühlen. Bei den Maschinen unterscheidet man solche, die die fleischfreien Schalen auspressen, von solchen, die die Schalen der unversehrten Früchte abreiben und auf diese Weise die Öldrüsen öffnen. Mit diesen Methoden wird das Orangen-, Mandarinen-, Pampelmusen- und Bergamotteöl gewonnen.

Gewinnung von Harzen und Balsamen

Neben den ätherischen Ölen spielen auch die Harze und Balsame als pflanzliche Produkte in der Parfumerie eine Rolle. Teils werden sie als Riechstoffe eingesetzt, mehr aber noch als Fixateure. Die Gewinnung dieser Substanzen aus der Rinde bzw. dem Holz, erfolgt auf verschiedene Weise, wie einige Beispiele zeigen:

Styrax durch Auskochen und Auspressen der Rinde,
Kopaivabalsam durch Anbohren der Bäume,
Perubalsam durch Anschwelen des verwundeten Baumes und Auffangen des auslaufenden Balsams,
Mastix durch Anschneiden der Bäume.

Neben den echten Harzen rechnet man auch noch eingetrocknete Pflanzensäfte (Myrrhe, Weihrauch) zu dieser Gruppe von Stoffen. Die Beschreibung der einzelnen ätherischen Öle, Harze und Balsame erfolgt im Rahmen des Rohstoffregisters.

2. Natürliche Riechstoffe tierischer Herkunft

Während wir bei den pflanzlichen Riechstoffen viele hundert kennen, stammen aus dem Tierreich nur vier:

Ambra vom Pottwal,
Moschus vom Moschustier,

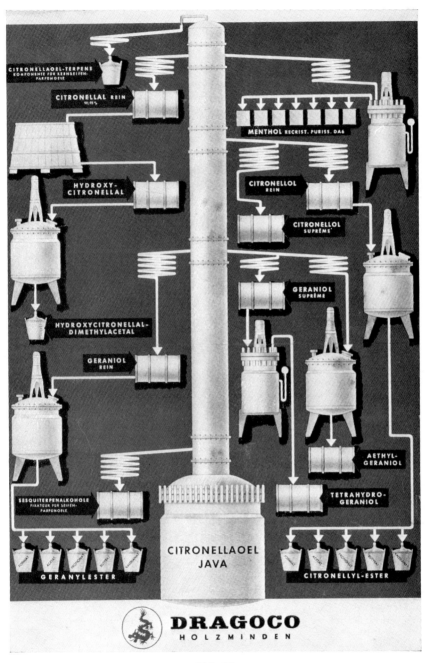

Abb. 12:
Schematische Darstellung der Aufarbeitung des Citronellaöls mit den einzelnen Destillationsfraktionen und den wichtigsten daraus hergestellten Produkten.

Zibet von der Zibetkatze,
Castoreum vom Biber.

Alle diese Produkte sind seit langer Zeit, manche bereits seit dem Altertum bekannt. Man verwendete sie nicht immer nur als Riechstoffe, sondern schrieb ihnen auch noch andere geheimnisvolle Eigenschaften zu. Moschus und Ambra standen lange Zeit im Ruf ein Aphrodisiakum zu sein, d. h. ein Mittel, das bei einem anderen Menschen Liebe (= sexuelle Bereitschaft) erzeugen könnte.

Alle tierischen Rohstoffe zeichnen sich durch einen sehr hohen Preis aus, der durch die Mühseligkeit der Gewinnung (Zibet), die Seltenheit (Ambra) oder beides (Moschus und Castoreum) bedingt ist. Um z. B. einen einzigen Moschusbeutel zu gewinnen, muß man einen Moschushirsch töten. Da die Tiere, die im Himalajagebiet leben, immer seltener werden, ist auch der enorme Preis verständlich.

Heute werden die tierischen Riechstoffe als solche, mehr aber noch als Fixateure eingesetzt. Wegen ihres hohen Preises finden sie jedoch nur in der Luxusparfumerie Verwendung.

Seit Jahren haben daher namhafte Firmen versucht, durch synthetische Darstellung der wichtigsten Riechstoffkomponenten oder durch parfumistische Nachbildung künstliche Riechstoffe auf den Markt zu bringen, die den tierischen Produkten entsprechen, jedoch preiswürdiger sind und daher auch in der Konsumparfumerie eingesetzt werden können. Diese halb- oder vollsynthetischen Produkte erfreuen sich zunehmender Beliebtheit, da ihr Preis nicht den marktbedingten Schwankungen folgt, wie der der Naturprodukte. Billig sind sie jedoch auch nicht. Grisambrol, ein Ambraersatzprodukt von Firmenich, kostete 750 sF per kg, Ambropur von Dragoco 2.400 DM per kg, um zwei Beispiele zu nennen.

B. Isolierte Riechstoffe und aufbereitete Öle

Obgleich unter den ätherischen Ölen Produkte anzutreffen sind, die das Herz jedes Parfumeurs höher schlagen lassen und die trotz der vielen und meist vergeblichen Versuche, sie nachzubilden, ihr Mysterium bewahrt haben — man denke nur an das Neroliöl der Orangenblüte oder die Essence absolute de Jasmin — erweisen sich viele Produkte im Naturzustand für parfumistische Zwecke als nicht ideal geeignet. Einerseits enthalten sie manchmal Substanzen, deren Entfernung die Geruchsqualität steigert (Terpene), andererseits erweisen sich bestimmte Verbindungen als besonders hautunverträglich, sodaß deren Entfernung angestrebt wird (Furocumarin als der Berloque Dermatitis erzeugende Faktor im Bergamotteöl). Auch erreicht man durch Trennung der Rohöle in verschiedenen Fraktionen oft Produkte, die sich durch besondere Geruchsqualitäten auszeichnen. Es würde hier viel zu weit gehen, auch nur andeutungsweise alle Veredelungsverfahren anzugeben. Es möge daher das Beispiel der Aufbereitung des Citronellaöls aus Java anschaulich machen, wie viele und wie verschiedene Produkte aus einem natürlichen Rohöl gewonnen werden können.

Das *Citronellaöl* wird in Java in großen Mengen durch Wasserdampfdestillation einer Grasart (Cymbopogon Winterianus Jowitt, auch Maha Pengiri genannt) in frischem Zustand gewonnen. Die Ausbeute beträgt 0,5 bis 1,2%, die Jahresproduktion bis 1,600.000 kg. Das von der Firma Dragoco, Holzminden, freundlicherweise überlassene Schema zeigt die Aufbereitung des Citronellaöls und die Vielzahl der daraus gewonnenen Produkte.

Man sieht, daß bei der fraktionierten Destillation des Rohöls die hochsiedenden Sesquiterpenalkohole anfallen, die als Fixateure für die Seifenparfumölindustrie verwendet werden, weiters das Geraniol, das Citronellol, das Citronellal, die für die Mentholfabrikation interessante Fraktion und die Terpene. Fast alle isolierten Riechstoffe werden durch Veresterung noch weiter verarbeitet.

C. Riechstoffe synthetischer Herkunft

a) Synthetische Produkte im chemischen Sinn.
b) Synthetische Produkte im parfumistischen Sinn.

Unter *synthetischen Produkten im chemischen Sinn* versteht man Substanzen, die zur Gänze oder zum Teil in der Retorte des Chemikers hergestellt werden. Bei ihnen kann man wieder zwei Untergruppen unterscheiden:

1. Halbsynthetische Produkte.

Eine häufig verwendete Methode zur Herstellung von Riechstoffen ist die teilweise chemische Veränderung isolierter Riechstoffe, die oxydierenden und reduzierenden Verfahren unterworfen werden und bei der insbesondere natürliche Alkohole mit niederen Fettsäuren verestert werden. Am bereits gegebenen Beispiel des Citronellaöls läßt sich auch die Herstellung halbsynthetischer Produkte verfolgen.

Durch Veresterung erhält man aus dem Geraniol mit Ameisen-, Essig-, Propion-, Butter- und Valeriansäure das Geranylformiat, -acetat- -propionat, -butyrat und -valerianat. Aus dem Citronellol erhält man analoge Verbindungen.

Durch Einführung einer Äthylgruppe erhält man aus Geraniol das Äthylgeraniol, durch Hydrierung das Tetrahydrogeraniol. Aus dem Citronellal wird das Hydroxycitronellal und aus diesem das Hydroxycitronellal-Dimethylacetal dargestellt.

Wenn auch nicht jedes Rohöl so viele und so wichtige Fraktionen liefert, so gewinnt man doch auch aus vielen anderen Ölen halbsynthetische Produkte, die für bestimmte Zwecke unentbehrlich geworden sind.

2. Vollsynthetische Produkte.

Unter diesem Begriff werden zwei Gruppen von Stoffen verstanden:

a) Riechstoffe, die auf rein synthetischem Weg dargestellt werden, ihrer chemischen Zusammensetzung nach *jedoch einem Naturprodukt* bzw. einer chemischen Verbindung daraus *vollkommen entsprechen.* Die chemische Darstellung erfolgt aus Gründen der Wirtschaftlichkeit, da die synthetische Darstellung einer bestimmten Substanz billiger kommt als ihre Abtrennung aus dem Naturprodukt. Einige Beispiele seien zur Erläuterung angeführt.

Nachstehende Substanzen werden ausschließlich synthetisch hergestellt, obgleich sie sich in den nebenstehenden Naturprodukten finden:

chemische Verbindung	natürliches Vorkommen in:
Acetanisol	Castoreum
Acetat C-8	Blätter des grünen Tees
Acetophenon	Labdanumöl und anderen
Alkohol C-9	süßes Orangenöl, Eichenmoos
Alkohol C-10	süßes Orangenöl, Mandelbaumblätter, Moschuskörneröl
Aldehyd C-8	süßes Orangenöl, Mandarinenöl, Pampelmusenöl und Rosenöl
Amylbutyrat	Eukalyptusöl, Kakaoöl

b) *Synthetische Verbindungen mit Geruchscharakter, die in der Natur überhaupt nicht gefunden werden und mit deren Hilfe bestimmte Geruchseffekte erzielt werden können.*

Man bezeichnet die beiden Gruppen auch als *einheitliche chemische Körper* und drückt damit ihre Gegenüberstellung zu den komplex zusammengesetzten ätherischen Ölen aus, obgleich diese in vielen Fällen die einheitlichen chemischen Riechstoffe als Bestandteile enthalten. (Alkohole, Aldehyde, Ketone, Ester, Äther etc.)

Einige Substanzen mit Beschreibung ihres Geruches seien des Verständnisses halber hier angeführt:

	Geruch nach:
Undekalacton	starker Pfirsichgeruch
Aldehyd C-16 (sogenannt)	starker Erdbeergeruch
Aldehyd C-18 (sogenannt)	starker Kokosgeruch
Allylcapronat	starker Ananasgeruch
α-Amyl-Zimtalkohol	leichter Blütengeruch
α-Amyl-Zimtaldehyd	starker Blütengeruch, an Jasmin und Lilien erinnernd
α-Amyl-Zimtaldehyd-Dimethylacetal	Jasmingeruch
Amylphenylacetat	süßer Honiggeruch
Amylpropionat	an Aprikosen und Ananas erinnernd
Amylsalicylat	Orchideengeruch
Benzo-dihydropyron	starker Heugeruch
Benzylcinnamat	süßer, balsamischer Geruch

Diese Reihe von synthetisch hergestellten Riechstoffen zeigt nur einige wenige Beispiele von den vielen, heute schon bekannten Substanzen. Überdies werden in der Fachliteratur laufend neue Substanzen veröffentlicht, deren Herstellung gelungen ist und mit deren Hilfe sich bestimmte Geruchseffekte erzielen lassen.

Synthetische Produkte im parfumistischen Sinn

Unter diesem Begriff werden zwei Gattungen von Produkten verstanden:

1. synthetische ätherische Öle

Viele Blütenöle, die besonders begehrt und teuer sind oder deren Preis bedingt durch unterschiedliche Ernten starken Schwankungen unterliegt, werden heute als *synthetische Öle* angeboten. Man versteht darunter Produkte, die in ihrem chemischen und physikalischen Verhalten und vor allem in ihrem Geruch dem natürlichen Öl fast völlig gleichen. Damit diese hochwertigen chemischen Produkte nicht mit den sogenannten künstlichen Blütenölen verwechselt werden, bezeichnen sie die Herstellerfirmen noch besonders und heben z. B. die Tatsache der gleichen physikalischen Konstanten hervor; z. B. Bortalia (Firmenich), das dem absoluten Orangenblütenöl entspricht, Bergamote 136 (Firmenich), dem Bergamotteöl entsprechend; Citronenöl, Geraniumöl, Lavandinöl u. a. „in den Konstanten" (Dragoco).

Die Nachbildung der ätherischen Öle hat in den meisten Fällen deshalb so große Schwierigkeiten verursacht, da sie überaus komplex zusammengesetzt sind und da die Inhaltsstoffe überdies eine sehr komplizierte chemische Struktur aufweisen. Die Aufklärung der Struktur mancher Substanzen erforderte oft jahrelange Studien und gelang in vielen Fällen bis heute noch nicht. Außerdem bedeutet auch die Strukturaufklärung noch nicht, daß eine wirtschaftlich tragbare Methode der Synthese gefunden wird. Ja es ist in vielen Fällen sogar so, daß die komplizierte Vollsynthese einer bestimmten Substanz teurer als das Naturprodukt zu stehen kommt. Zu der Gruppe dieser synthetischen ätherischen Öle zählen auch Moschus-, Ambra- und Zibetstoffe.

2. künstliche ätherische Öle.

Die *künstlichen ätherischen Öle* sind zum Unterschied gegen die synthetischen Öle, Nachbildungen, die im wesentlichen nur den *Geruch des Naturproduktes* mehr oder weniger genau wiedergeben und in erster Linie billig sein sollen. Sie haben naturgemäß eine chemische Zusammensetzung, die von der des echten Naturproduktes wesentlich abweicht.

So kostete vergleichsweise das künstliche Geraniumöl Dragoco DM 15,50/kg, in der besseren Qualität DM 34,50/kg, das Geraniumöl Bourbon „in den Konstanten" (Dragoco) DM 45,—/kg und das natürliche Geraniumöl Bourbon DM 124,—/kg.

Herstellung von Parfumölen

Nachdem im vorangehenden Kapitel einiges über die Herkunft der verschiedenen Riechstoffe gesagt wurde, soll nunmehr in großen Zügen auch die Herstellung eines Parfumöles geschildert werden.

Schon die große Anzahl an Riechstoffen, die dazu verwendet werden können, läßt ahnen, welche geradezu unbeschränkten Möglichkeiten einem Parfumeur gegeben sind, wenn er vor der Aufgabe steht ein Parfumöl zusammenzustellen.

Auch dem Anfänger wird bereits aufgefallen sein, daß bisher nicht von Parfums sondern von *Parfumölen* gesprochen wurde. Dies ist nämlich der übergeordnete Begriff, denn die Herstellung eines Parfums im eigentlichen Sinn besteht nur in der Lösung eines Parfumöles in Alkohol und der Lagerung des Produktes.

Man kann die Parfumölschöpfungen in Gruppen einteilen, die sich durch ihren Verwendungszweck ganz wesentlich voneinander unterscheiden:

1. Parfumöle die zur Herstellung von Parfums bestimmt sind;
2. Parfumöle für sogenannte Kölnisch-Wässer;
3. Parfumöle für kosmetische Produkte:

Aerosole
Antischweißkosmetika
Badepräparate
Desodorantien
Duftwässer, alkoholarm
Enthaarungsmittel
Gesichtswässer
Haarpflegeprodukte
Hautcremes
Körperreinigungsmittel

Lippenstifte
Milchpräparate
Nagellacke
Puder
Rasierhilfsmittel
Seifen
Sonnenschutzmittel
Schminken
Zahnpasten
und viele andere.

4. Parfumöle für industrielle Erzeugnisse;
5. Parfumöle für Raumluftverbesserer;
6. Parfumöle für pharmazeutische Produkte;
7. Parfumöle für Druckereierzeugnisse;
8. Parfumöle für spezielle Zwecke der Werbung.

Wird ein Parfumeur mit der Anfertigung einer Parfumölkomposition beauftragt — in der Praxis ist dies nur ausnahmsweise der Fall, da die großen Firmen Tausende von bereits erprobten Kompositionen verfügbar haben — so muß zunächst die Fragestellung klar erfolgen:

Verwendungszweck der Parfumölkomposition
Geruchsrichtung (Typ)
Geruchsstärke
Haftfestigkeit.

Schon die Angabe des *Verwendungszweckes* einer bestimmten Parfumölkomposition engt die Anzahl der in Frage kommenden Riechstoffe wesentlich ein. Es gilt nämlich in erster Linie alle jene Stoffe auszuscheiden, die in eine unerwünschte Wechselwirkung mit dem zu parfumierenden Produkt treten könnten.

So ergibt es sich eigentlich ganz von selbst, daß ein Seifenparfumöl, das in den alkalisch reagierenden Seifenkörper eingearbeitet werden soll, eine ganz andere Zusammensetzung haben muß, als ein Parfumöl, das einem Toiletteessig guten Geruch geben soll. In einem Fall wird gute Alkalibeständigkeit und Löslichkeit in der Seifenmasse im anderen Fall Säurebeständigkeit und Löslichkeit in niederprozentigem Alkohol verlangt. Während die Farbe des Parfumöls beim Haarwasser, das ohnedies meist gefärbt wird, keine Rolle spielt, darf eine weiße Seife nicht verfärbt werden, auch wenn das Produkt lange an der Luft liegt.

Bei eigentlichen Parfums sind die Preise der Parfumölkomponenten von geringerer Wichtigkeit als bei einer billigen Sportcreme oder einem Waschpulver, bei dem die Parfumierung nicht viel kosten soll.

Somit ergibt sich nahezu bei jedem Parfumierungsproblem eine ganz besondere Fragestellung, die nur mit sehr viel Erfahrung gelöst werden kann.

Die zweite Entscheidung ist der *Geruchstyp*, den eine Parfumölkomposition erhalten soll. Dieser muß vom Kunden festgelegt werden. Er soll allerdings in harmonischer Weise zum Fertigprodukt passen, wenn ein guter Gesamteindruck erreicht werden soll.

Im wesentlichen kann man alle Geruchsnoten in drei Klassen einteilen:
a) natürliche Blütengerüche
b) nachgebildete Gerüche
c) Phantasiegerüche.

Die *natürlichen Blütengerüche* riechen in der Hauptsache nach der zum Vorbild gewählten Blüte, ohne jedoch als Hauptbestandteil zwangsläufig das entsprechende natürliche ätherische Öl zu besitzen. Man fügt der Hauptduftrichtung, die sich meist aus mehreren ähnlich riechenden Substanzen aufbaut, noch die sogenannten Kopfgerüche (Têtes) hinzu, die die Aufgabe haben, dem Endprodukt ein gewisses „Leben" einzuhauchen und die Komposition nicht „fad" wirken zu lassen.

Die *nachgebildeten Geruchsnoten*, die sowohl in der Parfumherstellung als auch zum Parfumieren kosmetischer Produkte eingesetzt werden, sind gewissermaßen eine Arbeit nach Modell. Als klassisches Beispiel wird vor allem der Heugeruch (Foin coupé) genannt, aber auch Farnkraut (Fougère), Waldmoos (Mousse fleuri), Juchten (Cuir de Russie) und Tabac gehören hierher.

Man versucht durch Einsatz von natürlichen und synthetischen Riechstoffen nach dem Vorbild möglichst naturgetreu eine Nachbildung zu schaffen und den Geruchseffekt zu erzielen.

In der heutigen Zeit werden jedoch nicht nur solche Gerüche verlangt, sondern der Parfumeur steht auch z. B. vor der Aufgabe, einen Riechstoff für ein bestimmtes Waschmittel zu komponieren, das der Wäsche den begehrten Wiesen-Sonnenduft verleiht, d. h. die gewaschene und in der Trockenkammer getrocknete Wäsche soll den Geruch einer auf dem Rasen in der Sonne gebleichten Wäsche bieten. Eine sicherlich nicht leichte Aufgabe, die heute aber schon längst gelöst ist.

Die *Phantasiegerüche* finden hauptsächlich in der Parfumherstellung und in der Parfumierung kosmetischer Produkte Verwendung. Das klassische Beispiel ist der Chypretyp, aber auch viele Schöpfungen bekannter Firmen haben weltweite Anerkennung gefunden (Chanel Nr. 5). Der Phantasiegeruch läßt dem Parfumeur vollkommen freie Hand. Er stellt einen Geruchstyp dar, der in der Natur kein Vorbild besitzt und also vollkommen der Phantasie seines Schöpfers entsprungen ist.

Die *Geruchsstärke* eines Riechstoffkomplexes hängt natürlich in erster Linie von der Konzentration ab, in der er eingesetzt wird. Es versteht sich, daß eine Babycreme, die im äußersten Fall 0,3% Parfumöl enthält „schwächer", d. h. weniger intensiv riecht, als ein Parfum das 12—20% Parfumöl in Alkohol enthält.

Die Geruchstärke hängt aber nicht ausschließlich von der Konzentration ab, wie der Laie vielleicht annehmen könnte. Sie wird auch bestimmt durch die Flüchtigkeit der verwendeten Riechstoffe und vom Vehikel in dem das Parfumöl gelöst ist. Eine alkoholische Parfumöllösung wird den Geruch leichter abgeben und daher stärker riechen als eine ölige Zubereitung oder ein fester Körper.

In den meisten Fällen wird bei der Zusammenstellung einer Parfumölkomposition auch eine bestimmte *Haftfestigkeit* verlangt. Diese kann durch die sogenannte Fixierung erreicht werden.

Unter der Haftfestigkeit versteht man das Phänomen, das ein aufgebrachtes Parfum (oder ein parfumiertes Produkt) auch noch nach einiger Zeit einen wahrnehmbaren Duft verströmt, der dem ursprünglichen Duft wenigstens nahe verwandt sein soll.

Dabei ist durchaus nicht gesagt, daß in jedem Fall eine möglichst große Haftfestigkeit erwünscht ist. Gerade kosmetische Produkte dürfen keinen so stark fixierten Duft besitzen, daß ihr Geruch noch nach Stunden wahrnehmbar ist: Es soll die Parfumierung daher das Produkt und nicht den Träger betreffen. Eine Dame, die vor dem Ausgehen eine Gesichtscreme auflegt oder einen Haarlack verwendet, will nicht durch das Produkt parfumiert werden, sondern wünscht in der Regel ihr eigenes Parfum zu tragen, ohne daß dieses durch die Haarlackparfumierung z. B. „erschlagen" wird. Daher spricht man mit Recht bei der Parfumierung kosmetischer Produkte von einer *diskreten Parfumierung*.

Die Fixierung soll aber weiter auch bewirken, daß die durchaus verschieden flüchtigen Riechstoffe einer Komposition nicht zu ungleich abdampfen und daß daher das Produkt im Laufe der Zeit seinen Geruchscharakter ändert.

Aufbau einer Parfumölkomposition

Obgleich es nicht die Aufgabe einer Kosmetikerin sein kann, selbst Parfumölkompositionen anzufertigen und man auch einer Erzeugung nur raten kann, sich bei einer renomierten Riechstoffirma für einen bestimmten Zweck ein dazu geeignetes Parfumöl zusammenstellen zu lassen, so soll doch ein Einblick in die Zusammensetzung einer Komposition gegeben werden.

Eine Komposition setzt sich folgendermaßen zusammen:

Tètes (Kopfgerüche)
Bases (Basen)
Modificateurs (Abrundungsstoffe)
Fixateurs (Fixierungsmittel).

In manchen Büchern findet man auch eine Einteilung der Komponenten, ähnlich einem pharmazeutischen Produkt:

Basis
Adjuvantien mit Spitze
Fixateure.

Die *Grundlage jedes Parfumöles* ist die Basis, auch Fond genannt. Sie gibt der fertigen Komposition den Leitgeruch und bestimmt damit den Typ. Eine große Anzahl von Riechstoffen werden erfahrungsgemäß als Basen verwendet. In neuerer Zeit kommen auch bereits fertig hergestellte Basen in Frage, die dem Parfumer die Arbeit wesentlich erleichtern. Nachstehend eine kleine Auswahl von Riechstoffen, die häufig als Parfumölbasen eingesetzt werden:

Amylacetat
Amylbenzoat
Amylformiat
Anethol
Anisylacetat
Äthylsalicylat
Benzylacetat
Geranylbenzoat
Geranylpropionat
Gingergrasöl
Guajakholzöl
Hyazinthen abs.
Ingweröl
Jasmin abs.
Jonquillen abs.
Kalamusöl
Kaskarilöl
Korianderöl
Kuminöl
Labdanumöl
Linalylcinnamat
Majoranöl

Methylbenzoat
Methylparacresol
Methylsalicylat
Muskateller-Salbeiöl
Muskatnußöl
Myrrhenöl
Narzissenöl
Orangenblütenöl
Palmarosaöl
Paracresylacetat
Pfefferöl
Phenyläthylacetat
Pimentöl
Rhodinylacetat
Rhodinylbenzoat
Rosmarinöl
Sassafrasöl
Terpenylacetat
Vanille abs.
Veilchenblätter abs.
Veilchenwurzelöl (Irisöl)

Zur Abrundung der Basis dienen die *Adjuvantien* oder *Modifikateure*, die aufeinander abgestimmt sind und erst in ihrer Gesamtheit einen „runden" Geruchseindruck ergeben. Nachstehend eine kleine Auswahl von Riechstoffen, die gerne als Modifikateure verwendet werden:

Basilikumöl
Bayöl
Cajeputöl
Citronellol
Elemiöl
Eugenol
Geraniol
Geraniumöl
Isoeugenol
Kamillenöl
Kardamomenöl

Kümmelöl
Melissenöl
Methylcinnamat
Methylparacresol
Myrthenöl
Neroliöl
Phenyläthylalkohol
Phenylpropylacetat
Rosenöl
Thymianöl
Ylang-Ylangöl

Die *Kopfgerüche*, auch *Spitze* (Têtes) genannt, sind vor allem leichtflüchtige Substanzen, die ein Parfumöl „beleben" sollen. Man spricht von einer Citrusspitze, von einer Aldehydspitze u. a. wenn die entsprechenden Riechstoffe eingesetzt werden.

Acetophenon
Anethol
Anisöl

Benzaldehyd
Bergamotteöl
Bittermandelöl

Citronenöl	Mandarinenöl
Eukalyptusöl	Menthol
Lavantinöl	Petitgrainöl
Lemongrasöl	Pfefferminzöl
Linalool	Wintergreenöl
Linalylacetat	

Als letzter Bestandteil enthält ein Parfumöl die *Fixateure*. Sie haben die Aufgabe, die flüchtigen Gerüche abzubinden und haftend zu machen. Man unterscheidet im wesentlichen zwei Typen von Fixateuren:

a) Zusätze, die bewirken sollen, daß leichtflüchtige Komponenten einer Komposition länger haften, damit es zu keiner Veränderung des Geruchscharakters kommt. Dies sind meist geruchlich neutrale Stoffe, die hauptsächlich auf die Löslichkeit und auf den Dampfdruck der anderen Substanzen einwirken.

b) Ersatz einer leichtflüchtigen Substanz durch eine solche, die schwerflüchtig ist, aber einen ähnlichen Geruch besitzt. In der Regel sind dies synthetische Substanzen, die für diesen Zweck herangezogen werden.

Zur zweiten Gruppe der selbst riechenden Fixateure gehören aber auch die klassischen Fixiermittel Ambra, Moschus und Zibet, neben einer großen Zahl von Harzen und Balsamen, die den Zweck haben, eine Parfumölkomposition am Auseinanderfallen möglichst lange zu hindern.

Da manche Fixateure einen nicht unbeträchtlichen Eigengeruch besitzen, kommt ihnen in vielen Fällen gleichzeitig auch die Funktion als Modifikateur, manchmal auch als Basis zu.

Eine *Parfumölkomposition* setzt sich daher zwangsläufig aus einer größeren Zahl von Riechstoffen zusammen. Diese Zahl ist bei einzelnen Produkten verschieden groß, kann aber mehrere Dutzend betragen. Man darf allerdings, um mit den Worten eines Parfumeurs zu sprechen, nicht in den Fehler verfallen, zu glauben, daß die große Zahl der Komponenten allein die Gewähr für ein gutes Produkt sei. Gerade das Gegenteil ist der Fall. Der erfahrene Parfumeur versucht sich zu beschränken und wird die eingesetzten Substanzen sorgfältig aufeinander abstimmen. Nicht zu Unrecht hat man das Beispiel des Kindes geprägt, das einen Malkasten geschenkt erhält und nun durch die Mischung möglichst vieler Farben eine ganz besonders schöne Farbe erzielen möchte. Es erhält aber, wie wir alle aus eigener Erfahrung wissen, anstelle der begehrten leuchtenden Farbe eine trübe, braune Suppe. Ähnlich erhält auch der Parfumeur durch wahllosen Einsatz von Riechstoffen eine undefinierbare Riechstoffsuppe, die keineswegs als Erfolg anzusprechen ist.

Der Aufbau der Kompositionen hat sich in den letzten Jahrzehnten merklich gewandelt. Während man früher hauptsächlich mit reinen Naturprodukten gearbeitet hat und synthetische Stoffe nur sehr zögernd einsetzte, neigt man heute vor allem zur Verwendung von Spezialitäten, die schon fertige Gemische bestimmter Geruchsnoten sind. Sie enthalten bereits leicht- und schwerflüchtige Substanzen in entsprechendem Verhältnis und garantieren daher eine gleichmäßige Duftgabe.

Die Verwendung von Spezialitäten hat sich so sehr eingeführt, daß der Aufbau einer modernen Parfumölkomposition ohne diese kaum noch denkbar wäre. Auch bestimmte, synthetisch hergestellte Fixateure, die die früher üblichen natürlichen mehr und mehr ersetzen, haben ihren Platz vor allem durch die ständig schwankenden Weltmarktpreise erhalten und sollen den Parfumeur unabhängig machen.

Analysiert man die verschiedenen *Duftnoten,* so findet man, daß sich letztlich alle in eine kleinere Anzahl von *Dufttypen* einreihen lassen. Die wichtigsten davon sind:

    Aldehydische Noten   Hesperidennoten
    Ambraartige, orientalische Noten   Heu- und Farnnoten
    Animalische Noten   (Foin coupè, Fougére)
    Balsamische Noten   Holzige Noten
    Blumige Noten   Honigartige Noten
    Chypre- und Moosnoten   Humus- und Pilznoten
        (Mousse fleuri)   Krautige Noten
    Fruchtige Noten   Leder- und Tabaknoten
    Gewürznoten   Pudrige Noten
    Grünnoten   Würzige Noten

Um den Studierenden eine Vorstellung zu geben, sollen an Hand von zwei Beispielen (Gartennelke und Rose) Substanzen angeführt werden, die entweder selbst dem Leitgeruch mehr oder minder entsprechen oder die üblicherweise zur Komposition des Leitgeruches herangezogen werden. Selbstverständlich erhebt diese Zusammenstellung in keiner Weise Anspruch auf Vollständigkeit.

Nach *Gartennelke* riechend:

    Alkohol C-7   Isoeugenol
    Amylsalicylat   Isoeugenolacetat
    Benzylisoeugenol   Isoeugenolphenylacetat
    Citronellylacetat   Methylcinnamat
    Eugenol   Methyleugenol
    Eugenolacetat   Methylisoeugenol
    Isobutylbenzoat   Phenyläthylsalicylat

Nach *Rose* riechend:

    Acetat C-8 bis C-12
    Alkohol C-8, C-9, C-12   Geranylacetat und andere Ester
    Aldehyd C-9, C-11   Isobutylphenylacetat
    Benzophenon   Linalool
    Benzylisovalerianat   Linalylbutyrat
    Butylphenylacetat   Menthylacetat
    Citronellol   Methylbenzoat
    Citronellylacetat und andere   Methylphenylpropionat
         Ester   Nerol
    Dimethyloctanol   Nerylacetat und andere Ester
    Diphenyloxid   Phenylacetaldehyd
    Geraniol   Phenylacetaldehyd-dimethyl-
                                                  acetal

Phenyl-äthylacetal
Phenyläthylacetat und andere
 Ester des Phenylalkohols
Phenyläthylalkohol

Santalylphenylacetat
Tetrahydrolinalool
Undekansäure
Zimtalkohol

Diese beiden Beispiele ließen sich natürlich fortsetzen, doch würde dies den Rahmen einer Übersicht überschreiten.

Rezeptur eines Parfumöles

Was nun die *Rezeptur einer Parfumölkomposition* betrifft, so sind die erfolgreichen Schöpfungen natürlich strengstes Fabrikationsgeheimnis der Hersteller, obgleich auch eine gewisse Imitation einer gerade modernen Geruchsnote öfters versucht wird. Es ist eben ähnlich wie auch in anderen Sparten der Wirtschaft, daß die Konkurrenz trachtet, ein erfolgreiches Produkt zu kopieren.

Um dem Leser Beispiele moderner Parfumölrezeptur zu geben, habe ich mich an einige international bekannte Riechstoffirmen gewandt und diese ersucht, Rezepte beizustellen. Leider können in diesem Rahmen nicht alle einschlägigen Firmen aus Platzgründen berücksichtigt werden. *Die Nennung einer Firma oder die Nichterwähnung einer anderen stellt daher kein wie immer auszulegendes Werturteil dar.*

Von Dragoco, Holzminden, stammen die folgenden interessanten Rezepte:

Flieder für Seifen

Fixateur ETB 09082	5
Methyliridon	15
Rosenia 09186	10
Indolal Dragoco	10
p-Toluylacetaldehyd 50%	5
Isoeugenol	15
Moschus Keton	25
Jasmin 26028	20
Anisaldehyd	30
Heliotropin-diäthylacetal	30
Aldehyd C 12 Laurin 10%	10
gamma-Turiol	50
Benzylacetat	60
Benzylalkohol	70
Linalool	10
Phenyläthylalkohol suprême	100
Zimtalkohol	100
Terpineol	215
Hydroxal S 16133	70
Citrikol	150
	1000

Lavendel modern

Vetyl 07647	15
Zimtaldehyd	10
Bergamotteöl Handelsware	30
Santador 15500	20
Patchouliöl Singapore	20
gamma-Turiol	40
Tonka B 06379	80
Moschus Ambrette	25
Geraniumöl Handelsware	20
Guajakholzöl	30
Citrylacetat	100
Lavendelöl Mont Blanc	120
Eichenmoosextrakt grün 50%	20
Rosmarinöl spanisch	80
Neroli 61	100
Lavandinöl	250
Dragofix M 09009	40
	1000

Jonquilleblütenöl

Moschus Keton	30,00
Ambra synth. 01049	20,00
Extraktol Olibanum	20,00
Irisöl konkr.	5,00
Phenyläthylalkohol	40,00
Amylsalicylat	40,00
Ylang-Ylangöl Ia	80,00
Drago-Jasimia	160,00
Fleur d'Orange 09187	120,00
Guajakholzöl	100,00
Zibethopon extra 01712	5,00
Narzissen-Base I	76,00
Bouvardia Royal	300,00
p-Kresylphenylacetat	0,15
Isobutylacetat	0,15
p-Kresylcaprylat	0,90
Phenylessigsäureisobutylester	0,90
Octylformiat	0,60
Decylalkohol	0,15
Perubalsam echt	0,70
Indollösung 1%ig	0,30
Zimtsäureäthylester	0,15
	1000,00

Heu (Foin coupé)

Amylsalicylat	50
gamma-Turiol	150
Farnkraut abs. décol.	10
Dihydrocumarin	15
Eichenmoosextrakt grün 50%	25
Hydroxal 16133	25
Nelkenöl a. Blüten	5
Jasmin 16018	30
Rose 06233	50
Ylang synth. 06597	10
Anisaldehyd	35
Moschus Keton	35
Muscarol N 11717	10
Agrumenal 77603	10
Methylsalicylat	2
Zimtalkohol	38
Heliotropin	15
Dimethylhydrochinon	5
Benzoeextrakt Siam 50%	25
Elemiextrakt 50%	25
Borenia 01395	10
Cumarin	120
Linalool	100
Linalylacetat	80
Moschus Ambrette	20
Citrikol	100
	1000

Maiglöckchen

Muguet-Base 01656	450
Jasmonon hell 01460	100
gamma-Turiol	50
Hydroxycitronellal-dimethylacetal	70
Fixateur ETB 09082	5
Jasmin absolue Äther	5
Benzylsalicylat	80
Rhodinol extra 02335	80
Citraldiäthylacetal	10
Phenylacetaldehyd-dimethylacetal	20
Feuilles de Violettes absolue 10%	5
Moschus Keton	15
Styraxextrakt hell 50%	10
Citrikol	100
	1000

Eau de Cologne-Öl

Macisöl 10%	10
Muskateller Salbeiöl 10%	10
Moschus-Ambrette	5
Rosmarinöl spanisch	15
gamma-Turiol	20
Neroli 61	80
Citrylacetat	150
Aldehyd EDC 01660	10
Ambrofix 01865	10
Aurantol 06040	20
Pomeranzenöl Florida	100
Citronenöl californisch	250
Bergamotteöl Reggio	320
	1000

Von Givaudan, Genf, stammen folgende Rezepturen:

Blütentyp, holzig-warm

Arnolia	20
Vetivenol	20
Vetiverylacetat	100
Jasmin blanc extra (L. G.)	70
Jasmonis (L. G.)	50
Jasmin 444 (L. G.)	30
Methyljonon	30
Cetone alpha	50
Sandela (L. G.)	80
Patchouly Anhydrol	20
Wardia (F.)	20
Eugenol	10
Hydroxycitronellal	20
Tubereuse abs.	5
Gardenozon (H & R)	10
Labdanum, franz., 50%	10
Muguet 16 (L. G.)	80
Linalool	5
Ylang Bb. rect.	20
Costus Anhydrol 10%	20
Heliotropin	10
Versalide	15
Ketonmoschus	30
Civette, gereinigt	5
Aldehyd C 10 10%	10
Aldehyd C 11 10%	10
Aldehyd C 12 L 10%	10
Aldehyd C 12 MNA 10%	5
Pfirsichaldehyd 1%	10
Prunolide 1%	5
Iris Infusion 25%	120
	900

Jasmin-Komplex für Seifen

Jasmonyl	250
Benzylacetat	190
Jasmin 1545 A (L. G.)	200
Methyljonon	80
Patchouliöl	30
Zedernholzöl	40
Menthanylacetat	50
Lilial	80
Aldehyd C 10 10%	10
Aldehyd C 12 MNA., N. P., 10%	20
Indol 10%	10
Versalide savon	40
	1000

Typ Chypre, würzig stilisiert

Chênevert (L. G.)	45
Eichenmoos abs.	50
Sandela (L. G.)	50
Vetivenol	70
Vetiverylacetat	80
Bergamotteöl Messina	100
Isoeugenol	10
Eugenol	20
Methyljonon	80
Ormenis (L. G.)	50
Patchouliöl, Singap.	40
Citronenöl, Mess.	40
Orangenöl, süß	20
Rosenöl, bulg.	40
Ylang	10
Jasmin abs.	15
Linalylacetat	30
Macisöl	20
Pimentöl	5
Muscateller Salbeiöl	10
Bigaradia (Dragoco)	10
Castoreum Anhydrol (L. G.)	5
Ketonmoschus	40
Ambrettemoschus	15
Versalide	25
Grisambrol 10% (F.)	30
Pfirsichaldehyd 10%	20
Infusion Ambre gris synth. 3%	50
Aldehyd C 10 10%	15
Aldehyd C 11 10%	5
	1000

Base für Seifenparfum, modern

Cétone V	110
Benzylacetat	50
Phenyläthylacetat	60
Menthanylacetat	60
Jasmonyl	50
Ylang synth.	30
Patchouliöl	30
Vetynal L. G.	110
Lilial	200
Alpha-Hexyl-Zimtaldehyd	120
Aldehyd C 11 10%	40
Aldehyd C 12 10%	30
Aldehyd C 12 MNA., N.P. 10%	30
Iris Resinoid für Seife	50
Versalide	30
	1000

Lavendel, modern ambriert

Cétone V	60
Menthanylacetat	80
Sauge sclarée synth.	30
Lavendelöl	450
Korianderöl	20
Lilial	50
Opoponax L. G.	40
Lavendel abs.	20

Eichenmoos Anhydrol	20
Orangenöl	50
Nerolidol	50
Geranylacetat	50
Cyclo-Hexylacetat	20
Aldehyde Lavande L. G.	30
Aldehyd C 12 MNA., 10%	10
Versalide	20
	1000

Firmenich & Cie., Genf, hat folgende Schöpfungen typischer Geruchsnoten als Beispiele moderner Rezeptur beigestellt:

Chypre

Bergamote 136 (Firmenich)	300
Acétate de phényléthyle	20
Moussarome 255 (Firmenich)	110
Jasmanthia (Firmenich)	50
Dianthine (Firmenich)	30
Wardia (Firmenich)	10
Aldéhyde C^{14} à 10%	10
Mousse des Alpes 3034 (Firmenich)	150
Mousse de chêne absolue (M. & B.)	30
Patchouli	10
Acétate de vétyver	50
Santalol à 100%	30
Coumarine extra	20
Musc. K.	30
Castoreum CNC. à 3% (Firmenich)	50
Civette synthétique CNC. à 3% (Firmenich)	100
	1000

N. B.: Für Extrakte und Lotionen.

Cologne

Bergamote 136 (Firmenich)	450
Citron	150
Portugal Guinée	150
Orénolia (Firmenich)	50
Lavande	100
Romarin	20
Tétrarome orange (Firmenich)	40
Mahonia (Firmenich)	10
Rose 11.265 K. (Firmenich)	5
Musc. D.T.I. (Firmenich)	25
	1000

N. B.: Kölnisch-Duft klassischer Art zur Verwendung in Kosmetik und Sonnenschutz-Ölen.

Fleuri

Bergamote 136 (Firmenich)	50
Acétate de benzyle	25
Alcool phényléthylique	110
Terpinéol extra	45
Lilas 3405 K. (Firmenich)	150
Aldéhyde alpha-hexylcinnamique	20
Acétate de linalyle extra	50
Irrozol (Firmenich)	300
Linalool extra	100
Salicylate de benzyle	100
Musc. D.T.I. (Firmenich)	30
Exaltolide à 10% (Firmenich)	20
	1000

N. B.: Zur Verwedung in Kosmetik, speziell in Crèmen.

Aldéhyde fleuri

Alcool phényléthylique	100
Acétate de phényléthyle	20
Acétate de diméthylbenzylcarbinyle	50
Jasmin 3676 (Firmenich)	150
Géranium bourbon	20
Rhodinol NC. (Firmenich)	50
Géraniol C. B. (Firmenich)	50
Aldéhydal 2344 (Firmenich)	400
Aldéhyde méthyl-nonyl-acet. à 10%	20
Salicylate de benzyle	50
Vetyrisia (Firmenich)	60
Musc. D.T.I. (Firmenich)	30
	1000

N. B.: Zur Verwendung in Kosmetik.

Poudré

Bergamote 136 (Firmenich)	50
Mandarine	25
Alcool phényléthylique	100
Jasmanthia (Firmenich)	30
Rose coupage 4459 (Firmenich)	10
Aldéhyde C^{11} undécylénique à 10%	3
Aldéhyde C^{12} laurique à 1%	2
Arhénol (Firmenich)	300
Florizia (Firmenich)	100
Santalol C. P.	20
Fragrance mousse de chêne décolorée (A. C.)	20
Acétate de vétyver	30
Rhodinol extra	50
Salicylate de benzyle	150
Musc. D. T. I. (Firmenich)	30
Coumarine	10
Vanilline à 10%	10
Thibétine à 10% (Firmenich)	30
Civette synthét. CNC. (Firmeich)	20
Grisambrol à 10% (Firmenich)	10
	1000

N. B.: Für Extrakte.

Haarmann und Reimer, Holzminden, haben für meine Leser freundlicher Weise komponiert:

Crèmeparfumöl

Rosenöl kstl. (siehe Rezept)	350
Flieder weiß (siehe Rezept)	200
Mugoflor H&R	150
Neroliöl kstl. (siehe Rezept)	150
Vertiron H&R	60
Sandelholzöl ostindisch	30
Decalinolacetat	30
Heliokret H&R	20
Muscolid 10%	10
	1000

Neroliöl, künstlich

Petitgrain de grasse	300
Bergamotteöl Reggio	150
Orangenöl Guinea	30
Geranylacetat	15
Decylacetat	15
Neroflor extra H&R	450
Indoflor extra H&R	30
Aurantesin H&R	10
	1000

Rosenöl, künstlich

Geraniol supra	150
Geraniol ex palmarosa	50
L-Citronellol	25
Nerol rein	25
Phenyläthylalkohol supra	110
Nectarine H&R	40
Rosenöl türkisch	20
Geraniumöl Bourbon tsf.	30
Ess. abs. Rose de Mai 10%	100
Phenylacetaldehyddimethylacetal	10
Rosenester spez. H&R	350
Phenyläthylpelargonat	60
Mugoflor H&R	20
Rosacetat crist.	10
	1000

Flieder weiß

Zimtalkohol	160
Phenyläthylalkohol	140
Rosenöl kstl. (siehe Rezept)	120
Terpineol rein	150
Mugoflor H&R	60
Benzylacetat	90
Jasmacetal H&R	60
Anisaldehyd	30
Cyclamenaldehyd supra	30
Isoeugenol	20
Indoflor extra	40
Florophyll M 10% H&R	30
Fliederaldehyd 50% H&R	10
Heliokret H&R	60
	1000

Parfumöl, blumiger Typ

Bergamotteöl	100
Jasminal	15
Jasmin 6710 H&R	25
Ylangöl I. Qual.	10
Rosenöl kstl. 6050 H&R	15
Hydroxycitronellal	140
Dianthoflor 9351 E H&R	70
Iraldein 100%	50
Flieder 9830 H&R	30
Verbenaöl	5
Muscatellersalbeiöl frz.	5
Vioflor E H&R	10
Fleural 6077 F H&R	30
Muscol A 10% H&R	10
Undecalacton 1%	60
Benzylsalicylat	65
Methylheptincarbonat 1%	30
Vetiverylacetat spez. H&R	25
Zimtalkohol	60
Zimtöl Ceylon 1%	40
Eichenmoos abs.	5
Tonca kstl. H&R	5
Zibeth ger. 10%	15
Ambroide G 1% H&R	35
Moschus Keton	30
Moschus Ambrette	15
	900

Parfumöl Aldehydtyp

Aldehyd C 11 10%	60
Undecylenaldehyd 10%	10
Laurinaldehyd 10%	5
Jasmin 6462 A H&R	60
Rose 6812 H&R	10
Cassie 6144 B H&R	40
Orangenblüte 10037 H&R	10
Ylangöl I. Qual.	100
Rosenöl kstl. 6050 H&R	10
Flieder 9830 H&R	40
Dianthoflor 9351 E H&R	30
Styralylacetat	10
Amylsalicylat	10
Irozon extra H&R	100
Muscatellersalbeiöl frz.	15
Sandelholzöl ostindisch	15
Vetiveröl	15
Zimtalkohol	15
Mousse soluble H&R	10
Tonca kstl. H&R	30
Ambroide G 1% H&R	30
Ambra konkret 6040 H&R	10
Resin Benzoe Siam	30
Zibeth, ger. 10%	35
Heliotropin	10
Moschus Keton	30
Moschus Ambrette	20
Cumarin	40
	800

Als Gegenstück zu diesen modernen Rezepturen sollen zwei Rezepte aus dem Handbuch von WINTER angeführt werden, die aus dem Anfang der dreißiger Jahre stammen. Man sieht, daß man damals viel mit Tinkturen gearbeitet hat, die heute fast gar nicht mehr zum Einsatz kommen.

Foin Royal (Heugeruch)

Cassie liq.	4 g
Jasmin liq.	3 g
Rose liq.	3 g
Orangenblüte liq.	2 g
Cumarin	22 g
Heliotropin	2 g
Geranium s. roses	22 g
Rosenöl, bulgarisch	2,5 g
Bergamotteöl	8 g
Patchouliöl	1,8 g
Resinoid Styrax	3 g
Resinoid Oliban	2 g
Guajakholzöl	4,5 g
Anisaldehyd	3,5 g
Amylsalicylat	3,5 g
Thymianöl	2,5 g
Kamillenöl, blau	0,1 g
Portugalöl	5 g
Mandarinenöl	2,5 g
Chypre Royal	60 g
Neroliöl, Bigarade	3 g
Solution Iris	5 g
Resinoid Eichenmoos	2,5 g
Rosmarinöl (éperlé)	2,5 g
Citronenöl	3,5 g
Lavendelöl	3,5 g
Ketonmoschus	2,5 g
Ambrettemoschus	1,5 g
Vanillin	1,5 g

Tonkatinktur	300 g	Nelkentinktur	35 g
Vanilletinktur	50 g	Moschustinktur	45 g
Tolutinktur	75 g	Ambratinktur	15 g
Benzoetinktur	50 g	Alkohol, reinst	1500 ccm
Waldmeistertinktur	75 g		

Violette Victoria

Violette liq. (A)	90 g	Lavendelöl	0,5 g
Essenz-Veichen comp.	215 g	Rosenöl, bulgarisch	1,5 g
Vert de Violette, künstl.	10 g	Jasmin, künstlich	1,2 g
Ambra, künstl., flüssig	30 g	Anisaldehyd	4 g
Methyljonon	30 g	Rose liq. (A)	4 g
Irisöl, konkr.	12 g	Jasmin, liq. (A)	1,5 g
Guajakholzöl	25 g	Ketonmoschusöl	50 g
Bergamotteöl	5 g	Iristinktur	1500 ccm
Citronenöl	0,5 g	Ambratinktur	50 ccm
Neroliöl	1 g	Alkohol	4600 ccm
Linalool	0,3 g	Wasser	400 ccm

Parfums

Ein handelsübliches Parfum entsteht durch Lösung eines Parfumöles in 96%igem reinen Äthylalkohol. Es versteht sich, daß nur ein Alkohol allerbester Qualität gut genug ist, und daß er frei von störenden Beigerüchen, die durch Fuselöle hervorgerufen werden, sein muß. Selbst Alkohole bester Qualität besitzen fast immer noch einen wahrnehmbaren Eigengeruch. Dieser wird durch Filtration über Aktivkohle oder durch Behandeln mit bestimmten Fixierungsmitteln entfernt.

Nach Lösung des Parfumöles im Alkohol läßt man das rohe Parfum zunächst einige Zeit ablagern um ihm Gelegenheit zu geben, zu reifen. Dies dauert einige Wochen, kann aber auch bei besonders wertvollen Parfums Monate in Anspruch nehmen.

Die Menge der zugesetzten Parfumölkomposition ist unterschiedlich und beträgt bei deutschen Produkten meist etwa 12—15%. Französische Firmen gehen mit dem Parfumölprozentsatz noch wesentlich höher hinauf und überschreiten selbst 20% nicht selten. Dieser hohe Riechstoffzusatz ist es nicht zuletzt, der dem französischen Parfum den Ruf besonderer Ausgiebigkeit und Haftfestigkeit eingetragen hat. Da natürlich am Parfum das Parfumöl das teuerste ist, bedingt ein höherer Riechstoffzusatz auch einen höheren Preis des Fertigproduktes.

Was die Frage der *Selbstherstellung* betrifft, so muß von einer Eigenkomposition wirklich abgeraten werden. Selbst die Zusammenstellung nach Rezept kann nicht empfohlen werden, da die Mengen der einzelnen Riechstoffe, die benötigt werden, zu klein und die Verluste daher zu groß sind. Wohl aber empfehle ich auch einem kleineren Kosmetikgeschäft eine gute *Hausmarke*, die man sich in der Weise selbst herstellen kann, daß man von einer renommierten Riechstofffirma das entsprechende Parfumöl bezieht, es in Alkohol löst und selbst lagert.

Natürlich treten auch dabei verschiedene Probleme auf, die jedoch in der Regel gerne von den anwendungstechnischen Labors der Firmen im Rahmen der Kundenberatung gelöst werden. Man ist auf diese Weise in die Lage versetzt, eine ansprechende und originelle Geruchsnote, die in der Stadt sonst niemand verkauft, preiswert als Hausmarke zu führen und kann, da man auch bei strenger Kalkulierung beim Parfumöl nicht zu sparen braucht, den Stammkunden ein wirklich gutes und dabei originelles Produkt unter eigenem Namen bieten.

Kölnisch- und Toilettewässer

Zur täglichen Körperpflege in gesunden und kranken Tagen erfreuen sich die *alkoholischen Toilettewässer,* auch *Kölnischwässer* oder *Eaux de Cologne* genannt, steigender Beliebtheit. Sie sind auf niedriggradigem Alkohol aufgebaut und dienen zur Erfrischung und Belebung des Körpers. Die Aufnahmebereitschaft für Gerüche ist bei den einzelnen Menschen sehr verschieden und besonders Kranke sind oft sehr empfindlich. Dieser Tatsache kommen die Kölnischwässer entgegen, deren zarter und dezenter Duft von den meisten Menschen immer als angenehm empfunden wird. Aus diesen Gründen wird auch kein besonders lange anhaltender Duft gewünscht.

Die Kölnischwässer, die es seit dem Ende des 17. Jahrhunderts gibt, werden in Deutschland auch heute noch weitgehend in ihrer klassischen, d. h. ursprünglichen Duftrichtung hergestellt. Die genaue Zusammensetzung allerdings ist Geheimnis der Firmen und wurde in vielen Fällen bei den klassischen Erzeugnissen früherer Jahre niemals bekannt. Im wesentlichen bauen sich die Kölnischwässer auf Citrusölen auf, denen Rosmarin-, Lavendel- und andere Öle als Modifikateure beigefügt werden.

Der Name „Kölnischwasser" unterliegt einer Reihe von patentrechtlichen und markenrechtlichen Bestimmungen und darf nur unter bestimmten Voraussetzungen verwendet werden. Die Riechstoffirmen bieten daher ihre Erzeugnisse unter dem französischen Namen Eau de Cologne an, auf welche diese Bestimmungen keine Anwendung finden.

Die Toilettewässer, die von den Damen für die verschiedensten Gelegenheiten verwendet werden — man denke nur an Bälle, Gesellschaften oder an ein überfülltes Zugscoupé in heißen Sommermonaten — werden auch in zunehmendem Maße von Herren benützt. Sei es als sog. Wasch-Eau de Cologne oder als Erfrischung nach der Rasur. Neben den sog. klassischen Kölnischwassertypen erfreuen sich in letzter Zeit auch die sog. bukettierten oder parfumierten Eaux de Cologne großer Wertschätzung. Diese kommen selbst in schweren erotisch-schwülen Geruchsnoten auf den Markt und stellen damit gewissermaßen eine Ergänzung des dazugehörigen Parfums dar. Sie unterscheiden sich von letzteren lediglich durch den geringeren Alkoholgehalt und die niedrigere Konzentration des verwendeten Parfumöls.

PARFUMIERUNG VON WAREN

Ratschläge für die Verwendung von Parfumölen in der kosmetischen Praxis. Unter freundlicher Mitarbeit von Herrn DIETER BRAUN, Chefparfumeur der Fa. Dragoco vormals Schimmel und Co., Wien, Liesing.

1. Parfumierung kosmetischer Erzeugnisse

Die moderne Verkaufspsychologie hat uns gelehrt, daß auch das qualitativ beste Produkt nicht verkauft werden kann, wenn seine äußere Aufmachung dem Geschmack des Käufers nicht entspricht. Andererseits können besondere Verkaufserfolge erzielt werden, wenn es durch Ausnützung tiefenpsychologischer Erkenntnisse gelingt, das Unterbewußtsein des Käufers anzusprechen und in ihm den Wunsch nach dem in Frage stehenden Produkt zu wecken.

Zu diesen Maßnahmen gehört nicht nur eine wirkungsvolle Werbung, sondern auch eine entsprechende Aufmachung des Produktes. Diese wird wieder bestimmt durch die Faktoren *Packung, Aussehen* und in besonderem Maße durch *Geruch*. Nicht umsonst hat man immer wieder bestätigt gefunden, daß die optische Aufmachung unser bewußtes Denken, der Geruch hingegen unser Unterbewußtsein beeinflußt. Aus diesen Gründen ist es unerläßlich, ein kosmetisches Produkt in sachgerechter Weise zu parfümieren, da es sonst, bei allen guten Eigenschaften, die es haben mag, unverkäuflich sein kann.

Sicherlich kann man einwenden, daß bei entsprechender Erziehung die Kundin sich auch überzeugen läßt, daß für ihre Haut z. B. eine völlig unparfumierte Creme besonders reizlos und daher zweckmäßig sei, aber einerseits haben wir heute schon weitgehend hautfreundliche Parfumölkompositionen (Crematests u. a.) zur Verfügung, andererseits greifen die Kunden eines Tages doch zum parfumierten Produkt. Nur ausgesprochen medizinische Produkte werden nicht parfumiert, obgleich die Erfahrung zeigt, daß selbst pharmazeutische Weltfirmen reine Arzneimittel leicht parfumieren (Delmesonschaumaerosol von HOECHST).

Hinzu kommt, daß ein kosmetisches Produkt nicht selten Stoffe enthält, deren Heilwirkung zwar unbestritten ist, die sich aber durch einen wenig angenehmen Geruch auszeichnen, den man überdecken muß. Diese Eigengerüche werden in der Hauptsache durch Fette, Wachse, Wirkstoffe (Lebertran, Lecithin) und Lösungsmittel hervorgerufen. Beobachtet man eine Kundin beim Kauf eines kosmetischen Produktes, so sieht man, daß dieses in neun von zehn Fällen zuerst zur Nase geführt wird. Eine Seife z. B. wird fast ausschließlich nach ihrer Parfumierung gekauft und die Ware mit dem ansprechendsten Geruch hat auch den besten Verkaufserfolg. Eine schlecht parfumierte Seife bleibt liegen, selbst wenn sie einen noch so hochwertigen Seifengrundkörper besitzt.

Die Wahl des Parfumöls erfolgt bei der Parfumierung von Standardprodukten aufgrund von Vorschlägen der Riechstoffirmen, die für diese Zwecke stets eine größere Auswahl von Kompositionen bereit halten. Es erweist sich jedoch trotzdem als zweckmäßig, von dem zu parfumierenden Produkt eine Versuchsmenge der Riechstoffirma einzusenden und sich danach ein passendes Parfumöl vorschlagen zu lassen.

Im einzelnen wird empfohlen:

Aerosole

Seit einiger Zeit nimmt der Anteil der Aerosole bei den Körperpflegemitteln ständig zu. Das Verfahren, bei dem die wirksamen Präparate in einer druckfesten Dose aufbewahrt sind und mit Hilfe eines Treibgases entwickelt werden, hat sich von Amerika kommend bei uns in überraschend kurzer Zeit eingeführt. Die Riechstoffindustrie hat allerdings bei der Parfumierung der Aerosole schwierige Aufgaben zu lösen. In langen Versuchsreihen konnte man nämlich sehen, daß viele Riechstoffe, darunter auch ätherische Öle und gewisse Riechstoffkombinationen, sich nicht mit Treibgasen vertragen. Es kommt zu Zersetzungen, Korrosionen, Verharzung und damit Verstopfen der Sprühdüsen und Geruchsveränderungen. Um unliebsame Überraschungen zu vermeiden, soll man daher nur ausdrücklich für Aerosole zusammengestellte Parfumöle verwenden. Insbesondere dürfen solche Parfumölkompositionen nicht solche Resinoide, aromatische Harze und Gummiarten enthalten, die in den Treibmitteln unlöslich sind und sich als klebende Klümpchen abscheiden und Ventilröhrchen verstopfen. Weiters sollen auch nach Möglichkeit Benzylalkohol, Zimtalkohol, Zimtaldehyd und terpenreiche ätherische Öle nicht verwendet werden, denn auch sie führen zu Unverträglichkeiten. Gut löslich sind Citronellol, Zyklamenaldehyd, Hydroxicitronellal, Heliotropin, Pomeranzenöl, Sandelholzöl und viele andere. Ein Zusatz von 1—2% Parfumöl zur Wirkstofflösung ist in der Regel völlig ausreichend.

Antischweißkosmetika

Unter dem Begriff Antischweißkosmetika finden wir Körperpflegemittel, die prophylaktisch gegen zu starke Schweißabsonderung wirken sollen. Wir unterscheiden dabei Präparate für die Körper-, Hand- und Fußpflege. Eine frische, sauber-duftige Parfumierung vor allem mit Citrusnoten wird vorgezogen. Im allgemeinen beträgt der Zusatz weniger als 0,5% Parfumöl.

Badepräparate

Empfehlenswert sind hier Zusätze von 1—3% Parfumöl. Frische Fichtennadel-, Lavendel-, Eau des Cologne- oder auch herbe, würzig-frische Phantasienoten sind bei Badesalzen, Kohlensäurebädern, Schaumbädern, Schlankheitsbädern und anderen Badezusätzen sehr beliebt. Qualitätsschaumbäder enthalten bis zu 6% Parfumöl.

Gerne verwendet werden die sog. Badeöle wegen ihrer belebenden und auch die Atmung anregenden Wirkung. Sie enthalten ätherische Öle in wesentlich stärkerer Dosierung, die durch besondere Emulgatoren wasserlöslich gemacht werden. Dabei handelt es sich um keine echte Lösung, sondern um eine molekulare Dispergierung. Man verwendet vorzugsweise Koniferenöle wie Edeltannenöl, Fichtennadelöl, Latschenkieferöl, sowie Kompositionen dieser Richtung. Aber auch Lavendelöle, Rosmarinöle und andere werden gerne gekauft. Der Parfumölzusatz beträgt bis zu 20%. Diesen Badepräparaten werden günstige Wirkungen bei nervösen Störungen, Neurasthenie und anderen Neurosen zugeschrieben.

Desodorantien

Geruchsbekämpfende Körperpflegemittel sind in den letzten Jahren in Form von Pudern, Stiften, Seifen und Sprühmitteln immer mehr verlangt worden. Sie enthalten Wirkstoffe, die die Eigenschaft haben, den Körpergeruch zu beseitigen. Mit Ausnahme der Stifte wird eine Parfumierung durch Zusatz von 0,5—1% Parfumöl erzielt. Nur bei den Stiften geht man bis 3%, da diese meist gleichzeitig als Duftspender dienen sollen. Am besten eignen sich zur Parfumierung Eau de Cologne-Öle, da diese eine wohltuende Frische ausströmen.

Duftwässer, alkoholarm

Zur Parfumierung alkoholarmer Duftwässer sind Parfumölkompositionen zu verwenden, die in niedriggrädigem Alkohol oder in Wasser löslich sind. Man verwendet Kölnischwasser- und Lavendelnoten und setzt etwa 2—4% Parfumöl zu.

Enthaarungsmittel

Zur Geruchsüberdeckung der meist sehr unangenehm nach Schwefelwasserstoff (faule Eier) riechenden Depilatorien muß häufig ein ziemlich hoher Prozentsatz Parfumöl angewandt werden. Je nach der Stärke des Eigengeruches der Präparate ist eine Parfumölzugabe von 1—3% nötig. Die Riechstoffindustrie liefert Parfumöle die speziell für diesen Zweck hergestellt werden und alkalibeständig sind. Als Geruchsrichtung wählt man am zweckmäßigsten eine gut deckende Geranium- oder Rosennote.

Gesichtswässer

Gesichtswässer die in manchen Fällen auch Wirkstoffe enthalten und gerne von Herren verwendet werden, werden mit frischen Eau de Cologne-, Sandelholz-, Tabak- und Juchtennoten parfumiert, wobei herbfrische, nicht zu süße Richtungen zu bevorzugen sind. Ein Zusatz von 0,5—2% erweist sich meist als hinreichend.

Haarpflegeprodukte

Hier kommen zunächst die verschiedenen Haarwässer in Frage, deren Alkoholgehalt zwischen 30 und 60 Volumenprozent, je nach Art des Erzeugnisses, schwankt. Präparate, die für fettes Haar bestimmt sind, enthalten mit wenigen Ausnahmen mehr Alkohol als solche für trockenes Haar. Auch bei der Auswahl des Parfumöls muß Rücksicht auf den Alkoholgehalt genommen werden, da sich nur Spezialparfumöle in niedrigprozentigem Alkohol lösen. Bei der Bestellung ist daher nicht nur die gewünschte Geruchsrichtung, sondern auch der Alkoholgehalt anzugeben. Neben den seit Jahren eingeführten Haarwässern mit den Geruchstypen Portugal, Chypre, Eau de Cologne, Bayrum, Birke, Brennessel, Chinawasser, Kamille usw., werden in letzter Zeit vielfach moderne blumige Phantasiedüfte mit einer frischen Kopfnote bevorzugt. Da Haarwässer in der Regel von Herren verbraucht werden, kommen besonders herb-würzige Parfumierungen wie Lavendel-Fougere, Eau de Cologne-herb, oder ledrig-holzige Noten in Frage. Bei Verwendung von Äthylalkohol kommen 0,1—0,5% Parfumöle zum Einsatz. Wird Isopropylalkohol verwendet, dessen Geruchsüberdeckung immer einige Schwierigkeiten bereitet, so ist ein höherer Parfumölzusatz bis 1% notwendig. Zur *Abschwächung des stechenden Geruchs des Isopropylalkohols* kann man aber auch Spezialpräparate verwenden. Die Riechstoffabriken empfehlen von diesen Spezialitäten nur geringe Zusätze, die aber zur geruchlichen Verbesserung des Haarwassers erheblich beitragen und kaum ins Gewicht fallen.

Auch *Cholesterin-Haarwässer* die meist Wundbenzinzusätze enthalten benötigen wegen ihres Eigengeruches eine kräftigere Parfumierung bis etwa 1% mit frischen Noten wie Portugal, Eau de Cologne, Tabak oder Lavendel.

Wird eine gewisse *Kühlwirkung* gewünscht, so kann man dem Haarwasser noch 0,2—1% Menthol beigeben, wobei zweckmäßig die beste Qualität (DAB 7) verwendet wird. Für *Eiskopfwässer* werden von den Riechstoffirmen fertige Parfumöle angeboten, die bereits Kühlzusätze enthalten und leicht löslich sind. Man verwendet ca. 1% als Zusatz in Haarwässern.

Bei der Parfumierung von *Haarölen* ist zu beachten, daß die Parfumöle auch öllöslich sind, damit keine Abscheidung erfolgt. In Frage kommen die verschiedensten Duftnoten, doch eignen sich am besten blumige Noten. Ein Zusatz von 0,5—1% Parfumöl wird empfohlen.

Brillantinen erhalten eine etwas kräftigere Parfumierung, die bis 1% und mehr Parfumöl beträgt. Bei Emulsionsbrillantinen bereitet die Parfumierung keine Schwierigkeiten, nur bei den Stangenbrillantinen muß auf entsprechende Löslichkeit der Parfumöle geachtet werden. Fettfreie Brillantine bzw. klare Haarfixative auf Gummischleimbasis werden mit Blütenwasserölen parfumiert. Die Zugabe kann sehr niedrig gehalten werden, da die Grundmasse geruchlich fast neutral ist. ¼ bis 1% genügt.

Für *Haarlacke,* deren Parfumierung ca. 0,5% beträgt, werden moderne Phantasiekompositionen bevorzugt. Für *Aerosolhaarlacke* gilt das bei Aerosolpräparaten bereits gesagte.

Dauerwellwässer und *Kaltwellpräparate* bedürfen einer speziellen Parfumierung, da die Geruchsüberdeckung besonders der Kaltwellpräparate erhebliche Schwierigkeiten bereitet. Auch treten oft Lösungsschwierigkeiten auf. Am zweckmäßigsten ist es eine kleine Menge des unparfumierten Präparates (etwa 100 g) der Riechstoffirma zu Parfumierungsversuchen einzusenden.

Haarreinigungsmittel. Die alkalifreien Haarwaschcremes oder Cremeshampoos sind in den letzten Jahren gegenüber den herkömmlichen Haarwaschmitteln immer mehr in den Vordergrund getreten. Auch die in früheren Jahren fast ausschließlich benützten Haarwaschpulver auf Seifengrundlage sind durch seifenfreie Präparate verdrängt worden. Ebenso verhält es sich mit den flüssigen Haarwaschmitteln. Parfumierungsprobleme bestehen nur bezüglich der Löslichkeit. Um unnötige Fehlschläge zu vermeiden, sendet man dem Parfumölhersteller am besten eine Probe des Produktes ein.

Cremeshampoos und *Shampoopulver* werden mit 0,5 bis 1% einer frischen duftigen und unaufdringlichen Komposition parfumiert. Bei den flüssigen Haarwaschmitteln wird der Zusatz noch niedriger gehalten. Zur Parfumierung von Eishampoos werden gern Cognac-, Rum- und Eiaromen verwendet, die von vielen Verbrauchern als sehr angenehm empfunden werden. Ob eine Vorliebe zum Eierlikör daran schuld ist, ist nicht klar. Allein das Aussehen des Eishampoos verleitet ja schon, die Wahl in dieser Richtung vorzunehmen. Phantasiekompositionen wie Fougere-, Chypre- und Aldehydnoten kommen aber auch hier zum Einsatz.

Hautcremes

Da hier eine große Anzahl von sehr verschiedenen Produkten zu parfumieren ist, ist auf Zusammensetzung, Anwendungsart und Zweck Rücksicht zu nehmen.

Coldcreames werden mit 0,5—0,75% einer Rosen-, Eau de Cologne-, leichten Lavendel-, Chypre- oder Citronennote parfumiert.

Cream masque-, liquid Make up- und *Make up-Foundation* enthalten 0,5 bis höchstens 1% Parfumöl zur Überdeckung des Eigengeruches der Grundmasse. Leichte, frische und duftige Parfumöle, die nicht zu lange haften, eignen sich dazu.

Hautlotionen enthalten 0,5—1% Parfumöl des Types Apfelblüte, Pfirsichblüte oder anderer Blütenkompositionen in wasserlöslicher Form.

Hautcremes können mit fast allen Duftrichtungen parfumiert werden. Man vermeidet aber schwere und schwüle Gerüche und zieht herb-frische nicht zu lange haftende Noten vor. 0,5—1% Zusatz. Zur Parfumierung der sog. *Sportcremes* wählt man sehr frische Eau de Cologne-Noten, Apfelblüten- aber auch ein leichtes Maiglöckchen-Parfumöl. 0,5—0,75% reichen im allgemeinen aus und nur bei starkem Eigengeruch der Cremegrundlage sind stärkere Parfumierungen nötig.

Reinigungscremes werden schwach bis etwa 0,5% mit frischen nicht haftenden Parfumölen parfumiert. Eau de Cologne, Zitrone oder leichtes Lavendel neben Blütengerüchen eignen sich gut.

Massagecremes erhalten zur Parfumierung unaufdringliche aber sauberfrische Parfumöle, vor allem der Eau de Cologne-Richtung. Die Parfumöldosierung wird sehr niedrig gehalten und überschreitet 0,25% selten.

Bleichcremes, die meist unter Verwendung von Citronensaft hergestellt werden, können recht gut mit Citrusnoten parfumiert werden.

Das Parfumieren eines *Hautgelees* macht häufig große Schwierigkeiten, besonders, wenn eine effektvolle individuelle Parfumierung gewünscht wird. Am besten ist es eine Probemenge des unparfumierten Gelees an den Riechstoffhersteller zu senden. Als Duftrichtung hat sich Rose, Eau de Cologne, Lavendel etc. recht gut bewährt. Ist man mit einer Blütenwasserparfumierung zufrieden, so sind bei deren Anwendung keine Schwierigkeiten zu befürchten. Lavendel-, Orangen-, Rosen- und Veilchenblütenwasseröl mit 0,3—0,5% dosiert, geben eine gute und ausreichende Parfumierung.

Werden bei der Herstellung von *Hautölen* neben vegetabilischen Ölen auch Mineralöle verarbeitet, so kommen nur öllösliche Parfumöle in Frage. Fast jede Geruchsrichtung ist geeignet, wenn sie eine gewisse frische Kopfnote zeigt.

Bei *Sport-* und *Massageölen* wird gerne zur Erfrischung Menthol in einer

Menge von 0,3—0,5% zugesetzt. Die Parfumierung kann sehr sparsam erfolgen und richtet sich nach der Geruchsreinheit der verwendeten Öle.

Hautfunktionsöl, auch *Muskelöl* genannt, wird mit etwa 0,5% einer guten modernen Blumennote parfumiert.

Intimpflegepräparate sollen mit besonders haut- und schleimhautverträglichen Parfumölen parfumiert werden. Hierfür stehen Creamtest- und Shampootest-Parfumöle zur Verfügung. Blumige sowie herb-frische Dosierung: 0,5—1%.

Lippenstifte

Der Parfumierung und gleichzeitigen Aromatisierung von Lippenstiften wird in der Praxis besonderes Augenmerk zugewandt. Nicht selten wird ein in der Farbe zusagender Lippenstift wegen seines Geschmackes von Damen abgelehnt. Aus diesem Grund muß ein Lippenstiftparfumöl zur Anwendung kommen, das die Fette und Wachse des Stiftes geruchlich und geschmacklich überdeckt und dessen Aroma und Duft von der breiten Schicht der weiblichen Bevölkerung als angenehm empfunden wird. Gern verwendete Geschmacks- und Duftnoten sind Ananas, Pfirsich, Himbeere, Erdbeere, Rose, Veilchen, Cassis, Aprikose, Vanille und Kakao. Vielfach werden diese Aromen auch geschickt miteinander kombiniert und ergeben so neue und interessante Kompositionen. Parfumölzugabe 0,7—1%.

Milchpräparate

Für Hautmilch, Schönheitsemulsionen u. ä. verwendet man 0,5% eines modernen, fruchtig-blumigen und frischen Parfumöls. Pfirsichblüte, Apfelblüte oder Kirschblüte eignen sich besonders gut.

Nagelpflegepräparate

Zu den Nagelpflegemitteln gehören die Nagellacke, Nagelcremes, Nagellackentferner, Nagelpolierpulver und Stifte. Eine Geruchsüberdeckung der *Nagellacke* ist unbedingt notwendig, da die zur Verwendung kommenden Lösungsmittel einen sehr starken Eigengeruch besitzen. Fruchtige Parfumöle sind vorzuziehen, geeignet sind aber auch Fougere und Lavendeltypen.

Eine Parfumierung der *Nagellackentferner* kommt meist des Preises wegen nicht in Frage. Zimtnoten eignen sich für diesen Zweck recht gut (0,1—0,3%).

Nagelpolierpulver und *Stifte* können mit einer zarten Parfumierung versehen werden, wobei hiezu moderne „samtige" Puderparfumöle in einer Konzentration von 0,3—0,5% vorgeschlagen werden.

Für *Nagelcremes* eignen sich die Cremeparfumöle.

Puder

Puder, vornehmlich Gesichtspuder sollen einen aparten, samtigen Geruch ausstrahlen. Leicht kann durch falsche Wahl des Parfums das Puderpräparat einen muffigen und dumpfen Geruch bekommen. Es wird vorgeschlagen:

Sportpuder:	0,5%	Reine Blütengerüche
Gesichtspuder:	0,5%	Chypre oder moderne leicht blumige Noten
Schminkpuder:	0,5—0,7%	Die Farbstoffe besitzen oft einen leichten Eigengeruch. Blumige, leicht fruchtige Noten
Fettpuder:	0,5%	Reine Blütengerüche
Fußpuder:	0,5%	Lavendel, Fichtennadel, Fougere

Kompaktpuder: 0,5% Chypre-, Sandel-Typen, moderne Duftnoten in französischer Richtung
Kinderpuder: 0,2% Einfache, frische Noten.

Rasierhilfsmittel

Rasierseifen und *Rasiercremes* werden häufig mit Rosen-, Lavendel- und Sandelholzkompositionen, wobei besonders die letzteren in der Herrenwelt sehr beliebt sind, parfumiert. 0,5—1% Parfumölzusatz ist ausreichend. Ein Mentholzusatz ist bei diesen Präparaten als „Erfrischung" besonders zu empfehlen.

Bei *Rasierwasser* und *After-shaving lotion* liebt man ebenfalls Lavendel und Sandel neben Chypre, Fougere und Eau de Cologne-Typen mit verschiedenen Bukettierungen (0,5—1%). Bei Rasierwässern beachte man bei der Auswahl des Parfumöls den Alkoholgehalt des Präparates.

Alaunstifte werden nicht parfumiert.

Rasierhilfsmittel zur Vorbehandlung der Haut bei der elektrischen Rasur sollen mit besonderen hiezu geeigneten Parfumölkompositionen parfumiert werden, damit Korrosionen an den Metallteilen der Rasierapparate vermieden werden. Gewürznoten, herb-frische, maskuline und manchmal leicht blumige Noten haben sich gut bewährt.

Seifen

Die Parfumierung von *Seifen* erfordert ganz besondere parfumistische Erfahrung. Es muß bei der Auswahl der Riechstoffe in erster Linie daran gedacht werden, daß es nicht zu Verfärbungen des Seifenkörpers oder zu Fleckenbildung kommt. Auch müssen die Seifenparfumöle besonders gut fixiert sein, damit die Seife bis zuletzt angenehm riechend bleibt. Generelle Richtlinien lassen sich schwer geben. Am besten zieht man bei Seifenparfumierungsproblemen einen erfahrenen Parfumeur zu. In der Regel erfolgt die Parfumierung erst zum Zeitpunkt der Pilierung der Seife, nur in Ausnahmefällen früher.

Sonnenschutzmittel

Bei der Parfumierung von *Sonnenschutzpräparaten* werden frische Cologneöle oder blumige Kompositionen in einer Menge von ca. 0,3—0,7% eingesetzt. Parfumöle für Sonnenschutzmittel dürfen kein rohes Bergamotteöl enthalten, da sonst die Gefahr einer Berloque-Dermatitis besteht. Man verwendet daher entweder furocumarinfreies Bergamotteöl oder verzichtet überhaupt auf diesen Zusatz. Am besten bewährt sich ein Spezialparfumöl das ausdrücklich für diesen Zweck zusammengestellt ist.

Schminken

Wie bei den Lippenstiften sollen auch bei anderen *Fettschminken* (Augenbrauenstifte, Schminkstangen, Rouges, Wimpernschminke) die Fette und Wachse geruchlich überdeckt werden. Die Auswahl der Duftnoten ist groß, die Parfumierung liegt hier nach Eigengeruch der Grundmasse zwischen 0,5 und 1%.

Abschminkmittel werden nur sehr schwach parfumiert. Man wählt eine leicht flüchtige, frische Komposition, die öllöslich sein muß, um Trübungen in der transparenten Creme zu vermeiden.

Zahnpflegepräparate

Bei den *Mund-* und *Zahnpflegepräparaten* spricht man richtigerweise nicht von einer Parfumierung, sondern von einer *Aromatisierung*. Angestrebt wird ein erfrischendes, dem Geschmack einer möglichst breiten Verbraucherschicht entsprechendes Aroma. In Mitteleuropa ist der reine Pfefferminzgeschmack sehr beliebt. Es beginnt sich aber auch hier die amerikanische Geschmacksrichtung, die Krauseminze und Wintergreen enthält, gut einzuführen. Vereinzelt werden auch Zahnpasten mit Fruchtgeschmack hergestellt. Ob sich diese Aromatisierung auf breiter Basis durchsetzen wird, bleibt abzuwarten. Himbeer-, Erdbeer-, Mandarine- und Orangetypen bleiben wohl auch weiterhin den Kinderzahnpasten vorbehalten. Die Riechstoffabriken liefern fertige Zahnpastenaromen verschiedener Typen.

Feuchtreinigungs-, Erfrischungs- und *Intimpflegetüchlein* bedürfen einer individuellen Parfumierung, da sich die entsprechenden Wirkstofflösungen sehr unterschiedlich zusammensetzen.

2. Parfumierung industrieller Erzeugnisse

In den letzten Jahren hat sich in zunehmendem Ausmaß die Parfumierung industrieller Erzeugnisse eingeführt, wobei darunter wohl in erster Linie die Abdeckung störender Eigengerüche zu verstehen ist. Es ist verständlich, daß bei der Vielfalt der industriellen Erzeugnisse auch eine Mannigfaltigkeit von Parfumierungsproblemen auftreten, die hier auch nicht annähernd beschrieben werden können. Aus diesem Grund soll des Verständnisses halber nur ein Beispiel gebracht werden:

Aus webtechnischen Gründen muß man besonders die Kettfäden mit sog. Schmälzen versehen, damit der Faden glatt und beim Webvorgang nicht beschädigt wird. Das fertige Gewebe weist dann manchmal ölige oder fettig-tranige Eigengerüche auf, die durchaus unerwünscht sind. Man ist daher besonders bei hochwertigen Erzeugnissen dazu übergegangen, die Gewebe vor der Auslieferung zu parfumieren, wobei im wesentlichen zwei Verfahren zur Anwendung kommen. Entweder setzt man der letzten Flotte ein bestimmtes Parfumöl zu, oder man bestäubt das fertig abgerichtete Gewebe mit einem feinen Nebel von Parfumöl in Wasser oder Isopropylalkohol. Es ist klar, daß bei der großen Oberfläche das Parfumöl eine ganz besondere Zusammensetzung haben muß, damit es haltbar ist. Gerüche vornehmlich des Types frische Wäsche—Sonnenduft kommen hauptsächlich in Frage. Das Lösungsmittel verdunstet sehr bald, wodurch sich der Isopropylalkoholgeruch verliert.

3. Parfumierung von Raumluftverbesserern

Präparate, die der Raumluftverbesserung dienen und unangenehme Raumgerüche wie Ausdünstungen gesunder oder kranker Menschen, Tabakrauch und andere üble Gerüche überdecken sollen, werden meist auf Koniferen-Basis aufgebaut. Auch die dabei auftretenden Probleme können hier nicht weiter besprochen werden.

4. Parfumierung pharmazeutischer Produkte

Auch rein pharmazeutische Produkte werden in neuerer Zeit leicht parfumiert, um ihnen einerseits einen annehmbaren Eigengeruch zu verleihen oder um besonders unangenehm riechende Bestandteile zu überdecken. Die Probleme hiebei sind einerseits die absolute Hautverträglichkeit des Parfumöls, das in diesem Fall nicht nur von einer gesunden Haut, sondern sogar von einer krankhaft veränderten Haut vertragen werden muß und die Vermeidung von chemichen Reaktionen zwischen den Parfumölen und den in den Arzneien enthaltenen wirksamen Substanzen.

5. Parfumierung von Druckereierzeugnissen zum Zwecke besonderer Werbeeffekte

Dem Duft kommt verkaufspsychologisch eine sehr bedeutsame Funktion zu. Duftstoffe werden deshalb immer stärker Hilfsmittel der indirekten Werbung auf fast allen Gebieten industrieller Erzeugung. Anhänger bei Textilien oder mit Werbedruck versehene Firmenkarten, die als Beilage in Kunststoffbeuteln Verwendung finden, die z. B. Damen- oder Herrenwäsche oder Strümpfe enthalten, werden zu lange wirkenden Werbemitteln, wenn sie einen angenehmen Geruch ausströmen. Die abgepackten Textilien absorbieren den Duft. Es kommen aber zur Parfumierung von Drucksorten noch viele andere Zweige der Wirtschaft in Betracht. Werbebroschüren, Reklamebeilagen, ja selbst Scheckvordrucke wurden bereits mit Erfolg parfumiert.

Grundsätzlich gesehen gibt es mehrere Wege der Parfumierung von Drucksorten:
1. Die Naßparfumierung, bei der etwa 10%ige Lösungen der Parfumöle in Isopropylalkohol auf die Druckereierzeugnisse aufgesprüht werden. Man kann auch die fertig gedruckten Karten oder Bögen in diese Lösung eintauchen und anschließend trocknen lassen. Bei gewöhnlicher Raumtemperatur trocknen die mit Duft ausgestatteten Werbebeilagen rasch ab und damit verschwindet auch der Eigengeruch des Isopropylalkohols und die reine Duftnote des verwendeten Parfumöls bleibt zurück.
2. Parfumierung der Druckfarben: Hiezu verwendet man Spezialriechstoffe mit großer Haftfestigkeit und dickflüssiger bis pasten- bzw. cremeartiger Konsistenz, die den Druckfarben zu etwa 10% zugemischt werden. Das Bedrucken und Parfumieren erfolgt dabei in einem Arbeitsgang. Dieser Weg der Beduftung bringt den geruchlichen Effekt nur bei Vorhandensein von sehr viel Druck, also bei größeren Werbeprospekten, Werbepreisblättern und Katalogen zur Geltung. Auch Zeitschriften und Tageszeitungen, besonders zu den Festtagen, können mit Duft ausgestattet werden, so z. B. zu Weihnachten mit Tannenduft und einer etwas weihrauchartigen Beinote.
3. Die Vollduftimprägnierung: Hierbei werden die bedruckten Werbemittel in einem zweiten Arbeitsgang, bei dem an Stelle der Druckfarbe das Spezialparfumöl eingesetzt wird, ganzflächig imprägniert. Diese Methode ist aber nur beim Flachdruckverfahren anwendbar. Die dafür verwendeten Riechstoffe sind von leicht cremiger Konsistenz und bewirken eine intensive langwirkende Beduftung.

Diese Spezialriechstoffe eignen sich auch für andere Duftimprägnierungen, z. B. für Bleistiftbrettchen, Zigarrenkästchen und andere Verpackungsmaterialien.

Für die Beduftung von Werbedrucksachen kommen die verschiedensten Duftnoten in Frage. Sollen in erster Linie Damen angesprochen werden, so kommen klassische Parfumnoten in Frage, während bei Herrenartikeln würzige

Lavendelnoten oder herbere Moosnoten bevorzugt werden. Die Auswahl der Duftnoten verlangt eine gewisse Routine und die exakte Abschätzung des zu erwartenden Verbraucherkreises, der mit dem Werbemittel angesprochen werden soll. Große Riechstoffirmen verfügen über entsprechende Erfahrungen, um alle diese Probleme zu lösen.

Abschließend sei anhand einer Tabelle nochmals die Parfumierungsdosierung zur Übersicht aufgeschlüsselt:

	Prozent Parfumierung	
Extrait (Parfum)	von 15 bis 20	
Eau de Extrait (Eau de Parfum)	von 7 bis 10	
Eau de Toilette	von 2,5 bis 7	
Eau de Cologne	von 2 bis 4	
Kölnisch Wasser (klassische EDC)	von 2 bis 5	
Lotionen	von 0,8 bis 1,5	
Wasch Eau de Cologne	von 0,8 bis 1,2	
Lavendelwasser	von 3,0 bis 4,0	
Haarwasser	von 0,5 bis 0,8	
Rasierwasser (vor oder nach der Rasur)	von 0,5 bis 1,0	
Gesichtswasser	von 0,2 bis 0,5	
Rasierwasser / Gesichtswasser / Haarwasser auf Isopropanol-Basis unter Verwendung von Isodorant und Isodoryl	von 0,8 bis 1,2	man rechnet ca. 50—75 g Isodorant oder Isodoryl auf 100 l Fertigerzeugnis
Mattcremes	von 0,3 bis 0,5	
Halbfettcremes	von 0,3 bis 0,5	
Hautnährcremes	von 0,5 bis 0,8	
Coldcremes	von 0,5 bis 0,8	
Reinigungscremes	von 0,3 bis 0,4	
Antiperspirantcremes	von 0,5 bis 1,0	
Reinigungsemulsionen	von 0,3 bis 0,5	hier sollten wegen der Hautverträglichkeit nur klinisch erprobte Parfumöle Einsatz finden: Crematest-Parfumöle
Gesichtsmilch	von 0,3 bis 0,5	
Hand Lotionen	von 0,3 bis 0,5 bis 1	
Body Lotionen	von 0,3 bis 1,0	
Lippenstifte	von 0,7 an	
Sonnenöle	von 0,3 bis 0,7	
Sonnenschutzcremes	von 0,3 bis 0,7 bis 1	
Sonnenschutzemulsionen	von 0,3 bis 0,7	
Hautöle	von 0,3 bis 0,5	
Hautfunktionsöle	von 0,3 bis 0,5 bis 0,8	
Massageöle	von 0,3 bis 0,5	

Parfumierungsdosierung

	Prozent Parfumierung				
Shampoos (Seifenbasis)		von	0,5	bis	1,2
Shampoos (andere)		von	0,3	bis	1,2
Kindershampoos	von 0,1 bis		0,2	bis	1,0
Schaumbäder		von	0,5	bis	1,5
Duftschaumbäder		von	3,0	bis	6,0
Shampoos (auf Detergentbasis)		von	0,2	bis	1,0
Parfum-Creme (in fester Form)		von	10,0	bis	12,0
Parfum-Creme (in Emulsionsform)		von	2,0	bis	5,0
Rasiercremes (schäumend)		von	1,0	bis	1,2
Rasiercreme (nicht schäumend)		von	0,5	bis	0,7
Rasierseife		von	0,5	bis	1,5
Badesalze (Kristalle)		von	1	bis	2
Fußpuder		von	0,5	bis	1
Haarcremes		von	0,5	bis	1
Haarkurpackungen		von	0,5	bis	1,2
Haarfrisiercremes		von	0,5	bis	1,2
Zahnpasten		von	1,0	an	
Mundwässer		von	2,0	aufwärts	
Toiletten-Konsumseifen		von	0,5	bis	1,0
Toiletten-Seife		von	1,0	bis	1,5
Luxus-Toiletten-Seife		von	2,0	bis	3,0
Deodorantstifte		von	1,0	bis	2,0
Haar-Lack (Aerosolbasis)		von	0,3	bis	0,6
Deodorantspray (Körperdeodorant)		von	1,0	bis	2,0
Aerosol-Parfum (Extrait)		von	12	bis	15
Aerosol-Eau de Toilette		von	6	bis	8
Aerosol-Eau de Cologne		von	2	bis	4
Aerosol-Raumspray		von	1	bis	3

Shampoos bis Shampoos (auf Detergentbasis): hier sollten getestete Parfumöle Shampootest Verwendung finden

Parfum-Creme (in fester Form) bis Luxus-Toiletten-Seife: % Aromaöl

Deodorantstifte bis Deodorantspray: bezogen auf Wirkstofflösung

Aerosol-Parfum bis Aerosol-Raumspray: hier sollte man erprobte aerosolbeständige Parfumöle wählen.

REGISTER KOSMETISCHER GRUND- UND HILFS-STOFFE ÄTHERISCHER ÖLE EINHEITLICHER RIECHSTOFFE UND CHEMIKALIEN

Abacterin (Ges. für Sterilisation G.m.b.H., Berlin) ist ein Antioxydationsmittel für Öle und Fette.

Abietinsäure, Sylvinsäure. Hauptbestandteil des Colophoniums, gehört mit dem Phytol (s. d.) zu den Diterpenen. Chemisch nahe verwandt mit dem natürlichen glykosidischen Süßstoff Steviosid aus Stevia rebaudiana. Die Methyl-, Vinyl- und Glycerinester sind gute Dispergiermittel für Pigmente und Substratfarben. Einsatz in Seifen, Kunststoffen und Papierkleistern.

Absinthin; Bitterstoff aus Artemisia absinthium L. (Wermut).

Absinthöl, siehe Wermutöl.

Absorptionsbasen, sind wasserbindende Gemische, die als Grundlage für die Herstellung von Cremes dienen können.

Acetal R. (Givaudan), gemischtes Acetal mit starkem grünem Blattgeruch.

Acetaldehyd, Äthanal, Essigsäurealdehyd, $CH_3 \cdot CHO$, farblose, brennbare, stechend riechende Flüssigkeit, Verwendung in der chemischen Industrie.

Acetale; die chemischen und physikalischen Eigenschaften der A. sind für die Parfumerie deshalb interessant, da sie sich von den Aldehyden wesentlich unterscheiden. Sie sind bedeutend unempfindlicher gegen Autooxydationen, stabil gegen Alkali, lichtunempfindlicher und verursachen keine Farbänderungen. Sie sind im Gegensatz zu den Aldehyden im alkalischen Milieu der Feinseifen beständig und daher für die Seifenparfümierung verwendbar. Da sie im allgemeinen keine Hautreizungen verursachen, eignen sie sich auch zur Parfumierung von Kosmetica. Bei der Parfumierung von Stoffen mit großer Oberfläche, wie z. B. Puderkörpern, treten leicht Oxydationen auf, weshalb die Acetale zur Parfumierung zweckmäßiger als die entsprechenden Aldehyde sind. Für frische Spitzennoten eignen sich die Dimethyl- und Diäthylacetale der n-Aldehyde von C_7 bis C_{14}, deren größter Teil eine Agrumennote aufweist; insgesamt eignen sie sich daher für Kölnischwassergerüche und andere Kompositionen mit erfrischend-lebendiger Kopfnote.

Acetamid, Essigsäureamid, $CH_3 \cdot CO \cdot NH_2$. Gutes Lösungsmittel für viele Verbindungen. Verwendung in der Lack- und kosmetischen Industrie.

Acetanisol, kommt in Castoreum vor; blumiger Geruch, Verwendung in Mimosen-, Akazien-, Heu- u. a. Blumennoten.

Acetat C_8; natürlich vorkommend in den Blättern des grünen Tees, Geruch nach Früchten, etwas an Orangen und Jasmin erinnernd. Verwendung zu künstlichem Rosen-, Neroli-, Cassiaöl.

Acetat C_9, starker, blumig fruchtiger Geruch. Verwendung in Gardenia-, Orangenblüten-, Lavendel- und Rosennoten.

Acetat C_{10}, besitzt einen blumigen Geruch in Richtung Orange und Rose. Verwendung in Jasmin-, Orangenblüten-, Rosen- und Geraniumnoten.

Acetat C_{11}, besitzt einen blumig-fettigen Geruch. Verwendung in Blumenbuketts.

Acetat C_{12}, besitzt eine leichte Citrus-Rosennote. Verwendung in Nelken-, Gardenia-, Rosen- und anderen Blumenkompositionen.

Aceteugenol, besitzt einen milden, frischen Kleegeruch. Verwendung als Tête in blumigen Noten.

Aceton, Acetonum, Dimethylketon, Propanon; $CH_3 \cdot CO \cdot CH_3$; klare, farblose, flüchtige, leicht entzündliche Flüssigkeit, die sich in Wasser, Alkohol, Äther und Chloroform in jedem Verhältnis löst. Riecht charakteristisch und schmeckt brennend. Verwendung als Lösungsmittel. Aceton zeichnet sich vor allem durch seine gute Lösungsfähigkeit für Harze, Lacke, gewisse Kunstharze, Fette und viele andere Substanzen aus. Früher Bestandteil der meisten Nagellacke und Nagellackentferner. Wegen der allzu stark entfettenden Eigenschaften heute weitgehend ersetzt durch Estergemische (sogenannte Frucht-„Äther").

Acetoin, Dimethylketol, Acetylmethylcarbinol; Flüssigkeit von angenehmen Geruch, wird u. a. von Mikroorganismen gebildet. Verwendung im künstlichen Butteraroma.

Acetophenon; Duft kräftig und hart, an Mimose, Hagedorn, Cassia erinnernd, sehr süß. Viel verwendet zu Hagedorn-, Heu-, Farn- u. a. Kompositionen. Wird gerne in der Seifenparfumerie eingesetzt.

Acetonum; siehe Aceton.

Acetum; lateinische Bezeichnung für Essig; siehe unter Essigsäure.

Acetylentetrachlorid; siehe Tetrachloräthan.

Acetylisoeugenol; besitzt einen angenehmen würzigen Geruch. Wird in Heu-, Heliotrop-, Flieder- und Nelkennoten eingesetzt.

Acetylsalicylsäure, Acidum acetylosalicylicum, Aspirin; fieberwidriges und schmerzlinderndes Mittel.

Acidum; lateinische Bezeichnung für Säure. Abgekürzt Acid.

Acid. aceticum; siehe Essigsäure.

Acid. acetylosalicylicum; siehe Acetylsalicylsäure.

Acid. adipinicum, siehe Adipinsäure.

Acid. ascorbinicum; siehe Ascorbinsäure.

Acid. benzoicum; siehe Benzoesäure.

Acid. boricum; siehe Borsäure.

Acid. butyricum; siehe Buttersäure.

Acid. carbolicum; siehe Phenol.

Acid. citricum; siehe Zitronensäure.

Acid. folicum; siehe Folsäure.

Acid. formicicum; siehe Ameisensäure.

Acidum gallicum; siehe Gallussäure.

Acid. hydrochloricum; siehe Salzsäure.

Acid. lacticum; siehe Milchsäure.

Acid. malicum; siehe Äpfelsäure.

Acidum monochloraceticum; siehe Monochloressigsäure.

Acid. muriaticum; siehe Salzsäure (alte Bezeichnung).

Acid. nitricum; siehe Salpetersäure.

Acid. nitrosum; siehe salpetrige Säure.

Acid. oleinicum; siehe Ölsäure.

Acidum orthophosphoricum; siehe Phosphorsäure.

Acid. oxalicum; siehe Oxalsäure.

Acid. phosphoricum; siehe Phosphorsäure.

Acid. salicylicum; siehe Saliyclsäure.

Acid. stearinicum; siehe Stearinsäure.

Acid. succinicum; siehe Bernsteinsäure.

Acid. sulfuricum; siehe Schwefelsäure.

Acid. tannicum; siehe Gerbsäure.

Acid. tartaricum; siehe Weinsäure.

Acid. trichloraceticum; siehe Trichloressigsäure.

Ackerschachtelhalm, Zinnkraut, Equisetum arvense; enthält sehr viel z. T. wasserlösliche Kieselsäure, Saponin und organische Säuren. Anwendung: innerlich harntreibend, äußerlich in Form von Bädern und Kräuterauflagen bei schlecht heilenden Wunden und Geschwüren; zum Gurgeln bei Zahnfleischentzündungen. Zubereitung: heißer Aufguß oder Abkochung.

Ackerstiefmütterchen, Viola tricolor und dessen Unterarten; enthält Methylsalicylat (Wintergrünöl), Saponine, Flavone. Innerlich wirksam als blutreinigendes, harn- und schweißtreibendes und stoffwechselförderndes, leicht abführendes Mittel. Vorsicht! Bei großen Mengen und längerer Anwendung kann es zu Erbrechen, Durchfall und Hautausschlägen kommen. Tagesmenge: 2 Teelöffel auf 2 Tassen Wasser.

Adeps benzoatus, siehe Benzoeschmalz.

Adeps Lanae anhydricus, siehe Wollwachs.

Adeps neutralis, siehe Neutralfett.

Adeps suillus, siehe Schweineschmalz.

Adermin, siehe Pyridoxin.

Adipinsäure, eine organische Dicarbonsäure, wird meist an Stelle von Zitronen- oder Weinsäure in Kohlendioxid entwickelnden Präparationen (brausende Badetabletten etc.) verwendet.

Adoxal (Givaudan). Trimethylundecenal, besitzt stechenden Ozongeruch.

Adrenalin, Hormon des Nebennierenmarks, wirkt blutgefäßzusammenziehend, erhöht den Tonus des sympathischen Nervensystems und den Blutdruck. Zusatz zu Lokalanästhetica.

Aerosil (Degussa) ist eine extrem reine, hoch disperse Kieselsäure (SiO_2) von kleiner Teilchengröße und einem Schüttgewicht von 40 g je Liter. Findet Verwendung als Verdickungsmittel für Flüssigkeiten aller Art, zum Freifließenderhalten von Pudern, als Stabilisator von Zahnpasten etc. Es ist ein lockeres, schneeweißes, ungiftiges Pulver. Der pH-Wert einer 10%igen wäßrigen Paste beträgt etwa 4—5.

Aerosil compositus, (Degussa), dient als Tablettierhilfsmittel (Gemisch Kieselsäure und Stärke) und auch zur Herstellung von Pudersteinen und Kompaktpudern.

Aether aceticus, siehe Essigäther.

Äthansäure, siehe Essigsäure.

Agar-Agar, auch japanische Gelatine genannt, ist ein getrockneter Schleim von verschiedenen Rotalgen. Innerlich eingenommen wirkt es durch Quellung leicht abführend und sättigend. A. liefert mit Wasser schöne indifferente Schleime. Verwendung zu Hautgelee möglich. Siehe auch Alginate.

Alactol, dient als Zusatz für adstringierende Gesichtswässer und Antischweißmittel. Chem. ist es ein milchsauresweinsaures Aluminium.

Alantwurzelstock, Rhizoma Helenii mundatum, A. stammt von Inula helenium (Alantpflanze). Gehört zu den Korbblütlern (Asteraceae). Er enthält ätherisches Öl, antibiotisch wirkende Stoffe, Inulin, Schleim, Bitterstoff. Innerlich angewendet als harntreibendes Mittel. Auch bei Erkältungskrankheiten; als Gurgelwasser bei Zahnfleischerkrankungen.

Alantöl, Gewinnung durch Wasserdampfdestillation der Alantwurzel. Es ist eine farblose, kristallisierte, mit einem braunen Öl durchdrungene Masse von typischem Geruch nach Ladanum und Veilchen. Verwendung in der Parfumerie; wirkt stark antiseptisch.

Alaun, Alumen, Kalium-Aluminiumsulfat, sauer reagierendes, gut adstringierendes Mittel. Rasierstein, Blutstiller.

Albothyl, ist ein aus bituminösem Schiefer gewonnenes Öl mit etwa 10% Schwefelgehalt. Wird häufig als Zusatz in Salben gegen Seborrhoe und Frostbeulen verwendet.

Albumen, lateinische Bezeichnung für Eiweiß.

Albumen Ovi, siehe Eiklar.

Albumol, (Muhlethaler), ist ein Emulgator, der sich sowohl zur Herstellung von Emulsionen vom Typ Öl in Wasser, wie auch Wasser in Öl eignet. Je nachdem, ob man der erwärmten und geschmolzenen Ölphase das Wasser in kleinen Portionen zufügt, oder ob man in das neutrale oder schwach alkalische heiße Wasser in kleinen Mengen die Ölphase einfließen läßt. Mit Hilfe von Albumol können Cremes, ölhaltige Emulsionen, Salben etc. hergestellt werden.

Alcanna; stammt von der Alkanna tinctoria; dunkelroter Farbstoff. Wurde als natürlicher Farbstoffzusatz für Schminken, Öle und Fette verwendet.

Alcohol methylicus, siehe Holzgeist.

Alcohol aethylicus, siehe Alkohol.

Alcohol butylicus, siehe Butylalkohol.

Alcohol isopropylicus, siehe Isopropylalkohol.

Alcolan (Robinson Wagner & Co. N. Y./ USA.) Emulgator für Wasser-Öl-Emulsionen, Wollwachsderivat.

Aldehyd C_7, Önanthaldehyd, besitzt einen starken, scharfen, durchdringenden Geruch. Einsatz sehr sparsam in Parfumölen, um diesen stärkeres Durchdringungsvermögen zu geben.

Aldehyd C_8, Caprylaldehyd, Duft kräftig, fruchtig, leicht herb, Verwendung in Rosen- und Jasminnoten, sowie Phantasiebuketts.

Aldehyd C_9, Pelargonaldehyd, Duft leichte fette Rosennote, Verwendung in Rosen-, Orangenblüten- und Phantasienoten.

Aldehyd C_{10}, Caprinaldehyd, Duft angenehme Orangennote. Verwendung in

Blumenkompositionen und Phantasienoten.

Aldehyd C_{11}, Undecylaldehyd, Duft kräftig, sehr rein. Hat verwandte Züge mit dem Caprin- und dem Undecylenaldehyd. An Orangenschalen erinnernd. Verwendung in Blumennoten.

Aldehyd C_{12}, Laurinaldehyd, Duft äußerst kräftig, etwas fett. Verwendung in Tuberose-, Gardenia-, Veilchen-, Cassia- und Phantasienoten.

Aldehyd C_{12}, verzweigtkettig Methylnonylacetaldehyd, Duft äußerst stark, frisch, orangenartig, ambraartig im Grundton. Wird wegen seiner Beständigkeit geschätzt, hebt in geringen Dosen ein Bukett oder ein Kölnischwasser, stärkere Dosen ergeben eine in der Parfumerie geschätzte originelle Note nach Ingwer.

Aldehyd C_{14}, Myristinaldehyd, starker fettiger Geruch; Verwendung in Cassia-, Veilchen- u. a. Noten.

Aldehyd C_{14}, sogenannt, Undecalacton, starker Pfirsichgeruch; Verwendung in Jasmin- und Fliedernoten.

Aldehyd C_{16}, sogenannt, Erdbeeraldehyd, Methylphenylglycidsäureäthylester; starker Erdbeergeruch, Verwendung zu Jasmin-, Flieder-, Orangenblüten- und Fruchtnoten.

Aldehyd C_{18}, sogenannt, Nonalacton, Kokosnußgeruch; Verwendung zu schweren Blüten- und Fruchtnoten.

Alga Carrageen, siehe Carrageen.

Alginate sind hydrophile Polymere der Alginsäure bzw. deren Salze. Die Gewinnung erfolgt aus Meeresalgen. Die Alginsäure selbst, eine faserige cremefarbige Masse, ist nicht in Wasser, wohl aber in verdünnten Alkalien löslich und kometisch ohne Bedeutung. Die Alginate sind wie die Säure cremefarbene Pulver, deren Lösungen je nach Polymerisationsgrad mehr oder weniger stark viscos sind. Temperatur und pH-Wert beeinflussen ebenfalls die Viscosität, Alkohole, wie z. B. Äthanol, Glycerin, Sorbit erhöhen die Viscosität. Verwendung als hautfreundlicher Zusatz in Cremes, Hautgelees, Wellpräparaten, Zahnpasten, Badezusätzen, Masken. Alginathaltige Präparate müssen gegen Schimmelpilze konserviert werden. Handelsprodukte: Algipon, Kelgin, Manucol, Norgine, Protanal.

Alginsäure. Siehe unter Alginate.

Algipon, (Henkel & Cie., Düsseldorf), siehe Alginate.

Alismone (Givaudan) ist ein Heptylcyclopentanon, es wird in der Natur nicht gefunden. Es besitzt einen grünen Blattgeruch. Es wird in mäßigem Ausmaß verwendet, um ungewöhnliche Effekte in Parfumölkompositionen zu erreichen. Es verleiht der Komposition eine gewisse Frische.

Alizarin (1,2-Dihydroxyanthrachinon) ist der rote Farbstoff der Krappwurzel (Rubia tinctorum L.), der heute ausschließlich synthetisch hergestellt wird. Mit verschiedenen Metallsalzen bildet Alizarin sehr schön gefärbte Verbindungen, die als Krapplacke bezeichnet werden. Eignet sich zum Färben kosmetischer Produkte.

Alkannin ist der rote Farbstoff der Alkannawurzel (Färberkrautwurzel) und wird zum Rotfärben von Tinkturen, Fetten, Ölen etc. verwendet.

Alkohol, Primasprit, Weingeist, Aethanol, konzentrierter Alkohol nach ÖAB 9 Gehalt an wasserfreiem Äthylalkohol 92,3 bis 95% oder 94,9 bis 96,8 V%. Im DAB 7 (BRD) wird Äthanol 96 V%, Äthanol-Wassergemische 90 V%, 80 V%, 70 V% und 45 V% unterschieden. A. entsteht bei der Vergärung von Zucker durch Mikroorganismen. Heute technisch auch als Abfallprodukt bei der Zellulosefabrikation. Roher Alkohol enthält als Verunreinigung Fuselöle, d. s. höhere Alkohole, vor allem Amylalkohol, die ihm einen üblen Geruch verleihen. Gereinigter, mehrmals destillierter A. ist von erfrischendem Geruch, scharfem Geschmack, farblos, leicht entzündlich und mit Wasser und vielen organischen Lösungsmitteln in jedem Verhältnis mischbar. A. wird in Parfumerie und Kosmetik vielfach als Lösungsmittel eingesetzt. Zur Desinfektion leider immer noch verwendet, sollte er besser durch moderne Antiseptica ersetzt werden. Bei der Herstellung von Parfums darf nur reinster Alkohol bester Qualität verwendet werden, da sonst ein etwa vorhandener Eigengeruch des Alkohols durchschlägt.

Alkohol absolut, Aethanolum absolutum, absoluter Äthylalkohol, Alcoholus absolutus, Spiritus absolutus. Gehalt nach ÖAB 9 mindestens 99% oder 99,4 V%, nach DAB 7 mind. 99,8 V% Alkohol. Verwendung für chemische Zwecke. Zu pharmazeutisch-kosmetischen Anwendungen nimmt man immer verdünnten oder konzentrierten Alkohol.

Alkohol, verdünnter, verdünnter Äthylalkohol, Aethanolum dilutum. Nach ÖAB 9 Gehalt an wasserfreiem Aethylalkohol 61,4 bis 63,5% oder 69,0 bis 71 V%. Das DAB 7 unterscheidet Äthanol-Wassergemische mit 90, 80, 70, 45 V%. Aethanol 90 V.—% = Spiritus dilutus.

Alkohole sind chemische Verbindungen, die die einwertige Hydroxylgruppe — OH an Kohlenstoff gebunden enthalten. Man kann sie sich aus Kohlenwasserstoffen durch Austausch von Wasserstoff gegen Hydroxylgruppe entstanden denken. (Holleman-Richter).

Alkohol C_7, n-Heptylalkohol, besitzt einen starken, fetten Citrusgeruch. Man verwendet ihn in Nelken-, Jasmin-, Gewürz- und Citrusnoten.

Alkohol C_8, Caprylalkohol, n-Octylalkohol. Duft: kräftige, fruchtige Rosennote. Verwendung zu Rosen- und Maiglöckchenbuketts. Oft auch in Eau de Cologneölen eingesetzt.

Alkohol C_9, Pelargonalkohol, n-Nonylalkohol. Duft: Orangennote, wachsartig, leicht an Rose erinnernd. Verwendung in Blumen- (Jasmin, Neroli, Rose, Tuberose), Orangen- und Cologne-Kompositionen.

Alkohol C_{10}, Caprinalkohol, n- Decylalkohol. Duft: Orangennote, frischer und offener als C_9. Verwendung in Blumennoten, besonders Orangenblüten.

Alkohol C_{11}, ungesättigt Undecylenalkohol. Duft: grün, hart, fetter als die vorigen. Verwendung zu gewissen Rosenkompositionen und anderen Blütengerüchen.

Alkohol C_{11}, Undecylalkohol. Duft: Blumiger Citrusgeruch, neigt zu Mandarine; Verwendung ähnlich wie Alkohol C_{10}.

Alkohol C_{12}, Laurinalkohol. Duft: schwer, diskreter als bei den vorigen, etwas an Tuberose und Veilchen erinnernd. Ist der interessanteste Alkohol dieser Serie. Verwendung verleiht synthetischen Kompositionen eine natürliche Note. Wird meist in Tuberosen-, Veilchen-, Rosen- und Narzissennoten eingesetzt.

Alkohol C_{14}, Myristinalkohol, kommt in natürlichen Wachsen vor, synthetisch hergestellt durch Reduktion der entsprechenden Säure. Verwendung ähnlich wie Alkohol C_{16}.

Alkohol C_{16}, siehe Cetylalkohol.

Alkohol C_{18}, Stearylalkohol, wird synthetisch durch Reduktion der Stearinsäure hergestellt. Verwendung ähnlich wie Cetylalkohol in kosmetischen Präparaten. Handelsüblicher Cetylalkohol enthält oft beträchtliche Mengen von Stearylalkohol, ohne daß dies besonders angegeben wird.

Alkohol C_{18} ungesättigt, Oleylalkohol. Wird durch Reduktion der Ölsäure gewonnen. Gutes Lösungsmittel für Eosin und andere Farbstoffe. Verwendung in kosmetischen Präparaten, wie Hautölen, Haarölen u. a.

Allactol, chemisch milch-weinsaures Aluminium. Verwendung ähnlich wie essigsaure Tonerde.

Allantoin (Merck A. G. Darmstadt). Wegen seiner granulationsfördernden und wundheilenden Eigenschaften in Medizin und Kosmetik vielfach verwendet. Chemisch gehört A. in die Gruppe der Purinkörper und wurde aus den Wurzeln verschiedener Rauhblattgewächse (Boraginaceae), z. B. Beinwell (Symphytum officinale), heute jedoch zumeist synthetisch hergestellt.

Allium cepa, siehe Zwiebel.

Allylcapronat besitzt einen starken Ananasgeruch. Verwendung zur Lippenstiftparfümierung.

Alpha-Amylzimtaldehyd. Starker, an Jasmin und Lilien erinnernder Duft. Wird viel verwendet in Blumen- und blumigen Noten, besonders Jasmin. Häufiger Bestandteil von Seifenparfums.

Alumen, siehe Alaun.

Alpha - Amylzimtaldehyd - Dimethylacetal, besitzt einen angenehmen fruchtig-blumigen Jasmingeruch. Dieser Stoff gehört zu den meist verwendeten einheitlichen Riechstoffen. Man erzielt damit einen überaus natürlichen blumigen Geruch.

Alpha - Amylzimtalkohol, besitzt einen leichten Blumengeruch. Verwendung in Jasmin-, Gardenia- und Veilchennoten.

Alpha-Hexylzimtaldehyd, Duft etwas grüner und feiner als Alpha-Amylzimtaldehyd. Verwendung ähnlich wie dieser in Jasmin- und anderen Blumennoten.

Alpha-Methylzimtaldehyd, besitzt einen weichen Zimtgeruch. Verwendung in würzigen Noten. Verfärbt sich nicht!

Alpha-Phellandren, findet sich im Elemi-, Gingergras-, Bitterfenchel- und Ceylon-Zimtöl. Hauptbestandteil von australischen Eukalyptusölen. Verwendung zu billigeren Gewürz- und Minzennoten.

Alumen, siehe Alaun.

Aluminiumacetat ist unter dem Namen essigsaure Tonerde im Handel. Mildes Adstringens und Desinfiziens.

Aluminium-Acetatlösung, siehe Essigsaure Tonerde.

Aluminiumacetotartrat, essigweinsaure Tonerde. In Form von 2%iger wäßriger Lösung als Zusatz in Rasier- und Gesichtswässern.

Aluminiumacetotartratlösung, siehe Essigsaure-weinsaure Tonerdelösung.

Aluminiumhydroxychlorid. Wird zur Herstellung von adstringierenden Wässern verwendet. Häufiger Zusatz in Antiperspirant-Kosmetika. Reagiert nicht so stark sauer wie Aluminiumchlorid.

Aluminiumchlorid ist eines der wirksamsten schweißhemmenden Salze (bis 15%), Bestandteil von Antiperspirants. Es besitzt nur den Nachteil, durch Salzhydrolyse stark sauer zu reagieren und daher die Textilien anzugreifen. Daher heute durch Aluminiumhydroxychlorid oder durch das noch mildere Zinkphenolsulfonat ersetzt.

Aluminiumformiat, ameisensaures Aluminium, wirkt antiseptisch.

Aluminiumhydroxid ist ein feines, weißes Pulver, $Al(OH)_3$. Zusatz in Pudern und Pasten, viel verwendet zur Neutralisation von Säuren (Magensäure).

Aluminiumlactat, milchsaures Aluminium; wirkt als mildes Adstringens. Verwendung in sauren Rasier- und Gesichtswässern und zahnfleischfestigenden Zahncremes (Lacalut usw.).

Aluminium-Magnesiumsilikat, siehe unter Bimsstein, bzw. Talkum.

Aluminiumoleat, ölsaures Aluminium, wenig verwendet als Pflasterzusatz.

Aluminiumsilikat (van Baerle), kolloidal gefällt; rein. Verwendung in der Kosmetik für Puder und Salben.

Aluminiumstearat, Aluminiumsalz der Stearinsäure. Adstringierender Zusatz in Fußpudern.

Aluminiumsulfat, $Al_2(SO_4)_3$, schwefelsaures Aluminium; stark sauer reagierendes Salz. Verwendung als Adstringens wie Kali-Alaun (Rasier-Alaun, Kalium-Aluminiumsulfat).

Ambra. Tierischer Riechstoff. So gut wie die gesamte Ambra, stammt aus dem Darm des Pott- oder Spermwales (Physeter catodon L.). Es handelt sich dabei um ein Produkt, das wahrscheinlich auf Grund krankhafter Vorgänge im Darm des Wales gebildet wird. Je nachdem, ob die Ambra dem toten Wal aus dem Darm entnommen, oder aber, ob sie vom lebenden Wal ausgestoßen wird und im Meer viele Jahre offen nachreift, kann man verschiedene Qualitäten dieses so wertvollen tierischen Riechstoffes unterscheiden. Die billigste Sorte ist die **weiche schwarze Ambra.** Besser bewertet wird die **dunkelgraue bis schwarze mittelharte Ambra.** Diese zeigt dunkelbraune, an der Luft nachdunkelnde Bruchstellen und hat einen dumpfen, etwas süßlichen Geruch. Die weitaus beste Qualität ist die sogenannte **graue Ambra** oder **Ambra grisea.** Es sind dies ziemlich harte, schiefergraue Kugeln. Oftmals findet man in der Ambra die Kiefer einer Tintenfischart eingebettet, da diese dem Pottwal zur Nahrung dient. Wegen des hohen Preises und der ungleichmäßigen Zufuhr der Ambra auf dem Weltmarkt ist in letzter Zeit die Verwendung der echten Ambra in der Parfümerie stark zurückgegangen. Diese wurde als 3%ige Ambratinktur verwendet. Statt dessen finden heute synthetische und halbsynthetische Stoffe

Verwendung. Die echte Ambra bildete in der klassischen Parfumerie einen wichtigen Duftstoff und wurde vor allem als Fixateur verwendet.

Ambrettemoschus, rein synthetische Substanz; kommt in der Natur nicht vor. Besitzt einen starken Moschusgeruch, ähnlich dem Moschuskörneröl. Sehr häufig eingesetzter Moschusstoff.

Ambrettolid, Bestandteil des Moschuskörneröls. Geruch: starker Moschusgeruch mit blumiger Beinote. Anwendung in starker Verdünnung als Moschusstoff und Fixateur.

Ambrofix (Dragoco), synthetischer Fixateur in Richtung Ambra.

Ambropur, synthetisches Produkt der Fa. Dragoco. Verwendung anstelle echter Ambra als Riechstoff und Fixateur.

Ameisensäure. Acid. formicium, Methansäure; HCOOH, klare, farblose, stechend riechende, ätzende Flüssigkeit, DAB 7 (BRD) unterscheidet verdünnte Ameisensäure (25%ig) und wasserfreie Ameisensäure (mindestens 98%ig); das ÖAB 9 unterscheidet neben der Ameisensäure (25,5 bis 26,5% = etwa 6 molare Ameisensäure) noch die konzentrierte Ameisensäure. Wäßrige Lösungen können nur bis 75% konzentriert werden. Höherprozentige Säure wird direkt dargestellt.

Ameisensäure wirkt bakterizid und wird als Konservierungsmittel (0,01 bis 0,4%), medizinisch als unspezifisches Reizmittel verwendet; z. B. als Ameisenspiritus Spiritus Formicarum mit einem Gehalt von 1,25% Gesamtameisensäure, davon mindestens 0,85% freie Säure. Ameisensäure wird gelegentlich hautreizenden Bädern und Haarwässern zugesetzt.

Aminbase Richter (Dr. Kurt Richter GmbH) enthält quaternäre Ammoniumverbindungen mit höhermolekularem Alkylrest. — Gelbliche Flüssigkeit mit schwachem weißem Bodensatz. Löslich in Alkohol und Alkohol-Wassermischungen mit mindestens 10—15% Alkohol. — Anwendung für Haarspülmittel und Haarfestiger,die die elektrostatische Aufladung und das Fliegen des Haares verhindern sollen. Nicht verträglich mit anionaktiven Rohstoffen und höhermolekularen Verdickungsmitteln (z. B. Alginaten und Gelatine). Zusatz 0,2—5,0%.

Amine sind organische Derivate des Ammoniaks, bei denen die Wasserstoffatome durch organische Radikale ersetzt wurden.

2-Aminoäthanol, siehe Äthanolamin.

Aminobenzol, siehe Anilin.

Aminosäuren-Komplex CLR (Dr. Kurt Richter GmbH) enthält schwefelhaltige Aminosäuren. Diese geben ihren Schwefel ab und regen den körpereigenen Stoffwechsel dadurch zur eigenen Synthese von Aminosäuren an. Schwefelhaltige Aminosäuren sind Grundsubstanzen des Schwefelstoffwechsels, so daß dieser Komplex auch einen positiven Einfluß auf seborrhoische Hautveränderungen ausübt.

Zusatz zu alkoholisch-wäßrigen Lotionen, Cremes und flüssigen Emulsionen in einer Dosierung von 0,005—0,02%.

Aminosäuren sind organische Säuren, die die Aminogruppe $-NH_2$ in ihrem Molekül besitzen. Eiweißbausteine.

Ammoniak, NH_3, farbloses, stechend riechendes Gas, das sich leicht in Wasser löst. Wäßrige Lösung heißt Salmiakgeist, lat. Liquor Ammonii caustici. Die Ammoniaklösungen DAB 7 haben die Konzentrationen 10—10,4%, 24,7—25% und 25,0—28,5% Ammoniak. Nach ÖAB 9 10,2 bis 11%. Ammoniaklösung (Salmiakgeist) ist eine klare, farblose Flüssigkeit, die charakteristisch stechend riecht und sich beim Erwärmen vollständig verflüchtigt.

Ammoniumaluminiumsulfat, adstringierendes und schweißhemmendes Mittel in Badesalzen, Gesichtswässern, Fußpudern etc.

Ammoniumcarbonat ist neben Ammoniumbicarbonat und Ammoniumcarbonat Bestandteil des sogenannten Hirschhornsalzes, das in der Hitze ausschließlich in die gasförmigen Produkte Wasserdampf, Kohlendioxid und Ammoniak zerfällt. Verwendung in Kaltwellpräparaten.

Ammoniumchlorid, Salmiaksalz, NH_4Cl. Weiße kristalline geruchlose Substanz von salzigem etwas kühlendem Geschmack. Ammoniumchlorid verflüchtigt sich beim Erhitzen ohne vorher zu schmelzen.

Ammoniumlinoleat, leinölsaures Ammonium, früher als Emulgator verwendet.

Ammoniumoleat, ölsaures Ammonium, ist wegen der Ätzwirkung des freiwerdenden Ammoniaks und der Ölsäure abzulehnen. Es findet aber noch hie und da als Emulgator in kosmetischen Präparaten Verwendung.

Ammoniumpercarbonat dient in Badesalzen als Sauerstoffträger.

Ammoniumpersulfat dient in Badesalzen als Sauerstoffträger.

Ammoniumstearat, stearinsaures Ammonium, Emulgator in Stearatcremes. Heute kaum mehr verwendet.

Ammoniumsulfoichthyolicum, siehe Ichthyol.

Ammoniumsulfit, schwefligsaures Ammonium, heute kaum mehr in der Kosmetik (Dauerwellpräparate) verwendet.

Ammoniumthioglycolat, wirksamer Bestandteil von Kaltwellpräparaten.

Amphocerin E (Dehydag), ist ein Emulgator vom Typ Wasser in Öl und entspricht dem emulgierenden Prinzip des Amphocerin K. Es ist ein Gemisch von höhermolekularen Fettalkoholen und Wachsestern tierischer Herkunft; es ist frei von Wollfett und Kohlenwasserstoffen.

Amphocerin K (Dehydag), ist eine Cremegrundlage vom Typ W/Ö. Es beruht auf dem Wirkungsprinzip einer Kombination von emulgierenden höhermolekularen Fettalkoholen und Wachsestern tierischer Herkunft. Es ist frei von Wollfett und enthält nur untergeordnete Mengen von Kohlenwasserstoffen in einer emulsionstechnischen Mischung.

Ampholytische WAS (waschaktive Substanzen) sind Stoffe, deren Reinigungswirkung auf ihre anionenaktive und deren Desinfektionswirkung auf ihre kationaktive Wirksamkeit zurückzuführen ist. Verwendung als nicht augenreizende Kopfwaschmittel. Im Handel unter dem Namen Deriphats und Miranole.

Amylacetat, Essigsäure-Amylester, organisches Lösungsmittel. Bestandteil von Nagellackentfernern.

Amylatin (Keimdiät) enthält als wirksamen Bestandteil einen auf Kleie gezüchteten Edelschimmelpilz.

Amylbenzoat, Duft: Klee mit leichter Ambranote. Verwendung in Klee-, animalischen Ambra- und Moschusnoten.

Amylcinnamat, Duft: leicht ambraartig, Verwendung für Kölnischwässer, besitzt fixierende Eigenschaften.

Amyloform, Formaldehyd-Stärke-Verbindung. Wird wegen seiner leicht antiseptischen Eigenschaften Fußpudern zugesetzt.

Amylphenylacetat, Duft süß, honigartig mit deutlich animalischer Note. Verwendung in Honig-, Tabak-, Tuberose- und Rosennoten.

Amylpropionat, Duft an Aprikosen und Ananas erinnernd. Verwendung in fruchtartigen Noten als Kopfgeruch.

Amylsalicylat, Duft süßer Kleegeruch, an Orchideen erinnernd. Verwendung in Klee-, Fougere- und Orchideennoten.

Amylum, siehe Stärke.

Amylum Maydis, siehe Maisstärke.

Amylum non mucilaginosum (Neckar-Chemie, Oberndorf/Neckar), besitzt sehr kleines Quellvermögen und zersetzt sich nicht. Chemisch handelt es sich um eine Verbindung von Stärke mit Tetramethylolacetylendiharnstoff. Keimfreies, sehr kleinkörniges, rein weißes Stärkepuder.

Amylum Oryzae, siehe Reisstärke.

Amylum Solani, siehe Kartoffelstärke.

Amylum Tritici, siehe Weizenstärke.

Anaesthesin, p-Aminobenzoesäureaethylester. Oberflächlich wirkendes Anästhetikum (schmerzstillendes Mittel); wurde als Zusatz in juckreizstillenden Cremes und Puder (Sonnenbrand) verwendet. Heute von vielen Dermatologen abgelehnt, da Sensibilisierung und Ekzembildung zu befürchten.

Anethol, Vorkommen in Anis, Sternanis, Fenchel u. a. Duft typisch nach Anis. Verwendung in Zahnpflegemitteln, Nahrungsmitteln. In der Parfumerie hauptsächlich zur Seifenparfumierung.

Angelikawurzelöl, Gewinnung durch Wasserdampfdestillation der Angelikawurzeln. Ein farbloses, angenehm balsamisch riechendes Öl. Verwendung in der Parfumerie.

Anilin, Aminobenzol, $C_6H_5NH_2$, dient als Ausgangsprodukt einer großen Anzahl von Farben und anderen Stoffen. Die Anilinfarben haben in Industrie und Technik eine große Bedeutung erlangt. In letzter Zeit wurden Stimmen laut, daß sie durch Jahre innerlich genossen (Buttergelb), krebserregend wirken. Viele Anilinfarben sind wichtige Medikamente: Prontosil, Methylenblau, Methylviolett (Pyoktannin), Brillantgrün, Rivanol etc.

Anionaktive Emulgatoren. Dazu gehören Metallseifen (Aluminium-, Calcium-, Magnesium-, Zink-palmitat u. a., Alkaliseifen, wie Natrium-Kalium-Ammoniumstearat, -oleat, -palmitat und andere) und Triäthanolaminseifen.

Anionaktive WAS (waschaktive Substanzen); Seifen, Fettsäureamide (Sarkoside) Fettsäureeiweißkondensationsprodukte (Hostapone, Lamepone), Alkylsulfate, Alkylpolyäthersulfate, Alkylarylsulfonate, Türkischrotöl. Sie zeichnen sich besonders durch ihre große Schaumkraft und Waschfähigkeit aus, bei weitgehender Unempfindlichkeit gegen die Härte des Wassers.

Anisaldehyd, findet sich als Nebenbestandteil im Fenchelöl, im Anisöl, Sternanisöl, im Mimosenöl und anderen Blütenölen, sowie in Vanilleschoten. Duft stark süß, an Weißdorn erinnernd. Verwendung in Heu-, Farn-, Klee-, Heliotrop- und Weißdornnoten.

Anisaldehyd aus Anethol (Firmenich), Duft: Weißdorn. Wichtiges Element in Weißdorn-, Flieder-, Heu-, Fougerenoten und zum Modifizieren von Phantasienoten.

Anisaldehyd aus Paracresol (Firmenich), Duft: Weißdorn: Verwendung wie Anisaldehyd aus Anethol, vor allem zur Parfumierung von Seifen.

Anisaldehyd-Dimethylacetal, Duft blumig, fliederartig. Verwendung in Blumennoten.

Anisalkohol kommt in Vanillefrüchten vor. Duft: Weißdorn. Verwendung in Blumennoten, besonders Flieder und Jasmin.

Anisol, synthetisches Produkt, kommt in der Natur nicht vor. Besitzt einen scharfen, rauhen Geruch nach Anis mit phenolartiger Beinote. Kommt in zwei Qualitäten in den Handel. Verwendung in Flieder- und Gewürznoten, vor allem in der Seifenparfumierung.

Anisöl, Oleum Anisi. Das durch Destillation mit Wasserdampf aus den zerquetschten reifen Früchten von Pimpinella anisum und Illicium verum gewonnene ätherische Öl. Klare farblose oder gelbliche, leicht bewegliche, in der Kälte zu einer weißen Kristallmasse erstarrende Flüssigkeit, die nach Anis riecht, und aromatisch süßlich schmeckt. Verwendung in Parfumerie- und Likörindustrie.

Anisylacetat kommt in der Natur nicht vor. Duft anisartig und blumig von großer Feinheit. Verwendung: Maiglöckchen, Veilchen, Heliotrop, Flieder.

Anisylformiat kommt in der Natur nicht vor, besitzt süßen, blumigen Geruch; Verwendung in kleinen Mengen in Heliotrop-, Flieder-, Tuberosen- und ähnlichen Noten.

ANM-Pudergrundlage, siehe Amylum non mucilaginosum.

Anobial (Firmenich & Cie). Es ist ein Antisepticum mit desodorierender Wirkung und wird als Seifenzusatz 1,5%, in Lotions 0,1—0,3% und Stearatcremes 0,5—0,8% verwendet. Chemisch ist es ein chloriertes Salicylanilid.

Anthranilsäure-Methylester findet Verwendung als Zusatz in Lichtschutzsalben und ist ein Bestandteil des Orangenblüten-, Tuberosen- und Jonquillenblütenöls. Die alkoholische Lösung zeigt eine starke Blaufluoreszenz.

Anthrarobin, mildes, antiseptisches und antiparasitäres Mittel.

Anthrasol, farbloses Teerprodukt mit kräftiger, desinfizierender, antiparasitärer und keratoplastischer Wirkung.

Antibiotika sind Substanzen, die von Mikroorganismen gebildet werden und auf andere Mikroorganismen im Sinne einer Hemmung ihrer Lebensfunktionen einwirken. Bekannt sind Penicillin, Streptomycin, Aureomycin, Achromycin u. a. Sie nehmen als Medikamente einen wichtigen Platz in der ärztlichen Behandlung ein. Gegen die Verwendung von Antibiotika in kosmetischen Produkten muß energisch protestiert werden. Auch fallen die Substanzen unter Rezeptpflicht.

Antienzyme (Antifermente) im strengen Sinne sind Antikörper, d. h. eiweißähnliche Stoffe, die durch Anlagerung an das Fermentmolekül dessen Wirkung schwächen oder sogar aufheben. A. im weiteren Sinne sind Stoffe, die ganz allgemein die Wirkung von Enzymen hemmen (Enzyminhibitoren) wie z. B. das Natrium-N-Lauroylsarcosinat.

Antifoam (Dow Corning, Comp., Inc. Midland, Mich., USA), Entschäumer auf Siliconbasis.

Antimontrisulfid, Stibium sulfuratum nigrum. In den orientalischen Ländern ist es unter der Bezeichnung „Kohol" bekannt und dient zur Färbung von Wimpern und Augenbrauen. Da antimonhältige Zubereitungen gesundheitsschädlich sind, wird es in den westlichen Kulturländern durch ungiftige Farbstoffe ersetzt.

Antioxine (Givaudan) ist ein Konservierungsmittel für Fettkörper, in denen es Oxydation und Ranzigwerden verhütet. Es wird in einer Menge von 0,2 bis 1‰ zugesetzt.

Antioxydantien sind Stoffe, die die Oxydation und damit das Ranzigwerden von Fetten verhindern können. Eine rein chemische Wirkung kann dabei nicht angenommen werden, da diese Substanzen bereits in sehr kleinen Mengen wirksam sind. Man glaubt, daß das Ranzigwerden eine Art Kettenreaktion ist und daß der Zusatz von Antioxydantien eben den Beginn der Kettenreaktion verhindern kann. Zu den Antioxydantien gehören u. a. Tocopherol (Vit. E), Ascorbylpalmitat, Gallussäureester, Zitronensäure und andere mehrbasische Säuren, Milchsäure, o-Phosphorsäure etc.

Antioxytol (Dragoco). Fettantioxydans. Zusatz 0,5%.

Antiperspirants sind Mittel, häufig Aluminiumverbindungen, z. B. Aluminiumchlorid, die die Schweißsekretionen vermindern. Oft wirken sie gleichzeitig als Desodorantien oder sind mit letzteren kombiniert.

Antischaumemulsion SE und SH (Wacker-Chemie, München), auf Grund ihres Silicongehaltes wirkt diese in sauren, schwach alakalischen und neutralen Flüssigkeiten entschäumend.

Apicerol LV-728 (Dragoco), Lanolin-Bienenwachsderivat. Emulgator für Wasser-in-Öl-Emulsionen.

Apigel enthält Futtersaft der Bienenkönigin (Gelée royale); siehe dort.

Apiserum ist das standardisierte, haltbar gemachte Gelée royale für oralen Gebrauch. Gelée royale für Injektionen wird als Haemogeral bezeichnet.

Äpfelsäure, Acidum malicum, schwache organische Säure. Ähnliche Verwendung wie Adipinsäure als CO_2-Entwickler in brausenden Badetabletten.

Apfelsinenschalenöl, siehe Orangenschalenöl (= Portugalöl).

Aprikosenöl wird aus den Samen der Aprikosenfrucht gewonnen. Es ist geschmack- und geruchlos, meist farblos oder leicht rötlich. Es dient als Speiseöl und zur Herstellung pharmazeutischer und kosmetischer Produkte. Reines Aprikosenöl besteht zu 90% aus Ölsäure- und zu 10% aus festen Fettsäureglyceriden. Es enthält weder Linol- noch Linolensäure. Entspricht etwa dem süßen Mandelöl.

APV (BASF-Ludwigshafen), Lösungsmittel für Harze und Lacke. Chemisch Diäthylenglycolmonoäthyläther.

Aqua demineralisata, siehe Aqua destillata

Aqua destillata, destilliertes Wasser, H_2O, wird durch Destillation von Trinkwasser bereitet. Es ist eine klare, farblose, neutral reagierende Flüssigkeit, die geruch- und geschmacklos ist. Aqua destillata enthält keine gelösten festen Stoffe. Moderne Arzneibücher wie das DAB 7 führen auch entmineralisiertes Wasser, das bis auf Augentropfen, Infusions- und Injektionslösungen weitgehend das destillierte Wasser verdrängt hat. Es wird aus Trinkwasser mittels Ionenaustauschern hergestellt.

Aquaphil (Wollwäscherei und Kämmerei, Döhren-Hann.), wasserbindende neutrale Salbengrundlage auf Wollfettalkoholbasis. Kann bei normaler Temperatur verarbeitet werden, ist beständig gegen Elektrolyte (Borsäure, Kochsalz) und ergibt Emulsionen vom Typ W/Ö.

Aquaresin, Glykolborat, ist wasser- und

alkohollöslich, wird häufig als Zusatz in Heftplastern, häutchenbildenden Hautfirnissen, Schleimen und Gelees verwendet.

Arachidonsäure, (5, 8, 11, 14) — Eikosantetraensäure gehört zu den hochungesättigten Fettsäuren, auch in der Literatur als „Vitamin-F-wirksam" angeführt. Vorkommen in Fischtran, tierischen Fetten, Lebern etc. Bernsteingelb gefärbtes, nach Fischen riechendes Öl.

Arachisöl, siehe Erdnußöl.

Argentum nitricum, siehe Silbernitrat.

Arlacele, Emulgatoren der Atlas-Goldschmidt A.G. Essen. Viel verwendete Emulgatoren für kosmetische und andere Produkte.

Arlacel 20, Sorbitan - Monolaurat, ölig, flüssig, rötlich-bernsteinfarben.

Arlacel 40, Sorbitan-Monopalmitat.

Arlacel 60, Sorbitan-Mono-Stearat, wachsartig fest, hellcremefarben.

Arlacel 80, Sorbitan - Mono - Oleat, ölig, flüssig, bernsteinfarben.

Arlacel 83, Sorbitan-Sesquioleat = Arlacel C, ölig, flüssig, hell-bernsteinfarben.

Arlacel 85, Sorbitan-Trioleat, ölig, flüssig, bernsteinfarben.

Arlacel C, Sorbitan-Sesquioleat, flüssig, zitronengelb = Arlacel 83.

Armacs (Armour Chem. Div., Chicago), gehören zu den kationaktiven Emulgatoren und sind chemisch essigsaure Salze primärer Fettsäureamide.

Armids (Armour Chem. Div., Chicago), Emulgatoren, kationaktiv; chemisch Fettsäureamide.

Arylsulfonate (BASF-Ludwigshafen) sind waschaktive Substanzen.

Arnikablüten, Flores Arnicae, enthalten ätherisches Öl, Harze, Bitterstoffe und Farbstoffe; Extrakte werden Haarölen, Hautsalben, Zahnpasten etc. zugesetzt.

Arnikablütenöl, gelbbraunes, aromatisch riechendes Öl aus Arnikablüten; wird als Zusatz zu Haarölen und Haarpackungen verwendet.

Arnikaöl CLR (Dr. Kurt Richter GmbH). Fetter Ölauszug aus Arnikablüten. — Gelbbraunes, aromatisch riechendes Öl, löslich in Fetten, Ölen und Lipoidlösungsmitteln. — Die seit Jahrhunderten bekannten, leicht durchblutungsfördernden Eigenschaften der Arnikapflanze macht die Kosmetik sich dadurch zunutze, daß sie diesen Ölauszug als leicht aktivierenden Kräuterzusatz zu öligen und emulgierten Haar- und Hautfunktionsmitteln empfiehlt. Zusatz 3—10%.

Arnikatinktur, Tinctura Arnicae, wird aus einem Teil Blüten und zehn Teilen Äthanol 70 V% hergestellt DAB 7, nach ÖAB 9 ist Arnikatiktur aus 12 Teilen Arnikawurzeln, 8 Teilen Arnikablüte und 100 Teilen verdünntem Äthylalkohol nach dem Mazerationsverfahren herzustellen. Gelbbraune Flüssigkeit, die nach Arnika riecht und schwach bitter schmeckt. AT. darf auch für äußerliche Zwecke wegen der starken Wirkung nur verdünnt angewendet werden. Für Umschläge 1 : 3, als Gurgelmittel 1 Kaffeelöffel auf 1 Glas Wasser. Früher auch als äußerliches Antisepticum verwendet.

Arnikawurzelöl, Gewinnung durch Wasserdampfdestillation der getrockneten Arnikawurzel. Es ist ein hellgelbes Öl mit scharfem, an Rettich erinnernden Geruch. Verwendung in der Parfumerie und Pharmazie.

Asa dulcis, siehe Benzoe.

Ascorbinsäure, Vitamin C, siehe unter Vitamin C im Kapitel Vitamine.

Aesculin, ein Produkt aus der Rinde des Roßkastanienbaumes, ist in der Lage, ultraviolettes Licht zu absorbieren und wird deshalb als Zusatz in Lichtschutzcremes verwendet.

Äthanal, siehe Acetaldehyd.

Äthanol, siehe Alkohol.

Äthanolamin, Mono-Äthanolamin, 2-Aminoäthanol. Klare, farblose bis gelblich viscose Flüssigkeit, die schwach ammoniakalisch riecht und Kohlendioxyd anzieht. Kommt zusammen mit Triäthanolamin als organische Base zur Verwendung.

Äthanolamin-di-Glycolat (Budenheim), Zusatz für zahnsteinlösende Zahnpasten. Ölige Substanz, die in der Menge von 2 bis 5% der Zahnpaste zugesetzt wird.

Aethanolum absolutum, siehe Alkohol absolut.

Äther. Schwefeläther, Diäthyläther, $C_2H_5-OC_2H_5$, ist eine leicht siedende, leicht entflammbare, wasserklare Flüssigkeit von typischem Geruch und brennendem

Geschmack. Gemische von Ätherdämpfen mit Luft sind explosiv. Äther dient als Lösungsmittel für Fette, Harze etc.; Hühneraugentinkturen. Verwendung als Inhalationsnarkotikum.

Ätherische Öle, Aetherolea sind durch Destillation mit Wasserdampf oder Extraktion mit leicht flüchtigen Lösungsmitteln oder durch Auspressen gewonnene flüchtige, stark lichtbrechende, ölartige und intensiv riechende Inhaltsstoffe verschiedener Pflanzen oder Pflanzenteile (ÖAB 9).

Äthylalkohol, siehe Alkohol.

Äthylamylketon findet sich in der Natur im Lavendelöl und besitzt einen scharfen, stechenden Geruch, der etwas an Früchte erinnert. Wird synthetisch hergestellt. Der Einsatz erfolgt in Farnkraut-, Lavendel- und Phantasiekompositionen.

Äthylanisat wird in der Natur nicht gefunden und besitzt einen leicht fruchtigen Anisgeruch. Wird verwendet in Zitronenblüten-, Maiglöckchen-, Farnu. a. Kompositionen.

Äthylanthranilat wird in der Natur nicht gefunden; besitzt einen blumigen Orangengeruch. Die Verwendung erfolgt in Neroli-, Jasmin- und Orangennoten.

Äthylbenzoat, fruchtiger Geruch, etwas an Wintergreenöl erinnernd. Verwendung in Ylang-Ylang-Noten und besonders in der Seifenparfumerie.

Äthylcellulose (Farbenfabriken Bayer AG., Leverkusen), Celluloseäther ist alkali- und säurebeständig. Findet Verwendung als Quell- und Verdickungsmittel.

Äthylcinnamat, Geruch: süße, balsamische Honignote. Verwendung in Nerolinoten für die Kölnischwasser-, Seifen-, Toilettewasser- und Puderparfumierung.

Äthylendiamin, 1,2-Diaminoäthan, H_2N. CH_2. CH_2. NH_2, farblose, nach Ammoniak riechende, an der Luft rauchende, alkalische, ätzende Flüssigkeit, mit Wasser und Alkohol mischbar, wird als Lösungsmittel für technische Zwecke verwendet. Äthylendiamin bildet mit Fettsäuren (nicht Neutralfetten), Seifen, die als Emulgatoren Verwendung finden.

Äthylessigsäure, siehe unter Buttersäure.

Äthylglycolacetat, „Cellosolve-Acetat", als Lack- und Harzlösungsmittel findet es Verwendung bei der Herstellung von Nagellackentfernern. Es ist in Wasser und Alkohol löslich.

Äthyllaurat kommt in der Natur nicht vor und besitzt einen leicht fruchtig-blumigen Geruch. Verwendung in Tuberosen und anderen Blütennoten.

Äthylmyristat wird als Fixateur in Toilettewasserparfumölen und für Veilchennoten verwendet.

Äthylpelargonat kommt in der Natur nicht vor und besitzt einen fruchtigen, rosenartigen Geruch, der etwas an Cognac erinnert.

Äthylphenylacetat, Duft: ziemlich kräftiger, süßer Honiggeruch, Verwendung in Kompositionen wie Wicke, Rose und Orangenblüten.

Äthylphenylglycidat, Duft: kräftiger Erdbeergeruch, Verwendung in fruchtigen Noten für Cremes und Lippenstifte.

Äthyl-Polyglykol (Glykopon AA — Glykopon AAA), unter bestimmten Bedingungen als Glycerinaustauschstoff brauchbar.

Äthylsorbat (Eastman Kodak Comp. Rochester N.Y./USA), dient als Konservierungsmittel, ist flüssig, farblos und ungiftig.

Äthylsalicylat wird in der Natur nicht gefunden, besitzt einen Geruch nach Wintergreenöl; Verwendung in Akazien-, Cassia-, Ylang- u. a. Kompositionen.

Äthylvanillin, Duft: Vanille, stärker als Vanillin. Verwendung wie Vanillin, färbt jedoch weniger stark, da die Dosierung geringer ist. Verwendung in Heukompositionen.

Atlox - Emulgatoren (Atlas - Goldschmidt A.G., Essen), Polyoxyäthylen-Sorbitester von Fettsäuregemischen, teilweise mit Harzsäuren und einem Sulfonat gemischt. Verwendung als Emulgatoren.

Atpet 100, Sorbitan Mono-Oleat. Verwendung als Emulgator.

Atropin ist das Alkaloid der Tollkirsche. Es wirkt auf das zentrale Nervensystem und erzeugt am Auge eine Erweiterung der Pupille. Wegen seiner schädlichen Nebenwirkungen wird es in der Kosmetik heute nicht mehr verwendet.

Ätznatron, Natriumhydroxid, Natrium hydroxydatum, Gehalt an Gesamtalkali, berechnet als NaOH, mindestens 95,0%

DAB 7 BRD und ÖAB 9. Die wäßrige Lösung heißt Natronlauge. Weiße, trockene, harte, geruchlose Stangen, Schuppen oder Plätzchen von kristallinem Bruch. N. hydroxid ist zerfließlich, zieht an der Luft Kohlendioxid an und wirkt stark ätzend (ÖAB 9). Verwendung zur Herstellung v. Kern- u. Toilette-Seifen.

Augentrost, Herba Euphrasiae; der Absud wirkt entzündungshemmend und wird zu Augenbädern und Gesichtslotionen empfohlen. Er enthält Bitterstoffe, Glykoside, Gerbstoff und ätherisches Öl.

Auramin, Pyoktaninum aureum, Pyoktanin gelb, 4,4'-Bis-(dimethylamino)-benzophenon-imid-hydrochlorid. Goldgelbes Pulver, löslich in Alkohol, Chloroform und heißem Wasser. Die Lösung wird als Antisepticum bei Wunden, bei Geschwüren zum Pinseln verwendet. Auch bei Mundschleimhautentzündung.

Aurantiol (Givaudan) wird in der Natur nicht gefunden, besitzt einen Geruch nach Linden- und Orangenblüten. Verwendung in Geißblatt-, Orangenblüten-, Wicken- u. a. Kompositionen.

Auxine: Auxine und Heteroauxine gehören zu den Phytohormonen. Sie bewirken das Längenwachstum der Pflanzen durch Beschleunigung der Zellvermehrung.

Auxone sind tierische Wuchsstoffe, die zum Vitamin-B-Komplex gehören.

Avitex (Du Pont) dient als Feuchthaltemittel für Cremes, ist schwach bactericid und ist über einen weiten pH-Bereich beständig. Verwendung auch als kationaktiver Emulgator.

Avocadöl gewinnt man aus den Früchten des Avocadobaumes, die von 6 bis 25% des Öles enthalten. Meist stammt es aus Tahiti. Avocado-Öl ist ein dickflüssiges, fettes Öl, dessen Farbe von hellbraun bis grün variiert. Es soll bei der Gewinnung nicht gebleicht werden Es wird schwer ranzig und eignet sich durch seinen Gehalt an Vitamin A, E, Lezithin und Phytosterol gut zur Verwendung in Kosmetik und Pharmazie. Das Öl besteht hauptsächlich aus den Glyceriden der Öl-, Linol-, Palmitin- u. a. Fettsäuren Avocado-Öl besitzt eine oberflächenaktive Wirkung, ähnlich dem Lanolin. Diese beruht auf dem Gehalt von Phytosterol, einem Isomer des Cholesterols. Allergische Erscheinungen bei der Verwendung von Avocado-öl werden fast nie beobachtet. Außerdem fehlt ihm der Geruch, der für Lanolin kennzeichnend ist.

Azulen oder Blauöl der Kamille hat in letzter Zeit steigende Bedeutung in Medizin und Kosmetik erlangt. Schon seit langer Zeit kannte man die entzündungswidrige Wirkung der Kamilleninfuse. Durch besondere Methoden gelang es, aus Kamillenblüten einen Stoff zu isolieren, der als das wirksame Prinzip angesehen wird: das Azulen, ein dunkelblaues Öl. Es ist allerdings in der Kamille nur in verschwindend kleiner Menge enthalten, so daß die Gewinnung unerschwinglich teuer wäre. Normalerweise verwendet man daher immer ein synthetisches Präparat, das dem natürlichen Chamazulen chemisch sehr ähnlich ist und sich nur durch eine Isopropylgruppe unterscheidet. Es ist dies das 1,4-Dimethyl-7-Isopropylazulen, ein bei normaler Temperatur kristallisierender, schwarzblau aussehender Kohlenwasserstoff. Azulen löst sich in jedem Verhältnis in Fetten und fetten Ölen, Paraffinöl, ätherischen Ölen und Riechstoffen, in Wachsen, Äther, Chloroform und anderen Lösungsmitteln. Es entspricht seiner Wirkung nach dem Blauöl der Kamille; es wird als Zusatz in Cremes, Seifen, Zahnpasten, Haarbehandlungsmitteln, Lippenstiften, Sonnenschutzmitteln, Gesichtswasser und dergleichen empfohlen. Als Zusatz rechnet man 10—20 g reines Azulen auf 100 kg Fertigprodukt.

Bacitracin, lokal wirksames Antibiotikum. Verwendung in der Medizin in antibiotischen Wundsalben, Pudern etc.

Baktericid MB (Dragoco) wirkt als Konservierungsmittel gegen Schimmelpilze, Fäulnis- und Gärungskeime. 1% Zusatz in Cremes, flüssigen Emulsionen, Eishampoos usw. genügt.

Baldrianöl, Oleum Valerianae, Gewinnung durch Wasserdampfdestillation aus der trockenen Baldrianwurzel. Frisch gelbgrüne bis bräunlichgelbe, saure, durchdringend, aber nicht unangenehm riechende Flüssigkeit. Verwendung des Öls in der Medizin.

Baldrianwurzel, Radix Valerianae, enthält 0,5—1,7% ätherisches Öl. Dieses besteht zum größten Teil aus Estern der Valerian- und Isovaleriansäure. Daneben finden sich noch Camphen, Pinen, Borneol und Ester der Ameisen-, Essig- und Buttersäure. Verwendet werden Aufgüsse und Extrakte als beruhigende und krampfstillende Medikamente. Insbesondere Herzkranke schätzen die krampflösende Wirkung.

Balsame sind zähflüssige, pflanzliche Produkte, die Harze und andere Substanzen enthalten, z. B. Lärchenterpentin, Perubalsam.

Balsamum canadense, siehe Kanadabalsam.

Balsamum Copaivae, siehe Kopaivabalsam.

Balsamum peruvianum, siehe Perubalsam.

Balsamum Terebinthinae, siehe Terpentin.

Balsamum tolutanum, siehe Tolubalsam.

Bariumkarbonat, ehemals ein Bestandteil färbender Puder und Schminken, heute wegen der Giftigkeit der Bariumsalze als Bestandteil von Hautpflegemitteln verboten.

Bariumsulfat, Permanentweiß, einziges unlösliches und daher ungiftiges Bariumsalz; Röntgenkontrastmittel. Nur allerreinste Präparate zu medizinischer Verwendung zugelassen.

Bärlappsporen, Lycopodium, Hexenmehl, sind die reifen Sporen von Lycopodium clavatum L. u. a. Lycopodiumarten. Es ist ein feines, leicht bewegliches, glatt anzufühlendes, wasserabstoßendes, an der Haut haftendes, blaß-gelbes Pulver, das geruch- und geschmacklos ist. B. enthalten bis 50% fettes Öl, Salze und Pflanzensäuren. Verwendung zu Puder.

Basilikumöl, Gewinnung durch Wasserdampfdestillation aus dem frischen Kraut der Basilikumpflanze. Gelbe Flüssigkeit mit angenehmem, aromatisch-durchdringenden Geruch. Verwendung in Parfümerie.

Bassiafette sind Pflanzenfette aus den Fruchtsamen verschiedener Bäume Afrikas und Indiens. Dazu gehören: Fulwabutter, Mahwabutter, Mowrahbutter, Sheabutter u. a. Bedeutung als Speisefette. Da einzelne schwer ranzig werden, auch für kosmetisch-pharmazeutische Zwecke geeignet.

Baumwollsamenöl, Cottonöl. Das bräunliche Öl wird aus den Baumwollsamen gewonnen; in raffiniertem Zustand gelblich, wird leicht ranzig. Frisch hat es einen sehr milden Geruch und Geschmack. Es setzt sich aus Triglyceriden der Palmitin-, Öl-, Linol- und geringen Mengen Linolensäure zusammen. Verwendet wird es bei der Herstellung von weißer Schmierseife, als Speiseöl und im gehärteten Zustand als Backfett. Kommt für kosmetische Zwecke weniger in Betracht.

Bayöl. Gewinnung durch Wasserdampfdestillation der Blätter des Bayrumbaumes (Pimenta racemosa). Ist ein gelbes Öl mit angenehm nelkenartigem Geruch. Verwendung in der Parfümerie.

Behenöl wird aus den Samen des in Indien und Afrika vorkommenden Pferderettichbaums Moringa oleifera Lamarck kalt gepreßt. Die Samen sind sehr fettreich und enthalten bis 38% Öl. Es war bereits im Altertum bekannt und wird heute, da es schwer ranzig wird, u. a. zur Herstellung kosmetischer Präparate verwendet. Behenseifen werden als Schaumregulatoren in Waschmitteln verwendet.

Beinwell-Wurzel, Radix Symphyti, enthält 0,6 bis 0,8% Allantoin und Cholin. Diese beiden Stoffe beschleunigen die Wundheilung und Zellregeneration.

Benediktenkraut, Herba H. Cardui benedicti; ehemals fand es als Extractum Cardui benedicti Verwendung als Heilmittel bei Wunden und Brandwunden und als verdauungsförderndes Mittel.

Bentonit, Tonerde, die durch Verwitterung bestimmter vulkanischer Gesteine entstanden ist. Eignet sich gut zum Verdicken von Emulsionen und zeichnet sich durch seine starke Quell- und Absorptionsfähigkeit aus.

Benzaldehyd, Bestandteil des Bittermandelöls, sowie des Pfirsich- und Marillenkernöls (= Aprikosenkernöls); findet sich jedoch in einer Reihe von ätherischen Ölen, wie Neroli, Rosen, Hyazinthen, Narzissen u. a. Es riecht stark nach bitteren Mandeln. Verwendung in kleiner Menge in vielen Duftnoten.

Benzin, Petroleum-Benzin, Benzinum Petrolei, niedrig siedende Anteile des Petroleums (DAB 6). „Bei der Destillation und Raffination von Rohbenzin gewonnenes Gemisch leicht flüchtiger gesättigter Kohlenwasserstoffe" (ÖAB 9). Klare, farblose, leicht entflammbare, flüchtige Flüssigkeit von charakteristischem Geruch. Verwendung als Lösungsmittel und als Wundbenzin zum Entfetten und Reinigen der Hautoberfläche.

Benzodihydropyron findet sich in der Natur nicht und besitzt einen starken, süßen Heugeruch. Wird in Heu-, Fougere- und anderen Noten eingesetzt.

Benzoe, Resina Benzoe. Darunter werden zwei verschiedene Produkte verstanden:
a) Siam-Benzoe, Asa dulcis, Benzoe Siam, Harz von verschiedenen Styrax-Arten, besonders von Styrax tonkinense (Pierre) Craib. Flache, gelblich- bis gelbbraune Stücke, innen weißlich, auch als Benzoeträren bezeichnet.
b) Sumatra-Benzoe, Benzoe Sumatra, Harz von Styrax benzoin Dryander und Styrax St. sumatranus Smith; harte, braun-rote spröde Massen. Verwendung: Als Fixierungsmittel und zur Konservierung (z. B. Fett).

Benzoe Sumatra, siehe Benzoe.

Benzoesäure, Acidum benzoicum, weiße, seidenartig glänzende Plättchen oder nadelförmige Kristalle, löslich in etwa 270 Teilen Wasser von 20 Grad. Leicht löslich in siedendem Wasser, Weingeist, Äther, Chloroform und fetten Ölen. Sie ist die einfachste aromatische Carbonsäure und hat ihren Namen vom Benzoeharz, in dem sie als Ester vorkommt. Die Benzoesäure ist zusammen mit der Ameisensäure und Sorbinsäure eines der bekanntesten Konservierungsmittel. Besonders wichtig sind die Ester der Parahydroxybenzoesäure (PHB-Ester, z. B. Nipagine, Nipasol) als Konservierungsmittel für kosmetische Präparate. Die erlaubte Höchstmenge an Benzoesäure beträgt 0,1 bis 0,25% je nach Lebensmittel bzw. Cosmeticum.

Benzoesaures Natron, siehe Natriumbenzoat.

Benzoe Siam, siehe Benzoe.

Benzoeträren, siehe Benzoe.

Benzol, Benzolum, C_6H_6, klare, farblose, leicht entflammbare, flüchtige und charakteristisch riechende Flüssigkeit. Destillationsprodukt des Steinkohlenteers. Gutes Lösungsmittel für Fette und viele andere Stoffe. Längere Einatmung führt zu schweren Schädigungen der blutbildenden Organe (Knochenmark). MAK = 10 ml/m³.

Benzolum, siehe unter Benzol.

Benzophenon findet sich nicht in der Natur, besitzt einen süßen, etwas an Rose - Geranium erinnernden Geruch. Wird viel in Blumen- und anderen Kompositionen eingesetzt, eignet sich für die Seifenparfumerie und besitzt fixierende Eigenschaften.

Benzozon, chemisch Benzoylacetylperoxid, spaltet Sauerstoff ab. Verwendung wie Persalze.

Benzylacetat findet sich als Bestandteil des Jasmin-, Ylang-, Hyazinthen- und anderer ätherischer Öle. Riecht deutlich nach Jasmin. Verwendung in Jasmin- und anderen Blütenkompositionen. Eignet sich für Seifenparfumerie.

Benzylaceton, Duft kräftig, feiner als Benzylidenaceton. Verwendung: Jasmin, Wicke, Blumennoten, Fougère, Lavendel, Seife.

Benzylalkohol findet sich als Bestandteil der Jasmin-, Ylang-, Neroli- u. a. ätherischen Öle. Besitzt kaum einen eigenen Geruch. Verwendung als chlorfreies Lösungsmittel für synthetische Moschuspräparate, besitzt auch fixierende Eigenschaften. Wasserlöslich.

Benzylbenzoat findet sich als Bestandteil des Peru- und Tolubalsams, sowie vieler ätherischer Öle (Jasmin, Ylang, Tuberose u. a.). Besitzt einen schwachen, balsamischen Geruch. Verwendung als Lösungsmittel und Fixateur wie Benzylalkohol.

Benzylbutyrat wird in der Natur nicht gefunden, besitzt einen starken Geruch nach Früchten und Jasmin. Verwendung in Jasmin-, Hyazinthen-, Rosen- u. a. Kompositionen. Eignet sich zur Seifenparfumerie.

Benzylformiat wird in der Natur als Bestandteil von Peru- und Tolubalsam und Storax gefunden. Besitzt einen süßen, balsamischen Geruch. Wird in schweren und orientalischen Noten verwendet. Besitzt auch fixierende Eigenschaften.

Benzylidenaceton, wird in der Natur nicht gefunden, besitzt einen starken, etwas stechenden blumigen Geruch, der an Wicken erinnert. Vorsichtige Verwendung in Heliotrop- und Wickennoten und als Fixateur in Lavendelkompositionen, speziell für die Seifenparfumerie. Vorsicht, da Hautreizungen möglich.

Benzylisobutyrat wird in der Natur nicht gefunden. Besitzt einen fruchtigen, an Jasmin erinnernden Geruch. Verwendung in Jasmin-, Rosen-, Hyazinthen- u. a. Noten zur Abrundung des Acetats.

Benzylisoeugenol wird in der Natur nicht gefunden, besitzt einen schwachen Geruch nach Rose und Nelke. Viel verwendet in Rosen- und Nelken-Kompositionen. Besitzt auch fixierende Eigenschaften.

Benzylisovalerianat, wird in der Natur nicht gefunden, besitzt einen blumig-fruchtigen Geruch. Verwendung in Blumennoten, besonders Rosentypen.

Benzyllaurat wird in der Natur nicht gefunden, besitzt einen leicht fettigen Geruch. Verwendung in Jasmin-, Rosen u. ä. Blütenkompositionen.

Benzyl-phenylacetat wird in der Natur nicht gefunden, besitzt einen süßen Geruch nach Honig und Blumen. Verwendung in vielen Blütengerüchen. Auch zur Seifenparfumerie geeignet. Fixateur.

Benzylpropionat wird in der Natur nicht gefunden, besitzt einen zarten süßen Blütengeruch nach Jasmin. Verwendung in Blumennoten wie Jasmin, Rose, Gardenia u. a. Viel verwendet in der Seifenparfumerie.

Benzylpropylcarbinol, Duft blumig, grün, recht kräftig. Verwendung in Hyazinthe, Maiglöckchen, Narzisse, Reseda.

Benzylsalicylat, Bestandteil des Ylang- und Nelkenöl. Besitzt einen schwachen, süßlich-balsamischen Geruch. Guter Fixateur.

Bergamotteöl wird aus den Schalen der Bergamottefrüchte gewonnen. Bergamotteplantagen gibt es in Süditalien und Sizilien. Auf die Haut gebracht, kann es bei Sonnenbestrahlung zu einer sehr dauerhaften Bräunung (Berloque-Dermatitis) führen. Als Ursache der Pigmentbildung wurde das Furocumarin erkannt. Es werden heute auch furocumarinfreie Qualitäten angeboten, die keine Berloque-Dermatitis erzeugen. Verwendung in der Parfumerie. Hauptbestandteil von Eau de Cologne-Ölen.

Bernsteinsäure, Acidum succinicum, weiße, geruchlose Kristalle von stark saurem Geschmack. Verwendung zur Synthese von Polyestern mittels Äthylenoxyd und mehrwertigen Alkoholen. Einzelne dieser Produkte dienen als Lösungsmittel für Salben, Wachse und Harze. Weiters zur Herstellung von Fruchtestern und Farbstoffen.

Bertramwurzel, Radix Pyrethri romani (römischer Bertram) oder Radix Pyrethri germanici (deutscher Bertram). Kaumittel zur Erregung des Speichelflusses, Tonikum bei Verdauungsschwäche. Tinktur als Zusatz zu Mundwässern.

Berylliumchlorid und

Berylliumsulfat sind giftige, mehr oder weniger wasserlösliche Salze, die nur bei völlig intakter Haut als unbedenklich angesehen werden und als adstringierende Zusätze in Schweißpudern evtl. verwendet werden können. Auch das Einatmen pulverförmiger Berylliumverbindungen ist nicht ungefährlich.

Bibergeil, Castoreum, Kastoreum, stammt aus den nahe dem Geschlechtsteil befindlichen Drüsen des kanadischen Bibers. Auch der in Europa vorkommende und vor allem an den russischen Flüssen Jenissei und Lena lebende Biber liefert Kastoreum. Die Drüsen liegen paarweise unter der Haut zwischen After und Geschlechtsteil. Um die flachbirnenförmigen, etwa 7—10 cm großen Drüsen zu gewinnen, muß man das Tier töten. Die Beutel werden anschließend getrocknet und teilweise auch geräuchert. Die beste Sorte ist die kanadische Ware, die über den Handelsplatz Winnipeg nach Europa verschifft wird. Von Rußland kommt kaum Bibergeil in den Handel. Die seitlich abgewinkelten Beutel enthalten in ihrem Inneren eine braune bis schwarzbraune typisch riechende Masse. In der Parfumerie wird Bibergeil in Form von alkoholischen Auszügen als Fixiermittel verwendet.

Bidiphen (Transchemie, Frankfurt/M.), Desodorans mit desinfizierender Wirkung. Geeigneter Zusatz für Seifen, Fuß- und Körperpuder.

Bienenkönigin-Futtersaft, siehe unter Apiserum. Auch als Gelée Royale bezeichnet.

Bienenwachs, Cera flava, Wachs schlechthin. Das Bienenwachs wird als Verdauungsprodukt von den Arbeitsbienen (Honigbiene) ausgeschieden und zum Bau der Waben verwendet. Die Gewinnung des Wachses erfolgt durch sorgfältiges Ausschmelzen der entleerten Waben. In der Schmelze setzen sich die Verunreinigungen, die aus Bienenexkrementen und Bienenresten bestehen, ab. Nach dem Erstarren wird der sogenannte Wachskuchen abgehoben und von den ihm unten anhaftenden groben Schmutzanteilen befreit. Vielfach läßt man auch das Wachs durch Siebe abtropfen oder nimmt die Schmelze auf Wasser auf. Je nach der Herkunft weisen die verschiedenen Bienenwachse beträchtliche Unterschiede auf. Schwankender Schmutz- und Feuchtigkeitsgehalt, Farb- und Härteunterschiede und unterschiedliche Gerüche erfordern entsprechende Auslese. Als Hauptherkunftsgebiet kommt Mitteleuropa, Mittel- und Südamerika, Nord-, West- und Ostafrika, sowie Kleinasien in Frage. Die rohen Wachse sind dunkelgelb bis braun. Nach der Reinigung erhält man eine bei Körpertemperatur plastische knetbare, angenehm nach Honig duftende, hellgelbe Masse. Der Bruch bei Zimmertemperatur ist feinkörnig, aber nicht kristallin. Beim Erwärmen tritt der Honiggeruch stärker hervor. B. besteht aus 70% Wachsestern, 8—9% Cerylhydroxypalmitat, verschiedenen freien Alkoholen und anderen Estern, sowie 14% freien Wachssäuren. Weitere Inhaltsstoffe, Farbstoffe etc. in geringen Mengen. B. läßt sich gut emulgieren, ist ein wertvoller kosmetischer Grundstoff, besitzt eine gute Bindekraft für Lösungsmittel und gibt salbige Pasten. Es verleiht den Zubereitungen einen angenehmen seidigen Glanz. Der Erstarrungspunkt liegt bei etwa 65 Grad. Verfälschungen sind nicht selten. B. findet Verwendung in Cremes, Salben, Lippenstiften, Schminken und Depilatorien.

Bienenwachs, gebleicht, Cera alba, weißes Bienenwachs. Wird aus dem gelben B. durch Bleichen gewonnen. Die Bleichung erfolgt durch Luft und Sonnenbleiche. Weiße oder gelblichweiße, meist in Scheiben gegossene, in dünner Schichte durchscheinende, bei Zimmertemperatur harte, bei Handwärme plastische Masse von schwach honigartigem Geruch. Verwendung in vielen kosmetischen Präparaten.

Bierhefe, siehe Medizinalhefe.

Bilsenkraut, Folia Hyoscyami. Der daraus gewonnene, äußerst giftige Extrakt wird in der Medizin schmerzstillenden Salben zugesetzt. Die wirksamen Bestandteile sind Scopolamin, Hyoscyamin und Cholin.

Bimsstein, Aluminium-Magnesiumsilikat, wird als mechanisches Reinigungsmittel zum Abschleifen der Haut verwendet.

Bingelkraut, Herba Mercurialis; in der Volksmedizin wird der frischgepreßte Saft des blühenden Krautes als Zusatz zu Wundsalben empfohlen.

Bioschwefel-Fluid (Dr. Kurt Richter GmbH), dunkelbraune, klare, hochviscose Flüssigkeit. — Ist ein wasser- und alkohollösliches Schwefelpräparat. — Da hier der Schwefel sehr labil gebunden ist und daher besonders leicht an die Haut abgegeben wird, ist die Wirkung besser als bei Präparaten, die den Schwefel in vergleichbaren Mengen fest gebunden enthalten. Das Präparat dringt gut in Haut und Haar ein und normalisiert eine zu starke Sekretion der Talgdrüsen. Daher Verwendung in Haarwässern und Shampoos gegen Schuppen und fettiges Haar. Weiterhin in Gesichtswässern gegen fettige und unreine Haut. Zusatz 0,05—2%.

Bioschwefel-Pulver (Dr. Kurt Richter GmbH), gelbliches, staubfeines Pulver. Die Teilchengröße liegt unter 5 nm. Das Präparat enthält noch einen geringen Prozentsatz dermophiler Schutzkolloide.

Biostimuline. Gewebshormone pflanzlichen oder tierischen Ursprungs. Siehe im Kapitel Hormone.

Birkenrindenöl. Gewinnung durch Wasserdampfdestillation der zerkleinerten und vorher in Wasser eingeweichten Rinde der kanadischen Birke. Es ist eine farblose bis hellgelbe Flüssigkeit, deren Geruch und Geschmack dem Methylsalicylat entspricht. Verwendung in der Parfumerie.

Birkensaft, durch Anzapfen der Birken im Frühjahr gewonnen, gilt als Haarwuchsmittel.

Birkenteer, Pix betulina, Oleum Rusci. Dunkelbraune dicke Flüssigkeit, die durch trockene Destillation der Rinde und der Zweige von Betula pendula Roth Ehrhart und Betula pubescens Ehrhart gewonnen wird. In der Dermatologie als antiparasitäres Mittel gerne verwendet.

Birkenwasser, siehe Birkensaft.

Bismutum citricum, siehe Wismutcitrat.

Bismutum nitricum cristallisatum, siehe Wismutnitrat.

Bismutum oxychloratum, siehe Wismutoxychlorid.

Bismutum subgallicum, siehe Wismutgallat, Dermatol.

Bismutum subnitricum, siehe Wismutsubnitrat.

Bismutum tartaricum, siehe Wismuttartrat.

Bismutum tribromphenylicum, siehe Xeroform.

Bittermandelöl, Gewinnung durch Wasserdampfdestillation aus Aprikosenkernen, die vom fetten Aprikosenkernöl befreit worden sind. Man reinigt das rohe Öl von seinem Blausäuregehalt durch Behandeln mit Kalkmilch. Das blausäurefreie bittere Mandelöl hat einen ganz typischen starken Geruch nach bitteren Mandeln. Verwendung in der Parfumerie. Heute durch künstl. Bittermandelöl (=Benzaldehyd) ersetzt.

Bittersalz, siehe Magnesiumsulfat.

Blankophor (BASF), weißtönender optischer Aufheller. Zusatz zu Waschmitteln, Zahnpasten etc.

Blauholzextrakt wird aus dem Blauholz (Lignum Campechianum) gewonnen und enthält den Farbstoff Hämatoxylin. Dieser rot-blaue Farbstoff diente als Zusatz zu Haarfarben und ergibt in Verbindung mit Henna haltbare Schwarztöne.

Blauöl, siehe Azulen.

Blei, Plumbum. Da die Verwendung bleihältiger Präparate zu Vergiftungen führen kann, ist der Zusatz von Bleisalzen zu kosmetischen Präparaten in allen Kulturstaaten verboten. Auch die Verwendung von metallischem Blei (als Bleikamm z. B.) ist nicht statthaft.

Bleisalze. Die Verwendung von Bleisalzen zur Herstellung von Haar-, Haut-Körperpflegemitteln und Schminken ist in allen Kulturstaaten verboten.

Bocera W (Dr. Kurt Richter GmbH). Nichtionogener W/Ö Emulgator, der Ester von höheren Fettsäuren und mehrwertigen Alkoholen enthält. — Weiße bis gelbliche Paste, fast geruchlos. Löslich in Fetten und Ölen. — Hautverträglicher Hilfsstoff, der bis zu 350% Wasser aufnimmt und stabile Cremes ergibt. Zusatz 10—30%.

Bockshornklee, B.-kleesamen, Semen Foenugraeci, enthält u. a. fettes Öl, Cholesterin, Lecithin, Saponin und ätherische Öle. In der Volksmedizin als Wundheilmittel empfohlen.

Boerocerin (Boehringer, Ingelheim) besteht aus Wollwachsalkoholen und kristallinischem Cholesterin. Boerocerin eignet sich gut als Emulgator zur Herstellung von wasserbindenden Salbengrundlagen.

Bohnenmehl ist reich an Pflanzeneiweiß; Zusatz in Masken, um diesen eine breiige Konsistenz zu geben. Meist jedoch Sojabohnenmehl anstelle von gewöhnlichem Bohnenmehl.

Bolus alba, weißer, sehr fein geschlämmter Ton. Zusatz in Pasten und Pudern. Früher zur Brandwundenbehandlung als Bolusbrandbinde.

Bolus rubra, feinkörnige rote Tonerde. Wird wenig gebraucht.

Borax, Natriumtetraborat, $Na_2B_4O_7 \cdot 10 H_2O$. Harte, durchscheinende Kristalle oder weißes kristallines Pulver ohne Geruch und von zuerst süßlichem, dann laugenhaftem Geschmack. B. löst sich leicht in Wasser, findet zusammen mit Polyphosphaten als Wasserenthärtungsmittel Verwendung. B. diente früher gelegentlich auch als Konservierungsmittel für Hautcremes.

Borneocampher, siehe Campher.

Borneol, siehe Campher.

Bornylacetat, findet sich im Öl vieler Pinusarten; außerdem im Coriander-, Baldrianwurzel-, Spik- und Rosmarinöl. Besitzt einen feinen balsamischen Fichtennadelgeruch. Verwendung in Toilettewässern, Badesalzen und zur Parfumierung von Seifen.

Borosalicylat: Besteht aus 2 Teilen Borsäure und 1 Teil Natriumsalicylat. Wird als antiseptischer Zusatz in Hautpflegemitteln verwendet.

Borsäure, Acid. boricum, Orthoborsäure, H_3BO_3, farblose, glänzende, schuppige Kristalle, grießförmig oder feines weisses Pulver, das beim Zerreiben sich wachsartig anfühlt löslich zu etwa 3% in kaltem Wasser. Früher viel verwendet als mildes Adstringens, sowie mildes Antisepticum in Form von Umschlagflüssigkeit und Puder. Heute weitgehend verlassen, da Borsäure auch durch größere Hautflächen bzw. Wunden (bei Säuglingen Aufnahme durch Brustsalbe) aufgenommen wird und Borsäurevergiftungen öfters beobachtet wurden. Borsäure ist ein starkes Stoffwechselgift und neigt, da sie nur langsam ausgeschieden wird, zu Anreicherung im Körper. Es kommt zu Übelkeit, Appetitlosigkeit, Nierenreizung, Anämie, Kachexie und Störungen des psychischen Verhaltens.

Die Borsalbe des DAB 7 enthält nur noch ca. 3% Borsäure gegenüber 10% im DAB 6. Das ÖAB 9 weist noch immer einen Gehalt von 10% Borsäure auf. Für manche Pflanzen stellt das Element Bor ein notwendiges Spurenelement dar.

Lebensmittel werden mit Borsäureverbindungen nicht mehr konserviert.

Die Verwendung von Borsäure sollte grundsätzlich vermieden werden. Ersatz: z. B. als Prophylaktikum u. Therapeutikum gegen Soor MORONAL-Suspension (Wz.) = Nystatin, gew. aus Streptomyces noursei.

Borwasser, 3%ige Lösung von Borsäure in Wasser.

Braunstein, siehe Mangandioxid.

Braunwurzkraut, Herba Scrophulariae nodosae. Als Tee in der Volksmedizin (1 Teelöffel auf eine Tasse Wasser, tagsüber schluckweise trinken) bei juckenden Gesichtsausschlägen, z. B. Milchschorf, Bläschenausschlag empfohlen (Vorsicht!!).

Breitwegerich, Folia Plantaginis majoris, wird in der Volksmedizin wie Spitzwegerich in erster Linie als schleimlösendes Mittel verwendet, aber auch bei Geschwüren, nässenden Flechten, chronischer Hautentzündung, Wespen- und Bienenstichen.

Brennesselkraut, Folia Urticae, enthält u. a. Ameisensäure, Kieselsäure, Gerbsäure, Vitamin C; Extrakte werden als Zusatz zu Haarwässern als durchblutungssteigerndes Mittel, Aufgüsse als Blutreinigungsmittel in der Volksmedizin empfohlen.

Brij 30, chemisch Polyoxyäthylen-Laurylätiher, zitronenfarbige ölige Flüssigkeit. Emulgator der Atlas Goldschmidt GmbH für Ö/W-Emulsionen.

Brij 35, chemisch Polyoxyäthylen-Laurylätiher, weißer, wachsartig fester Körper. Emulgator der Atlas-Goldschmidt GmbH für Ö/W-Emulsionen.

Bromchlorophen: Dient als desinfizierender Zusatz in Zahnpasten und Mundwässern. (E. Merck, Darmstadt).

Bromocoll, Dibromtanningelatine, wirkt stark juckreizstillend.

Bromstyrol wird in der Natur nicht gefunden, kräftiger, harter Hyazinthengeruch. Verwendung in Hyazinthen- und Fliederkompositionen. Viel eingesetzt zur Seifenparfumierung. Kann Hautirritationen erzeugen.

Brunnenkresse, Herba Nasturtii, von Nasturtium officinale wird in Form des Frischpflanzensaftes in der Volksmedizin auf Grund des Gehaltes an Vitamin A, C, D und Jod als Blutreinigungsmittel, bei chronischen Hautausschlägen, Entzündungen der Gesichtshaut und der Mundschleimhaut sowie bei Stoffwechselleiden verwendet.

Bucheckernöl, Oleum Fagi, ist ein hellgelbes, in der Kosmetik gerne verwendetes Öl. Es wird nicht leicht ranzig und gehört zu den fetten Ölen. Die Buchenkerne enthalten etwa 40—45% Öl. Auch als Speiseöl geschätzt.

Butanol, siehe unter Butylalkohol.

Butansäure, siehe Buttersäure.

1, 2, 4-Butantriol, Austauschprodukt für Glyzerin, gut hautverträglich.

Butylacetat, Lösungsmittel für Nagellacke.

Butylalkohol, Alcohol butylicus, Butanol. Farblose, brennbare Flüssigkeit, löslich in Wasser, riecht stark fuselartig, reizt Haut und Schleimhäute. MAK = 100 cm^3 pro m^3 Luft. Verwendung als Lösungsmittel. Kommt vor als Verunreinigung minderwertiger Branntweine.

Butylalkoholester, siehe unter Butylstearat.

Butylenglykol, 1, 3-Butandiol wird als Austauschstoff für Glycerin verwendet. In Österreich verboten. Besser ist Sorbit.

Butylstearat, Butylalkoholester der Stearinsäure; helle, fast geruchlose Flüssigkeit. Dieser niedrig viscöse Fettsäureester eignet sich zum Einstellen der Viscosität von Cremes und Ölen und zum Geschmeidigmachen. Zusatz etwa 4% auf den Gesamtansatz gerechnet.

Butyrum Cacao, siehe Kakaobutter.

Buttersäure, Acidum butyricum, Äthylessigsäure, Butansäure. Farblose Flüssigkeit von stark ranzigem Geruch, mischbar mit Wasser. Verwendung zur Herstellung wichtiger Ester wie Buttersäureisoamylester u. a., die als Fruchtaroma in der Lebensmittelindustrie Verwendung finden.

Buttersäureisoamylester, siehe Buttersäure.

Cacaobutter, siehe Kakaobutter.

Calciferol (Vitamin D$_2$) C$_{28}$H$_{43}$OH. Kommt in Form von farblosen Kristallen in den Handel. Ist in Alkohol und Fettlösungsmittel löslich, in Wasser unlöslich, gegen Luftsauerstoff, Hitze und UV-Bestrahlung unbeständig. Näheres siehe im Kapitel Vitamine.

Calciumbenzoat, Calcium benzoicum, wird als Zusatz in mild antiseptisch wirkenden Salben verwendet; dient auch als Zusatz in Schweißpudern.

Calciumkarbonat, Calcium carbonicum praecipitatum, kohlensaures Calcium, wird als feines Pulver Pasten und Pudern zugesetzt.

Calciumhydrogenphosphat, Monocalciumphosphat, primäres phosphorsaures Calcium, wird gelegentlich in brausenden Badesalzen und Badetabletten als Kohlensäureentwickler verwendet.

Calciumphosphat, tertiaeres, Calcium phosphoricum tribasicum, reagiert neutral, ist in kaltem Wasser unlöslich, und wird häufig als Zusatz in Zahnpulvern und Zahnpasten verwendet.

Calciumsilikat (van Baerle) kolloidal gefällt, reinst. Wird in der Kosmetik zur Herstellung von reizlosen Pudern, als Zahnpastenverdickungsmittel etc. verwendet.

Calciumstearat (Chem. - W. Otto Baerlocher GmbH München), Kalkseife, in Wasser unlöslich, dient als körpergebende Grundlage für Zahnpasten und Puder.

Calciumsulfat, Calcium sulfuricum, Gips, gehört zu den Härtebildnern des Wassers. Dient zur Herstellung kosmetischer Hilfsmittel, z. B. Puderplatten und Nagelpolitursteinen.

Calciumsulfid, Calcium sulfuratum, Kalkschwefelleber, früher Hauptbestandteil von Depilatorien, greift jedoch empfindliche Haut an.

Calciumthioglycolat, thioglycolsaures Calcium, Verwendung zu Dauerwell- und Enthaarungspräparaten.

Calendulaöl CLR (Dr. Kurt Richter GmbH) Fetter Ölauszug aus Calendulablüten. Wirkt leicht epithelisierend und deshalb in öligen und emulgierten kosmetischen Zubereitungen hautgünstig. Zusatz 3—10%.

Calgon (Benckiser, Ludwigshafen/Rh.) ergibt durch seine Vielfalt von Eigenschaften vielseitige Anwendungsmöglichkeiten. Der Stoff besteht aus mittel- und hochmolekularen Polyphosphaten. Da er Erdalkali und Schwermetallionen komplex bindet, wird dadurch ihre Ausfällung verhindert. Weiters vermeidet Calgon eine Trübung von Seifenlösungen und zeichnet sich besonders durch sein ausgeprägtes Dispergiervermögen aus. Es gibt verschiedene Arten von Calgon. Z. B.: Calgon B, Calgon W; diese unterscheiden sich in ihren pH-Werten von einander. Calgon wird Waschmitteln zugesetzt und erhöht die Reinigungskraft und das Schmutztragevermögen.

Campher, Camphora, Japan-Campher. Durch Zentrifugieren und durch Sublimation gewonnene bzw. gereinigte Destillationsprodukte des Holzes von Cinnamonum camphora (Linné) Siebold. Farblose, weiße, kristallinische Stücke oder kristallinisches Pulver von eigenartig durchdringendem Geruch und bitter-scharfem, hinterher kühlendem Geschmack. Ist in fetten Ölen, Alkohol, Äther und Chloroform löslich. C. wird Salben, Cremes, Emulsionen und Haarwässern zugesetzt; seine Wirkung ist durchblutungssteigernd und entzündungshemmend. Borneo-Campher wird aus dem auf Borneo wachsenden Campherbaum gewonnen und unterscheidet sich vom Japan-Campher durch eine Alkoholgruppe im Molekül. DAB 7 unterscheidet nicht mehr zwischen nat. oder synthetischem Campher.

Candelillawachs kommt aus Mexiko und wird von bestimmten Pflanzen durch Abkochen mit Wasser gewonnen. Wenn es auch nicht ganz so hart ist wie Carnaubawachs, so gibt es einen sehr schönen Glanz und ausgezeichnete Salben und Pasten.

Canthariden, spanische Fliegen, Lytta vesicatoria Fabricius, eine Käferart; enthalten als wirksamen Bestandteil Cantharidin. Wegen der hautreizenden Wirkung letzteres wurden die pulverisierten spanischen Fliegen früher zu hautreizenden Pflastern verarbeitet. Die Cantharidentinktur, die das Cantharidin enthält, wirkt hautreizend und wurde Kopfwässern zugesetzt.

Cantharidentinktur, siehe unter Cantharien.

Cantharidin, siehe unter Canthariden.

Caprinaldehyd. Siehe unter Aldehyd C_{10}.

Caprinalkohol, siehe unter Alkohol C_{10}.

Caprylaldehyd, siehe unter Aldehyd C_8.

Caprylalkohol, siehe unter Alkohol C_8.

Capsicum, lateinisch für spanischen Pfeffer.

Capsicumtinktur, Tinktur aus spanischem Pfeffer. Wirkt hautreizend und durchblutungssteigernd. Haarwuchsmittel.

Captol ist ein Kondensationsprodukt von Chloral und Gerbsäure, alkohollöslich. In der Kosmetik dient es als Zusatz in Haarwässern, da es antiparasitär und antiseborrhoisch wirkt.

Carbinol, siehe Holzgeist.

Carbo adsorbens, siehe Kohle.

Carbolsäure, frühere Bezeichnung für Phenol. s. dort.

Carbo medicinalis, siehe Kohle.

Carbopol (Goodrich Chem. Comp. Cleveland / Ohio). Ist ein Carboxy-Vinyl-Polymerisat mit hohem Molekulargewicht. Ist in Wasser löslich. Carbopol dient als Binde- und Verdickungsmittel.

Carboraffin, Aktivkohle, wird zum Entfärben und Desodorieren von Flüssigkeiten verwendet.

Carbo Tiliae, siehe Lindenholzkohle.

Carbowax (Union Carbide International Comp. N.Y.) besteht chemisch aus Polyaethylenglykolen und Methoxypolyaethylenglykolen.

Carboxymethylcellulose wird in Zahnpasten, Cremes, Hautgelees und in fettfreien Präparaten als Gelbildner eingesetzt. In synthetischen Waschmitteln erhöht sie die Schaumkraft, Schaumstabilität u. d. Schmutztragevermögen.

Carmin, Carminum, Nacarat, Farbstoff aus den getrockneten weiblichen Tieren der Cochenille-Laus (Dactylopius coccus) leuchtend roter Farbstoff, leicht löslich in alkalischen Flüssigkeiten, früher als Färbemittel in der Lebensmittelindustrie und zu Lippenstiften verwendet.

Carminum, siehe unter Carmin.

Carnaubawachs kennt man seit Beginn des 19. Jahrhunderts. Die Carnaubapalme, von der es stammt, und die vor allem in Brasilien beheimatet ist, wird im allgemeinen 6—12 m hoch. Die Blätter breiten sich am Kopf des Stammes fächerartig aus. Junge Blätter sind an der Unterseite hell gefärbt und sondern das Carnaubawachs als grauen Belag ab. In der Natur dient das Wachs dazu, die Blätter vor dem Vertrocknen zu bewahren und ihnen die Feuchtigkeit in der tropischen Hitze zu erhalten, wodurch die Palme äußerst unempfindlich gegen Hitze ist. Die Blattrippen liefern ein ausgezeichnetes Material für Flecht- und Seilerwaren, die Blätter selbst dienen der Bedachung von Behausungen.

Die grünen Früchte werden als Viehfutter verwendet. Das äußerst widerstandsfähige, wertvolle Holz findet zu Bauzwecken Verwendung und eignet sich besonders für den Bootsbau, da es von Insekten und vor allem auch von Seewasser nicht angegriffen wird. Zur Gewinnung des Carnaubawachses werden die Blätter mit langen Sichelmessern abgehauen. Die Ernte muß so frühzeitig erfolgen, daß sich das Wachs noch nicht selbständig vom Blatt löst. Die gehauenen Blätter werden auf Matten ausgebreitet und gedroschen. In den letzten Jahrzehnten wurde die Arbeit weitgehend mechanisiert. Der durch die außergewöhnliche Härte des Carnaubawachses sich bildende Staub wird eingesammelt, aufgeschmolzen und in Wannen gegossen. Das erstarrte Wachs wird zerkleinert und in Säcke abgepackt. Je nach dem Alter der geernteten Blätter werden helle, mittlere und dunklere Wachstypen gewonnen. Im Handel unterscheidet man Standardsorten, wie Flor, prima, gelb, mittelgelb, fettgrau, hellfettgrau und sandgrau. Das rohe Wachs enthält noch Verunreinigungen, die durch geeignete Raffination entfernt werden müssen. Man erhält das gereinigte C. mit einem Erstarrungspunkt von ca. 77 bis 82° C. Es zeichnet sich durch seine große Härte aus. Wegen dieser Eigenschaften und da es Wachsfilmen einen schönen Glanz verleiht, wird es in hochwertigen Polierwachsen eingesetzt. Kosmetischen Präparaten setzt man C. zu, um größere Härte und einen höheren Schmelzpunkt (für tropenfeste Lippenstifte z. B.) zu erreichen.

Carotin, Provitamin A, es wird α-, β- und γ-Carotin unterschieden. C. wird zur Färbung von Winterbutter, Margarine und anderen Speisefetten, Salatölen und Bäckereiprodukten, Eis, Käse und kosmetischen Artikeln verwendet. Der Genuß von Karotin führt dem Körper einen Stoff zu, aus dem dieser durch Spaltung in der Leber Vitamin A herstellen kann. Siehe auch unter Vitamin A im chemischen Teil.

Carrageen, Karagheen, irländisches Moos, Lichen irlandicus, ist kein Moos, sondern der an der Sonne gebleichte und getrocknete Körper verschiedener Meeresalgen (Chondrus crispus L. und Gigartina mammillosa Woodward), die an der Nordseeküste und an den Küsten des Atlantischen Ozeans vorkommen. Gelblich-weiße, knorpelige, lappenartige Stücke. In heißem Wasser lösen sich die Algen zu einem Schleim auf, der beim Abkühlen gallertig erstarrt. Kosmetisch wird der Schleim als Emulgator und Feuchthaltemittel z. B. in Zahnpasten verwendet.

Carthamus tinctorius, siehe Färberdistel.
Carvacrol findet sich im Rosmarin-, Thymian-, Lavendel-, Spik-, Krauseminz- und Lavendinöl. Es besitzt einen scharfen würzigen Geruch, der etwas an Thymol erinnert. Verwendung in Parfumerie und antiseptischen Mitteln.

Caseinum, siehe Kasein.
Castoreum, siehe Bibergeil.
Catechu, Pflanzenextrakt, aus dem zerkleinerten Kernholz verschiedener Akazienarten (Acacia catechu, Acacia suma u. a.); wird als Zusatz bei der Herstellung von Hennafarben verwendet.
Cedrol findet sich im Cedernöl, Zypressenöl und anderen. Besitzt den charakteristischen Cederngeruch. Verwendung in Parfumerie und Industrieparfumerie.
Cedrylacetat wird in der Natur nicht gefunden, riecht holzartig, sehr fein. Verwendung für holzartige und moderne Noten.
Celluloseäther, siehe unter Äthylcellulose.
Celluloseglykolat (van Baerle) enthält Carboxymethylcellulose. Als Verstärkungs- und Verdickungsmittel, Emulgier-, Dispergier- und Stabilisierungsmittel, als Schutzkolloid wird es besonders in der kosmetischen und pharmazeutischen Industrie verwendet.
Cera alba, siehe Bienenwachs gebleicht.
Cera flava, siehe unter Bienenwachs.
Ceralan (Robinson Wagner Co. Inc. N.Y., USA) ist ein W/Ö-Emulgator und Stabilisator, enthält die Alkoholfraktion des Wollfettes mit ca. 30% Cholesterin.
Cera Lanae, siehe Wollwachs, Bezeichnung des ÖAB 9, entspricht dem Adeps Lanae anhydricus — Wollwachs DAB 7.
Cera Lanae cum Aqua, siehe unter Wollwachs, wasserhaltig, ÖAB 9.

Cera liquida, flüssiges Wachs (ÖAB 9), Gemisch von Ölsäure-Estern verschiedener Fettalkohole, vorwiegend Cetylalkohol. Klare, schwach gelbliche, eigenartig riechende und schmeckende ölige Flüssigkeit, die sich unterhalb von 5° C trübt. Das flüssige Wachs ist in jedem Verhältnis mischbar mit Äther, Chloroform, Benzol, Petroläther, fetten Ölen oder flüssigem Paraffin. Es ist nicht mischbar mit Alkohol.

Cottonöl, siehe unter Baumwollsamenöl.

Ceresin gewinnt man aus Erdwachs (Ozokerit). Ceresin ist dem Paraffin sehr ähnlich, zeichnet sich jedoch durch größere Härte, einen höheren Schmelzpunkt und durch die Tatsache aus, daß es nicht transparent ist. Man setzt es Cremes zu, um diesen eine festere Konsistenz zu geben. Ceresine haben die Kohlenstoffatome in Ringen oder Vielecken miteinander verknüpft. Sie verhalten sich physikalisch und chemisch ähnlich den verzweigtkettigen Kohlenwasserstoffen.

Cerinol (Givaudan). Es ist ein leicht gelblich gefärbtes, synthetisches Wachs, das aus Rizinusöl hergestellt wird und von pastenförmiger, teilweise kristalliner Beschaffenheit ist. Cerinol schmilzt bei Körpertemperatur und hinterläßt auf der Haut eine geschmeidige glänzende Spur. Es eignet sich in einer Dosis bis zu 10% zur Herstellung von Lippenstiften, denen es Glanz und Geschmeidigkeit verleiht. Auch fetten Nacht- und Reinigungscremes kann man es zusetzen.

Ceroxin (Dehydag). Gehärtetes Rizinusöl, Verwendung als Grundstoff zur Herstellung von Salben und Cremes.

Cetaceum, siehe Walrat.

Cetanolum, siehe Cetylalkohol.

Cetiol (Dehydag) wird durch Veresterung von Ölsäure mit einem aus Naturprodukten durch Spaltung und Reduktion gewonnenen Gemisch ungesättigter Fettalkohole, vorwiegend Oleylalkohol, hergestellt. Es ist ein schwach gelbliches, klares Öl. Verwendung als Grundstoff für ölige Zubereitungen wie Kinderöle, Hautfunktions- und Massageöle sowie wegen seiner leichten Emulgierbarkeit als Fettkomponente für Cremes und Emulsionen beider Emulsionstypen. Es läßt sich mit allen pflanzlichen, tierischen und mineralischen Fetten und Ölen gut mischen.

Cetiol A (Dehydag), Ester gesättigter Fettsäuren mit Fettalkoholen, Flüssigkeit, Verwendung als Grundstoff für ölige Zubereitungen, Fettkomponente für Salben, Cremes und Emulsionen.

Cetiol V (Dehydag). Cetiol V ist eine schwach gelbliche ölige Flüssigkeit. Infolge seiner festen Esterbindung wird Cetiol V nicht ranzig. Es ist mit den meisten Fetten mischbar und durch seine gute Lösungsfähigkeit als Gleitschiene für viele lipoidlösliche Stoffe brauchbar. Verwendung in Hautölen, in Verbindung mit Lanette, Emulgade und Amphocerin auch in kosmetischen Cremes und flüssigen Emulsionen beider Typen.

Cetone V (Givaudan). Einheitlich chemischer Körper aus der Ionenfamilie stammend, wird in der Natur nicht gefunden, besitzt einen stark fruchtigen Geruch, der an Ananas erinnert. Verwendung in Lavendel-, Cologne- und anderen Kompositionen.

Cetylalkohol, Cetanolum, $C_{16}H_{33}OH$, Hauptbestandteil des Walrates (= Cetylpalmitat), Fettalkohol, bestehend aus weißen glänzenden Blättchen oder einer weißen kristallinen, fettig anzufühlenden Masse von schwachem, eigenartigem Geruch. Wichtiger Rohstoff in der Kosmetik seit vielen Jahren. Wird nicht ranzig. C. verträgt sich mit allen sauren, neutralen oder alkalischen Stoffen, die in der Kosmetik Anwendung finden; erhöht die Feinheit der Emulsionen, sowie die Stabilität der Präparate, die dadurch homogener und geschmeidiger werden und ein besseres Aussehen erhalten. Sehr hautfreundlich.

Cetylphosphat, Cetylphosphorsäureester, Verwendung als Emulgator für Ö/W-Emulsionen.

Cetylsulfonat, Emulgator für Ö/W-Emulsionen.

Ceylonzimtöl, Gewinnung durch Wasserdampfdestillation des Bastteils der Ceylonzimtrinde. Es ist ein hellgelbes Öl mit angnehmem Geruch nach Zimt.

Verwendung in der Parfumerie und Zuckerwarenindustrie.

Chamazulen, siehe Azulen.

Champacablütenöl, Gewinnung durch Wasserdampfdestillation der Champacablüten, meist gleichzeitig mit Ylang-Ylangblüten oder durch Maceration der Blüten mit Paraffinöl. Das absolute Champacaöl erhält man durch Alkoholextraktion des angereicherten Öles. Verwendung in der Parfumerie.

Chemoderms (Firmenich, Genf). Es handelt sich um Parfumöle, die besonders hautverträglich sind und deren Verträglichkeit dermatologisch getestet wurde.

Chinarinde, Cortex Chinae, enthält als Hauptwirkstoff das Chinin, neben mehreren anderen Alkaloiden und Gerbsäure, Extrakte werden Haarwässern und Haarölen zugefügt.

Chininbisulfat, Chininum bisulfuricum, wurde früher als Lichtschutzmittel in kosmetischen Präparaten verwendet. Da es ziemlich stark hautreizend wirkt, ersetzt man es heute durch bessere Lichtschutzstoffe.

Chininchlorhydrat, Chininum hydrochloricum, wird als Zusatz in Haarwässern verwendet.

Chininformiat, Chininum formicicum, wird als Zusatz in Haarwässern verwendet.

Chininphosphat, Chininum phosphoricum, wird als Zusatz in Haarwässern verwendet.

Chininsalze, Verbindungen von Chinin mit Säuren; werden wegen ihrer Absorptionskraft für Ultraviolettstrahlen Lichtschutzcremes beigefügt. Heute seltener verwendet, da man wirkungsvollere Substanzen kennt, die überdies nicht so stark hautreizend wirken. Chininsalze werden manchmal Haarwässern zugesetzt.

Chininsulfat, Chininum sulfuricum, wird als Zusatz in Haarwässern verwendet.

Chinintannat, Chininum tannicum, wird als Zusatz in Haarwässern verwendet.

Chininum bisulfuricum, siehe unter Chininbisulfat.

Chininum formicicum, siehe unter Chininformiat.

Chininum hydrochloricum, siehe unter Chininchlorhydrat.

Chininum phosphoricum, siehe unter Chininphosphat.

Chininum sulfuricum, siehe unter Chininsulfat.

Chininum tannicum, siehe unter Chinintannat.

Chinolin, gutes Antisepticum.

Chinosol, stark wirkendes Desinfektionsmittel ohne hautreizende Eigenschaften.

Chloramin, p-Toluolsulfonchloramidnatrium spaltet in wäßriger Lösung Chlor ab und wirkt deshalb desinfizierend.

Chlormetakresol, „Raschit"; ist ein stark wirkendes, ungiftiges Konservierungsmittel, das Schimmelbildung und Fäulnis verhindert.

Chloroform, Chloroformium, $CHCl_3$, klare, farblose Flüssigkeit von eigenartigem charakteristisch süßlichem Geruch und Geschmack, nicht brennbar. Es wird in der Regel mit 0,6 bis 1% absoluten Äthylalkohol stabilisiert. Ältestes Inhalationsnarkoticum, ausgezeichnetes Lösungsmittel für Fette und Harze.

Chlorophyll, grüner Pflanzenfarbstoff, magnesiumhältig; besteht aus Chlorophyll A und B (3 : 1). In der Pflanze an Phytol und Eiweiß gebunden. Chlorophyll ermöglicht die Lichtsynthese der pflanzlichen Stärke aus CO_2 und H_2O. In seiner Struktur dem roten Blutfarbstoff sehr ähnlich. In der Kosmetik dient Chlorophyll als harmloses natürliches Färbemittel für Mund- und Haarwässer, Cremes, Gesichtsmasken und Brillantinen. Als Desodorierungsmittel bindet es Gerüche, die durch bakterielle Zersetzung bedingt sind. In der Kosmetik angewendet bei Akne, bei empfindlicher Haut und in manchen Mitteln gegen Schweißgeruch. Zusatz 0,1 bis 1%.

Chlorophyllin (Natrium-Kupfer-Chlorophyllin) ist ein wasserlösliches Chlorophyllsalz, das als Chelonat (Metallchelatkomplex) eine Inhibierung von Proteasen hervorruft, wodurch sich seine Verwendung als Desodorans erklären läßt.

Chlorthymol, starkes Desinfektionsmittel.

Chlorwasserstoffsäure, siehe Salzsäure.

Cholin, Gewebshormon, als Acetylcholin Überträgersubstanz von nervösen Reizen auf das Erfolgsorgan.

Cholesterin, gehört zu den Sterinen und ist chemisch gesehen ein Alkohol. Es ist eine weiße, geruchlose und geschmacklose, kristalline Substanz. Es bildet mit Säuren Ester, die auch im Stoffwechsel eine bedeutende Rolle spielen. Cholesterin soll auf die Haut und auf das Haarwachstum einen günstigen Einfluß haben und wird als sog. Hautnahrung vielen Cremes in der Menge von etwa 2% beigefügt. Überdies wirkt es als Emulgator. Cholesterinester mit höheren Fettalkoholen sind im Wollwachs reichlich enthalten. Darauf ist die wasserbindende Eigenschaft dieser Produkte zurückzuführen.

Cholsäure (Merck/Darmstadt), Gallensäure, dient als Emulgator für Badepräparate.

Cholsaures Natrium, gallensaures Natrium, Emulgator.

Chrysanthemum balsamita, siehe Marienblatt.

Cinnamylacetat, findet sich im Cassiaöl, riecht süß, leicht holz- und rosenartig, Verwendung für blumige Noten, besitzt auch fixierende Eigenschaften.

Cinnamylanthranilat, wird in der Natur nicht gefunden, besitzt einen balsamisch-fruchtigen Geruch. Wird in Neroli- und anderen Blütenkompositionen verwendet.

Cinnamylbutyrat, wird in der Natur nicht gefunden, besitzt einen balsamisch-fruchtigen Geruch. Wird in Blumenkompositionen eingesetzt.

Cinnamylformiat, wird in der Natur nicht gefunden, besitzt einen an Zimt erinnernden Geruch. Wird in schweren orientalischen Parfums eingesetzt.

Cinnamylisobutyrat, wird in der Natur nicht gefunden, besitzt eine süß-balsamisch-fruchtigen Geruch. Verwendung in Jasmin-, Rosen- u. a. Blütenkompositionen.

Cinnamylisovalerianat, wird in der Natur nicht gefunden, besitzt einen scharfen, würzig-fruchtigen Geruch. Wird in verschiedenen Kompositionen zur Erzielung einer würzigen Beinote eingesetzt.

Cinnamylpropionat, wird in der Natur nicht gefunden, besitzt einen fruchtig-blumigen Geruch. Wird für Blütennoten verwendet.

Citomulgane (Gienow, Chem. Fabrik Hamburg) sind Esteräther mehrwertiger Alkohole mit Fettsäuren, elektrolytfreie Emulgatoren.

Citral, Hauptbestandteil des Lemongrasöls, weiters im Zitronen-, Verbena-, Melissen-, Orangen-, Mandarinen- und anderen ätherischen Ölen enthalten. Synthetisch hergestellt kommt es als Citral chemisch rein, und als Citral in den Handel. Citral besitzt eine kräftige und frische Zitronennote. Die chemisch reine Qualität wird wegen ihrer markannten Citrusnote für Kölnischwasser, Lotionen und Phantasiekompositionen verwendet. Die technische Qualität für billigere Kompositionen und zur Industrieparfumierung.

Citral-Dimethylacetal, extra (Givaudan). Wird in der Natur nicht gefunden, besitzt einen grünen zitronenartigen Geruch. Verwendung in Cologne-Ölen, für künstliches Bergamotte-Öl und wegen seiner Stabilität zur Seifenparfumierung.

Citronellal, chemisch rein, Hauptbestandteil des Citronellaöls. Kommt noch in einer Reihe anderer ätherischer Öle vor. Besitzt einen starken typischen Citronellageruch. Verwendung in der Seifenparfumierung und zur weiteren Synthese von Hydroxycitronellal.

Citronellaöl, Ceylon. Die Gewinnung erfolgt durch Wasserdampfdestillation des getrockneten Grases Cymbobogon nardus (L.) W. Watson. Es ist ein gelbes, bis gelbbraunes, stark riechendes Öl. Das Öl dient als Ausgangsprodukt zur Herstellung des Geraniols und vieler anderer Produkte zur Seifenparfumierung.

Citronellaöl, Java. Gewinnung durch Wasserdampfdestillation aus dem frischen Gras Cymbobogon winterianus Jowitt. Das Java-Citronellaöl hat einen feineren Geruch als das Ceylonöl und ist farblos oder blaßgelb. Verwendung hauptsächlich zur Herstellung von Geraniol-Citronellol und Citronellal.

Citronellol, Bestandteil des Rosen- und Geraniumöls, des Verbena-, Eichenmoos- und Palmarosaöls. Besitzt einen feinen rosenartigen Geruch. Verwendung als synthetisch chemisch reines

Citronellol in Rosen- und Geranienkomplexen in der feinen Parfumerie.

Citronellol, linksdrehend: wird aus Geraniumöl gewonnen. Sehr reines Produkt. Duft volle, sehr frische und gehobene Rosennote von großer Feinheit. Gibt Kompositionen einen reichen natürlichen Ton.

Citronellol, technisch: Duft ähnlich wie Citronellol chemisch rein, aber wenig zart. Verwendung für die einfachere Parfumerie.

Citronellylacetat. Findet sich in Citronella-, Geranium- u. ä. ätherischen Ölen, besitzt einen lebhaften Rosenduft, der frei von Terpengeruch ist. Verwendung zur Hebung rosen- und blumenartiger Kompositionen wie Lavendel und Nelken.

Citronellylbutyrat: Bestandteil des Citronellaöls. Duft frische fruchtige Rosennote, Verwendung in Rose-, Maiglöckchen- und Geraniumnoten.

Citronellylformiat: Bestandteil des Geraniumöls, besitzt einen etwas grünen Rosen-Citrusduft, Verwendung in Rosen- und Blumennoten, Lavendel- und Eau-de-Colognekompositionen.

Citronellylisobutyrat, wird in der Natur nicht gefunden, besitzt einen süß-fruchtigen Rosengeruch. Verwendung gibt Rosennoten eine fruchtig fette Note. Einsatz auch in Geraniumkompositionen.

Citronellylpropionat, wird in der Natur nicht gefunden, besitzt einen rosig-fruchtigen Geruch, Verwendung in Rosen-, Phantasie- und Orangennoten.

Citronenöl. Gewinnung durch Pressung oder Extraktion von Citronenschalen. Es ist ein hellgelbes, angenehm nach Citronen riechendes Öl. Hauptherstellungsgebiet Italien, Spanien und Palästina. Verwendung in der Parfumerie.

Citronensäure-Triester (Pfizer Corporation, N. Y. USA). Lieferbar sind Äthyl-, Butyl-, Hexyl- und Octylester. Es handelt sich um viscöse Flüssigkeiten, die als Fettlösungsmittel mit niederem Dampfdruck und als Lösungsmittel für Farbstoffe in kosmetischen Präparaten verwendet werden können. Sie sind ungiftig.

Civettone (Firmenich). Ist ein Keton und stellt das geruchlich wirksame Prinzip des abessinischen Zibets dar. Seine Konstitution wurde von Prof. L. Ruzicka als Cycloheptadecen-9-on-1 erkannt. Es wird synthetisch hergestellt. Das Zibeton hat Eigenschaften, die denen des Exaltons und Exaltolids ähnlich sind. Es hat indessen eine mehr tierische Eigenart und eignet sich besonders für blumige und chypreartige Noten.

Cobaltnitrat, Cobaltum nitricum, diente früher als Zusatz zu Metallhaarfarben.

Cobaltum nitricum, siehe unter Cobaltnitrat.

Cocosfett, ist eine weiße halbfeste Masse, die aus Kokosnüssen gewonnen wird, enthält hauptsächlich Glycerinester der Laurinsäure. Wird leicht ranzig. Rohmaterial zur Seifenherstellung und Speisefett.

Cohäsal (Hermann Laue, Hamburg) Alginate, die als Verdickungsmittel, Emulgatoren und Stabilisatoren in kosmetischen Präparaten zum Einsatz gelangen.

Colamin, chemisch Aminoäthylalkohol. Farblose, ölige Flüssigkeit, leicht alkalisch reagierend. Mit Alkohol und Wasser mischbar. Lösungsmittel für Fette und Öle; zur Neutralisation von Kaltwellpräparaten auf Thioglykolsäurebasis.

Collamin (Mack, Illertissen, Bayern), waschaktive Substanz. Chemisch Fettsäure-Eweißkondensationsprodukt.

Compound D. C. (Dow-Corning Comp., Midland, Mich. USA). Entschäumungsmittel auf Siliconbasis.

Corhydrole (Givaudan). Es handelt sich um pflanzliche Öle, die bis zu einer Jodzahl unter 5 hydriert sind. Es sind dies weiße, harte, zerbrechliche Produkte, die nicht ranzig werden. Die Corhydrole werden hauptsächlich zur Festigkeitsveränderung von nichtemulgierten Präparaten, Fettschminken, Reinigungscremes und vor allem Lippenstiften verwendet. Sie mischen und vertragen sich mit sämtlichen übrigen Fettkörpern der Kosmetik.

Corodenin; chemisch gesehen ist der Stoff eine 8-Äthoxychinolin-5-sulfosäure. Wasserlöslicher Lichtschutzstoff.

Corol (Givaudan). Ist ein einheitlicher viscöser gut haltbarer Fettkörper pflanzlichen Ursprungs. Er ist praktisch farb- und geruchlos. Er verleiht kosmetischen Präparaten, in denen er zur Anwendung kommt, eine größere Geschmeidigkeit.

Corps Praline (Firmenich) Duft nach gebranntem Zucker, in gewisser Weise an Erdbeere erinnernd. Verwendung gibt Blumennoten einen angenehmen Grundton. Verfärbt sich bei Berührung mit Eisen.

Cortex Chinae, siehe Chinarinde.
Cortex Betulae, siehe unter Birkenrinde.
Cortex Granati, siehe Granatrinde.
Cortex Hamamelidis, siehe Hamamelisrinde.
Cortex Hippocastani, siehe Roßkastanienrinde.
Cortex Quercus, siehe Eichenrinde.
Cortex Quillajae, siehe Quillajarinde.
Cortex Salicis, siehe Weidenrinde.
Cortex Ulmi glabrae et rubrae, siehe Ulmenrinde.

Cosbiol (Laserson und Sabetay). Chemisch Perhydrosqualen. Hexa-methyltetracosan. Wird aus dem Öl von Haifischlebern hergestellt. Ist eine leicht flüssige geruch- und farblose Substanz von öligem Charakter, die nicht ranzig wird und einen angenehmen Geschmack besitzt. Es kann nicht oxydiert werden, auch wenn es längere Zeit an der freien Luft steht. Cosbiol bleibt bei 0° C flüssig und ist in jedem Verhältnis mit den meisten fettlöslichen Substanzen, pflanzlichen und tierischen Ölen Paraffinölen, ätherischen Ölen etc. mischbar. Cosbiol wird von der Haut leicht resorbiert. Es ist absolut beständig gegen Luft, Wärme und Licht. Es ist ungiftig, wie auch bei innerlicher Einnahme allergisch unwirksam. Cosbiol eignet sich zur Verwendung in Brillantinen, Schönheitsmilch, Reinigungscremes, Cold-Cremes etc. Es wird auch als Zusatz in Lippenstiften, Massageölen und Wimperntuschen verwendet.

Costuswurzelöl, Gewinnung durch Wasserdampfdestillation der Costuswurzel. Es ist ein dickflüssiges, hellgelbes Öl, dessen Geruch an Alant und Veilchen erinnert. Verwendung in der Parfümerie.

Cottonöl, siehe unter Baumwollsamenöl.

Cremophor A fest (BASF). Ist eine Mischung aus einem Polyaethylenglycoläther eines höhermolekularen gesättigten Alkoholes mit einem höhermolekularen gesättigten Alkohol. Es ist ein nichtionogener Emulgator, in der Konsistenz etwa dem Weichparaffin entsprechend, der sich zur Herstellung von Emulsionen sowohl des Typus Öl in Wasser, als auch den Typus Wasser in Öl eignet.

Cremophor AP-fest (BASF) chemisch Polyaethylenglycol / 400 Mono-Stearat; ist ein nichtionogener Emulgator für die Herstellung von Ö/W-Emulsionen.

Cremophor EL (BASF) chemisch Umsetzungsprodukt aus Rizinusöl und Aethylenoxyd, ist ein nichtionogener Emulgator für die Herstellung von Ö/W-Emulsionen.

Cremophor FM neu (BASF) dient als Emulgator zur Herstellung kosmetischer Präparate von cremeartiger Beschaffenheit. Es ist das Mono-Aethanolamid der Spermölfettsäure; es ist von hellbrauner Farbe, ist in einer Reihe organischer Lösungsmittel löslich, läßt sich mit organischen Produkten, wie Rizinusöl, Olivenöl, Erdnußöl etc., Paraffin, Wollfett, Bienenwachs und anderen mischen.

Cremophor O (BASF) ist ein Polyaethylglycoläther von Kokosfettalkohol, ein nichtionogener Emulgator für die Herstellung von Ö/W-Emulsionen, von weißer Farbe. Er ist löslich in Wasser, Alkohol und anderen Lösungsmitteln. Mischbar mit Olivenöl, Rizinusöl und anderen Ölen, höheren Fettsäuren und Fettalkoholen. Ist in wäßriger Lösung weitgehend gegen Elektrolyte beständig, wie Säuren, Basen und Salze. Cremophor O ist in der Konsistenz etwa dem Weichparaffin entsprechend.

Cremosan S (BASF) ist die Mischung aus einem höhermolekularen gesättigten Alkohol mit einem nichtionogenen Polyaethylenglykoläther.

Cucumis sativus, siehe Gurke.

Cumarin findet sich als Hauptbestandteil des Tonkabohnen-, Waldmeister-, Lavendel- und anderer ätherischer Öle. Rein in Form von weißen, angenehm

süß nach frischem Heu riechenden Kristallen. Stark verwendet in Klee-, Heu-, Farn- und Chyprenoten.

Cuminaldehyd findet sich in einer Reihe von ätherischen Ölen wie Kümmelöl etc.; starker Kümmelgeruch mit Irisnote. Verwendung in Blumen- und Heunoten.

Cumasina-Estose (H. Müller, Hamburg) dient als Veredler fertiger Parfumerzeugnisse und zur Abrundung des rohen Alkohols.

Curacit, chemische Mischung von Alkalicholaten und -taurocholaten. Seifenemulgator.

Curcuma, siehe Kurkuma.

Cutamon, Hautschutzpräparat, zur Erhaltung und Wiederherstellung des Säuremantels (Spinner, Zürich).

Cutavit - Komplex (Dr. Kurt Richter GmbH) enthält im Ölmedium die fettlöslichen Vitamine A, E, F und H' in aufeinander abgestimmtem Verhältnis. Empfohlen zur Herstellung vitaminhaltiger Kosmetika, die spröde und rissige Haut saftreicher machen und den Turgor verbessern. Auch für Präparate zur Behandlung trockenen und stumpfen Haares gut geeignet. Zusatz 1 bis 3%.

Cyclosal (Firmenich) Duft nach Alpenveilchen, sehr kräftig und beständig. Verwendung in Blumennoten, Maiglöckchen, Alpenveilchen und Flieder.

Cyclosia Base (Firmenich). Chemisch einheitlicher Körper von blumigem Duft und fixierenden Eigenschaften. Ähnlich dem Hydroxycitronellal. Reizt die Haut nur sehr wenig.

Cyclopentadecanolid, siehe Exaltolid (Firmenich).

Cyclopentadecanon, siehe Exalton (Firmenich).

Cyklamenaldehyd wird in der Natur nicht gefunden. Es handelt sich um eine farblose bis leicht gelbliche Flüssigkeit, die eine stark blumige Note mit einer Ähnlichkeit an Lilien besitzt. Verwendung in Maiglöckchen-, Cyklamen- und anderen Kompositionen.

Cystin, Aminosäure, wurde als Haarwuchsmittel ohne Erfolg versucht.

Cymethion (Laserson & Sabetay) ist ein öllösliches Methionin (Aminosäure), wird als Haarpflegemittel in öligen Zubereitungen empfohlen.

Dammarharz, Resina Dammar, Harz von Shorea wiesneri = Dammarbaum in Ostindien und auf den Philippinnen vorkommend. Gelblich-weiße, rundliche Stücke, bei Handwärme klebrig, aromatisch riechend, wenn man sie reibt. Die Lösung wird u. a. als Klebemittel für Bärte verwendet. Weitere Verwendung in Heftpflastern und in der Lack- und Firnisindustrie.

n-Decylacetat, siehe unter Acetat C_{10}.
n-Decylaldehyd, siehe unter Aldehyd C_{10}.
n-Decylalkohol, siehe unter Alkohol C_{10}.

Delan, 25; und C-10 Absorptionsbasen (Lanaetex, Elisabeth, New Jersey, USA).

Deltyl (Givaudan) ist als Isopropylmyristat und Palmitat ein synthetischer Fettkörper.

Deodorant 8846 (Dragoco), bakterizider Schutzfaktor gegen Körpergerüche. Verhindert das Auftreten von störenden Körpergerüchen und besitzt eine besonders breite Wirkung gegen grampositive und gramnegative Keime sowie gegen Hautpilze. Ist hautverträglich. Deodorant 8846 ist ein fast weißes Pulver von schwachem Eigengeruch. In Ölen und Fetten gut löslich, in hochprozentigem Alkohol bis zu 12%.

Depilatorien sind Zubereitungen, die durch chemische Umsetzungen den Hornstoff des Haares soweit verändern, daß die Haare mit einem Holzspatel abgeschabt werden können. Wirksame Bestandteile sind Erdalkalisulfide; in modernen Präparaten Salze der Thioglykolsäure und Thiomilchsäure.

Deriphats (General Mills. Inc. Kankakee, Ill., USA) sind ampholytische Waschsubstanzen, die mit anion- und kationaktiven WAS verträglich sind.

Dermaffine stabilisee pur inodore (Laserson & Sabetay), geruchloser Oleylalkohol. Eignet sich als Zusatz für Lippenstifte, Haarwässer, Lotionen, wodurch die Löslichkeit von Wirkstoffen verbessert wird.

Dermatol, Bismutum subgallicum, gelbes Pulver, gutes Antisepticum und Bestandteil von Wundstreupulvern; besitzt einen starken eigentümlichen Geruch.

Dermolan, neutral (BASF), Dermolane wirken als Hautschutzstoffe in Waschmitteln. Sie sind ein Gemisch höhermolekularer, mehrfacher $NHSO_2$-Gruppen enthaltender zyklischer Verbindungen.

Desil (American Alcolac Corp., Baltimore, Maryland, USA) ist ein guter bactericider Zusatz in Seifen, Waschmitteln und medizinischen Zubereitungen. Desil ist sowohl kation- als auch anionaktiv.

Desodorans Richter/K (Dr. Kurt Richter GmbH). Wirkt der Zersetzung des Schweißes durch Bakterien und damit der Entstehung des penetranten Schweißgeruches entgegen. Wird in Deodorant-Präparate eingearbeitet. Weitere Einsatzmöglichkeiten in anderen, bakterizid wirkenden Kosmetika, wie Antischuppenlotionen, Cremes und Lotionen gegen unreine Haut etc. Zusatz 0,2—2%.

Desodorantien sind Substanzen, die Körpergerüche beseitigen oder ihr Auftreten verhindern. Sie wirken auf verschiedene Weise entweder als starke Adstringentien, als bakteriostatische oder baktericide Stoffe, als Absorptionsmittel oder durch chemische Bindung der Geruchstoffe.

Detergan D 40, D 60 (Oronite Chemical Comp., N.Y., USA), Waschmittel auf der Basis anionaktiver Alkylarylsulfonate.

Dextrin, Stärkegummi, entsteht beim Rösten von Stärke. Gelbliches Pulver, das zur Herstellung von Schleimen und Pasten Verwendung findet.

Dextrose, siehe Traubenzucker.

Diagnat (A. Smit u. Zoon, Bergen, Norwegen), Ammonium- und Natriumalginat großer Reinheit.

Diamidodiphenylenamin ist ein Anilinfarbstoff, der zur Herstellung von Haarfarben dient.

Diaminoäthan, siehe unter Äthylendiamin.

Diammoniumphosphat, sekundäres Ammoniumphosphat $(NH_4)_2HPO_4$, in manchen Zahnpflegemitteln enthalten, soll der Zahnkaries entgegenwirken.

Diäthanolamin, organische Base; Verwendung wie Triäthanolamin zur Verseifung freier Fettsäuren oder zur Emulgierung von Neutralfetten.

Diäthyläther, siehe unter Äther.

Diäthylenglykol dient als Glycerinersatz in Cremes und flüssigen Emulsionen. In Österreich verboten!

Diäthylenglykol-Monostearat (Givaudan). Wachsartig, leicht bräunliches und bei 43° C schmelzendes Produkt. Es ist sehr stabil und mischbar mit allen normalerweise in der Kosmetik verwendeten Fettkörpern. Man verwendet es in flüssigen Emulsionen, in welchen es die Stabilität erhöht. In diesen Produkten wird es in einer Menge von 2—5% eingesetzt.

Diäthylenglykol-Oleat, Verwendung als Zusatz in Aerosolhaarlacken.

Diäthylphthalat, siehe Phthalsäurediäthylester.

Diäthylsebacinat (A. Boake, Robert & Co., London). Diäthylester der Sebacinsäure, einer Dicarbonsäure mit 10-C-Atomen, dient in Verbindung mit Isopropylmyristinat als Lösungsmittel für Eosin in Lippenstiften.

Diäthylstilböstrol gehört zu den Stilbenen und ist ein synthetisches Follikelhormon mit Wirkung auf den Sexualtrakt.

Dibenzylketon, wird in der Natur nicht gefunden, besitzt einen fruchtigen, an bittere Mandeln erinnernden Geruch. Verwendung in Heu-, Farn-, Klee-, Mimosen- und anderen Geruchsnoten.

Dichlorophen, G-4 (Givaudan), besitzt schwach phenolischen Geruch, ist ein feines weißes Pulver mit starker Wirkung gegen Pilze und Bakterien. Dient zur Konservierung von Textilien und anderen Industrieprodukten.

Diene sind ungesättigte, aliphatische Kohlenwasserstoffe, die im Molekül zwei Doppelbindungen besitzen und die allgemeine Reihenformel C_nH_{2n-2} haben.

Diglykol-Stearat S (Glyco-Products Corp. Brooklyn, New York, USA). Dient als Emulgator in neutralen Salben und Cremes.

Dihydroanethol, wird in der Natur nicht gefunden, besitzt einen an Lakritzen erinnernden Geruch, wird viel in der Seifenparfumerie verwendet.

Dihydrocholesterin, ist ein Bestandteil des

Lanolins und wird auch als Emulgator verwendet.

Dihydroergosterin, Ausgangsprodukt zur Gewinnung von Vitamin D_4.

Dihydrosafrol, wird in der Natur nicht gefunden, besitzt einen süßen Geruch nach Sassafras. Verwendung als Modifikateur in Eau-de-Cologneölen.

Dihydroxyaceton (1,3-Dihydroxy-2-propanon). Dient als Zusatz zu Gesichtswässern, Körperlotionen und Teintmilchs. Es erzeugt auf der Haut eine Bräunung ohne Sonnenbestrahlung. Wirksamer Bestandteil von Bräunungspräparaten.

Dimethylacetophenon, wird in der Natur nicht gefunden, besitzt einen süßen Geruch, an Flieder und Mimose erinnernd. Verwendung in Jasmin-, Flieder- und Mimosennoten.

Dimethylanthranilat, findet sich als ein Hauptbestandteil des Mandarinenblätteröls, weiters im Mandarinen-, Petitgrain- und Hyacinthenöl. Besitzt einen typischen Orangenblütengeruch. Verwendung in Orangen- und Nerolikompositionen und in der Seifenparfumerie.

Dimethylbenzylcarbinol, wird in der Natur nicht gefunden; Duft blumigsüß, mit leichter Grünnote. Dient zur Harmonisierung und Abrundung von blumigen Noten wie Flieder, Maiglöckchen, Hyacinthen, Mimosen u. a.

Dimethylbenzyl-Carbinylacetat, wird in der Natur nicht gefunden, besitzt einen starken Salbeigeruch mit Holznote. Verwendung in Geranium-, Hyazinthen-, Rosen- und anderen Noten.

Dimethyldiphenylendisulfid, siehe Mitigal.

Dimethylhydrochinon findet sich im Hyacinthenöl. Besitzt einen zarten Heugeruch. Einsatz in Heu-, Farn-, Chypre- und anderen Noten.

Dimethylketon, siehe Aceton.

Dimethyl-para-Phenylendiamin, Anilinfarbe. Dient zur Herstellung von Haarfarben.

Dinatriumhydrogenphosphat, siehe Natriumhydrogenphosphat.

Diolane (British Industrial Solvents, London), ist in Äther, Alkohol, Wasser und Ketonen löslich und dient als Lösungsmittel für ätherische und vegetabilische Öle.

Dipa-Ester, chemisch ein Di-Isopropylester der Adipinsäure. Dient als Lösungsvermittler für Riechstoffe, Fette und Eosin und als synthetisches Überfettungsmittel in Haarwässern, Haarfestigern, Rasierwässern u. a. m.

Diphenyl-äthyl-Acetat wird in der Natur nicht gefunden, besitzt einen grünen Blattgeruch, Verwendung als Kopfnote in Gardenia-, Rosen- und Fliederkompositionen.

Diphenylmethan, wird in der Natur nicht gefunden, besitzt einen Geruch nach Geraniumblättern, wird viel verwendet in der Seifenparfumerie in Geranium-, Rosen- und anderen Noten.

Diphenyloxyd, wird in der Natur nicht gefunden, besitzt einen starken Geraniumblattgeruch. Wird in der Seifenparfumerie in Geranium-, Rosen-, Heu- und anderen Noten eingesetzt.

Dipropylacetal, wird in der Natur nicht gefunden, ätherartig-grüner Geruch, wird gerne zur Erzielung eines Grüneffektes in Blumennoten eingesetzt. Verwendung in Industrieparfumierungen.

Docen (BASF), Fettalkoholpolyäther, verwendet als Netz-, Dispergier- und Stabilisierungsmittel.

n-Dodecylacetat, siehe Acetat C-12.

Dodecylgallat, geschmackloses, hellgelbes und ungiftiges Pulver, dient als Antioxydans für Fette und Öle. Wirksam in einer Konzentration von 0,2%.

Dodigen 226 (Anorgana, Gendorf, Deutschland). Als quaternäre Ammoniumverbindung gut brauchbares und wirksames Desinfektionsmittel.

Doppelkohlensaures Natrium, Natriumbicarbonat, Natriumhydrogencarbonat, $NaHCO_3$, primäres Natriumsalz der Kohlensäure. Wird zur Neutralisation von Säuren verwendet. Kohlensäureträger in Badetabletten (sprudelnd), Kohlensäurebädern, Brause- u. Backpulvern.

Dorschleberöl, siehe Lebertran.

Dragil (Dragoco), Emulgator für Emulsionen vom Typ Öl in Wasser, zur Herstellung von Cremes, die auf der Haut keine sichtbare Fettung zurücklassen, aber gutes Eindringvermögen besitzen sollen.

Dragil P (Dragoco), Emulgator, chemisch Propylenglykolmonostearat von großer Reinheit, eignet sich für Öl/Wasser Emulsionen.

Dragolux (Dragoco). Optischer Aufheller. Zählt zu den Fluoreszenzfarbstoffen, die im Sonnenlicht bzw. im UV-Licht eine hellblaue Strahlung zeigen. Nach den Gesetzen der Ostwaldschen Farbregel und den optischen Gesetzen der Farbaddition sind diese Fluoreszenzstoffe geeignet, störende Gelbfärbungen zu kompensieren und damit behandeltes Gut optisch aufzuhellen. Zusatz zu Blondhaarshampoos, Frisiercremes und speziellen Haarlotionen für weißes und silbergraues Haar. Auch zur Aufhellung von Zahnpasten geeignet.

Dulcin, ist ein Süßstoff, dessen Süßkraft etwa 200mal so stark ist wie die des Rohrzuckers. In der BRD nicht zugelassen (Diätverordnung 1963).

Duponol (Du Pont de Nemours u. Comp. Inc. Wilmington, Delaware USA). Anionaktives Emulgier-, Dispergier- und Netzmittel.

Eau de Cologne, Kölnischwasser, ist ein Duftwasser bestimmter Note, das mindestens 70 V% Äthanol enthalten muß. Es muß bis zu einer Temperatur von + 8° C klar bleiben. Wasch- und Bade-Kölnischwasser ist ein Duftwasser, das mindestens 40 V% Äthanol enthält und ausdrücklich als solches zu bezeichnen ist. Zusätze wie „Echt", „Original", „Köln" sowie wörtliche oder bildliche Hinweise auf die Stadt Köln gelten als örtliche Herkunftsangaben. Ein „Echt Kölnischwasser" muß also in Köln hergestellt sein. „Eau-de-Cologne" unterliegt jedoch nicht diesen strengen markenrechtlichen Bestimmungen. Zum Ansatz wird reinster eigengeruchsfreier Äthylalkohol verwendet, der als wichtigste Zusätze Bergamotte-, Zitronen-, Lavendel-, Neroliöl u. a. enthält. Weiters werden in der Regel zur Abrundung Rosen-, Jasmin-, Ylang-Ylang- u. a. ätherische Öle zugesetzt. Die harmonische Abrundung guten Kölnischwassers erreicht man durch entsprechend langes Lagern.

Ebur ustum nigrum, siehe Knochenkohle.

Edeltannennadelöl, Oleum Abietis albae, wird in der Schweiz, Jugoslawien, Österreich, Deutschland (Schwarzwald) aus den Nadeln und Triebspitzen der Edeltanne (Abies alba) durch Wasserdampfdestillation gewonnen. Geruch: angenehm balsamisch. Verwendung: Zur Herstellung von Tannenduftessenzen, für Aerosole, als Bestandteil von Einreibemitteln und Badezubereitungen.

Edeltannenzapfenöl, Oleum templinum, Templinöl. Man verwendet die im Herbst gepflückten Tannenzapfen der Weiß- oder Edeltanne (Abies alba), zerschlägt sie und unterwirft sie der Wasserdampfdestillation. E. ist eine farblose, selten schwach trübe Flüssigkeit mit einem starker Geruch nach Pomeranzen und Zitronen. Verwendung: Zu Duftessenzen in der Parfumerie- und Seifenindustrie. Es wirkt wie die Fichtennadelöle entzündungswidrig, schleimlösend, bakterizid und geruchsverbessernd.

E-Grandelat (Keimdiät Augsburg); entsäuertes, kaltgepreßtes Weizenkeimöl mit mindestens 0,15% Tocopherol.

Ehrenpreis, echter, Herba Veronicae, stammt vom Waldehrenpreis (Veronica officinalis). Infolge des Saponingehaltes wird die Droge bei Erkrankungen der Atmungsorgane, die mit starker Verschleimung einhergehen, hauptsächlich verwendet. Bei Hautleiden, wie chronischen Ausschlägen, in Form des heißen Aufgusses zu Umschlägen und Bädern.

Eibischwurzel, Radix Althaeae, Abkochungen, besser Kaltauszüge wirken reizmildernd, schmerzstillend und entzündungshemmend; als Unterstützungsmittel bei Schleimhautentzündungen der Atmungsorgane. Äußerlich zum Gurgeln bei Mandelentzündung, Mundschleimhaut- und Zahnfleischentzündung. Weiterhin zu Umschlägen bei Entzündungen der Haut und der Augen, zu Klistieren und Spülungen. Verwendung: Als Tee vor allem in Gemischen, aber auch allein. Im letzten Falle niemals kochen, sondern nur kalt ausziehen. Etwa 4—5 Teelöffel Eibischwurzel, die schön weiß aussehen muß und nicht muffig riechen darf, läßt man in einem Viertel Liter Wasser ca. 8 Stunden kalt ausziehen. Vor der Anwendung etwas erwärmen.

Eichenmoosextrakt, Eichenmoosöl. Stammt von verschiedenen Flechten (Symbiose von Pilz und Algen), die hauptsächlich zur Familie Usneaceae gehören. Als Eichenmoos bezeichnet man Strauchflechten Evernia prunastri, E. furfuracea und andere Arten der Gattung Sticta und Ramalina. Evernia prunastri wächst hauptsächlich auf der Rinde von Eichen. Dieses echte Eichenmoos, lat. Lichen quercinus viridis genannt, das hauptsächlich in Westmarokko, aber auch im ganzen Mittelmeergebiet, auf dem Balkan und in Frankreich gesammelt wird, ergibt, ganz gleich mit welchem Extraktionsmittel gearbeitet wird, stets das beste Öl. Der typische Charakter der moosigen Grünnote von Eichenmoos mit seinem zart blumigen Unterton hat eine interessante ausgleichende Wirkung bei Blumenbukett- und anderen Duftnoten, wie z. B. bei Patschouli-Effekten.

Eichenmoosöl, siehe Eichenmoosextrakt.

Eidotter, Vitellum Ovi, enthält reichlich Lezithin und Nukleoproteide neben Cholesterin und Mineralsalzen. Wird in der Kosmetik vielfach zu Masken verwendet, zur Haarwäsche (zum Schutz des Haarkeratins) etc., mit Öl sogenannte Hautmayonaise.

Eichenrinde, Cortex Quercus. Die Droge stammt von borkenfreien jungen Eichbäumchen mit silberheller glatter Rinde. Infolge des hohen Gerbstoffgehalts wirken Aufguß und Abkochung stark adstringierend, entzündungs- und fäulniswidrig, stopfend und blutstillend. In größeren Mengen Brechen erregend. Innerlich werden die Zubereitungen bei Magen- und Darmkatarrh, Durchfall, häufiger jedoch äußerlich zu Waschungen und Spülungen bei Hautleiden, Schweißfüßen, Mundfäule und Mandelentzündung verwendet. Zu Vollbädern bereitet man aus etwa ½ kg Rinde 4—5 Liter Absud, die dem Bad zugesetzt werden.

Eieröl, dickflüssiges, gelbes bis rötliches Öl, das aus Eidottern durch Pressung oder Extraktion gewonnen wird. Es besteht aus den Glyceriden der Palmitin-, Stearin-, Öl- und Linolensäure und hat einen Gehalt von etwa 8% Lecithin. Verwendung vor allem in Haaremulsionen, Haarpackungen und Shampoos. Zusatz 3—6%.

Eiklar, Albumen Ovi, wird als Eiklarmaske, die milde adstringierend wirkt, zur Verkleinerung der Poren verwendet.

Eisenacetat, Ferrum aceticum, wurde früher in Metallsalz-Haarfarben verwendet.

Eisenchlorid, Eisen(III)-chlorid war früher Bestandteil der heute nicht mehr üblichen Metallsalzhaarfarben. Die Lösung (lat. Liquor Ferri sesquichlorati) wird äußerlich zur Blutstillung (Blutstillende Watte) verwendet.

Eisessig, siehe Essigsäure.

Eiweiß, im chemischen Sinn; Substanz bestehend aus Aminosäuren wichtigster Baustoff aller Lebewesen enthalten im Fleisch, Milch, Fisch; weniger in Pflanzen, dort am reichlichsten in Hülsenfrüchten, besonders in der Sojabohne.

Elacid Richter (Dr. Kurt Richter GmbH). Vorgefertigte, kationaktive Emulsionsbase vom Typ Ö/W. Dient zur Herstellung von sauren Emulsionen, die als Haarregeneratoren und Dauerwellfestiger verwendet werden können. Zusatz ca. 10%.

Elemi, Elemi-Harz, Resina Elemi, Manila Elemi, ist eine Sammelbezeichnung verschiedener Elemi-Harzarten, die aus Canarium luzonicum, und verschiedenen Pflanzen der Familie Burseraceae stammen. Weiße bis gelbliche, salbenartige Masse mit aromatischem Geruch, an Dill erinnernd. Verwendung in der Parfumerie und Lackindustrie.

Elemi- oder Manilaöl. Gewinnung dieses ätherischen Öls erfolgt durch Wasserdampfdestillation des Elemiharzes. Kommt aus den Philippinen. Angenehm, typisch riechendes Öl von heller Farbe. Verwendung in der Seifenfabrikation und kosmetischen Industrie.

Elfan, 900, 920, 955, 956 (Chem. Fabrik Düren), Wasch- und Netzmittel in flüssiger Form. Chemisch Oleyl- und Laurylsulfate, Sulfonate und Cetyl- und Stearylsulfate.

Emdekon (Merck), wird wegen seiner antimikrobiellen Wirkung als Konservierungsmittel verwendet.

Empicol (Marchon, Products. Whitchhaven Cumberld. Engl.), Wasch- und Netzmittel.

Emulgade A (Dehydag), ist ein kolloiddisperses Gemisch von Cetyl- und Stearylalkohol mit nichtionogenen Emulgatoren. Verwendung als Grundstoff zur Herstellung von Salben und Cremes, sowie speziell für dünnflüssige Emulsionen mit emulsionsstörenden Zusätzen.

Emulgade F (Dehydag), ist ein kolloiddisperses Gemisch von Lanette O und Lanette E mit nichtionogenen Emulgatoren. Weiße bis gelblichweiße feste Masse. Selbstemulgierender Grundstoff zur Herstellung von kosmetischen Cremes und speziell von flüssigen Emulsionen mit besonders hohem Gehalt an Wasser.

Emulgade F - Spezial (Dehydag), ist ein kolloiddisperses Gemisch von Lanette O mit nichtionogenen Faktoren. Weiße bis gelblichweiße feste Masse. Selbstemulgierender Grundstoff zur Herstellung von dünnflüssigen Emulsionen mit besonders hohem Wassergehalt, sowie von Cremes mit normalerweise emulsionsfeindlichen Zusätzen und schwer emulgierbaren Stoffen.

Emulgatoren sind Lösungsvermittler, die in der Lage sind, zwei nicht mischbare Flüssigkeiten wie z. B. Wasser und Öl in eine gemeinsame, beständige Mischung zu bringen. Man unterscheidet an einer Emulsion das Emulsionsmittel, den zu emulgierenden Stoff und den Emulgator. Man bezeichnet auch das Emulsionsmittel als äußere, den zu emulgierenden Stoff als innere Phase. Meist kommen Wasser- und Öl-Emulsionen praktisch in Betracht. Man muß unterscheiden zwischen Wasser-in-Öl-Emulsionen (Butter, viele kosmetische Cremes, z. B. Nährcremes) und Öl-in-Wasser-Emulsionen (Milch etc., Tagescremes). Je nach dem Emulsionsmittel richtet sich auch der Emulgator. Klassische Emulgatoren sind in der Kosmetik Cholesterin und seine Ester, höhere Alkohole, Lanolin, Seifen (vor allem Triseifen), Eiweiß, Gelatine, Pflanzenschleim u. v. a.

Emulgol (Givaudan). Es handelt sich um ein komplexes Produkt, welches im wesentlichen aus tierischen Organextrakten besteht. Es wird nicht aus Lanolin gewonnen. Es enthält Sterole und Phosphatide in natürlicher Form. Emulgol ist eine hellbraune Paste, die einen leichten Eigengeruch aufweist und sich geschmeidig anfühlt. Es mischt und verträgt sich sehr gut mit allen Fettkörpern in der Kosmetik. Es wird eingesetzt zur Herstellung von Lippenstiften sowie in Cremen aller Art.

Enzianwurzel, Radix Gentianae, stammt von den großen Enzianarten des Hochgebirges, z. B. dem gelben Enzian (Gentiana lutea), dem gefleckten Enzian (Gentiana punctata) u. a. ab. Die Wurzel mit ihrem hohen Bitterstoffgehalt wird wie das Tausendgüldenkraut als Magen- und Anregungsmittel verwendet. Die fermentierte Enzianwurzel dient zur Herstellung des praktisch bitterstofffreien Enzianbranntweines.

Epicarin, β-Oxynaphthyl-o-oxy-m-Toluylsäure, dient als antiparasitärer Zusatz zu Salben und Haarwassern und bewirkt eine Schälung der Epidermis; ungiftig, in Äther, Alkohol und Aceton löslich.

Epidermin in Öl (Dr. Kurt Richter GmbH) klare, hellbraune Flüssigkeit. — Organextrakt, aus tierischen Geweben und Drüsen hergestellt nach Filatow, der die darin enthaltenen Aktivatoren „biogene Stimulatoren" (Leben erzeugende Reizstoffe) nannte. Frei von Hormonen. Wirkung beruht auf den synergistisch sich verstärkenden naturgegebenen lipoidlöslichen Bioaktivatoren. Epidermin in Öl übt eine regenerierende Wirkung aus auf mangelhaft versorgte Epidermiszellen und fördert die Epithelisierung leicht geschädigter Oberhaut. Es stellt einen hochwertigen Zusatzstoff für kosmetische Präparate in Öl- oder Emulsionsform dar, die zur Pflege alternder Haut sowie durch exogene Einflüsse angegriffene Haut dienen sollen. Zusatz 0,1—2,0%.

Epidermin wasserlöslich (Dr. Kurt Richter GmbH) klare, goldgelbe Flüssigkeit mit Melissengeruch. Die Inhaltsstoffe entsprechen qualitativ denen von Epidermin in Öl. Ihre Konzentration ist jedoch geringer als in der Öllösung. Geeignet als Zusatz zu biologisch aktiven Gesichts- und Rasierwässern, die bei angegriffener Haut verwendet werden. Zusatz 0,2—2%.

Erdbeeraldehyd. Siehe unter Aldehyd C_{16} sogenannt.

Erdnußöl, Oleum Arachidis, wird durch Auspressen der geschälten Samen der Erdnußpflanze Arachis hypogaea L. ohne Anwendung von Wärme gewonnen. E. ist ein geruchloses, hellgelbes, milde schmeckendes, fettes Öl. Es wird in Präparaten oft an Stelle von Olivenöl verwendet. Vor Licht schützen und gut verschlossen halten! Verschiedene Lieferungen im Vorratsbehälter nicht mischen!

Erdnußöl, gehärtet (ÖAB 9). Oleum Arachidis hydrogenatum; weiße, streichbare, fette, fast geruch- und geschmacklose Masse. Ist ein durch teilweise Hydrierung von Erdnußöl gewonnenes Fett.

Erdwachs, Ozokerit, besteht aus festen Kohlenwasserstoffen, die sich bereits unter Tag vom Erdöl abgetrennt haben. Oft versteht man darunter auch die Abscheidungsprodukte des rohen Erdöls, welches feste Bestandteile in verschiedenem Umfang enthält. Einige Öle ergeben 0,5 bis 2%, andere bis zu 12% feste Anteile. Rohes Erdwachs, das direkt abbaufähig ist, wird auch als Stufwachs oder wenn es im porösen Gestein aufgesaugt ist, als Lepwachs bezeichnet. Bevor alle diese Wachse verwendet werden können, müssen sie gereinigt und gebleicht werden.

Eriopon (Geigy, Basel, Schweiz), Wasch- und Netzmittel auf der Basis eines Fettsäurekondensationsproduktes und Fettalkoholsulfats.

Espartowachs wird aus verschiedenen Gräsern, insbesondere vom Esparto- oder Halfagras (Stipa tenacissima) in Spanien, Algier und Marokko gewonnen. Es handelt sich um ein sehr hartes und zähes Wachs. Es wird gelegentlich an Stelle von oder mit Karnaubawachs (Palmhartwachs) verwendet.

Essig, Acetum, nach DAB 6 durch Essiggärung oder durch Verdünnung von Essigsäure mit Wasser erhaltene klare, farblose bis schwach gelbliche, sauer riechende und schmeckende Flüssigkeit mit einem Gehalt von 6% Essigsäure. Auch das ÖAB 9 versteht unter Essig eine etwa 6%ige Essigsäure, die durch Mischen gleicher Teile verdünnter Essigsäure und destilliertem Wasser zubereitet wird.

Essigsäurealdehyd, siehe Acetaldehyd.

Essigsäure, Acidum aceticum, Eisessig, Methancarbonsäure, Äthansäure, $CH_3 \cdot COOH$. Klare, farblose, stechend riechende, hygroskopische, ätzende Flüssigkeit, mischbar mit Wasser, Alkohol und Äther. Bei niedriger Temperatur kristallisierend. Nach DAB 7 versteht man unter Essigsäure mindestens 99%ige E., nach ÖAB 9 wird eine Essigsäure (33,7—35,5%ig) von einer konzentrierten Essigsäure (Acidum acetinum concentratum) = 99%ige Essigsäure unterschieden. Die verdünnte Essigsäure enthält, nach ÖAB 9 11,5 bis 12,2%. E. wird zur Herstellung von Geruchstoffen („Fruchtäther"), als Lösungsmittel für viele organische Stoffe, in der Kautschukindustrie und zu vielen anderen Zwecken verwendet. In der kosmetischen Industrie wird Essigsäure neben Milchsäure zum Ansäuern von adstringierenden Rasier- und Gesichtswässern verwendet.

Essigsäure, verdünnt, siehe Essigsäure.

Essigäther — lat. Aether aceticus, ist die in der Praxis übliche, aber unrichtige Bezeichnung für Essigsäureäthylester oder Aethylacetat. Charakteristisch ist der fruchtige Geruch. Er ist ein gutes Lösungsmittel und ist daher ein beliebter Zusatz zu Nagellacken und Nagellackentfernern.

Essig-weinsaure Tonerde, Aluminiumacetat-tartratlösung DAB 7 Gehalt mind. 1,3—1,45 Aluminium und 4,3—4,9 Essigsäure Solutio Aluminii aceticotartarici (ÖAB 9), —9,5 bis 11,5%ig. Klare, farblose bis schwach gelbliche, nach Essigsäure riechende Flüssigkeit von süßlichem zusammenziehendem Geschmack.

Esterwachse; echte Wachse. Diese Verbindungen entstammen dem Tier- und Pflanzenreich. Es handelt sich bei ihnen um chemische Verbindungen zwischen langkettigen organischen Säuren und langkettigen Alkoholen. Die Länge der jeweils vorliegenden Kohlenwasserstoffketten bestimmt die Höhe des Erstarrungsproduktes sowie die Härte. Je größer das Molekül des Esterwachses ist, umso höher liegt sein Schmelzpunkt.

Estradiol U.S.P., Östradiol, reines Follikelhormon.

Estragol, chem. Methylchavicol, Bestandteil des Estragonöls und anderer ätherischer Öle wie Basilikum-, Anis- und Fenchelöls. Besitzt einen leichten Anisgeruch und wird in Farn- und Chyprenoten verwendet.

Estrone U.S.P., Follikelhormon.

Ethon (Givaudan), chemisch α-Methylanisalaceton, wird in der Natur nicht gefunden, besitzt einen scharfen butterartigen Geruch. Sparsame Verwendung in Ahorn- und anderen Noten.

Eucerin (Beiersdorf), Emulsion aus gleichen Teilen von Eucerinum anhydricum (= reizloses, geruchfreies Gemisch aus neutral reagierenden Wollwachsalkoholen, wie Cholesterin u. a. sowie raffinierten Paraffinkohlenwassenstoffen) und Wasser. Bildet Hauptbestandteil der Nivea-Creme. Da es schwach sauer eingestellt ist, dient es u. a. auch zur Behandlung von Hautstellen, deren Säuremantel gestört ist.

Eucerit (Beiersdorf), wird zur Herstellung von Salben, insbesondere um Vaseline wasseraufnahmefähig zu machen, verwendet. Eucerit ist ein Gemisch von isolierten Cholesterinen und mehreren aus Wollwachs gewonnenen Cholesterinderivaten (Oxy-Metacholesterin).

Eugenol, 4-Allylguajakol, Hauptbestandteil des Nelkenöls (Gewürznelkenbaum — Syzygium aromaticum), Pimentöl (Pimenta dioica — Pimentbäumchen), Bayöl (Bayrumbaum — Pimenta racemosa) findet sich auch in vielen anderen ätherischen Ölen, z. B. im Zimtöl (Cinnamomum aromaticum und C. zeylanicum). Eugenol wirkt stark bakterizid und daher antiseptisch. Es wird als Zusatz zu Mundpflegemitteln verwendet. In zu hohen Dosen wirkt es schleimhautreizend. Es ist unlöslich in Wasser, gut löslich in Alkohol und organischen Lösungsmitteln. In der Parfumerie wird es in fast allen Nelkenkompositionen, aber auch in Gewürz- und anderen Noten verwendet.

Eugenolacetat, siehe Aceteugenol.

Eukalyptol, chemisch 1,8-Cineol, oft nur als Cineol bezeichnet, kommt in sehr vielen ätherischen Ölen, insbesondere der Myrtengewächse vor; z. B. Eukalyptus-, Cajeput-, Niaoulibaum; aber auch im ätherischen Öl des echten Salbeis und der Schafgarbe. Es wird als antiseptischer Zusatz in Mundwässern, Zahnpasten, wie in Einreibemitteln verwendet.

Eukalyptusöl, Gewinnung durch Wasserdampfdestillation aus den Blättern der Eukalyptusbäume. Vor allem in Australien, Spanien und anderen Mittelmeerländern. Es ist ein farbloses bis gelbliches Öl. Verwendung bei Erkrankungen der Atmungsorgane, zu Inhalationen, Dampfbädern, Salben, Einreibemittel, Bonbons, Insektenabwehr, als Lösungsmittel, Desinfektionsmittel und Seifenparfum.

Euresol (Knoll). Resorzinmonoacetat, dickflüssig, honiggelbes, nicht unangenehm riechendes Öl. Leicht löslich in Alkohol, Azeton, Chloroform und Alkalien. Wirkt mild desinfizierend. Verwendung: für Haarwässer, Schuppenwässer, gegen Haarausfall, Seborrhoe. Im Gegensatz zu Resorzinpräparaten werden die Haare von Euresol nicht dunkel gefärbt.

Eumulgin O—5 (Dehydag), Fettalkoholpolyglykoläther, flüssig, nichtionogen, Vewendung als Emulgator.

Eumulgin O—10 (Dehydag), Fettalkoholpolyglykoläther, pastenförmig, nichtionogener Emulgator.

Eumulgin M 8 (Dehydag), Fettalkohol-Äthylenoxid-Kondensationsprodukt mit ca. 80% aktiver Substanz. Durchscheinende gelbe Gallerte von vaselineähnlicher Konsistenz. Nichtionogener Emulgator vom Typ Ö/W; besonders geeignet zur Emulgierung mineralischer Fette und Öle sowie von Kohlenwasserstoffen aller Art. Spezialemulgator für dünnflüssige Emulsionen.

Eusolex (Merck), Lichtschutzsubstanzen.

Eutanol G (Dehydag), ist ein flüssiger, gesättigter Fettalkohol, vorwiegend Oktyl-Dodekanol. Eutanol G ist eine wasserklare, ölige Flüssigkeit, es ist reizlos hautverträglich und stellt infolge seiner guten Lösungseigenschaften und seines leichten Eindringungsvermögens in die Haut eine gute dermatophile

Gleitschiene für lipoidlösliche Wirkstoffe dar.

Extrapone (Dragoco) (Pflanzliche Wirkstoff-Lösungen und Wirkstoff-Komplexe). Mit Extraponen, den Wirkstoff-Konzentraten von Pflanzen oder bestimmten Pflanzenteilen und anderen pflanzlichen Wirkstoff-Komplexen werden der kosmetischen Industrie Hilfsstoffe zum Aufbau verschiedener wirkungsvoller Erzeugnisse zur Verfügung gestellt. Die Extrapone Spezial sind Lösungen der pflanzlichen Wirkstoffe. Für die praktische Handhabung bieten die Extrapone-Spezial eine Reihe besonderer Vorteile: Stets gleichmäßige Dosierbarkeit, hoher Wirkungseffekt bei geringen Zusatzmengen von ca. 0,5—2%, Klarlöslichkeit in sehr niedriggrädigem Alkohol (5—10% Vol.) — wie er oft aus biologischen Gründen erforderlich ist.

Extrapon Meeresalgen (Dragoco), Extrakt-Produkt aus Braunalgen. Anwendung: 1—2% in Meersalz-Fuß- und Vollbädern.

Exaltofix (Firmenich), sein Duft hat eine feine, durchdringende Moschusnote. Es ist dank der gesättigten Ketonringstruktur auch unter Lauge- und Säureeinwirkung stabil. Exaltofix muß der Essenz zugesetzt werden, bevor diese in die Seifenmasse eingebracht wird.

Exaltolid (Firmenich) ist das Lacton der 14-Oxytetradecan-1-Carbonsäure und wurde im Jahre 1927 in den Laboratorien von Firmenich in der Zusammenarbeit mit Prof. L. Ruzicka nach Arbeiten über das Muscan, Zibetan und die Körper mit großen Ringen zum ersten Male synthetisch dargestellt. Es unterscheidet sich von dem Lacton des Moschuskornöls durch die Abwesenheit einer Doppelbindung. Verwendung als Fixateur und Exalteur.

Exalton. Im Jahre 1924 wurde das Ergebnis der Arbeiten veröffentlicht, die seit 1921 Firmenich in Zusammenarbeit mit Prof. L. Ruzicka über die Konstitution des Zibetans und des Muscans unternommen hat. Es wurde bewiesen, daß die Moleküle dieser beiden Körper große Kohlenstoffringe mit 15—17 Gliedern sind. Diese Entdeckung widerlegte die bis dahin geltende Annahme vom Nichtbestehen von Kohlenstoffringen mit mehr als sieben Gliedern. Sie trug Prof. L. Ruzicka im Jahre 1939 den Nobelpreis für Chemie ein. Firmenich gelang die Synthese, die es erlaubte, mittels der sogenannten Salzmethode den ersten großen Ring synthetisch zu erhalten: das Cychopentadecanon. Dieser Körper unterscheidet sich von dem natürlichen Muscon durch das Fehlen einer Methylgruppe. Es wurde Exalton genannt, da man feststellte, daß Ketone und Lactone mit großen Ringen eine außergewöhnliche Kraft zum Exaltieren von Parfums besitzen (siehe auch Exaltolid). Exalton besitzt einen Geruch, der dem des natürlichen Muscans sehr nahe kommt. Seine Verwendung ist derjenigen des Exaltolids ähnlich.

Extractum Cutis, siehe Hautextrakt.

Extractum Pini sylvestris, siehe Fichtennadelextrakt.

Fango, Schlamm aus Ablagerungen von Mineralquellen, teilweise schwefelhaltig. **Fapack** (Wz) (Paul Hartmann) ist eine Kompresse mit Jura-Fango, zur Wärmetherapie bei Neuralgien, Rheuma. Fangopackungen werden insbesondere zu Gesichtspackungen bei Akne und Rosacea verwendet.

Faex medicinalis, siehe Medizinalhefe.

Färberdistel (= Saflor), Carthamus tinctorius. Aus den getrockneten Blütenblättern des Saflors werden verschiedene gelbrote Farbstoffe gewonnen, insbesondere das Carthamin (2—6%). Unschädliches Lebensmittelfärbemittel, ähnlich Safran. Bei der Verwendung für Puder, Schminken (Wangenrouge, Creme-Rouge) und Lippenstiften wird wegen der schwierigen Löslichkeit meist der „Saflor-Farblack" verwendet.

Für kosmetische Zwecke kommt nur gewaschener, vom gelben Farbstoff befreiter Saflor in Frage.

Färberröte, Krappwurzel, Radix Rubiae tinctorum. Aus der Wurzel wurde früher der rote Farbstoff Alizarin hergestellt. Als es 1868 gelang, Alizarin synthetisch herzustellen, wurden die ausgedehnten Krappkulturen überflüssig.

Farina Amygdalarum, siehe Mandelkleie.

Farnesol findet sich im Moschuskörneröl, Ylang-Ylangöl, Canangaöl, Sandelholzöl und einer großen Anzahl anderer ätherischer Öle. Besitzt einen zarten Geruch nach blühenden Linden. Ausgedehnte Verwendung in verschiedensten Kompositionen, um diese abzurunden.

Farnochinon (= β-Phyllochinon) Vitamin K_2, wird von Darmbakterien wie Escherichia coli und Lactobacillen erzeugt. Siehe Kapitel Vitamine.

Federweiß, siehe Talkum.

Feinsprit (= 96 volumprozentiger Weingeist), siehe Alkohol.

Feldmannstreu, siehe Mannstreu.

Fenchelöl, ätherisches Öl des Gartenfenchels (Foeniculum vulgare var. vulgare) Gewinnung durch Wasserdampfdestillation der zerstoßenen Fenchelfrüchte. Farblose bis schwach gelbliche Flüssigkeit von stark fenchelartigem Geruch und süß-kampferartigem, dann bitterem Geschmack. Das ätherische Öl enthält 50—60% Anethol, 10% Fenchon u. a. Stoffe und besitzt schwache desinfizierende Eigenschaften. Verwendung als Aromatisierungsmittel in Zahnpasten und Mundwässern. Medizinisch als hustenlinderndes und blähungstreibendes Mittel.

Fermente oder Enzyme sind Substanzen, die im Tier- oder Pflanzenleib gebildet werden und auf chemische Verbindungen einwirken, wobei sie eine Synthese oder eine Spaltung kontrollieren, z. B. Verdauungsfermente, Stoffwechselfermente. Die Fermente werden heute international durch die Endsilbe -ase gekennzeichnet, z. B. Amylase = stärkespaltendes Ferment, Protease = eiweißspaltendes F., Lipase = fettspaltendes F. Fermente (= Enzyme) werden technisch für Wasch- und Spülmittel verwendet. In der Kosmetik für Schälkuren (Peelings), in Kaltwellmitteln (Trypsin) in Haarentfernungsmitteln (Keratinase), Phosphatase in Haarpackungen zur Verbesserung der Haarqualität Katalase in Haarspülbädern zur Beseitigung von Wasserstoffperoxidresten nach Blondierungen oder Färbungen. In der Medizin werden Fermente bei Verdauungsschwäche eingesetzt. In Zahnpasten werden Antifermente (= Antienzyme) eingesetzt, die gegen milchsäurebildende Bakterien wirken.

Fernambukholz (Lignum Fernambuci) stammt von der besonders in Brasilien heimischen Pflanze Caesalpinia echinata Lamarck. Das Fernambukholz, auch Rotholz genannt, enthält die fast farblose Verbindung Brasilin, aus dem durch Oxydation der Farbstoff Brasilein hergestellt wird.

Ferrum aceticum, siehe Eisenacetat.

Fettalkohole sind einwertige Alkohole, die sich von Kohlenwasserstoffen mit einer C-Anzahl von 12 bis 18 ableiten. Cetylalkohol u. a. haben als Hilfsemulgatoren großes kosmetisches Interesse. Daneben bilden sie das Ausgangsmaterial für die wichtigen synthetischen Waschrohstoffe der Fettalkoholsulfate.

Fettalkoholsulfate sind die wirksamen Substanzen vieler moderner Waschmittel, die auch in hartem Wasser schäumen, da sie keine Kalkseifen bilden. Chemisch handelt es sich bei diesen Stoffen, die auch WAS genannt werden (Waschaktive Substanzen), um Natriumbzw. Magnesiumlauryl-, Myristyl-, Cetyl- und Stearylsulfat. Daneben wird auch noch das Triäthanolaminlarylsulfat für Shampoos verwendet. Außer den genannten sind jedoch noch eine Reihe anderer, komplizierter gebauter Verbindungen in Verwendung.

Fette sind Glycerinester höherer Fettsäuren, siehe auch im chemischen Teil.

Fette, gehärtete, sind geruchlose, weiße feste Fette, die aus natürlichen, ungesättigten Fetten und Ölen pflanzlicher und tierischer Herkunft durch katalytische Hydrierung mittels Nickelformiat hergestellt werden. Sie enthalten keine ungesättigten Verbindungen mehr und sind deshalb geruchlos und widerstandsfähig gegen Ranzigwerden. Verwendung vor allem zur Margarineherstellung. Durch die Fetthärtung tritt vom lebensmittelchemischen Gesichtspunkte aus eine Wertminderung ein, da die wertvollen ungesättigten und essentiellen Fettsäuren, wie z. B. Linolsäure, dabei zerstört werden.

Fettsäuren sind Monocarbonsäuren, die sich von der Reihe der gesättigten und ungesättigten Kohlenwasserstoffe ableiten. Vergl. Chemie.

Fettsäurealkylolamide, Verbindungen von Fettsäuren mit Äthanolamiden. Ihre Wirkung ist schaumerhöhend und stabilisierend. Besonders reichliche Verwendung finden diese Substanzen in der Haarkosmetik.

Fettsäureketone; diese entstehen, wenn die Kalksalze höherer Fettsäuren einer trockenen Destillation unterzogen werden, wobei die Ketone abdestillieren. Stearinketon wird in Lippenstiften und Polierwachsen eingesetzt, da es einen schönen Glanz gibt.

Fettsäurenitrile mit der allgemeinen Formel $R-C \equiv N$ entstehen, wenn Fettsäureamide ein Molekül H_2O abspalten. Sie dienen als Lösungsmittel für Gummi, Perlon und andere Kunststoffe.

Fettstabilisatoren sind Substanzen, die, obgleich nur in geringer Menge zugesetzt, das Ranzigwerden von Fetten verhindern können. Da die Menge nicht ausreicht, um eine Wirkung im chemischen Sinn eines Oxydationsschutzmittels zu erklären, nimmt man an, daß der Vorgang des Ranzigwerdens eine Kettenreaktion ist, deren Beginn durch die Fettstabilisatoren verhindert oder verzögert wird. Die wichtigsten sind neben Vitamin E (Tocopherol) Äthyl- und Propylgallat, Butylparakresol, Dihydroquerin, Di-isoeugenol und andere. Ihre Wirkung wird durch die Gegenwart von gewissen Säuren (Ascorbin-, Zitronen-, Wein-, Phosphor-, Aminosäuren) noch beträchtlich verstärkt. Beim Zusatz müssen evtl. lebensmittelrechtliche Bestimmungen beachtet werden.

Fettstabilisator CLR (Dr. Kurt Richter GmbH). Dunkelbraunes Öl, enthält natürliche Tocopherole und Synergisten; verzögert die Ranzidität von Fetten und fetten Ölen. Zusatz 0,1—0,4% berechnet auf den Fett- bzw. Ölanteil des jeweiligen Rezeptes.

Fettstabilisator „Dr. Grandel" (Keimdiät GmbH, Augsburg). Dunkelfarbige Flüssigkeit, die zur Haltbarmachung von Fetten und Ölen dient.

Fichtenharz, Resina Pini, Pix alba, Pix burgundica, Gallipot genannt, ist das von selbst erhärtete, durch Schmelzen und Kolieren gereinigte wasserarme Harz verschiedener Nadelhölzer (z. B. Fichte, Tanne, Seestrandkiefer). Das Harz dient als Zusatz in Pflastermassen, Enthaarungsharzen und Seifen.

Fichtenknospen, Gemmae Piceae. Abkochungen der Fichtenknospen enthalten Gerbsäure, Invertzucker, Pentosane, Fett und Harz. Verwendung in Badezusätzen, Seifen, Salben und Tinkturen.

Fichtennadelextrakt, Extractum Pini sylvestris, dicker Extrakt, gewonnen durch Auskochen von Fichten-, Kiefern- oder Tannenzweigen mit Wasser und Eindampfen des Auszugs. Industriepräparate sind besser als selbsthergestellte Produkte, da die ätherischen Öle besser erhalten bleiben. Für ein Vollbad (250 Liter) wird in der Regel eine Menge von 150 Gramm genommen.

Fichtennadelöl, echtes, Oleum Piceae abietis, stammt von der Fichte (Rottanne). Wird aus den frischen Nadeln und Zweigspitzen durch Wasserdampfdestillation gewonnen. Es ist ein Öl von angenehm aromatischem Geruch, das in der Parfumerie in Badeextrakten und Seifen Verwendung findet. Darf nicht mit Oleum Pini sylvestris, dem Kiefernnadelöl verwechselt werden. Kiefernnadelöl hat jedoch ähnliche Eigenschaften.

Fischsilber, auch Orientessenz genannt, wird aus den Schuppen gewisser Weißfischarten z. B. Ukelei, Alburnus alburnus (L.) gewonnen. Wird irisierenden Nagellacken zugesetzt. Auch zur Herstellung künstlicher Perlen verwendet.

Fixiersalz, siehe Natriumthiosulfat.

Fixolvant „R" (Th. Muhlethaler, Nyon, Schweiz). Findet als Emulgator und Konservierungsmittel Verwendung, und ist gleichzeitig ein gutes Lösungsmittel für Eosinfarbstoffsäuren.

Flohsamen, Semen Psyllii flavum (v. Plantago ovata) und Semen Psyllii nigrum (v. Plantago psyllium). Aus beiden Samen, wovon der letztere, der Schwarze, der bessere ist, wird ein klarer Pflanzenschleim gewonnen, der zu Hautgelees und als Stabilisator in Emulsionen Verwendung findet.

Flores Lilorum bulbiferum, siehe Lilienblüten.

Flores Tiliae, siehe Lindenblüten.
Flores Bellidis, siehe Gänseblümchen.
Flores Graminis, siehe Heublumen.
Flores Chamomillae vulgaris, siehe Kamillenblüten.
Flores Verbasci,siehe Königskerzenblüten.
Folia Belladonnae, siehe Tollkirschenblätter.
Folia Farfarae, siehe Huflattichblätter.
Folia Hamamelidis, siehe Hamamelisblätter.
Folia Hennae,siehe Henna.
Folia Hyoscyami, siehe unter Bilsenkraut.
Folia Jaborandi, siehe Jaborandiblätter.
Folia Juglandis, siehe Walnußblätter.
Folia Malvae, siehe Käsepappel.
Folia Malvae sylvestris, siehe Malvenblätter.
Folia Melissae, siehe Melissenblätter.
Folia Myrtilli, siehe Heidelbeerblätter.
Folia Plantaginis majoris, siehe unter Breitwegerich.
Folia Rosmarini, siehe Rosmarinblätter.
Folia Salviae, siehe Salbeiblätter.
Folia Urticae, siehe unter Brennesselkraut.
Follikelhormone, sind weibliche Geschlechtshormone, die in den Eierstöcken erzeugt werden.
Fongicidys (Laserson & Sabetay). Ist ein Konservierungsmittel, das kosmetische Produkte vor Zersetzung durch Bakterien schützt.
Fongicide G 4, (Givaudan), Mittel zur Verhütung von Gärung, Schimmel, Fäulnis, enthält Hexachlorophen, das kosmetischen Präparaten etwa 0,1% zugesetzt wird.
Formaldehyd, HCHO, Methanal, stechend riechendes Gas, leicht löslich in Wasser, Eigenschaften siehe Formaldehydlösung. Meist verwendet in Form des polymeren Paraformaldehyds in Schweiß- und Fußpudern.
Formaldehydlösung, Formalin, Formaldehyd solutus, Solutio Formaldehydi (ÖAB 9), nach DAB 7 35—37% Formaldehyd in Wasser. Klare, farblose, stechend riechende, wässerige Flüssigkeit. Eiweißfällungsmittel, wichtiges Antiperspirans, wird wegen seiner desinfizierenden, antimykotischen und desodorierenden Wirkung verwendet.
Formalin, siehe Formaldehydlösung.

Frauenmantelkraut (Herba Alchemillae) gilt in der Volksheilkunde als Mittel bei äußeren und inneren Wunden, gegen Durchfall, bei Geschwüren. Ähnliche Verwendung findet auch der Alpenfrauenmantel (Silbermänteli, Alchemilla alpina).
Frauenminze-Blätter (von Chrysanthemum balsamita) werden zur Wundbehandlung und als gallensekretionsförderndes Mittel verwendet.
Frigen (Freon) der Farbwerke Hoechst AG, Frankfurt (Main). Verschiedene chlorierte und fluorierte Kohlenwasserstoffe, die weitgehend ungiftig, unbrennbar und nicht explosiv sind und besonders als Treibgase in Aerosoldosen und als Sicherheitskältemittel verwendet werden. Vergleiche chemischer Teil.
Fructus Cynosbati, siehe Hagebutten.
Fructus Phellandrii, siehe Wasserfenchel.
Fructus Saponariae, siehe Sapindusnüsse.
Fruitex (Th. Muhlethaler, Nyon, Schweiz). Darunter sind Gemüse- und Obstextrakte zu verstehen, die als Granulat im Handel sind und wegen ihres Vitamin- und Wirkstoffgehaltes kosmetischen Produkten zugesetzt werden.
Fulwabutter, siehe unter Bassiafette.
Fungicide sind Stoffe, die pathogene und nichtpathogene Pilze töten.
Fungicid UMA und Fungicid DA (Dragoco) (Undecylensäure-monoäthanolamid) (Undecylensäure-diäthanolamid) Fungicid UMA und Fungicid DA sind neue antimykotische Substanzen, die den bekannten fungiciden Effekt der Undecylensäure mit der oberflächenaktiven Wirkung der Fettsäure-alkylolamide vereinigen und gut hautverträglich sind. Der Einsatz in kosmetischen Präparaten ist gegeben in prophylaktischer Hinsicht gegen die heute sehr verbreiteten Interdigital-Mykosen (Zwischenzehen-Pilze).
Futtersaft der Bienenkönigin enthält Vitamin B_2, B_5, B_6, B_8, F, Pantothensäure, E und H. Daneben finden sich noch viele Aminosäuren, ätherische Öle, Zucker und aller Wahrscheinlichkeit derzeit noch nicht näher aufgeklärte Wachstumsvitamine und Hormone. Werden Bienenlarven mit Weiselfutter ernährt, so entwickelt sich aus ihnen eine

Königin, die etwa 3—5 Jahre lebt und sich durch eine geradezu unglaubliche Fruchtbarkeit auszeichnet. Sie kann im Juni, im Höhepunkt des Bienenlebens täglich bis zu 2000 Eier legen, was etwa ihrem eigenen Körpergewicht entspricht. Bienenlarven, die nur gewöhnliches Futter erhalten, werden zu Arbeitsbienen und erreichen eine Lebensdauer von etwa 5 Wochen und bleiben steril. In der Volksmedizin ist schon seit langer Zeit bekannt, daß der Inhalt von Königinwaben mit einem Glas Wasser, einmal wöchentlich genommen, eine deutlich robierende und verjüngende Wirkung haben soll. Seit einiger Zeit wird das Weiselfutter gereinigt, als Zusatz von Nährcremes und Haarwässern, als Liquid, sowie in injizierbarer, eiweißfreier Form auf den Markt gebracht (Gelée Royale, Fontaine Royale). Die Wirkung bei lokaler Anwendung besteht in einer deutlichen Verbesserung der Durchblutung, einer Glättung der Haut, Anregung des Haarwachstums, sowie einer günstigen Beeinflussung von manchen Akneformen. Die innerliche Anwendung soll nach vorliegenden Arbeiten eine merkbar roborierende, tonussteigernde und anregende Wirkung haben, die sich besonders bei Depressionszuständen etc. bemerkbar macht. Überdies wird sie bei unterentwickelten und schlaffen Brüsten empfohlen.

G-4 (Givaudan), chemisch Dichlorophen, ein schwacher Phenolkörper, wird wegen seiner desinfizierenden Eigenschaften, die sich gegen Pilze und Bakterien richtet, als Konservierungsmittel für industrielle Zwecke eingesetzt.

G-11 (Givaudan), chem. Hexachlorophen, siehe dort.

Gaiolacetat (Firmenich), Holz- und rosenartiger Duft, leicht pfeffrig, von großer Reinheit. Verwendung für rosenartige Grundtöne.

Galbanumharz, Gummiresina Galbanum, stammt von Ferula gummosa und besteht aus erbsen- bis walnußgroßen Körnern oder zusammenhängenden Klumpen, die aus ca. 60% Harz, etwa 30% Gummi und 10% ätherischem Öl bestehen. G. wird heute fast nur noch äußerlich zu erweichenden, schwach reizenden Pflastern verwendet.

Galbanumöl. Gewinnung durch Wasserdampfdestillation aus dem eingetrockneten Milchsaft der Galbanumpflanze. Ein gelbliches Öl, von typischem Geruch. Verwendung in der Parfumerie.

Galgant (Rhizoma Galangae) stammt von der tropischen Ingwerpflanze Alpinia officinarum. Bekanntes Gewürz. Die alkoholische Tinktur des Wurzelstockes wird als aromatisierender Zusatz zu Zahnpasten und Mundwässern verwendet.

Gallensalze, Alkalisalze der Gallensäuren sind Stoffe, die chemisch rein in isoliertem Zustand in den Handel kommen. Sie dienen als Zusatz zu Seifen und steigern deren Emulsionskraft für Fette.

Gallate, Ester oder Salze der Gallussäure (= Trihydroxybenzoesäure). Eine bekannte Verbindung ist Wismutsubgallat (Dermatol), ein Wunddesinfiziens. Dienen u. a. als Fettkonservierungsmittel.

Gallicol (Firmenich). Rosennote von großer Feinheit.

Gallipot, siehe Fichtenharz.

Gallussäure, Acidum gallicum; Trihydroxybenzoesäure, adstringierender Stoff, der als Zusatz zu Mundwässern dient.

Gänseblümchen, Flores Bellidis, von der Pflanze Bellis perennis, wird in der Volksmedizin bei Quetschungen, Verrenkungen, Muskelkater, Hautkrankheiten wie z. B. eiternden Wunden, Geschwüren in Form von Abwaschungen mit der Abkochung der Blätter verwendet.

Gänsefingerkraut, Herba Anserinae, ist das Kraut der blühenden Pflanze Potentilla anserina. Wirksames Mittel bei Durchfällen mit Koliken, Magenkrämpfen. Äußerlich als Gurgelmittel bei Mundschleimhautentzündungen, nässenden Hautausschlägen.

Gartennelkenöl, wird durch Wasserdampfdestillation oder Extraktion der Blüten der Gartennelke gewonnen. Man erhält ein konkretes Öl, aus dem durch Ausfrieren oder Wasserdampfdestillation ein absolutes Öl erzeugt werden kann. Verwendung in der Parfumerie.

Gelatine ist der aus Knochen und Hautabfällen gewonnene reine tierische Leim.

G. wird in der Kosmetik zur Herstellung von Hautgelees verwendet.

Gelee Royale, siehe Futtersaft der Bienenkönigin.

Gelees zu kosmetischen Zwecken werden aus Gelatine oder Schleimdrogen hergestellt, z. B. aus Leinsamen, Quittenkernen, Tragant, Gummi arabicum, Algen (Alginate).

Gelit N (Dr. Kurt Richter GmbH), weißes, leicht hygroskopisches Pulver, ist ein wasserlösliches Kunstharz auf Polycarbonsäure-Basis und wird als Verdikkungsmittel und Stabilisator in der Kosmetik verwendet. Die wäßrige Lösung reagiert nahezu neutral. 1—3% Zusatz von Gelit geben eine gute Verdickung. 0,5%haltige Gelitlösungen können als Haarfixative verwendet werden, weiter dienen sie als Verdickungsmittel der wäßrigen Phase in Cremes und Emulsionen und wirken außerdem stabilisierend auf das Emulsionssystem. Gelitlösungen vertragen schwachen Säurezusatz (p_H nicht unter 4). Dabei vermindert sich die Viskosität.

Gemmae Betulae, siehe Birkenknospen.
Gemmae Piceae, siehe Fichtenknospen.
Gemmae Populi, siehe Pappelknospen.

Genagen (Hoechst). Emulgatoren auf der Basis von Fettsäure-Polyglykolestern.

Genamin K DB (Hoechst), kationaktiver Rohstoff für die Haarkosmetik, enthält Alkyl-dimethyl-benzyl-ammoniumchlorid

Genamin K DS (Hoechst). Alkyldimethylbenzyl-ammoniumchlorid (Alkyl C_{16} und C_{18}). Milchigweiße, etwas schäumende wäßrige Suspension mit schwachem Bittermandelgeruch.

Genamin K S 5 (Hoechst). Kationaktiver Rohstoff für die Haarkosmetik, enthält Pentaoxyaethylstearylammoniumchlorid.

Genapol C 100 (Hoechts). Alkylpolyglykoläther auf Basis Kokosfettalkohol.

Genapol LRO flüssig (Hoechst). Ist das Natriumsalz des Laurylalkoholäthersulfats. Anionaktive, farblose, klare visköse Flüssigkeit. Es wird als Grundlage für klare flüssige Shampoos, Schaumbäder und ähnliche kosmetische Zubereitungen verwendet.

Genapol LRT flüssig (Hoechst). Triäthanolaminsalz des Laurylschwefelsäureesters. Anionaktiv, praktisch frei von anorganischen Salzen; honiggelbe, klare, visköse Flüssigkeit. Anwendung als Hauptbestandteil von klaren flüssigen Shampoos und ähnlichen kosmetischen Zubereitungen.

Gentianaviolett, siehe Methylviolett.

Genetrone (Allied Chemical & Dye Corp. N. Y. USA), sind unbrennbare, halogenierte Kohlenwasserstoffe, die als Treibmittel für Aerosole dienen.

Gerallol (Givaudan) ist eine Mischung von Geraniol und Citronellol. Es besitzt einen leichten Rosenduft. Kommt in mehreren Reinheitsgraden mit 80%, 85% und 90% wirksamer Substanz in den Handel. Verwendung in Rosennoten und anderen Blumenkompositionen.

Geraniol, Hauptbestandteil des Palmarosa-, Rosen-, Geranium-, Citronellaöls. Weiters enthalten im Verbena-, Lemongras-, Rosenholz-, Petitgrain- u. anderen Ölen. Besitzt einen süßen Rosengeruch. Das synthetische Produkt kommt in mehreren Reinheitsgraden mit 70%, 80% und 90% wirksamer Substanz in den Handel. Ausgedehnte Verwendung in vielen Blumenkompositionen, besonders Rosennoten.

Geraniol aus Palmarosaöl, besitzt einen süßen Rosenduft mit einem Palmarosaeffekt, der etwas an Heu erinnert.

Geraniumöl, Oleum Geranii stammt von Geranium odoratissimum, Geranium roseum u. a. Geraniumarten. Gewinnung durch Wasserdampfdestillation aus den Blättern. Ein farbloses bis bräunliches Öl, von angenehm rosenartigem Geruch. Verwendung in der Parfumerie.

Geraniumwurzel, Radix Pelargonii, die Auszüge dieser Wurzel sind stark tanninhältig und werden in Mundwässern und Zahnpasten wegen der adstringierenden Wirkung gerne verwendet.

Geranylacetat, findet sich in Eukalyptusölen, im Lemongrasöl, Citronellaöl und anderen; besitzt einen süßlichen Geruch nach Rose und Lavendel. Verwendung in Geranium-, Rosen-, Lavendel- und anderen Kompositionen.

Geranylbenzoat, wird in der Natur nicht gefunden, besitzt einen zarten süßlichen Geruch, der an Ylang-Ylang erinnert. Verwendung als Modifikateur für Rosennoten. Besitzt auch fixierende Eigenschaften.

Geranylbutyrat, kein nennenswertes Vorkommen in der Natur. Besitzt einen fruchtig-rosigen Geruch. Verwendung in Geranium-, Lavendel-, Rosen- und anderen Blumenkompositionen.

Geranylformiat, kommt in Geraniumöl vor, besitzt einen frischen Rosengeruch mit einer etwas grünen Beinote. Ausgedehnte Verwendung, besonders in Teerosenkompositionen und anderen Blütennoten, denen es natürliche Frische verleiht.

Geranylphenylacetat, wird in der Natur nicht gefunden, besitzt einen zarten Geruch nach Rosen mit einer honigartigsüßen Beinote. Der Honig- und Roseneffekt wird in Kompositionen gerne eingesetzt.

Geranylpropionat, wird in der Natur nicht gefunden, besitzt einen frischen fruchtig-rosigen Geruch. Wird in Gardenia-, Rosen- und Lavendelkompositionen eingesetzt.

Gerbsäure, Acidum tannicum, Gallusgerbsäure, Tannin, wird aus chinesischen, japanischen oder türkischen Galläpfeln gewonnen. Gelbliches, herb schmeckendes Pulver oder glänzende Schuppen, Verwendung als Antisepticum und Adstringens.

Germ, siehe Medizinalhefe.

Germer-Wurzelstock, Weiße Nießwurz, Rhizoma Veratri, ist eine sehr giftige Droge (1—2 Gramm des Drogenpulvers können schon tödlich wirken). Die Alkaloide der Pflanze werden gelegentlich gegen gewisse Formen des Bluthochdrucks angewendet (Puroverin „Sandoz"). Gelegentlich werden die Essigauszüge zur Bekämpfung von Ungeziefer an Haustieren verwendet.

Gingergrasöl stammt von Cymbopogon martinii (Stapf) Erzeugung in Vorderindien durch einfache Wasserdestillation des entsprechenden Krautes. Es ist ein hellgelbes, bis braunes, manchmal grünliches Öl mit einem Geruch, der an das Palmarosaöl erinnert.

Ginsengwurzel, Shen-Shen-Wurzel, stammt von der zu den Efeugewächsen gehörenden Pflanze Panax schin-seng. Eine verwandte Abart ist die amerikanische Pflanze Panax quinquefolius. Die echte Ginsengwurzel stammt aus Korea und China, wird aber nicht nur dort, sondern auch in der UdSSR angebaut. Ihre Wirkstoffe sind: Saponin, Panakilon, B-Vitamine, Panaxsäure, äth. Öl, östrogene Stoffe, Ginsenin und andere Glykoside mit aphrodisiakischem Effekt u. a. Stoffe. Verwendung als Tonikum und Stimulans (Kräftigungs- und anregendes Mittel).

Givons (Givaudan); die Givons stellen moderne Emulgatoren des nichtionisierten Typs dar.

Giv-Tan F (Givaudan); chem. 2-Äthoxyäthyl-p-Methoxycinnamat. Lichtschutzsubstanz mit einem Absorptionsmaximum bei 308 nm.

Glaubersalz, chem. Natriumsulfat, gehört mit dem Bittersalz (= Magnesiumsulfat) zu den bekannten salinischen Abführmitteln, die durch Wasserbindung im Darm eine kräftige laxierende Wirkung haben. Das Glaubersalz trägt seinen Namen nach dem Apotheker Glauber aus Karlstadt am Main.

Glaurin (Glyco-Products, Brooklin, N. Y. USA). Dient zur Herstellung milch- und cremeartiger Emulsionen und ist chemisch ein Diäthylenglykol-Monolaurat.

Glucose, siehe Traubenzucker.

Glutoform. Ist Formaldehydgelatine mit antiseptischen und desodorierenden Eigenschaften; daher gerne verwendet als Zusatz in Schweiß- und Wundpudern.

Glycerin, Glycerinum, (DAB 7) Glycerolum (ÖAB 9), ein dreiwertiger Alkohol, wird bei der Fettspaltung (Verseifung) bzw. aus Propylen gewonnen. Reines Glycerin ist eine süße farblose Flüssigkeit von hoher Viskosität. Es wirkt stark wasserentziehend und trocknet die Haut daher aus. In kosmetischen Cremes, denen es früher als Schutz gegen das Austrocknen beigefügt wurde, ersetzt man es heute zweckmäßig durch Sorbitol, das auf die Haut nicht so stark reizend wirkt.

Glycerinmonostearat ist ein weißer, wachsartiger Körper, und wird bei der Herstellung von Cremes als Emulgierhilfsmittel verwendet. Es stabilisiert hauptsächlich Ö/W-Emulsionssysteme und wirkt konsistenzgebend. Glycerinmonostearat ist jedoch kein eigentlicher Emulgator, sondern macht die Mitverwendung anderer geeigneter Stoffe notwendig. Cremes, die mit Glycerinmonostearat gearbeitet werden, sind stabil und zeigen einen schönen Oberflächenglanz. 2—10% Zusatz.

Glycerinmonomyristat (Givaudan). Ist ein wachsartiger Körper, dessen Erstarrungspunkt bei ca. 50° C liegt. Wie die meisten fetten Teilester läßt sich auch Glycerinmonomyristat leicht emulgieren. Es wird ähnlich wie Glycerinmonostearat eingesetzt, doch ergibt es Cremes, die weißer, geschmeidiger und weniger glasig sind.

Glycerinum, siehe Glycerin.

Glycerogen (Hoechst) setzt sich aus Glykolen, Propylenglykol, Sorbit und etwa 40% Glycerin zusammen. Einsatz ähnlich wie Glycerin.

Glycole sind zweiwertige Alkohole.

Glycyrrhizin, Wirkstoff der Süßholzwurzel, Radix Liquiritiae, die von verschiedenen Glycyrrhiza-Arten abstammt. Glycyrrhizin ist ein saponinähnlicher Stoff, der stark süß schmeckt und auswurffördernd wirkt. Der Extrakt der Süßholzwurzel mit hohem Glycyrrhizingehalt heißt Lakritze und wird auch zur Behandlung von Magengeschwüren herangezogen.

Glykocellon (Ölchemie AG Hausen, Brugg/Schweiz); Natriumcarboxymethylzellulose, das nach einem patentierten Verfahren hergestellt wird. G. findet bei der Herstellung von Shampoos in Pulver- und Pastenform Verwendung. Es verbessert die Waschwirkung und erhöht das Schaumvermögen. Ferner wird es zum Pilieren von Toilettseife verwendet.

Glykolborat, siehe Aquaresin.

Glykokoll, Aminoessigsäure, Verwendung als Puffersubstanz in Kaltwellpräparaten.

Glykolan (Chem. Werke Hüls-Recklinghausen). Findet als Glycerinaustauschstoff Verwendung. Glykolan ist eine wasserhelle, süßlich schmeckende Flüssigkeit. (Chem. Diglykol).

Glykolderivate dienen zur Lösung von Harzen, Kautschuk, Celluloid und Riechstoffen.

Glykorol (Anorgana, Gendorf-OBB) ein Lösungsmittel für Farb- und Riechstoffe ist chemisch ein mehrmals destilliertes Äthylenglykol.

Gnadenkraut, siehe Gottesgnadenkraut.

Glaubersalz, siehe Natriumsulfat.

Goldrutenkraut, Herba Virgaureae. Stammt von Solidago virgaurea. Enthält das Flavon Querzitrin und Saponin. Wichtig bei chronischen Erkrankungen der Niere. Als harntreibendes Mittel bei Störungen des Harnsäurestoffwechsels (Gicht, Rheuma, Wassersucht) und damit gleichzeitig gutes Blutreinigungsmittel. Zubereitung erfolgt am besten durch Kaltauszug. (Drei Teelöffel Droge auf eine Tasse kalten Wassers).

Gottesgnadenkraut, Herba Gratiolae. Hat stark abführende Wirkung. Größere Gaben rufen Erbrechen hervor. Unter großer Vorsicht innerlich anwendbar. Einzelgabe: Höchstmenge 1 g. Gesamttagesdosis: 3 g des Drogenpulvers. Äußerlich als Tinktur oder Tee für Umschläge bei Unterschenkelgeschwüren und schmerzenden Gichtknoten. Innerlich bei chronischen Hautausschlägen und alten Unterschenkelgeschwüren.

Granatrinde, Cortex Granati. Stammt von Punica granatum. Enthält verschiedene Alkaloide und viel Gerbstoff. Die stark adstringierend wirkenden Auszüge werden als Zusatz zu Mundwässern benutzt. Medizinisch wird die Rinde besonders als Bandwurmmittel verwendet. Vorsicht, da bei Überdosierungen Sehstörungen die Folge sein können.

Grindwurz, Radix Lapathi acuti, stammt von den Ampferarten Rumex obtusifolius und Rumex crispus. Sie findet Verwendung bei chronischen Hautleiden und je nach Dosierung (ähnlich wie Rhabarber) als Mittel bei Diarrhöe und als Laxans.

Guajakacetat, kommt als Ester in der Natur nicht vor, der Alkohol findet sich im Guajakholzöl. Das Acetat besitzt einen an Guajakholz erinnernden Geruch mit einer leichten Rosenbeinote. Verwendung in Geranien-, Rosen-, Reseda-, Jasmin- und anderen Kompositionen.

Guajakholzöl stammt von den beiden Guajakbäumen Bulnesia sarmienti und Guaiacum officinale der Familie Zygophyllaceae. Es wird durch Wasserdampfdestillation des zerkleinerten Holzes gewonnen (Argentinien, Küstengebiete des tropischen Amerika). Das zähe, dickflüssige, stark riechende äth. Öl wird u. a. zur Erzeugung des Teerosengeruchs verwendet. Arzneilich dient das Pockholzöl bei Gicht, Rheuma und Hautleiden.

Guajakol, Guajacolum; chemisch gesehen Brenzkatechinmonomethyläther.

Guarmehl wird aus den Samen der indischen Traubenbohne (Cyamopsis tetragonoloba) gewonnen, deren Nährgewebe einen Schleimstoff enthält. Verwendung in der Kosmetik als Quell- und Geliermittel, in der Lebensmittelindustrie bei der Herstellung von Speiseeis und für Tunken von Fischvollkonserven.

Gummi arabicum ist die hornartige, geruch- und geschmacklose Absonderung von Akazienarten Arabiens und Ostafrikas. Es quillt in Wasser zu einem dicken Schleim, der als Stabilisator bei der Herstellung von Tabletten, Pillen, Pastillen, Gummibonbons und als Klebemittel dient.

Gummi elasticum, siehe Kautschuk.

Gummiresina Galbanum, siehe Galbanumharz.

Gummiresina Myrrha, siehe Myrrhe.

Gundelrebenkraut (Gundermann), Herba Hederae terrestris stammt von Glechoma hederacea und wirkt appetitanregend, verdauungsfördernd und anregend auf den gesamten Stoffwechsel. Heiße Umschläge mit der Abkochung werden bei Geschwüren angewendet.

Gurke (Cucumis sativus). Auch heute läßt sich auf Grund der Analyse noch kein wesentlicher Aufschluß über die Wirkung gewinnen. Typisch ist der hohe Wassergehalt mit vielen Mineralstoffen und Vitaminen (Karotin, Vit. des B-Kompl. z. B. Nikotinamid). Erfahrungsgemäß entsteht bei häufiger Anwendung von Gurkenpackungen eine auffallend zarte und weiche Haut. Es erscheint zweckmäßig, Gurken in der Form des Frischpflanzensaftes nach einer schonenden Gesichtsreinigung abends auf das Gesicht, evtl. auch auf Hände und Arme aufzutragen und in der Frühe wieder abzuwaschen. Zarte Klopfmassage erhöht die Wirkung. Zur Unterstützung kann man Gurkensaft zusätzlich einnehmen.

Guttapercha ist der ausgeschiedene und getrocknete Milchsaft verschiedener Guttaperchabäume (Palaquium-Arten). Verwendung zu Guttaperchapapier, das durch feines Auswalzen der Masse gewonnen und als Abdichtungsmittel bei Umschlägen angewendet wird.

Haarkomplex 20/70 n (Dr. Kurt Richter GmbH). Kombination von Placentaliquid wasserlöslich mit spezifisch haarwirksamen Substanzen. Enthält, vorwiegend komplexgebunden, schwefelhaltige Aminosäuren, Vitamine, Fermente, Spurenelemente und andere Stoffe.

Haarkomplex aquosum (Dr. Kurt Richter GmbH). Enthält Kräuterextrakte, sowie Faktoren der Vitamin B-Reihe, wie Inosit und Calciumpantothenat.

Haarkomplex FCA (Dr. Kurt Richter GmbH). Enthält essentielle ungesättigte freie Fettsäuren mit hohem Gehalt an biologisch aktiver cis-Linolsäure, kombiniert mit Peröstron.

Hafermehl, häufiger Zusatz zu Gesichtspackungen, Masken etc., um diesen eine breiige Konsistenz zu geben.

Hagebutten, Fructus Cynosbati, sind die roten Sammelnußfrüchte verschiedener Rosenarten, insbesondere der Heckenrose (Rosa canina). Durch den hohen Gehalt an Vitaminen, vor allem Ascorbinsäure, Fruchtsäuren Bioflavonoide (= Vit. P) und Pektin verarbeitet man die Früchte ohne Kerne häufig zu Vitaminpräparaten und nahrhafter Marmelade. Durch kurzes Kochen der Schalen erhält man einen für kosmetische Packungen beliebten Extrakt.

Haifischöl enthält Squalen, einen ungesättigten Kohlenwasserstoff (Isoprenderivat). Squalen ($C_{30}H_{50}$), das auch in der menschlichen Haut vorkommt, verharzt sehr leicht an der Luft und ist daher für die Kosmetik ohne Bedeutung. Durch Hydrieren (Anlagern von Wasserstoff) entsteht das Perhydrosqualen, ein klares, farb- und geruchloses Öl, das gute kosmetische Eigenschaften besitzt. Es kann gut in die Haut penetrieren und findet Verwendung in Haar-, Massage-, Antifaltenölen, Hautnährcremes. Bekanntes Handelsprodukt ist „Cosbiol" (Wz der Firma Laserson & Sabetay).

Hamamelisblätter (Folia Hamamelidis) und Hamamelisrinde (Cortex Hamamelidis) stammen vom virginischen Zauberstrauch (engl. Witch Hazel). Wirkstoffe: Hamamelistannin, Cholin, Saponin, Glykoside und wenig äth. Öl. Auszüge haben eine adstringierende, schwach entzündungswidrige und tonisierende Wirkung und werden daher in zahlreichen wässerigen kosmetischen Präparaten verwendet.

Hämatoxylin, farblose, süßlich schmekkende Kristalle, die sich am Licht ohne Luftzutritt und ohne Änderung der chem. Zusammensetzung rot färben, in Alkalien mit purpurroter Farbe lösen, die an der Luft rasch blauviolett wird. Der eigentliche Farbstoff heißt Hämatein, der sehr schwer löslich ist. H. kommt als Glykosid im Holz des Campechebaumes (Haematoxylum campechianum) vor. Er wird zum Färben von histologischen Schnitten verwendet, da durch H. die Zellkerne besonders angefärbt werden können.

Hametum-Extrakt, siehe Hamamelisblätter.

Hammeltalg, Sebum ovile, wird durch schonendes Ausschmelzen des sinnfällig nicht veränderten Fettgewebes des Netzes von Schafen gewonnen. Hammeltalg, der für pharmazeutische und kosmetische Weiterverarbeitung vorgesehen ist, wird entwässert und mit Benzoe konserviert. Weißes halbfestes Fett, von nicht unangenehmen typischem Geruch.

Hanföl, ein hochungesättigtes Pflanzenöl, wird durch Pressen der ungeschälten Samen gewonnen. Hanföl wird bei uns zur Herstellung von Schmierseife verwendet, wird in manchen Gegenden aber auch als Speiseöl genommen. Es entspricht etwa dem Leinöl.

Harnstoff, farbloser, geruchloser, in Wasser leicht löslicher Stoff. Endprodukt des Eiweißabbaues im Säugetierkörper. Wird großtechnisch durch Erhitzen von Ammoniak und Kohlendioxid synthetisch hergestellt. Pharmazeutisch wichtige H.-Derivate sind die Barbitursäurepräparate (Schlafmittel). In Zahncremes verwendet man Harnstoff als Inhibitoren gegen die Mundfermente zur Cariesprophylaxe.

Harnstoff-Formaldehyd-Peroxid, meist als Harnstoffperoxid bezeichnet, spaltet reichlich Wasserstoffperoxid ab und gilt als das best haltbare Persalz.

Harnstoffperoxid, siehe Harnstoff-Formaldehydperoxid.

Hartolan (Croda Inc. Madison Av. N. Y. 10). Wollwachsalkohol mit hohem Cholesteringehalt. Emulgator für W/Ö-Cremes.

Hartparaffin, siehe Paraffin.

Hartwachs H/W, ist ein Erzeugnis der Farbwerke Hoechst Frankf. a. M. und wird Lippenstiften und anderen Präparaten zugesetzt.

Harze sind Produkte, die im Stoffwechsel von Pflanzen entstehen. Besonders reich an Harz ist die Familie der Nadelhölzer. Der frisch aus der Pflanze fließende Saft ist ein Gemisch aus Harz und ätherischem Öl. Dieses Gemisch nennt man Balsam. Bei der Destillation von Lärchenterpentinbalsam erhält man z. B. Terpentinöl (äth. Öl) und Colophonium als Rückstand. Bekannte andere Harze sind Bernstein, Benzoe, Kopal, Dammar, Myrrhe, Mastix u. a.

Harzstifte werden aus Bienenwachs und Harzen hergestellt und dienen als Haarentferner. Siehe auch unter Enthaarung.

Haselnußöl ist ein hellgelbes, geruchloses Öl, das durch Auspressen der Haselnußkerne gewonnen wird, und sich als Zusatz zu kosmetischen Präparaten vorzüglich eignet. Es kann wie süßes Mandelöl verwendet werden. Wird leicht ranzig und muß daher durch Benzoesäure oder eines ihrer Derivate konserviert werden.

Hauhechel (dornige) lat. Ononis spinosa, ist ein niedriger Halbstrauch, dessen lange kräftige Wurzeln (selten werden auch die blühenden Zweige verwendet) harntreibend und blutreinigend wirken. Bei Neigungen zu Stoffwechselstörungen, insbesondere des Harnsäurestoffwechsels, findet der Aufguß (nicht Abkochung) Verwendung. Gute Wirkung auch bei chronischen Hautausschlägen.

Hauswurzblätter stammen von der Dachhauswurz (Dickblattgewächs Sempervivum tectorum). Die Blätter werden frisch (lat. recens, recenter) von der noch nicht blühenden Pflanze verwendet. Angewendet wird meist der Saft oder die zerquetschten Blätter gegen Warzen, Sommersprossen, Verbrennungen, Geschwüre. Man kann auch frisch zerquetschte Blätter in Schmalz kochen, danach abpressen, und erhält somit eine kühlende Salbe für Quetschungen.

Hautextrakt, Extractum Cutis, wird aus der Haut junger Tiere (Schildkröten etc.) gewonnen. Angeblich gute Heilwirkung. Entspricht den Biostimulinen.

Hefe, Medizinalhefe, Germ, Faex medicinalis, siehe Medizinalhefe.

Heidelbeerblätter, Folia Myrtilli, stammen von dem kleinen Heidelbeerstrauch (Vaccinium myrtillus). Ihr Aufguß wirkt adstringierend, schwach entzündungswidrig, etwas stopfend und schwach blutzuckersenkend. Der Dauergebrauch beim Diabetes ist jedoch wegen der Gefahr einer Hydrochinonvergiftung gefährlich und sollte daher unterbleiben. Die Beeren sind roh genossen ein gutes Antidiarrhoicum.

Helional (Firmenich), Paramethoxyacetophenon; Duft stark blumig, zur Seifenparfumierung gut verwendbar.

Heliotropin kommt in der Natur in Veilchen und Vanille und einigen ätherischen Ölen vor und ist im Handel in Form einer weißen kristallinen Substanz erhältlich. Der Duft ist süß heliotrop. Heliotropin, das synthetisch hergestellt wird, kommt in mehreren Reinheitsgraden mit 90 und 99% in den Handel. Es wird als Basis oder Modifikateur in vielen Duftnoten eingesetzt (Flieder, Wicken, Maiglöckchen).

Haemo-Geral, siehe Apiserum.

Henna, Folia Hennae, sind die Blätter des Hennastrauchs Lawsonia inermis. Hennapulver gemischt mit Metallsalzen war früher ein bekanntes Haarfärbemittel. H. wurde durch die modernen Oxydationshaarfarben völlig verdrängt. Eine Verwendung von Henna neben den neuzeitlichen Haarfarben ist unzweckmäßig.

Hepar sulfuris, siehe Kaliumpentasulfid.

Heptincarbonsäuredimethylester wird in der Natur nicht gefunden, starker, in Verdünnung angenehmer Geruch nach Veilchenblättern. Verwendung in Veilchennoten. Besitzt auch fixierende Eigenschaften und haftet lange.

Heptylaldehyd, siehe Aldehyd C_7.

Heptylalkohol, siehe Alkohol C_7.

Herba ist die lateinische Bezeichnung für Kraut. Man versteht darunter Drogen, bei denen die ganze getrocknete Pflanze verwendet wird, Wermutkraut z. B. enthält Blätter, Stengel und Blüten. Andere Drogen, z. B. Löwenzahn, auch die Wurzeln.

Herba Absinthii, siehe Wermut.
Herba Agrimoniae, siehe Odermennigkraut.
Herba Alchemillae, siehe Frauenmantelkraut.
Herba Anserinae, siehe Gänsefingerkraut.
Herba Centaurii, siehe Tausendgüldenkraut.
Herba Cochleariae, siehe Löffelkraut.
Herba Conii, siehe Schierlingskraut.
Herba Equiseti, siehe Schachtelhalm.
Herba Eryngii, siehe Mannstreu.
Herba Euphrasiae, siehe Augentrost.
Herba Gratiolae, siehe Gottesgnadenkraut.
Herba Hederae terrestris, siehe Gundelrebenkraut.
Herba Hyperici, siehe Johanniskraut.
Herba Linariae, siehe Leinkraut.
Herba Millefolii, siehe Schafgarbe.
Herba Majoranae, siehe Majorankraut.
Herba Mercurialis, siehe Bingelkraut.
Herba Nasturtii, siehe Brunnenkresse.
Herba Pinguiculae, siehe Fettkraut.
Herba Plantaginis, siehe Spitzwegerichkraut.
Herba Polygoni avicularis, siehe Vogelknöterich.
Herba Pulsatillae, siehe Küchenschelle.
Herba Scrophulariae nodosae, siehe Braunwurzkraut.
Herba Taraxaci, siehe Löwenzahn.
Herba Veronicae, siehe Ehrenpreis, echter.
Herba Violae tricoloris, siehe Stiefmütterchen.
Herba Virgaureae, siehe Goldrutenkraut.
Heteroauxine, siehe Auxine.
Heublumen, Flores Graminis; man gewinnt sie durch Siebung des Wiesenheues und verwendet sie zu Heublumenbädern und

Gesichtspackungen, die eine Hyperaemisierung bewirken.

Heusamen, griechischer, siehe unter Bockshornklee.

Hexachlorophen $C_{13}H_6Cl_6O_2$ Chemisch 2,2'-Methylen-bis (3, 4, 6-trichlorphenol) Dihydroxy - hexachloridphenylmethan, ein stark wirksames Desinfektionsmittel, das sich für desodorierende und entkeimende Körperpflegemittel dank seiner guten Hautverträglichkeit vorzüglich eignet.

Hexadecylgallat, Fettkonservierungsmittel (Antioxydans).

Hexamethylentetramin $(CH_2)_6N_4$ spaltet bei saurer Reaktion Formaldehyd ab und wirkt dadurch desinfizierend. Innerlich genommen bei Infekten der Blase und der Harnwege. Auch zu Fußpudern verwendet.

Hexaplant-Komplex (Dr. Kurt Richter GmbH). Kombination hautwirksamer Pflanzenextrakte, und zwar Fenchel, Hopfen, Kamille, Melisse, Mistel und Schafgarbe. — Dunkelblaue Flüssigkeit, löslich in Wasser, in Alkohol-Wassermischungen mit bis zu 60% Alkohol, sowie in den zur Herstellung von Shampoos und Badepräparaten gebräuchlichen Rohstoffen. — Von den oben genannten Pflanzenauszügen wirken einige beruhigend (Fenchel, Hopfen, Melisse, Mistel), andere entzündungshemmend und leicht desinfizierend (Kamille, Schafgarbe).

Hexenmehl, siehe Bärlappsporen.

4-Hexylresorcin / USP (E. Merck, Darmstadt). Wird als baktericider Zusatz in Seifen und Pudern verwendet.

α-Hexylzimtaldehyd, wird in der Natur nicht gefunden; im Handel als eine gelbe Flüssigkeit, die einen stark blumigen Geruch, an Jasmin erinnernd, aufweist. Wird viel verwendet in Jasminparfums und blumigen Noten.

Heydogen (Chem. W. Heyden AG., München 23). Treibgas für Aerosole, auf der Basis von fluorierten Chlorkohlenwasserstoffen.

Hinokiöl wird aus dem Holz des ostasiatischen Hinokibaums (Chamaecyparis obtusa, Ch. taiwanensis), der in Japan und Formosa vorkommt, durch trockene Destillation und anschließende Rectifikation gewonnen.

Hirschhornsalz ist die volkstümliche Bezeichnung für ein Salzgemisch aus Ammoniumcarbonat, Ammoniumbicarbonat, Ammoniumcarbamat.

Hoechstwachse sind öllösliche Wachse, die Hydroxylgruppen enthalten und in kosmetischen Produkten gut verwendbar sind.

Höllenstein, siehe Silbernitrat.

Holunder (schwarzer) lat. Sambucus nigra, liefert insbesondere Blüten, daneben auch Blätter, Beeren und Rinde (Innenteil) als Droge. Die Blüten, gelegentlich auch Fliederblüten genannt, wirken schweißtreibend und ausscheidungsfördernd bei Erkältungskrankheiten, Erkrankungen der Atmungsorgane, bei Hautausschlägen und als Blutreinigungsmittel. Die Blätter wirken harntreibend und schwach abführend, die Rinde stark abführend. Früchte wirken ähnlich den Blättern.

Holzgeist, Methylalkohol, Methanol, Alcohol methylicus, Carbinol. Farblose klare Flüssigkeit von schwach alkoholischem Geruch, brennbar, mischbar mit Wasser, Alkohol, Äther und den meisten organischen Lösungsmitteln. Sehr giftig. Genuß in kleineren Mengen führt zur Erblindung, größere Mengen zum Tod. MAK = 200 cm^3 pro m^3 Luft. Verwendung als Lösungsmittel für Harze, Fette und viele andere Stoffe, zur Herstellung von Formaldehyd und einer Reihe anderer chemischer Verbindungen. Wegen der Giftigkeit wird H. heute nicht mehr zur Vergällung von Brennspiritus empfohlen (dafür Methyläthylketon).

Homochinolin wird in der Natur nicht gefunden; ist eine Mischung von mehreren Chinolin-Derivaten und liegt als hellbraune Flüssigkeit vor. Weist einen starken Honiggeruch auf, der etwas an Castoreum erinnert und wird in schweren Parfumkompositionen eingesetzt.

Honig, Mel, enthält im Mittel 72—78% Invertzucker (Gemisch gleicher Teile Trauben- und Fruchtzucker), 15—20% Wasser, Mineralstoffe, insbesondere Kaliumverbindungen, stickstoffhaltige Substanzen, organische Säuren, biogene Amine,

Fermente, Vitamine und Hormone in unbedeutender Menge, bakterizide Inhibine. Wird in der Kosmetik zu Honiggelee und Honigmasken gerne verwendet.

Hopfenöl wird durch Wasserdampfdestillation aus den weiblichen Blütenständen des Hopfens gewonnen. Es ist ein hellgelbes bis rotbraunes Öl, mit aromatischem Geruch. Verwendet in der Parfumerie und Lebensmittelindustrie. Da sich Hopfenöl durch einen beachtlichen Gehalt an pflanzlichen Hormonen mit Oestrogenwirkung auszeichnet, wird es auch Gesichtscremes gerne zugesetzt.

Hormone sind chemische Verbindungen, die eine bestimmte Wirkung auf Gewebe oder den gesamten Organismus auszuüben in der Lage sind. Man kennt heute schon eine große Zahl dieser chemischen Übertragersubstanzen. Einige davon haben auch in der Kosmetik große Bedeutung. Siehe Näheres im Kapitel Hormone im chemischen Teil.

Hostaphat KL 240 (Hoechst), Ö/W-Emulgator, für kosmetische Produkte. Herstellung flüssiger bis cremeförmiger Emulsionen vom Typ Ö/W aus handelsüblichen Rohstoffen.

Hostaphat KL 340 (Hoechst), Ö/W-Emulgator für kosmetische Produkte. Anwendung zur Herstellung von flüssigen bis cremeförmigen Emulsionen vom Typ Öl in Wasser, z. B. Haarnachbehandlungsmitteln, mit guten antistatischen Eigenschaften und anderen.

Hostaphat KO 280 (Hoechst), Ö/W-Emulgator für kosmetische Erzeugnisse. Es wird als hautpflegender Zusatz zu wäßrig - alkoholischen Zubereitungen wie Haar-, Rasier- oder Gesichtswasser verwendet. Auch zur Herstellung von Ö/W-Emulsionen, vorzugsweise aus öligen Kohlenwasserstoffen und Estern.

Hostaphat KO 300 (Hoechst). Ist eine gelbliche leicht trübe viscöse Flüssigkeit. Es wird verwendet zur Herstellung salbenförmiger W/Ö-Emulsionen, insbesondere in Gegenwart von geringen Mengen Cholesterin oder cholesterinhaltigen Wollfettalkoholen und von fettsauren Salzen mehrwertiger Metalle, wie Magnesiumoleat oder dem Emulgator KOG.

Hostaphat KS 340 (Hoechst), Ö/W-Emulgator zur Herstellung von kosmetischen Produkten. Es wird verwendet zur Herstellung von Ö/W-Emulsionen mit den üblichen Cremegrundstoffen, vorzugsweise von flüssigen Emulsionen mit hohem Wassergehalt und Cremes mit hohem Alkoholgehalt.

Hostaphat KW 200 (Hoechst). Ist ein Emulgator zur Herstellung kosmetischer Produkte. Er wird zur Herstellung cremeförmiger Emulsionen aus den üblichen Grundstoffen vorzugsweise in Gegenwart von Fettalkoholen oder Fettsäuren verwendet.

Hostaphat KW 340 (Hoechst). Ist ein Emulgator vom Typ Ö/W. Es wird verwendet zur Herstellung von cremeförmigen oder flüssigen Ö/W-Emulsionen auf Basis öliger Kohlenwasserstoffe und Ester oder in Verbindung mit Fettalkoholen und Fettsäuren.

Hostapon CT Teig (Hoechst), ist das Natriumsalz des Kondensationsproduktes aus gesättigten Fettsäuren mittlerer Kettenlänge und Methyltaurin. M. dient in erster Linie zur Herstellung von Cremeshampoos, wofür es auch in der Mischung mit Hostapon SST Teig und anderen verwendet wird.

Hostapon DF (Hoechst), Natriumsalz des Kondensationsproduktes aus ungesättigten Fettsäuren und Methyltaurin. Anwendung zur Herstellung klarflüssiger Shampoos und Schaumbademittel.

Hostapon KA Pulver (Hoechst). Sind Natriumsalze der Kondensationsprodukte aus gesättigten Fettsäuren mittlerer Kettenlänge mit Oxäthansulfonsäure. Verwendung zur Herstellung aller in Pulverform vorliegenden kosmetischen Zubereitungen. Kann als Schaummittel in Zahnpasten und in Kaltwellpräparaten zur Schaumfixierung verwendet werden.

Hostapon KTW neu (Hoechst). Ist das Natriumsalz eines Kondensationsproduktes aus gesättigten Fettsäuren mittlerer Längen und Taurin. Es eignet sich als Schaummittel für Zahnpasten, für die Schaumfixierung von Kaltwellpräparaten, sowie zur Herstellung von Cremeshampoos.

Hostapon STT Teig (Hoechst), ist das Natriumsalz eines Kondensationsproduktes aus höhermolekularen gesättigten Fettsäuren und Methyltaurin. H. eignet sich vor allem zum Modifizieren von cremeartigen und halbflüssigen Shampoos. Dabei läßt sich im Fertigerzeugnis der beliebte Perlglanz erzielen.

Huflattichblätter, Folia Farfarae, enthalten Schleimstoffe und Mineralsalze, aber auch Gerbstoffe, etwas ätherisches Öl. Sie wirken schleimlösend, einhüllend, reizlindernd und damit hustenstillend. Daher werden sie innerlich angewandt bei Husten, Heiserkeit, Bronchialkatarrh, leichten Magen- und Darmerkrankungen. Äußerlich finden sie in Form des Aufgusses Anwendung als Umschlag bei Unterschenkelgeschwüren, Venenentzündung, Brandwunden. Anstelle des Aufgusses können bei äußerer Anwendung auch die frischen zerquetschten Blätter verwendet werden.

Hühnereidotter, Vitellum ovi, findet sowohl im frischen als auch getrocknetem Zustand vielseitig Verwendung (Haarwaschmittel, Gesichtspackungen). In Haarwaschmitteln erwartet man eine Schonung der Haarsubstanz.

Hühnereiklar, siehe Eiklar.

Hühnereiweiß, siehe Eiklar.

Humectant non Hygroscopique (Laserson und Sabetay). Feuchthaltemittel auf pflanzlicher Basis zum Einsatz in Hautcremes und ähnlichen.

Humectants (Feuchthalter), werden kosmetischen Präparaten zugesetzt, die den Wasserhaushalt der Haut regulieren.

Hyazinthenöl. Die Gewinnung erfolgt durch Extraktion der Blüten mit Petroläther, vor allem in Holland. Das Öl gibt den Hyazinthengeruch wieder. Verwendung des absoluten und konkreten Öles in der Parfumerie.

Hydrargyrum, siehe Quecksilber.

Hydratropaaldehyd wird in der Natur nicht gefunden, besitzt einen stark fruchtigen Geruch nach Hyazinthen, ziemlich verschieden von Phenylpropylaldehyd, von dem es ein Isomer ist. Viel verwendet in Blumennoten, vor allem wegen seines Hyazinthengeruches. Auch zur Seifenparfumierung geeignet.

Hydratropaaldehyd - Dimethylacetal, charakteristischer Blattgeruch, etwas süßer als der Blattgeruch eines Rosenstrauches, etwas an Pilze erinnernd. Verwendung in Lilien, Flieder, Neroli und anderen Blumenkompositionen.

Hydrocerin, Emulgator, ähnlich dem Eucerin, auf der Basis von Wollwachsalkohol; geeignet für W/Ö-Emulsionen.

Hydro-Myristat und **Hydro-Palmitat** (Dragoco, Holzminden), sind Ester der Palmitin- und Myristinsäure mit einem mehrwertigen Alkohol. Sie zeichnen sich durch leichte Resorbierbarkeit aus und werden gerne als Emulgatoren für Gesichtsmilch und andere kosmetische Präparate verwendet.

Hydroviton, Feuchthaltefaktor (Dragoco). Hydroviton ist ein „moisturizing complex" und enthält die charakteristischen Bestandteile des Feuchthalte-Faktors der Haut. Hydroviton wird in Mengen von 1—5% in Feuchthaltecremes, „moisture lotions", Crèmes hydratantes etc., Gesichtswässer und Emulsionen aller Art eingearbeitet. Die Emulsionen sind sorgfältig zu konservieren.

Hydroviton hat einen charakteristischen Geruch schwach nach Rosenblütenwasser, das es enthält, um den Eigengeruch der Aminosäure zu überdecken und diese zu lösen. In der üblichen Zusatzmenge von 1—5% stört der schwache Eigengeruch des Hydroviton weder in Cremes noch in Lotionen.

p-Hydroxybenzoesäureäthylester (Nipagin A).

p-Hydroxybenzoesäuremethylester (Nipagin M).

p-Hydroxybenzoesäurepropylester (Nipasol), zählen zu den antimikrobiellen Konservierungsmitteln und werden kosmetischen Cremes, Milchpräparaten, Shampoos und anderen zugesetzt.

8-Hydroxychinolin-Kaliumsulfat, wird als Desinfektions- und Konservierungsmittel verwendet.

Hydroxycitronellal, wird in der Natur nicht gefunden, besitzt einen intensiv süßen Geruch nach Lindenblüten. Wird zur Komposition von vielen Blumennoten wie Hyazinthen, Jasmin, Narzissen, Linde etc. häufig herangezogen. Eignet sich auch zur Seifenparfumerie.

Hydroxycitronellal - Dimethylacetal, wird in der Natur nicht gefunden, besitzt einen zarten blumigen Duft. Verwendung in Blumennoten. Besitzt eine größere Stabilität wie Hydroxycitronellal.

Hydroxycitronellol, wird in der Natur nicht gefunden, Duft feine, sehr leichte Rosennote mit Beinote nach Maiglöckchen. Verwendung in Blumen- und blumigen Noten. Erhöht die Haltbarkeit von Aldehyden, speziell von Hydroxycitronellal.

α-Hydroxypropionsäure, siehe Milchsäure.

Hygroplex HHG (Dr. Kurt Richter GmbH) ist eine gelbliche, leicht viscose Flüssigkeit. Wird als Feuchthalter kosmetischen Präparaten beigefügt, sog. Hydratierungsstoff, der die Erhaltung der Oberhautzellflüssigkeit bewirkt. Zusatz 3—10%.

Hypermangan, unrichtige volkstümliche Bezeichnung für Kaliumpermanganat, siehe dort.

Ichthyol, Ammoniumsulfoichthyolicum, wird durch trockene Destillation von bituminösen Schieferarten gewonnen. Es enthält 10% Schwefel und stellt eine syrupdicke, braunschwarze Flüssigkeit dar, die einen eigentümlichen Geruch besitzt. Als ein wichtiges Heilmittel in der Dermatologie ist es in vielen Rezepten enthalten. Seine Wirkung ist entzündungshemmend, juckreizstillend und adstringierend.

Imwitor 960 ist ein Partialglyceridgemisch der Palmitin- und Stearinsäure auf der Grundlage natürlicher Fettrohstoffe und wirkt selbstemulgierend. Es ist eine elfenbeinfarbige, wachsartige Masse und zeigt eine gute physiologische Verträglichkeit. Die damit hergestellten Emulsionen und Cremes sind besonders haltbar und feindispers und sind mit allen üblicherweise in Cremes enthaltenen Grund- und Hilfsstoffen verträglich.

Indigo, dunkelblaues, kupferrot schimmerndes Farbpulver, das früher von der Indigopflanze (Indigofera tinctoria) gewonnen wurde. Der heute gewöhnlich synthetisch hergestellte Indigo kommt als blaues Pulver oder rötlich-blaue Paste in den Handel.

Indol, findet sich in vielen ätherischen Ölen, wie Jasmin, Neroli, Jonquillenöl u. a. Es besitzt einen starken, scharfen Geruch, der verdünnt an Jasmin erinnert. Verwendung mit Vorsicht in Blumennoten.

Infusorienerde, siehe Kieselgur.

Ingwer, Zingiber officinale, Auszüge aus dem zerkleinerten Wurzelstock (Rhizoma Zingiberis) werden als Aromastoff für Mundwässer etc. verwendet.

Ingweröl, Gewinnung durch Wasserdampfdestillation aus den getrockneten Wurzelstöcken der Ingwerpflanze. Es ist ein aromatisches, grüngelbes, dickflüssiges Öl. Verwendung in der Zahnpastenerzeugung zur Aromatisierung.

Inosit (Dr. Kurt Richter GmbH). Es wird die Mesoform des Inosits geliefert, die von den bekannten Isomeren die größte biologische Bedeutung besitzt. — Weißes, geruchloses Pulver, löslich in Wasser und in Alkohol-Wasser-Mischungen. myo-Inosit gehört zur Gruppe der B-Vitamine und spielt als Baustoff lebenswichtiger Zellfermente bei verschiedenen Stoffwechselvorgängen eine entscheidende Rolle. Sein Fehlen führt meist zu Dermatosen und zu Haarausfall. Interessant ist, daß die biologische Wirkung des Inosits sich im Organismus nur dann voll auswirkt, wenn gleichzeitig Vitamin H' zugegeben ist. Daher verwendet man die Kombination dieser beiden Wirkstoffe in der Kosmetik in Lotionen, Cremes und flüssigen Emulsionen, besonders als aktivierenden Zusatz zu Haarwässern oder Haarpackungen. Zusatz 0,1—1,0%.

Insektenabwehr CLR (Dr. Kurt Richter GmbH). Enthält mehrere, spezifisch aufeinander abgestimmte Repellentien. — Schwach gelbliche Flüssigkeit. Löslich in Ölen, Fetten, Lipoidlösungsmitteln, Alkoholen sowie in Alkohol-Wassergemischen mit mindestens 40% Alkoholgehalt. Weist einen relativ breiten Abwehreffekt gegen zahlreiche Insektengattungen auf. Läßt sich in Fettcremes, in Hautölen wie auch in Sprays anwenden und kann auch zusammen mit Sonnenschutzmitteln verarbeitet werden. Zusatz 5—20%.

Inulin, enthalten in den Zellen der Alantpflanze (= Inula helenium), an Stelle von Stärke in Topinambur-, Dahlien- u. a. Knollen, ist ein weißes, in Wasser besonders beim Erwärmen sich kolloidal lösendes Pulver. Es ist unlöslich in Alkohol und Äther und weitgehend alkalibeständig. Findet bei der Herstellung von Gelees Verwendung.

Irisöl, Veilchenwurzelöl. Haupterzeugungsgebiet Italien. Wird durch Wasserdampfdestillation der weißen und der dunklen ungeschälten Wurzelstöcke der Schwertlilie gewonnen. Es wird aber auch mit Petroläther oder Benzol extrahiert. In konzentrierter Form riecht Irisöl scharf, beim Verdünnen kommt ein feiner, veilchenartiger Geruch hervor. Verwendung in der Parfumerie.

Irison (Givaudan), chem. α u. β Jonon, siehe dort.

Iriswurzel (= Schwertlilienwurzelstock), lat. Rhizoma Iridis, stammt von verschiedenen Schwertlilienarten, insbesondere von Iris pallida. Das daraus hergestellte Pulver diente früher als Bestandteil von Körperpudern und Trockenshampoos.

Iriswurzelöl, siehe Irisöl.

Irländisch Moos, siehe unter Carrageen.

Iron, findet sich in der Natur im Iriswurzelöl als α, β u. γ Iron; besitzt einen frischen Geruch nach Veilchen.

Iso-Adipat (Dragoco) Di-Isopropylester der Adipinsäure. Als Überfettungsmittel besonders einsetzbar in niedergrädigen alkoholischen Lotionen und Haarwässern und Haarfestlegemitteln z. B. Dobar Schwarzkopf, da es schon zu 1% in 45-V%igem Alkohol löslich ist.

Isoamylbutyrat, findet sich in der Natur im Eukalyptusöl und in Kakaobutter; besitzt einen starken, fruchtigen Geruch. Einsatz in Heu-, Farn-, Moos- und anderen Noten.

Isoamylformiat, wird in der Natur nicht gefunden, besitzt einen stechenden Pflaumengruch; wird in Flieder-, Rosen-, Mimosen-, Ylang- u. a. Kompositionen verwendet.

Isobornylacetat, wird in der Natur nicht gefunden, besitzt einen starken Nadelholzgeruch. Verwendung in Föhrenkompositionen.

Isobutylbenzoat, wird in der Natur nicht gefunden, besitzt einen grünen, blumigen, an Rose und Geranien erinnernden Geruch. Verwendung in Wicken-, Nelken-, Rosen-, Orangenblüten- u. a. Kompositionen.

Isobutylcapronat, wird in der Natur nicht gefunden, besitzt einen blumigen Geruch mit einer Beinote nach Kakao. Verwendung zu Blüten- und orientalischen Kompositionen.

Isobutyl-Para-Aminobenzoat (Nipa Labor, Berlin), wird wegen seiner Lichtschutzwirkung als Zusatz in Sonnencremes und Sonnenölen verwendet.

Isobutylphenylacetat, wird in der Natur nicht gefunden, besitzt einen honigartigen Geruch mit leichter Moschus-Rosen-Beinote. Spielt bei Rosenkompositionen eine wichtige Rolle, wird aber auch in anderen Blütennoten eingesetzt.

Isobutylsalicylat, wird in der Natur nicht gefunden, besitzt einen feinen Geruch nach Klee und Orchideen. Verwendung zu Klee-, Orchideen- und Nelkennoten.

Isoceresine sind Kohlenwasserstoffe, die verzweigte Kohlenstoffketten haben. Sie sind viel plastischer, d. h. knetbarer und ihr Erstarrungspunkt ist bei gleicher Anzahl von Kohlenstoffatomen niedriger als der von n-Paraffinen.

Isocerin (E. Schliemann, Hamburg 48). Es handelt sich dabei um mikrokristalline Kohlenwasserstoffwachse; diese sind hochgereinigt und eignen sich als Zusatz in Schminken und anderen kosmetischen Präparaten.

Isocholesterin, ist ein Bestandteil des Lanolins, wird aber nicht isoliert.

Isocyclocitral (Givaudan), wird in der Natur nicht gefunden, besitzt einen starken Geruch nach grünem Gras, wird in vielen Kompositionen eingesetzt, um dem Fertigprodukt Originalität zu verleihen.

Isoeugenol, findet sich als Bestandteil des Ylang-Ylang-Öls, des Champacablütenöls u. a., besitzt einen süßwürzigen Geruch in Richtung Gewürznelke. Ist eine der am häufigsten eingesetzten Nelkenkomponenten.

Isoeugenolacetat, wird in der Natur nicht gefunden, besitzt einen warmen würzigen Geruch. Verwendung in Heu-, Heliotrop-, Flieder- u. a. Kompositionen.

Isoeugenolphenylacetat, wird in der Natur nicht gefunden, besitzt einen milden, süßen Geruch nach Gewürznelken und Honig. Verwendung in Nelken- und würzigen Kompositionen.

Isojasmon, wird in der Natur nicht gefunden, besitzt einen etwas fetten, grünen Jasmingeruch. Wird in vielen Kompositionen eingesetzt, um originelle Wirkungen hervorzurufen.

Isolinolsäureester (Keimdiät), wird aus Weizenkeimöl durch Veresterung mit Äthylalkohol hergestellt, enthält Linol-, Linolen-, Öl-, Palmitin-, Stearin-, Arachidon- und Lignocerinsäure. Hat eine Vitamin-F- Wirkung von etwa 80.000 SL Einheiten pro Gramm. Einsatzmöglichkeit in vielen kosmetischen Präparaten.

Isopropanol, siehe Isopropylalkohol.

Isopropylalkohol, Alcohol isopropylicus, sekundärer Propylalkohol, Isopropanol, $CH_3.CH(OH).CH_3$. Farblose Flüssigkeit mit schwach alkoholischem, etwas an Aceton erinnerndem Geruch, leicht löslich in Wasser, Äther, Alkohol und Chloroform. Ausgedehnte Verwendung als Lösungsmittel, sowie in Kosmetik und Parfumerien für äußerlichen Gebrauch an Stelle des viel teureren Äthylalkohols. Der Eigengeruch muß überdeckt werden.

Isopropylans (A. Boake, London E 15), Lanolinderivat. Eignet sich gut als Lösungsvermittler und Emulgator.

Isopropylazulen, siehe Azulen.

Isopropylchinolin, wird in der Natur nicht gefunden, besitzt einen holzartigen Erdgeruch. Wird zur Erzielung einer holzigmoosigen Beinote eingesetzt und zur Herstellung künstlichen Vetiveröls.

Isopropyl-Lauryl-Myristat (Laserson & Sabetay), chem. Isopropylester der Laurin- und Myristinsäure. Ölige Substanz, hautfreundlich, stabilisierender Lösungsvermittler und guter kosmetischer Rohstoff in Präparaten aller Art; ersetzt verderbliche Esterfette und Mineralöle.

Isopropylmyristat (Dragoco), ist ein Ester des Isopropylalkohols mit Myristinsäure. Gut löslich in Äthylalkohol und Isopropylalkohol. Wasserhell, von dünnflüssiger Konsistenz, geruchlich kaum wahrnehmbar, mit allen vegetabilischen und mineralischen Ölen gut mischbar, erniedrigt deren Viskosität und erhöht die Gleitfähigkeit ohne klebriges Gefühl auf der Haut. Wird nicht ranzig. Zeichnet sich durch besondere Stabilität in Gemischen von Mineralölen, Mineralwachsen und Rizinusöl aus. Hilfsstoff bei der Herstellung von Lippenstiften. Als Lösungsvermittler hat sich Isopropylmyristat besonders bewährt, um Parfumöle löslich zu machen.

Isopropylpalmitat (Dragoco), Ester des Isopropylalkohols mit reiner Palmitinsäure. Eigenschaften ähnlich der des Isopropylmyristats.

Isopulegol, wird manchmal im Citronellaöl gefunden; besitzt einen ziemlich scharfen kampferartigen Geruch mit einer Geranienbeinote. Verwendung für Rosenkompositionen, besonders in der Seifenparfumerie.

Isopulegylacetat, wird in der Natur nicht gefunden, besitzt einen süßen Geruch, der an Minze erinnert. Verwendung für Lavendel- und Rosenkompositionen, besonders für die Seifenparfumerie.

Isosafrol, findet sich im Sternanisöl und besitzt einen süßen Sassafrasgeruch. Wird als Modifikateur in Eau-de-Cologneölen eingesetzt.

Isosal (Muhlethaler), Antiseptikum, wird auch als Konservierungsmittel verwendet.

Ivorit (Naarden), universeller Emulgator für Kosmetika.

Jaborandiblätter, Folia Jaborandi. Das aus den Blättern gewonnene Pilocarpin wird in Form der alkoholischen Tinktur Haarwuchsmitteln zugefügt.

Japancampher, siehe Campher.

Jasminöl, deutsches. Gewinnung durch Extraktion der Blüten des deutschen Jasmin (Pfeifenstrauch) lat. Philadelphus coronarius und Verwandte, mit Petroläther. Man erhält ein konkretes und daraus ein absolutes Öl. Es riecht anders als das sogenannte echte Jasminöl, das vom kultivierten spanischen Jasmin (Jasminum grandiflorum) stammt.

Jasminöl, echtes. Gewinnung durch Extraktion der frischen Jasminblüten (Spanischer Jasmin) mit Petroläther. Man erhält ein konkretes und aus diesem ein absolutes Öl. Vor allem in Südfrankreich und in Spanien. Verwendung in der Parfumerie.

S c h r ü m p f, Lehrbuch der Kosmetik, 3. Aufl.

Jasmonyl (Givaudan), wird in der Natur nicht gefunden, besitzt einen intensiven Jasmingeruch. Verwendung in Jasminkompositionen.

Jod, Jodum; Vorkommen in den Meeresalgen, Fucus vesciulosus, Fucus serratus u. a., hauptsächlich in organischer Bindung. Violettschwarze, metallisch glänzende rhombische Kristalle von typischem Geruch. Schwer löslich in Wasser, leicht löslich in Alkohol, Äther und Chloroform. Gewinnung aus der Mutterlauge des Chilesalpeters. Die alkoholische Lösung wird als äußerliches Desinfektionsmittel verwendet. Heute großteils durch synthetische Desinfektionsmittel verdrängt, da manche Menschen eine Jodüberempfindlichkeit zeigen.

Jodkalium, Kaliumjodid, Kalium jodatum, KJ, verbessert die schlechte Löslichkeit von Jod in Wasser. Jod-Jodkalilösung oder Lugolsche Lösung als Desinfektionsmittel.

Jodum, siehe Jod.

Jodthymol, rotbraunes, lichtempfindliches Pulver, wird zu medizinischen Salben verwendet.

Johanniskraut, Herba Hyperici, stammt vom echten Johanniskraut (= Hypericum perforatum), das häufig an Wegrändern wächst. Insbesondere in den gelben Blüten sind die photodynamisch wirksamen Stoffe Hypericin (rot), Pseudohypericin, Hyperosid (= Flavonol), ätherisches Öl und Gerbstoff enthalten. Hervorzuheben ist die granulationsfördernde und entzündungswidrige Wirkung des rubinroten Johanniskrautöls, das durch Mazeration der frischen Blüten in Olivenöl hergestellt werden kann.

Johanniskrautöl DAB 6 (Erg.-B.) (Dr. Kurt Richter GmbH), ein klares, rötliches Öl. Wirkt durch seinen Hypericingehalt durchblutungssteigernd, anregend, epithelierungsfördernd und tonisierend auf die Haut. Ist ein Bestandteil mancher Frostschutzpräparate. Leicht regenerierender Zusatzstoff zu Hautpflegemitteln in Öl- und Emulsionsform. Zusatz 2—10%.

Jonon, findet sich im Kostuswurzelöl und anderen ätherischen Ölen, besitzt einen etwas holzig-fruchtigen Veilchengeruch. Ausgedehnte Verwendung des synth. Produktes in Veilchen- und anderen Blütenkompositionen.

Jonquillenöl. Haupterzeugungsgebiet Südfrankreich. Gewinnung durch Wasserdampfdestillation des Jonquillenblütenextraktes, den man durch Extraktion der frischen Blüten (Narcissus jonquilla) mit Lösungsmitteln erhalten hat. Verwendung in der Parfumerie.

Juglon, ist ein Stoff, der den braunfärbenden Nußschalenbestandteil enthält und Verwendung in Sonnenölen findet.

Juniperus sabina, siehe Sadebaum.

Junox (Givaudan), wird aus Cedernholzöl gewonnen. Besitzt einen starken Cedernholzgeruch. Verwendung in orientalischen und schweren holzigen Kompositionen.

Kaiser-Borax (Mack-Illertissen) besteht aus Natriumtetraborat (Borax), Polyphosphaten und dient zur Wasserenthärtung für kosmetische Zwecke.

Kakaobutter, Oleum Cacao, Butyrum Cacao. Das aus den gerösteten und geschälten Samen von Theobroma cacao L. in der Wärme gepreßte Fett. Gelbliche, feste, bei Zimmertemperatur spröde, brüchige, fettig anzufühlende Masse, die nach Kakao riecht und mild schmeckt. Kakaobutter enthält Spuren von Ameisensäureglycerinestern und wird deshalb nicht leicht ranzig. Es eignet sich für kosmetische Cremes als Grundsubstanz sehr gut, da es von der Haut reizlos vertragen wird. Besonders beliebt sind Kakaobutter-Lanolinkombinationen.

Kalium-Aluminiumsulfat, siehe Alaun.

Kaliumbromat (E. Merck - Darmstadt). Wird in der Kosmetik als Fixiermittel für Kaltwellen verwendet.

Kaliumcarbonat, Pottasche, K_2CO_3, weißes, körniges, geruchloses, hygroskopisches Pulver, das laugenhaft und bitter schmeckt. Früher viel verwendet zur Herstellung von Kaliseife aus Stearinsäure. Heute weniger in Gebrauch, da anstelle dessen meist Triaethanolamin eingesetzt wird. Verwendung in Nagelhautentfernern.

Kaliumchlorat, Chlorsaures Kali, die Wirkung ist antiseptisch und bleichend. Da Kaliumchlorat giftig ist und in reiner

Substanz in Gegenwart organischer Stoffe überdies Explosionsgefahr besteht, ist sein Einsatz in kosmetischen Präparaten nicht zu rechtfertigen.

Kaliumhydroxid, KOH, Ätzkali, ist eine weiße, trockene, harte geruchlose Substanz, die in Stangen, Plättchen oder Schuppen von kristallinem Bruch in den Handel kommt. Kaliumhydroxid ist zerfließlich, zieht an der Luft Kohlendioxid an und wirkt stark ätzend. Es dient zur Herstellung von flüssigen und weichen Schmierseifen.

Kalium jodatum, siehe Jodkalium.

Kaliumjodid, siehe Jodkalium.

Kaliumpermanganat, permangansaures Kali; dunkelviolette bronzefarbene oder stahlblau glänzende geruchlose Kristalle. Die verdünnten Lösungen schmecken salzig, zusammenziehend und schwach bitter. Die Lösung ist rot-violett. Kaliumpermanganat spaltet in saurer und auch in alkalischer Lösung Sauerstoff ab und wirkt deshalb desodorierend und desinfizierend.
5—10 g des stark ätzenden Salzes wirken tödlich.

Kaliumsulfat, Kalium sulfuricum, K_2SO_4. Harte, farblose, bitter schmeckende Kristalle. Bestandteil des Karlsbadersalzes. Als Abführmittel in der Dosis von 1 bis 3 g verwendet.

Kaliumpentasulfid, Schwefelleber, Hepar sulfuris, wird zur Herstellung von Schwefelbädern verwendet. (ca. 50—150 g auf ein Vollbad mit einem Zusatz von etwas Essig- bzw. Ameisensäure — Vorsicht!! Es entsteht ein höchst unangenehmer Geruch nach Schwefelwasserstoff). Heute meistens ersetzt durch Handelspräparate, die aus einer ca. 30% Alkalipolysulfidlösung bestehen. Verwendung: bei rheumatischen Erkrankungen und bei seborrhoischen Ekzemen.

Kalium sulfuricum, siehe Kaliumsulfat.

Kalmusöl, siehe Kalmuswurzelöl.

Kalmuswurzelöl, Gewinnung durch Wasserdampfdestillation aus frischen oder trockenen Wurzelstöcken des Kalmus. Es ist ein dickflüssiges, gelbes bis braunes, aromatisch milde nach Kampfer riechendes Öl. Neben der europäischen Qualität gibt es auch ein japanisches Kalmusöl. Dieses hat ein höheres spezifisches Gewicht. Verwendung in Parfumerie und als Aromastoff.

Kalmuswurzel, richtiger Kalmuswurzelstock, Rhizoma Calami, stammt von der Sumpfpflanze Acorus calamus. Die wichtigsten Bestandteile sind Bitterstoffe, Gerbstoffe und besonders ätherisches Öl. Er findet vor allem Anwendung zum Anregen des Appetits, bei Dyspepsie, Gastritis, Hyperacidität, bei Magen- und Zwölffingerdarmgeschwüren und als blähungstreibendes Mittel. Äußerlich benutzt man Kalmus als Mittel bei Halsentzündungen, (das äth. Öl auch in Mundwässern) und als Hautreizmittel zu Bädern und Umschlägen. Von einem fertigen Kalmusbadeextrakt nimmt man ca. 150 g für ein Vollbad.

Kalmuswurzelstock, siehe Kalmuswurzel.

Kamillenblüten, Flores Chamomillae vulgaris, stammen von der Feldkamille (Matricaria chamomilla), die man an ihrem hohlen Blütenboden und ihrem typischen Geruch erkennt. Sie darf nicht verwechselt werden mit der römischen Kamille, die eine viel geringere Bedeutung besitzt, deren Wirkung jedoch ähnlich ist. Die echte Kamille ist die kosmetisch bedeutsamste Droge. Durch Wasserdampfdestillation wird das wichtige ätherische Öl gewonnen, das den blauen Kohlenwasserstoff Cham-Azulen enthält. In der Pflanze selbst sowie im Kamillentee ist kein Azulen enthalten. Die Hauptbedeutung der Kamille liegt in ihrer entzündungswidrigen Wirkung, die vielleicht durch die Vorstufen des Azulens, insbesondere durch die Chamazulenkarbonsäure, u. a. Stoffe, wie z. B. Cholin und Matricin bewirkt wird. Kamillenauszüge sind Bestandteil von Gesichtswässern, Haarwässern, Seifen, Cremes und vielen anderen kosmetischen Zubereitungen. Besonders bekannt sind Kamillendampfbäder und die Verwendung von Kamillensäckchen. Zu vielen Masken wird Kamille zugesetzt. Augenbäder mit Kamillentee werden nicht empfohlen.

Kamille-absolue, Extrakt aus Kamillenblüten mit Hilfe von flüchtigen Lösungsmitteln (Heine & Co., Leipzig).

Kamillenöl, gemeines. Gewinnung durch Wasserdampfdestillation der Blüten der gemeinen Kamille. Ist ein dickes, tief dunkelblaues Öl von typischem, kräftigem Kamillengeruch. Verwendung in der Pharmazie und Parfumerie.

Kamillenöl, römisches. Gewinnung durch Wasserdampfdestillation aus der römischen Kamillenpflanze. Es ist ein hellblaues, stark nach Kamillen riechendes Öl. Verwendung in der Parfumerie und Pharmazie.

Kampfer, siehe Campher.

Kampferöl, Gewinnung aus dem Stamm- und Wurzelholz des Kampferbaumes, der in Südchina, Formosa und Japan vorkommt, durch Wasserdampfdestillation. Man unterscheidet das sog. Kampferrohöl, ein hellgelbes bis braunes Öl, das nach Entfernung des auskristallisierten Kampfers zurückbleibt, vom sog. Kampferweißöl und dem Kampferrotöl. Die Hauptverwendung des Öles besteht in der Kampfergewinnung. Das Weißöl dient als Terpentinersatz, das Rotöl wird zur Seifenparfumierung verwendet. Weiters werden durch fraktionierte Destillation Safrol und andere Riechstoffe isoliert.

Kanadabalsam, Balsamum canadense, wird durch Anstechen der Rinde von Abies balsamea (L.) Miller, Abies fraseri (Pursh) Poiret und Tsuga canadensis (L.) Carrière gewonnen. Dickflüssiges, klebriges, gelblichgrünes, angenehm riechendes Harz. Verwendung zum Verkitten von optischen Linsen, Einschlußmittel in der Mikroskopie.

Kanadabalsamöl, erhält man aus dem Balsam durch Wasserdampfdestillation. Es riecht ähnlich dem Tannenzapfenöl.

Kanangaöl ist ein Nebenprodukt bei der Herstellung des Ylang-Ylangöles. Es wird in der Parfumerie verwendet.

Kanthariden, siehe Canthariden.

Kaolin, Porzellanerde, feinste geschlämmte Tonerde, dient in der Kosmetik als Zusatz in Pudern und Pasten. Indifferenter Körper.

Kaolin fein E—F (Kamig). Weißes Pulver mit 80,4% Anteilen unter 20 nm. 62,3% unter 10 nm. und 21,1% unter 1 nm. Spezifische Oberfläche 5000 cm²/g.

Karagheen, siehe Carragheen.

Karbitol ist ein organisches Lösungsmittel; chemisch gesehen ein Diäthylenglykolmonoäthyläther.

Karbolsäure, siehe Phenol. Unrichtige Bezeichnung, da keine echte Säure, sondern chemisch gesehen Hydroxybenzol.

Karion (Merck), konzentrierte Lösung von Sorbit, eines sechswertigen Alkohols, der durch Reduktion von Traubenzucker gewonnen wird.

Karmin, siehe Carmin.

Karnaubawachs, siehe Carnaubawachs.

Karotin, siehe Carotin.

Karottenöl CLR (Dr. Kurt Richter GmbH). Tiefrotes Öl, löslich in Fetten, Ölen und Lipoidlösungsmitteln. — Gewonnen aus natürlichem Karottenextrakt und standardisiert mit β-Carotin (Provitamin A).

Kartoffelstärke, Amylum Solani, wird aus den Knollen der Kartoffel gewonnen, besteht aus weißen Brocken oder unregelmäßigen leicht zerreiblichen Stücken, oder liegt als feines, weißes Pulver vor, das beim Drücken zwischen den Fingern knirscht. Kartoffelstärke ist geruch- und geschmacklos. Billigste aller pflanzlichen Stärken. Verwendung nur zu billigen Pudern.

Kasein, Caseinum, Eiweißkörper der Milch, wird zur Herstellung fettfreier Salben und Cremes verwendet. (Fissan-Präparate der Deutschen Milchwerke.)

Käsepappel, volkstümliche Bezeichnung für die Blätter der beiden Malvenarten Malva sylvestris (Waldmalve) und Malva neclecta (Wegmalve), Folia Malvae. Sie enthalten Schleimstoffe, die gerne zu erweichenden Umschlägen Verwendung finden.

Kassiaöl, chinesisches Zimtöl; wird durch Wasserdampfdestillation aus den Blättern des Kassiabaumes (Chinesischer Zimtbaum — Cinnamomum aromaticum bzw. Indonesischer Zimtbaum — Cinnamomum burmanii u. a.) gewonnen. Es ist ein dünnflüssiges, gelbbraunes Öl von zimtartigem Geruch. Verwendung in der Parfumerie.

Kassieblütenöl, Gewinnung durch Extraktion der Blüten des in Südfrankreich und Algier angebauten Kassiestrauches (Acacia farnesiana); aus dem konkreten Öl kann man durch Wasserdampfdestillation ein hellgelbes absolutes Öl mit einem angenehmen Kassiegeruch gewinnen.

Kastanienmehl, aus der Edelkastanie (Marone, Castanea sativa) gewonnen. Wird zu Gesichtspackungen verwendet.

Kastoreum, siehe Bibergeil.

Katechu, siehe Catechu.

Katioran AF (BASF), ist ein hydrophiles Fettsäure-Kondensationsprodukt, das sich kollodial in Wasser löst. Klar löst es sich in einer Reihe bekannter Lösungsmittel, wie Aethanol u. a. Katioran AF eignet sich als Rohstoff zur Bereitung von Cremes halbfester Konsistenz und zur Herstellung von Haarbehandlungs- und Haarfärbepräparaten, da es die 5- bis 9fache Menge seines Gewichtes an Wasser aufnehmen kann, ohne dünnflüssig zu werden.

Katioran HF (BASF) ist die Mischung eines Polyaethylenglycoläthers, eines Fettalkohols und dem Diäthanolamid der Stearinsäure. Es wird als Salbengrundlage mit hohem Wasserbindungsvermögen und als Emulgator für verschiedene kosmetische Zwecke (Frisiercremes u. a.) eingesetzt.

Katioran SK (BASF) ist ein oxaethyliertes Fettamin, das mit Dimethylsulfat quaterniert ist. Es ist ein Reinigungs- und Desinfektionsmittel, das nicht nur mit Wasser, sondern auch mit Äthylalkohol und anderen Lösungsmitteln gut mischbar ist.

Kautschuk, Gummi elasticum, ist der Milchsaft verschiedener Euphorbiaceen. Er wird getrocknet und blätterförmig in den Handel gebracht. Besondere Aufbewahrung ist erforderlich. Verwendung zur Bereitung von wasserunlöslichen Hautfirnissen, Gummimasken (Latexmasken) etc.

Keimöl (Keimdiät Augsburg), darunter ist reines Getreidekeimöl zu verstehen, das einen hohen Vitamin-E-Gehalt aufweist. Es wird als Zusatz zu Hautölen und Nährcremes verwendet.

Kelgine (Kelko Co., N.Y. 5/USA), ist ein Stabilisationsmittel, das sich zur Stabilisierung und Verdickung kosmetischer Präparate eignet. Chemisch gesehen sind Kelgine reine Natrium-Alginate.

Keton alpha (Givaudan) wird in der Natur nicht gefunden, ist ein hochgereinigtes α-Isomethyljonon. Verwendung in Veilchennoten guter Qualität anstelle des gewöhnlichen Methyljonons.

Ketonmoschus wird in der Natur nicht gefunden, gleicht dem natürlichen Moschus mehr als alle anderen synthetischen Nitromoschuspräparate, besitzt jedoch nicht so eine ausgeprägt animalische Note, sondern ist süßer. Wichtiger Moschuskörper in der Parfumerie als Duftstoff und Fixateur.

Keton V (Givaudan) ist eine kompliziert gebaute Substanz, die in der Natur nicht gefunden wird. Sie besitzt einen stark fruchtigen Geruch, der an Ananas erinnert. Die Verwendung erfolgt in Lavendel-, Kölnischwasser- und orientalischen Buketts.

Kiefernadelöl wird durch Wasserdampfdestillation aus den Nadeln der Kiefern gewonnen. Es ist ein Öl von angenehm balsamischem Geruch. Es stellt den Hauptbestandteil vieler Badeöle dar.

Kieselgur, gereinigt, Terra silicea, ist ein leichtes Pulver, besteht aus Diatomeenpanzern (Kieselalgen, Kieselpilze) und wird in der Kosmetik als Zusatz in Zahnpasten und Poliermitteln verwendet. Man muß achten, daß er feingeschlämmt ist und keine gröberen Bestandteile enthält. Chemisch fast reine Kieselsäure.

Kieselsäure (Siliciumdioxid), leichtes weißes Pulver, wird in der Kosmetik vielen Cremes, Pasten (Zahnpasten), Pudern etc. als körpergebende Substanz zugesetzt. (Siehe auch Aerosil).

Kieselsäuren (van Baerle) kolloidal gefällt. Dienen als Tablettierhilfe, Emulsionsstabilisator, Verdickungsmittel, Sedimentationsverzögerer, als Zusatzmittel in Zahnpasten, Pudern, vor allem die „Kieselsäure 60".

Klauenöl, Rinderklauenfett, Oleum Pedum tauri, ist ein weißes bis schwach gelbliches, dickflüssiges, fettes Öl, das sich durch einen hohen Gehalt an ungesättigten Fettsäuren auszeichnet. Es besitzt einen ziemlich starken Eigengeruch. Die Gewinnung erfolgt durch Auskochen von Rinderfüßen.

Klettenwurzel, Radix Bardanae, stammt von verschiedenen Arctium-Arten (Korbblütengewächse), sehr reich an Inulin. Innerlich verwendet als Blutreinigungsmittel, da Auszüge harn- und schweißtreibend wirken. Äußerlich in der Volksmedizin bei Milchschorf, nässenden und borkigen Ausschlägen empfohlen. Die vom Volksglauben behauptete haarwuchsfördernde Wirkung ist wissenschaftlich nicht bewiesen.

Knoblauchöl, Gewinnung durch Wasserdampfdestillation der Knoblauchpflanze Allium sativum L., gelbes, stark nach Knoblauch riechendes Öl. Nachgewiesene Bestandteile sind organische Disulfide, wie C_3H_5S. S. S. C_3H_5. u. a. Bei vorsichtiger Extraktion des Knoblauchs mit Alkohol und folgender Vakuumdestillation erhält man ein Knoblauchöl mit den Wirkstoffen Alliin und bes. Allicin. Verwendung des K. in der Medizin und Gewürzindustrie.

Knochenfett, das durch Auskochen der Knochen mit Wasser gewonnen wird, enthält reichlich freie Fettsäuren. Es schmilzt bei etwa 24°. Wichtiger Rohstoff in der Kosmetik zur Herstellung von Pomaden.

Knochenkohle, Ebur ustum nigrum, Beinschwarz erhält man durch Verkohlung tierischer Knochen, die feingepulvert werden. K. ist reich an Calciumphosphat, als Absorptionskohle jedoch ungeeignet. Siehe auch Kohle, medizinische.

Kobaltnitrat wurde als Bestandteil von Haarfärbemitteln verwendet.

Kochsalz, Natriumchlorid, NaCl, wird in der kosmetischen Industrie als Grundlage für Badesalze, zur Herstellung von Seife u. v. a. m. verwendet. M e e r s a l z, das zum überwiegenden Teil aus Kochsalz besteht, enthält jedoch auch noch Magnesium-, Kalium-, Sulfat-, Bromid-, Jodidionen u. a.

Kognaköl, Weinhefeöl, wird durch Wasserdampfdestillation der flüssigen Weinhefe oder der Hefekuchen gewonnen. In konzentriertem Zustand besitzt das Öl einen unangenehmen Geruch. Verdünnt wird es in der Essenzenindustrie verwendet.

Kohle, adsorbierende, Carbo adsorbens (ÖAB 9), Medizinische Kohle DAB 7, Carbo medicinalis, Aktivkohle mit grosser innerer Oberfläche, porös. Sie ist ein feines, schwarzes, geruchloses und geschmackloses Pulver, das durch seine Adsorbationskraft ein hohes Entfärbevermögen besitzt. Anwendung als Kohlegranulat, Kohletabletten u. a. zur Beseitigung starker Gasansammlungen im Darm und zur Entfärbung und Geruchfreiheit von Stoffen, wie z. B. Alkohol.

Kokosöl, Kokosfett, Kokosbutter, Oleum Cocos, gewinnt man aus dem Nährgewebe der Samen der Kokospalme. Durch Raffinieren und Bleichen erhält man das reine, weiße, geruch- und geschmacklose Kokosfett. Es findet sowohl bei der Seifenfabrikation als auch als Speisefett und Rohstoff zur Margarineherstellung Verwendung.

Kokosbutter, siehe Kokosöl.

Kokosfett, siehe Kokosöl.

Kollagen Dr. Kurt Richter GmbH.

Kollargol, siehe Silber, kolloidales.

Kollidon (BASF-Ludwigshafen), chemisch Polyvinyl-pyrrolidon (PVP) dient in der Kosmetik als wasserlösliches Verdikkungs-, Dispergier- und Stabilisierungsmittel. Da es Filme bildet, kommt es auch für Haarlegepräparate (Haarlacke) in Frage.

Kölnischwasser, siehe auch Eau de Cologne.

Kolophonium, Resina Colophonium ist der aus dem Harzbalsam verschiedener Pinusarten nach der Entfernung des Terpentinöls durch Wasserdampfdestillation verbleibende und durch Schmelzen und Kolieren gereinigte Harzrückstand. Gelbe, bis bräunlich-gelbe, harte, brüchige, glasartige, an der Oberfläche bestäubte Stücke von grobmuscheligem Bruch. Der Geruch ist vor allem beim Erwärmen terpentinartig, der Geschmack schwach bitter. Beim Erhitzen erweicht sich Kolophonium bei etwa 70 Grad und verflüssigt sich bei 100 bis 120 Grad. Bestandteil von Enthaarungswachsen.

Kollodium, schwach nitrierte Zellulose, ist eine Lösung von Kollodiumwolle in 3 Teilen Äther und hinterläßt nach dem Abtrocknen des Lösungsmittels einen an der Haut festhaltenden Film. Verwendung als Wundverband, Hühneraugenkollodium etc. Bei der Verwendung ist besondere Vorsicht am Platz, da Kollodium feuergefährlich bzw. explosiv ist.

Kolloidkaolin BT 60 (Kamig), von weißer Farbe, mit 99,6% Anteilen unter 20 µ. Noch 41,6% sind unter 1 µ und 98,2% unter 10 µ. Die spezifische Oberfläche nach Blaine beträgt 17,800 cm²/g. Verwendung als Stabilisier-, Verdickungs- und Dispergierhilfsmittel in Zahnpasten etc.

Königskerzenblüten, Flores Verbasci, stammen von den großen Königskerzen Verbascum densiflorum und Verbascum phlomoides. Die Wirkung des Aufgusses ist auswurffördernd und reizlindernd. Kann zusammen mit anderen Schleimdrogen (Huflattich, Leinsamen, Eibisch) zu Gesichtspackungen verwendet werden.

Konservierungsmittel werden kosmetischen Produkten zugesetzt, um sie vor Schimmelbildung, Gärung und Fäulnis zu bewahren. Die Konservierung richtet sich nach der voraussichtlichen Lagerungsdauer. Benzoesäure, Natriumbenzoat, Sorbinsäure, Kaliumsorbat, Ameisensäure, Salizylsäure u. a. wirken mehr oder minder energisch. Bestens bewährt haben sich die Abkömmlinge der p-Hydroxybenzoesäure, die unter dem Namen Nipagin, Nipasol, Nipakombin etc. vertrieben werden. Daneben werden auch chlorierte Phenole (Hexachlorophen), Sorbinsäure und andere vielfach eingesetzt.

Konservierungsmittel CA 24 (Biochema Schwaben), chemisch ist dieses Konservierungsmittel ein Fettsäure-Amid mit guten, entwicklungshemmenden Eigenschaften für Pilze, Bakterien und Gärungserreger. Es ist vollkommen farb- und geruchlos und in der vorliegenden pulverisierten Form bis zu 10% in Wasser löslich.

Kopaivabalsam, Balsamum Copaivae, wird aus den Stämmen verschiedener Copaifera-Arten gewonnen. Ist eine klare, gelbe, mehr oder minder dicke Flüssigkeit von würzigem Geruch und scharfem, bitterem Geschmack.

Kopaivabalsamöl wird durch Wasserdampfdestillation aus dem Parabalsam gewonnen. Das farblose bis gelbliche Öl besetzt einen pfefferartigen Geruch und wird in der Pharmazeutik und Parfumerie verwendet.

Korianderöl wird durch Wasserdampfdestillation der zerquetschten Früchte der Korianderpflanze, Coriandrum sativum L., gewonnen. Es ist ein farbloses Öl mit typischem Geruch. Verwendung in der Parfumerie.

Krapprot wird aus der Krappwurzel gewonnen. Der eigentliche Farbstoff heißt Alizarin und wird zum Färben von Zahnpasten, Pudern und Schminken verwendet.

Krauseminzöl wird durch Wasserdampfdestillation aus dem frischen Kraut der Krauseminze gewonnen. Es ist ein farbloses, charakteristisch nach Krauseminze etwas kümmelartig riechendes Öl. Verwendung als Aromastoff in Zahnpasten etc. und in der Parfumerie.

Kresol, o-, m-, p-Hydroxytoluol, sog. Trikresol; starkes Desinfektionsmittel. Mit Schmierseifenlösung kombiniert, bekannt unter dem Namen Lysol.

Kristallviolett, siehe Methylviolett.

Krokodilöl wird aus verschiedenen Körperteilen von Krokodilen gewonnen, es ist bei normaler Temperatur trübe und salbenförmig. Beim Erwärmen auf 50 Grad wird es goldgelb-flüssig. An Wirkstoffen enthält es Vitamin A und reichlich ungesättigte Fettsäuren (Vitamin F). Es steht dem Schildkrötenöl nahe.

Krotonöl, stärkstes Abführmittel durch Erzeugung einer heftigen Darmschleimhautentzündung. Äußerlich auf die Haut gebracht, verursacht es eine Hautentzündung; in geringster Menge wurde es früher Haarwuchsmitteln zur Steigerung der Hautdurchblutung zugesetzt.

Krummholzöl, siehe Latschenkieferöl.

Kryptoxanthin ist ein Provitamin des Vitamin A und ist reichlich im Eidotter enthalten.

Kubebenöl wird aus den zerkleinerten Früchten des auf Ceylon vorkommenden Kubebenstrauches durch Wasserdampfdestillation gewonnen. Es ist ein dickflüssiges, hellgrünes bis blaugrünes Öl mit charakteristischem Kubebengeruch. Verwendung in der Parfumerie.

Küchenschelle, Herba Pulsatillae, gehört zu den Giftpflanzen. Der aus der Pflanze gewonnene Preßsaft erzeugt eine Hautentzündung und Blasen.

Kümmelöl wird durch Wasserdampfdestillation der zerquetschten reifen Kümmelf r ü c h t e gewonnen. Es ist ein farbloses ätherisches Öl mit typischem Kümmelgeruch. Verwendung in der Parfumerie und Lebensmittelindustrie.

Kürbiskernöl wird durch Pressen der zerkleinerten Samen des Speisekürbis gewonnen. Es ist ein tief dunkelgrünes, aromatisches Öl. Wegen seines angenehmen Geschmackes findet es als Speiseöl Verwendung.

Kurkuma, Curcuma, wird aus der Gelbwurz gewonnen und gehört zu den Farbstoffen pflanzlicher Herkunft. Es zeichnet sich durch seine intensiv gelbe Farbe aus und wird pulverisiert oder in Form einer Tinctur gehandelt.

Kuromojiöl wird durch Wasserdampfdestillation der Blätter und Zweigenden eines in Japan vorkommenden Baumes gewonnen. Es ist ein dunkelgelbes Öl mit feinem aromatischem Geruch. Verwendung in der Parfumerie.

Ladanum, siehe Labdanum.

Labdanum, Resina Labdanum; Harz, das durch Auskochen von Blättern und Zweigen von Cistus villosus var. creticus gewonnen wird. Verwendung in der Parfuminindustrie, insbesondere als Fixateur z. B. in Seifenparfums. Das Oleoharz dient als Ausgangssubstanz zur Herstellung von Ambraessenzen.

Labdanumöl wird durch Wasserdampfdestillation aus dem Labdanumharz gewonnen. Geruch des Öls nach Labdanum und schwarzen Johannisbeeren. Verwendung in der Parfumerie und Seifenindustrie. Starke Fixierkraft.

Labdanumöl concret, gewonnen durch Extraktion der harzreichen Blätter; Verwendung in der Parfumerie als Modifikateur und Fixateur.

Labdanum absolue aus dem konreten Öl; Verwendung wie dieses.

Labessenz, Liquor seriparus, wird aus dem Labmagen der Rinder gewonnen. Wegen seiner kaseinfällenden Wirkung wird es zur Herstelung von sog. Kaseincremes verwendet.

Lacalut (WZ) ist ein Zahnpflegemittel in Form des Granulats oder als Creme. Hauptbestandteil ist das Aluminiumlaktat, das in der Mundhöhle infolge Hydrolyse sauer reagiert und dadurch adstringierend wirkt.

Lactobase N (Muhlethaler), ist ein guter Emulgator zur Herstellung von flüssigen Emulsionen, wie Schönheitsmilch oder Abschminkmilch. Er eignet sich ebenfalls für Cremes vom Typ der Vanishing-Creme, für fette und halbfette Cremes.

Lactose, siehe Milchzucker.

Lacto-Serum (Laserson & Sabetay), gereinigtes Molkepräparat, das in kosmetischen Emulsionen an Stelle von Wasser verwendet werden kann.

Lamepon 4 BC (Grünau), besteht aus Kaliumsalzen von Eiweiß-Fettsäurekondensaten mit Zusätzen von Sulfoverbindungen. Hellgelbe viskose Flüssigkeit. Es eignet sich infolge seines Schaum-, Wasch- und Emulgiervermögens als Grundstoff für die Herstellung von flüssigen Shampoos und anderen kosmetischen Reinigungsmitteln.

Lamepon 4 BC-P (Grünau) ist ein Triaethanolaminsalz von Eiweiß-Fettsäurekondensaten mit Zusätzen von Sulfoverbindungen. Es wird dort eingesetzt, wo es auf eine hohe Wasch- und Schaumkraft ankommt.

Lamepon 4 BK (Grünau) ist ein Kaliumsalz von Eiweiß-Fettsäurekondensaten und liegt als gelbe hellbraune visköse Flüssigkeit vor. Das Mittel kann in jedem Verhältnis mit den gebräuchlichen Waschrohstoffen, wie Fettalkoholsulfaten und Alkylarylsulfaten gemischt werden. Es tritt keine Verminderung der Wasch- und Schaumkraft ein, sondern die Schaumkraft wird erhöht. Lamepon 4 BK ist gut hautverträglich und reagiert schwach sauer.

Lamepon 4 BK-T (Grünau) ist das Triaethanolaminsalz von Eiweiß-Fettsäurekondensaten. Eine hellgelbe bis hellbraune visköse Flüssigkeit. Es besitzt als Triaethanolaminsalz eine hohe Haut- und Haarverträglichkeit.

Lamepon MG (Grünau) ist ein Magnesiumsalz von Eiweiß-Fettsäurekondensaten. Eine hellbraune, hochviskose Flüssigkeit, mit leichtem Perlglanz. Weist eine besondere Hautfreundlichkeit auf. Verwendung zu hochwertigen Shampoos und anderen hautfreundlichen kosmetischen Waschmitteln. Lamepon MG eignet sich auch als Zusatz in Zahnpasten.

Lamepon 190 (Grünau), es handelt sich dabei um Kaliumsalze von Eiweiß-Fettsäurekondensaten mit Zusätzen von Fettalkohol - Polyglycoläthersulfaten und Fettsäurealkylolamiden; ist eine hellgelbe viskose Flüssigkeit. Es ist eine fertige Shampoo-Grundlage.

Laminalgin (Dr. Kurt Richter GmbH), ist ein helles, hochvoluminöses Pulver. Chemisch ist es das Natriumsalz der Alginsäure und wird aus der Alge Laminaria digitata gewonnen. Erhöht bei geringem Zusatz in Seifen deren Schaumvermögen und stabilisiert den Schaum. In Zahnpasten usw. verbessert Laminalgin die Konsistenz.

Lampenschwarz, Ruß, Verwendung als schwarzer Farbstoff zu Schminken.

Lanelgine (Givaudan) ist ein besonders gereinigtes Lanolin.

Lanette E (Dehydag) ist ein Gemisch von Natriumsalzen primärer gesättigter Fettalkoholschwefelsäureester und besteht im wesentlichen aus etwa gleichen Teilen Natriumcetylsulfat und Natriumstearylsulfat. Weißes bis schwach gelbliches lockeres Pulver; neutraler reizloser und beständiger Emulgator für Cremes und Emulsionen vom Typ Ö/W, besonders in Verbindung mit Lanette O.

Lanette N (Dehydag) ist ein kolloiddisperses Gemisch von 90 Teilen Lanette O und 10 Teilen Lanette E. Weiße bis gelblichweiße feste Masse; selbstemulgierender Grundstoff zur Herstellung von kosmetischen Cremes und Emulsionen vom Typ Ö/W.

Lanette O (Dehydag) ist ein Gemisch höherer, gesättigter Fettalkohole, bestehend aus etwa gleichen Teilen Cetylalkohol und Stearylalkohol. Weiße bis schwach gelblich gefärbte Masse; hautfreundlicher Grundstoff und konsistenzgebender Faktor für kosmetische Cremes und Emulsionen von neutralem Charakter.

Lanette SX (Dehydag) besteht zu 90 Teilen aus höheren gesättigten Fettalkoholen, vorwiegend Cetyl- und Stearylalkohol und zu 10 Teilen aus Natriumfettalkoholsulfaten, vorwiegend Natriumlaurylsulfat. Weiße bis gelblichweiße feste Masse, selbstemulgierender Grundstoff, zur Herstellung von Salben, Cremes und flüssigen Emulsionen vom Typ Ö/W.

Lanocerina (Esperis, S. A./Mailand), es handelt sich dabei um ein hydriertes Lanolin, das gute Eigenschaften zur Herstellung kosmetischer Produkte aufweist.

Lanofarma (Medifarma, Mailand) ist ein Lanolinemulgator.

Lanogen-Marken (Hoechst/Frankfurt/M.) haben als Basis natürliche Fette und werden als synthetische Salbengrundlagen verwendet.

Lanolin, Lanolinum, wasserhaltiges Wollwachs DAB 7, gelblichweiße, salbenartige Masse, bestehend aus 13 Teilen Wollwachs, 4 Teilen Wasser und 3 Teilen dickflüssigem Paraffin.

Lanolinum, siehe Lanolin.

Lapis infernalis, siehe Silbernitrat.

Lapis Smiridis, siehe Schmirgel.

Latschenkieferöl, Krummholzöl, wird durch Wasserdampfdestillation von Nadeln und Zweigspitzen der Latschenkiefer, vor allem in Tirol gewonnen. Es ist ein öl von angenehm balsamischem Geruch. Man unterscheidet das Frühjahrsöl und das Herbstöl, je nach dem Zeitpunkt der Gewinnung. Verwendung in Badepräparaten etc.

Laurinaldehyd, siehe Aldehyd C_{12}.

Laurylalkohol, siehe Alkohol C_{12}.

Natriumlaurylsulfat, Natriumsalz des Esters der Schwefelsäure mit Laurylalkohol. Gehört zur Gruppe der Fettalkoholsulfate, die die besondere Eigenschaft haben, in kaltem hartem Wasser, selbst in Salzwasser üppig zu schäumen. Bestandteil vieler seifenfreier Shampoos und Waschmittel.

Lavandinöl, Gewinnung durch Wasserdampfdestillation und auch durch Extraktion des Lavandinkrautes (Kreuzung der Lavendelpflanze — Lavandula angustifolia und dem großen Speick — Lavandula latifolia). Verwendung in der

Parfumerie, wegen seiner bakteriziden Eigenschaften auch in der Medizin, sowie als Ausgangsmaterial zur Herstellung von Linalool, Nerol, Jonon, Zitronellol etc.

Lavendelöl, Gewinnung durch Wasserdampfdestillation aus den Blüten der echten Lavendelpflanze (Lavandula angustifolia). Vor allem in Südfrankreich, Italien und Spanien. Ist ein farbloses, gelb bis gelbliches, angenehm nach Lavendel riechendes Öl.

Lebertran, Oleum, Jecoris aselli ist das aus den frischen Lebern von Gadus morrhua L., Melanogrammus aeglefinus L. bei möglichst gelinder Wärme im Dampfbad gewonnene Öl, das durch Unterkühlen und Filtration bei 0 Grad von den leicht erstarrenden Fettanteilen befreit ist (DAB 7). Hellgelbes Öl von charakteristischem tranartigem Geruch, überaus reich an Vitamin A und D. Enthält ungesättigte Fettsäuren, Cholesterin, Jod, Phosphor, Schwefel und Eisen. Wirkt günstig und heilend auf Wunden, rauhe Haut etc. Verwendung als Lebertransalbe und als Zusatz zu verschiedenen kosmetischen Präparaten.

Heilbuttleberöl, Oleum Jecoris hippoglossi, ist aus den Lebern von Hippoglossus hippoglossus L. gewonnene fette Öl von gelber bis bräunlich-gelber Farbe und und charakteristischem Geruch und Geschmack. Seine antirachitische Wirksamkeit muß nach DAB 7 mindestens 600 I.E. Vitamin D/Gramm betragen. Größte Tagesgabe 1,0 Gramm (DAB 7). 4,0 Gramm (ÖAB 9).

Lecithin gehört zur Gruppe der Phosphatide, komplizierte Ester des Glycerins mit Fettsäuren und Phosphorsäure, die ihrerseits Cholin (Trimethyl-hydroxy-äthyl-ammoniumhydroxid) gebunden enthält. Die Phosphatide spielen in der Natur eine wichtige Rolle und finden sich in den Zellkernen sowie der Nervensubstanz. Auch Pflanzen enthalten Phosphatide. In der Kosmetik verwendet man meist Soja-Lecithin. Es ist ein Bestandteil vieler Hautnährcremes.

Lecithin (Sojalecithin) (Dr. Kurt Richter GmbH), pastöse Masse, gelbbraun. Es wird als hautaffiner Zusatzstoff biologisch-kosmetischen Hautpflegemitteln beigefügt und kann auch als rückfettende Komponente in emulgierte Haarpflegemittel eingearbeitet werden, insbesondere zur Behandlung von rauhem, trockenem Haar. Außerdem wirkt Lecithin als Emulsionsvermittler für Cremes und flüssige Emulsionen vom Typ Öl in Wasser. Zusatz 0,2—2%.

Lecithinum vegetabile ÖAB 9, siehe Pflanzenlecithin.

Lecithin wasserdispergierbar (Dr. Kurt Richter GmbH). Auf Basis „Sojalecithin" gearbeitet; mit Hilfe eines speziellen Lösungsvermittlers wasserdispergierbar gemacht. — Dunkibraunes, dickflüssiges Präparat. — Ergibt mit Wasser und Alkohol-Wassermischungen getrübte Lösungen, mit transparenten Schaumrohstoffen getrübte Shampoos, mit nicht transparenten Schaumrohstoffen die üblichen Emulsionsshampoos.

Leichtkieselsäure 60 (van Baerle) kolloidal gefällt. Verwendung in der Kosmetik und Pharmacie. Hat einen pH-Wert von 6—7 und läßt sich vor allem in Puder, Cremes und Pasten gut einarbeiten.

Leinkraut, Herba Linariae, ehemals wurde in der Volksmedizin mit dem Saft des Krautes eine Heilsalbe zubereitet. Aufgüsse zu Umschlägen bei Fisteln, Furunkeln, Geschwüren, Hämorrhoiden verwendet.

Leinöl, Oleum Lini, beste Qualität wird durch kalte Pressung der Leinsamen gewonnen. Es ist in frischem Zustande ein klares, goldgelbes Öl, das eigenartig riecht und bitter schmeckt. Bei minus 20° C ist es noch klar und flüssig. Es wird leicht ranzig. Leinöl trocknet leicht ein. Die Preßrückstände oder die zerquetschten Samen werden als Maske und als breiige Umschläge in Kosmetik und Medizin gerne verwendet. Leinöl enthält mehrfachungesättigte essentielle Fettsäuren („Vitamin F"). Mit einem Teil Kalkwasser gemischt, gibt es das Kalkliniment, das früher bei Brandwunden angewendet wurde. Erhitzt mit Schwefel bindet es diesen und liefert so geschwefeltes Leinöl oder Schwefelbalsam.

Leinsamen, Semen Lini, werden geschrotet zu Masken bei unreiner Haut gerne verwendet. Man übergießt die zerquetschten Samen mit kochendem Wasser und trägt den Brei heiß auf. Ganze und geschrotete Leinsamen sind ein hervorragendes, die natürliche Darmperistaltik mild anregendes Abführmittel, das auch gut zu Schlankheitskuren verwendet werden kann.

Lemongrasöl, ostindisches, Erzeugung in Indien durch Wasserdampfdestillation des Malabar- oder Kotschingrases (Cymbopogon nardus). Es ist ein rötlichgelbes bis braunrotes citronenartig riechendes Öl. Verwendung in der Parfumerie.

Lemongrasöl, westindisches, wird durch Wasserdampfdestillation aus dem Gras Cymbopogon citratus gewonnen. Es riecht angenehm nach Citronen.

Lenicet (WZ) ist eine polymerisierte, basisch-essigsaure Tonerde in fester Form. Sehr feines geruchfreies, wasserunlösliches Pulver. Verwendung als Antisepticum und Adstringens.

Leuchtöl, siehe Petroleum.

Leukichthol, farbloses Präparat aus Ichthyol, entzündungshemmend und adstringierend.

Lichen irlandicus. Siehe unter Carrageen.

Lichtschutzstoffe sind Strahlenfilter und absorbieren den erythemerzeugenden Anteil des UV-Lichtes. Bestandteil aller besseren Sonnenschutzpräparate.

Lilial (Givaudan) chem. Methyl-butylphenylpropionaldehyd wird in der Natur nicht gefunden; starker durchdringender, an Lindenblüten erinnernder Geruch. Wird für Lilien-, Orangenblüten-, Flieder-, Chypre- u. a. Kompositionen eingesetzt.

Lilienblüten, Flores Liliorum bulbiferum, der gewonnene Pflanzenauszug in Olivenöl wird in der Volksmedizin bei Brandwunden empfohlen.

Limetteöl wird durch Pressen und auch gelegentlich durch Wasserdampfdestillation aus den Schalen der Früchte der sauren Limette (Citrus aurantiifolia) gewonnen. Gelbes Öl, ähnlich dem Citronellaöl riechend. Verwendung in der Parfumerie.

Linaloeöl, Gewinnung durch Wasserdampfdestillation des zerkleinerten Linaloeholzes. Vor allem in Französisch Guayana und Brasilien. Verwendung des Öls, das angenehm nach Linalool riecht, in der Parfumerie.

Linaloeöl, mexikanisches, Gewinnung durch Wasserdampfdestillation des Holzes des Linaloebaumes aus Mexiko. Ist ein wasserhelles, angenehm riechendes Öl. Verwendung in der Parfumerie.

Linalool, Hauptbestandteil des Rosenholzöls, des Linaloeöls,, Lavendelöls und vieler anderer; außerdem noch im Neroli-, Orangen-, Tangerinen-, Jasminu. a. ätherischen Ölen. Geruch süß, sehr blumig. Verwendung zu Lavendel-, Bergamotte- und vielen anderen Kompositionen. Das synthetische Linalool wird in verschieden reinen Qualitäten auf den Markt gebracht. Linalool wird in der Parfumerie vielfach wegen seines Lavendel- und Bergamotte-Effektes eingesetzt.

Linalylacetat findet sich im Lavendel-, Bergamotte-, Petitgrain-, Neroli u. v. a. ätherischen Ölen. Duft nach Bergamotte und Lavendel. Verwendung in der Parfumerie für Lavendel-, Eau de Cologne-, Ylang- u. a. Kompositionen. Kommt in verschiedenen Reinheitsgraden auf den Markt.

Linalylbenzoat wird in der Natur nicht gefunden, besitzt einen schweren Geruch an Tuberose erinnernd. Verwendung in orientalischen Duftnoten sowie in Jasmin-, Tuberose- und anderen Kopositionen.

Linalylbutyrat findet sich im Lavendelöl und besitzt eine fruchtige Citrus-Lavendelnote. Verwendung in Cologne- und Lavendelparfums, aber auch in vielen Blumenkompositionen.

Linalylcinnamat, Duft schwer, anhaltend und blumig, gibt Blumenkompositionen eine natürliche Note. Verwendung in Lilie, Geißblatt und Jasmin.

Linalylformiat wird in der Natur nicht gefunden, besitzt einen fruchtigen Geruch, der an Bergamotte erinnert. Verwendung zu Eau-de-Cologne-Ölen.

Linalylisobutyrat wird in der Natur nicht gefunden. Duft Lavendel-Bergamotte, fruchtig, fett. Verwendung in Lavendel- und Pomeranzennoten, denen es einen fruchtig-fetten Beiton gibt.

Linalylproprionat findet sich im Lavendelöl; besitzt einen frischen Bergamotte-

Geruch, der etwas an Maiglöckchen erinnert. Verwendung in Lavendel-, Eau de Cologne- und Jasminkompositionen.

Lindenblüten, Flores Tiliae, stammen von der Sommer- und Winterlinde (Tilia platyphyllos, Tilia cordata) und nicht von der häufig als Alleebaum angepflanzten Silberlinde. Sie dienen als schweißtreibendes Mittel bei Erkältungskrankheiten, als krampfstillendes Mittel, Gurgelwasser und zur Herstellung von kosmetischen Präparaten (Lindenblütenwasser).

Lindenkohle, Verwendung in feinst pulverisierter Form als Aktivkohle zur Entfärbung und Desodorierung.

Linolensäure, $C_{17}H_{29}COOH$, ist eine ungesättigte Fettsäure mit drei Doppelbindungen. Sie ist Bestandteil der sog. trocknenden Öle (Lein-, Sonnenblumen-, Mohnöl, Lebertran usw.). Gehört zu den sog. „Vitamin-F"-Stoffen.

Linolsäure, $C_{17}H_{31}COOH$, Fettsäure mit zwei Doppelbindungen, Vorkommen in Leinöl u. a. trocknenden Ölen. Verbindet sich mit dem Luftsauerstoff zu einer harzigen Masse. Hauptbestandteil des Vitamin-F-Komplexes.

Liquor Aluminii acetici, siehe Essigsaure Tonerde.

Liquor Aluminii acetico-tartarici, siehe essigsaure-weinsaure Tonerdelösung.

Liquor Ammonii caustici. Siehe Ammoniak.

Liquor Carbonis detergens (DAB 6), siehe Steinkohlenteerlösung.

Liquor Ferri sesquichlorati, siehe Eisenchlorid.

Liquor seriparus, siehe Labessenz.

Lithiumseife, siehe Lithiumstearat.

Lithiumstearat, Lithiumseife, weißes, feines Pulver. Verwendung als Puderkörper, wasserunlöslich.

Löffelkraut, Herba Cochleariae; der frische Saft ist reich an Vitamin C. Er wird zu Frühjahrskuren und bei Hautausschlägen und juckenden Hautentzündungen verwendet. Zum Gurgeln nimmt man Löffelkrautspiritus.

Longozaöl, die Gewinnung erfolgt durch Extraktion der Blüten mit Petroläther. Das konkrete Öl ist eine feste Masse, das absoute Öl erinnert im Geruch an Tuberosen oder Orangenblüten. Verwendung in der Parfumerie.

Lorbeerblätteröl, wird durch Wasserdampfdestillation der Lorbeerblätter gewonnen; ist ein hellgelbes, etwas süßlich riechendes Öl. Verwendung in der Riechstoff- und Lebensmittelindustrie.

Lorbeeröl, Oleum Lauri; das aus den frischen Früchten von Laurus nobilis L. in der Wärme ausgepreßte salbenartige Gemenge von fetten und ätherischen Ölen. Es ist eine grüne, körnig-kristalline salbenartige Masse, die beim Erwärmen zu einer klaren Flüssigkeit schmilzt, Lorbeeröl riecht aromatisch und schmeckt würzig und etwas bitter.

Lorole (Dehydag), Verwendung als Zwischenprodukte für die Herstellung von Cremes und Salben.

Löwenzahn, Herba und Radix Taraxaci, stammt von dem bekannten Korbblütengewächs Taraxacum officinale. Die Droge wird gegen Erkrankungen im Leber- und Gallenbereich angewendet. Die Frischpflanze dient vor allem in Frankreich als beliebter Salat. Der Saft soll bei Hautkrankheiten, rheumatischen und gichtigen Erkrankungen eine Wirkung haben.

Lugol'sche Lösung, siehe Jodkalium.

Lumo (Zschimmer und Schwarz/Oberlahnstein). Ist chemisch gesehen ein Alkylarylsulfat, (= waschaktive Substanz).

Lunacerin (Lüneburger Wachsbleiche). Sind verzweigtkettige Kohlenwasserstoffgemische, die sich durch Härte und große Stabilität auszeichnen. Verwendung in Lippenstiften.

Lutosol (BASF-Ludwigshafen), ist ein besonders gut gereinigter Isopropylalkohol.

Lutrol 9 (BASF), ist ein gereinigtes Polyaethylenoxid mit einem Molekulargewicht von ca. 400. Es ist eine klare, nahezu farb- und geruchlose, visköse Flüssigkeit. Es mischt sich mit Wasser, Aethylalkohol, Isopropylalkohol, Aceton und organischen Lösungsmitteln in jedem Verhältnis. Es ist mit vielen nichtionogenen Emulgatoren mischbar. Nicht mischbar ist es mit aliphatischen und vielen aromatischen Kohlenwasserstoffen. Es stellt für viele sonst schwer lösliche Stoffe, wie z. B. Benzoesäure oder Salizylsäure ein gutes Lösungsmittel dar. Lutrol 9 hat eine hemmende Wirkung auf Mikroorganismen. Bakterien und Pilze können sich in diesem Lösungsmittel nicht entwickeln. Außerdem kann es als Lösungsvermittler dienen, indem wasserunlösliche Stoffe, die in Lutrol 9 gelöst sind, durch Eingießen dieser Lösung in Wasser in vielen Fällen in eine colloidale wäßrige Lösung übergeführt werden können. Die Bildung wäßriger kolloidaler Lösungen kann durch die Anwesenheit von Cremophor-Marken unterstützt werden. Im Gegensatz zu Wasser verhindert Lutrol, ähnlich wie Alkohol, hydrolytische Spaltungen und chemische Zersetzung der gelösten Stoffe und eignet sich daher zur Herstellung stabiler Wirkstofflösungen.

Es ist auf der Haut von Mensch und Tieren gut verträglich. Lutrol kann in der Kosmetik entweder als Lösungsmittel für sich allein oder in Verbindung mit Cremes und Salben verschiedener Zusammensetzung verwendet werden.

Luviskol K 30, Pulver (BASF) und
Luviskol K 90, Pulver (BASF), ist chemisch gesehen ein Polyvinylpyrrolidon mit einem K-Wert von 30 bzw. 90. Luviskol K 30 ist in Wasser mit schwach saurer, Luviskol K 90 mit schwach alkalischer Reaktion löslich. Beide Produkte zeigen keinen Elektrolytcharakter. Sie sind auch löslich in Äthylalkohol, anderen Alkoholen, Glycerin, Triaethanolamin und beschränkt löslich in aromatischen Kohlenwasserstoffen. Sie lösen sich nicht in Äther, aliphatischen oder cycloaliphatischen Kohlenwasserstoffen. Man kann Luviskol K 30 und K 90 in der Kosmetik als Verdickungs-, Dispergier-, Gleit- und Bindemittel verwenden. Sie reizen die menschliche Haut nicht. Sie eignen sich als Zusatz zu kosmetischen Mitteln, die zur Reinigung und Pflege der Haut dienen, zur Herstellung von Cremes, sowohl auf fetthaltiger, wie auch auf fettfreier Grundlage und als Steifungsmittel von Haarfixativen und Rasierpräparaten. Sie verbessern die Konsistenz von flüssigen Seifen, Schleimsalben und ähnlichen Präparaten.

Luviskol K 30 eignet sich auch allein zur Herstellung von Haarlacken.
Luviskol L 180, Lösung (BASF), ist chemisch das Natriumsalz der Polyacrylsäure. Luviskol L 180 ist ein besonders reines, wasserlösliches Kolloid in gallertiger, zäher Form, das mit kaltem Wasser langsam, mit heißem Wasser rascher hochviscöse, klare und völlig farblose, neutrale und geruchlose Lösungen ergibt. Diese sind unbegrenzt haltbar und brauchen nicht konserviert zu werden. Beim Eintrocknen liefern wäßrige Luviskol L 180-Lösungen einen glasklaren, harten, nicht zu Schuppenbildung neigenden Film. Luviskol L 180 ist weitgehend unempfindlich gegen die Härtebildner des Wassers. Ein Zusatz von Alkali erhöht die Viscosität von Luviskol L 180. Luviskol ist mit Thioglykolat-Lösungen nicht verträglich. Niedere Alkohole, sowie Aceton verursachen gallertige bis weißliche Ausfällungen, während Glycerin und andere mehrwertige Alkohole, Gelatine, Natriumsilikate, synthetische WAS, Seifen mit Luviskol L 180 verträglich sind.

Verwendung auf Grund der leichten Wasserlöslichkeit als Verdickungs-, Dispergier-, Stabilisier- und Bindemittel für fettfreie Cremes, Zahnpasten, Haarfixative, Haarfarben, Hautgelees etc. Gute Hautverträglichkeit.

Luviskol VA 64 (BASF), ist ein Copolymerisat aus 6 Gewichtsteilen Vinylpyrrolidon und 4 Gewichtsteilen Vinylacetat; es wird in der Kosmetik als Filmbildner für Haarspray-Präparate und flüssige Haarfestiger verwendet. Es ist in Wasser mit schwach saurer Reaktion trüb löslich und zeigt keinen Elektrolytcharakter. Ferner löslich in organischen Lösungsmitteln und Alkohol. Es löst sich nicht in Äther und aliphatischen und cycloaliphatischen Kohlenwasserstoffen. Man kann Luviskol VA 64 in der Kosmetik als Verdickungs- und Bindemittel verwenden. Ferner dient es als Steifungsmittel in Haarbehandlungspräparaten. Durch die geringere Wasserlöslichkeit sind die mit Luviskol VA 64 auf dem Haar erzeugten Filme wasserbeständiger als bei Verwendung von Luviskol K 30.

Lycopodium, siehe Bärlappsporen.

Lysoform findet als vielseitiges Desinfektionsmittel Verwendung. Chemisch gesehen eine flüssige Kaliseife mit etwa 44% Formaldehydgehalt.

Lysol ist ein wasserlösliches Desinfektionsmittel. Chemisch gesehen eine Trikresol-Kaliseifenlösung.

Lytta vesicatoria Fabricius, siehe unter Canthariden.

Macisöl, Muskatöl, Gewinnung durch Wasserdampfdestillation aus den beschädigten oder unansehnlichen Muskatnüssen, die sich als Gewürz weniger gut verkaufen lassen, seltener verwendet man Macis- oder Muskatblüten. (Muskatnußbaum, Myristica fragrans (Houttuyn). Dünnes, farbloses, nach Muskat riechendes und würzig schmeckendes Öl. Es ist Bestandteil des Karmelitergeistes und wird zu Likören, Gewürzessenzen, Zahn- und Mundpflegemitteln und zur Seifenparfumerie verwendet.

Magnesiumaluminiumsilikat, unter dem Namen Veegum (Lehmann & Voß, Hamburg) im Handel. Bildet mit Wasser dickflüssiges Gelee und wird deshalb als Verdickungs- und Stabilisierungsmittel in kosmetischen Präparaten eingesetzt.

Magnesium carbonicum DAB 7, siehe basisches Magnesiumkarbonat ÖAB 9.

Magnesium carbonicum praecipitatum, siehe Magnesiumkarbonat ÖAB 9.

Magnesiumhypochlorid, basisches, siehe Magnocid.

Magesiumkarbonat ÖAB 9, gefälltes, Magnesium carbonicum DAB 7, Magnesium carbonicum praecipitatum, basisches Magnesiumcarbonat, Magnesiumsubcarbonat, Magnesia schlechtweg; Verbindung oder Gemisch wechselnder Zusammensetzung von Magnesiumcarbonat und Magnesiumhydroxid, ist eine leichte weiße Substanz, die in Stücken oder als loses Pulver ohne Geruch und Geschmack in den Handel kommt. Es dient als Puderzusatz, da es Feuchtigkeit gut aufnimmt.

Öl wird dagegen von Magnesiumkarbonat und Magnesiumoxid nicht aufgenommen. Im Gegensatz zu Zinkoxid und Titandioxid, die wasser- und ölaufnahmefähig sind.

Magnesiumoxid, MgO, Magnesium oxydatum ÖAB 9, Magnesiumoxid DAB 7, gebrannte Magnesia; sehr feines, lockeres weißes, geruchloses, schwach laugenhaft schmeckendes Pulver, das an der Luft Feuchtigkeit und Kohlendioxid anzieht. Wird als Puderbestandteil verwendet.

Magnesium oxydatum ÖAB 9, siehe Magnesiumoxid.

Magnesiumperborat gehört zu den aktiven Sauerstoff abspaltenden Persalzen und wird kosmetisch vielseitig als Desinfektions-, Desodorierungs- und Bleichmittel verwendet.

Magnesiumperoxid, MgO_2, Magnesiumperoxydatum, Magnesiumsuperoxid; Gemisch von Magnesiumperoxid und Magnesiumoxid, ist ein feines, lockeres weißes, geruch- und geschmackloses Pulver, das an der Luft Feuchtigkeit und Kohlendioxid anzieht. In verdünnten Säuren löst es sich unter Bildung von Wasserstoffperoxid. Kosmetische Verwendung als Sauerstoffspender, in Bleichmitteln etc.

Magnesium peroxydatum, siehe Magnesiumperoxid.

Magnesiumsilikat (van Baerle) kolloidal gefällt. Technisch und rein. In der Kosmetik anstelle von Talkum und als Füllstoff. Filterhilfsmittel bei bestimmten Pharmazeutika.

Magnesiumstearat, Magnesium stearicum, auch Magnesium stearinicum genannt, Gemisch von Magnesiumstearat mit wechselnden Mengen Magnesiumpalmitat, ist ein feines, weißes, fettig anzufühlendes, fast geschmackloses Pulver von schwachem eigenartigem Geruch. Eignet sich vorzüglich als Bestandteil von Körperpuder.

Magnesium stearicum, siehe Magnesiumstearat.

Magnesium stearinicum, siehe Magnesiumstearat.

Magnesiumsulfat, Magnesium sulfuricum, $MgSO_4$, auch Bittersalz genannt, farblose Kristalle, oder weißes, kristallines Pulver ohne Geruch, von bitterem, salzigkühlendem Geschmack. Verwendung für Badesalze. Bestandteil von abführenden Stoffwechselsalzen und bestimmten laxierenden Mineralwässern, z. B. Mergentheimer, Karlsbader, Hunyadi Janos und Apentawasser.

Magnesium sulfuricum, siehe Magnesiumsulfat.

Magnesiumsuperoxid, siehe Magnesiumperoxid.

Magnesiumtrisilikat (van Baerle) kolloidal gefällt, puriss.; dient hauptsächlich zur Herstellung pharmazeutischer und kosmetischer Präparate in Pulver- oder Tablettenform, zur Herstellung von feinsten reizlosen Pudern und als indifferenter Füllstoff.

Magnesiumundecanat wird wegen seines guten Haftvermögens als Zusatz zu Gesichtspudern verwendet.

Magnesium, undecylensaures, wird als Zusatz in antimykotischen Pudern verwendet.

Magnesia usta DAB 7, siehe Magnesiumoxid.

Magnocid, basisches Magnesiumhypochlorid, wirkt antiparasitär, desinfizierend und desodorierend. Verwendung u. a. als Zusatz in Fußstreupulvern.

Mahonia (Firmenich), Duft dem α-Amylzimtaldehyd entsprechend, von großer Geruchsreinheit, frei von fettigen Nebennoten. Verwendung für Blumen und blumige Noten, besonders Jasmin.

Mahwabutter, Illipeöl, wird aus den Samen von Illipe latifolia in Indien heimischer Bäume gewonnen. Verwendung überwiegend als Speisefett. In Indien als Méöl bei Hautleiden. Siehe auch unter Bassiafette.

Maisöl wird aus den Maiskeimen gewonnen. Es ist von hellgelber Farbe und besitzt einen angenehmen ,mandelähnlichen Geschmack. Bemerkenswert ist Stigmasterin. Hoher Gehalt an essentiellen Fettsäuren. Wird als Speiseöl und zur Margarineherstellung verwendet. Eignet sich auch für kosmetische Präparate. Zur Fettadaption in Kindernahrung.

Maisstärke, Amylum Maydis, wird aus Maiskörnern gewonnen; weiße Brocken oder unregelmäßig leicht zerreibliche Stücke oder feines mattweißes Pulver, das beim Drücken zwischen den Fingern knirscht. Maisstärke ist geruch- und geschmacklos. Verwendung in billigen Pudern.

Majorankraut, Herba Majoranae, stammt von dem bekannten Gewürzkraut Majorana hortensis. Majoransalbe gegen schwer heilende, entzündete Wunden wird durch Mazeration von Majorankraut mit warmer Butter oder Schweineschmalz hergestellt.

Majoranöl wird durch Wasserdampfdestillation aus dem Majorankraut gewonnen. Es ist ein gelbes Öl mit typischem Majorangeruch. Verwendung in der Parfumerie und in der Genußmittelindustrie.

Malabartalg wird aus den Samen von gewissen ostindischen Bäumen durch Rösten und Auskochen mit Wasser gewonnen. Das abgeschöpfte Fett enthält nur wenig Glyceride flüssiger, sondern hauptsächlich Glyceride fester Fettsäuren. Es besitzt einen angenehmen Geruch. Verwendung als Speisefett und zu kosmetischen Produkten.

Malabar- oder **Ceylon-Kardamomenöl** wird durch Wasserdampfdestillation der zerkleinerten Früchte gewonnen. Es ist ein angenehm gewürzhaft riechendes Öl.

Malvenblätter, Folia Malvae sylvestris. Der Aufguß wird als Gurgelwasser und zu Umschlägen (hoher Schleimgehalt), z. B. bei Entzündungen in der Mundhöhle (Stomatitis) und zum Auflegen auf entzündete Wunden verwendet.

Mandarinenöl wird durch Auspressen der Mandarinenschalen gewonnen. Gelbes Öl mit angenehm typischem Geruch. Verwendung in der Parfumerie.

Mandelkleie, Farina Amygdalarum, Preßrückstände nach Gewinnung des Mandelöles. In der Kosmetik zu Packungen vielfach verwendet. Kombiniert als Seesand-Mandelkleie.

Mandelmilch, milchartige Emulsion, die durch Zerreiben von süßen Mandeln mit einer entsprechenden Menge Wasser im Mörser erhalten wird. Außerordentlich reich an Fetten und Eiweiß; Milchersatz bei Kleinkindern, die Milcheiweiß nicht vertragen. Auch als Hautpflegemittel seit langer Zeit bekannt und beliebt.

Mandelöl, Oleum Amygdalarum pingue, Oleum Amygdalae (ÖAB 9), wird aus den reifen süßen und bitteren Mandeln gewonnen. Die Stammpflanzen sind Prunus amygdalus var. sativa und var. amara. Die Ausbeute an dem kaltgepreßten fetten Öl beträgt 40—50%. Klares, hellgelbes, fast geruchloses, mild schmeckendes Öl, das sich erst unterhalb von — 10° C zu trüben beginnt und erst bei — 20° C vollkommen erstarrt. Mandelöl ist das teuerste der fetten pflanzlichen Öle und nur in besten kosmetischen Präparaten enthalten. Es besteht zu 90% aus Triolein und zu 10% aus Linolsäureglycerid. Leider wird es sehr oft verfälscht.

Mandelöl, bitteres, siehe Bittermandelöl.

Mangandioxyd, Braunstein, MnO_2; gibt leicht seinen Sauerstoff ab und wirkt daher als Oxydationsmittel.

Mangansalze, z. B. Manganmetaborat und Mangansulfat werden als Katalysatoren in Sauerstoffbadesalzen verwendet. Siehe auch Kaliumpermanganat.

Mangansulfat wird in antiparasitär wirkenden Salben verwendet.

Manila Elemi, siehe Elemi.

Manucol, siehe Manutex.

Manutex (Alginate Industr. Ltd., London W. C. 2, England). Die Stoffe haben gutes Quell- und Stabilisierungsvermögen und sind chemisch Natrium-Alginate.

Mannit, sechswertiger Alkohol, der sich von Mannose, einem Zucker, ableitet. Bestandteil von Waschpulver und Seifen, deren Schaumkraft dadurch erhöht wird.

Mannitester verschiedener Fettsäuren sind gute Emulgatoren.

Mannstreu, Feldmannstreu, Meerstranddistel, Herba Eryngii; der frischgepreßte Saft wird in der Volksmedizin zur Wundbehandlung verwendet. Kraut und Wurzel dienen als harntreibendes Blutreinigungsmittel.

Maprofix NH (Occo) ist ein gepulvertes Ammoniumlaurylsulfat für nichtalkalische Shampoos, Schaumbäder etc.

Maprofix WAC (Occo) ist ein Natrium-Fettalkohol-Sulfat, praktisch salzfrei, für Shampoos etc., leicht ausspülbar.

Maprofix 563 (Occo) ist ein Natrium-Lauryl-Sulfat in Pulverform für Zahnpasten.

Maraniol (Givaudan), chemisch ein 4-Methyl-7-aethoxycumarin. Wird in der Natur nicht gefunden; besitzt einen Geruch nach Walnüssen. Verwendung in Chypre- und Fougèrenoten.

Marchon's Tenside (Marchon Products Ltd., Whitchhaven, England); Alkylphenole und Äthoxylate, waschaktive Substanzen.

Marienblatt, Chrysanthemum balsamita, die alkoholischen Auszüge bzw. die zerquetschten Blätter finden bei Quetschungen und anderen Wunden Verwendung. Innerlich wirkt der Tee gallensekretionsfördernd.

Markfett, gewonnen durch Ausschmelzen von Knochenmark aus langen Röhrenknochen von Rindern, zeichnet sich durch die Tatsache aus, daß es trotz hohen Gehaltes an freien Fettsäuren nicht ranzig riecht. Verwendung wie Knochenfett. Wertvoller kosmetischer Rohstoff für Pomaden etc.

Marlipal „FS" (Chem. Werke Hüls, Recklinghausen), dient als nichtionogener Zusatz zu waschaktiven Rohstoffen für Körperpflegemittel, da es eine auffettende Wirkung hat.

Marlon (Chem. Werke, Hüls, Recklinghausen), sind anionaktive WAS, chemisch Natrium-Alkylarylsulfonate.

Marlopon (Chem. Werke, Hüls, Recklinghausen), ist ein Waschrohstoff. Chemisch ein alkalifreies Alkylarylsulfonat.

Marlopon „C" (Chem. Werke, Hüls, Recklinghausen), ist ein etwas überfettetes Marlopon, das in Haarwaschmitteln verwendet wird.

May-Changöl wird durch Wasserdampfdestillation der blühenden Zweige des May-Changbaumes vor allem in China gewonnen. Das Öl riecht angenehm nach Linalool und wird in der Parfumerie verwendet.

Mastix, Resina Mastix, wird aus dem Rindenharz der auf der griechischen Insel Chios vorkommenden breitblättrigen Varietät der Art Pistacia lentiscus gewonnen. Das Mastixbäumchen wächst auch auf anderen griechischen Inseln und in Nordafrika (Marokko). Verwendung als Zusatz in Mundwässern. Die Lösung von Mastix in Benzol, Äther oder Chloroform nennt man „Mastisol" und dient zum Ankleben von Verbänden, Theaterbärten usw.

Mastixöl wird durch Wasserdampfdestillation aus dem Mastixharz gewonnen. Farbloses, balsamisch riechendes Öl. Verwendung in der Parfumerie.

Medialan KA-Konzentrat (Hoechst), ist das Natriumsalz des Kondensationsproduktes aus gesättigten Fettsäuren mittlerer Kettenlängen und Sarkosin. Verwendung als Zusatz zu Körperreinigungs- und Haarwaschmitteln, zur Herstellung von Cremeshampoos etc.

Medialan KF (Hoechst) ist ein leicht lösliches Salz des Kondensationsproduktes aus gesättigten Fettsäuren mittlerer Kettenlänge und Sarkosin. Es eignet sich zur Herstellung klarer flüssiger Shampoos und Körperreinigungsmittel sowie zur Herstellung von Cremeshampoos in Kombination mit anderen Rohstoffen.

Medizinalhefe, Faex medicinalis siccata, Trockenhefe; die Preßhefe, die den geltenden Bestimmungen des österreichischen Lebensmittelbuches entsprechen muß (100 Teile) wird mit Rohrzucker (5 Teile) verrieben, die Masse wird in dünner Schicht auf Glasplatten aufgestrichen, bei 35—40° getrocknet und pulverisiert (ÖAB 9). Hellbraunes Pulver mit eigenartigem Geruch, reich an Vitaminen der B_2-Gruppe. Verwendung als Heilmittel gegen Furunkulose und in Form von Hefekuren bei Akne vulgaris und unreiner Haut. Auch lokal als Hefepackung bei Akne vulgaris. DAB 7 (BRD) entbitterte, gärunfähige, getrocknete Bierhefe.

Meerrettichwurzel, Radix Armoraciae. Die Pflanze enthält das Glykosid Sinigrin (auch im schwarzen Senf enthalten) und u. a. das Ferment Myrosin, aus denen beim Zerreiben schwefelhaltige, stechend riechende Senföle sich entwickeln. Meerrettichbäder werden gegen Frostbeulen verwendet.

Meersalz, siehe Kochsalz.

Meerstranddistel, siehe Mannstreu.

Meisterwurz-Wurzelstock, Rhizoma Imperatoriae stammt von Peucedanum ostruthium, einer zu den Doldenblütlern gehörenden Pflanze. Der Kaltauszug wird als appetit- und verdauungsförderndes, schweiß- und harntreibendes Mittel angewendet.

Mel, siehe Honig.

Melanigen (Muhlethaler) ist ein wasserlösliches Lichtschutzpräparat mit entsprechender Filterschutzwirkung gegen ultraviolette Strahlen.

Melanigen SH (Muhlethaler) ist ein öllöslicher Lichtschutzstoff, der in mineralischen und pflanzlichen Ölen, sowie in Mischungen dieser vollkommen löslich ist.

Melonal (Givaudan), chemisch 2,6-Dimethyl-5-Heptenal, wird in der Natur nicht gefunden, besitzt einen Geruch nach Melonen. Verwendung in erfrischenden Noten.

Menthanylacetat wird in der Natur nicht gefunden, besitzt einen frischen Geruch der an Lavendel-Bergamotte erinnert. Verwendung in Lavendel-, Bergamotte- und Eau de Colognekompositionen.

Melissenblätter, Folia Melissae, aus den Blättern wird das sog. Melissenöl gewonnen, das Kräuterbädern und Gesichtswässern zugefügt wird. Wirkung ähnlich der Pfefferminze. Bestandteil von Melissengeist.

Menthol, Mentholum. Farblose, trockenspröde, prismatische oder nadelförmige Kristalle von charakteristischem, angenehm erfrischendem Geruch und Geschmack. Es findet sich in Pfefferminzöl, im japanischen Minzenöl und in kleinen Mengen im Geraniumöl. Menthol verflüchtigt sich schon bei Zimmertemperatur allmählich. Es ist wenig löslich in Wasser, leicht löslich in Alkohol, Äther, Chloroform, Petroläther, Paraffin und fetten Ölen. Menthol wird gerne als Geschmackskorrigens in Zahnpasten und Mundwässern verwendet. In den letzten Jahren wurde es auch vielfach wegen seines kühlenden Effektes in Zigaretten eingesetzt. Menthol hat auch deutlich antiseptische Eigenschaften, daher Bestandteil von Nasensalben, Kühlstiften, Eiskopfhaarwässern, Zellstofftaschentüchern.

Mentholum, siehe Menthol.

Menthon findet sich in Pfefferminzöl, im japanischen Minzenöl, im Geraniumöl und anderen ätherischen Ölen. Es besitzt einen ähnlichen Pfefferminzgeruch wie Menthol. Im Gegensatz zu letzterem liegt es nicht in Kristallen, sondern in Form einer farblosen Flüssigkeit vor. Verwendung in Parfumölen und als Ausgangsprodukt zur Herstellung von Menthol.

Menthylacetat findet sich im Pfefferminzöl und besitzt einen Minzengeruch mit einer geringen rosenartigen Beinote. Verwendung in Blumennoten und Eau-de-Cologneölen.

Mesoinosit, andere Bezeichnung für Bios I; siehe Kapitel Vitamine.

Mesotan, Methylium-Methoxysalicylicum; wirkt juckreizstillend und antiparasitär.

Metacholesterin, Oxydationsprodukt des Cholesterins. Verwendung wie dieses als Emulgator.

Metakresylphenylacetat wird in der Natur nicht gefunden, besitzt einen Geruch, der an Ylang-Ylang erinnert. Verwendung in vielen Blumennoten wie Narzissen, Flieder, Jasmin etc.

Metallseifen (Chem. Werke OGH. Baerlocher, München). Als Puderzusatz werden sog. Metallseifen, Stearate des Aluminiums, Magnesiums und Zinks, verwendet.

Methancarbonsäure, siehe Essigsäure.

Methanol, siehe Holzgeist.

Methansäure; siehe Ameisensäure.

Methionin (E. Merck, Darmstadt), schwefelhältige Aminosäure, wurde versuchsweise Aknemitteln zugesetzt; sonst nur innerliche Verabreichung bei medizinischen Indikationen.

p-Methylacetophenon findet sich im Rosenholzöl u. a., es besitzt einen durchdringenden süßen fruchtigen Geruch. Wird in der Parfumerie ähnlich wie Cumarin verwendet. Eignet sich auch zur Seifenparfumerie. Einsatz in Heu-, Mimosen-, Schlehdorn- und anderen Kompositionen.

Methylalkohol, siehe Holzgeist.

Methylanisat wird in der Natur nicht gefunden, besitzt einen süßen, an Heu erinnernden Geruch. Verwendung meist mit Anisaldelyd in Schlehdorn-, Linden-, Mimosen- und Heunoten.

Methylanthranilat findet sich in vielen ätherischen Ölen wie Neroli-, Jasmin-, Champaca-, Tuberosen-, Ylang-Ylang-, Gardenia- und in Citrusölen. Es besitzt einen typischen Orangenblütengeruch. Verwendung in Nerolinoten, aber auch in vielen anderen Blütenkompositionen.

N-Methylanthranilsäure-Methylester, Hauptbestandteil des Mandarinenblätteröles, in kleinen Mengen in einer Reihe von anderen ätherischen Ölen. Besitzt einen typischen Orangenblütengeruch. Verwendung für Orangen- und Nerolikompositionen. Auch für Seifenparfumierung geeignet.

Methylbenzoat findet sich in Ylang-Ylangöl, im Tuberosen- und anderen ätherischen Ölen. Duft blumig, fruchtig, sehr kräftig; Verwendung in Blumennoten, vor allem Tuberose und Ylang. Einsatz aber auch in Rosen- und Geraniumkompositionen.

Methylbenzylcarbinol, Duft grün, blumig, leichter Honigton; Verwendung in Hyazinthen- und Fliedernoten.

p-Methylchinolin wird in der Natur nicht gefunden, besitzt einen stark durchdringenden Geruch. Verwendung in Moosnoten und in orientalischen Kompositionen.

Methylcinnamat findet sich in gewissen ätherischen Ölen (Galanga z. B.) und besitzt einen fruchtig-balsamischen, stark an Erdbeeren erinnernden Geruch. Verwendung in Nelken- und Narzissennoten. Besitzt stark fixierende Eigenschaften.

6-Methylcumarin wird in der Natur nicht gefunden, besitzt einen Geruch, der an Cumarin mit einer kokosartigen Beinote erinnert. Verwendung wie Cumarin in Heu- und anderen Noten.

Methyl-Cellulose ist ein Polymethyläther der Cellulose, wobei zwischen 50 und 400 C_6-Moleküle veräthert sind. Gelbliche bis grauweiße, fasrige, flockige, schuppenförmige oder pulverförmige Substanz, die geruchlos ist und schwach salzig schmeckt. Löslich in kaltem Wasser, flockt erst bei 60° C aus. Gute Mc. ergibt eine durchsichtige faserfreie Lösung. Zugaben von verschiedenwertigen Alkoholen werden gut vertragen (z. B. Gycole, Glycerin, Sorbitol), Seife und waschaktive Substanzen (Fettalkoholsulfate) verdicken Mc.-Lösungen. Verwendung als Stabilisierungs- und Verdickungsmittel in kosmetischen Präparaten.

6-Methyldihydrocumarin wird in der Natur nicht gefunden, besitzt einen süßen Heugeruch. Verwendung in Tuberosen-,

Gardenia-, Heu- und orientalischen Noten.

Methyldiphenyläther wird in der Natur nicht gefunden, besitzt einen fruchtig-rosigen Geruch. Einsatz vor allem in der Seifenparfumerie, da sehr stabile Substanz.

Methylheptenon findet sich im Lemongras-, Verbena-, Palmarosa-, Geranium-, Citronella- und anderen ätherischen Ölen. Es besitzt einen scharfen Citrusgeruch.

Methylheptincarbonat wird in der Natur nicht gefunden, es besitzt einen sehr kräftigen Duft nach Veilchenblättern; Verwendung in Veilchen- und Rosennoten.

Methylhexylketon, Duft fruchtig, äußerst kräftig; Verwendung in kleinen Dosen; hebt die Ausgangsnote von schwer duftenden Lavendelölen.

p-Methylhydratropaaldehyd wird in der Natur nicht gefunden, besitzt einen intensiven grünen, aber süßen Geruch. Verwendung in Blumennoten wie Hyazinthen, Flieder und anderen.

Methyleugenol findet sich als Haupt- und Nebenbestandteil in einer Reihe von ätherischen Ölen. Es besitzt einen Duft nach Nelke, jedoch weniger kräftig als Eugenol. Verwendung in Parfumerie und Kosmetik und zur Parfumierung feiner Seifen.

Methylisoeugenol findet sich in der Natur in einer Reihe von ätherischen Ölen, besitzt einen Duft nach Nelke, hat aber eine süßere Note als Methyleugenol. Verfärbt als Eugenol, daher in der Kosmetik leichter verwertbar. Besitzt auch fixierende Eigenschaften und wird in würzigen und holzigen Noten eingesetzt.

Methyljonon wird in der Natur nicht gefunden; es handelt sich um mehrere isomere Verbindungen, die als α- und β-normal und als α- und β-iso Methyljonon bezeichnet werden. Typischer Veilchenduft, eignet sich für die meisten Parfumerie- und Seifenkompositionen. Kommt in verschiedenen Reinheitsgraden in den Handel.

Methyljononen, Jononkörper von Firmenich von großer Feinheit unter dem Namen Iralia im Handel.

Methylnaphthylketon wird in der Natur nicht gefunden, Mischung von α, und β-Naphthylketon. Sehr feine Orangennote, wird für Cremes empfohlen, da nicht färbend. Verwendung in Orangenblüten-, Jasmin-, Gardenia- und Nerolinoten.

Methylnonylacetaldehyd. Siehe unter Aldehyd C_{12}, verzweigtkettig.

Methylnonylketon, Hauptbestandteil des Rautenöles, besitzt einen fetten Citrusgeruch mit typischem Rautenölgeruch. Verwendung in Lavendelnoten, in der Seifen- und Industrieparfumerie.

Methyloctincarbonat wird in der Natur nicht gefunden, besitzt einen durchdringenden Geruch nach Veilchenblättern. Verwendung in Veilchen-, Cassie-, Mimosen- und anderen Blumennoten.

Methylparakresol findet sich im Ylang-Ylang-, Canangaöl und anderen. Duft anisartig, kräftig, an Ylang erinnernd. Verwendung zum Modifizieren von Blumennoten und als wichtiger Bestandteil von Jasmin-, Flieder-, Narzissen- und anderen Blumenkompositionen. Bestandteil des künstlichen Ylangöles.

Methylphenylacetat wird in der Natur nicht gefunden und besitzt einen feinen Duft nach Honig und Moschus. Verwendung in Honignoten; vielfach eingesetzt in der Seifenparfumerie.

Methylphenylcarbinol wird in der Natur nicht gefunden, besitzt einen leichten blumig-grünen Geruch; Verwendung in süßen Blumennoten, aber auch in Lilien-, Flieder- und Narzissentypen.

Methylphenylcarbinylacetat findet sich im Gardeniaöl und besitzt einen starken Geruch nach grünen Blättern, der an Gardenia erinnert. Verwendung vor allem in Gardenia-, in kleineren Mengen auch in anderen Kompositionen.

Methylphenylglycidsäure, siehe unter Aldehyd C_{16}.

Methylphenylpropionat wird in der Natur nicht gefunden und besitzt einen starken fruchtig-blumigen Geruch. Verwendung in Blumennoten wie Rose, Jasmin und Flieder.

Methylsalicylat, Methylester der Salicylsäure, Hauptbestandteil des Wintergrünöls, Bestandteil einer großen Anzahl anderer ätherischer Öle. Kommt auch im Fruchtsaft von Äpfeln, Trauben,

Stachelbeeren und Kirschen vor. Verwendung als erfrischender und antiseptischer Zusatz in Mundwässern und Zahnpasten, in der Parfumerie als Modifikateur und in Frostschutzcremes.

α-Methylzimtaldehyd wird in der Natur nicht gefunden, besitzt einen weichen zimtartigen Geruch. Verwendung in würzigen Noten, vor allem in der Seifenparfumerie, da keine Verfärbung zu befürchten ist.

Methylumbelliferon, Lichtschutzsubstanz.

Methylviolett, Pyoctaninum coeruleum, Gentianaviolett B, Kristallviolett, besteht hauptsächlich aus den Chloriden des Penta- und Hexamethylpararosanilins. Reines Hexamethylpararosanilinhydrochlorid wird als Kristallviolett bezeichnet. Es ist ein metallisch glänzendes, dunkelgrünes Pulver, das sich in 1 bis 10% wässeriger und alkoholischer Lösung, in Form von Stiften, Salben, als Streupulver (1 : 50), wie als Pyoktaningaze als ein brauchbares und unschädliches Antiseptikum bewährt hat.

Miglyol 812, Neutralöl, ist ein Triglyceridgemisch von gesättigten pflanzlichen Fettsäuren mittlerer Kettenlänge. Es ist ein fast farbloses Öl mit niedriger Viskosität, weist eine besonders hohe Lagerstabilität auf und bleibt auch bei einer Temperatur von 0° C flüssig. Es zeichnet sich aus durch eine sehr niedrige Säure- und Jodzahl und dient zur Herstellung von kosmetischen Ölen und zur Konsistenzgebung in kosmetischen Zubereitungen, ohne daß mit Ranziditätserscheinungen gerechnet zu werden braucht.

Milchsäure, Acidum lacticum, α-Hydroxypropionsäure, entsteht bei der Milchsäuregärung und als Stoffwechselprodukt. Es ist eine sirupöse, farblose Flüssigkeit, die in der Kosmetik hauptsächlich wegen der keratolytischen (hornauflösenden) Wirkung verwendet wird. Da M. die gesunde Haut kaum angreift, ist sie in vielen Hühneraugenpflastern neben Salicylsäure enthalten. M. entsteht immer durch die normalen Scheidenbakterien und wird deshalb bei üblen Ausflüssen gerne als Spülmittel (0,5%) benützt. Man verwendet M. zum Ansäuern von kosmetischen Präparaten (Gesichtswässern). Salze der Milchsäure sind Hauptbestandteile des Natural Moisturizing Factors (NMF), z. B. Natriumlactat, Triäthanolaminlactat.

Milchserum, Serum lactis, Molke, ist kaseinfreie Milchflüssigkeit, die in der Kosmetik zum Verdünnen von Gesichtsmasken verwendet wird enthält u. a. Orotsäure.

Milchzucker, Saccharum lactis, Lactose; Verwendung als Tablettierhilfsmittel.

Mineral oil, siehe Paraffinöl.

Mineralöl, siehe Paraffinöl.

Miranole (Miranol Chem. Co. Irvington 11 N.Y./USA). Chemisch Imidazolderivate, eignen sich als Zusätze in Waschmitteln, da sie die Schaumaktivität erhöhen.

Mitigal, Dimethyldiphenylendisulfid, reizlose, entzündungswidrige und juckreizstillende organische Schwefelverbindung, die bei juckenden und parasitären Hautleiden, z. B. Krätze (Scabies) verwendet wird.

Mitin, „Krewel", ist eine reizlose Salbengrundlage, die sich sowohl in medizinischen als auch in kosmetischen Salben verwenden läßt. Besteht aus Lanolin, Molke und Wasser.

Modulan (American Cholestrol Products Inc. Milltown N.Y./USA). Darunter ist ein klarlösliches Derivat des Lanolins zu verstehen, das gerne kosmetischen Produkten beigefügt wird.

Mohnöl, Oleum Papaveris, trocknendes Öl, das einen sehr hohen Gehalt an hoch ungesättigten Fettsäuren hat; Verwendung wie Leinöl.

Mohrrübenwurzel, Radix Dauci recens. Der frische Saft ist reich an Provitamin A (Carotin) und wird in der Kosmetik vielseitig verwendet (siehe auch Karottenöl).

Molke, siehe Milchserum.

Monelgine (Givaudan). Ist ein weißer, wachsartiger Körper, mit einem Schmelzpunkt von 55—60°. Er läßt sich durch Beimischung der 5—10fachen Menge Wasser ohne weiteres emulgieren.

Mono-Ammonium-Phosphat, $NH_4H_2PO_4$ (Budenheim). Die Eigenschaften dieses Salzes werden gekennzeichnet durch die Vereinigung der mittelstarken dreibasigen Phosphorsäure mit schwachen Al-

kali. Es ergibt sich daraus der mildsaure Charakter der Substanz. Sie eignet sich als milder Säureträger, der die Kohlensäure über einen längeren Zeitraum verteilt in Freiheit setzt, zur Herstellung von Badetabletten.

Mono-Äthanolamin, siehe Äthanolamin.

Monoaethanolammoniumthioglycolatlösung (E. Merck, Darmstadt). Wirksamer Bestandteil von Kaltwellpräparaten.

Monochloressigsäure, Acidum monochloraceticum; wird in Form der 50%igen Lösung als Ätzmittel verwendet.

Monofettsäureester des Glycerins werden als Hilfsemulgatoren in kosmetischen Präparaten, aber auch in der Nahrungsmittelindustrie verwendet.

Monsanto 326 (Monsanto, Chemicals Ltd., London S.W. 1, England). Wird als Antioxydans in kosmetischen Präparaten verwendet.

Montanwachs. Das rohe Montanwachs, das aus der Braunkohle gewonnen wird, ist schwarz-glänzend, sehr hart und von muscheligem Bruch. Man nimmt an, daß in prähistorischen Zeiten in der Gegend von Halle neben Palmenwäldern (Vorstufen der Karnaubapalmen), auch Mischwälder mit Koniferenbestand am Verkohlungsprozeß beteiligt waren. Durch Extraktion der Braunkohle mit Benzol erhält man eine hoch glänzende, splitterharte, schwarze Masse, die die Kennzahlen eines Wachses hat. Durch Raffinierung kann man es entfärben. Da es eine große Zahl von Verbindungen wie Huminsäure u. a. enthält, scheint eine pharmazeutische Verwendung möglich.

Moschus ist ein Drüsensekret des männlichen Moschustieres, das in den gebirgigen Teilen Zentral- und Ostasiens vorkommt. Es ist dies ein rehartiges Tier, dessen Körperbau etwas an den eines vergrößerten Hasen erinnert, da die Hinterläufe gegenüber den Vorderläufen viel größer und stärker gebaut sind. Die männlichen Tiere, sondern ab dem dritten Lebensjahr den Moschus, einen intensiv riechenden Stoff, in den Moschusbeutel ab. Dieser liegt in der Nähe der Geschlechtsorgane. Zur Gewinnung der Moschusbeutel werden die Tiere gejagt oder mit Fallen gefangen und getötet. Da jedes Tier nur einen einzigen Beutel liefert und seit hunderten von Jahren dem Moschustier eifrig nachgestellt wird, hat man es fast ausgerottet. Die Tiere wurden insbesondere deshalb stark dezimiert, da Chinesen und Tibetaner die Jagd auch in der Schonzeit betreiben. Der gewonnene Beutel wird in der Sonne getrocknet und kommt dann meist zu 25 Stück in kleine Kästchen verpackt, in den Handel. Die beste Sorte ist der sog. Tonkingmoschus, auch tibetanischer oder orientalischer Moschus genannt. Er macht etwa 80 bis 85% des Weltbedarfs an Moschus aus. Der Name Tonkingmoschus kommt daher, weil er über die Stadt Tonking nach Europa verschifft wurde. Die Herkunft ist jedoch das chinesisch-tibetanische Grenzgebiet. Der Inhalt des etwa 5 cm langen Moschusbeutels ist eine grünlich- oder dunkelbraune bis schwarze körnige Masse, die einen typischen Geruch hat. Wegen des hohen Preises kommen vielfach Verfälschungen vor. Der echte Moschus wird vor allem in der Parfumerie verwendet. Er stellt eines der wichtigsten Fixiermittel dar und ist auch nach Meinung vieler Parfumeure durch kein anderes Mittel zu ersetzen.

Moschus Ambrette; siehe Ambrettemoschus.

Moschus DDI (Firmenich). Dieser Moschusstoff verbindet mit einem kräftigen, sehr natürlichen warmen und strahlenden Moschusduft eine bemerkenswerte Duftdauer. Er ist stabiler als Nitromoschusse und verfärbt weder kosmetische Produkte noch Seife.

Moschus Keton, siehe Ketonmoschus.

Moschuskörneröl, wird durch Wasserdampfdestillation der zerkleinerten Samen der Pflanze Hibiscus abelmoschus L. gewonnen. Es ist ein helles Öl mit etwas an Moschus erinnerndem Geruch. Verwendung in der Parfumerie.

Moschus Xylol, Xylolmoschus, wird in der Natur nicht gefunden. Duft moschusartig, haftend, angenehm, Verwendung vor allem für Seife, da preiswerter als die anderen Moschuskörper. Gute fixierende Eigenschaften.

Moskene (Givaudan) wird in der Natur nicht gefunden, ähnlich dem Geruch von Keton- und Ambrettemoschus, erinnert an das Moschuskörneröl. Verwendung wie die anderen Moschuskörper, vor allem in Farn- und Lavendelnoten.

Moskitox (Dragoco) ist ein Insektenabwehrstoff, der verhindert, daß sich stechende Insekten auf der Haut niederlassen. Es ist also kein insektizider Stoff, der insektentötend wirkt wie die modernen Kontakt-Insektizide. Bei einem Zusatz von mindestens 5% zu Insektenschutzmitteln wird eine Abwehrwirkung von ca. 6 Stunden Dauer erreicht.
M. ist eine farblose Flüssigkeit und besitzt einen nur kaum merkbaren Eigengeruch. Es ist vollkommen hautverträglich. Es ist nicht löslich in Wasser, löslich in 50% Vol. Alkohol, mit Zusatz von Isopropylmyristat löslich in Mineralölen.
In cremigen und flüssigen Emulsionen ist M. leicht dispergierbar. Zusatz in Insektenschutzmitteln 5—10%.

Mowilith (Farbwerke Hoechst AG). Wird bei der Herstellung von Nagellacken verwendet und ist chemisch ein Polyvinylacetat. Technisch zu Holzleimen und Dispersionsfarben, künstl. Wäschesteife.

Mowrahbutter, siehe Bassiafette.

Muskatellersalbeiöl wird durch Wasserdampfdestillation des Muskatellersalbei oder durch Extraktion des Krautes mit Fettlösungsmitteln gewonnen. Es ist ein Öl von angenehm lavendelartigem Geruch. Verwendung in der Parfumerie.

Muskatnuß, Semen Myristicae, alkoholische Auszüge werden als aromatischer Zusatz in Mundwässern verwendet.

Muskatnußöl, Oleum Nucistae, Oleum Myristica ist das aus dem Samen von Myristica fragrans Houttuyn, durch Auspressen gewonnene, rotbraune Gemenge von Fett, ätherischem Öl und Farbstoff. M. besitzt den aromatischen Geruch und Geschmack von Muskatnuß.

Muskatöl, ätherisches, siehe Macisöl.

Musk Tibetene (Givaudan) wird in der Natur nicht gefunden, hat Ähnlichkeit mit Ketonmoschus, besitzt einen schwereren und süßeren Hintergrund. Verwendung in vielen Kompositionen als Abrundungsmittel und Fixatur.

Myristinaldehyd; siehe Aldehyd C_{14}.

Myristinalkohol; siehe Alkohol C_{14}.

MYRJ - Emulgatoren (Atlas - Goldschmidt AG Essen) sind polyoxyäthylen-Derivate der Stearinsäure; entsprechend den Kenn-Nummern steigt die Länge ihrer Polyoxyäthylenkette und damit der Grad ihrer Löslichkeit in Wasser. Verwendung als Emulgatoren für Ö/W-Emulsionen.

Myrrhe, Gummiresina Myrrha, ist das aus den Stämmen und Zweigen von Commiphora molmol und anderen Commiphorenarten nach Verletzung ausgetretene und an der Luft erhärtete Gummiharz. Unregelmäßige, bisweilen löchrige, zerreibliche Stücke verschiedener Größe von rotgelber bis rotbrauner Farbe, die an der Oberfläche häufig bestäubt sind. Sie zeigen einen körnigen fettglänzenden Bruch, der mitunter weißlich gefleckt ist. Der Geruch ist eigenartig aromatisch, der Geschmack intensiv bitter und kratzend, beim Kauen bleibt Myrrhe an den Zähnen haften. Die alkoholische Lösung wirkt desinfizierend und entzündungswidrig. Bestandteil mancher Mundwässer.

Myrrhenöl wird durch Wasserdampfdestillation der bitteren Myrrhe gewonnen. Das gelbgrüne Öl besitzt einen starken Myrrhegeruch und wird in der Parfumerie verwendet.

Myrtenöl wird durch Wasserdampfdestillation der Myrtenpflanze vor allem in Spanien, Italien und Südfrankreich gewonnen. Es ist ein gelbes, angenehm erfrischend riechendes Öl. Verwendung in der Parfumerie.

Myvacet 5—00 (Eastman Chemical Products, Inc. N. Y. 16 USA).
Myvacet 9—40
Diese Stoffe machen kosmetische Produkte geschmeidig und setzen die Klebrigkeit von Vaseline herab. Chemisch gesehen sind es Acetofette aus hydriertem Schweineschmalz.

Myvatex (Eastman Chemical Products, N. Y. 16 USA).
Myverol
finden sowohl in kosmetischen als auch in pharmazeutischen Präparaten als Emulgatoren Verwendung. Chemisch sind sie Monoglyceride.

Myverol 18—05 (Div. of Eastman Kodak Co Rochester, N. Y. USA). Ist ein Stoff, der zur Verbesserung kosmetischer Präparate dient und chemisch ein reines destilliertes Glycerinmonostearat ist.

Nacarat, siehe unter Carmin.

Nadelholzteer, Pix Pinaceae, Pix liquida, wird durch trockene Destillation der Stämme, der Zweige und der Wurzeln verschiedener Pinus-, Picea-, Larix- und Abies-Arten gewonnen (ÖAB 9). Dickflüssige, schwarz-braune bis braune Masse von harzähnlichem Geruch und scharfem Geschmack.

Nagellackentferner enthalten als wirksame Bestandteile Harz- u. Nitrolacklösungsmittel. Daneben aber meist noch einen mehr oder minder großen Prozentsatz haut- bzw. nagelfreundlicher Substanzen um die schädliche Wirkung der Lösungsmittel auf die Nagelsubstanz zu vermindern. An Lösungsmitteln werden im allgemeinen verwendet: Aceton, Amylacetat, Äthylacetat (= „Essigäther"), Methyläthylketon, Alkohol u. a. In neuerer Zeit wird vorgeschlagen, den Nagellackentferner in Cremeform herzustellen, indem man die Polyglycole, Polyäthylenglycole, Zelluloseäther und -ester ein Lösungsmittel, etwa Amylacetat, Butylacetat etc. sowie Wachs einarbeitet.

β-Naphthol, Schälmittel, Bestandteil dermatologischer Präparationen, stark giftige Substanz.

Narzissenöl, aus der weißen Narzisse. Haupterzeugungsgebiet Südfrankreich. Gewinnung durch Extraktion der frischen Blüten mit Petroläther. Verwendung des konkreten und absoluten Öls in der Parfumerie.

Natrium-Aluminiumsilikat (van Baerle), kolloidal gefällt, puriss., pharmazeutische Qualität. Verwendung wie Magnesiumtrisilikat.

Natriumbenzoat findet als Konservierungsmittel Verwendung.

Natrium bicarbonicum, siehe Natriumhydrogenkarbonat.

Natriumbikarbonat, siehe Natriumhydrogenkarbonat.

Natriumbisulfat, siehe Natriumhydrogensulfat.

Natriumbisulfit, siehe Natriumhydrogensulfit.

Natrium bisulfuricum, siehe Natriumhydrogensulfat.

Natrium bisulfurosum, siehe Natriumhydrogensulfit.

Natrium causticum fusum, siehe Ätznatron.

Natrium carbonicum, siehe Natriumkarbonat.

Natriumchlorid, siehe Kochsalz.

Natriumdihydrogenphosphat (E. Merck, Darmstadt), mildes, sauer reagierendes Salz, wird als Zusatz bei der Herstellung von sauren Cremes verwendet.

Natriumdithionit, siehe Natriumhypodisulfit.

Natriumhexametaphosphat, siehe Natriummetaphosphat, Calgon, Wasserenthärtungsmittel.

Natriumhydrogenkarbonat, Speisesoda, Natriumbikarbonat, Natrium bicarbonicum, doppelkohlensaures Natron, $NaHCO_3$, spaltet beim Zusammentreffen mit stärkeren Säuren Kohlendioxid ab und wird daher als Kohlensäureträger in Badepräparaten eingesetzt. Weißes, kristallines Pulver ohne Geruch und von salzigem, schwach laugenhaftem Geschmack. Es löst sich leicht in Wasser.

Natriumhydrogenphosphat, Dinatriumhydrogenphosphat, Na_2HPO_4. Als milder Säureträger und Kohlensäureentwickler Bestandteil von Badesalzen.

Natriumhydrogensulfit, Natriumbisulfit, Natrium bisulfurosum, $NaHSO_3$, primäres schwefligsaures Natrium, wird in der Haarkosmetik zum Entfärben verwendet.

Natriumhydrogensulfat. Natriumbisulfat, Natrium bisulfuricum, $NaHSO_4$. Verwendung in Badesalzen und Badetabletten.

Natriumhydroxid, siehe Ätznatron.

Natrium hydroxydatum, siehe Ätznatron.

Natriumhypodisulfit, Natriumhyposulfit, Natriumdithionit, kräftiges Bleichmittel, wird als Entfärber verwendet. Leitet sich von der dithionigen Säure $H_2S_2O_4$ ab.

Natriumhyposulfit, siehe Natriumhypodisulfit.

Natriumkarbonat, Natrium carbonicum, Na_2CO_3, kohlensaures Natron; im Handel in Form von weißen Kristallen oder Pulver. Da die Lösungen stark alkalisch reagieren, kaum kosmetische Anwendung. Handelsbezeichnung: Soda.

Natrium, kieselsaures, siehe Natriumsilikat.

Natrium lacticum, siehe Natriumlaktat.

Natriumlaktat, Natrium lacticum, wird zusammen mit Milchsäure in Form einer wäßrigen, etwa 3%igen Lösung kosmetischen Präparaten beigefügt, um diese anzusäuern.

Natriummetaphosphat, Natriumhexametaphosphat, Bestandteil vieler Shampoos und Seifen. Verhindert die Bildung von Kalkseife.

Natriumperborat, Natrium perboricum, feine weiße Kristalle, die beim Anfeuchten Sauerstoff abspalten, beim Ansäuern entsteht reichlich Wasserstoffperoxid. Seine Wirkung ist bleichend und antiseptisch. In kosmetischen Präparaten findet es als Sauerstoffträger vielfach Verwendung. (Haarfärbemittel).

Natrium perboricum, siehe Natriumperborat.

Natriumpermanganat, Verwendung wie Kaliumpermanganat, siehe auch dort.

Natriumperoxid, Natrium peroxydatum, ist als Zusatz in kosmetischen Präparaten nicht geeignet.

Natrium peroxydatum, siehe Natriumperoxid.

Natriumpersulfat, wegen seiner Fähigkeit, Sauerstoff abzuspalten, Bestandteil von desinfizierenden, desodorierenden und bleichenden Präparationen. Wird häufig als Zusatz in Badesalzen verwendet.

Natriumphosphat, Natrium phosphoricum, neutrales Trinatriumphosphat, Na_3PO_4. Wird wegen seiner Fähigkeit die Bildung von Kalkseife zu unterdrücken Seifen und Shampoos zugesetzt.

Natrium phosphoricum, siehe Natriumphosphat.

Natriumsalicylat, Natrium salicylicum. Wird als Konservierungsmittel verwendet. Ein Gemisch von Natriumsalicylicum und Tinct. Myrrhae wird bei Zahnfleischerkrankungen zum Pinseln empfohlen.

Natrium salicylicum, siehe Natriumsalicylat.

Natrium silicicum, siehe Natriumsilikat.

Natriumsilikat, Natrium silicicum, kieselsaures Natrium, im Handel als Natronwasserglas.

Natriumstearat (chem. Werke Otto Baerlocher, München 2), reinste, pulverisierte Natronseife, wird in vielen kosmetischen Präparaten als Emulgator und Schaumbildner verwendet.

Natriumsulfat, Natrium sulfuricum, Glaubersalz, Na_2SO_4. Bestandteil verschiedener Mineralquellen. Eingenommen bindet es Wasser und hat daher eine abführende Wirkung. Bestandteil von Badesalzen.

Natriumsulfid, früher in Enthaarungsmitteln als wirksame Substanz enthalten.

Natriumsulfit, Natrium sulfurosum, Natriumsalz der schwefligen Säure, wird als Bleich- und Reduktionsmittel verwendet.

Natriumsulfoichthyol, Natriumsulfoichthyolicum, wird wie Ichthyol in vielen dermatologischen Präparationen verwendet.

Natrium sulfuricum, siehe Natriumsulfat.

Natriumsulfoichthyolicum, siehe Natriumsulfoichthyol.

Natrium sulfurosum, siehe Natriumsulfit.

Natriumtetraborat, siehe Borax.

Natriumthiosulfat, Natrium thiosulfuricum, Fixiersalz, findet sowohl in der Medizin als auch in der Kosmetik als schwefelabspaltende und damit milde schälende Substanz Verwendung. Es zerfällt nämlich beim Ansäuern in schweflige Säure und kolloidalen Schwefel ($Na_2S_2O_3 + 2CH_3COOH \rightarrow 2CH_3COONa + H_2O + SO_2\uparrow + S\downarrow$).

Natrium thiosulfuricum, siehe Natriumthiosulfat.

Natron, doppelkohlensaures, siehe Natriumhydrogenkarbonat.

Natronseife, Medizinalseife, Rezept nach ÖAB 9, weißes, bis gelblich-weißes Pulver, das eigenartig aber nicht ranzig riecht und laugenhaft schmeckt.

Schweineschmalz	50 Teile
Olivenöl	50 Teile
Konzentrierte Natriumhydroxidlösung	60 Teile
Äthylalkohol	12 Teile
Natriumchlorid	25 Teile
Destilliertes Wasser	200 Teile

Das Schweineschmalz und das Olivenöl werden auf dem Wasserbad zusammengeschmolzen und mit der Mischung der konzentrierten Natriumhydroxidlösung und des Äthylalkohols so lange unter gutem Umrühren erhitzt, bis sich eine Probe in warmem Wasser klar löst. Dann wird die filtrierte Lösung von

Natriumchlorid in dem destillierten Wasser unter kräftigem Umrühren hinzugegeben und nochmals auf dem Wasserbad erhitzt, bis sich der Seifenleim klar abscheidet. Hierauf läßt man erkalten, spült die abgehobene Seife 3- bis 5mal mit wenig Wasser ab, preßt sie zwischen Leinen aus und schneidet sie in möglichst dünne Späne, trocknet diese bei höchstens 30° C und pulverisiert sie dann.

Neantine (Givaudan) Diäthylphthalat, wird in der Natur nicht gefunden, geruchsfrei; Verwendung als Lösungsmittel insbesondere für ätherische Öle.

Nelkenöl wird aus den getrockneten Blütenknospen des Nelkenbaumes gewonnen. Die Blütenknospen kommen als sog. Gewürznelken in den Handel. Das Öl ist anfangs farblos, später dunkel, mit scharfem, typischen Geruch nach Gewürznelken. Verwendung in der Parfumerie.

Neofolione (Givaudan), wird in der Natur nicht gefunden, besitzt einen starken Geruch nach Veilchenblättern. Wird wegen dieses Effektes in Parfumölkompositionen eingesetzt.

Nerol, findet sich in vielen ätherischen Ölen, unter anderen im Bergamotte-, Neroli-, Zitronen-, Orangen-, Lemongras- und Citronellaöl. Es besitzt einen süßen, frischen Rosengeruch. Verwendung in Rosen-, Orangenblüten- und Jasminnoten.

Nerolidol, findet sich in der Natur im Neroli-, Orangen-, Ylang und anderen Ölen. Duft orangenartig, sehr fein und süß. Verwendung besonders für Neroli- und Orangenblüten- aber auch für andere blumige Noten.

Nerolin wird in der Natur nicht gefunden, besitzt einen Orangenblütengeruch. Verwendung in Orangenblütennoten. Eignet sich auch für die Seifenparfumierung.

Neroliöl, siehe Orangenblütenöl.

Neorome® „K" (Dragoco). Sprühpulver aus natürlichen Früchten.

Neorome werden aus frischen Früchten und Fruchtsäften gewonnen. Ihr voller Gehalt an fruchteigenen Aromastoffen, Säure und pflanzlichen Wirkstoffen wird durch ein besonders schonendes Verfahren in den Sprühturm-Anlagen gewährleistet.

Neorome sind praktisch wasserfrei: Zur Verarbeitung in Gurken-Milch, Citronen-Creme, Pfirsich-Creme und ähnlichen Präparaten werden die Neorome in der Wasserphase (1—3%) gelöst.

Neron (Givaudan), chemisch Neroli-Keton, wird in der Natur nicht gefunden, besitzt einen frischen Blattgeruch, der an Petitgrain erinnert. Verwendung in Heu- und Mimosennoten, auch zur Verstärkung von Eichenmooseffekten.

Nerylacetat findet sich in Neroli-, Petitgrain- und anderen ätherischen Ölen. Es besitzt einen süßen Orangenblütengeruch mit geringer Citrusbeinote. Verwendung in Blumennoten wie Maiglöckchen, Rose, Flieder, Neroli und Jasmin.

Netzmittel OT-55 (Dr. Hefti AG), chemisch ein Polyoxyäthylenderivat, ist eine klare gelbe Flüssigkeit, nichtionogen, löslich in hartem und weichem Wasser, Alkohol, Tetrachlorkohlenstoff, Ölen, Aceton usw. Beständig gegen hartes Wasser, fast geruchlos, ungenießbar, Verwendung als Schaumerzeuger in Badezusätzen und Rasiercremes.

Neutralfett (ÖAB 9), Adeps neutralis, Gemisch von Triglyceriden höherer gesättigter Fettsäuren mit einem geringen Gehalt von Monoglyceriden und Diglyceriden. Weiße bruchfähige, fettig anzufühlende Masse, die geruch- und geschmacklos ist und beim Erwärmen zu einer farblosen bis schwach gelblichen Flüssigkeit schmilzt. Neutralfett gibt in geschmolzenem Zustand bei kräftigem Schütteln mit der gleichen Menge warmem Wasser eine weiße haltbare Emulsion.

Nigellaöl, Schwarzkümmelöl, wird durch Wasserdampfdestillation aus dem Samen des Schwarzkümmels gewonnen. Es ist ein gelbes Öl mit angenehmem Geruch und Geschmack nach Walderdbeeren.

Nikotinsäureamid steigert die Durchblutung der Haut und wird deshalb Haarwuchsmitteln zugefügt.

Nikotinsäurebenzylester wirkt hautreizend und durchblutungssteigernd. Bestandteil von Haarwuchsmitteln.

Nikotinsäure-n-Hexylester. Der n-Hexylester der Nikotinsäure eignet sich gut als Vasodilatator. Er erhöht die Durchblutung, erweitert die Gefäße und beschleunigt dadurch die Zirkulation der Zellflüssigkeit. Frostsalben enthalten 0,1% des Stoffes. Kosmetische Präparate sollten nicht mehr als 0,05% Nikotinsäure-n-Hexylester enthalten.

Nikotinsäuremethylester wirkt wie die anderen Nikotinsäureester hyperämisierend. Verwendung wie diese.

Nimco Colesterol Bases (N. J. Malmstrom, Brooklyn, 22, USA). Dient als Grundlage für W/Ö-Emulsionen und enthält Cholesterin.

Nipabenzyl (p-Hydroxybenzoesäurebenzylester) weist gute Konservierungsfähigkeiten auf, und wird daher in vielen kosmetischen Präparaten verwendet.

Nipa-Ester (Nipa Laboratorien Berlin-Schöneberg) werden als gute Konservierungsmittel in der Kosmetik und in der Pharmazie verwendet.

Nipagalline sind Stoffe, die frischen Ölen zugesetzt werden und sie für eine gewisse Zeit vor dem Ranzigwerden bewahren. Chemisch gesehen sind sie Ester der Gallussäure mit verschiedenen Alkylgruppen.

Nipagin - A, chemisch p-Hydroxybenzoesäureäthylester, Konservierungsmittel für kosmetische Produkte und Lebensmittel.

Nipagin-M, chemisch p-Hydroxybenzoesäuremethylester, ist ein ausgezeichnetes Konservierungsmittel für kosmetische Präparate. Nicht f. Lebensmittel.

Nipakombin ist chemisch ein Gemisch des Aethyl-und Propylesters der p-Hydroxybenzoesäure. Nipakombin ist wasserlöslich.

Nipasol ist chemisch der p-Hydroxybenzoesäure-isopropylester und wird als Konservierungsmittel kosmetischen Präparaten zugefügt und Lebensmittel.

Nipasept, Komplex verschiedener Ester der p-Hydroxybenzoesäure. Konservierungsmittel.

Nipasteril, Komplex verschiedener Nipaester. Konservierungsmittel.

Nonalacton, siehe unter Aldehyd C_{18} sogenannt.

Nonylacetat, siehe Acetat C_9.

Nonylaldehyd, siehe Aldehyd C_9.

n-Nonylalkohol, siehe unter Alkohol C_9.

Normolaktol ist ein Gemisch aus Milchsäure und Natriumlaktat und wird kosmetischen Produkten zugesetzt, die den natürlichen Säuremantel der Haut erhalten sollen.

Nukleotide, in Zellkernen von Tieren und Pflanzen vorkommende hochmolekulare Verbindungen, deren Einzelbausteine (Mononukleotide) aus Phosphorsäure, Kohlenhydrat und einer stickstoffhältigen Base (Adenin, Guanin, Cytosin, Thymin, Uracil u. a.) bestehen.

Nußöl stellt man her, indem man junge Blätter und grüne Fruchtschalen von Walnußbäumen mit Öl auslaugt. Es bildet durch Oxydation der Extraktstoffe auf der Haut eine braune Farbtönung, die eine echte Bräunung jedoch nur vortäuscht.

Nutrilan A1 und H (Grünau) ist das Natriumsalz von Eiweißhydrolisaten. Es ist eine hellbraune Flüssigkeit, die bereits konserviert ist, sodaß Verdünnungen von 1:10 noch haltbar sind. Es wird verwendet, um Shampoos auf der Basis von Alkylarylsulfonate hautfreundlicher zu gestalten, den Schaum zu stabilisieren und den Schaum dicht und feinporiger zu machen.

Nutrilan hell ist chemisch ein Triaethanolaminsalz von Eiweißhydrolisaten. Es dient als Haut- und Haarschutzmittel in Kombination mit aggressiven Mitteln wie z. B. Fettalkoholsulfaten. Diese Waschrohstoffe werden durch den Zusatz von Nutrilan hell besser hautverträglich gemacht. Die Schaumwirkung wird durch den Zusatz nicht vermindert.

Nyo-Emulgator 857 (Muhlethaler) ist eine cremefarbene Masse, die Emulsionen vom Typ Öl in Wasser bildet. Der Schmelzpunkt liegt bei ca. 38°. Eine 10%ige Lösung von Nyo-Emulgator ergibt bereits eine Milch von ausreichender Konsistenz. Die gleiche oder größere Menge zusammen mit Ölen, Wachsen oder Fetten ergibt Cremes von guter Haltbarkeit. Enthält keine Fettalkoholsulfonate oder Alkalien.

Ocenole (Dehydag), Überfettungsmittel, Lösungsmittel für lipoidlösliche Wirkstoffe in Pharmazie und Kosmetik.

n-Octylalkohol; siehe Alkohol C_8.

Octylacetat (Firmenich). Duft schwer, orangenartig; Verwendung in Jasmin-, Neroli-, Iris- und Rosennoten.

Octylgallat (Chem. Fabrik Naarden, Bussum, Holland). Darunter ist ein Ester der Gallussäure zu verstehen, der zur Stabilisierung von Ölen und Fetten dient.

Odermennigkraut, Herba Agrimoniae; der alkoholische Auszug der blühenden Pflanze wird in der Volksmedizin zur Wundbehandlung empfohlen.

Olamin K (Chemische Fabrik Grünau AG, Illertissen, Bayern). Häufig gebrauchter Zusatz in Waschmitteln. Chemisch ein aktiviertes Kaliumsalz von Fett-Eiweiß-Kondensaten.

Oleum Amygdalarum amararum; siehe Bittermandelöl (ätherisches).

Oleum Amygdalae ÖAB 9, siehe Mandelöl.

Oleum Amygdalarum pingue, siehe Mandelöl.

Oleum Angelicae, siehe Angelikawurzelöl.

Oleum Anisi, siehe Anisöl.

Oleum Anisi stellati, siehe Sternanisöl.

Oleum Arachidis, siehe Erdnußöl.

Oleum Arachidis hydrogenatum, siehe Erdnußöl gehärtet.

Oleum Cacao, siehe Kakaobutter.

Oleum Cocos, siehe Kokosöl.

Oleum cadinum (DAB 6), siehe Wacholderteer.

Oleum Calami, siehe Kalmusöl.

Oleum Carvi, siehe Kümmelöl.

Oleum Caryophylli, siehe Nelkenöl.

Oleum Cinnamomi, siehe Zimtöl.

Oleum Citri, siehe Zitronenöl.

Oleum Citronellae, siehe Zitronellaöl.

Oleum Eucalypti, siehe Eukalyptusöl.

Oleum Fagi, siehe unter Bucheckernöl.

Oleum Foeniculi, siehe Fenchelöl.

Oleum Geranii, siehe Geraniumöl.

Oleum Jecoris aselli, siehe Lebertran.

Oleum Jecoris Hippoglossi, siehe Heilbuttleberöl.

Oleum Lauri, siehe Lorbeeröl.

Oleum Lavandulae, siehe Lavendelöl.

Oleum Lini, siehe Leinöl.

Oleum Macidis, Muskatöl, siehe Macisöl.

Oleum Menthae piperitae, siehe Pfefferminzöl.

Oleum Myristicae, siehe Muskatnußöl.

Oleum Nucistae, siehe Muskatnußöl.

Oleum Olivae (ÖAB 9), siehe Olivenöl.

Oleum Olivarum, DAB 7, siehe Olivenöl.

Oleum Papaveris, siehe Mohnöl.

Oleum Pedum tauri, siehe Klauenöl.

Oleum Persicarum, siehe Pfirsichkernöl.

Oleum Piceae abietis, siehe Fichtennadelöl, echtes.

Oleum Pini sylvestris, siehe Fichtennadelöl.

Oleum Rapae, siehe Rüböl.

Oleum Ricini, siehe Rizinusöl.

Oleum Rosae, siehe Rosenöl.

Oleum Rosmarini, siehe Rosmarinöl.

Oleum Rusci, siehe unter Birkenteer.

Oleum Santali, siehe Sandelholzöl.

Oleum Sesami, siehe Sesamöl.

Oleum Sinapis, siehe Senföl.

Oleum Sojae, siehe Sojaöl.

Oleum templinum, Templinöl, siehe Edeltannenzapfenöl.

Oleum Terebinthinae, siehe Terpentinöl.

Oleum Thymi, siehe Thymianöl.

Oleylalkohol, siehe Alkohol C_{18}.

Olibanumöl, Weihrauchöl, wird durch Wasserdampfdestillation des Weihrauches gewonnen. Farbloses angenehm riechendes Öl. Verwendung in der Parfumerie.

Olivenöl, Oleum Olivarum, Ol. Olivae,, wird aus den Früchten der Olivenbäume, die in subtropischen Gegenden am besten gedeihen, gepreßt. Bei der ersten Kaltpressung wird das sog. Jungfernöl, die feinste Qualität, gewonnen. Gutes Olivenöl beginnt sich erst bei $+ 10°$ zu trüben. Heiß gepreßtes und aus den Kernen gewonnenes Öl wird für Seifen verwendet. Medizinisches Olivenöl hat einen Gehalt von nicht mehr als 0,5% freie Fettsäuren. Es enthält ca. 72% Triolein und 28% feste Glyceride der Palmitin-, Stearin- und Linolsäure. Olivenöl wird als fettes pflanzliches Öl kosmetischen Präparaten gerne zugesetzt, da es von der Haut gut vertragen wird.

Ölsäure, einfach ungesättigte Fettsäure C_{18}, findet sich verestert mit Glycerin als Hauptbestandteil in allen fetten Ölen. In freiem Zustand wirkt Ölsäure ziemlich stark hautreizend.

Önanthaldehyd, siehe Aldehyd C_7.

Önanthäther, künstliches Kognaköl, Verwendung als Aromastoff und als Zusatz zu Franzbranntwein.

Ononis spinosa, siehe Hauhechel, dornige.

Onyxol WW (Onyxoil Chemicals Co., Jersey City, USA). Ist chemisch gesehen ein anionaktives Kokosfettsäurealkalolaminkondensat, das als synthetisches Waschmittel verwendet wird.

Opacifer (Sluys Boechout, Belgien) ist ein Trübungsmittel für Dauerwellenflüssigkeiten.

Opalesens-Base (Rhone-Puolene, Paris 8, Frankreich). Ist chemisch ein 50%iges Ammoniumthiolaktat.

Oracid Richter (Dr. Kurt Richter GmbH). Kombination amphoterer und kationogener oberflächenaktiver Substanzen. — Elfenbeinfarbenes dickflüssiges Präparat mit Perlglanz. Mischbar mit Wasser, löslich in konzentriertem Alkohol. — Zur Herstellung von Haarspülmitteln, die nach der Kopfwäsche angewandt werden. Sie machen das Haar glänzend und leichter frisierbar und vermindern elektrostatisches Aufladen; Oracid Richter ist nicht verträglich mit anionaktiven Waschrohstoffen und höhermolekularen Verdickungsmitteln. Zusatz 10—15%.

Orangenblütenöl, Neroliöl, Haupterzeugungsgebiet Südfrankreich in der Gegend von Grasse. Die Gewinnung des Öls erfolgt durch Extraktion der Blüten mit flüchtigen Lösungsmitteln oder durch Wasserdampfdestillation. Gelbes Öl mit starkem Geruch nach Orangenblüten. Verwendung in der Parfumerie.

Orangenschalenöl, süßes, Apfelsinenschalenöl wird durch Pressen der Fruchtschalen gewonnen. Hauptherstellungsgebiet Italien, Kalifornien und Florida sowie einige andere Länder. Hellgelbes, nach Apfelsinen riechendes ätherisches Öl. Verwendung in der Parfumerie.

Orangenblütenwasser (Eau de fleurs d'Oranger). Wird bei der Destillation der Orangenblüten gewonnen und wird anstelle reinen Wassers in vielen kosmetischen Produkten eingesetzt.

Orenolia, chemisch β-Methyl-Naphthylketon (Firmenich). Duft sehr feine Orangennote, Verwendung für Cremes, da nicht färbend.

Orseille wird aus den Flechten verschiedener Rocellaarten gewonnen. Ist im Handel als pulvriger Trockenextrakt und dient zum Färben kosmetischer Produkte. Der Farbstoff zeigt in saurem Milieu rote und in alkalischem Milieu violette Färbung.

Orthoborsäure, siehe Borsäure.

Orthophosphorsäure, siehe Phosphorsäure.

Östradiol, natürliches Follikelhormon.

Ouricuriwachs, Urikuriwachs, ist ein Palmenwachs von großer Härte, das vielfach gemischt mit Karnaubawachs in den Handel kommt. Die Qualität und der Ausfall dieses Wachses ist noch viel ungleichmäßiger als bei Karnauba. Sowohl das Karnaubawachs als auch das Ouricuriwachs enthalten einen hohen Prozentsatz an Hydroxysäuren und zeichnen sich durch hohen Schmelzpunkt und große Härte aus.

Östriol, natürliches Follikelhormon.

Oxyäthyl-Methylcellulose (Kalle & Co. AG, Wiesbaden-Biebrich). Dient als Emulgierhilfs-, Dispergier- und Verdikkungsmittel für kosmetische Produkte.

Oxycholesterin, dessen natürliches Vorkommen fraglich ist, soll durch Oxydation des Cholesterins gewonnen werden. Es besitzt wie das Cholesterin die Eigenschaft, mineralische Fette wasseraufnahmefähig zu machen.

Oxynex (E. Merck, Darmstadt), ein Antioxydans für Fette und Öle, enthält Butyloxytoluol neben anderen Antioxydantien.

Ozokerit, siehe Erdwachs.

Paf-Emulgatoren (Emulsion A/S, 16 Raadhuspladsen, Kopenhagen, Dänemark). Es handelt sich dabei um Emulgatoren, deren Grundlage Estergemische des Glycerins mit höheren gesättigten Fettsäuren sind.

Palmarosaöl stammt aus Vorderindien und wird durch Wasserdampfdestillation des Geraniumgrases Cymbopogon martinii var. motia gewonnen. Es ist ein farbloses bis hellgelbes, angenehm nach Rosen riechendes Öl.

Palmbutter, siehe Palmöl.

Palmitinsäure als Glycerinester in allen festen Fetten enthalten. Besonders reichlich im Palmöl; Cetylester der Palmitinsäure, Bestandteil des Walrates. Gesättigte Monocarbonsäure C_{16}.

Palmitylalkohol, Cetylalkohol, siehe Alkohol C_{16}.

Palmöl, besser Palmbutter, ist ein gelbes, butterartiges Produkt aus dem Fleisch der Ölpalmenfrüchte. Palmbutter zeichnet sich besonders durch den Gehalt an freien Fettsäuren aus (in frischem Zustand etwa 15%). Bei längerer Lagerung steigt der Fettsäuregehalt bis zu 95% an. Rohmaterial zur Seifenherstellung und zur Margarinefabrikation.

Panamarinde, siehe Quillajarinde.

Pandanusöl wird durch Ausziehen der Blüten mit entsprechenden Lösungsmitteln und anschließender Vakuumdestillation, vor allem in Indien, gewonnen. Es ist ein hellgelbes, angenehm honigartig riechendes Öl. Verwendung in der Parfümerie.

Pantothensäure zum Vitamin B_2-Komplex gehörig. Anti-Graue-Haare-Faktor bei Tieren. Auch beim Menschen als pigmentations- und haarwuchsförderndes Mittel versucht. Näheres siehe Kapitel Vitamine.

Pantothensaures Calcium [D(+)] (Dr. Kurt Richter GmbH). Weißes Pulver, gehört neben Vitamin H, Inosit und anderen zu den Faktoren des Vitamin B-Komplexes. Empfohlen als langsam aktivierender Zusatzstoff für Präparate zur Haut- und Haarpflege. Anwendbar sowohl emulgiert (Haarpackungen, Hautcremes) als auch in wäßrig-alkoholischen Lotionen (Haar- oder Gesichtswässern). Zusatz 0,05—0,5%.

Pappelknospen, Gemmae Populi, stammen von verschiedenen Pappelarten, insbesondere von der Schwarz- und Balsampappel. Die klebrigen, wohlriechenden Knospen enthalten ätherisches Öl, das Glykosid Salizin u. a. Stoffe. Aus P. läßt sich eine Salbe bereiten (Unguentum Populi), die bei Hämorrhoiden, Verbrennungen und andere Hautverletzungen angewendet werden kann.

Pappelknospenöl wird aus den Blattknospen der Balsampappel durch Wasserdampfdestillation sowie durch Extraktion der Knospen mit Äther gewonnen. Es ist ein hellgelbes bis hellbraunes angenehm riechendes Öl, dessen Geruch etwas an Kamillen erinnert. Verwendung in der Parfümerie.

Para - Aminobenzoesäureäthylester, siehe Anästhesin.

Parakresol extra (Firmenich). Duft Narzisse, äußerst kräftig, Verwendung in blumigen Noten in Richtung Narzisse.

Parakresylacetat findet sich im Ylang-Ylangöl, im Canangaöl und anderen. Es besitzt einen starken Narzissengeruch, der bei stärkerer Verdünnung natürlich wirkt. Verwendung in Narzissen- und vielen anderen Blumennoten.

Parakresylisobutyrat wird in der Natur nicht gefunden, besitzt einen starken tierischen Geruch. Verwendung in kleinen Mengen in Ylang- und Narzissenkompositionen.

Parakresylphenylacetat wird in der Natur nicht gefunden, besitzt einen zarten Geruch, der an Narzisse erinnert. Verwendung in vielen Blumenkompositionen wie Narzisse, Flieder, Jasmin etc. Eignet sich zur Seifenparfümerie.

Paraffin, flüssiges; siehe Paraffinöl.

Paraffin, Hartparaffin DAB 7 Paraffinum durum, Paraffinum solidum (ÖAB 9), ist ein gereinigtes festes Gemisch von vorwiegend gesättigten höheren Kohlen-Wasserstoffen. Nach ÖAB 9 Erstarrungspunkt 50 bis 58°, nach DAB 7 50—62° C. Weiße, mehr oder weniger durchscheinende, fettig anzufühlende Masse von mikrokristalliner Struktur. P. ist geschmacklos und auf der frischen Bruchfläche fast geruchlos. Es kommt abgestuft nach Schmelzpunkten in den Handel. Für die Kosmetik verwendet man nur reines, geruchloses Paraffin mit einem Schmelzpunkt von 45 bis 54 Grad. Anwendung vor allem als Paraffinpackungen. Diese bewirken eine intensive Wärmestauung; bei Ganz- oder Teilpackungen schwitzt der Patient heftig. Paraffininjektionen zur Füllung von Defekten sehr umstritten.

n-Paraffine sind Kohlenwasserstoffe, die unverzweigte Kohlenstoffketten haben. Ihr Erstarrungsprodukt ist bei gleicher Anzahl von Kohlenstoffatomen höher als der der Isoparaffine (verzweigte Ketten).

Paraffinöl, flüssiges Paraffin, Paraffinum liquidum (ÖAB 9), Paraffinum perliquidum DAB 7, Paraffinum subliquidum DAB 7. Die letztere Unterscheidung im neuen deutschen Arzneibuch (DAB 7) legt die Viskosität für dünnflüssiges Paraffin (Paraffinum perliquidum) mit höchstens 60 cP (Abw. +/— 10 cP), die für dickflüssiges Paraffin (Paraffinum subliquidum) mit mindestens 120 cP

(Abweichung +/−20 cP) fest; gereinigtes flüssiges Gemisch von überwiegend gesättigten, höheren Kohlenwasserstoffen, ist eine klare, farblose ölige Flüssigkeit, die geruch- und geschmacklos ist und im Tageslicht nicht fluoresziert. Es ist in jedem Verhältnis mit Äther, Chloroform, Benzol, Petroläther oder fetten Ölen mischbar. Nicht mischbar mit Alkohol. Paraffinöl besitzt keinen biologischen Wert. Als indifferentes, nicht resorbierbares Produkt wird es vielen kosmetischen Präparationen (Cremes, Massage- und Sonnenölen) beigefügt, um diese besser gleitend zu machen oder um auf der Haut einen nichtresorbierbaren Schutzfilm zu erzeugen.

Paraffinum durum = Hartparaffin DAB 7.

Paraffinum liquidum (ÖAB 9), siehe Paraffinöl.

Paraffinum solidum (ÖAB 9), siehe Paraffin.

Paraffinum perliquidum, DAB 7 siehe Paraffinöl (dünnfl. Paraffin) DAB 7.

Paraffinum subliquidum, siehe Paraffinöl.

Paraform, Paraformaldehyd, Kondensationsprodukt des Formaldehyds; wirkt durch Abspaltung von Formaldehyd desinfizierend. Schweißhemmender Bestandteil von Fußpudern.

Paraformaldehyd, siehe Paraform.

Paramethoxyacetophenon, stark blumiger Geruch, gut geeignet für die Seifenparfumerie.

Paramethylacetophenon, siehe unter Methylacetophenon.

Paramethylchinolin, siehe unter Methylchinolin.

Paramethylhydratropaaldehyd wird in der Natur nicht gefunden, besitzt einen intensiven süßlichen und grünen Geruch. Verwendung in Hyazinthen-, Flieder- und anderen Kompositionen.

Paratoluylaldehyd, andere Bezeichnung für p-Methylbenzaldehyd, wird in der Natur nicht gefunden, besitzt einen Geruch nach Mandeln. Verwendung in Heunoten und anderen.

Parahydroxybenzoesäuremethylester (Givaudan) ist ein klassisches Konservierungsmittel für Cremes etc., löslich in allen Fettkörpern der Kosmetik und zu 0,2% auch in destilliertem Wasser. Der Einsatz erfolgt in einer Konzentration von 0,05 bis 0,2% je nach der Natur des Produktes.

Parsol ultra (Givaudan) ist ein modernes Sonnenschutzmittel für Cremes, Hautmilch, Lotionen und Sprays.

Patschuliöl wird durch Wasserdampfdestillation der getrockneten Blätter gewonnen. Verwendung in der Parfumerie.

PCL-liquid. (Dragoco). Es handelt sich um ein Gemisch alkylverzweigter Fettsäure-Ester mit einem niedrigen Erstarrungspunkt (0° C). PCL-liquid. zeichnet sich durch seine gleichbleibende Viskosität bei Temperatur-Schwankungen aus. Die Fluidität, Spreitfähigkeit und Stabilität gegenüber Oxydation und enzymatischer Hydrolyse eröffnen für PCL-liquid. vielfältige Einsatzmöglichkeiten auf dem Gebiete der Haut- und Haarpflegemittel.

PCL-siccum (Dragoco). Synthetisches Bürzeldrüsenöl aus 80% PCL-liquid. und 20% PCL-solid., welches auf einen inerten Pudergrundstoff aufgesprüht wurde. PCL-siccum wird insbesondere dort eingesetzt, wo die Einarbeitung von PCL-liquid. und PCL-solid. nicht ohne zusätzliche Arbeitsgänge möglich ist: als Wirkstoff mit den genannten Eigenschaften des PCL in Pudern aller Art, wie z. B. Baby-, Körper-, Rasier-, Kompakt- und Fußpuder; als Glanzmittel in Trockenshampoos; als Fettkomponente in Gesichtsmasken, Spezialseifen und Make-up.

PCL-solid. (Dragoco). PCL-solid. ist eine bei Zimmertemperatur feste, wachsartige Substanz mit einem Erstarrungspunkt zwischen 23—27° C. PCL-solid. ist gegenüber Luftsauerstoff beständig, da es ebenso wie PCL-liquid. keine ungesättigten Bestandteile enthält. PCL-solid. hat einen außerordentlich hohen hydrophoben Effekt. Neben Salben, Lippenstiften und Pomaden wird PCL-solid. häufig in Verbindung mit PCL-liquid. in einer großen Anzahl weiterer kosmetischer Erzeugnisse eingesetzt.

Peelings. Kosmetische Zubereitungen, die zur Verfeinerung des Hautreliefs eingesetzt werden. Meist enzymhaltig, insbesondere Pankreatin, aber auch Bromelin der Ananas und Papain der Frucht des Melonenbaums. Kittsubstanz der Hornschicht wird gelöst und der obere Teil der Hornschicht kann abgeribbelt werden.

Pektin, Hemicellulose, hauptsächlich aus Apfeltrestern gewonnen. Geliermittel.

Pelargol, Dimethyloctanol, wird in der Natur nicht gefunden, besitzt einen süßen Rosengeruch. Verwendung in Rosenkompositionen.

Pelargonaldehyd; siehe Aldehyd C_9.

Pelargonalkohol, siehe Alkohol C_9.

Pelargonsäure, C_2H_5COOH, findet sich im Lavendel-, Hopfen-, Rosen-, Geranium-, und einer Reihe anderer ätherischer Öle und unter anderem auch im Eichenmoos. Besitzt einen eigentümlich fetten Geruch. Verwendung als Ausgangsprodukt zur Herstellung von Aldehyden und in kleinen Mengen für Blumenkompositionen.

Pepsin ist ein eiweißspaltendes Magenferment, das aus der sinnfällig nicht veränderten Magenschleimhaut von Tieren gewonnen wird, die vor und nach der Schlachtung tierärztlich untersucht wurden. Es ist ein weißliches bis blaßgelbes amorphes Pulver, oder durchscheinende Körner von schwachem, eigenartigem, nicht fauligem Geruch und schwach-süßlichem oder salzigem Geschmack. Das Ferment ist nur in Gegenwart von Salzsäure aktiv. Früher vielfach in Form von Pepsinsalben und Umschlägen zur Erweichung von Narben und Mitessern empfohlen. Wird heute in dieser Anwendungsform als weitgehend unwirksam angesehen.

Peraquin (Henning) Harnstoffperoxid;

Perhydrit (Merck) Harnstoffperoxid.

Perhydrol (Merck) Wasserstoffperoxid 30%ig.

Perhydrosqualen (Laserson und Sabetay) wird wegen seiner günstigen Eigenschaften gerne kosmetischen Produkten zugesetzt. Siehe Cosbiol.

Perlevanol (Th. Muhlethaler) wird kosmetischen Produkten zugesetzt, um einen Perlglanzeffekt zu erzielen.

Perlweiß, siehe Wismutoxychlorid.

Permanentweiß, siehe Bariumsulfat.

Permon H (Imhausen Werke GmbH, Chem. Fabrik Witten, Ruhr). Chemisch gesehen ein Fettalkoholsulfat, anionaktiver Waschrohstoff, pastenförmig und pulverförmig im Handel.

Peröstron in Öl (Dr. Kurt Richter GmbH). Gelbliche Öllösung, die vor Gebrauch auf dem Wasserbad zu erwärmen ist. Bewirkt die gleiche Gefäßerweiterung und Erhöhung der Durchblutung wie die Östrogene, ohne jedoch eine meßbare Uteruswirkung zu entfalten. In den in der Kosmetik gebräuchlichen Dosierungen ergibt sich nach dem Allen Doisy-Test überhaupt kein Östruseffekt. Peröstron verbessert allgemein den Stoffwechsel der Haut. Es stimuliert und regeneriert fahl aussehende und alternde Haut und regt den Säftestrom einer ungenügend versorgten Kopfhaut zur Bildung neuen Haares an. Zusatz 0,3—2,0%.

Persalze sind verschiedene Salze, die aktiven Sauerstoff abspalten. Ihre Wirkung ist antiseptisch, desodorierend und bleichend.

Perubalsamöl wird durch Extraktion des Perubalsam mit Fettlösungsmitteln gewonnen. Verwendung in der Parfumerie.

Perubalsam, Balsamum peruvianum, wird durch Verletzen und Anschwelen des Balsambaumes vor allem in San Salvador gewonnen. Klare, viscöse, dunkelrot bis braune, in dünner Schichte gelbbraune, durchscheinende Flüssigkeit, die nicht klebrig oder fadenziehend ist und an der Luft nicht eintrocknet. Der Geruch ist eigenartig balsamisch, an Vanille und Benzoe erinnernd. Der Geschmack ist zuerst mild, dann kratzend und etwas bitter. Dient als Fixiermittel, zum Parfumieren von Fetten und als antiseptisches Mittel.

Petitgrainöl wird durch Wasserdampfdestillation aus Blättern und Zweigen der bitteren Pomeranze gewonnen. Im Geruch ist das Petitgrainöl ähnlich dem Neroliöl. Verwendung in der Parfumerie.

Petrolatum; Petrolatum sind die aus Destillationsrückständen des rohen Erdöles mit Hilfe von Lösungsmitteln gewonnenen festen oder halbfesten Anteile. Sie besitzen einen relativ hohen Ölgehalt, sind zügig und bestehen hauptsächlich aus niedrig schmelzenden Kohlenwasserstoffen. Als wertvollsten Bestandteil enthalten sie Ceresine und Isoceresine mit Erstarrungspunkten über 70° C. Nach amerikanischem Sprachgebrauch versteht man unter Petrolatum auch Vaselin.

Petroleum, Leuchtöl, Erdöldestillat eines bestimmten Siedepunktes.

Petroleumbenzin, Benzinum Petrolei, siehe unter Benzin.

Pfefferminzblätter, Folia Menthae piperitae, enthalten ein ätherisches Öl, das mentholhältig ist, und Gerbstoff.

Pfefferminzöl wird durch Wasserdampfdestillation des Pfefferminzkrautes gewonnen. Das amerikanische Pfefferminzöl ist farblos, von angenehm erfrischendem Geruch. Das japanische Pfefferminzöl, das von einer Abart der Ackerminze abstammt, zeichnet sich durch hohen Mentholgehalt aus und ist eine feste, ölgetränkte Kristallmasse, von der erst das flüssige Öl abgetrennt wird. Pfefferminzöl wird gerne Mundwässern zugesetzt, da es diesen einen erfrischenden Geschmack verleiht und überdies stark antiseptisch wirkt.

Pfefferöl wird durch Wasserdampfdestillation der schwarzen Pfefferfrüchte gewonnen. Es ist ein farbloses bis hellgrünes Öl von typischem Geruch. Verwendung in der Nahrungsmittelindustrie.

Pfirsichkernöl ist ein hochwertiges, fettes Öl mit Eigenschaften, die dem Mandelöl sehr ähnlich sind. Es wird aus den geschälten Pfirsichkernen kalt gepreßt.

Pflanzenlecithin, Lecithinum vegetabile ÖAB 9, das aus Sojabohne (Glycine Max.) gewonnene Phosphatid-Gemisch, das in der Hauptsache aus Lecithinen und Kephalinen besteht. Es handelt sich um eine gelbbraune oder braune homogene, honigartige bis salbenartige Masse, die eigenartig riecht und schmeckt. Verwendung in Nährcremes und ähnlichen kosmetischen Präparaten.

α-**Phellandren** findet sich als Hauptbestandteil im Elemiöl, als Nebenbestandteil in einer großen Anzahl von ätherischen Ölen, wie Eukalyptus-, Wasserfenchel-, Ingwer-, Pfeffer-, Sternanis- und anderen Ölen. Es besitzt einen süßen blattartigen Geruch, der etwas an Minze erinnert. Verwendung hauptsächlich für billigere Minzen- und Gewürznoten.

Phenethylol (Firmenich), Phenylaethylalkohol, feiner Rosenduft, Bestandteil des Rosenöls, Verwendung in vielen Blumennoten.

Phenethylol super (Firmenich), Phenylaethylalkohol besonderer Reinheit, kommt unter dem Namen Gallicol in den Handel.

Phenol, Hydroxybenzol, Acidum carbolicum, Carbolsäure, C_6H_5OH, farblose, zerfließliche, lange, dünne, nadelförmige Kristalle oder weiße Kristallmasse von eigenartigem Geruch. Phenol färbt sich an Luft und Licht allmählich rosa und wirkt stark ätzend. Es wird als stark antiseptisch wirkende Substanz verwendet. Auch die Phenolätzung bei Pigmentflecken wird durchgeführt. Da Phenol ein schweres Nierengift ist, ist die Anwendung nur durch den erfahrenen Arzt anzuraten.

Phenoxetol (Nipa-Laboratories Ltd. Treforest near Cardiff, England). Ist chemisch gesehen ein Phenoxyäthylalkohol mit bakterizider und fungizider Wirkung.

Phenoxyäthylisobutyrat wird in der Natur nicht gefunden, besitzt einen weichen Geruch nach Rosen und Honig. Verwendung in Rosen- und anderen süßen Blumennoten.

Phenylacetaldehyd wird in der Natur im Neroliöl gefunden. Es handelt sich um eine ölige, farblose, leicht gelbliche Flüssigkeit, die mit der Zeit viskoser wird. Der Geruch ist blumig, grün, stark und beständig, Verwendung in Rose, Hyazinthe, Flieder, Gardenia.

Phenylacetaldehyd - äthylenglycol - acetal wird in der Natur nicht gefunden, besitzt einen kräftigen grünen Geruch mit einer honigartig-süßen Beinote. Verwendung zu Hyazinthen-, Narzissen- und anderen Blütenkompositionen.

Phenylacetaldehyd-Dimethylacetal wird in der Natur nicht gefunden, besitzt eine überaus kräftige Grünnote. Verwendung zum Schattieren von blumigen Noten und Blumenkompositionen.

Phenylacetaldehyd-Glycerolacetal wird in der Natur nicht gefunden, besitzt einen erdartigen Pilzduft.

Phenyläthylacetal wird in der Natur nicht gefunden, besitzt einen grünen Blattgeruch. Verwendung als Kopfnote in Gardenia-, Rosen- und Fliederkompositionen.

Phenyläthylacetat wird in der Natur nicht gefunden, besitzt einen fruchtigen, an Rosen und Jasmin erinnernden Geruch. Verwendung in Blumennoten.

Phenyläthylalkohol findet sich in Rosen-, Neroli-, Champaca-, Geranium-, Ylang-Ylang- und vielen anderen ätherischen Ölen. Kommt als synthetisches Produkt in verschiedenen Reinheitsgraden in den Handel. Phenyläthylalkohol ist einer der am meisten eingesetzten synthetischen Riechstoffe, ohne den fast keine Blütenkomposition hergestellt wird.

Phenyläthylanthranilat wird in der Natur nicht gefunden, besitzt einen süßen Geruch nach Trauben und Orangen. Wird in Orangenblüten-, Veilchen- und Gardenianoten gerne eingesetzt.

Phenyläthylbenzoat wird in der Natur nicht gefunden, besitzt einen zarten Geruch nach Rosen und Honig. Verwendung in Rosenkompositionen. Besitzt auch fixierende Eigenschaften.

Phenyläthylbutyrat wird in der Natur nicht gefunden, besitzt einen warmen Rosenton. Wird in vielen süßen Blumenkompositionen eingesetzt.

Phenyläthylcinnamat wird in der Natur nicht gefunden, besitzt einen balsamischen, leichten Rosenduft, Verwendung zu vielen Blütenkompositionen. Besitzt auch gute fixierende Eigenschaften.

Phenyläthyldimethylcarbinol, blumig-süßer Rosenton mit leichter Grünnote. Verwendung in Blumen- und blumenartigen Noten, wie Maiglöckchen und anderen.

Phenyläthyldimethylcarbinylacetat (Firmenich). Grünnote, leicht fruchtig, Verwendung wie das entsprechende Carbinol.

Phenyläthylformiat wird in der Natur nicht gefunden, besitzt einen Geruch nach Hyazinthen. Verwendung wie Phenyläthylacetat in Flieder- und Rosenkompositionen.

Phenyläthylisobutyrat wird in der Natur nicht gefunden, besitzt einen leicht fruchtigen Rosengeruch. Verwendung für fruchtige Noten, aber auch in Jasmin- und Hyazinthenkompositionen.

Phenyläthylisovalerianat wird in der Natur nicht gefunden, besitzt einen sehr fruchtigen Geruch mit rosiger Beinote. Verwendung in kleiner Menge in Blütenkompositionen.

Phenyläthyl-Phenylacetat wird in der Natur nicht gefunden, besitzt einen leicht wachsartigen Geruch, an Rosen erinnernd mit einem deutlichen Honigton. Verwendung wegen seiner fixierenden Eigenschaften in Blumen (Lilie, Flieder, Jasmin, Narzisse) und Tabakgrundnoten.

Phenyläthylpropionat wird in der Natur nicht gefunden, besitzt einen Duft nach Rosenblättern, Verwendung für rote Rose- und Blumennoten.

Phenyläthylsalicylat wird in der Natur nicht gefunden, besitzt einen balsamisch-rosigen Geruch. Verwendung als Modifikateur in vielen Blumennoten, um diesen eine würzige Kopfnote zu verleihen. Besitzt auch stark fixierende Eigenschaften.

Phenylessigsäure findet sich im Rosen-, Neroli- und Tabakblätteröl. Duft honigartig, süß, gibt Blumennoten einen honigartigen Duft. Besitzt auch erstklassige fixierende Eigenschaften. Kommt in verschiedenen Reinheitsgraden in den Handel.

Phenylpropylacetat, Hydrocinnamylacetat, findet sich im Cassiaöl. Duft süß und würzig, erinnert an Hyazinthe. Verwendung in Hyazinthen-, Reseda-, Heliotrop-, Narzissen- und schweren orientalischen Kompositionen.

Phenylpropylaldehyd, Hydrozimtaldehyd, findet sich im Öl des Ceylonzimtes. Besitzt einen starken blumig-zimtartigen Geruch, erinnert etwas an Hyazinthe. Da alkalibeständig, vielfach in der Seifenparfumierung verwendet. Sonst in schweren und orientalischen Noten.

Phenylpropylalkohol, Hydrozimtalkohol, findet sich im Perubalsam, Storax und Sumatrabenzoe. Sein Geruch neigt stärker zur Hyazinthe als der des Zimtalkohols, aus dem er dargestellt wird. Verwendung für Blumen- (Flieder, Hyazinthen, Cyclamen) und Phantasienoten als Modifikateur.

Phenylpropylcinnamat findet sich im Storaxöl und besitzt einen süßbalsamischen

Geruch. Verwendung in schweren balsamischen Noten. Besitzt auch gute fixierende Eigenschaften.

Phenylpropylformiat wird in der Natur nicht gefunden, besitzt einen starken, süßen Geruch, der etwas an Honig erinnert. Verwendung in Narzissen- und Hyazinthennoten.

Phenylsulfonat-HS (Hoechst AG Frankfurt/Main), chemisch gesehen ein Alkylbenzolsulfonat; anionaktiver, synthetischer Waschrohstoff.

Phthalsäure-diäthylester, Diäthylphthalat, Äthylphthalat, farb- und geruchlose, sehr bitter schmeckende Flüssigkeit mit Alkohol und Äther in jedem Verhältnis mischbar, Verwendung zum Vergällen von Alkohol; als Lösungsmittel, Weichmacher; in der Riechstoffindustrie. Alkohol, der für kosmetische Zwecke verwendet wird, wird meist mit Äthylphthalat vergällt.

Phosphatide, sind Fettsäure-Phosphorsäure-Cholin-Verbindungen, die sich vor allem in der Nervengewebssubstanz finden.

Phosphorsäure, wasserfreie Orthophosphorsäure, Acidum orthophosphoricum, H_3PO_4, farblose, geruchlose, zerfließliche rhombische Kristalle, leicht löslich in Wasser und Alkohol. Verwendung der reinen Säure in der Lebensmittel- und Getränkeindustrie. Konz. Phosphorsäure DAB 7 (BRD) = 85—90%, verd. Phosphorsäure DAB 7 = 25% H_3PO_4.

Phytohormone, sind pflanzliche Hormone, die für den Entwicklungs- und Wachstumsablauf der Pflanzen notwendig sind.

Phytosterin, ist ein dem Cholesterin verwandter Stoff, der in Pflanzen vorkommt.

Phytostimulin, aus Pflanzen gewonnene Biostimuline. Siehe darunter im Kapitel Hormone.

Pikrol, chem. dijodresorzinsulfosaures Kalium mit etwa 52% Jodgehalt. Dient als antiseptischer Zusatz in Salben und Pudern.

Pilocarpin salzsaures, Pilocarpinum hydrochloricum, Alkaloid der Jaborandiblätter, wird als Zusatz in Haarwässern empfohlen. Es soll die Sekretion der Talgdrüsen anregen und damit bei trockener Seborrhoe haarwuchsfördernd wirken.

Pimentöl, wird durch Wasserdampfdestillation der unreifen, getrockneten Pimentfrüchte gewonnen. Gelbes, nach Nelken riechendes Öl; Verwendung in der Parfumerie.

Pinosol ist ein Teerpräparat und wird verschiedenen dermatologischen Präparaten zugesetzt.

Piperiton, wird als Hauptbestandteil in Eukalyptusölen, als Nebenbestandteil im japanischen Minzenöl und einer Reihe anderer ätherischer Öle gefunden. Es ist eine schwach gelbe Flüssigkeit, mit scharfem Minzengeruch. Verwendung in Zahn- und Mundpflegepräparaten, in gewissen Parfumölkompositionen und als Ausgangsprodukt zur Mentholsynthese.

Pitral enthält die neutralen Anteile des Nadelholzteeres und wird an dessen Stelle in Präparaten eingesetzt.

Pix alba, siehe Fichtenharz.
Pix betulina, siehe unter Birkenteer.
Pix burgundica, siehe Fichtenharz.
Pix Juniperi, siehe Wacholderteer.
Pix Lithanthracis, siehe Steinkohlenteer.
Pix liquida, siehe Nadelholzteer.
Pix Pinaceae, siehe Nadelholzteer.
Pix solubile, siehe Steinkohlenteerlösung.

Placenta, lateinische Bezeichnung für Mutterkuchen.

Placenta-Extrakt „A I und A II" (Neopharma, Dr. Kullmann, Wetzlar), wäßriger Gesamtextrakt.

Placenta-Konzentrat Merz (Merz & Co., Chem. Fabrik, Frankfurt am Main), ist ein Placentaextrakt-Konzentrat von konstantem Wirkstoffgehalt.

Placentaextrakt - Lyophilisiert (Sanabo Wien). Darunter ist ein pulverförmiger Trockenextrakt der Placenta zu verstehen, der durch Gefriertrocknung hergestellt wird, und aus dem durch Zufügen von Wasser jederzeit eine Wirkstofflösung hergestellt werden kann.

Placentaliquid wasserlöslich (Dr. Kurt Richter GmbH). Klare, farblose Flüssigkeit in Ampullen bzw. in Ampullenflaschen. Ist ein aus frischem animalischen Placentagewebe auf schonende Weise gewonnener Komplex, der reich an Wirkstoffen aller Art ist und nach seinem Gehalt an Cholesterin-Phosphatase bestimmt wird. Die Wirkung läßt sich als Durchblutungssteigerung der Gefäße und als Stoffwechselstimulierung (Zellatmung) an der lebenden Haut messen. Zusatz 2—5%.

Placentaliquid öllöslich (Dr. Kurt Richter GmbH). Dieser Extrakt enthält die lipoidlöslichen Bestandteile von Rinder- oder Schweineplacenten als thermostabile Biokomplexe in einem gegen Ranzidität stabilisierten Pflanzenöl. — Braunes Öl mit arteigenem Geruch, löslich in Fetten, Ölen und Lipoidlösungsmitteln. Frei von östrogenen Hormonen. — Das Präparat bildet eine Ergänzung zu dem thermolabilen wasserlöslichen Placentaliquid, das mit Hilfe der wasserlöslichen Fermentsysteme biochemisch reagiert. Demgegenüber kommt die Anregung der Zellfunktionen durch den öllöslichen, thermostabilen Extrakt dadurch zustande, daß die Lipoidbestandteile der Haut eine Aktivierung erfahren. Die Einarbeitung erfolgt vorwiegend in regenerierend wirkende Ölpräparate und Fettcremes (W/Ö). Zusatz 2—5%.

Placenta-Serol; Plazentaauszug, der mit Biostimulinen angereichert ist.

Plexisol (Röhm u. Haas, GmbH, Darmstadt), ist ein Kunstharzpräparat, das Haarlacken und Haarfestigern zugesetzt wird.

Plumbum, siehe Blei.

Pluronics (Wyandotte Chemicals Corporation Wyandotte, Michigan, USA). Die Stoffe dienen als Emulgatoren und Weichmacher auf der Basis von Polyoxypropylenglykolen.

Polyacrylsäure (Henkel u. Cie., GmbH, Düsseldorf), findet als Quell- und Verdickungsmittel Verwendung. Da es klare Filme bildet, eignet es sich auch als Zusatz zu Haarlacken.

Polyäthylenglykole sind synthetische Produkte, die man durch Anlagerung von Äthylenoxid an Äthylenglykol erhält. Man kann sie mit verschieden hohem Molekulargewicht herstellen, das zwischen 200 und 7000 betragen kann. Polyäthylenglykole mit einem Mol-Gewicht bis 600 sind Flüssigkeiten, bis 1000 salbenartige und darüber wachsartig-feste Substanzen. Da sie wasserlöslich sind und die Haut- und Schleimhäute praktisch nicht reizen, werden sie heute zur Herstellung von kosmetischen Präparaten aller Art vielfach verwendet. Sie können anstelle von Glycerin und als fettfreie Grundlage eingesetzt werden.

Polyäthylenoxidharze (Union Carbide Ltd. Chem. Div. 105 Mount Street, London W 1 England), mit sehr hohem Molekulargewicht (100.000 und darüber), werden als Verdickungsmittel, Weichmacher und Filmbildner verwendet.

Polydiole (Chem. Werke Hüls AG), chemisch flüssige Polyäthylenglykole mit einem Molekulargewicht von 200 bis 600. Verwendung als Feuchthaltemittel, Glycerinersatz etc.

Poly-Extrapon H (Dragoco GmbH, Holzminden, Weser), dient als Zusatz in Haarwässern und enthält Pflanzenauszüge und Vitamine (vor allem B_2-Komplex) zur Verbesserung des Haarwuchses.

Polymerisat, wasserlöslich (Henkel & Cie, Düsseldorf), chemisch Polyacrylsäure. Verwendung als Weichmacher und Filmbildner.

Polyoxyäthylen-Sorbitester. siehe unter Atlox-Emulgatoren.

Polyvinylalkohol, ein wasserlösliches weißes Pulver, findet in kosmetischen Produkten als Stabilisator, Binde- und Verdickungsmittel Verwendung.

Polyvitaminkonzentrat (Keimdiät GmbH, Augsburg), ist ein Extrakt aus Weizenkeimen, der neben etwa 15% Keimöl auch noch eine große Anzahl anderer Stoffe, darunter etwa 10% Phosphatide enthält. Das Konzentrat ist reich an Vitaminen und biologischen Wirkstoffen.

Polywachse (Chem. Werke Hüls AG). Es handelt sich dabei um feste, wachsartige Polyäthylenglykole mit einem Molekulargewicht von 600 bis etwa 7000.

Pomeranzenöl, bitteres, bitteres Orangenschalenöl, wird durch Auspressen der Fruchtschalen der bitteren Pomeranze gewonnen. Verwendung in der Parfumerie und Essenzenindustrie.

Pomeranzenöl, süßes, siehe Orangenschalenöl.

Pottasche, Kaliumcarbonat; früher durch Auslaugen von Holzasche gewonnen. Heute selten Verwendung in kosmetischen Präparaten als Nagelhautentferner. Wurde als Hilfsmittel zur Herstellung von Stearatcremes verwendet.

Pregnenolon ist ein natürliches körpereigenes Steroid. Im Gegensatz zu strukturverwandten Hormonen keine störende Hormonnebenwirkung, da es nur am Applikationsort wirkt. Früher als Antirheumatikum verwandt, wird es heute als Pregnenolonacetat (Ester) in bestimmten Hautcremes angewendet. (Ciba-Metrofa „Skinostelon", Revlon „Progenitin"). Nahe verwandt ist auch der „Endocil"-Wirkstoff (Promonta). Der Wirkstoff beeinflußt die Basalzellen der Epidermis, das Bindegewebe der Lederhaut und den Wasserhaushalt der Haut.
Pregnenolon ist ein synthetisches Gestagen, das ohne unerwünschte Nebenwirkungen auf den Genitaltrakt zu entfalten, auf die Haut wie ein Follikelhormon im Sinne einer Stoffwechselanregung und Durchblutungssteigerung wirkt.

Preservals (Laserson u. Sabetay) dienen als Konservierungsmittel kosmetischer Präparate. Chemisch Parahydroxybenzoate in löslicher Form.

Primaspirit, siehe Alkohol.

Progalline (Nipa-Laboratories, England), wird als Konservierungsmittel für Fette und Öle verwendet und schützt diese vor dem Ranzigwerden. Chemisch Propyl-, Octyl-, Dodecyl- und Cetylgallat.

Promulgen (Robinson Wagner Co. Inc. 628 Waverly Ave. Mamaroneck, N. Y. USA), ist chemisch ein Polyäthylenglykoläther eines höheren Fettalkohols.

Propanon, siehe Aceton.

Propylalkohol, sekundärer, siehe Isopropylalkohol.

Propylcarbinol, siehe unter Butylalkohol.

Propylendiamin, ist eine schwache organische Base, die mit freien Fettsäuren Seifen bildet, nicht mit Neutralfetten. Verwendung ähnlich wie Triäthanolamin.

Propylenglycol, Ersatzstoff des Glycerins, das dieses in fast allen kosmetischen Erzeugnissen vertreten kann.

Propylenglykolmonomyristat (Givaudan), ist ein synthetischer Fettkörper mit leicht bräunlichen Farbe und nußartigem Geruch. Besonders geeignet zur Herstellung von Lippenstiften, denen er Geschmeidigkeit und Glanz verleiht.

Propylenglykolmonostearat, nichtemulgierender Körper, als Träger oder Aufbaustoff in kosmetischen Präparaten zu verwenden.

Prosolal S 9 (Dragoco, Holzminden). Prosolal schirmt den kurzwelligen ultravioletten, erythemwirksamen Strahlenbereich so weit ab, daß die Haut vor Lichtschädigung geschützt wird, ohne die biologisch wertvolle Strahlung zu schwächen. Die Zusatzmenge beträgt in Sonnenschutzölen, Cremes und Lotionen vom Typ Öl-Wasser und Wasser-Öl, Sonnenschutz-Aerosolen usw. 1,5%.

Protanal (Hermann Laue, Hamburg 6). Es handelt sich dabei um ein besonders reines Alginat, das als Stabilisier- und Verdickungsmittel verwendet wird.

Protegin X (Atlas Goldschmidt AG Essen), ist eine Cremegrundlage, die sich besonders gut zur Herstellung von sauren und neutralen Präparaten eignet. Chemisch Kohlenwasserstoffe und Cholesterinemulgatoren.

Provitamine, sind Vitaminvorstufen, die der Körper in vollwirksame Vitamine umwandeln kann.

Psylliumsamen, Semen Psyllii, siehe Flohsamen.

Pulegon, findet sich als Hauptbestandteil im Poleiöl und als Nebenbestandteil in einer Reihe anderer ätherischer Öle. Besitzt einen starken Geruch nach Minze. Verwendung hauptsächlich in billigen Industrieparfums.

Purcellin (Dragoco), ist die synthetische Nachbildung des Bürzeldrüsenfettes der Ente. Es enthält verzweigtkettige Fettsäuren. Purcellin wird kosmetischen Produkten zugesetzt, die hydrophobe Eigenschaften aufweisen sollen. Bei Zimmertemperatur liegt es als wachsartige Substanz vor. Schmilzt bei 37° C zu einer farblosen Flüssigkeit. Wird von der Haut gut vertragen. Besonders hohe Spreitfähigkeit.

Purcellinöl (Dragoco) entspricht im wesentlichen dem Purcellin, ist jedoch auf Grund der kürzeren Kettenlänge der veresterten Fettsäuren ein klares, farbloses Öl. Gut hautverträglich. Hohe Spreitfähigkeit.

PVP (Polyvinylpyrrolidon), sind hochpolymere synthetische Stoffe, die mit Wasser Gelees und Schleime bilden.

Verwendung als Emulgierhilfs-, Dispergier- und Stabilisierungsmittel. Auch als Filmbildner z. B. für Haarlacke geeignet.

Pyoktanin gelb, siehe Auramin.

Pykoktanium aurum, siehe Auramin.

Pyoktaninum coeruleum, siehe Methylviolett.

Pyridoxal, siehe Pyridoxin.

Pyridoxamin, siehe Pyridoxin.

Pyridoxin, Adermin (Antidermatitisfaktor) ist ein Synonym für das Vitamin B_6 und gleichzeitig die Sammelbezeichnung für Pyridoxol, Pyridoxal und Pyridoxamin, die alle Vitamin B_6-Wirkung entfalten. Vitamin B_6 ist als Co-Ferment zahlreicher Fermente, im intermediären Stoffwechsel von Bedeutung (insbes. Eiweißstoffwechsel).

Pyrogallol, chem. 1,2,3-Trihydroxybenzol, leichte weiße bis graugelbe, sehr kleine Kristallnadeln; in Wasser, Weingeist, Äther leicht löslich. Stark reduzierend, daher früher häufig zusammen mit Natriumsulfit, Kobaltnitrat u. a. zu Haarfärbemittel verwendet. In der Dermatologie äußerlich in 5—10% Salben und Lösungen gegen chronische Ekzeme.

Queckenwurzelstock, Rhizoma Graminis, stammt von dem bekannten Ackerunkraut Agropyron repens. Blutreinigungsmittel, daher auch bei Hautausschlägen. Ein gehäufter Eßlöffel auf eine Tasse kalten Wassers. 12 Stunden ziehen lassen. Evtl. auch Aufguß.

Quecksilber, Hydrargyrum; einziges bei Zimmertemperatur flüssiges Metall. Wird erst bei —39° C fest. Quecksilberdämpfe sind sehr giftig. MAK = 0,1 mg pro m³ Luft (!). Es wird von der Haut gut aufgenommen. Bekannte Quecksilberzubereitung ist die „graue Salbe" mit einem Gehalt von 30% Hg. Verwendung früher zur Behandlung der Syphilis und der Filzläuse.

Quecksilberamidochlorid, $HgNH_2Cl$, sog. weißes Präcipitat. Verwendung zur Behandlung parasitärer Hauterkrankungen Bestandteil von Sommersprossencremes.

Quecksilber (II)-chlorid, siehe Sublimat.

Quecksilbersulfid, Zinnober, ungiftige rote Pigmentfarbe.

Quecksilberpräcipitat, gelb, Quecksilberoxyd sehr kleiner Teilchengröße.

Quecksilberpräcipitat, rot, Quecksilberoxyd, relativ großer Teilchengröße.

Quecksilberpräcipitat weiß, Quecksilberamidochlorid.

Quillajarinde, Cortex Quillaiae, Seifenrinde, auch Panamaspäne genannt. Es handelt sich um die von der Borke befreite Rinde, also den Bastteil des peruanischen Seifenbaums. Die Rinde enthält sehr viel Saponin.

Quittenkerne, Semen Cydoniae, liefern einen Schleim, wenn sie mit heißem Wasser übergossen und stehen gelassen werden. Quittenschleim wird in kosmetischen Präparationen wie z. B. Gelees und Haarfestiger verarbeitet.

Radix Althaeae, siehe Eibischwurzel.

Radix Armoraciae, siehe Meerrettichwurzel.

Radix Bardanae, siehe Klettenwurzel.

Radix Dauci recens, siehe Mohrrübenwurzel.

Radix Gentianae, siehe Enzianwurzel.

Radix Rubiae tinctorum, siehe Krappwurzel.

Radix Lapathi acuti, siehe Grindwurz.

Radix Liquiritiae, siehe Glycyrrhizin.

Radix Pelargonii, siehe Geraniumwurzel.

Radix Rubiae tinctorum, siehe Färberröte.

Radix Saponariae alba, siehe Seifenwurzel.

Radix Symphyti, siehe Beinwellwurzel.

Radix Taraxaci, siehe Löwenzahn.

Raluben (Dr. F. Raschig GmbH). Ist ein Wirkstoff auf Basis halogenierter Phenole. Verwendung als antiseptischer Grundstoff zur Herstellung von desinfizierend oder desodorierend wirkenden Seifen, Cremes, Salben, Toilettewässern, Haarölen, kosmetischen Präparaten, Pudern etc. Wirksam gegen Bakterien sowie gegen Pilze, Schimmelpilze und auch gegen Trichophyton- und Epidermophytonstämme. Es ist ein weißlich-gelbes, geruchsschwaches Pulver. In Fettkörpern sowie in Ölen löst sich Raluben in den erforderlichen Konzentrationen ohne weiteres. Verwendung in Toiletteseifen in einer Menge von 1%. In desodorierenden Toiletteseifen 2—2,5%. In Cremes, Rasiercremes und Salben 0,5 bis 0,75%.

Rapsöl, Oleum Rapae, ist ein billiges, gelbes bis bräunlichgelbes, etwas dickflüssiges Öl, das leicht ranzig wird und einen eigenartigen Geruch besitzt. Ersatz für Olivenöl als Speiseöl. Für kosmetische Zwecke weniger geeignet.

Raschit, siehe unter Chlormetakresol.

Rautenöl, Gewinnung durch Wasserdampfdestillation aus verschiedenen Rautenpflanzen, insbesondere aus Ruta graveolens var. vulgaris. Farbloses bis gelbliches, stark typisch riechendes ätherisches Öl. Haupterzeugungsgebiete sind: Südfrankreich, Spanien, Algerien. Verwendung in der Pharmazie und Parfümerie.

Reisstärke, Amylum Oryzae. Zeichnet sich durch Feinkörnigkeit aus.

Relatin (Dehydag). Es handelt sich dabei um hochgereinigte Zelluloseglykolate.

Repellent 790, Insektenabwehrmittel (Merck). Dient zur Herstellung von Insektenabwehrmitteln; auch in Kombination mit Sonnenschutzmitteln.

Resedablütenöl wird durch Wasserdampfdestillation der frischen Resedablüten, oder durch Extraktion mit Fettlösungsmitteln gewonnen. Es ist ein gelbes, stark nach Reseda riechendes Öl. Verwendung in der Parfumerie.

Resina Benzoe, siehe Benzoe.

Resina Colophonium, siehe Kolophonium.

Resina Dammar, siehe unter Dammarharz.

Resina Elemi, siehe Elemi.

Resina Labdanum, siehe Labdanum.

Resina Laccae, siehe Schellack.

Resina Mastix, siehe Mastix.

Resina Pini, siehe Fichtenharz.

Resorcin, Metadihydroxybenzol, stark ätzendes Mittel, das in der Dermatologie ein wichtiges Heilmittel ist. Resorcin-Zink-Wismut-Salbe u. v. a. Als Resorcinmonoazetat, Euresol®, Bestandteil von Schuppenhaarwässern.

Resorcinmonoazetat, siehe Resorcin.

Rhizoma Calami, siehe Kalumswurzelstock.

Rhizoma Galangae, siehe Galgant.

Rhizoma Graminis, siehe Queckenwurzelstock.

Rhizoma Helenii mundatum, siehe Alantwurzelstock.

Rhizoma Imperatoriae, siehe Meisterwurz-Wurzelstock.

Rhizoma Iridis, siehe Iriswurzelstock.

Rhizoma Tormentillae, siehe Tormentillwurzelstock.

Rhizoma Veratri, siehe Germerwurzelstock.

Rhodinol (Givaudan) ist eine Mischung von l-Citronellol und Geraniol, die aus Geraniumöl gewonnen wird. Es besitzt einen warmen Duft nach roter Rose. Wird in Rosenkompositionen, aber auch in anderen Blütennoten eingesetzt.

Rhodinylacetat wird durch Veresterung von Rhodinol mit Essigsäure hergestellt. Es besitzt einen frischen Rosengeruch. Verwendung in Rosenkompositionen. Besitzt auch fixierende Eigenschaften.

Rhodinylbutyrat wird durch Veresterung dargestellt. Besitzt einen weichen, etwas fruchtigen Rosengeruch. Verwendung in Rosen- und anderen Blütennoten.

Rhodinylformiat wird durch Veresterung dargestellt, findet sich aber auch im Geraniumöl. Besitzt einen etwas grünen Rosenduft. Einsatz in Rosen- und anderen Blütenkompositionen.

Rhodinylphenylacetat wird durch Veresterung von Rhodinol dargestellt. Besitzt einen sehr süßen Rosenduft. Eine der besten Rose de Mai-Komponenten.

Ricanolein (Muhlethaler, Schweiz). Meist als Lösungsmittel für Farbstoffe in kosmetischen Produkten verwendet. Der Stoff selbst ist teilhydriertes gehärtetes Ricinusöl.

Ricinolsäure, $C_{17}H_{32}OHCOOH$, als Glycerinester, Hauptbestandteil des Ricinusöls. Chemisch gesehen eine einfach ungesättigte Hydroxyölsäure.

Rinderklauenfett, siehe Klauenöl.

Rindstalg, das Fett des Rindes, enthält reichlich (etwa 50%) Tripalmitin und Tristearin. Wichtigstes Rohmaterial zur Seifenherstellung.

Ringelblumenblüte (Flores Calendulae); eine daraus hergestellte Tinctur wird als Zusatz zu Gesichtswässern empfohlen.

Rivanol, gelber Farbstoff, gutes Antiseptikum. Zu Bädern etc. empfohlen.

Rizilan (American Cholesterol Prod. Edison N. Y., USA). Dient als Stabilisator. Chemisch gesehen ein acetylierter flüssiger Wachsester aus Wollfettalkoholen und Ricinolsäure.

Rizinol (Givaudan) ist ein gereinigtes Rizinusöl. Als solches ist es klassischer Bestandteil von Lippenstiften, welchen es Homogenität und Glanz verleiht. Rizinol ist besonders sorgfältig gereinigt und ist praktisch farb- und geruchlos.

Rizinusöl, Oleum Ricini, wird durch Kaltpressung der geschälten Rizinussamen gewonnen. Die besten Sorten stammen aus Indien und Italien. Medizinisches Rizinusöl muß farblos, höchstens schwach gelblich sein. Das Öl ist sehr viscös und fast geruchlos. Es besteht zu mehr als 80% aus Ricinolsäureglycerid und 10% festen Glyceriden. Außerdem enthält es ein fettspaltendes Ferment (Lipase) und einen giftigen Eiweißkörper Rizin, der jedoch zum größten Teil im Preßkuchen zurückbleibt. Rizinusöl verhält sich ganz anders als die anderen Pflanzenöle. Es ist in kaltem Alkohol von 90% löslich (!), mischt sich jedoch nicht mit Mineralölen. Von der Haut wird es nur schlecht aufgenommen. In der Kosmetik verwendet man es hauptsächlich als Wimpernöl, da es den Wimpern einen schönen Glanz und Geschmeidigkeit verleiht und auch ihr Wachstum anregen soll. Manche Menschen sind jedoch gegenüber Rizinusöl empfindlich (Lidrandentzündung). Die freie Rizinussäure setzt man Seifen zur Erhöhung ihrer Schaumkraft zu. Durch Behandeln mit Schwefelsäure erhält man das Türkischrotöl, das mit Wasser mischbar ist. Siehe auch dort.

Roggenkeimöl, ähnlich dem Weizenkeimöl.

Rohagit (Röhm & Haas, Darmstadt), chemisch eine hochmolekulare organische Säure, dient zur Herstellung von Gelees und Schleimen. Verwendung als Stabilisierungsmittel in Zahnpasten und anderen kosmetischen Produkten, sowie als Grundlage für Haarfixative. Weitere Verwendung als Hilfsemulgator, Verdickungs- und Bindemittel.

Rohrzucker, ein Disaccharid, wird aus Zuckerrohr, vor allem in Kuba, gewonnen. Identisch mit Rübenzucker.

Rokonsal B, flüssig (Biochema, Schwaben), ist ein Konservierungsmittel auf Basis Parahydroxybenzoesäureester und Benzonat und liegt in Form einer konzentrierten wäßrigen Lösung vor. Das Mittel besitzt starke entwicklungshemmende Wirkung auf Schimmelpilze, Gärungserreger und Eiweißfäulnisbakterien, sodaß es in weitem Bereich vor allem in kosmetischen Erzeugnissen eingesetzt wird. Es ist farb- und geruchlos und hygienisch einwandfrei. Es wird in einer Menge von 0,5—1% auf das zu behandelnde Fertigprodukt berechnet.

Romelia (Firmenich), Duft kräftig nach Orangenblüte und Akazie, Verwendung in Seifen und billigen Kölnischwässern.

Rosacetol (Givaudan), Trichlormethylphenylcarbinylacetat, wird in der Natur nicht gefunden, besitzt einen sehr haftfesten und etwas pudrigen Rosenduft. Vielfach eingesetzt zur Parfumierung von Pudern, Badesalzen etc., besitzt auch fixierende Eigenschaften.

Rosenöl. Die Gewinnung erfolgt durch Wasserdampfdestillation der frischen Rosenblüten vor allem in Bulgarien, aber auch in der Türkei, bzw. durch Extraktion der Blüten mit Petroläther in Südfrankreich. Die Ausbeute ist gering. Es ist ein hellgelbes Öl mit starkem Geruch nach frischen Rosen. Verwendung in der Parfumerie.

Rosenwasser ist ein Nebenprodukt bei der Destillation des Rosenöles und wird feinsten Cremes und Emulsionen anstelle von Wasser zugesetzt (z. B. Cold-Cream).

Roseolacetat, Rhodinylacetat (Firmenich). Rosenartig, sehr weich. Wird aus feinst gereinigtem Rhodinol hergestellt. Verwendung in Blumennoten.

Rosinol kristallin (Firmenich), chemisch Trichlormethylphenylcarbinylacetat. Leicht bitterer und pfeffriger Rosengeruch, Verwendung als Fixateur für Rosennoten.

Rosmarinblätter, Folia Rosmarini; enthalten ein ätherisches Öl, das borneolhältig ist, Harze und Gerbsäure. Der Absud wirkt adstringierend, durchblutungsfördernd.

Rosmarinöl. Gewinnung durch Wasserdampfdestillation aus Rosmarinblättern. Vor allem in Frankreich und Spanien. Öl mit typischem Rosmaringeruch. Bestandteil von Kölnisch- und Lavendelwässern.

Roßkastanie, Semen Hippocastani; verwendet wird ein Auszug zerriebener Schalen, wie auch feinpulverisierte Kastanien. Beide Produkte enthalten Saponin und sind daher vorsichtig zu verwenden.

Roßkastanienrinde, Cortex Hippocastani; Ausgangsprodukt zur Herstellung von Äsculin, eine Lichtschutzsubstanz.

Rübenzucker ein Disaccharid, wird aus der Zuckerrübe gewonnen. Identisch mit Rohrzucker.

Rüböl, Oleum Rapae, siehe Rapsöl.

Ruß, siehe Lampenschwarz.

Saccharin, Saccharinum, chemisch Benzoesäuresulfimid, wird in der Kosmetik als Süßstoffsubstanz in Mundwässern und Zahnpasten verwendet.

Saccharinum, siehe Saccharin.

Saccharose, wissenschaftl. Bezeichnung für Rohr- oder Rübenzucker.

Saccharum lactis, siehe Milchzucker.

Sadeps (Dragoco / Holzminden). Ist ein Feinseifenzusatz, der Hautschutzkolloide enthält.

Safranöl, Haupterzeugungsgebiet Südeuropa, wird durch Wasserdampfdestillation der Blütennarben des Safrans unter Zusatz von Schwefelsäure gewonnen. Das Öl besitzt einen starken typischen Safrangeruch.

Safrol, Hauptbestandteil des Sassafrasöls und in geringerer Menge in einer Reihe anderer ätherischer Öle enthalten, besitzt den typischen Sassafrasgeruch. Verwendung als Ausgangsmaterial zur Gewinnung von Heliotropin, sowie in billigen Seifenparfümölen.

Salbeiblätter, Folia Salviae, enthalten ein ätherisches Öl und reichlich Gerbsäure. Abkochungen werden als Mundspülungen und als Aufguß innerlich gegen übermäßige Schweißabsonderung verwendet.

Salbeiöl wird durch Wasserdampfdestillation des Salbeikrautes, vor allem in den Mittelmeerländern, gewonnen. Hellgelbes Öl von typischem Geruch, an Kampfer erinnernd. Verwendung in der Parfumerie.

Salbenwachs, 9330 weiß und E-14 weiß (Georg Schütz), sind reine Kohlenwasserstoffwachse mit vorwiegend verzweigtkettiger Struktur. Sie sind in der Wärme in allen Wachslösungsmitteln löslich und haben eine, wenn auch geringe Löslichkeit in Alkohol. Sie sind von weißer Farbe, fest, binden Weißöl und Paraffinium liquidum und geben mit diesen zusammengeschmolzen Vaseline von salbiger Struktur.

Salbenwachs Witten 656 ist ein Triglycerid gesättigter pflanzlicher Fettsäuren mit einem Partialglyceridanteil gleicher gradkettiger Fettsäuren. Es stellt eine weiße wachsartige Masse dar und dient zur Konsistenzgebung bei der Herstellung von Salben und Emulsionen.

Salepknollen, kaum noch verwendet, liefern mit heißem Wasser den sog. Salepschleim, der auch für kosmetische Zwecke brauchbar ist. Herkunft: bestimmte einheimische Orchideengewächse.

Sadebaum (Juniperus sabina). Aus den Zweigspitzen wird ein Extrakt gewonnen, der in der Volksmedizin in Salben eingearbeitet, gegen eiternde Geschwüre empfohlen wird.

Salicylaldehyd (Firmenich). Kräftig und harter Duft. In schwacher Dosierung Zusatz zu gewissen blumigen Noten.

Salicylsäure, Acidum salicylicum, chemisch Orthohydroxybenzoesäure, feine weiße Nadeln von eigenartigem Geruch; starkes Antisepticum, wirkt antiparasitär und in stärkerer Konzentration hornauflösend. Viel verwendetes Mittel in Kosmetik und Dermatologie; wirksamer Bestandteil fast aller Hühneraugenpflaster. Viel verwendet als sog. Salicylspiritus (1—3%ige alkoholische Lösung).

Salicylsäuremethylester, siehe Methylsalicylat. Lichtschutzsubstanz.

Salicylsaures Natrium, siehe Natriumsalicylat.

Salmiakgeist, Liquor Ammonii caustici, siehe Ammoniak.

Salmiaksalz, siehe Ammoniumchlorid.

Salol ist chemisch Salicylsäure-Phenylester (Phenylsalizylat); wirkt keimtötend und juckreizstillend. Er wird daher in dermatologischen Zubereitungen wie Wundpudern etc. verwendet.

Salpetersäure, HNO_3, starke Mineralsäure, stark ätzend. Auf die Haut gebracht erzeugt sie gelbe Schorfe (Xanthoproteinreaktion). Früher zum Ätzen von Warzen verwendet. Die Methode wird heute wegen der entstehenden Narben abgelehnt.

Salzsäure, Chlorwasserstoffsäure, ist eine klare, farblose, stechend riechende Flüssigkeit. Nach DAB 7 Gehalt 35,0 bis 38% Chlorwasserstoff; bzw. verdünnte Salzsäure 9,8 bis 10,2% Chlorwasserstoff. Nach ÖAB 9 wird eine konzentrierte Salzsäure (Acidum hydrochloricum concentratum) mit mindestens 35,0% Chlorwasserstoff von einer Salzsäure (Acidum hydrochloricum) 19 bis 21% und einer verdünnten Salzsäure (Acidum hydrochloricum dilutum) mit 6,89 bis 7,22% Chlorwasserstoff unterschieden. Freie Salzsäure findet sich im Magensaft. Verwendung von Salzsäure zu vielen technischen Prozessen.

Sambucus nigra, siehe Holunder, schwarzer.

Sandela (Givaudan) wird in der Natur nicht gefunden, besitzt einen Sandelholzgeruch. Verwendung für viele parfumistische Zwecke anstelle von Sandelholzöl.

Sandelholzöl, ostindisches, wird durch Wasserdampfdestillation des Holzes des ostindischen Sandelbaumes gewonnen. Es ist ein ziemlich dickes, blaßgelbes bis gelbes Öl mit typischem, langhaftendem Geruch. Verwendung in der Parfumerie.

Sandelholzöl, westaustralisches, wird durch Wasserdampfdestillation des westaustralischen Sandelholzes gewonnen. Unterscheidet sich vom ostindischen im Geruch deutlich. Verwendung hauptsächlich in der Medizin.

Sandelholzöl, westindisches, wird durch Wasserdampfdestillation aus dem zerkleinerten Holz des westindischen Sandelholzbaumes gewonnen. Zähes, wenig angenehm riechendes Öl. Verwendung in der Seifenindustrie.

Sanikelkraut, Herba Saniculae, Waldklette. Der Saft der Blätter wirkt adstringierend und wird in der Volksmedizin zur Behandlung von Hautkrankheiten und Wunden empfohlen.

Santalol findet sich als α- und β-Santalol im ostindischen und westaustralischen Sandelholzöl und besitzt einen feinen holzigen Duft, ähnlich dem des Sandelholzöles, aus dem es hergestellt wird. Verwendung in Kompositionen, um diesen eine feine Holznote zu verleihen und zum Fixieren.

Santalylacetat wird in der Natur nicht gefunden, besitzt einen Geruch nach Sandelholz mit einer etwas scharfen Beinote. Verwendung in schweren orientalischen Parfums.

Santalylphenylacetat wird in der Natur nicht gefunden, besitzt einen etwas süßfruchtigen Sandelholzgeruch. Wird in orientalischen Parfumtypen eingesetzt und hat auch fixierende Eigenschaften.

Sapamine bilden mit Säuren Salz, sog. saure Seifen; schäumen ausgezeichnet und sind Bestandteil vieler Shampoos.

Sapindusnüsse Seifennüsse, Fructus Saponariae. Kommen getrocknet in den Handel und enthalten bis zu 20% Saponin. Aus ihnen bereitete wäßrige Auszüge dienen gelegentlich als seifenfreie Waschmittel und Haarshampoos.

Sapo, siehe Seifen.

Saponin, chemisch bestehend aus verschiedenen Glykosiden, ist in vielen Pflanzen enthalten (Seifenwurzel, Quillajarinde etc.). Gibt beim Schütteln mit Wasser einen seifenfreien Schaum.

Saronga (Ernst Schliemann) ist ein hoch ausraffiniertes Kohlenwasserstoffwachs zur Herstellung von Lippenstiften, Brillantinen und Pomaden.

Sassafrasöl wird durch Wasserdampfdestillation des zerkleinerten Holzes des Sassafrasbaumes, der sich am gesamten nordamerikanischen Kontinent findet, gewonnen. Es ist ein gelbes oder rötlichgelbes, nach Safrol riechendes Öl. Das Öl dient vor allem zur Gewinnung von Safrol bzw. zur Gewinnung von Heliotropin. Beide Stoffe werden in der Riechstoffindustrie verwendet.

Sassafrasöl, künstliches (Givaudan) besteht hauptsächlich aus Dihydrosafrol, das in der Natur nicht gefunden wird. Einsatz in Parfum- und Seifenparfumkompositionen.

Satol (Givaudan) ist ein einheitlicher farb- und geruchloser Fettkörper pflanzlichen Ursprungs. Satol ist fest und geschmeidig, ohne dabei zu kleben. Obwohl Satol ein ungesättigter Fettkörper ist, ist er gut haltbar. Seine Haltbarkeit kann überdies noch durch Zugabe der üblichen Konservierungsmittel erhöht werden. Satol ist in jedem Verhältnis mit allen üblichen Fettkörpern der Kosmetik tierischen, pflanzlichen und mineralischen Ursprungs gut mischbar. Es ist selbst ein gutes Lösungsmittel für Mineral- und Rizinusölgemische. Diese Eigenschaft macht Satol zu einem guten Hilfsmittel für Brillantinen und Lippenstifte. In emulgierten Präparaten spielt Satol dank seines Polarmoleküls eine ähnliche Rolle wie Cetylalkohol als Hilfsemulgator, indem die Emulsionen eine bessere Verteilung und eine höhere Stabilität erhalten. Satol ist neutral und nicht verseifbar, es verträgt sich mit allen üblichen Rohstoffen der modernen Kosmetik. Es wird in einer Menge von 5—20% eingesetzt.

Sauerampfer; aus Kraut und Wurzeln der Pflanze wird ein Preßsaft hergestellt, der antiseptisch und entzündungswidrig wirkt.

Savolan, pastenförmig (Dragoco). Stabilisierende Schaumgrundlage für schäumende Zahnpasten. Chemisch ein Fettalkoholsulfat. Zusatz 3—5%.

Scatol, siehe Skatol.

Schachtelhalm, Herba Equiseti, war schon im Altertum als Heilpflanze bekannt. Heute werden Abkochungen des Krautes, die schwefel- und kieselsäurehältig sind und außerdem adstringierend wirken, zur Behandlung von Geschwüren und Ekzemen in der Volksmedizin empfohlen.

Schafgarbe, Herba Millefolii; die Abkochung der Pflanze wirkt tonisierend und sekretionsbeschränkend und wird als Haarwasserzusatz, bei Hautausschlägen, als Gurgelwasser empfohlen.

Schafgarbenöl wird durch Wasserdampfdestillation der frischen Schafgarbenblüten gewonnen. Es ist ein halbfester, tief dunkelblauer Körper von kräftigem, aromatischem Geruch. Verwendung in der Parfumerie. Wegen seines hohen Azulengehaltes wird das Schafgarbenöl auch in der Medizin für viele Zwecke empfohlen.

Schaumgrundlage Kovalon, pastenförmig (Dragoco), ist eine besonders haut- und haarschonende Schaumgrundlage von weißer Farbe für Haarreinigungsmittel und andere Erzeugnisse in Cremeform.

Schaumgrundlage L (Dragoco), flüssig, für flüssige Erzeugnisse, zur Herstellung von Haarreinigungsmitteln, schäumende Badezusätze. Schaumbäder etc.

Schaumgrundlage L Pulver (Dragoco), für schäumende Zahnpasten.

Schaumgrundlage ON, pastenförmig (Dragoco), für Haarwäschen in Cremeform.

Schellack, Resina Laccae, häufig verwendeter Zusatz in Heftpflastern, Nagellacken und Haarfixativen. Ist in Alkohol, wäßrig-alkalischen und salzsauren Lösungen löslich.

Schierlingskraut, Herba Conii, enthält das Alkaloid Coniin und andere Alkaloide. Im Altertum (Athen) Todesstrafe für politische Verbrecher (Schierlingsbecher), heute in der Medizin Bestandteil schmerzstillender Salben.

Schildkrötenöl gewinnt man aus den Muskeln und Geschlechtsorganen der Schildkrötenart Chelonia mydas. In rohem Zustand gelb und mit einem widerlichen Geruch behaftet, muß man es, um es für kosmetische Zwecke brauchbar zu machen, erst raffinieren. Dabei werden allerdings die Vitamine A und D zum größten Teil zerstört, sodaß man sie dem gereinigten, farblosen bis leicht gelblichen und fast geruchlosen Öl wieder zusetzt (superaktiviertes Schildkrötenöl). Schildkrötenöl enthält 60% ungesättigte höhere Fettsäuren, vor allem Linolsäure, die zu den Vitamin F wirksamen Stoffen gehört. Daneben finden sich noch in kleinerer Menge Vitamin H und K. Schildkrötenöl ist in Form von Cremes sowie als Gesichtsnähröl für trockene Haut und bei verschiedenen Dermatosen angezeigt. Die günstige Wirkung dürfte vor allem dem hohen Gehalt an Vitamin F zuzuschreiben sein. Es soll mit Mineralölen nicht gemischt werden und bis in einer Menge von 25% in Präparationen eingesetzt werden.

Schmirgel, Lapis Smiridis, dient als Zusatz zu Nagelpoliermitteln und ist chemisch Aluminiumoxid und Siliciumdioxid.

Schwarzkümmelöl, siehe Nigellaöl.

Schwefel, gefällter, Sulfur praecipitatum,

feinverteilter Schwefel (DAB 7, BRD), sehr feines, gelblich-weißes, amorphes, geruchloses und fast geschmackloses Pulver. Verwendung in vielen Präparaten, die antiseborrhoisch wirken sollen.
Schwefel gereinigt, Sulfur depuratum, gewaschene Schwefelblumen; feines, gelbes, trockenes, geruchloses und fast geschmackloses Pulver, das bei 114° C schmilzt und sich bei weiterem Erhitzen verflüchtigt. Schwefel findet Anwendung in der Kosmetik als Schälmittel, zur Aknebehandlung etc. (siehe auch unter Schwefel im chemischen Teil).
Schwefelalkalien sind Erdalkalisulfide, die die Hornsubstanz erweichen und auflösen. Sie wurden deshalb in Depilatorien verwendet (z. B. Bariumsulfid, Strontiumsulfid).
Schwefeläther, siehe Äther.
Schwefelbalsam, siehe Leinöl.
Schwefelcholesterin, erhält man durch vorsichtiges Zusammenschmelzen von Cholesterin und Schwefel. Rötliche, fettlösliche Masse. Wird als Zusatz in Cremes und anderen kosmetischen Präparationen verwendet, da es gegen seborrhoische Zustände der Haut wirken soll.
Schwefelkohlenstoff, CS_2, Lösungsmittel für Schwefel. Bes. feuergefährlich!!
Schwefelöl organ. (Chem. Fabrik Ecena Berlin), ist in Wasser und Alkohol löslich.
Schwefelsäure H_2SO_4, starke Mineralsäure, konzentrierte Schwefelsäure wird auch Vitriolöl genannt.
Schweineschmalz, Adeps suillus, wird aus sinnfällig nicht verändertem, ungesalzenem und gewaschenem Fettgewebe des Netzes und der Nierenumhüllung von Schweinen, die vor und nach der Schlachtung tierärztlich untersucht und im Sinne der Fleischbeschauvorschriften tauglich befunden wurden durch Ausschmelzen gewonnen. Schweineschmalz, das nicht sofort verarbeitet wird, wird mit 0,01% Gallussäure-propylester haltbar gemacht. Es ist eine weiße, streichbare Masse von gleichmäßig weicher Konsistenz. Es schmeckt mild und besitzt einen schwachen eigenartigen Geruch. Schweinefett, das etwa 60% Triolein enthält, gibt mit Zusätzen von Cetylalkohol oder Lanolin stark wasserbindende Cremegrundlagen. Mehr medizinische als kosmetische Anwendung.
Schwertlilienwurzelstock, Rhizoma Iridis, liefert ein Pulver, das ein beliebter Puderzusatz ist. Weiters gewinnt man daraus das Irisöl, das in der Parfumerie viel verwendet wird.
Sebum ovile, siehe Hammeltalg.
Sedaplant - Komplex (Dr. Kurt Richter GmbH). Aufeinander abgestimmte hautberuhigende Kräuterextrakte mit spezifisch entzündungswidrig wirkenden Substanzen. — Dunkelbraune Flüssigkeit, löslich in Wasser, Alkohol-Wassermischungen mit maximal 60% Alkohol sowie in den zur Herstellung von Shampoos üblichen Rohstoffen. — Der Komplex wirkt hautsedativ und leicht desinfizierend. Zusatz vorzugsweise zu Badepräparaten, Shampoos, Gesichts- und Rasierwässern in Dosierungen von 2—5%.
Seesalz, Sal Marinum, ist ein Bestandteil verschiedener Badesalze, enthält vor allem NaCl und u. a. Jodide und wird gerne bei schlecht durchbluteter Haut gegeben.
Seifen, Sapo, sind Metallsalze von höheren Fettsäuren. Das Natriumstearat, -palmitat wird auch als Kernseife, das Kaliumstearat und -palmitat seiner weichen Konsistenz wegen als Schmierseife bezeichnet. Calciumseife ist wasserunlöslich und entsteht, wenn man Seife und hartes Wasser zusammenbringt; es erzeugt einen grauen Niederschlag auf Haaren, Geweben etc. Andere Metallseifen werden als Schmiermittel verwendet. Die Eigenschaften der Seife, die durch Verseifen von Neutralfetten mit Hilfe von Ätzalkalien hergestellt wird, hängt von den Ausgangsprodukten ab. Palmöl, Rindertalg, Rizinusöl aber auch eine Reihe anderer Öle und Fette, werden verwendet. Auch die Seifenherstellung aus freien Fettsäuren wird heute häufig angewendet. Seife steht auch heute unter den Körperreinigungsmitteln immer noch an erster Stelle und konnte von keinem synthetischen Waschmittel verdrängt werden. Man bemüht sich, die Seifen durch Überfettung einerseits und durch Reduzierung des freien Alkali andererseits

gut hautverträglich zu machen. Neben der feinen Kernseife, die im Verbrauch mengenmäßig mit weitem Abstand an der Spitze steht, gibt es noch einige andere Seifentypen. Die Schmierseife kommt als kosmetisches Produkt weniger in Betracht, wenn auch für Rasierseifen z. B. Ansätze mit Gemischen von Natron- und Kalilaugen verwendet werden. Auch flüssige Seifen haben hauptsächlich gewerbliche Bedeutung für Seifenspender in öffentlich zugänglichen Waschanlagen etc. Unter m e d i z i n i s c h e n S e i f e n versteht man in der Umgangssprache Produkte, die im Seifenkörper medizinisch wirksame Substanzen dispergiert enthalten. So kennt man schon seit langer Zeit die gegen Akne gerne verwendete Schwefelseife, die Teer-Schwefelseife, die Thioseptseife, Bleichseifen, Allergikerseife (Prolergan) und viele andere mehr. Medizinische Seife ist jedoch im engeren Sinn eine Substanz, deren Zusammensetzung und Bereitung durch das DAB 6 genau vorgeschrieben wurde.

Seifennüsse, siehe Sapindusnüsse.

Seifenrinde, siehe Panamarinde.

Seifenspiritus, Spiritus saponatus, Kaliseifenlösung in Alkohol.

Seifenwurzel, Radix Saponariae alba, stammt von Gysophile paniculata, enthält als wichtigsten Bestandteil Saponin, das als schaumgebende Substanz Haarwaschmitteln, die seifenfrei sein sollen, zugesetzt wird. Schäumt auch in hartem Wasser.

Selendisulfid NN (Merck), ist ein lockeres, orangenfarbenes Pulver mit geringem Geruch. Es ist praktisch unlöslich in Wasser und vielen organischen Lösungsmitteln. Selendisulfid wird bei äußerlicher Anwendung im allgemeinen ohne Hautreizung oder allergische Reaktionen gut vertragen. Gelegentlich beschriebene Nebenwirkungen sind meist auf das verwendete Netzmittel zurückzuführen.

Selendisulfid wird bei verschiedenen Formen der Seborrhoe des behaarten Kopfes in Form einer 2,5%igen Suspension als Shampoo angewandt. Es ist selbst wasserunlöslich und schwer benetzbar. Zur Erhöhung der Suspensionsbeständigkeit empfiehlt sich ein Zusatz von kolloidalem hydratisiertem Aluminiumsilikat. Weiters muß der Suspension ein Netzmittel hinzugefügt werden. Es kann z. B. ein Netzmittel auf der Basis quarternärer Ammoniumverbindungen Verwendung finden, das gleichzeitig antiseptisch wirkt. Die Suspension ist gegen Licht und Wärme geschützt verpackt zu lagern. Da die Substanz ziemlich giftig ist, dürfen die Zubereitungen ausschließlich zum äußerlichen Verbrauch verwendet werden. Sie dürfen nicht eingenommen werden und sind vor dem Zugriff von Kindern geschützt aufzubewahren.

Semen Cydoniae, siehe Quittenkerne.

Semen Foenugraeci, siehe unter Bockshornklee.

Semen Hippocastani, siehe Roßkastanie.

Semen Lini, siehe Leinsamen.

Semen Myristicae, siehe Muskatnuß.

Semen Psyllii flavum, siehe Flohsamen.

Semen Sinapis, siehe Senfsamen.

Sempervivum tectorum, siehe Hauswurzblätter.

Senföl wird aus dem Samen des schwarzen Senfes gewonnen, nachdem das fette Öl abgepreßt wurde. Die Preßkuchen werden zunächst mit Wasser einem Gärungsprozeß unterworfen und dann das ätherische Öl abdestilliert. Das dünnflüssige, helle Öl wirkt stark hautreizend und bewirkt Blasenbildung. Verwendung in der Pharmazie und in der Lebensmittelindustrie.

Senfsamen, Semen Sinapis, wirken hautreizend durch das enthaltene Senföl, Verwendung als Senfpflaster und Senfbäder, die anregend und durchblutungssteigernd wirken.

Sequestrol findet als Wasserenthärter Verwendung. Chemisch ist Sequestrol Äthylendiamintetraessigsäure.

Serum lactis, siehe Milchserum.

Sesamöl, Oleum Sesami, wird durch Kaltpressung der Samen des in Ostindien heimischen Strauches Sesanum indicum gewonnen. Milde von Geschmack, blaßgelb und völlig geruchlos, verdickt es sich einige Grad über Null, um knapp unter Null Grad vollkommen fest zu werden. Es kann an Stelle von Mandelöl verwendet werden. Da es selbst geruchlos ist, wird es gerne zur Herstellung von Blumenölen herangezogen. Es enthält neben Glyceriden der Öl-, Linol-, Palmitin- und Stearinsäure unverseifbare Bestandteile wie Sesamin und Phytosterin.

Setavone (Zschimmer und Schwarz), Kationaktive ameisensaure Salze organischer Basen, die sich durch die eingebauten Fettkomponenten unterscheiden. Folgende Typen werden geliefert: C Kokos, O Olein, St Stearinverbindungen. Der Gehalt der pastenförmigen Produkte beträgt etwa 40% Aktivsubstanz. Verwendung in flüssigen Haarwaschmitteln, Feinseifen etc.

Shampoon, auch Shampoo, Sammelname für seifenhältige und seifenfreie Haarwaschmittel sehr unterschiedlicher Qualität.

Sheabutter, siehe Bassiafette.

Shen-Shen-Wurzel, siehe Ginsengwurzel.

Siambenzoe, siehe Benzoe.

Siamholzöl wird aus dem Holz durch Wasserdampfdestillation gewonnen. Hat einen milden, angenehm an Zedernholz erinnernden Geruch.

Siflox ist hochaktive Kieselsäure, die stark absorbierend wirkt. Häufiger Zusatz in Zahnpasten und Pudern.

Silargel dient heute hauptsächlich als desodorierender und desinfizierender Puderzusatz. Früher auch in Salben verwendet. Chemisch ist Silargel ein Adsorbat von Silberchlorid auf Kieselsäure mit 0,5% Ag.

Silber, kolloidales; Kollargol, wurde früher gerne zur Behandlung infizierter Wunden verwendet. Die Wirkung ist stark antiseptisch.

Silbernitrat, Argentum nitricum, Lapis infernalis, Höllenstein, wird in Form von Stiften zur Ätzung verwendet. Färbt die Haut schwarz.

Siliciumdioxid, siehe Kieselsäure.

Silicoderm (Bayer AG, Leverkusen), silikonhältige Salbengrundlage. Wird wegen seiner besonders stark wasserabweisenden Wirkung gerne zu Hautschutzsalben verwendet.

Silikagel (BASF), ist hochaktive Kieselsäure, die ein besonderes Adsorptionsvermögen aufweist und als Zusatz zu Pudern sehr geeignet ist. Wird auch viel als Trocknungsmittel verwendet.

Silikone sind organische Siliciumverbindungen mit der allgemeinen Formel

$$-\underset{R}{\overset{R_1}{Si}}-O-\underset{R}{\overset{R_1}{Si}}-O-\underset{R}{\overset{R_1}{Si}}-$$

wobei R und R_1 organische Radikale sind. Durch ihre Eigenschaften haben sie in letzter Zeit sehr an Bedeutung gewonnen. Es sind ölig-wachsartige Körper, die von der Haut gut vertragen werden, völlig geruchlos sind und sich unter Zuhilfenahme moderner Emulgatoren zu Cremes verarbeiten lassen. Silikone sind wasserabstoßend und haben die Tendenz, sich an Oberflächen rasch auszubreiten. Die Kettenlänge bestimmt ihre Viskosität.

Silikonöle AR (Wacker). Die Silikonöle der AR-Reihe sind wasserklare, flüssige Phenylmethylsilikone. Wie alle Silikonöle sind sie wasserabstoßend und ungiftig. Sie können im Bereich von 2 bis 2000 cSt in beliebigen Viskositäten hergestellt werden. Die Zahl nach der Typenbezeichnung AR drückt die Viskosität in cSt aus, gemessen bei 25° C z. B. AR 350. Die niedrig viscösen Öle bis zu AR 20 sind bemerkenswert verträglich mit vielen organischen Materialien. Sie sind vollkommen mischbar mit aromatischen und aliphatischen Kohlenwasserstoffen, Chlorkohlenwasserstoffen, Estern, Azeton, reinen, bzw. absoluten Alkoholen wie Äthyl-, Propylalkohol und den höheren Homologen, mit Paraffin und Paraffinöl, Benzin und anderen Mineralölen. Auch bei geringem Wassergehalt, z. B. bei 95%igem Alkohol und in verschiedenen Wachssorten, lösen sie sich noch gut. Dagegen sind sie unlöslich in Glycerin und stark wasserhaltigen Alkoholen. Allgemein nimmt bei den niedrig viscösen AR-Ölen die Löslichkeit und die Verträglichkeit mit organischen Materialien mit steigender Viskosität ab. Alle Öle bis zu AR 20 sind praktisch rückstandslos flüchtig. Wegen ihres Gehaltes an Phenylgruppen weisen die Silikonöle AR im Vergleich zu den Methylsilikonölen einige Eigenschaften auf, die neue Anwendungsgebiete erschließen. Die niederviscösen Öle bis 20 cST eignen sich für kosmetische Präparate, besonders wenn Verträglichkeit mit Mineralöl, Vaselin usw. erwünscht ist. Die Silikonöle erlauben der Haut, weiterzuatmen und verursachen in dünner Schicht kein öliges Gefühl. Ihre wasserabstoßenden Eigenschaften sind günstig für die Verwendung in Cremes und dermatologischen Präparaten. In Haarpflegemitteln wird ihr gutes Ausbreitungsvermögen sowie ihre hohe Glanzgebung ausgenützt. Sie sind gut verträglich mit anderen kosmetischen Grundstoffen und können deshalb zusammen mit diesen verarbeitet werden. Auch für Polituren und Wachse, bei denen klare Löslichkeit der Komponenten verlangt wird, sind diese Öle sehr geeignet.

Sionit K (BASF), chem. Sorbit, dient als Feuchtigkeitsstabilisator und Weichhaltemittel. Auf der Haut wird es besser vertragen und ist weniger hygroskopisch als Glycerin.

Sipone sind pastöse und pulverförmige WAS der Fa. Simova, Neuilly, Frankreich, auf der Basis von Fettalkoholsulfaten.

Skatol, findet sich in der Natur im Zibet. Es besitzt einen starken Zibetgeruch. Der Einsatz erfolgt wegen der guten fixierenden Eigenschaften in kleinsten Mengen, damit der Geruch nicht durchschlägt.

Sojaöl wird aus der in China heimischen Sojabohne durch Kaltpressung gewonnen. Es ist hellgelb, von nicht unangenehmem Geruch und mildem Geschmack. Die Sojabohnen enthalten über 20% Öl. Es wird hauptsächlich als Speiseöl und zu technischen Zwecken wie Margarine- und Seifenfabrikation verwendet.

Softisan 378 (Chemische Werke Witten GmbH) ist ein Gemisch von Triglyceriden von besonders ausgewählten natürlichen gesättigten Fettsäuren. Diese neutrale Salbengrundlage zeichnet sich durch eine extrem niedrige Säure- und Jodzahl aus und gewährleistet dadurch besonders gut haltbare und nicht ranzigwerdende Salben. Softisan 378 bietet den Vorteil, leicht in die Haut einzudringen und erreicht durch eine sehr schnelle Freigabe inkorporierter Wirkstoffe eine besonders gute Tiefenwirkung.

Softisan 601, ist ein Gemisch von Partialglyceriden natürlicher pflanzlicher Fettsäuren mit anderen hautfreundlichen nichtionogenen Emulgatoren. Schwach gelbliche wachsartige Masse; Säure- und Jodzahl unter 1. Neutrale, reizlose und beständige Grundlage für Salben und Cremes vom Typ Ö/W. Die Verträglichkeit mit den übrigen pflanzlichen, tierischen und mineralischen Ölen und Fetten ist gut.

Softisan 602 stellt einen festen wachsartigen Körper von weißlich gelber Farbe dar und wird in Raspelform geliefert. Mit diesem Grundstoff lassen sich haltbare Salben vom Typ Ö/W herstellen. Es ist ein Ester aus natürlichen gesättigten Fettsäuren und mehrwertigen Alkoholen und enthält in chemischer Bindung eine stickstoffhaltige Base sowie Phosphorsäure. Die besonderen emulgierenden Eigenschaften erlauben die Einarbeitung großer Wassermengen (bis zu 90%) und gewährleisten durch die gleichzeitig wirksamen hydrophilen und lipophilen Gruppen in der Salbengrundlage eine leichte Aufnahme aller üblichen sonstigen Zusatzstoffe, wie Öle, Fette und Wachse.

Solecran (Laserson & Sabetay), Lichtschutzsubstanz, wird als Zusatz zu Sonnencremes und Ölen in einer Menge von 2% verwendet.

Solketal (Chemomedica/Wien), ist eine helle, geruchlose Flüssigkeit, die als vielseitiges Lösungsmittel Verwendung findet. Solketal ist chemisch ein 2-Dimethyl-4-oxymethyl-1,3-dioxolan.

Solprotex (Firmenich, Genf), Lichtschutzsubstanz. Im Handel sind: Solprotex I fettlöslich, Solprotex II wasserlöslich, Solprotex III alkalibeständig und fettlöslich.

Solulan (American Cholestrol Produkts N. Y. USA). Findet als Stabilisator und Lösungsvermittler Verwendung. Ist nichtionogen und chemisch gesehen ein Polyoxyäthylenderivat von Fettsäuren, hauptsächlich Palmitinsäure.

Solutio Aluminii acetico-tartarici, siehe essigsaure-weinsaure Tonerdelösung.

Solutio Formaldehydi, siehe Formaldehydlösung.

Solutio Picis Lithanthracis, siehe Steinkohlenteerlösung.

Sonnenblumenöl ist ein gelbliches halbtrocknendes, hauptsächlich als Speiseöl verwendetes Preßprodukt aus den Sonnenblumensamen. Es bleibt flüssig bis —16°. Es ist dem Erdnußöl sehr ähnlich.

Sonnenschutz R wasserlöslich (Dr. Kurt Richter GmbH), weißes Pulver. — Löslich in Wasser und Alkohol-Wassermischungen mit maximal 55% Alkohol. — Geeignet zur Herstellung wasserhaltiger Sonnenschutzpräparate aller Art (z. B. Ö/W-Emulsionen). Zusatz 2,0—3,5%.

Sonnenschutz R öllöslich (Dr. Kurt Richter GmbH), gelbes Kristallpulver. Absorbiert die erythemerzeugenden Anteile des ultravioletten Lichtes. Löslich in Fetten, Ölen und Lipoidlösungsmitteln, sowie in konzentriertem Alkohol. Geeignet zur Einarbeitung in Öle, wasserfreie Cremes und Sprays. Zusatz 0,5—2,0%.

Sonnentaukraut, Herba Droserae. Der Preßsaft der Pflanze wird in der Volksmedizin zur Beseitigung von Warzen empfohlen. Abkochungen sollen bei Keuchhusten, Bronchitis u. a. Erkrankungen der Atemwege von Vorteil sein.

Soluvit-Komplex (Dr. Kurt Richter GmbH). Enthält in alkohol-wasserlöslich gemachter Form die Vitamine A, E, F, H und H', ferner Vitamine der B-Reihe und Roßkastanienextrakt in harmonisch abgestimmtem Verhältnis. — Rötlichgelbe Flüssigkeit, löslich in Wasser, Alkohol und Wasser-Alkoholgemischen sowie in den zur Herstellung von Shampoos und Badepräparaten üblichen Rohstoffen. — Dieser Komplex löst das für die biologische Kosmetik grundlegende Problem der Kombination fettlöslicher und wasserlöslicher Vitamine in nichtemulgierten, wäßrigen und alkoholischen Präparaten. Anwendbar zur Herstellung von Haut- und Haarpflegemitteln, insbesondere Badepräparaten und Shampoos. Zusatz 1—5%.

Sopanox (Monsanto Chemical Ltd., London), wird gegen Seifenverfärbung und als Antioxydans verwendet.

Sorbex, Schutzmarke der Dr. Hefti AG Zürich Altstetten, für das von ihr nach eigenem patentiertem katalytischem Niederdruckverfahren aus reinem Zucker gewonnene Sorbitol. Sorbitol ist nicht wasserdampfflüchtig, es reagiert nur träge auf Luftfeuchtigkeitsschwankungen, es ist völlig ungiftig.

Sorbex-R-S (Dr. Hefti AG), 70% Sorbitollösung, reine Spezialqualität, nicht kristallisierend. Verwendung in Zahnpasten, Hautcremes und Hautpflegemitteln. Es ist zu beachten, daß Sorbitol ein gewisses Lösungsvermögen für Metalle besitzt und deshalb nur in innen lackierten Metalltuben verpackt werden darf. Sorbex R-S kann Glycerin normalerweise in allen pharmazeutischen und kosmetischen Präparaten ersetzen.

Sorbit (die aus dem englischen übernommene Bezeichnung Sorbitol meint eigentlich die meist 70%ige wäßrige Lösung von Sorbit), kommt in Algen, Tabak, Äpfel, Birnen, Pfirsichen und einigen weiteren Pflanzen vor. Liegt als kristallines weißes Pulver vor, das praktisch nicht hygroskopisch ist und als glasartig klar durchsichtige, bis leicht weißlich getrübte Masse, die sich durch Wasseraufnahme aus der umgebenden Luft langsam in einen viscösen Sirup verwandelt. In kristallisierter Form hat Sorbit seine Affinität zu Wasser weitgehend verloren und ist nicht in der Lage, als Befeuchtungsmittel zu dienen. Als wäßrige Lösung von meist 70% Trockengehalt besitzt es aber hohe Qualitäten als hygroskopischer Weichmacher.

Sorbitan ist ein Anhydrosorbitol, das durch Wasserabspaltung aus dem Sorbitol gewonnen wird.

Sorbitan-Emulgatoren (Dr. Hefti AG). Es handelt sich dabei um Verbindungen des Sorbitans mit Fettsäuren und Polyoxyäthylen.

Sorbitanester, Verbindungen von Sorbitan mit Fettsäuren. Folgende Verbindungen sind möglich und haben auch praktische Bedeutung:

Sorbitan-mono-Ester, Verbindung von Sorbitan mit einem Molekül Fettsäure, weist noch 4 hydrophile OH-Gruppen gegenüber einer lipophilen Gruppe auf. Es handelt sich um einen Emulgator mit ausgezeichnetem Wasserbindungsvermögen.

Sorbitan-di-Ester, zwei lipophile Fettsäuremoleküle und drei hydrophile Gruppen erzeugen sehr ausgeglichene und sehr stabile Emulsionen.

Sorbitan-tri-Ester mit drei Fettsäureestern und zwei hydrophilen Gruppen und Verbindungen mit vier Fettsäuregruppen haben eher theoretisches Interesse, obwohl auch hier die Zweipoleigenschaft erhalten bleibt.

Sorbitol, 6-wertiger Zuckeralkohol, wurde um die Mitte des 19. Jahrhdts. durch den Franzosen B e r t h e l o t entdeckt. Er wird in neuerer Zeit ähnlich wie das Glycerin als Lösungsmittel und zur Herstellung kosmetischer Gelees viel angewendet. Sorbitol soll bessere kosmetische Eigenschaften als das Glycerin besitzen, da es nicht so stark wasseranziehend wirkt und deshalb die Haut nicht so stark austrocknet. Überdies hinterläßt es auf der Haut kein klebriges Gefühl wie das Glycerin.

Sorbitan Mono-Oleat, siehe unter Atpet 100.

Span-Arlacel-Emulgatoren, sind partielle Ester natürlicher Fettsäuren mit Sorbit, bzw. dessen Anhydriden. Sie sind lipophil und deshalb vorzugsweise in organischen Lösungsmitteln löslich, in Wasser dagegen unlöslich oder dispergierbar. Arlacel 20, 60, 80 entsprechen in ihrer Zusammensetzung den Spanprodukten der gleichen Nummern.

Die Tween-Emulgatoren sind Polyoxyäthylen-Derivate der entsprechenden Span-Produkte. Sie sind mehr oder weniger hydrophil und deshalb in Wasser löslich oder dispergierbar.

Span 40, Sorbitan-mono-Palmitat, wachsartig, fest, elfenbeinfarben.

Span 65, Sorbitan-tri-Stearat, wachsartig fest, cremefarben.

Span 80, Sorbitan-mono-Oleat, ölig flüssig, rotbraun.

Span 85, Sorbitan-tri-Oleat, ölig flüssig, bernsteinfarben.

Spanische Fliegen, siehe unter Canthariden.

Spanischer Pfeffer, siehe Capsicum.

Speisesoda, siehe Natriumhydrogenkarbonat.

Spermacet, siehe Walrat.

Spiköl, wird durch Wasserdampfdestillation des Spiklavendels, vor allem in Südfrankreich und Spanien, gewonnen. Das gelbliche Öl riecht kampferartig, aber mit einem Beigeruch nach Lavendel und Rosmarin. Verwendung in der Parfumerie.

Spiritus saponatus, siehe Seifenspiritus.

Spiritus vini, siehe Alkohol.

Spitzwegerichkraut, Herba Plantaginis. Der Preßsaft der Pflanze wird schon von Pfarrer Kneipp bei frischen, aber auch bei schlecht heilenden Wunden und Ekzemen empfohlen, weiters werden Säfte und Sirupe seit altersher gegen Erkrankungen der Lunge und Bronchien verwendet.

Spraybase Richter (Dr. Kurt Richter GmbH). VP-VA-Mischpolymerisat. — Weißes Pulver, löslich in Alkohol und Alkohol-Wassermischungen mit mindestens 15% Alkohol, in Methylenchlorid sowie in aromatischen Lösungsmitteln — Anwendung zur Herstellung von Haarfestigern und -sprays. Durch Lösen in niedrigprozentigem Alkohol entstehen Festiger, in absolutem Alkohol Lacke, die auch als Aerosole versprühbar sind. Zusatz 2—8%.

Stabil (van Baerle/Rhein), ist ein Celluloseglykolat, welches als Quell- und Verdickungsmittel verwendbar ist.

Stabilisateur D 17 (Givaudan), ist ein komplexer Stabilisator für die Seifenherstellung. Er verhütet das Ranzigwerden von Fettsäuren und verhindert die durch Metallspuren verursachte Fleckenbildung in Seifen.

Stärke, Amylum, pflanzliches Kohlehydrat. Vorkommen in den Fruchtkörpern von Getreide, Kartoffel und vielen anderen Früchten. Nach Herkunftsart wird Reis-, Weizen-, Mais-, Kartoffelstärke etc. unterschieden. Heute selten zu Pudern verwendet, da Stärke als organischer Körper verdirbt. Früher für Gesichtspuder meist Reisstärke verwendet.

Stärkegummi, siehe Dextrin.

Stärkezucker wird durch hydrolytische

Spaltung der Stärke gewonnen. Als Sirup technische Verwendung in der Lebensmittelindustrie, Zahnpastenerzeugung.

Stearinsäure, Stearin, ist als Glycerinester in allen festen Fetten enthalten. Das handelsübliche Stearin ist immer eine Mischung von Stearin- und Palmitinsäure. Es soll keine Ölsäure enthalten und von weißer, kristalliner Struktur und klingender Härte sein. Zu kosmetischen Präparaten sollte ausschließlich das dreifach gepreßte Stearin verwendet werden, da alle übrigen Qualitäten Hautreizungen hervorrufen.

Stearinsäure-Butylester (Givaudan), wird in der Kosmetik als Lösungs- und Weichmachungsmittel verwendet.

Stearylalkohol, siehe Alkohol C_{18}.

Stearylalkohol des Handels, Stearolum, Alkohol cetyl-stearylicus, Gemisch von etwa gleichen Teilen Stearylalkohol und Cetylalkohol, weiße glänzende Blättchen oder weiße kristalline, fettig anzufühlende Masse, von schwachem, eigenartigem Geruch. Dient als Hilfsemulgator und körpergebender Cremezusatz. Darstellung durch Hydrierung der entsprechenden Säure.

Steinamide, chem. Fettsäurealkylolamide, Verwendung als Überfettungsmittel und Schaumstabilisatoren (Chem. Fabrik Steinau, Deutschland).

Steinkohlenteeer, Pix Lithanthracis, wird durch trockene Destillation der Steinkohle bei der Leuchtgasfabrikation gewonnen. Dickflüssige, braunschwarze bis schwarze Masse, die an der Luft allmählich erhärtet.

Steinkohlenteerlösung, Solutio Picis Lithantracis (ÖAB 9), Liquor Carbonis detergens (DAB 6), nach ÖAB 9 wird S t e i n k o h l e n t e e r l ö s u n g in der Weise hergestellt, daß der Teer mit 50 Teilen Seesand verrieben und dann 5 Teile Polyoxyäthylen-80-sorbitanmonooleat und 75 Teile Äthylalkohol zugefügt werden. Nach 7tägigem Stehen wird filtriert. Man erhält eine braunschwarze, klare Flüssigkeit, die nach Alkohol und Steinkohlenteer riecht. Herstellung nach DAB 6 mit gepulverter Seifenrinde. Alkoholische Teerlösung ist Bestandteil von dermatologisch wirksamen Salben.

Sternanisöl, Oleum Anisi stellati, wird durch Wasserdampfdestillation der zerkleinerten Früchte des Sternanisbaumes gewonnen. Es handelt sich um ein farbloses bis gelbes Öl, das in der Kälte erstarrt und einen anisartigen Geruch und süßen Geschmack hat. Wird als geschmackverbessernder Zusatz in Mundwässern und Zahnpasten, sowie in der Likörindustrie verwendet.

Sterox (Monsanto Chemical Ltd. London), ist chemisch gesehen ein Polyoxyäthylenäther und dient als synthetisches Waschmittel.

Stiefmütterchen, Herba Violae tricoloris; Auszüge der Pflanze werden in der Volksmedizin zur Behandlung chronischer Hautausschläge empfohlen. Neben Gerb- und Schleimstoffen enthält die Pflanze auch Salicylsäure und Saponin.

Stokopol-N- und WW (Chem. Fabrik/ Stockhausen), chemisch gesehen ein anionaktives Alkylbenzolsulfat, synthetisches Waschmittel.

Storaxöl; durch Wasserdampfdestillation des Styrax erhält man ein aromatisch riechendes, hellgelbes Öl.

Strontium sulfuratum, siehe Strontiumsulfid.

Strontiumsulfid, Strontium sulfuratum, wurde früher als Depilatorium verwendet.

Styrax wird durch Auskochen und bzw. durch Auspressen der Rinde des Storaxbaumes gewonnen und stellt eine angenehm riechende harzige Masse dar. Verwendung in der Parfümerie. Wirkt antiseptisch, antiparasitär und fixierend auf Gerüche.

Sublimat, Quecksilber(II)-chlorid, stark giftige, wasserlösliche Substanz, in konzentrierter Lösung stark ätzend, in verdünnter Lösung eines der wirksamsten antiseptischen Mittel; heute meist durch ungiftige Desinfektionsmittel ersetzt.

Sulfetal W (Zschimmer und Schwarz), reinstes, endständig sulfiertes Oleylalkoholsulfat. Eine durchscheinend gelbe Pasta mit 30% WAS, die sich rasch und leicht in kaltem Wasser löst. Durch hohes Schaumvermögen und hautschonende Eigenschaften für Wasch- und Reinigungszwecke geeignet.

Sulfetal CJ 38 (Zschimmer und Schwarz),

Kokosfettalkoholsulfat, neutralisiert mit höherem Alkylolaminen; dicke, honiggelbe, durchscheinende Flüssigkeit, mit ca. 38% WAS. Gutes Schaumvermögen. Beständig in allen vorkommenden Wasserhärten; zur Herstellung von flüssigen Shampoos, Cremeshampoos, flüssigen Seifen oder als Schaummittel für alkoholische Wässer.

Sulfetal K 42 (Zschimmer und Schwarz), Kokosfettalkoholsulfat von besonderer Reinheit, frei von Metall. Das Sulfat ist eine cremefarbige, schwach perlmutterglänzende Paste, mit etwa 42% WAS und dient beispielsweise zur Herstellung von Tubenshampoos.

Sulfetal CA 45 (Zschimmer und Schwarz), ist chemisch mit Ammoniak neutralisiertes Kokosfettalkoholsulfat; schwach gelbliche Paste, mit 45% WAS zur Herstellung von kosmetischen Produkten wie Shampoos und ähnlichem.

Sulfopon WA 1 (Dehydag) Natriumlaurylsulfat C 12—C 16, eine Paste, die anionaktiv ist und als Emulsion- oder Cremeshampoo verwendet wird.

Sulforicinat, siehe Türkisschrotöl.

Sulfur depuratum, siehe Schwefel gereinigt.

Schwefel, gefällter, siehe Sulfur praecipitatum.

Sumach, darunter versteht man ein Pulver aus den getrockneten Blättern des Rhus coriaria; ist stark gallus- und gerbsäurehältig und diente als Haarfärbemittel.

Sumatrabenzoe, siehe Benzoe.

Sumpfporst. Aus der Pflanze wird eine Tinktur hergestellt, die in der Volksmedizin bei Hauterkrankungen empfohlen wird.

Surfynol (Air reductions chemical Co. N. Y. USA). Ist chemisch ein Dimethyloctyndiol, verhindert die Gelbildung von gewissen Stoffen wie Polyvinylverbindungen u. a.

Sykanol DAH, extra (Dehydag), Rizinusölsäureestersulfat, flüssig, anionaktiv, Verwendung als Netzmittel mit Ölcharakter in Shampoos und Zahnpasten.

Sykanol DKM, Rizinusölsulfat, flüssig, Verwendung wie Sykanol DAH.

Sylvinsäure, siehe Abietinsäure.

Syntheseparaffine werden nach dem Verfahren von Fischer-Tropsch hergestellt. Es handelt sich um niedrig- und hochmolekulare Kohlenwasserstoffe, hauptsächlich geradkettige Normalparaffine, aber auch schwach verzweigte Ketten. Besondere Bedeutung haben die synthetischen Hartparaffine, die sich durch große Härte, höheren Erstarrungspunkt und eine größere Kettenlänge als die natürlich vorkommenden Paraffine auszeichnen.

Talkum, Federweiß, Magnesiumsilikat, ein mineralisches Produkt, ist eines der meistverwendeten Streupuder und Gleitmittel, das austrocknend und entzündungswidrig wirkt.

Tannin, siehe Gerbsäure.

Tannoform, adstringierendes, antiseptisches Mittel.

Tausendgüldenkraut, Herba Centaurii; Pflanzenauszüge werden bei nässendem Ekzem in der Volksmedizin äußerlich empfohlen. Innerlich appetitanregendes Bittermittel.

Teeblätterabkochungen wirken als Adstringens.

Teepol (Shell Chemical Works, Patterson, U.S.A.). Es handelt sich dabei um einen anionaktiven Waschrohstoff; chemisch sekundäres Tridecylsulfat.

Teer, entsteht bei der trockenen Destillation von Kohlen und Holz, Steinkohlenteer, Braunkohlenteer, Holzteer. Ausgangsprodukt für eine Vielzahl von chemischen Verbindungen.

Tegacid (Atlas-Goldschmidt AG), ist eine Grundlage für elektrolythaltige Hautcremes und Emulsionen aller Art vom Typ Ö/W. Tegacid ist ein Glycerin-Mono-Stearat, das geringe Zusätze nichtionogener Emulgatoren enthält. Es ist eine bei etwa 55° C schmelzende wachsartige Substanz von elfenbeinfarbenem Aussehen. In warmem Wasser ist Tegacid leicht dispergierbar, in heißem Alkohol oder anderen organischen Lösungsmitteln löst es sich unter leichter Trübung, in Chloroform ist es kalt löslich. Mit Tegacid ist es möglich, säure-, alkali- und salzbeständige Emulsionen herzustellen, deren pH-Wert zwischen 1,5 und 9,5 liegen darf. Tegacid eignet sich insbesondere zur Bereitung wirksamer Antischweißcremes. Die Konsistenz kann durch einen beliebig hohen Gehalt an Tegacid eingestellt werden. Für Cremes ist es empfehlenswert, wenigstens 15% zu wählen. Die beste Beständigkeit wird bei einem Fettgehalt von wenigstens 20% erreicht.

Tegacid X (Atlas Goldschmidt AG), hat gegenüber Tegacid eine verstärkte Emulgierwirkung und kann dort eingesetzt werden, wo mit Tegacid keine genügend stabile Creme mehr entsteht.

Tegin (Atlas Goldschmidt AG), Glycolmonostearat und Glycerylmono- und Distearat, das auch Kalistearat enthält, zeichnet sich durch hohes Wasserbindungsvermögen aus.

Tegin M (Atlas Goldschmidt AG), ist ein nicht selbstemulgierendes Glycerin-Mono- und Distearat mit einem besonders hohen Mono-Glyceridgehalt. Es ist elfenbeinfarbig, bis weiß, wachsartig, schmilzt bei 58 bis 61° C. Es ist praktisch unlöslich und nicht dispergierbar in kaltem oder heißem Wasser, löslich in fetten Ölen, Paraffin, Paraffinöl, Wachsen, Alkohol, Chloroform, Aceton u. ä. Im Gegensatz zu Tegin (selbstemulgierendes Glycerin-Monostearat) hat Tegin M nur schwach emulgierende Eigenschaften. In Verbindung mit Fetten und Ölen vermag es Emulsionen vom W/Ö-Typ zu bilden, die aber nicht mehr als 20% Wasser enthalten dürfen, da sie sonst brechen. Tegin besitzt die Eigenschaft, Emulsionen zu stabilisieren. Zubereitungen mit Tegin M zeichnen sich durch gute Wärmestabilität aus. In flüssigen Emulsionen genügen oft schon Zusätze von 0,5%, um ein Trennen oder Aufrahmen zu verhindern. Zur Herstellung des Typs Ö/W wird Tegin in Verbindung mit anderen Emulgatoren eingesetzt.

Tego 103 (Atlas-Goldschmidt), Desinfektionsmittel für Körperpflegepräparate.

Tegomuls (Atlas-Goldschmidt GmbH, Essen), in der Pharmazie und Lebensmittelindustrie vielseitig verwendete Emulgatoren.

Telfairiaöl wird aus den schalenfreien Samen der auf den Mascarenen wachsenden Cucurbitacee Telfairia-Pflanzen gewonnen. Ist ein hellgelbes, angenehm riechendes Öl, welches sich zur Herstellung kosmetischer und pharmazeutischer Produkte eignen würde.

Templinöl, siehe Edeltannenzapfenöl.

Tenox ist chemisch gesehen ein Butylhydroxytoluol. Für tierische und pflanzliche Öle und Fette ein Antioxydans.

Terpentin, Balsamum Terebinthinae, Föhrenharz, wird als Zusatz in Frostsalben und zur Herstellung von Pflastermassen verwendet.

Terpentinöl wird aus dem Harz der Föhren gewonnen. Die Bäume werden durch Einschnitte angezapft, das Harz gesammelt und dieses der Wasserdampfdestillation unterworfen. Das Terpentinöl findet ausgedehnte Verwendung in der Technik und pharmazeutischen Industrie. Es dient als Lösungsmittel in der Lack- und Farbenindustrie, sowie zur Gewinnung von synthetischem Kampfer, Terpin und Terpineol.

Terpineol findet sich als Hauptbestandteil im Föhrenöl, als Nebenbestandteil in vielen ätherischen Ölen. Es besitzt einen süßen, etwas an Flieder erinnernden Geruch. Das Produkt kommt in verschiedenen Reinheitsgraden in den Handel, Verwendung in blumigen Noten, Flieder, Maiglöckchen etc.

Terpinylacetat findet sich in der Natur im Kajeputöl, im Cardamomenöl u. a., besitzt einen Geruch nach Lavendel und Bergamotte. Wird in Lavendel- und Eau de Cologne-Kompositionen, besonders in der Seifenparfumerie vielfach eingesetzt. Kommt in verschiedenen Reinheitsgraden in den Handel. Ersetzt in billigen Kompositionen das Linalylacetat.

Terpinylpropionat wird in der Natur nicht gefunden, besitzt eine zarte, etwas blumige Lavendelnote. Verwendung in Lavendel- und Bergamottekompositionen. Vielfach eingesetzt in der Seifenparfumerie.

Terramycin ist ein zu den Oxytetracyclinen gehörendes Antibioticum, das aus dem Strahlenpilz Streptomyces rimosus isoliert wird. Als Zusatz in kosmetischen Präparaten muß die Verwendung dieses hochwirksamen Heilmittels abgelehnt werden, da die Anwendung in der Medizin der Rezeptpflicht eines Arztes unterliegt.

Terra silicea, siehe Kieselgur, gereinigt.
Terra tripolitana, siehe Tripel.
Tetraäthylenglykol, gehört zu den Glykolen, das sind zweiwertige Alkohole. Ihre Verwendung in kosmetischen Präparaten ist in vielen Ländern verboten, da ihre Unbedenklichkeit als Glycerinaustauschstoff nicht vollkommen geklärt ist.
Tetrachloräthan, Acetylentetrachlorid, farblose, klare Flüssigkeit von chloroformähnlichem Geruch. Gutes Lösungsmittel für Fette, Öle, Harze u. a.
Tetrachlorkohlenstoff, CCl_4, farblose Flüssigkeit, ausgezeichnetes Fettlösungsmittel, nicht feuergefährlich, Dämpfe giftig.
Tetrahydrofurfuryl-Alkohol (Dehydag), wird bei der **Lippenstiftherstellung und** als Lösungsmittel für Farbstoffe verwendet.
Tetrahydrolinalool wird in der Natur nicht gefunden, besitzt einen an Rosen und Lilien erinnernden Geruch. Verwendung in Rosen- und Lilienkompositionen als Ergänzung des Linalools.
Tetrahydro-p.-Methylchinolin wird in der Natur nicht gefunden, besitzt einen Geruch, der deutlich an Zibet erinnert. Verwendet für künstliche Zibetpräparate, animalische Noten und als Fixateur.
Tetrol (Dr. F. Raschig GmbH) ist ein Wirkstoff auf der Basis halogenierter Phenole; praktisch geruchlos und mit außerordentlich guter Hautverträglichkeit. Die Wirkung richtet sich gegen Staphylococcen und Streptococcen und nur in geringem Ausmaß gegen Pilze.
Texapon BS (Dehydag), Natriumlauryläthersulfat.
Texapon CS-Paste (Dehydag), ist ein Gemisch von Fettalkoholsulfaten.
Texapon GL (Dehydag), ist ein Gemisch von Natriumlaurylsulfaten.
Texapon K 14 spezial (Dehydag), ist ein Gemisch waschaktiver Substanzen.
Texapon K 14 S-spezial (Dehydag), chemisch Natriumlaurylmyristyläthersulfat.
Texapon T-Paste (Dehydag), chemisch Triätanolaminlaurylsulfat.
Texapon Extrakt ASV (Dehydag), ein Gemisch von Fettalkoholsulfaten.
Texapon Extrakt MG (Dehydag), chemisch Magnesiumlauryläthersulfat.
Texapon Extrakt NA (Dehydag), chemisch Ammoniumlauryläthersulfat.
Texapon Extrakt NT (Dehydag), chemisch Triäthanolaminlauryläthersulfat.
Texapon Extrakt N 40 (Dehydag), chemisch Natriumlauryläthersulfat.
Texapon Extrakt P (Dehydag), chemisch Triäthanolaminlaurylsulfat.
Texapon Extrakt, spezial (Dehydag), chemisch vornehmlich Ammoniumlaurylsulfat.
Texapon K 12 (Dehydag), ist das Natriumsalz des Schwefelsäureesters des reinen Laurylalkohols. Es ist ein weißes bis schwach gelbliches lockeres Pulver, das als neutraler, reizloser und beständiger Emulgator für Cremes und Emulsionen vom Typ W/Ö, besonders in Verbindung mit Lanette O, verwendet wird. Alle Texapone werden vornehmlich als Grundstoffe für Shampoos und Warmbäder eingesetzt.
Thiamin, siehe Vitamin B_1.
Thibetolide (Givaudan), chemisch Pentadecanolide, findet sich in der Natur im Angelikawurzelöl, besitzt einen starken Geruch nach Moschus. Verwendung zum Abrunden einer Komposition und als Fixateur.
Thigenol, synthetisches Schwefelpräparat.
Thilanin erhält man, indem man Lanolin mit Schwefel über dem Feuer erhitzt. Das Produkt enthält etwa 3% gebundenen Schwefel.
Thioglycerin wird als Grundstoff für Kaltwellpräparate vorgeschlagen.
Thioglycolsäure ist der am meisten verwendete Grundstoff für kalte Dauerwellpräparate und wird neuerdings auch als Enthaarungsmittel vorgeschlagen.
Thiomilchsäure entwickelt auf das Haarkeratin wie die Thioglycolsäure eine starke Quellwirkung, die für Dauerwellpräparate herangezogen wird.
Thiosept, schwefelreiches Destillat aus bituminösen Schiefergesteinen. Verwendung in vielen dermatologischen Zubereitungen.
Threonin gehört in die Gruppe der Aminosäuren.
Thymianöl wird durch Wasserdampfdestillation des Thymiankrautes gewonnen. Es ist ein dunkles bis rotbraunes Öl mit

angenehm kräftigen Thymiangeruch. Verwendung in der Parfumerie.

Thymol, stark desinfizierendes und juckreizstillendes Mittel.

Thymoljodid wird in der Dermatologie als Heilmittel verwendet.

Tierkohle, siehe Kohle.

Tinctura Capsici, siehe Capsicumtinktur.

Tinopal (I. R. Geigy AG, Basel, Schweiz), ist ein optischer Aufheller, bei dessen Verwendung ein besonderer Weißeffekt bei Seifen und Waschmitteln erzielt wird.

Titandioxid, siehe Titan (IV) oxid.

Titan (IV) oxid ist ein weißes indifferentes Pulver, das als Zusatz in Schminken, Pudern und Emulsionen verwendet wird und besonders starke Deckkraft besitzt.

Tocopherol, siehe Vitamin E.

Tocopherolöl (Dr. Kurt Richter GmbH) mit 0,4% Tocopherol, klares, gelbes Öl. — Dieses Tocopherolöl auf Pflanzenbasis zeichnet sich durch seine helle Farbe und angenehmen Geruch aus. Es ist überall da einzusetzen, wo Weizenkeimöl wegen seiner stärkeren Färbung und seines intensiveren Eigengeruches nicht anwendbar ist. Zusatz 1—5%.

Tollkirschenblätter, Folia Belladonnae, enthalten als wirksame Bestandteile die Alkaloide Atropin und Hyoscyamin. Früher wurden Belladonnaextrakte, die die Pupille stark vergrößern, auch als Kosmetikum verwendet, um das Auge leuchtend und groß erscheinen zu lassen. Da es sich jedoch um starke Gifte handelt, ist ihre Verwendung in kosmetischen Produkten heute in allen Kulturstaaten verboten.

Tolubalsam, spröde, dunkelbraune Masse von feinem, vanilleartigem Geruch, wird aus den südamerikanischen Balsambäumen gewonnen. Wirkt antiseptisch und dient zur Konservierung von Fetten und Ölen.

Tolubalsamöl wird durch Wasserdampfdestillation aus dem festen Tolubalsam gewonnen. Es besitzt einen angenehmen, an Hyazinthen erinnernden Geruch. Verwendung in der Parfumerie.

p-Toluylacetaldehyd wird in der Natur nicht gefunden, besitzt Bittermandelgeruch. Verwendung in kleinen Mengen in Flieder- und Heunoten.

Toluylaldehyd wird in der Natur nicht gefunden, besitzt einen Geruch nach Mandeln. Verwendung in Flieder- und Heunoten.

p - Toluylaldehyd - Dimethylacetal, flieder- und holunderartig riechend, wird in verschiedenen Blütenkompositionen eingesetzt.

Tonerde, siehe Bentonit.

Tonerde essigsaure, siehe unter Aluminiumacetat.

Tonerde essigweinsaure, siehe unter Aluminiumacetotartrat.

Tormentillwurzel, Rhizoma Tormentillae, kann in Form eines wäßrig-alkoholischen Auszuges als adstringierender Zusatz in Mundwässern und Sonnenbrandverhütungsmitteln verwendet werden.

Tragantgummi liefert mit Wasser einen nichtklebrigen Schleim, in dem man andere Mittel suspendieren kann. Vielfach in der Kosmetik als Stabilisierungsmittel verwendet.

Transdermine (van Ameringen - Haebler, Inc. N.Y. 19, USA), darunter ist ein synthetisch hergestelltes Lecithinprodukt zu verstehen, das in kosmetischen Produkten Verwendung findet.

Traubenkernöl, ein goldgelbes Öl, erhält man, indem man die feuchten Kerne der Trestern kalt preßt. Es schmeckt süß und enthält zum Teil Glyceride der Palmitin- und Stearinsäure und Glyceride der Linolsäure. Wird meist als Speiseöl verwendet, eignet sich auch für kosmetische Produkte.

Traubenzucker, Glukose, Dextrose, $C_6H_{12}O_6$, gehört zu den Monosacchariden oder einfachen Zuckern. Kommt in Früchten vor. Mit Fruchtzucker stellt er den Hauptbestandteil des Honigs dar. Traubenzucker ist einer unserer wichtigsten Energielieferanten im Körperstoffwechsel.

Traumaticin, ist eine Lösung, bestehend aus 15 Teilen Guttapercha in 85 Teilen Chloroform. Wird als elastischer Hautfirnis verwendet.

Trephone sind Stoffe, die in den Säften junger Pflanzen enthalten sind und Phytohormone, Vitamine und Aminosäuren enthalten.

Triäthanolamin, hellgelbe, alkalisch wirkende Flüssigkeit, die mit freien Fettsäuren Seifen, mit Neutralfetten Emulsionen bildet. Es ist ein Bestandteil vieler kosmetischer Präparate, denen es als Emulgator zugesetzt wird (selbstemulgierende Cremes). Es reizt die Haut nicht.

Triäthanolaminseifen dienen als Emulgatoren, chemisch sind es Salze von Fettsäuren mit Triäthanolamin.

Trichloräthylen, C_2HCl_3, ist ein nichtbrennbares organisches Lösungsmittel.

Trichloressigsäure, CCl_3COOH, stark ätzende Substanz, die zum Wegätzen von Hautveränderungen verwendet wird.

Triglyceride von Fettsäuren sind dreifache Ester des Glycerins. Alle Fette und Öle haben diesen chemischen Aufbau.

Trihydroxybenzoesäure, siehe Gallussäure.

Triisopropanolamin wird wie Triäthanolamin verwendet.

Trilon (BASF. AG. Ludwigshafen/Rh.), chemisch gesehen das Natriumsalz der Äthylendiaminotetraessigsäure bildet mit Schwermetallen Komplexsalze und bindet diese ab.

Tripel, Terra Tripolitana, wird als Zusatz zu Nagelpoliermitteln verwendet und ist chemisch gesehen, durch Ton und Eisenoxid verunreinigter Kieselgur.

Tritolat (Keimdiät GmbH, Augsburg) ist ein hydrierter Äthylester von Fettsäuren, die bei der Weizenkeimentsäuerung anfallen. Verwendung als Gleitschiene in kosmetischen Zubereitungen für fettlösliche Wirkstoffe.

Tryptophan gehört in die Gruppe der Aminosäuren.

Tuberosenöl; die Gewinnung erfolgt durch Enfleurage. Die Ausbeute ist äußerst niedrig. 1000 kg Tuberosenblüten geben etwa 800 g konkretes Öl und dieses etwa 80 g absolutes Öl. Das Haupterzeugungsgebiet ist Südfrankreich. Verwendung in der feinsten Parfümerie.

Türkischrotöl, ist ein durch Behandlung mit Schwefelsäure (Sulfonierung) aus Rizinusöl hergestelltes Produkt. Die hervorstechendste Eigenschaft ist die Wasserlöslichkeit. Neutrale Türkischrotöle werden in Shampoos, Zahnpasten (Binaca) und als Netzmittel verwendet.

Turtle-oil, siehe Schildkrötenöl.

Tween - Emulgatoren (Atlas - Goldschmidt AG), haben stark hydrophilen Charakter. Sie haben die Eigenschaft, eine Reihe wasserunlöslicher Stoffe (Vitamin-Öle, ätherische Öle, Riechstoffe etc.) bis zu einem gewissen Grad wasserlöslich zu machen. Diese Löslichkeitsmachung erklärt sich durch die Bildung von Emulgatormizelen im Wasser, die unlösliche Stoffteilchen einschließen können, ohne daß deren chemische Struktur hiedurch verändert wird.

Tween 20 ist chemisch Polyoxyäthylen-Sorbitan-Monolaurat.

Tween 21, chemisch Polyoxyäthylen-Sorbitan-Monolaurat, ist eine rötlich-gelbe, ölige Flüssigkeit.

Tween 40, chemisch Polyoxyäthylen-Sorbitan-Monopalmitat, ist eine elfenbeinfarbige, ölige Flüssigkeit.

Tween 60, chemisch Polyoxyäthylen-Sorbitan-Monostearat, ist eine elfenbeinfarbene, ölige Flüssigkeit.

Tween 80 ist ein Polyoxyäthylen-Sorbitan-Monooleat.

Tylose, Methylcellulose, Cellulosemethylester, gibt mit Wasser gut verwendbaren Schleim.

Tyrothricin ist ein Antibioticum, das aus Bacillus brevis gewonnen wird. Es gehört zu den Oberflächenantibiotikas, die bei lokaler Anwendung wirksam sind.

Ulmenrinde, Cortex Ulmi glabrae et rubrae; der daraus gewonnene Schleim wird als Zusatz in Haut- und Haarpflegemitteln verwendet und enthält Gerbsäure neben Schleimstoffen.

Ultravets, anionaktive WAS auf der Basis von Alkylbenzolnatriumsulfat.

Ultravone sind flüssige bzw. pulverförmige anionaktive WAS; (Fettsäurekondensationsprodukte) u. a.

Umbelliferon ist eine Lichtschutzsubstanz, die als Zusatz in Sonnenschutzmitteln verwendet werden kann.

Umbelliferonessigsäure (Merck), ist eine wasserlösliche Lichtschutzsubstanz.

Undecalacton, siehe Aldehyd C_{14}, sogenannt.

Undecylalkohol, siehe Alkohol C_{11}.

Undecylenalkohol, siehe Alkohol C_{11} ungesättigt.

Undecylensäure, ungesättigte Fettsäure mit 11 C-Atomen. Besitzt Wirksamkeit gegen Pilze.

Undecylensaures Magnesium, siehe Magnesium, undecylensaures.

Undecylensaures Zink, siehe Zink.

Unemul, chemisch Aluminiumoxidhydrat, ist ein Suspendierungsmittel für kosmetische Zubereitungen.

Universalemulgator SO-33 (Dr. Hefti AG), gelbes, hochviscöses Öl. Chemisch ein hochpolymerer Sorbitanfettsäureester. Nichtionogen, nicht flüchtig, ungiftig; von geringem Geruch und Geschmack, ist er ein universell verwendbarer Emulgator bei WÖ-Emulsionen, die auch in der Hitze ausgezeichnete Stabilität aufweisen.

Urikuriwachs, siehe Ouricuriwachs.

Urotropin, siehe Hexamethylentetramin.

γ-Valerolakton wird in der Natur nicht gefunden, besitzt einen süßen tabakähnlichen Geruch. Verwendung in Tabak-, Jasmin- und anderen Blütennoten.

Valin, gehört in die Gruppe der Aminosäuren und ist an der Bildung verschiedener Eiweißstoffe beteiligt.

Vanicol und Vanicerol 40 (Givaudan), beide Stoffe sind halbfertige Cremebasen. Für die Herstellung von Tages- und halbfetten Cremes werden sie mit anderen Fettstoffen (Cetylalkohol, Deltyl etc.) zusammengeschmolzen. Dieser Masse wird das auf 80—90° vorgewärmte Wasser mit der nötigen Menge Glycerin oder Glycerinaustauschprodukten zugesetzt und das ganze unter Rühren abgekühlt. Nach mehrtägiger Ruhe erhält man eine schöne, perlmutterartig glänzende Creme von sehr feiner, geschmeidiger Beschaffenheit.

Vanilleöl wird durch Extraktion der Vanilleschoten mit Äther oder Chloroform und Wasserdampfdestillation der Extrakte gewonnen. Es ist ein hellbraunes Öl mit typischem Geruch. Verwendung in der Parfumerie.

Vanillin ist der Hauptbestandteil des riechenden Prinzipes der Vanillefrucht und findet sich als Nebenbestandteil im Perubalsam, Tolubalsam, Storax und einer Reihe von ätherischen Ölen. Der Geruch ist typisch vanilleartig. Vanillin wird als Fixateur, aber auch als Modifikateur vielfach eingesetzt und gehört zu den am meisten verwendeten Parfumgrundstoffen.

Vaselin, ein überaus häufig verwendeter Grundstoff in der Kosmetik, ist ein gereinigtes und gebleichtes salbenartiges Gemisch von vorwiegend gesättigten höheren Kohlenwasserstoffen und wird bei der Erdöldestillation gewonnen. Es ist ein halbfester, zäher Körper, der im Rohzustand gelb ist (gelbes Vaselin) und erst durch Säuren gebleicht wird (weißes Vaselin). Meist wird das letztere in kosmetischen Präparaten verwendet. Der Schmelzpunkt liegt bei 35 bis 45°. Weißes Vaselin schmilzt beim Erwärmen zu einer klaren schwach-grünlichgelblichen, nahezu geruch- und geschmacklosen Flüssigkeit, die im Tageslicht schwach bläulich fluoresziert. Vaselin muß vollkommen geruchlos und geschmacklos sein. Es ist als mineralisches Produkt nicht verseifbar und wird auch nicht ranzig, da keine Fettsäuren vorhanden sind. Vaselin wird als indifferente Salbengrundlage verwendet, in die man mit Hilfe geeigneter Emulgatoren Medikamente auch in wäßriger Lösung einarbeiten kann. Viele Cremes vom Typ der Handschutzsalben enthalten Vaselin, das von der Haut nicht aufgenommen wird. Unreines Vaselin bewirkt Hautveränderungen, die als Vaselinoderma Oppenheim und als künstliche Akne an anderer Stelle besprochen wurden.

Vaselinöl ist ein Kohlenwasserstoff, ähnlich dem Paraffinöl, nur von etwas geringerer Viskosität.

Veegum (Lehmann u. Voß u. Co., Hamburg 36), findet als Dispergier- und Verdickungsmittel Verwendung. Chemisch gesehen ein kolloidales Magnesiumaluminiumsilikat.

Veilchenwurzel, siehe Iriswurzel.

Verbenaöl wird durch Wasserdampfdestillation aus den frischen Blättern, der Verbenapflanze (Aloysia triphylla) oder durch Extraktion mit Petroläther gewonnen. Konkretes und absolutes Öl von angenehmen zitronenartigem Geruch. Verwendung in der Parfumerie.

Verdantiol wird in der Natur nicht gefunden, besitzt einen Geruch nach Linden-

und Orangenblüten. Wird in Blütenkompositionen wie Narzissen, Orangenblüten, Wicken etc. häufig eingesetzt.

Versalid (Givaudan), wird in der Natur nicht gefunden, besitzt einen warmen Moschusgeruch. Wird als guter Fixateur vor allem in Blüten-, Aldehyd-, Citrus- und orientalischen Noten eingesetzt.

Versene (Rexolinfabriken Aktiebolag, Hälsingborg, Schweden). Der Stoff dient als Wasserenthärter und bei der Fabrikation von Feinseifen zur Bindung von Schwermetallspuren.

Vetacetyl (Givaudan), ist ein besonders gereinigtes Vetiverylacetat.

Vetivenol findet sich als Gemisch isomerer Alkohole im Vetiveröl. Besitzt den typischen, holz-süßen Vetivergeruch. Verwendung in Sandelholz und anderen holzigen Kompositionen.

Vetivenylacetat wird in der Natur nicht gefunden, besitzt einen frischen, süßen, an Vetiver erinnernden Geruch. Verwendung für holzige und orientalische Noten.

Vetiveröl, die Gewinnung erfolgt durch Wasserdampfdestillation aus der Vetivergraswurzel, die fein gepulvert in Wasser eingeweicht wird. Man erhält ein dunkelgelbes bis braunes zähflüssiges Öl, von stark haftendem, angenehmen Geruch. Verwendung in der Parfumerie.

Vetiverol B (Firmenich), Duft, Holznote, von großer Reinheit, Verwendung in allen modernen Noten. Aus Vetiveröl gewonnen.

Viscarin (C. H. Boehringer & Sohn, Ingelheim/Rh.), dient als Schaum- und Emulsionsstabilisator, ist geruch- und geschmacklos. Chemisch gesehen ein Natriumcarraghenat.

Viscolan (American Cholestrol Products, Inc. Edison, N. Y., USA), wird als Emulgator, Stabilisator und als Salbengrundlage verwendet. Es ist ein Anteil des Wollwachses der Schafe in flüssiger Form.

Vitamin-(A+D$_3$)-Konzentrat (Dr. Kurt Richter GmbH)mit ca. 400.000 I.E.A. und ca. 40.000 I.E.D$_3$/g, klares, rötlich gefärbtes Öl, das aus Lebertran durch Molekular-Destillation hergestellt wird. Gegenüber Lebertran kaum störender Geruch. Zusatz 0,05—2,0%.

Vitamin-B-Komplex CLR (Dr. Kurt Richter GmbH), klare, dunkelbraune, alkoholische Flüssigkeit. — Wird aus Hefe gewonnen und enthält als Hauptfaktoren die Vitamine B_1, B_2, B_6, und B_{12}.

Es wird als Zusatz in Haarwässern und Aknepräparaten und allgemein zur Pflege fettiger Haut empfohlen. Zusatz 0,5—2%.

Vitamin F (Dr. Kurt Richter GmbH) mit 250.000 Shepherd-Linn-Einheiten im Gramm. Klare, helle, öl- und alkohollösliche Flüssigkeit. Vitamin F wird mit 0,5—3% in kosmetische Präparate zur Pflege trockener und rissiger Haut sowie stumpfen und spröden Haares eingearbeitet.

Vitamin-F-Äthylester (Dr. Kurt Richter GmbH), mit 80.000 Shepherd-Linn-Einheiten im Gramm. Komplex veresterter ungesättigter, essentieller Fettsäuren. — Gelblicher Ölkörper mit schwachem Eigengeruch. Löslich in Ölen, Fetten, Lipoidlösungsmitteln, ferner bis zu 30% in konzentriertem Alkohol und bis zu 4% in Alkohol-Wasser-Mischungen mit 85% Alkoholgehalt. — Obwohl die Aktivität der Ester geringer ist als die des Vitamins F mit 250.000 Sh.L.E./g, werden sie wegen ihrer niedrigen Säurezahl vorgezogen z. B. für Kosmetika zur Pflege empfindlicher Haut. Außerdem ist zu beachten, daß die Ester auf der Haut gut spreiten und daher gut penetrieren. Zusatz 1—4%.

Vitamin-F-Glyzerinester (Dr. Kurt Richter GmbH) mit 65.000—75.000 Shepherd-Linn-Einheiten im Gramm. Gelber Ölkörper, löslich in Fetten, Ölen und Lipoidlösungsmitteln. — Für die Wirkung und Anwendung gilt das über den F-Äthylester Gesagte. Der Glyzerinester ist jedoch fast geruchlos. Zusatz 2—5%.

Vitamin F alkohollöslich (Dr. Kurt Richter GmbH) mit 80.000 Shepherd-Linn-Einheiten im Gramm. Für mittelprozentige Alkohole löslich gemachter Vitamin-F-Körper. — Löslich in Alkohol-Wasser-Mischungen mit 35—60% Alkoholgehalt. Das alkohollösliche Präparat eignet sich zur Einarbeitung in alkoholische Lotionen gegen trockene, rissige Haut und schuppiges, sprödes Haar. Zusatz 1—3%.

Vitamin F wasserlöslich (Dr. Kurt Richter GmbH), mit 25.000 Shepherd-Linn-Einheiten im Gramm. Für Wasser und niedrigprozentige Alkohol-Wassergemische mit max. 30% Alkoholgehalt löslich gemachter Vitamin-F-Körper. Das wasserlösliche Präparat eignet sich zur Einarbeitung in wäßrige und schwach alkoholische Gesichts- und Haarwässer sowie Haarshampoos, die bei trockener, rissiger Haut und schuppigem, sprödem Haar angewendet werden. Zusatz 1—5%.

Vitamin H' (Dr. Kurt Richter GmbH). Dieser Wirkstoff ist chemisch als p-Aminobenzoesäure definiert. — Löslich in Alkohol und Alkohol-Wassermischungen mit mindestens 20% Alkohol. — Die Substanz hat besonders in Kombination mit Inosit eine Anti-Alopecie-Wirkung und einen günstigen Einfluß auf seborrhoische Hautveränderungen. Kosmetisch wird sie daher meist zusammen mit Inosit als aktivierender Zusatz zu Haarpflegemitteln (wäßrig-alkoholische Haarwässer, Cremes und Haarpackungen) verwendet. Zusatz 0,1—0,3%.

Vitaminöl (Dr. Grandel, Keimdiät GmbH., Augsburg), wird aus Weizen- und Maiskeimen durch hydraulische Pressung bei niederen Temperaturen gewonnen. Es ist ein reines Getreidekeimöl, das keinen Zusatz von anderen pflanzlichen oder tierischen Ölen enthält, jedoch in seiner biologischen Vitamin F-Wirkung durch Einarbeitung eines natürlichen Konzentrats der Linolsäure verstärkt ist. Durch eine Entsäuerung ohne Anwendung der Laugenraffinierung wird das Vitaminöl von Ranziditätsprodukten und freien Fettsäuren befreit, ohne daß die in ihm erhaltenen biologischen Wirkstoffe und Vitamine zerstört werden. Über die Gehaltsstoffe des Vitaminöls siehe unter Weizenkeimöl und Maiskeimöl.

Vitasulfal (Vitasulfal, Fabrik chem. Produkte, Berlin). Es handelt sich dabei um ein organisches Schwefelöl, das in Form einer dunkelbraunen, öligen Flüssigkeit vorliegt. Ungiftig und unbegrenzt lange lagerfähig. In der Kosmetik wird Vitasulfal Haar- und Gesichtswässern zugesetzt.

Vitellum Ovi, siehe Eidotter.

Vogelknöterich, Herba Polygoni avicularis, enthält u. a. Kieselsäure und wird in der Volksmedizin als Bestandteil von Hustentees und als Wundheilmittel verwendet.

Wacholderbeeröl wird durch Wasserdampfdestillation der zerquetschten Beeren des gemeinen Wacholders, vor allem in Italien, Jugoslawien und Ungarn gewonnen. Es ist ein dünnflüssiges, balsamisch, an Terpentin im Geruch erinnerndes Öl. Verwendung zur Herstellung von Wacholderbranntwein, Likören usw.

Wacholderteer, Pix Juniperi, Oleum Juniperi empyreumaticum, Oleum cadinum wird durch trockene Destillation aus dem Holz und den Zweigen von Juniperus oxycedrus L. u. a. Juniperusarten gewonnen. Wacholderteer ist eine sirupöse, rot- bis schwarzbraune Flüssigkeit von typischem, durchdringendem Geruch und scharfem Geschmack. Verwendung in juckreizstillenden und antiparasitären Salben.

Wachsalkohole Gendorf (Hoechst), dienen als Zusatz in kosmetischen Produkten und sind chemisch Gemische höherer gesättigter Fettalkohole.

Wachs, flüssiges (ÖAB 9), siehe unter Cera liquida.

Wachs, schlechthin, siehe unter Bienenwachs.

Wachse im chemischen Sinn sind Ester höherer Fettsäuren mit höheren einwertigen Alkoholen. Meist enthalten sie mehr oder minder große Mengen freier Wachssäuren, das sind höhere Säuren der Fettsäurereihe, die sich jedoch nur in Wachsen finden (Cerotinsäure).

Walnußblätter, Folia Juglandis, werden in der Volksmedizin in Form einer Abkochung bei Hautkrankheiten, Eiterpusteln, Kopfgrind, Milchschorf, gegen Fußschweiß und als Zusatz zum Badewasser verwendet.

Walnußblätteröl, wird durch Wasserdampfdestillation der frischen Walnußblätter gewonnen. Es ist ein gelbgrünes bis braunes Öl mit angenehm, ambraartigem Geruch. Verwendung in der Parfumerie.

Walrat, Spermacet, ist eine in den Schädelhöhlen des Pottwales vorkommende Flüssigkeit. Zum größten Teil erstarrt es bald nach der Gewinnung und wird durch Pressung vom Walratöl (s. d.) getrennt. Im Handel ist Walrat als grobkristallines, schneeweißes, geruch- und geschmackloses Produkt, das als Hauptbestandteil Palmitinsäure-Cetylester neben geringen Mengen Myristinsäurecetylester, Cholesterin usw. enthält. Walrat ist sehr schwer verseifbar und wird nur nach sehr langer Lagerung schwach ranzig. Durch Kochen mit Pottaschelösung kann der ranzige Geruch leicht wieder entfernt werden. Walrat ist ein wichtiger Bestandteil guter kosmetischer Cremes, denen er Körper verleiht.

Walratöl fällt zu etwa 25% bei der Abpressung des festen Walrates an und ist ein farbloses, geruch- und geschmackloses, nicht ranzig werdendes Öl. Es wird von der Haut leicht resorbiert und daher vielen guten kosmetischen Präparationen zugesetzt. Seine Eigenschaften lassen sich mit Perhydrosqualen vergleichen.

Warolat (Bayer AG Leverkusen). Waschaktive Substanz auf der Basis von Alkylsulfaten, Monoalkylsulfonaten und Polyglykoläthern.

Wasserglas, kommt in trockener, aber auch in wäßriger (35%) Form in den Handel und ist chemisch gesehen Natrium- und Kaliumsilikat. Kosmetisch von geringem Interesse.

Waschsoda, siehe Natriumkarbonat.

Wasserfenchel, Fructus Phellandrii, von Oenanthe aquatica; Abkochungen werden in der Volksmedizin hauptsächlich bei Erkrankungen der Atmungsorgane, aber auch zu Umschlägen bei eiternden Wunden und Geschwüren verwendet.

Wassermelonenöl, wird aus den Kernen der aus Afrika stammenden Wassermelone, die heute aber auch in Europa vielfach angebaut wird, gewonnen. Die Kerne enthalten über 50% Fettsubstanzen. Bei kalter Pressung gewinnt man ein milde schmeckendes, goldgelbes, fettes Öl, das sich zu Speisezwecken, aber auch für kosmetisch-pharmazeutische Anwendung eignet. Man kann die Samenkerne auch mit Fettlösungsmitteln extrahieren und erhält ein Öl mit etwas geringerem spezifischem Gewicht.

Wassstoffperoxid, H_2O_2, spaltet sehr leicht Sauerstoff ab und ist eines der stärksten Oxydationsmittel. Es wird in verdünnter Lösung zu Spülungen und Waschungen verwendet. Wirkt desinfizierend, desodorierend und bleichend.

Watte, sind die gereinigten Samenhaare der Baumwollpflanze. W. besteht hauptsächlich aus Zellulose. Man unterscheidet entfettete und nicht entfettete Watte. Die letztere schwimmt auf dem Wasser. Zellwolle gibt künstliche Watte.

Waxolan (Am. Cholesterol Produkts N. Y. USA). Lanolinderivat. Verwendung als Stabilisator für Salben und Cremes.

Weichmacher, hygroskopische. Viele biegsame oder elastische Körper sind zur Aufrechterhaltung ihrer Weichheit oder Geschmeidigkeit auf einen bestimmten Wassergehalt angewiesen. Wenn das eigene Wasseraufnahme- und Speichervermögen (Hygroskopizität) nicht ausreicht, kann durch Behandlung mit einem geeigneten hygroskopischen Stoff (Weichmacher) der Wasserhaushalt auf den gewünschten Stand gebracht werden. Zu diesen hygroskopischen Weichmachern zählen unter anderem das Glycerin, die Glykole und das Sorbitol, das in den letzten zehn Jahren die anderen Stoffe mehr und mehr verdrängt hat. Hygroskopische Stoffe dieser Art werden auch den verschiedensten kosmetisch-pharmazeutischen Produkten zugesetzt, um deren Austrocknung zu verhindern (Zahnpasten etc.).

Weidenrinde, Cortex Salicis, enthält als wirksamen Bestandteil Tannin und Salicin. Der Absud hat adstringierende und antiseptische Wirkungen. Er wird als Badezusatz, besonders bei fetter Haut, verwendet. Auszüge aus Weidenrinde werden auch als Zusatz in Mundwässern verwendet.

Weihrauch, stammt von Boswellia Sacra Flückiger und anderen Boswellia-Arten, die vorwiegend in Südostarabien beheimatet sind. Es handelt sich um gelbbraune, körnerartige Stücke, die als

Räuchermittel und als Zusatz in Pflastermassen verwendet werden.

Weihrauchöl, siehe Olibanumöl.

Weingeist, siehe Alkohol.

Weinhefeöl, siehe Kognaköl.

Weinsäure, Acid. tartaricum, eine schwache organische Dicarbonsäure, ist als CO_2-Entwickler Bestandteil vieler brausender Badetabletten. Wegen ihrer milden adstringierenden Wirkung wird sie auch als Puderzusatz und Zusatz in Gesichtswässern verwendet.

Weinstein, Kaliumbitartrat, in alkalischen und sauren Flüssigkeiten löslich, eignet sich wegen seiner adstringierenden Wirkung gut als Zusatz in Fußpudern und Zahnpulvern.

Weiselfutter der Bienenkönigin, siehe Futtersaft der Bienenkönigin.

Weizenkeime. Bei der müllerischen Verarbeitung des Weizens gewinnt man als Nebenprodukt die Weizenkeime. Sie fallen als gelbe, kleine Blättchen an und haben in frischem Zustand einen Geschmack, der an Nüsse erinnert, beim Einspeicheln jedoch nach einiger Zeit einen grasig-bitteren Nebengeschmack entwickelt. Weizenkeime verderben sehr rasch und sollen deshalb bald nach ihrer Gewinnung weiterverarbeitet werden. Aus 100 kg Weizen erhält man bei der Vermahlung etwa 200 g Weizenkeime. Die restliche im Getreidekorn enthaltene Keimsubstanz bleibt in den Kleieanteil. Die Weizenkeime haben einen Ölgehalt von 6—10%. Um das Öl aus ihnen zu gewinnen, kann man sie entweder hydraulisch pressen oder mit Lösungsmitteln extrahieren. Obwohl durch die Extraktion mit Benzin die Ausbeute doppelt so hoch ist wie bei der hydraulischen Pressung, verwendet man diese Methode zur Ölgewinnung nicht, da die Weizenkeimöle, die durch Extraktion gewonnen werden, meist einen unangenehmen Geruch haben, von dunkler Farbe sind und einen hohen Stearingehalt (Tristearin) aufweisen.

Weizenkeimöl (Keimdiät Augsburg u. a.), das frischgepreßte Weizenkeimöl ist von goldgelber Farbe und riecht stark nach Getreide. Für pharmazeutische und kosmetische Präparate, sowie für diätetische Lebensmittel wird nur kaltgepreßtes Weizenkeimöl verwendet. Weizenkeimöl enthält wie alle Getreideöle immer freie Fettsäuren, auch wenn es aus ganz frischen Keimen gewonnen wurde. Ihr Gehalt variiert stark und kann zwischen 2—12% betragen. Weizenkeimöl ist von Natur aus stabil und verändert sich bei sorgfältiger Lagerung nicht. Voraussetzung dafür ist, daß es in gut geschlossenen Behältern, die nicht aus Schwermetall, insbesondere nicht aus Eisen oder Kupfer sind, kühl und trocken aufbewahrt wird. Unter diesen Bedingungen kann man Weizenkeimöl bis zu zehn Jahren lagern, ohne daß ein Anstieg der Säurezahl oder ein Verlust an Vitamin E eintritt. Die gute Haltbarkeit von Weizenkeimöl ist durch den hohen Vitamin-E-Gehalt bedingt. Es gibt kein pflanzliches Öl, das ähnliche oder größere Mengen von Vitamin E aufweist. Weiters enthält Weizenkeimöl Ergosterin, Sitosterin, Stigmasterin und ein Phytosterin-Glucosid. Das Lecithin des Weizenkeimöls ist ein hochwertiges Pflanzenlecithin. Der wichtigste, in Weizenkeimöl enthaltene Wirkstoff ist der Vitamin-E-Komplex, der aus α- und β-Tokopherol besteht. Vitamin A kommt im Weizenkeimöl nicht vor, dagegen seine Vorstufe, das Carotin. Im Weizenkeimöl ist kein aktives Vitamin D nachzuweisen, doch kann dieses durch vorsichtiges Bestrahlen aus dem im Weizenkeimöl vorhandenen Ergosterin gebildet werden. Auch Vitamin K kommt im Weizenkeimöl in ganz geringen Mengen vor. Essentielle, hoch ungesättigte Fettsäuren vom Typ des sog. Vitamin F sind im Weizenkeimöl in großen Mengen enthalten, da die Linolsäure einen hohen Prozentsatz des Fettsäureanteiles stellt. Sehr interessant ist auch das Vorkommen von oestrogenen Stoffen im Weizenkeimöl.

Weizenstärke, Amylum Tritici, wird als Gesichtspuder verwendet. Feines, weißes Pulver.

Wekovit E (Multiforsa AG Schweiz), ist ein Konzentrat, das aus Weizenkeimen gewonnen wird und die Wirkstoffe des Weizenkeimöls in bestimmter Konzentration enthält.

Wermut, Herba Absinthii, stammt von Artemisia absinthium, einer sehr alten Heilpflanze ab, die eines der wichtigsten Magenmittel darstellt. Früher gelegentlich zur Behandlung von Geschwüren verwendet. Längerer innerlicher Gebrauch und größere Mengen Wermut sollen vermieden werden.

Wermutöl, wird durch Wasserdampfdestillation aus dem frischen Kraut gewonnen. Dunkelgrünes, manchmal auch blau oder braunes, dickliches Öl mit starkem Geruch nach Wermut und bitterem, kratzendem Geschmack. Verwendung in der Pharmazie und in der Getränkeindustrie.

Wintergreenoil, siehe Wintergrünöl.

Wintergrünöl, engl. Wintergreenoil, wird durch Wasserdampfdestillation aus der Wintergrünpflanze, die in Nordamerika heimisch ist, gewonnen. Farbloses oder gelbgefärbtes Öl, mit typischem stark aromatischem Geruch. Hauptbestandteil ist Methylsalizylat.

Wismutcitrat, Bismutum citricum, wurde früher als Metallsalz in Haarfarben verwendet.

Wismutgallat, Bismutum subgallicum, dient wegen seiner adstringierenden und antiseptischen Wirkung als Zusatz in Wund- und Streupudern.

Wismutnitrat krist., Bismutum nitricum cristallisatum, wurde früher in Haarfarben verwendet.

Wismutoxychlorid, Bismutum oxychloratum, Perlweiß. Bestandteil von Bleichsalben, früher auch als Puderbestandteil.

Wismutsubnitrat, Bismutum subnitricum, wird als Zusatz in Sommersprossensalben verwendet.

Wismuttartrat, Bismutum tartaricum, wurde früher als Zusatz in Haarfarben verwendet.

Witaryl (chem. Werke Witten/Ruhr), ist eine helle, salbenartige Paste; chemisch Tetramerphosphorbenzolsulfonat; WAS.

Witch Hazel, englische Bezeichnung für Hamamelis (Zauberstrauch).

Witolat-Paste (Chem. Werke Witten/Ruhr), ist ein anionaktives synthetisches Waschmittel auf der Basis von Alkylsulfaten.

Wollfett, siehe Wollwachs.

Wollwachs, Cera Lanae (ÖAB 9), Adeps Lane anhydricus (DAB 7), oft fälschlich als Wollfett bezeichnet, wird aus Schafwolle durch Herauswaschen oder Herauslösen gewonnen und stellt als Rohprodukt einen dunklen, salbenartigen Körper dar, der durch weitere Reinigung hellgelb und fast geruchlos wird. Der Schmelzpunkt liegt bei 40°. W. ist etwas klebrig und sehr zähe. W. besteht hauptsächlich aus Estern von Stearin-, Triterpen- und höheren aliphatischen Alkoholen mit höheren Fettsäuren. Die Haupteigenschaft des W. liegt in der Wasserbindung, die etwa 100 bis 150% beträgt. Auf Zusatz von Vaseline (20 bis 25%) steigt die Wasserbindungsfähigkeit auf etwa 300%. Setzt man 5 bis 20% Wollwachs-Alkohole (siehe dort) zu, steigt das Wasserbindungsvermögen bis auf 1000%. W. wird von der Haut gut vertragen und ist einer der wichtigsten kosmetischen Grundstoffe.

Wollwachs, wasserhaltiges, ÖAB 9, gelblich-weiße, salbenartige Masse, bestehend aus 70 Teilen Wollwachs, 20 Teilen destilliertem Wasser und 10 Teilen flüssigem Paraffin.

Wollwachsalkohole, stellen den unverseifbaren Anteil des Wollwachses dar. W. bestehen hauptsächlich aus einer Mischung von freiem Cholesterin und freien Fett- und Wachsalkoholen. Das in der Kosmetik verwendete Produkt ist eine wachsartige, hellgelbe, geruchlose Masse, die vor allem zur Wasserbindung in kosmetischen Cremes herangezogen wird.

Wundbenzin, siehe unter Benzin.

Xeroform, ist chemisch Bismutum tribromphenylicum, wird als adstringierendes und antiseptisches Mittel in der Dermatologie verwendet.

Xylol, Dimethylbenzol, organisches Lösungsmittel.

Xylolmoschus, siehe Moschus Xylol.

Yara-Yara, β-Naphtholmethyläther, wird in der Natur nicht gefunden. Kräftige Orangennote an Akazie erinnernd, Verwendung in Seife und billigem Kölnischwasser.

Ylang-Ylangöl wird durch Wasserdampfdestillation der Blüten des Ylang-Ylangbaumes oder auch durch Extraktion der Blüten mit Petroläther gewonnen. Die Haupterzeugungsgebiete sind Manila, Réunion und Madagaskar. Das Öl wird in der Parfumerie verwendet.

Ysopöl, wird durch Wasserdampfdestillation aus dem Ysopkraut, vor allem in Südfrankreich, gewonnen. Angenehm aromatisch, etwas süßlich riechendes Öl, Verwendung in der Parfumerie.

Zedernholzöl (Atlas), wird durch Wasserdampfdestillation aus dem Holz der Atlaszeder in Algier und Marokko gewonnen. Es ist ein dickes, hellbraunes, balsamisch riechendes Öl. Verwendung in der Parfumerie.

Zedernholzöl, amerikanisches, wird aus Zedernbaumstümpfen und Wurzeln durch Wasserdampfdestillation gewonnen; ein farbloses, dickflüssiges Öl mit mildem, langanhaftendem Geruch. Es wird zum Parfumieren von Seifen und kosmetischen Produkten verwendet.

Zedernwurzelöl, japanisches, wird durch Wasserdampfdestillation aus der Wurzel der japanischen Zeder gewonnen. Es ist ein farbloses, bis blaßgrünliches Öl mit pfefferartigem Geruch.

Zellstoff, technische Zellulose, Polysaccharid.

Zelluloid, Nitrocellulose und Campher. Durchsichtiges Material. Heute meist durch nichtbrennbare Plastikstoffe ersetzt.

Zelluloseglykolsäure, ist in Wasser unlöslich. Die Alkalisalze, das Ammoniumsalz, sowie die Salze der organischen Amine sind in Wasser löslich, bzw. quellbar und ergeben kolloidale, viscöse Lösungen, die in neutralem, leicht alkalischem und leicht saurem Milieu beständig sind. Das Ammoniumsalz besitzt die Eigenschaft, beim Auftrocknen aus wäßrigen Lösungen wasserunlöslich zu werden. Es besitzt indessen nur eine beschränkte Lagerfähigkeit.

Zibet wird von der afrikanischen Zibetkatze (Civettictis civetta, Familie Schleichkatzen) gewonnen, die vor allem in Aethiopien in Zuchtfarmen z. T. in Holzkäfigen gehalten wird. Das Sekret ihrer Duftdrüse, die sich in der Gegend des Afters befindet, wird am gefangengehaltenen Tier mittels eines kleinen Holz- oder Hornlöffels durch Druck gewonnen und in Hörnern aufbewahrt. Sobald ein Horn mit dem butterartigen, gelbbraunen Sekret angefüllt ist, wird es verschlossen und in den Handel gebracht. Der Geruch des Zibet ist in konzentriertem Zustand so stark, daß er Übelkeit verursacht. Zibet wird vor allem in der Parfumerie als Duftstoff verwendet. Wegen seines starken Geruches werden nur ganz geringe Mengen zugesetzt. Außerdem spielt Zibet als Fixateur eine wichtige Rolle. Eines der teuersten Rohprodukte in der Parfumerie. Wird oft durch synthet. Produkte ersetzt.

Zimt ist entweder die getrocknete ganze Rinde des Kassiazimtbaums (China, Indonesien) oder nur der Bastteil des Ceylonzimtbaums, der den wertvolleren Ceylonzimt liefert. Das aus der Rinde gewonnene Pulver und die alkoholische Tinktur werden als Zusatz in Räuchermitteln verwendet. Hauptverwendung als Gewürz.

Zimtaldehyd, findet sich als Hauptbestandteil im Cassiaöl und im Zimtrindenöl; weiters kommt er im Zimtblätteröl, Patchouliöl, Myrrhenöl, Hyazinthenöl und anderen vor. Besitzt einen kräftigen Zimtgeruch. Verwendung in Fougere-, Heu- und Lavendelnoten; Zahnpflegemitteln und Seife.

Zimtalkohol, besitzt einen balsamischen und blumigen Duft, erinnert an Hyazinthe. Wird im Zimtblätteröl und im Hyazinthen- und Narzissenöl gefunden. Qualitäten: Zimtalkohol aus Styrax, Zimtalkohol synthetisch. Verwendung in Flieder-, Rosen-, Hyazinthen- u. a. Kompositionen, als Modifikateur und Fixateur. Viel verwendet in der Seifenparfumierung.

Zimtblätteröl wird durch Wasserdampfdestillation der Blätter des Zimtstrauches gewonnen. Es ist ein helles, dünnflüssiges Öl mit einem Geruch nach Nelken und Zimt. Verwendung in der Parfumerie.

Zimtöl, chinesisches, siehe Kassiaöl.

Zimtsäure besitzt einen balsamischen, aber schwachen Duft; Verwendung vor allem zum Fixieren.

Zincum oxydatum, siehe Zinkoxid.

Zincum perboricum, siehe Zinkperborat.

Zingiber officinale, siehe Ingwer.

Zinkacetat, essigsaures Zink, wirkt bleichend und adstringierend. Verwendung in Bleichsalben.

Zinkcarbonat, kohlensaures Zink; feines, weißes Pulver. Wird als Zusatz in Pudern, Schminken und Zahnpasten gebraucht.

Zinkchlorid konzentriert, wirkt ätzend und schälend. In schwach wäßriger Lösung als Mittel gegen Gesichtsröte.

Zinklactat, milchsaures Zink, milde wirkendes Adstringens.

Zinkmyristat, Bestandteil des Puderkörpers für Gesichts- und Körperpuder.

Zinköl, Olivenöl mit Zinkoxidzusatz. Verwendung in der Dermatologie.

Zinkoxid, Zincum oxydatum, Zinkweiß, weißes Pulver. Ausgedehnte Verwendung in der Kosmetik als Puderbestandteil und Hauptbestandteil der Zinkpasta. Wirkt entzündungswidrig und adstringierend. Zinkschüttelmixtur in der Dermatologie.

Zinkperborat, Zincum perboricum, sauerstoffabspaltendes Persalz. Die Wirkung ist leicht bleichend und desinfizierend. Wird gerne gegen Sommersprossen verwendet.

Zinkphenolsulfonat, Verwendung als Zusatz in adstringierenden Gesichtswässern und in Desodierungspräparaten.

Zinkperoxid, Verwendung als sauerstoffabspaltendes Persalz.

Zinksalicylat wird als adstringierendes und antiseptisches Mittel kosmetischen Präparaten zugesetzt.

Zinkstearat, fettsaures Zink, Puderzusatz.

Zinksulfat, Ätzmittel; früher für Warzen, heute Anwendung nicht mehr üblich.

Zinksulfid, heute in kosmetischen Präparaten nicht mehr verwendet.

Zinktannat wirkt adstringierend, Puderzusatz in Antischweißpudern.

Zinkundekanat, fettsaures Zink, dient bei der Herstellung von Gesichts- und Körperpudern als Füllstoff.

Zink, undecylensaures, wird als antimykotischer Puderzusatz verwendet.

Zinkweiß, siehe Zinkoxid.

Zinnkraut, siehe Ackerschachtelhalm.

Zirkoniumkarbonat kann als Puderfüllstoff oder weiße Pigmentfarbe verwendet werden.

Zirkoniumglykonat, wirksames Antiperspirans.

Zirkoniumlaktat und **Natrium-Zirkoniumlaktat** und **-glykonat** werden neuerdings als besonders wirksame Antiperspirantien empfohlen.

Zirkoniumoxid, Puderkörper, weiße Pigmentfarbe.

Zirkoniumoxychlorid, wirksames Antiperspirans.

Zirkoniumsilikat, Puderkörper, weißes Farbpigment.

Zypressenöl wird durch Wasserdampfdestillation aus Blättern und Zweigen der Zypresse gewonnen. Es ist ein angenehm, nach Zypressen riechendes Öl. Es wird in der Parfumerie als Fixiermittel verwendet.

Zitronensäure, Acid. citricum, organische Tricarbonsäure, in Früchten weit verbreitet. Hat in der Kosmetik als mildes Bleichmittel, wie schwache organische Säure, gewisse Bedeutung. Kohlensäureentwickler in Brause- und Badetabletten.

Zuckerrohrwachs; in den großen kubanischen Zuckerfabriken wird im Filterrückstand des Rohsaftes, bezogen auf die Trockensubstanz, etwa 20% des Wachses gefunden. Es handelt sich bei diesem Hartwachs um ein splittrigfestes Esterwachs mit einem Erstarrungspunkt von etwa 80° C. Könnte ähnlich wie Carnaubawachs verwendet werden.

Zwiebel, Allium cepa. Der alkoholischen Tinktur wird in der Volksmedizin bei Verbrennungen und Furunkeln eine Heilwirkung zugeschrieben.

Zwiebelöl. Gewinnung durch Wasserdampfdestillation der ganzen Pflanze. Das Öl ist dunkelbraun und ziemlich dünnflüssig. Verwendung in der Lebensmittel- und Konservierungsindustrie.

PRAKTISCHER TEIL
Von Dr. med. EDITH LAUDA

Das kosmetische Institut
Diagnose
Gesichtsbehandlung im Institut
Massagen
Elektrokosmetik
Heimkosmetik
Körperpflege
Handpflege und Manicure
Fußpflege
Das Make-Up

DAS KOSMETISCHE INSTITUT

Den Raum für ein Kosmetikinstitut wird man nur in den seltensten Fällen den idealen Erfordernissen entsprechend wählen können — meistens wird es notwendig sein, einen schon gegebenen Raum bestmöglich zu nützen.

Das Kosmetikinstitut soll nach Möglichkeit gegliedert sein und zwar in einen Vorraum, der zugleich Empfangs- und Warteraum sein kann und außerdem ein Verkaufspult oder eine Verkaufsvitrine enthält und in den eigentlichen Behandlungsraum.

Der Warteraum soll einen „gemütlichen", also wohnlichen Eindruck machen — man soll dort gerne Platz nehmen. Selbstverständlich muß auch für eine die Wartezeit verkürzende Lektüre gesorgt werden. Dem individuellen Geschmack entsprechend wird die Einrichtung dieses Warteraumes modern oder antik gehalten sein.

Der eigentliche Behandlungsraum muß hell und gut zu lüften sein. Bei mangelndem Tageslicht kann man den hellen Eindruck durch einen hellen Wandanstrich oder durch helle, unbedingt abwaschbare Tapeten erzielen, wobei Pastellfarben vor allem grün oder rosa immer gut wirken. Eventuell wird man eine geschickt gewählte indirekte Beleuchtung noch zu Hilfe nehmen. Die Wände des Behandlungsraumes — Anstrich oder Tapeten — sollen nicht gemustert sein, weil sonst die Gesamtwirkung zu unruhig wird und müssen zumindest im unteren Teil abwaschbar sein.

Der Fußboden soll einen leicht zu reinigenden und außerdem schalldämpfenden Belag haben.

Bei der Wahl der Raumbeleuchtung ist zu bedenken, daß eine angenehme, beruhigend wirkende Atmosphäre vorherrschen soll und weder die liegende Kundin, noch die arbeitende Kosmetikerin durch ein grelles Licht gestört werden darf. Aus diesem Grunde ist es zweckmäßig den Spiegel, vor dem sich die Kundin vor Verlassen des Kosmetikinstitutes frisiert und die Kleidung kontrolliert und welcher gut — möglichst mit Seitenlicht — ausgeleuchtet sein muß, im Warteraum unterzubringen, wenn dafür nicht im Behandlungsraum eine Ecke oder eigene Kabine geschaffen werden kann. Die Lichtquelle für diesen Spiegel darf weder farbverfälschendes Kunstlicht sein, noch soll die Lichtquelle über dem Spiegel angebracht werden, da die von oben fallenden Schatten ungünstig wirken. Handspiegel, Kamm und Kleiderbürste müssen für die Kundin vorbereitet und leicht zu greifen sein.

Der Behandlungsraum muß selbstverständlich gegen eine eventuelle Einsichtmöglichkeit von außen abgeschirmt sein, daher sind alle einsichtgewährenden Fenster mit Tüll- oder Netzvorhängen, sogenannten Spannvorhängen zu versehen. **Hängende Fenstervorhänge sind im Behandlungsraum unzweckmäßig und werden** besser durch kurze Volants ersetzt, die eventuell um den ganzen Behandlungsraum laufen können. Die ruhige freundliche Farbwirkung des Behandlungsraumes, zusammen mit der größtmöglichen Geräuscharmut ist eine Grundforderung zur nötigen Entspannung der Kundin. Die Unterteilung des Behandlungsraumes in Kabinen ist heute schon fast selbstverständlich geworden, da es für die kosmetische Behandlung überhaupt und nicht nur aus hygienischen Gründen notwendig ist, daß die Kundin Kleid und Schuhe ablegt. Leicht waschbare Behandlungsjäckchen werden von den Kunden gerne angezogen. Diese Jäckchen müssen je nach der vorgesehenen Behandlung vorne oder rückwärts zu öffnen sein.

Es bleibt zu überlegen, ob man Kabinen mit starren Wänden (Mauern, Holz- oder Kunstfaserplatten) wählt, oder ob man die Kabinen nur durch Vorhänge abgrenzt. Raumsparender sind jedenfalls Vorhangkabinen, die außerdem auch das Hin- und Herschieben von Apparaten und allen für die Behandlung notwendigen Geräten, Behandlungstischchen oder Behandlungsboys erleichtern.

Jede Behandlungskabine muß mit einem bequemen Behandlungsstuhl ausgestattet sein, der nach medizinischen Erkenntnissen und kosmetischen Erfahrungen konstruiert sein soll. Es finden sich mehrere Modelle auf dem Markt, die keine Wünsche offen lassen. Auf diesen Behandlungsstühlen wird durch leichtes Kippen eine bequeme Lage mit Hochlagerung der Beine bewirkt, in welcher nun jede Gesichts- oder Decolleté-Behandlung bequem ausgeführt werden kann. Diese Behandlungsstühle ermöglichen aber auch die Durchführung einer Epilation oder anderer elektrokosmetischer Behandlungen ebenso wie eine Depilation der Beine oder eine Teilmassage, will man für diese Zwecke nicht eine eigene Massagebank anschaffen. Zweckmäßigerweise sind die Kopfteile dieser Behandlungsstühle abnehmbar, so daß nun — in nicht gekipptem Zustand — auch eine Nackenmassage bequem ausgeführt werden kann.

Ist aber genügend Platz vorhanden, dann wird man für die Depilation der Beine oder für Teilmassagen zusätzlich eine eigene Massagebank (Massagebett) anschaffen.

Der Massagehocker am Kopfende des Behandlungsstuhles, der Platz für die Kosmetikerin wird am besten als Drehhocker gewählt, da er der Kosmetikerin die erforderliche Bewegungsfreiheit gewährleisten muß.

Durch diese Grundeinrichtung: Massagestuhl und Drehhocker — ist die Mindestlänge einer Behandlungskabine mit 2,5 m und die Mindestbreite mit 1,35 m (bei Vorhangkabinen) gegeben, da man neben dem Behandlungsstuhl noch bequem vorbeigehen können soll.

In jeder Behandlungskabine ist eine gute Lichtquelle für Naharbeit unerläßlich. Ausziehbare und schwenkbare Leuchten, an der linken Wand angebracht, haben sich am besten bewährt.

Unerläßliche Einrichtungen eines Behandlungsraumes sind weiters ein Waschbecken mit fließendem Kalt- und Warmwasser, welches von jeder Behandlungskabine aus leicht erreichbar sein muß, ein Treteimer — dessen Deckel mit einem Fußhebel zur Aufnahme der Abfälle auch in offener Stellung gehalten werden kann.

Wichtig ist auch ein kleines „Vorbereitungslabor" — auch „Zauberküche" genannt, welches — am besten neben dem Waschbecken — je nach vorhandenem Platz und finanziellen Mitteln als amerikanische Einbauküche gestaltet sein oder auch nur aus einem weiß oder in hellen Pastellfarben gestrichenen Kästchen mit einer Kochmöglichkeit (Gas oder Elektroplatte) bestehen kann. In diesem Teil des Behandlungsraumes wird auch die notwendige Behandlungswäsche aufbewahrt, wie: Kundenjäckchen oder Kundenmäntel, Handtücher, Kompressen, Stirnbinden.

Außerdem ein gewisser Vorrat von Zellstoff, Watte und alle für die Herstellung von individuellen Masken (Packungen) notwendigen Rohstoffe, sowie alle Vorräte an Behandlungspräparaten.

Die in Gebrauch befindlichen Präparate, Watte, Zellstoff, Instrumente etc. haben ihren Platz auf einem fahrbaren Behandlungskästchen oder einem „Behandlungsboy". An Instrumenten sind notwendig: Milien-Nadeln, Milien-Lanzetten, Komedonenquetscher, Epilationspinzetten und dgl. mehr.

Auf dem „stummen Diener" befindet sich aber auch ein Behälter *„rein"* mit vorbereiteten Wattebauschen, geschnittenem Zellstoff usw. und ein Behälter *„unrein"* zur vorübergehenden Aufnahme der gebrauchten Wattebauschen und Zellstofftücher während der Behandlung. Sofort nach der Behandlung werden diese Behälter in den Treteimer entleert.

Alle übrigen Einrichtungsgegenstände des Behandlungsraumes, vor allem notwendige Apparate, werden später besprochen werden.

VORSCHLÄGE FÜR DIE RAUMEINTEILUNG EINES KOSMETIKINSTITUTES

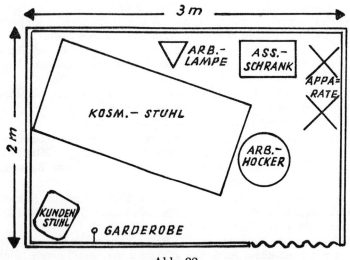

Abb. 22

Da die Hauptaufgabe der Fachkosmetikerin in ihrem Dienste an weiblicher Schönheit die Gesichtsbehandlung darstellt, während Körperbehandlung, Hand- und Fußpflege zwar außerordentlich wichtige, doch nicht in allen Ländern zur *„Kosmetik"* gehörende Sparten darstellen, ist in diesem Rahmen auch der Gesichtskosmetik der meiste Raum gewidmet. Die das Kosmetikinstitut betretende

Vorschläge für die Raumeinteilung

a) Heizung   c) Anrichte   e) Dusche
b) Schreibplatz   d) Epil   f) Jonozon-B

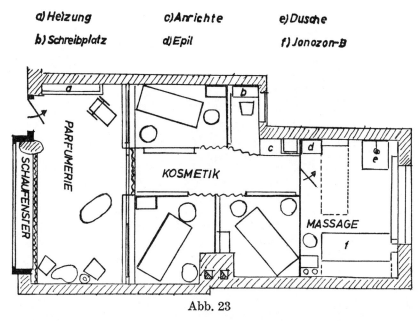

Abb. 23

Dame wird mit ausgesuchter Höflichkeit begrüßt, ihre Überkleider abgenommen und entsprechend verwahrt. Bei unversperrter Eingangstüre ist die Unterbringung der Überkleider in einem verschlossenem Garderobekasten zu empfehlen — zumindest aber die Anbringung einer Tafel: „*Für abhanden gekommene Garderobestücke wird keine Haftung übernommen*".

Erübrigt sich eine Wartezeit, wird die Dame gleich in den Behandlungsraum gebeten.

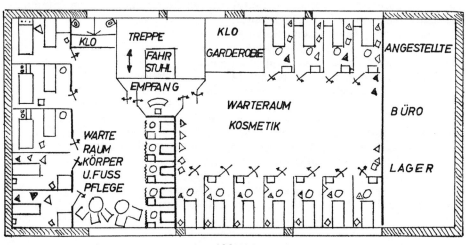

Abb. 24

Abb. 22—24 nach Skizzen von H. Pietrulla.

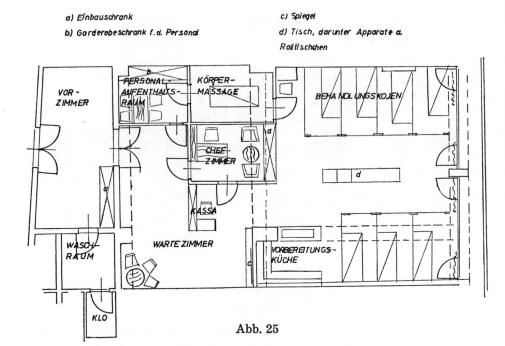

Abb. 25

Diagnose

Schon bei der Begrüßung wird mit dem ersten Blick die Gesamterscheinung beurteilt und auf alles geachtet, was die Harmonie der Erscheinung beeinträchtigt, wie Haltungsfehler, übermäßiger Fettansatz an bestimmten Stellen, Stauungserscheinungen wie Schwellungen an den Beinen, bläuliche Verfärbung der Wangen und eventuelle Schönheitsfehler.

Ist kein eigener „Diagnoseplatz" vorgesehen, muß die eigentliche Teintdiagnose in der Kabine vorgenommen werden.

Ein *Diagnoseplatz* erfordert eine bequeme Sitzgelegenheit für die Kundin, eine Schreibmöglichkeit für die Kosmetikerin und vor allem ein gut beleuchtetes Vergrößerungsglas. Das ideale „Mikroskop der Kosmetikerin" ist das *Dermaskop* (Reiner, Wien) (Abb. 13, Tafel VII). — Es besteht aus einem am Rande kreisförmig beleuchteten Hohlspiegel, der auf der Seite der Kosmetikerin die Haut der Kundin in starker Vergrößerung zeigt, auf der Seite der Kundin aber als nicht durchsichtiger Vergrößerungsspiegel wirkt. Durch dieses Gerät können sonst kaum sichtbare Veränderungen der Haut festgestellt werden, wobei die Kundin unter eigener Kontrolle der Untersuchung folgen kann, da ihr das vergrößerte Spiegelbild unbarmherzig alle Schäden und Mängel der Haut zeigt, so daß viele Damen schon allein dadurch von der Notwendigkeit des empfohlenen Behandlungsprogrammes überzeugt werden.

Ist kein eigener Diagnoseplatz vorhanden, wird am Behandlungsbett mittels

---

Abb. 25 Skizze Vienna Beauty.

Tafel VII

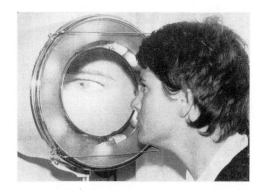

Abb. 13 Dermaskop

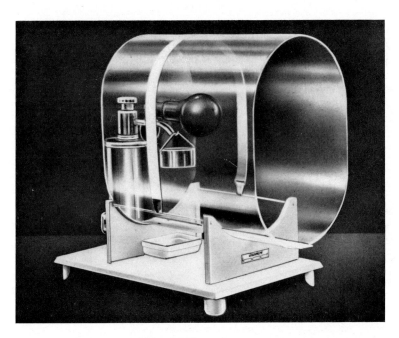

Abb. 14 Vapophor

Tafel VIII

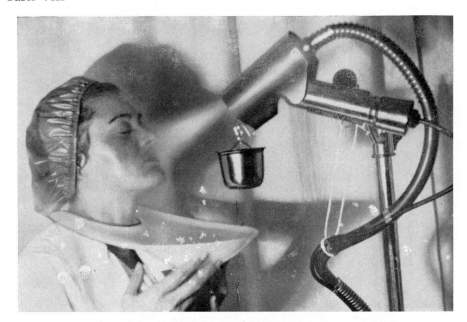

Abb. 15 Vapozon

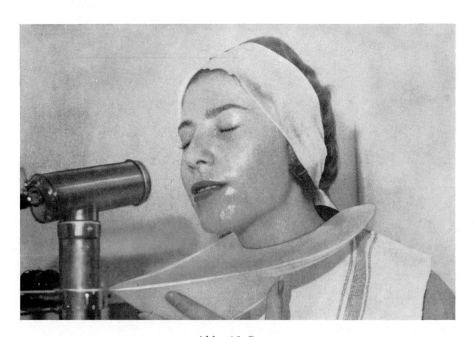

Abb. 16 Spray

binokularer Stirnlupe, Lupenbrille oder einem Vergrößerungsglas die Hautdiagnose gestellt und die notwendige Behandlung festgelegt.

Sowohl die Teintdiagnose wie auch geplante Behandlungen sollen schriftlich festgehalten werden. Für diese Eintragungen sind einfache kleine Karteikarten zu empfehlen, die in entsprechende Rubriken eingeteilt sind.

Karteikarte

Name:	Adresse:
Geburtsdatum:	
Haltung:	Körperliche Mängel:
Gesicht:	
Erschlaffungen:	Schönheitsfehler:
Hautcharakter allgemein:	
Stirne:	Wangen:
Nase:	Augenpartien:
Kinn:	Hals:

Rückseite der Karteikarte

Heimpflege:	
Reinigung früh:	abends:
Empfohlene Präparate:	
tagsüber:	nachtsüber:
Empfohlene Präparate für Sport, Sonne oder Kälte:	
Empfohlene Körperübungen:	
Kosmetische Institutsbehandlung:	

Auf diese Weise kann man bei den später immer wieder durchzuführenden Kontrolluntersuchungen sofort feststellen ob die bisherige Behandlung erfolgreich war oder ob eine Änderung — sei es bei der Institutsbehandlung, sei es bei der Heimkosmetik — erforderlich ist.

Auswahl kosmetischer Präparate

Bei der Auswahl kosmetischer Präparate ist besonders zu beachten, daß keineswegs die fetteste Nährcreme die größte Tiefenwirkung haben muß.

Die Tiefenwirkung, also das Eindringungsvermögen eines kosmetischen Präparates in die Haut kann man in folgende Reihung ordnen:

Öle und zwar besonders mineralische, aber auch solche pflanzlichen oder tierischen Ursprungs haben Oberflächenwirkung, d. h. sie dringen nicht in die Haut ein, sondern spreiten nur entlang der Hautfalten in der Hornschichte der Haut.

Aus diesem Grunde ist auch z. B. die Verwendung von Olivenöl als alleiniges Hautpflegemittel abzulehnen. Außerdem weist Olivenöl à la longue eine hautaustrocknende Wirkung auf.

Wasser in Öl — Emulsionen (W/Ö) haben ein gewisses Eindringungsvermögen. Sie durchdringen die Hornschicht und tragen zur Durchfettung und Durchfeuchtung der Haut bei. Allerdings bezieht sich speziell die Durchfettung hauptsächlich auf die Hornschichte. Das Eindringungsvermögen der W/Ö-Emulsionen variiert nach deren Wassergehalt, so hat eine wasserreiche W/Ö-Emulsion ein besseres und tieferes Eindringungsvermögen als eine wasserarme W/Ö-Emulsion.

Das Eindringungsvermögen von Ö/W-Emulsionen: Öl in Wasser-Emulsionen ist besser als das der W/Ö-Emulsionen und zwar gilt auch hier: *Je wasserreicher die Emulsion, desto größer ist das Eindringungsvermögen!*

Häufig handelt es sich aber nicht um reine Ö/W- oder W/Ö-Emulsionen, sondern um gemischte Emulsionen.

Fettfreie Gele haben von allen genannten Präparaten das beste Eindringungsvermögen in die Haut und diese Tatsache ist der Grund dafür, daß für die Haut wichtige Wirkstoffe häufig in Form von Gelées angeboten werden.

Haut-Typen

Trockene Haut

Im allgemeinen erscheint eine trockene Gesichtshaut (siehe auch theoretischer Teil) matt, ja manchmal kann man mit entsprechender Vergrößerung oder sogar mit freiem Auge kleine Schüppchen an der Hautoberfläche feststellen. Bei der Diagnose: *Trockene Haut* ist aber außerdem noch zu unterscheiden zwischer fettarmer und feuchtigkeitsarmer Haut. Es ist nämlich absolut möglich, daß eine in normalem Maße Talg produzierende Haut — welche also in diesem Sinne als „normal" anzusprechen wäre — trocken wirkt und zwar meist erst in vorgerückterem Alter, weil der „*NMF*" (*Natural Moisture Factor* — Erklärung siehe später) in der Haut selbst fehlt und die Haut somit die von der Atmosphäre angebotene Feuchtigkeit nicht aufnehmen, bzw. binden kann. Der Feuchtigkeitsgehalt der Hautoberfläche bedingt aber die Elastizität der Hornlamellen und ist mit ausschlaggebend für den optischen Eindruck der Haut. In der Jugend erscheint eine trockene Haut (im Sinne von fettarm) wunderschön; für diesen Hauttyp war die Mode des vorigen Jahrhunderts mit Bevorzugung der weißen, zarten Haut günstiger als das Modediktat unserer Zeit, welches Sonnenbräune als besonders erstrebenswert vorschreibt.

Trockene Haut bedeutet aber auch eine zarte Oberhaut, welche die feinsten Äderchen durchschimmern läßt. In der Jugend nur als rosiges Aussehen gewertet, wirken diese durchschimmernden Äderchen mit zunehmenden Alter immer dunkler, blaurot oder lila — bis das Zustandsbild der „Couperose" gegeben ist. Um das Entstehen dieser Couperose zu vermeiden, muß die zarte trockene Haut schon von Jugend an vor krassen Temperaturunterschieden und starken Witterungseinflüssen geschützt werden. Dieser Schutz erfolgt durch eine Hautcreme, welche auf der Hautoberfläche einen nicht resorbierbaren Schutzfilm bildet. — Außerdem sollen schon die Jugendlichen darauf aufmerksam gemacht werden, daß Genußmittel wie Alkohol, Kaffee und vor allem Nikotin nicht nur gesundheitlichen, sondern auch kosmetischen Schaden anrichten und unter anderem auch das Sichtbarwerden der oberflächlichsten Hautgefäße durch Erweiterung derselben begünstigen und die Couperose fördern, wenn nicht gar verursachen.

Die trockene Haut verlangt reichlich Pflege, soll sie nicht frühzeitig welk und schlaff werden. Konsequente Heimpflege mit guten Fettcremes und regelmäßige Behandlungen im Kosmetik-Salon mit den verschiedensten Möglichkeiten einer Institutsbehandlung wie Einschleusen von Wirkstoffen durch Jontophorese, Anwendung einer Nährpackung usw. sind für die trockenen Hauttypen Grundbedingungen zur Erhaltung eines schönen Teints.

Fette Haut

Die fette Haut erscheint meist glänzend, da die Drüsen zu viel Talg abscheiden. Dies macht die Haut zwar recht widerstandsfähig gegen äußere Einflüsse, erzeugt jedoch einen nicht sehr schön wirkenden Eindruck.

Die fette Haut ist großporig, neigt durch Verstopfung der Drüsenausführungsgänge zu Mitesserbildung, in der weiteren Folge zum Auftreten von Pusteln und somit ist die fette Haut für die „*Akne*" prädisponiert. (Siehe theoret. Teil). An dieser Stelle soll besonders darauf hingewiesen werden, daß die *Akne* nicht allzuselten durch unsachgemäße Pflege verursacht wird. — Im Alter der erwachenden Eitelkeit, meist in der Pubertätszeit, greifen die Jugendlichen zu irgendwo angepriesenen, meist sehr teuren kosmetischen Präparaten, welche — vielleicht an und für sich sehr gut — für die Haut des betreffenden jungen Mädchens völlig ungeeignet sind und z. B. eine Verstopfung der Poren, Mitesserbildung verursachen können. Ist die Haut einmal verdorben, dann werden verständlicherweise immer neue Cremes, Masken und Packungen ausprobiert um das Übel zu verbessern. Und wird der Teint durch alle diese Maßnahmen nur immer schlechter statt besser, dann sehen die Jugendlichen als letzten Ausweg nur mehr die Schminke. Dadurch werden wohl die Teintfehler verdeckt, das Übel selbst aber — die *Akne* — nur immer mehr verschlechtert.

Gerade der fette Hauttyp ist für eine *richtige* kosmetische Pflege sehr dankbar und reagiert darauf mit einer Normalisierung der Talgdrüsenproduktion: die Haut glänzt nicht mehr, der Fettfilm auf der Hautoberfläche bindet nicht mehr jedes Staubkörnchen und führt so zu Verstopfungen der Talgdrüsenausführungsgänge — es bilden sich daher keine Mitesser mehr und in der weiteren Folge kann es dann auch nicht mehr zu Entzündungen, zu Pustelbildungen kommen. Aber sogar eine schon bestehende Akne kann mit Erfolgsgarantie behandelt werden — allerdings nur in Zusammenarbeit mit einem sich auch mit kosmetischen Problemen auseinandersetzenden Arzt.

Der fette Hauttyp verträgt und verlangt eine viel energischere Reinigung als die trockene Haut und es ist auch gegen die Anwendung von Wasser und Seife nichts einzuwenden — im Gegenteil, die Seifenwaschung sollte in diesen Fällen sogar empfohlen werden. Ebenso ist mindestens einmal im Tag eine alkoholische Lotion (im allgemeinen nicht über 30% Alkohol) mit desinfizierenden, porenverkleinernden oder anderen Wirkstoffen anzuwenden.

Absolut verboten bei der Behandlung der Akne, bzw. der Pflege einer großporigen fetten Haut ist aber die Anwendung einer Fettcreme! Nur Stearatcremes (fettfrei), Gelées mit den verschiedensten Inhaltsstoffen werden als Haut-Schutzschicht tagsüber aufgetragen.

Misch-Haut

In den meisten Fällen wird man einen Mischhaut-Typ diagnostizieren, d. h. Stirne, Nase und Kinn werden eine großporigere, eher fette Haut zeigen, während man an den Augenpartien, den seitlichen Wangenpartien und dem Hals einen trockenen Hauttyp feststellen kann. Selbstverständlich muß sich in diesen Fällen von Mischhaut die Behandlung dem Typ der einzelnen Hautpartien anpassen.

Die Gesichtsbehandlung im Institut

Die Gesichtsbehandlung im Kosmetikinstitut darf nicht schematisch erfolgen, sondern muß dem Hauttyp individuell angepaßt sein, soll der Erfolg tatsächlich rasch sichtbar werden. Ja, es wird sogar notwendig sein, nicht nur den Hauttyp, den Erschlaffungszustand oder eventuelle Verkrampfungen zu berücksichtigen, sondern es ist auch auf den momentanen Nervenzustand der Klientin Rücksicht zu nehmen. Vor Beginn einer Behandlung ist es zweckmäßig nach dem der Behandlung folgenden Tagesprogramm zu fragen um unliebsame Zwischenfälle zu vermeiden. Hat die Dame am selben Tage z. B. noch gesellschaftliche Verpflichtungen, so muß auf eine allzu gründliche Reinigung der Poren, die unter Umständen für kurze Zeit Spuren auf der Haut hinterlassen könnte, verzichtet werden. Dafür wird man aber eine belebende Massage und eine Gesichtspackung anwenden, welche einen sofort sichtbaren Erfolg zeigt.

Behandlungsvorbereitung

Zum Schutz der Haare gegen Dampf und Fett legt man der Kundin ein Stirnband oder ein Behandlungshäubchen an, welche aus hygienischen Gründen unbedingt in Seidenpapier oder Zellstoff eingeschlagen sind.

Zum Schutz der Kleidung oder auch nur um das Behandlungsjäckchen oder Wäschestücke vor Feuchtigkeit zu schützen, bewährt sich während einer Sprayoder Dampfeinwirkung eine Plastikschürze oder ein Friseurumhang aus Plastik. Nun wird das Gesicht sorgfältig von Staub, Puder oder etwa vorhandener Schminke gereinigt und zwar je nach Hauttyp mit Abschminkcreme, hydrophilem Öl, Reinigungsmilch oder Lotion.

Die *Hautdiagnose*, welche die Grundlage für die weitere Behandlung darstellt ist von entscheidender Bedeutung. Umfassende theoretische Kenntnisse und viel praktische Erfahrung sind notwendig, um eine richtige Diagnose stellen zu können. Neben der Beachtung des Hauttypes ist auch der *Tonus* der Haut = Elastizität und der *Turgor* = Spannungszustand von innen, bedingt durch den Füllungszustand der Kapillaren und Gewebe von ausschlaggebender Bedeutung für die Behandlungsvorschreibung.

Jeder Teint ist individuell zu beurteilen und immer wieder zu kontrollieren, da sich der Hautcharakter nicht nur im Laufe des Lebens durch physiologisches Altern ändert, sondern auch durch Krankheiten, extreme Lebensbedingungen, Witterungseinflüsse, beruflich bedingte Einwirkungen von Staub oder Chemikalien, Pflege mit minderwertigen oder aber mit unpassenden Kosmetika wesentlich beeinflußt wird.

Wie schon erwähnt, findet man im selben Gesicht häufig verschiedene Hauttypen vertreten, wie z. B. trockene Wangen- und Augenpartien, fette Hautpartien an Stirne, Nase und Kinn. Fast immer ist die Haut der Augenpartien und des Halses trocken — auch wenn die übrige Gesichtshaut fett ist. Umgekehrt findet man häufig die auch bei verschiedenen Hautkrankheiten beobachtete Schmetterlingsfigur (Flügel auf den Wangen, Körper auf der Nase) als fettere Hautpartie in einem Gesicht, welches im allgemeinen einen trockenen Hautcharakter zeigt.

Auf alle unterschiedlichen Hautqualitäten ist bei der Behandlung besonders zu achten und die Kundin muß aufmerksam gemacht werden, daß sie auch ihre kosmetische Heimpflege den Unterschieden im Hauttyp der einzelnen Gesichtspartien anpassen muß.

Dampf- oder Spray-Anwendung

Im allgemeinen wird die Gesichtsbehandlung im Institut nach der schon beschriebenen Entfernung von eventuellem Make-up oder Puder mit einer Maßnahme begonnen, welche der Erweichung und Auflockerung der obersten Hautschichte dienen soll. Diese Maßnahme wird je nach festgestelltem Hauttyp verschieden sein. Fette Haut mit Mitessern benötigt ein richtiges Gesichtsdampfbad — am besten in einem „Vapophor", einer Glas- oder Plexiglasglocke, auf deren unteren — selbstverständlich immer mit frischem Zellstoff versehenen Rande das Kinn gelegt wird (Abb. 14, Tafel VII). Über Kopf und Glocke kann noch ein Tuch gelegt werden, um das Ausströmen des Dampfes zu verhindern und damit die Dampfwirkung zu steigern. Eine Wirkungssteigerung ist außerdem noch durch das Hinzufügen von Kräutern möglich, welche man dem Hauttyp entsprechend auswählen kann. Dieses sehr intensive Dampfbad wird je nach Hautbeschaffenheit für die Dauer von 5 bis 15 Minuten verabreicht. Einen Ersatz für den „Vapophor" stellt die wesentlich kleinere „Gesichts-Sauna" dar. Weist die Haut nicht sehr viele Mitesser auf, dann wird man an Stelle des Vapophors ein *Ozon*-Dampfbad geben (Abb. 28), also einen Apparat verwenden, bei welchem der ausströmende Dampf entweder durch Hochfrequenz oder durch Ultraviolettlicht ozonisiert wird. (Vapozon, Vaposkin etc.) (Abb. 15, Tafel VIII). *Ozon* = Sauerstoff in statu nascendi = O_3 wirkt nicht nur durchblutungsfördernd und belebend, sondern auch desinfizierend und bleichend. Manchmal, z. B. bei feuchtigkeitsarmer Haut wird es zweckmäßig sein, dieses Ozon-Dampfbad nicht **vor** sondern **während** einer Gesichtsmassage zu verabfolgen, oder eventuell sogar **nachher** zu geben.

Die erweichende Wirkung an der Hautoberfläche welche die Mitesserentfernung erleichtert oder manchmal sogar erst ermöglicht, kann auch durch heiße Kompressen erfolgen, welche wieder durch Spezialtees eine Wirkungssteigerung erfahren können.

Bei sehr zarter Haut mit erweiterten Äderchen ist jede Hitzeanwendung verboten und an Stelle der heißen Kompressen werden lauwarme gegeben, bezw. wird der heiße Dampf des Vapophors, Vapozons, Vaposkins, der Gesichts-Sauna etc. durch einen lauwarmen, mit Kräutern versetzten Spray ersetzt. (Abb. 16, Tafel VIII). Nach diesem ersten Behandlungsvorgang — egal ob Spray, Kompressen, Ozondampf oder Gesichtsdampfbad wird die Haut durch Andrücken eines Zellstofftuches getrocknet.

Porenreinigung

Mitesser oder Comedonen werden am besten mit den Fingerkuppen unter Zuhilfenahme eines sterilen Tuches oder eines Papiertaschentuches ausgedrückt. Besondere Vorsicht ist bei entzündeten Mitessern geboten, da durch ein „Verquetschen" mehr Schaden wie Nutzen angewendet werden kann.

Wie im theoretischen Teil beschrieben, gibt es für die Comedonenentfernung zahlreiche Hilfsmittel, von welchen sich die Comedonenquetscher am besten bewährt haben. Es handelt sich dabei um Metallstäbchen, deren Enden löffelförmig aufgebogen und mit einem kleinen Loch versehen sind. Beim Einkauf eines solchen Instrumentes ist zu achten, daß es keine scharfen Kanten aufweisen darf, da dadurch erzeugte Epithelverletzungen als „Kunstfehler" unbedingt vermieden werden müssen. Auch muß das Instrument aus rostfreiem Metall sein, damit es immer entsprechend desinfiziert werden kann. Solche Quetscher bewähren sich besonders bei der Porenreinigung an der Nase, der Stirne und dem Kinn — also an den Stellen mit knöcherner oder knorpeliger Unterlage. Zum Zwecke der Porenreinigung streicht man mit dem beschriebenen Instrument mit entsprechendem Druck über diese Stellen.

In sehr seltenen Fällen wird es notwendig sein, die besonders harte Oberfläche eines tief sitzenden Comedo mit einem Milienmesser zu entfernen um dann erst den restlichen Talg ausdrücken zu können.

Manchmal sind durch sehr tief sitzende Mitesser richtige Löcher entstanden, auf deren Grunde erst der Talgpfropf sitzt. Diese Löcher können manchmal durch Elektrokoagulation abgeflacht und die dazugehörige Talgdrüse verödet werden; meistens aber gelingt die Beseitigung dieser „Mitesser-Löcher" nur durch Stanzung — einer der ärztlichen Kosmetik vorbehaltenen Behandlung.

Milien auch „Grießkörner" genannt können nur entfernt werden wenn vorher die darüber liegende Hautschichte mit der Miliennadel oder dem Milienmesser geschlitzt wurde. Auch reife Pusteln mit gelbem Zentrum (Eiter) werden mit dem Milienmesser geöffnet und dann der Pustelinhalt vorsichtigst entfernt. Unreife Pusteln dürfen nicht angerührt, sondern erst durch entsprechende Maßnahmen zur Reifung gebracht werden. (Heiße Kompressen, Cehasol, Kurzwellenbestrahlung u. v. m.).

Sowohl nach der Entfernung von Mitessern, wie auch von Pusteln oder Milien wird die behandelte Gesichtspartie desinfiziert.

Beim Mitesserentfernen darf man nicht auf Ohrmuschel, Kinnkante und Haaransatz vergessen, denn gerade an diesen Stellen findet man oft große Mitesser, welche von der Kundin selbst nicht bemerkt werden können.

Waren sehr viele Mitesser zu entfernen, hat es sich um eine „Comedonen"- oder eine „Pustel-Akne" gehandelt, wird man nach der Mitesserentfernung auf eine Handmassage verzichten (besonders bei der Akne pustulosa!) und wird entweder nur eine Heilpackung auftragen oder eine später zu besprechende elektrische Behandlung anschließen.

Vor der Dampfanwendung kann man eine Behandlung mit einer Schleifcreme oder *Peeling* ausführen, um die Mitesser noch leichter entfernen zu können.

Peeling

Bei einem Peeling muß man grundsätzlich unterscheiden zwischen einem ärztlich durchgeführtem Peeling, also einer Schälung der Haut und einem für die Kosmetikerin erdachten Peeling, welches zweckdienlicher „Lysing" heißen sollte. Eine Schälung der Haut, also ein ärztliches Peeling kann mittels einer der unzähligen sowohl physikalischen als auch chemischen Methoden durchgeführt werden. Die Wahl der Methode hängt davon ab aus welchem Grunde eine solche Schälung durchgeführt werden soll. Der Kosmetikarzt — und nur dieser ist für eine Schälung der Haut zuständig — wird z. B. zur Entfernung von Tätowierungen oder von Narben das hochtourige Schleifverfahren oder die Sandpapiermethode wählen, zur Behandlung von Naevi flammei (Feuermale) den Kohlensäureschnee in Stanzen gepreßt oder als Kohlensäure-Acetongemisch — will er Röntgen- oder Radiumstrahlen vermeiden — und wird bei Hautveränderungen, die auf Pigmentstörungen beruhen, wahrscheinlich eine der vielen Möglichkeiten aus dem Gebiet der chemischen Peelings wählen. Auch Ultra-violettstrahlen können zu einer Schälung der Haut verwendet werden (Künstliche Höhensonne). Aber — es sei noch einmal betont — alle diese Peelings, die zu einer mehr oder minder tiefgreifenden Schälung der Haut führen, gehören in die Hand eines erfahrenen Kosmetikarztes. Es gibt aber zahlreiche für die Arbeit der Kosmetikerin erdachte Peelings, welche zumeist auf der Wirkung bestimmter Pflanzenextrakte oder auf Fermentwirkung beruhen.

Am bekanntesten dürfte das „Skin up" sein, welches außer seiner „Lysing-Wirkung" auch noch Kieselsäureverbindungen enthält.

Alle diese kosmetischen Peelings zerstören keine Hautschichten welche dann abgestoßen werden, sondern lösen nur von der Hautoberfläche ab was den normalen Ablauf der physiologischen Hautfunktionen stören könnte, wie z. B. schon abgestorbene, aber noch nicht abgestoßene Hornzellen — deren Abstoßung vielleicht durch ein „*Zuviel*" an Fettcreme verhindert wurde — oder sie lösen Staub und Schmutzpartikelchen aus den Poren, entfernen kleine Mitesser und erleichtern und verbessern die Behandlung einer Akne. Ein kosmetisches Peeling wird auch zur Behandlung eines Chloasma herangezogen werden (siehe Dermatologie), welches durch immer wiederholte Entfernung des Stratum disjunctum speziell dann, wenn nachfolgend jontophoretisch Vitamin C eingeschleust wird, erfolgreich behandelt, d. h. zum Verschwinden gebracht werden kann. Außerdem verbessert ein solches Peeling die Eindringungsmöglichkeiten eines Wirkstoffes in die Haut.

Gesichtsmassage

Die manuelle Gesichtsmassage stellt auch heute immer noch einen der wichtigsten und gleichzeitig einen der beliebtesten Teile einer Gesichtsbehandlung im Kosmetikinstitut dar und vermittelt ganz besonders den persönlichen Kontakt zur Kundin.

Die Handmassage erfordert daher auch mehr als jede andere kosmetische Tätigkeit ein gutes Einfühlungsvermögen der Kosmetikerin. Die Handmassage zählt so wie die Reinigung der Haut und die Packungen (in der franz. Kosmetik als „masques" bezeichnet), zu dem Standardprogramm einer Gesichtsbehandlung auf welches man nur in seltenen Fällen verzichten wird. Im Laufe der Zeit haben sich verschiedene Methoden herausgebildet, die sich mehr oder weniger voneinander unterscheiden. Die erfahrene Kosmetikerin wird bei Beherrschung mehrerer Massagearten mit feinem Fingerspitzengefühl die Massage individuell der Kundin anpassen.

Zunächst seien einige Standardmassagen beschrieben, welche im Laufe der Praxis von der Kosmetikerin durch Kombinations- oder eigene Griffe ergänzt und den speziellen Erfordernissen angepaßt werden sollen.

Vor allem soll eine gute Gesichtsmassage für die Kundin angenehm sein und ein Gefühl wohliger Entspanntheit auslösen. Alle hastigen und fahrigen Bewegungen sind daher unbedingt zu vermeiden und die einzelnen Massagegriffe müssen fließend und zwanglos ineinander übergehen.

Normalerweise wird die Massage des Gesichtes mit einem gleitenden Medium durchgeführt und zwar je nach Hautcharakter mit einer fetten Nährcreme, einer Milch, einer halbfetten Feuchtigkeitscreme, einem Vitaminöl oder einem völlig fettfreien Gelée, welches mit den verschiedensten Wirkstoffen angereichert sein kann.

Standardmassage *nach Frau Anny Gaber-Seidler:*

1. Stirne mit der ganzen Handfläche der rechten Hand von links nach rechts dreimal ausstreichen, während die Fingerspitzen der linken Hand an der linken Schläfe verbleiben.
2. Stirne mit den Spitzen des dritten und vierten Fingers der rechten Hand von links nach rechts dreimal kreisen und mit der ganzen linken Hand von rechts nach links nachstreichen.
3. Stirne mit der rechten Hand links, mit der linken Hand rechts beginnend ausstreichen, wobei mit den Endgliedern der mittleren drei Finger unter leichtem Druck in der Mitte der Stirne ein großer Kreis beschrieben wird, der von der Nasenwurzel bis zum Haaransatz reicht. Dreimal wiederholen.
4. Leichtes Verschieben der Stirnhaut durch gegenläufiges Hinauf- und Hinunterstreichen mit den Spitzen der drei mittleren Finger beider Hände. Man beginnt links und schreitet rechts fort. Der Griff wird dreimal wiederholt.
5. Stirn dreimal ausstreichen.
6. Ausstreichen der Zornfalten mit den Kuppen der dritten und vierten Finger

beider Hände, abwechselnd von der Nasenwurzel bis knapp vor den Haaransatz.
7. Während man mit dem zweiten und dritten Finger der linken Hand die Haut der Zornfaltengegend spannt, beschreibt der dritte Finger der rechten Hand darauf kleine Kreise.
8. Die beiden gespreizten Finger der linken Hand wandern, ohne gänzlich den Kontakt mit der Haut zu verlieren, zum rechten äußeren Augenwinkel und spannen dort die Haut, während der rechte dritte Finger über die Braue nachstreicht und auf der gespannten Haut kleine Kreise ausführt.
9. Dreimaliges Kreisen des dritten Fingers der rechten Hand um das rechte Auge. Man beginnt außen in der Jochbeingegend, schreitet unter dem Auge in Richtung Nasenwurzel fort und streicht schließlich über die Braue.
10. Vibrierende Bewegungen der rechten zweiten und dritten Fingerkuppe am äußeren Augenwinkel beginnend und über die Tränensackgegend, Nasenwurzel und Brauengegend nach außen zu fortschreitend. Der Griff wird dreimal wiederholt ehe man — ohne zu vibrieren — nachstreicht.
11. Streichbewegungen mit den Kuppen des linken zweiten und dritten Fingers in einer Bahn, die einem liegenden S entspricht. Vom rechten äußeren Augenwinkel, unter dem Auge vorbei, über die Nasenwurzel nach oben und ober dem linken Auge bis zum Äußeren Augenwinkel des linken Auges. Hier spreizt man die beiden Finger, spannt die Haut und kreist mit der Kuppe des rechten dritten Fingers in kleinen Kreisen auf der gespannten Haut.
12. Ausstreichen der Zornfalten mit den Kuppen der dritten und vierten Finger beider Hände. Jede Hand bleibt auf ihrer Seite.
13. Dreimaliges Umkreisen der Augen mit den gleichen Fingern. Jede Hand führt die Bewegungen auf ihrer Seite aus.
14. Auskneten der Augenbrauen mit Daumen, zweitem und drittem Finger. Man beginnt mit der rechten Hand an der rechten Braue, nahe der Nasenwurzel, schreitet gegen außen zu fort, um schließlich unter dem Auge zurückzustreichen. Anschließend gleicher Griff an der linken Braue mit der linken Hand. Abwechselndes Wiederholen dieses Griffes dreimal.
15. Jochbeingegend leicht ausstreichen und dabei die Wangen leicht heben. Dreimal wiederholen.
16. Leichtes Kreisen mit den Kuppen der dritten Finger auf den entsprechenden Nasenflügeln.
17. Entlang der Jochbeine streichen, die obere Wangenpartie mit den Kuppen der drei Mittelfinger kreisen. Dreimal wiederholen.
18. Mittlere und untere Wangenpartie mit etwas größeren Kreisen massieren und wieder zurück über die Jochbeine streichen. Dreimal wiederholen.
19. Mit drittem, viertem und fünftem Finger die Wangenpartien hebend ausstreichen. Die Bewegung läuft von unten nach oben. Beim Erreichen der Nase wird auch noch der zweite Finger dazugenommen.
20. Mit den vier Fingern der Handfläche der rechten Hand das Kinn von links nach rechts ausstreichen, mit der linken Hand von rechts nach links. Den Griff sechsmal wiederholen.
21. Jede Hand beginnt an ihrer Seite die Wangen-Kinnpartie zu klopfen, wobei gegen das Kinn zu fortgeschritten wird. Beide Hände treffen sich schließlich in der Kinngegend, verweilen einige Zeit an einem etwa vorhandenem

Doppelkinn, bearbeiten dann zusammen die rechte Wange, dann die linke Wange und kehren schließlich zur Kinngegend zurück. Hier teilen sich die Hände wieder, klopfen einzeln die entsprechende Wange und beenden diesen Griff durch mehrmaliges Ausstreichen der Kinn- und Wangenpartie bis zu den Ohren.
22. Zweimaliges Ausstreichen des Kinns wie Griff 20.
23. Halsmassage in großen Kreisen. Man beginnt mit der rechten Hand ganz links, schreitet nach rechts fort, beginnt dann mit der linken Hand ganz rechts und wiederholt dreimal.
24. Halspartie vibrieren. Man teilt sich den Hals in drei etwa gleich breite Streifen ein, die von links nach rechts und von rechts nach links mit den entsprechenden Händen nebeneinander vibriert werden.
25. Mit den ganzen Handflächen den Hals von oben nach unten dreimal gut ausstreichen.
26. Kinn ausstreichen wie Griff 20.
27. Partie unter dem Kinn mit beiden Händen, die sich folgen, von links nach rechts durchkreisen.
28. Kinn ausstreichen wie Griff 20.
29. Die Kuppen des dritten und vierten Fingers der rechten Hand gleiten in kleinen Kreisen mit etwas verstärktem Druck unter der Kinnpartie von links nach rechts, die drei mittleren Finger der linken Hand streichen nach und spannen dabei die Haut ganz zart. Anschließend dreimal ausstreichen.
30. Die Finger beider Hände kreuzen sich über Stirn und Nase, streichen das Gesicht nach der Seite zu aus, wiederholen dasselbe über Nase und Mund und schließlich über Mund und Kinn.

Standardmassage *nach Friedl Schreyer.*

Eine andere Massagetechnik — nach *Friedl Schreyer* — wird durch die schematischen Darstellungen (Abb. 26—29) verdeutlicht.

Stirne, Augen, Wangen und Partien der Oberlippe verlaufen zur Schläfe, Partien des Kinnes und Halses werden zum Ohr hin massiert.

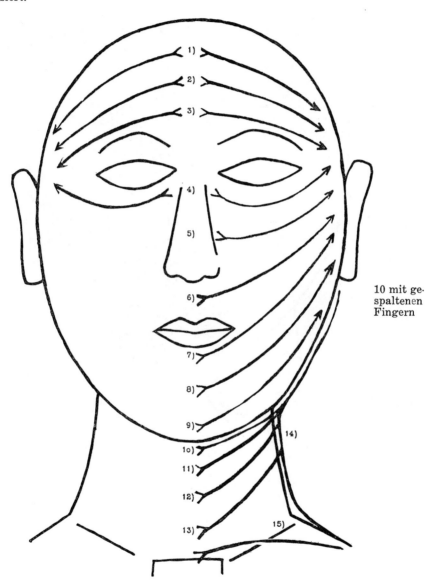

Abb. 26. **Effleurage** = Ausstreichen = Beginn und Beendigung einer Gesichtsmassage.

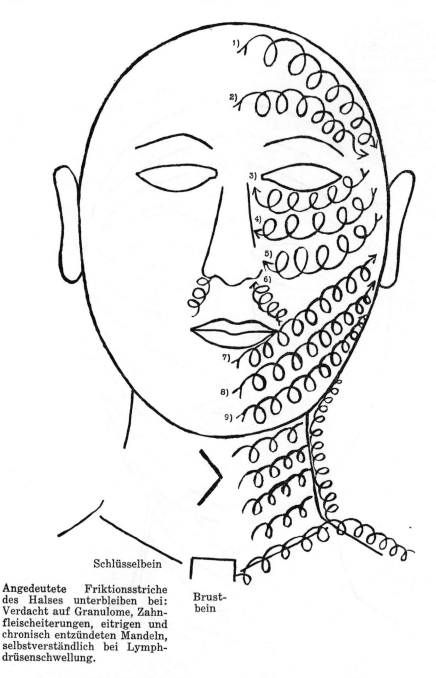

Schlüsselbein

Angedeutete Friktionsstriche des Halses unterbleiben bei: Verdacht auf Granulome, Zahnfleischeiterungen, eitrigen und chronisch entzündeten Mandeln, selbstverständlich bei Lymphdrüsenschwellung.

Brust-bein

Abb. 27. **Friktionieren des Gesichtes**
Auflockerung zum Abtransport der Gewebsflüssigkeit und der Giftstoffe.

Gesichtsmassage

I. Stirnwandlung = Ausstreichen
II. Stirnwandlung Kneten derselben und Durchkneten des Gesichtes

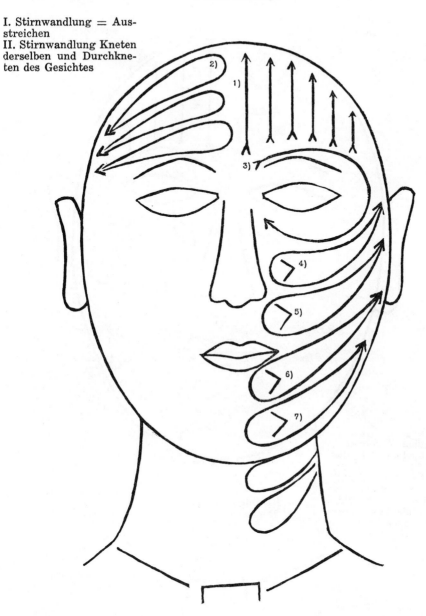

Halspartien und weitere Muskelpartien wie auf Bl. 2) bezügl. Drüsen vermerkt.

Abb. 28. P e r t r i s s a g e = Kneten: = Ausdrücken der Gewebsflüssigkeit.

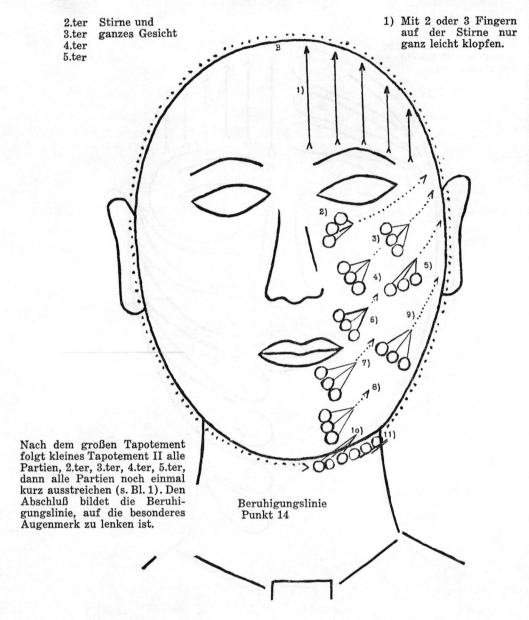

Abb. 29. 4 T a p o t e m e n t = Klopfen des Gesichtes = Zur Festigung und Zusammenziehung der Gesichtsmuskel

Lymphdrainage nach Dr. Emil Vodder

Eine Behandlungsart, die in der modernen Kosmetik immer mehr Raum gewinnt und deren Zeckmäßigkeit — insbesondere zur Entschlackung der Gewebe, beschleunigter Abtransport von Gewebsflüssigkeit ist die von Dr. phil *Emil Vodder* entwickelte und ausgebaute Lymphdrainage. Diese — den herkömmlichen und meistens geübten Massagen des Gesichts in bezug auf Massagegriffe und Massagerichtung gänzlich konträre Massagetechnik erfordet eine gründliche praktische Ausbildung und kann daher in diesem Rahmen nur kurz besprochen werden.

Als „*Lymphe*" wird nach Prof. Dr. *Günter* — bei Annahme eines geschlossenen Lymphgefäßsystems, welches mit seinen Kapillaren handschuhförmig in das Corium eingestülpt ist, nur die Flüssigkeit verstanden, welche in diesem geschlossenen Röhrensystem zirkuliert, während nach Dr. Vodder das Vorhandensein eines offenen Lymphgefäßsystems angenommen wird und somit auch die intrazelluläre Flüssigkeit (Protoplasma) und die interzelluläre Flüssigkeit, also die Gewebsflüssigkeit in den Gewebsspalten als „Lymphe" zu bezeichnen wäre.

Die Lymphe ist jene dünne, klare farblose bis gelbliche Flüssigkeit, welche analog dem Aufbau des Blutes aus geformten Elementen und flüssigem Plasma besteht. Unter „*Chylus*" versteht man die Lymphe der Darmgefäße welche mit den aus dem Darm resorbierten Nahrungsstoffen vermengt ist. Dieser „Chylus" hat durch seinen Gehalt an feinst verteilten Fett-Tröpfchen eine milchweiße Farbe. Von Chylus kann man aber nur sprechen, wenn der Darm im Stadium der Resorption, also nach der Nahrungsaufnahme ist, während man sonst den Inhalt der Darm-Lymphgefäße auch als „Lymphe" bezeichnen muß.

Man unterscheidet ein tiefes und ein oberflächlich unter der Haut liegendes Lymphgefäßsystem, welches sich vor seiner Einmündung in den *Angulus Venosus* — also in das Venensystem vor dessen Eintritt in das Herz — zu einem Stamm vereinigt. In die einzelnen Lymphstämme sind zahlreiche Lymphknoten (früher Lymphdrüsen genannt) eingestreut, welche von den Lymphgefäßen durchflossen werden und außer der Bildung von Lymphozyten noch die wesentliche Aufgabe haben, körperfremde Stoffe, Bakterien oder sogar Geschwulstzellen aufzufangen und so deren weitere Verbreitung im Organismus zu verhüten. So sieht man z. B. als erste Tochtergeschwulst = Metastase eines Brustkrebses die Lymphknoten in der Achselhöhle ergriffen.

Besonders erwähnt soll werden, daß man die linsen- bis haselnußgroßen Lymphknoten erst dann tastet, wenn sie ihre Polizeifunktion ausüben oder aber einmal ausgeübt haben und dann nicht mehr zu ihrer angestammten Größe zurückgekehrt sind. Eine der Hauptaufgaben der Lymphe ist neben vielem anderen auch der Abtransport von Schlacken aus den Geweben. Da das Lymphgefäßsystem aber kein eigenes Pumpwerk (Herz) besitzt, zirkuliert der Lymphstrom nur äußerst träge. Durch Müdigkeit, Kälte, Überanstrengung und Krampfzustände wird die Zirkulation der Lymphe noch mehr verlangsamt. Während des Schlafes stagniert die Lymphe überhaupt. Die Folge dieser Stagnation während des Schlafes sind beim Erwachen Schwellungen im Gesicht (besonders unter den Augen), ein Gefühl der Schwere und Steifheit. Aus diesen Gründen erscheint es außerordentlich zweckmäßig, durch eine geeignete Massage für eine Beschleunigung der Lymphzirkulation zu sorgen, durch schnellere Fortspülung der Abbaustoffe den Stoffwechsel zu fördern und somit die Lebensbedingungen zu bessern.

Die von *Dr. Vodder* ausgearbeitete Methode der Lymphdrainage unterstützt das natürliche Bestreben der Selbstreinigung des Körpers durch massageartiges Ausstreichen der Lymphgefäße und Bearbeiten der Lymphknoten. Diese Massage muß logischerweise in der Richtung des Lymphstromes — also im Bereich des Gesichtes (und Kopfes) von oben nach unten — zur Schlüsselbeingrube zu — erfolgen.

Diese Massagetechnik ist nicht einfach und erfordert viel Übung — aber die Erfolge einer gut ausgeführten Lymphdrainage, die innere Reinigung und Regeneration der Gewebe machen das Erlernen dieser Behandlungsmethode sehr empfehlenswert.

Nervenpunktmassage *nach Ilse Vogel.*

Die aktuellen Probleme unserer Tage heißen u. a.: Zeitnot, Überforderung, überreizte Nerven, seelische Spannungen. Wir finden diese Symptome an der ungeduldigen, nörgelnden, nervösen, unbeherrschten — kurz: an der „schwierigen" Kundin. Wenn die Kosmetikerin, deren Rat die betreffende Dame sucht, jedoch selbst beherrscht ist und es auch versteht, ihre Ruhe auszustrahlen, dann sind gerade derartige „schwierige" Fälle späterhin die dankbarsten!

Natürlich muß die Kosmetikerin — wie ja eigentlich für jede Behandlung — besonders auch für diese „Entspannung durch Massage der Nervenpunkte" selbst vollkommen ausgeglichen und nur auf die im folgenden beschriebene Behandlung konzentriert sein.

Im Moment der Kontaktaufnahme durch Auflegen der Hände auf das Gesicht der Behandelten wird ein Fluidum wirksam, welches den Kräften des Magnetismus vergleichbar ist. So ist es eine bekannte Tatsache, daß ungeduldige Kundinnen unter den Händen einer fahrigen, unkonzentrierten Kosmetikerin „kribbelig" werden und man darf sich nicht wundern, wenn diese Dame dann nicht mehr wieder kommt. Hat die Kosmetikerin aber genügend psychologisches Einfühlungsvermögen und beherrscht sie ihr Fach, so kann sie ihrer Kundin nicht nur die erwartete kosmetische Pflege, sondern darüber hinaus auch nervliche Entspannung, einen Ausgleich zur gegebenen Überforderung und somit eine Wiederherstellung des seelischen Gleichgewichtes bieten.

Bei der Massage der Nervenpunkte handelt es sich um eine Spezialmethode, welche den zeitbedingten Forderungen nach vollkommener Relaxation weitgehend entspricht. Die Technik ist für eine geübte Kosmetikerin relativ einfach, muß aber souverän und sicher durchgeführt werden. Im Behandlungsraum muß Ruhe herrschen, die Kundin muß entspannt sein, richtig ruhen und darf von keinem Licht geblendet werden. Die Massage selbst soll nicht länger als 5 bis 8 Minuten dauern. Diese „Entspannungsbehandlung nach *Ilse Vogel* soll nach der gewohnten

Tafel IX

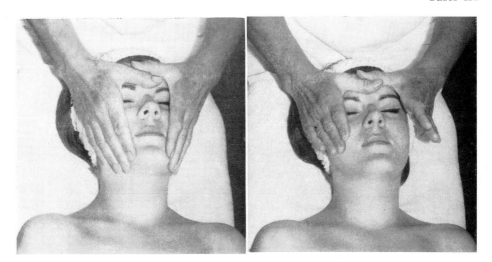

Abb. 17   Abb. 18

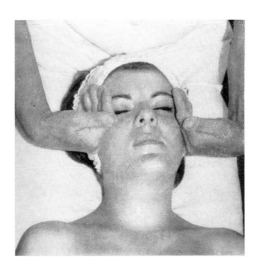

Abb. 19

Abb. 17—21 Nervenpunktmassagen nach Ilse Vogel

Tafel X

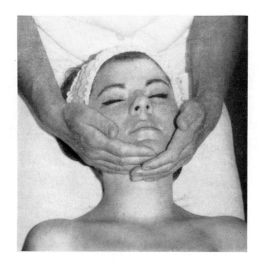

Abb. 20

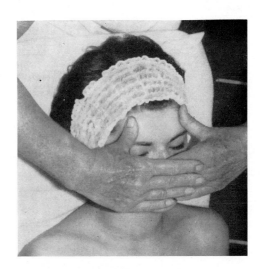

Abb. 21

manuellen Massage ausgeführt werden, da die Gesichtshaut dann schon gut durchblutet, warm und auch für feinste Reize aufnahmebereit ist.

Ausführung:

Beginn und Abschluß dieser Behandlung bildet das Auflegen der gespannten, sozusagen „langgezogenen" Hände mit einem von der Stirne auf beiden seitlichen Wangenpartien kinnwärts fortschreitendem Druck. Diese Bewegung soll das Gefühl einer absoluten Geborgenheit vermitteln (Abb. 17, Tafel IX).

Nachdem die Hände einige Sekunden vollkommen ruhig einen gleichmäßigen Druck ausgeübt haben, werden sie vom Kinn beginnend mit nachlassendem Druck abgehoben (Abb. 18, Tafel IX).

Beide Daumen verbleiben jedoch auf der Stirne. Die Finger beider Hände werden gleichzeitig ganz sacht abgehoben, eingerollt und mit den Knöcheln von den Schläfen abwärts langsam streichend zum Kinn geführt, dort entfaltet und wieder zur Grundstellung zurückgelegt (Abb. 19, Tafel IX). Dieser Rhythmus: Auflegen — Druck lockern — Finger abheben — mit Knöcheln abwärts streichen — Grundstellung wird 5 bis 8 mal wiederholt. Dann werden die Finger (ohne Daumen) langsam abgehoben, beiderseits kreisen nun drei Finger behutsam um die Augen und zwar bei Austrittspunkt des N. trigeminus in den Augenwinkeln beginnend, dann entlang der Brauen leicht knetend nach außen und am unteren Augenlid zurück zum Ausgangspunkt. Der Kreis ist somit geschlossen. Wiederholung ca. 5 mal. Nach dieser Behandlung des Augenastes des N. trigeminus werden die Nerven-Austrittstellen des Trigeminus am Kinn beidseitig leicht kreisend behandelt, dann aufwärts zu den Austrittstellen des zweiten Trigeminusastes am Oberkieferknochen. Nach fünfmaligem Kreisen wieder aufwärts zu den Augenästen. Dieser Rhythmus wird einige Male wiederholt, dann werden die Trigeminuspunkte vom Kinn beginnend nacheinander sanft streichend verbunden und die Hände zwischendurch streichend über das Platysma geführt (Abb. 20, Tafel X). Zum Abschluß werden die Hände (Daumen auf der Stirne) frei schwebend über die Augen gehalten und erst dann gleiten die Daumen von der Stirne schläfenwärts um mit besonderer Vorsicht abgehoben zu werden und ganz zart den Kontakt mit dem Gesicht zu lösen (Abb. 21, Tafel X).

„Soft Prepare" nach *Helen Pietrulla.*

Wie schon erwähnt, ist es außerordentlich wichtig, die Behandlung nicht nur nach den individuellen Erfordernissen wie Hauttyp, Elastizitätszustand, Durchblutung u. s. w. und dem augenblicklichen seelischen bezw. nervlichen Zustand der Kundin anzupassen, sondern auch bei der Auswahl der Behandlungsmethoden auf das weitere Tagesprogramm der betreffenden Dame Rücksicht zu nehmen.

In einem Vortrag dem die nun folgende Beschreibung einer idealen Vorbereitung für ein großes Fest — eine große Abend-Maquillage entnommen ist, sagt Frau Helen Pietrulla wörtlich: „Nicht oft genug kann man darauf hinweisen, daß unseren Händen lebende Materie — nämlich der gesunde Mensch in seiner Gesamtheit (nicht nur seine äußere Hülle) — zur Betreuung anvertraut ist. Dieser Verantwortung müssen wir uns täglich aufs neue bewußt werden und uns ihrer durch tadellose, fehlerfreie Arbeit würdig erweisen. Unser Streben nach Vervollkommnung unseres Wissens und unserer Arbeit sollte nie enden."

Die dekorative Kosmetik, angefangen vom kleinen Tages-make-up bis zur großen Abend-Maquillage ist neben der pflegerischen Kosmetik als eigener Sektor anzusehen oder bildet den Abschluß einer Pflegebehandlung im Institut. Bisher wurde wohl kaum eine — speziell das Make-up vorbereitende Behandlung durchgeführt und zwar vor allem, weil eine Dame, die ein großes gesellschaftliches Ereignis vor sich hat, wohl wenig Zeit für eine solche pflegerische Maßnahme zur Verfügung haben wird und außerdem, weil die — selbstverständlich schon v o r dem Make-up kunstvoll geordneten Haare unter einer großen Pflegebehandlung, welche Stirnbinde und Abdecktuch erfordert, leiden würden. Außerdem läßt sich nicht immer vermeiden, daß in den Haaransatz Massagecreme gelangt. Es ist also Tatsache, daß jede Frau, die zu einer festlichen Gelegenheit zurechtgemacht werden möchte in Eile — meist abgehetzt und nervös ins Kosmetikinstitut kommt. Trotzdem soll sie in kürzester Zeit — also nach höchstens 30 Minuten — entspannt, schöner und jünger aussehen. Dieser Forderung gemäß ersann Frau *Pietrulla* eine Kurzbehandlung, welche sie „soft prepare" = „sanfte Vorbereitung" nannte.

Frau *Pietrulla* beginnt mit der Reinigung des Gesichtes, des Halses bis zum Brustansatz und des Rückens. Die Reinigungssahne wird mit leicht knetenden Bewegungen einmassiert; die Abnahme des Tiefenreinigers mit feuchtwarmen Kompressen regt Blut- und Lymphzirkulation im gesamten Oberkörperbereich an und erzeugt ein angenehmes Wärmegefühl. Anschließend trägt sie ein fettfreies Gelée (Masca Nerolia) auf und verabfolgt mit diesem eine kräftige Nacken- und Rückenmassage. Die dabei zur Anwendung kommenden Griffe sind mäßig schnelle und tiefgehende Streichungen, Reibungen und Knetungen. Sie dienen einerseits der Entspannung und Lockerung, andererseits der Anregung der gesamten Zirkulation im Kopf-, Décolleté- und Rückenbereich. Das Gesicht wird bei dieser Behandlung n i c h t massiert, lediglich das lösende Gel (Masca Nerolia) wirkt selbständig während der Nacken- und Rückenmassage auf die Gesichtshaut ein. Nach Beendigung der Massage wird das Gel mit warmen Kompressen abgenommen, ein Spray mit saurer Lotion verabreicht, eine Feuchtigkeitscreme vom Typ Ö/W auf Gesicht, Hals und Décolleté aufgelegt und mittels einer kurzen Trockenmassage eingearbeitet. — Das „soft prepare" (sanfte Vorbereitung) ist beendet und nun folgt erst das Make-up.

Auf diese Weise ist aus der Forderung der Kundin nach einem „Make-up" eine verschönernde und gleichzeitig pflegerische Behandlung geworden, die trotz ihrer Kürze der Kundin das Gefühl einer kompletten Pflege vermittelt. Der Vorteil liegt in folgenden Faktoren: Keinerlei fettende Massagemittel, die später das gute Make-up beeinträchtigen könnten, kommen zur Anwendung. Die Gesichtshaut unter dem Make-up ist durch die vorangegangene Nacken- und Rückenmassage, sowie durch die Auflage des Gels rosig durchblutet und frei von Vertalgungen und abgängigem Epithel. Der gute Sitz des Make-up ist garantiert und das Wohlbefinden durch die pflegerische Behandlung wird einen Abend lang die dekorative Wirkung des Make-up unterstreichen und erhöhen.

Elektrokosmetik

Die kosmetische Behandlung findet eine wertvolle Ergänzung durch die Anwendung der *Elektrokosmetik,* welche aber nur zögernd Eingang in die allgemeine Kosmetikpraxis findet. Vielleicht ist die Ursache hierfür darin zu suchen, daß dieses Teilgebiet der kosmetischen Behandlung fundamentale Kenntnisse über die Wirkungsweise der verschiedenen Stromarten und genaue Beherrschung der jeweiligen Behandlungstechnik voraussetzt.

Galvanisation

Die Anwendung von Galvanisation = Gleichstrom führt im menschlichen Körper bzw. an der menschlichen Haut zu folgenden Erscheinungen:

a) *Iontophorese* = Ionenwanderung

b) *Kataphorese* = Wanderung von größeren Teilchen (möglich dadurch, daß diese Teilchen positiv oder negativ geladene Ionen adsorbieren und somit elektrisch aufgeladen werden.

c) *Elektro-Osmose* = Wanderung von Flüssigkeitsteilchen, wodurch aber auch die Durchlässigkeit der Zellmembran eine Veränderung erfährt, so daß sie für verschiedene Substanzen besser durchlässig wird.

Im kosmetischen Sprachgebrauch faßt man diese drei Vorgänge in der Bezeichnung „*Iontophorese*" zusammen. Durch diese Iontophorese werden verstärkte elektroendosmotische, physikalische und chemische Prozesse innerhalb der Zelle ausgelöst, welche ihrerseits Wirkungen auf die vasomotorischen, motorischen und sensiblen Nerven auslösen. — Nach einer kurzen Gefäßkontraktion kommt es durch den galvanischen Strom zu einer stundenlang anhaltenden aktiven Hyperämie, Beschleunigung des Lymphabflusses und solcherart zu einer Entschlackung. In Zusammenhang mit diesen Vorgängen stehen auch noch entzündungswidrige und bakterizide Wirkungen. Mittels des galvanischen Stromes ist es möglich, verschiedene Präparate in die Haut oder durch die Haut in den Körper einzuschleusen und zwar sowohl durch die Poren als auch durch die Zellzwischenräume (interzellular) und durch die Zellen hindurch (transzellular).

In der Kosmetik werden die verschiedensten Präparate zur iontophoretischen Einschleusung verwendet; besonderer Beliebtheit erfreuen sich: Placenta-Wirkstofflösungen zur Regeneration von Geweben, durchblutungsfördernde Mittel, Vitamin C-Lösungen zur Aufhellung von Pigmentierungen (Chloasma), Novocain-Präparate zur Erreichung einer lokalen Unempfindlichkeit z. B. vor einer Epilation, Desincrustation zur Porenreinigung u. a. m.

Die klassische Anwendungstechnik besteht im Auflegen der aktiven (meist der positiven) Elektrode an der zu behandelnden Stelle und der inaktiven Elektrode, welche größer als die aktive sein muß, am Nacken, am Arm oder an einer anderen Körperstelle. Die Elektroden sind entweder filzbespannte Metallplatten oder blanke Metallplatten, welche zur Behandlung mit einem befeuchteten Filterpapier oder befeuchtetem Zellstoff unterlegt werden müssen. Bei dieser Technik ist es außerordentlich wichtig, die Polarität der einzuschleusenden Substanz zu beachten um die Einbringung auch tatsächlich zu gewährleisten. Da es nicht von allen Präparaten bekannt ist, von welcher Elektrode aus sie in den Körper eingebracht werden können, diese Feststellung bei verschiedenen komplexen Verbindungen auch schwer möglich ist, hat *Friedl Schreyer* für die Gesichtsbehandlung eine Modifikation der klassischen Anwendungstechnik geschaffen, bei welcher zwei gleich große Elektroden im Gesicht angelegt werden und zwar eine um den Mundwinkel, die andere um den gegenüberliegenden äußeren Augenwinkel, so daß von jeder Elektrode ungefähr ein Viertel des Gesichtes bedeckt wird; diese Elektroden sind den anatomischen Verhältnissen entsprechend verschieden geformt.

Nach einer bestimmten Behandlungszeit (meistens 7 bis 10 Minuten) wird die Polarität des Stromes gewendet und neuerlich 7 bis 10 Minuten behandelt. Dann erst werden die Elektroden gewechselt, d. h. die beiden anderen Gesichts-Viertel behandelt.

Bei dieser Technik ist es nicht nur gleichgültig, ob die einzuschleusende Substanz von der Anode oder der Kathode aus eingebracht wird, sondern darüber hinaus wird die „inaktive" gleicherweise zur „aktiven" Elektrode, der Stromweg wird kürzer und jene eventuell mögliche — bei besonders sensiblen Patienten — unangenehme Sensation in der Herz- oder Hirnstammgegend ausgeschaltet.

Die Behandlung wird mit „Einschleichen des Stromes" begonnen, d. h. mit ganz langsamen Steigern der Intensität. Das Behandlungsmaximum bei kosmetischen Behandlungen ist ungefähr 0,5 mA pro cm^2, ist jedoch individuell sehr verschieden. Neuerdings werden von verschiedenen Firmen fabriksmäßig hergestellte Elektroden angeboten, welche diese Behandlungstechnik ermöglichen.

Neben diesen Möglichkeiten der fixierten Elektroden gibt es noch andere Modifikationen, wobei bei der klassischen Methode die inaktive Elektrode wieder starr am Nacken oder am Arm angelegt wird, während die aktive Elektrode beweglich ist und meist aus einer filzbespannten kleinen Rolle oder einer kleinen filzbespannten Platte besteht.

Nach einer — wieder von Schreyer — modifizierten Technik gibt es dafür zwei gleichgroße, mit einer Halbkugel versehene griffelförmige Elektroden, die *„Scriloden"*. (Abb. 22, Tafel XI). Diese nicht starre, sondern bewegliche Anwendungstechnik eignet sich besonders gut zur speziellen Behandlung besonders kleiner Partien (Augenwinkel, Mundwinkel bei der Regenerationsbehandlung, Nasenflügel, Kinn zur Desincrustation und Oberlippe zur Unempfindlichmachung vor einer Epilation usw.).

Außer der Behandlung im Gesicht wird der galvanische Strom auch zur Haarbodenbehandlung verwendet, wie auch zur Büstenbehandlung (Straffung oder Vergrößerung der Brust, mittels geeigneter von den verschiedenen Firmen gelieferten Elektroden, sowie auch zur unterstützenden Behandlung bei der Bekämpfung lokaler Fettpolster.

Durch Ausnützung der elektrolytischen Wirkung ist es möglich, mit Hilfe des galvanischen Stromes die verschiedensten Arten von Schönheitsfehlern zu beseitigen. Am gebräuchlichsten ist auch heute noch die Haarentfernung, wobei eine an die Kathode angeschlossene Nadel in die Haarpapille eingeführt wird und so lange unter Strom gehalten wird, bis ein Wasserstoffbläschen aufsteigt. Auf ähnliche Art kann man Warzen, harmlose Muttermale und Fibrome entfernen oder sogar auch Venektasien = erweiterte Äderchen durch Einführen der an die Kathode angeschlossenen Nadel in das kleine Gefäß.

Wechselströme

Wechselströme der verschiedensten Frequenzen kommen in der Elektrokosmetik zur Anwendung.

Wechselströme niederer Frequenz (50 bis 100 Hertz) nennt man *Faradische Ströme* oder *Induktionsströme*, weil sie in einer Spule durch einen Wechselstrom oder einen unterbrochenen (zerhackten) Gleichstrom erzeugt werden können. Der faradische Strom bringt Muskeln zur Kontraktion und kann — wenn ein neuer Reiz den Muskel noch in seinem Kontraktionszustand trifft — auch zur Dauerkontraktion führen. Er wirkt also tonus-steigernd auf die Muskulatur und wird daher in der Kosmetik vor allem zur Stärkung einseitig durch Inaktivität atrophierter mimischer Muskel angewendet. Aber auch zur Behandlung erschlaffter Bauchdecken (nach einer Entbindung) oder zur Aktivierung träger Darmperistaltik ist der faradische Strom bei entsprechender Applikation geeignet

Faradische Apparate oder Tonisatoren werden von allen einschlägigen Firmen hergestellt bzw. geliefert.

Die Applikationsart der faradischen Ströme ist die gleiche wie bei der Galvanisation, nur kann bei der Faradisation außerdem eine Pinselelektrode angewendet werden, die einen außerordentlich starken Hautreiz bewirkt.

Durch gleichzeitige Anwendung des galvanischen und faradischen Stromes wie es bei verschiedenen Apparaten möglich ist, kann man eine Intensivierung der Wirkung erzielen — nämlich durch Einschleusen eines Wirkstoffes und gleichzeitiger Erregung muskulärer Elemente. Diese „Doppelbehandlung" kann bei dazu geeigneten Apparaten über ein einziges Elektrodenpaar erfolgen.

Schwebestrom

Die bisher besprochenen Stromarten: der galvanische, faradische und galvano-faradische Strom besitzen an sich schon eine Reizwirkung, d. h. der elektrische Reiz entsteht exogen, nämlich in dem Apparat und wird von diesem bipolar, also mit gegenpoligen Elektroden der Behandlungsstelle zugeführt. Anders verhält es sich bei dem Schwebestrom — dem Strom des Nemectron-Gerätes und den daraus weiterentwickelten Geräten. Dieser Schwebestrom läßt die Reizwirkung erst endogen — im Innern des Gewebes entstehen, während der Strom an der Eintrittsstelle, also an der Stelle an welcher die Elektroden der Haut aufliegen, überhaupt nicht empfunden wird.

Es handelt sich beim Schwebestrom *(Interferenzstrom)* um einen mittelfrequenten Strom von ca. 3000 Schwingungen pro Sekunde (= 3000 Hertz) und gleichbleibender Intensität, der erst im Inneren des Gewebes durch Superposition eines zweiten mittelfrequenten Stromes, dessen Frequenz zwischen 2900 und 3100 Hertz wechselt, eine Reizwirkung erfährt. Nur durch die Frequenzdifferenzen, welche einmal den Wellenberg erhöhen, dann aber wieder ausgleichen usw. entstehen die reizauslösenden Effekte. (Ein mittelfrequenter Strom von gleichbleibender Schwingungszahl (ca. 3000 Hertz) würde überhaupt keine Reizwirkung auslösen. Auch bei Frequenzgleichheit von zwei superponierten, mittelfrequenten Strömen wird kein Reiz ausgelöst — es besteht Reizlosigkeit, Relaxation, Ruhe.)

Durch die Behandlung mit Interferenzstrom, also Schwebestrom kommt es zu einer gleichmäßigen Festigung der muskulären Hautunterlage, infolge

Kräftigung der vernachlässigten Muskeln — wobei der tonussteigernde und kräftigende Einfluß den geschwächten Muskeln gegenüber den mimisch bevorzugten in ungleich höherem Ausmaß zugute kommt, während verkrampfte Muskulatur entspannt wird. Man kann diese Wirkung des Schwebestromes mit der harmonisierenden und ausgleichenden Wirkung einer Gesamtkörper-Gymnastik vergleichen. Wir wissen, daß ein in Tätigkeit befindlicher Muskel weit besser durchblutet (ernährt und entschlackt) ist als ein inaktiver. So ist es verständlich, daß die vom Schwebestromgerät hervorgerufene Erregung der muskulären Elemente die Durchblutung und die lokalen Verbrennungsvorgänge verstärkt. Außerdem wird die Durchblutung noch durch die selektive Reizung der Vasodilatatoren gesteigert (Gefäßerweiterer). Anderseits wird durch die Muskeltätigkeit auch der Lymphstrom beschleunigt und das Gewebe dadurch entschlackt. So bewirkt der Schwebestrom eine Festigung und Straffung des Bindegewebes, der Muskelfasern und der Haut, eine Anregung des lokalen Stoffwechsels und Förderung der Durchblutung einerseits, Entschlackung und Beseitigung von Ablagerungen andererseits.

Die Schwebestrombehandlung eignet sich gleichermaßen für die Behandlung im Gesicht (mit beweglichen Kissenelektroden oder mit Handschuhen), wie auch für die Körperbehandlung zur Beseitigung unliebsamer Fettpolster, Straffung der Brust etc. wobei Spezialelektroden zur Anwendung kommen. Wie die meisten kosmetischen Spezialbehandlungen muß auch diese Behandlungstechnik gelernt werden um eine richtige und somit erfolgreiche Handhabung der zur Verfügung stehenden Schwebestrom-Geräte zu gewährleisten.

Wird beim Nemectron oder Elektrodyn oder Nemekinion die Reizauslösung durch die Zufuhr von zwei getrennten Stromkreisen — also vierpolig — bewirkt, so stellen weitere Schwebestrom-Apparate infolge der nicht bipolaren, sondern tripolaren Anordnung der Elektroden eine wesentliche Vereinfachung der Behandlungstechnik dar. Wie beim Nemectron wird die Muskeltätigkeit aktiviert und zwar werden die inaktiven und daher atrophischen Muskeln gestärkt und die verkrampften Muskeln entspannt. Diese Aktivierung der Muskeltätigkeit bewirkt in der weiteren Folge eine Steigerung der Blutzirkulation, eine Beschleunigung des Lymphstromes und somit Entschlackung und Regeneration. Die tripolare Elektrodenanordnung sichert eine generelle ausgeglichene und komplexe Reizwirkung auf die Muskelfasern, da die zwischen den drei Elektroden kreisenden Ströme mit ihren Komponenten das gesamte Behandlungsgebiet erfassen und Mißerfolge ausschließen. Es wurde ein Strom mit einer Frequenz von 1000 Hertz gewählt, welcher niederfrequent moduliert wird. Die Frequenz des niederfrequenten Modulationsstromes wird fortlaufend automatisch geändert, so daß die größte Mannigfaltigkeit beim Auslösen motorischer Effekte gegeben ist. Die Anwendung dieser Geräte ist so einfach, daß allein schon die Befolgung der Behandlungsanweisung eine erfolgreiche Behandlungstechnik gewährleistet. Ebenso wie beim Nemectron, Elektrodyn usw. stehen Spezialelektroden für Gesicht, Doppelkinn, Körper und Brustbehandlung zur Verfügung.

Arsonvalisation

Die hochfrequenten Wechselströme fanden als erste Eingang in die kosmetische Behandlung und zwar in Form der Arsonvalisation (auch Teslaströme oder

Rhumkorffinduktor) genannt. Es handelt sich bei dieser Art von elektrischer Energie um geringe Stromstärken mit hoher Spannung und 0,5 bis 1 Million Hertz.

Die Arsonvalisation — vorwiegend mit Glaselektroden, die eventuell verstärkt sein können, ausgeführt (Abb. 23, Tafel XI) — setzt einen starken Hautreiz und wir wissen, daß Hautreize auch einen Einfluß auf Kreislauf, Stoffwechsel und andere Körperfunktionen haben. Im Vordergrund steht eine starke Steigerung der Blutzirkulation an der behandelten Stelle, eine aktive Hyperämie. Außerdem versetzen die Hochfrequenzströme die Blutgefäße in einen stundenlang anhaltenden Erregungszustand, welcher bewirkt, daß ein folgender Reiz wie z. B. eine Massage zu einer sofort einsetzenden neuerlichen Hyperämie führt. Die Arsonvalisation hat eine ganz hervorragende Wirkung bei fetter, großporiger Haut oder bei Akne. Eine Wirkungssteigerung ist zu erzielen, wenn man auf die Haut zuerst eine Auflage der im gegebenen Falle indizierten Wirkstoffe gibt und erst auf dieses — mit Hilfe von Rot- und Blaulicht rasch getrocknete Medium die Hochfrequenzbehandlung appliziert.

Weiters kann man die Arsonvalisation zur Verstärkung der Wirkung einer Handmassage verwenden und zwar durch Einschaltung der Behandelten in den Stromkreis, wodurch dann bei der Massage durch Berührung mit den Fingerspitzen leichte elektrische Reize gesetzt werden. Eine weitere Indikation für die Arsonvalisation stellt der Haarausfall dar (Behandlung des Haarbodens), weiters wird sie zur Unterstützung jeder Körperbehandlung verwendet — sei es zur Festigung der Büste, sei es bei einer Schlankheitskur. Sehr trockene, empfindliche, zarte und zur Bildung von Venektasien neigende Haut, Couperose oder Akne rosacea bilden strikte Kontraindikationen für die Arsonvalisation. Infolge Desiccation ist die Arsonvalisation auch zur Beseitigung von Schönheitsfehlern der verschiedensten Art geeignet, wie Warzen, Fibrome u. s. w.

Die Entfernung der Schönheitsfehler erfolgt entweder durch direktes Ansetzen einer spitzen Elektrode an der Warze oder anderen Schönheitsfehlern und nachfolgendem Einschalten des Apparates. (Diese Vorsichtsmaßnahme: erst Ansetzen der Elektrode und dann erst Einschalten des Apparates ist nötig, da bei umgekehrtem Vorgang die Behandelte durch den ersten Funken der zustande kommenden Fulguration unnötig erschrecken würde).

Eine andere Möglichkeit der Beseitigung von Schönheitsfehlern besteht in der „indirekten" Art, indem man die Patientin durch einen in die Hand gegebenen Metallgriff (wie bei der *„Indirekten Massage"*) in den Stromkreis einschaltet und nun mit einem nicht mit dem Apparat verbundenen, nicht isolierten Metallstift die Warze (o. a.) fulguriert, also eine Desiccation bewirkt. (Abb. 24, Tafel XI).

Bei jeder Arsonvalisation ist auf die richtige Benützung der im Gerät eingebauten Entstörungsanlage zu achten, da sonst der Rundfunkempfang in der Umgebung empfindlich gestört würde.

DIATHERMIE

Die früher auch in der kosmetischen Praxis angewendeten Diathermieströme sind wegen Störung des Rundfunks nicht mehr zugelassen. Die Wirkung des hochfrequenten Diathermiestromes mit einer Wellenlänge von 300 bis 1500 Metern beruht auf Erwärmung der behandelten Körperteile und hat daher überall dort Anwendung gefunden, wo die Erwärmung (auch im Körperinnern) erwünscht war. Heute wird der Diathermiestrom zur Gänze von den Kurzwellenströmen ersetzt.

KURZWELLEN

Kurzwellen sind sehr hochfrequente Ströme, die sich mit der Geschwindigkeit des Lichtes, also 300.000 km in der Sekunde fortpflanzen, bei einer durchschnittlichen Frequenz von 10^7 und einer für therapeutische Zwecke durchschnittlichen Wellenlänge von 12 m.

(Zum Vergleich: Diathermie hat eine durchschnittliche Wellenlänge von 300 m, ultraviolettes Licht eine solche von 0,000.000,3 m)

Ob den Kurzwellen eine spezifisch elektrische Wirkung zugesprochen werden kann, wie es verschiedene Forscher behaupten, oder es die thermische Wirkung ist, welche therapeutisch nutzbar gemacht wird, ist für die praktische Anwendung nicht wichtig. Außerordentlich wichtig ist aber zu wissen, daß sich die Kurzwellen in vieler Beziehung ganz anders verhalten als andere Wechselströme. Der auffälligste Unterschied ist der, daß diese ultrafrequenten Ströme durch Nichtleiter wie Glas, Filz oder Gummi, ja auch durch Luft hindurchgehen, daß es also nicht notwendig ist, bei Kurzwellenbehandlung die Elektroden direkt am Körper anzulegen; die Elektroden können auch durch eine nichtleitende Schichte vom Körper getrennt sein, ohne daß dies den Stromübergang beeinflussen oder hindern würde.

Während z. B. Diathermie die größte Wärmewirkung an der Haut, der Eintrittsstelle des Stromes entwickelt um sich dann ähnlich wie ein Fluß im Flußbett in den vorgebahnten Wegen fortzupflanzen, also entlang der Blutgefäße, entlang der Nerven, der Knochen etc., haben die Kurzwellen eine wesentlich andere Tiefenwirkung und erreichen das Wärmemaximum in der Tiefe des Körpers. Da aber nur die Haut mit den entsprechenden Sinnesorganen ausgestattet ist, die es ermöglichen Wärme zu empfinden, so stellt ein stärkeres Wärmegefühl an der Haut bei der Kurzwellenbehandlung schon ein Alarmzeichen dar. Mit anderen Worten: wenn die Haut warm spürt, haben die inneren Organe schon heiß! Dies ist unbedingt zu beachten, will man nicht unbeabsichtigt Schäden setzen oder durch unsachgemäße Anwendung die ganze Methode in Mißkredit bringen.

Unter der „spezifischen Wärmewirkung" der Kurzwellen versteht man die selektive Erwärmung einzelner Körper. Zum besseren Verständnis ein Beispiel: Wir bringen kleine Fische, die sich in einem Glasgefäß mit destilliertem Wasser befinden, zwischen die beiden Kondensatorplatten (Elektroden) eines Kurzwellenapparates. Die Temperatur des Wassers und der Fische zu Beginn des Versuches 10° C. Schon kurze Zeit nach dem Einschalten des Stromes legen sich die Fische auf die Seite und sterben. Mißt man nun ihre Temperatur mit einer Thermonadel, so stellt man fest, daß sie während der ganz kurzen Versuchsdauer von 10° auf 36° C gestiegen ist, während sich die Temperatur des Wassers dagegen kaum meßbar erhöht hat. Das elektrische Feld ist durch das destillierte Wasser, das praktisch ein Nichtleiter ist, verlustlos hindurchgegangen, hat sich aber im Körper der Fische in Leitungsstrom umgesetzt und hat dadurch Wärme erzeugt. Ebenso wie die Fische im Wasser bei unserem Versuch verhalten sich andere in einer Flüssigkeit suspendierte Teilchen, Bakterien, Eiweißmoleküle, Blutkörperchen im Serum u. s. w. Sie erwärmen sich relativ anders als ihre Umgebung. Diese Wirkung wird durch keinen anderen Strom erreicht, sie ist also „kurzwellenspezifisch".

Vor der Besprechung der Möglichkeiten einer Kurzwellenbehandlung in der Kosmetik soll nochmals betont werden, daß genaue Sachkenntnis unbedingte Voraussetzung ist, da durch falsche Einstellung oder Dosierung statt des manchmal verblüffenden Erfolges ein nicht wieder gutzumachender Schaden verursacht werden könnte.

Blutgefäße werden durch Kurzwellen im Sinne einer aktiven Hyperämie erweitert — wird die Kurzwellenbestrahlung jedoch zu stark dosiert, kann es zu einer Verlangsamung der Zirkulation, zu einer Gefäßlähmung kommen.

Im Gegensatz zur Diathermie haben die Kurzwellen eine ausgesprochen hemmende Wirkung auf die Schilddrüsentätigkeit und können daher auch bei den heute so häufig beobachteten Hyperthyreosen ohne weiteres angewendet werden, aber — entweder einpolig oder mit einer speziell für die Kosmetik konstruierten zweipoligen, nur auf die Haut wirkenden Elektrode unter Vermeidung jeder Tiefenwirkung.

Bekannt ist auch die ausgezeichnete Wirkung der Kurzwellen bei jeder Art von entzündlichen Erkrankungen, so daß für die Behandlung von Entzündungen die Kurzwellen die Methode der Wahl darstellen. Ob dabei die guten Resultate durch eine spezifisch bactericide Wirkung der Kurzwellen erreicht werden, oder durch die kurzwellenbedingte Steigerung der biologischen Vorgänge, wie aktive Hyperämie, Beschleunigung des Lymphstromes und dadurch gesteigerter Zellstoffwechsel, ist eine rein theoretische Frage, die für die praktische Anwendung völlig belanglos ist.

In der Kosmetik wird die Kurzwellenbehandlung (mittels eigens für die Kosmetik konstruierten Geräten ohne Tiefenwirkung!) zweckmäßig bei allen Arten von Entzündungen und Durchblutungsstörungen angewendet, wie Frostschäden, Couperose, Akne rosacea und vor allem bei der Akne vulgaris — der jugendlichen Akne in allen Erscheinungsformen wie Comedonenakne, Akne pustulosa, Akne conglobata (welche aber schon in die Behandlung eines Arztes gehört) u. s. w. Zu empfehlen ist in diesen Fällen auch die gleichzeitige Anwendung von — an einem einzigen Gerät angeschlossenen Kurzwellen-Bestrahlungslampe und Quarzstab (Ultraviolettlicht). (Abb. 25, Tafel XII.)

Bei der Akne wird die Kurzwellenwirkung noch durch das vorherige Auftragen einer Packung gefördert, welche je nach der Akneform Schwefel, Cehasol oder oberflächenaktive Antibiotika enthält, welche dann durch die „iontofrequente" Wirkung der Kurzwellen in die Haut eingebracht werden. (Der Ausdruck „iontofrequent" stammt von Stieböck, der in zahlreichen Versuchen nachgewiesen hat, daß es mittels Kurzwellen möglich ist, verschiedene Substanzen in den Körper einzubringen.)

Die Frostschäden, welche immer am deutlichsten an den Akren in Erscheinung treten, also an der Nasenspitze, an den Fingern und Händen, an den Zehen bzw. Füßen und Beinen, kann man durch Verwendung von Spezialelektroden mittels Kurzwellen mit einem Erfolgsoptimum behandeln.

Das kosmetische Hauptanwendungsgebiet der Kurzwellen (sehr häufig fälschlich als „Diathermie" bezeichnet) ist die Beseitigung von Schönheitsfehlern. So können hypertrophische Narben oder Narbenbrücken (nach Unfällen oder nach einer schweren Akne) mittels einer stecknadelkopfgroßen Kugelelektrode abgetragen werden, Warzen, Muttermale, Linsenflecke und Wasserlinsen (wie große Sommersproßen aussehende braune Flecke die nach einem Sonnenbrand zurückbleiben können) durch Koagulation der entsprechenden Hautschichte narbenlos entfernt werden. Gestielte Hauttumore wie Fibrome etc., Tätowierungen u. a. m. werden mit der Schlinge abgetragen; Teleangiektasien an Wangen oder an der Nase werden mit einer ganz feinen Nadelelektrode verödet, wobei die Intensität des Stromes fast auf Null zu stellen ist. Von besonderer Bedeutung für die Kosmetikerin ist die Epilation mittels Kurzwellen.

EPILATION

Die Haare = pili (siehe auch theoreth. Teil) stellen feste, elastische und biegsame Hornfäden dar, an denen man einen frei über die Haut vorragenden Teil, den Haarschaft und einen in der Haut steckenden Anteil, die Haarwurzel = radix pili unterscheidet. Die Haarwurzel zeigt an ihrem Ende eine zwiebelförmige Anschwellung, die Haarzwiebel oder Haarbulbus genannt, der innen hohl ist und einen Coriumzapfen (Haarpapille) enthält, bzw. diesen Coriumzapfen umringt. Das Haar ist mit seiner Wurzel in einer röhrenförmigen Einstülpung der Haut untergebracht, die aus dem Haarbalg (aus Bindegewebe) = Folliculus pili und aus einem epithelialen Belag, der inneren und äußeren Wurzelscheide zusammengesetzt ist.

Zu jedem Haar gehört auch ein glatter Muskel, der M. arrector pili, sowie eine in den Haarbalg hinein sich öffnende Talgdrüse.

Die Kenntnis dieser theoretischen Grundlage ist unerläßlich für die Durchführung einer erfolgreichen Epilation.

Aus diesen theoretischen Ausführungen geht klar hervor, daß nicht das Entfernen der Haarzwiebel das Ausschlaggebende ist, sondern die Zerstörung der Haarpapille, also des Coriumzapfens, auf dem die Haarzwiebel gelagert ist, da von dort aus die Bildung des Haares erfolgt. So ist es auch verständlich, daß ein z. B. mit der Pinzette entferntes Haar wiederum nachwächst, auch wenn die Haarzwiebel mitentfernt wurde. In früheren Zeiten wählte man als Methode zur Zerstörung der Haarpapille die Elektrolyse mittels galvan. Stromes — siehe Kapitel: GALVANISATION. Diese Methode hat aber Nachteile und zwar die dabei fast unvermeidliche Narbenbildung und außerdem die Notwendigkeit, die verwendeten Nadeln sterilisieren zu müssen (Wasser oder Heißluftsterilisator). Auch Hochfrequenz und Diathermie wurden zur Epilation verwendet. Seit Jahrzehnten haben aber die Kurzwellen das Gebiet der definitiven Epilation erobert. Neben der Narbenlosigkeit hat die Kurzwellen-Epilation noch den großen Vorteil, daß die Patientin nicht in den Stromkreis eingeschaltet werden muß — man kann unipolar arbeiten — und außerdem, daß die verwendete Nadel schon durch den ersten Stromschluß steril ist, eine Wasser oder Heißluftsterilisation also überflüssig ist.

Die Stromintensität wird so schwach als möglich gewählt. Die Epilationsnadel wird unmittelbar neben dem Haarschaft in die Haartasche eingeführt

Tafel XI

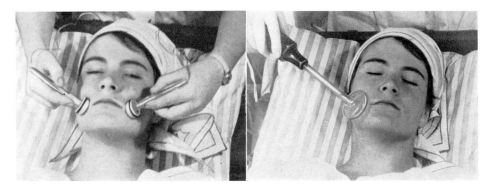

Abb. 22 „Scriloden"   Abb. 23 Hochfrequenz

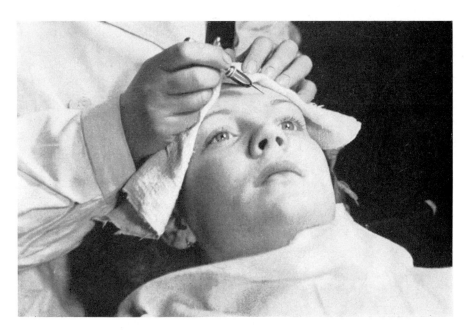

Abb. 24 Entfernung von Schönheitsfehlern

Tafel XII

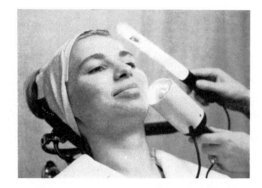

Abb. 25 Kurzwellen und Quarzlichtstab

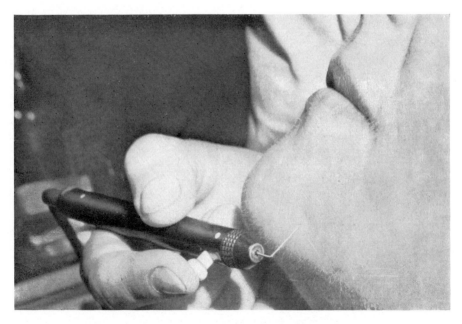

Abb. 26 Epilation

und zwar ohne jede Gewaltanwendung und ohne zu stechen. Das Einführen der Nadel muß völlig schmerzlos erfolgen. Man schiebt die Nadel so weit in die Haartasche ein, bis man einen Widerstand spürt. Dieser Widerstand wird von der Haarpapille gegeben und zeigt an, daß die Nadel nun an der richtigen Stelle ist. Nun wird mit dem Zeigefinger durch Niederdrücken des Knopfes am Handgriff ganz kurz Strom gegeben und die Nadel dann wieder stromlos herausgezogen. (Abb. 26, Tafel XII).

Ist die Haarpapille an der richtigen Stelle und mit der richtigen Stromstärke getroffen worden, muß sich das Haar mit einer Pinzette leicht und ohne Gewalt entfernen lassen. Läßt es sich nur schwer herausziehen, dann ist es nicht richtig getroffen — der Coriumzapfen lag entweder tiefer oder höher — das Haar wächst nach und muß ein zweites Mal epiliert werden.

Nach beendeter Epilation wird der behandelte Hautbezirk mit Alkohol abgetupft und daran anschließend werden Kompressen mit essigsaurer Tonerde, eine Azulenpackung, Therakos, oder ein Wundpuder aufgetragen oder Hairstop einmassiert.

Die richtige Durchführung dieser Methode gewährleistet einen sicheren Erfolg: Haarlosigkeit an der behandelten Stelle ohne Narbenbildung.

In manchen Ländern bestehen gesetzliche Vorschriften, daß die für diese Behandlung geeigneten Apparate mit einem Fußhebel ein- und auszuschalten sind. Auch in diesen Fällen wäre die zusätzliche Verwendung eines mit Unterbrecher ausgestatteten Handgriffes zu empfehlen.

VIBRATIONSBEHANDLUNG

Die bisher besprochene Elektrokosmetik hat nur jene Methoden erwähnt, bei welchen der elektrische Strom an sich wirksam ist, sei es als Gleichstrom (Galvanisation) — sei es als Wechselstrom.

Es gibt aber noch zahlreiche Behandlungmethoden welche mittels elektrisch betriebenen Apparaten ausgeführt werden, bei welchen aber der elektrische Strom an sich nicht am menschlichen Organismus wirksam wird.

Zu dieser Gruppe gehören alle Vibrationsgeräte/Sauggeräte. Die kleineren Vibrationsmassageapparate werden meist nach der Handmassage vor der Packung verwendet und zwar indem man sie in kreisenden Bewegungen über das Gesicht führt. Gesichtspartien ohne oder mit nur geringem Unterhautzellgewebsfett wie Stirne, Nase und eventuell Kinn sind dabei besonders vorsichtig zu behandeln.

Manche dieser Vibrationsgeräte haben Zusatz-Ansätze, die stab- oder kugelförmig sind, welche die Tiefenwirkung dieser Vibrationsbehandlung erhöhen und die Vibritionsmassage nicht nur bei erschlaffter, schlecht durchbluteter Haut, sondern auch bei Akne ermöglichen und empfehlenswert machen.

DIE SAUGMASSAGE

Die kleinen, zur Gesichtsbehandlung konstruierten Saugglocken eignen sich besonders zur Bekämpfung von Doppelkinn, zu starkem Fettansatz an den Wangen, während die häufig von anderer Seite angepriesene Entfernung von Mitessern mittels Saugglocken nicht so ohne weiters empfohlen werden kann.

Die Hauptdomäne der Saugglockenbehandlung stellt aber die Körperbehandlung dar und zwar zur gezielten Beseitigung von Fettpolstern.

Speziell beim Gesicht, aber auch bei der Behandlung am Körper ist vor zu starker Anwendung der Saugglocken zu warnen — „Saugflecke" = Hämatome stellen ausgesprochene Kunstfehler dar.

Eine strikte Kontraindikation für alle Vibrations- und Sauggeräte sind Couperrose und Akne rosacea — aber auch sehr zarte, zur Bildung von Venektasien neigende Haut.

KOMBINIERTE GERÄTE

Neuerdings werden in der Kosmetik auch kombinierte Geräte verwendet: Saugglocken mit Schwebestrom bei welchen neben der Saugwirkung auch noch der Strom an sich (Interfrequenzstrom) wirksam ist.

Über die Verwendung von *Wärme* — und *Lichtstrahlen* in der kosmetischen Behandlung siehe theoretischer Teil.

GESICHTSPACKUNGEN (franz.: MASQUES)

Die Gesichtspackungen spielen in der Kosmetik eine bedeutende Rolle, da man mit ihnen eine Fülle von Effekten auf der Haut erzielen kann.

Eine große Anzahl von Masken — wie man die Gesichtspackungen auch nennt — stehen der Kosmetikerin zur Verfügung, doch bedarf es auch hier reicher Erfahrung um für jeden Fall die richtige und wirkungsvollste Packung auszuwählen.

Je nach dem Zweck unterscheidet man Schönheitspackungen, die eine sofortige, jedoch kurz anhaltende Wirkung haben. Nährmasken, welche der Haut Aufbaustoffe zuführen, adstringierende, porenverkleinernde Masken, Heilmasken, Paraffinmasken und viele andere mehr unter welchen wieder die Feuchtigkeitspackungen von ausschlaggebender Bedeutung sind.

FEUCHTIGKEITSFAKTOR = NMF

Seit einigen Jahren wird dem Feuchtigkeitsfaktor der Haut (Turgor), welcher ja für das gute jugendfrische Aussehen verantwortlich ist, immer mehr Bedeutung zugemessen. Zahlreiche Industrien, aber auch kleinere Kosmetikbetriebe erzeugen „*Moisture — Präparate*", welche durch ihren Gehalt an *NMF* (natural moisture factor) der Haut ermöglichen sollen, Feuchtigkeit zu binden.

Es kann der Schweizer Kosmetik-Expertin *Maria Abegglen-Schweizer* nicht hoch genug angerechnet werden, daß sie es war, die erstmals in einem Vortrag für Kosmetikerinnen auf die wissenschaftlichen Forschungen hingewiesen hat, welche erst die ungeheuer komplizierte Physiologie der menschlichen Haut genauer erklären. Nach diesen wissenschaftlichen Forschungen dürfte die im Stratum conjunktum und lucidum befindliche „Barrière" (Szakall) eine ausschlagebende Bedeutung für all unser kosmetisches Tun haben. Diese Barrière wird neben vielen anderen Funktionen auch als Puffersystem für den Wasserhaushalt bezeichnet. Durch ihren Gehalt an „*NMF*" (natural moisture factor) steuert die Barrière die Fähigkeit der Haut, Feuchtigkeit zu binden und somit glatt und weich erscheinen zu lassen.

Nebenbei sei nur erwähnt, daß auch der Sitz des Maximums der sauren Hautreaktion, nämlich ph 4,32—4,65 in der Barrière ist.

Die deutsche Kosmetikerin *Asta Poppelsdorff* setzte das von *Maria Abegglen-Schweizer* begonnene Studium der vorhandenen Literatur über den Feuchtigkeitsfaktor fort und kam endlich zu einer von *Prof. Jakobi* ausgeführten Analyse des *NMF*, nämlich:

Freie Aminosäuren (Eiweißbausteine der Zelle)	40 %
Pyrolidincarbonsäure (Proling: Eiweißaminosäure)	12 %
Urea (Harnstoff)	7 %
NH_3 Harnsäure, Glucosamin (Fermentbestandteil)	1,5 %
Natrium	5,0 %
Calcium	1,5 %
Kalium	4,0 %
Magnesium	1,5 %
Phosphate	0,5 %
Chloride	6,0 %
Lactate	12,0 %
Citrate	0,5 %
Nicht identifizierter Rest	8,5 %

Aus der Arbeit von *Jakobi:* „Das bedeutendste Ergebnis dieser Untersuchungen war die Entdeckung, daß das verhornte Epithelium (Barrière im Stratum conjunktum bzw. lucidum) Stoffgemische enthält, die für die Feuchtigkeitsaufnahme, die Feuchtigkeitszurückhaltung und das Feuchtigkeitsabsorptionsvermögen dieser Gewebeschichten verantwortlich sind. Diese Substanzen repräsentieren den *NM*-Faktor der Haut."

Diese wissenschaftlichen Forschungen geben uns für die kosmetische Praxis den Beweis, daß es tatsächlich möglich ist, durch Zufuhr von *NMF*-hältigen Präparaten den Turgor und somit das Aussehen der Haut wesentlich zu beeinflussen.

Die Grundlage der meisten Masken bildet ein eiweißhaltiger Träger wie Sojabohnen-, Hafer-, Weizen-, Kastanien-, seltener Reismehl oder noch seltener Mandel- oder Weizenkleie. Häufig verwendet man weißen oder roten Bolus oder Kaolin. Enthält die Packung Moor, Eidotter oder Eiklar, zerquetschte Leinsamen oder Früchte, so kann man auf einen besonderen Träger verzichten.

Als modernste Maskengrundlage kommt auch synthetisches Wachs (Polyäthylenglykol) in Frage.

Um der Maske die richtige breiige Konsistenz zu geben verwendet man — je nach der erwünschten Wirkung — Kräuterabsud (Kamillen, Haselnußblätter, Steinkleeblüten, Spitzwegerich, Eibisch, Käsepappel, Leinsamen), Pflanzenextrakte oder Pflanzenöle wie Weizenkeimöl oder Johanniskrautöl. Außerdem kann man zum „Anteigen" der Packung natürlich auch Wasser, Milch, süßen Rahm, Frucht- und Gemüsesäfte (Gurken, Tomaten) verwenden.

Zum Auftragen der Masken nimmt man einen weichen flachen Pinsel, der selbstverständlich sofort nach dem Gebrauch sorgfältig zu reingen ist. Man hält im Institut mehrere Pinsel bereit, damit man für ähnliche Masken jeweils die gleichen Pinsel verwendet.

Beim Auftragen der Packung ist besonders auf die Verschiedenheit des Hautcharkters an den einzelnen Gesichtspartien zu achten und dementsprechend sind an einem Gesicht auch mehrere Packungen zu verwenden. Häufig wird eine Dreiteilung nötig sein, nämlich: eine adstringierende Packung für Stirne, Nase und Kinn — eine hautentspannende für die Wangen und eine nährende für die Augenpartien und den Hals. Die Augenlider selbst bleiben immer frei und die geschlossenen Augen werden für die Dauer der Packungseinwirkung mit einem Wattebausch bedeckt, der mit Kamillenabsud, Augenlotion oder Borwasser getränkt ist.

Die bleichenden aber auch durchblutungsfördernden Sauerstoffmasken werden nur von fetter Haut vertragen und vor allem bei fahlgelber oder grauer Haut oder bei Schwangerschaftsflecken (Chloasma) angewendet. Sie enthalten im allgemeinen Persalze, z. B. Natriumperborat mit verschiedenen Zusätzen und werden je nach Vorschrift mit einer sauren Flüssigkeit, also Essig Zitronensaft, oder aber auch nur mit Wasser angerührt. Alle käuflichen fertigen Sauerstoffmasken sind gegen Feuchtigkeit zu schützen.

Sauerstoffmaske nach Volk & Winter, mit Zitronensaft anzurühren:

Natr. perborici	10,0	oder:	
Farinae Tritici	20,0	Natr. perborici	10,0
Talci	30,0	Farinae Tritici	70,0
Terrae Siliciae	25,0	Farinae Amygdal.	20,0
Bolus albae	15,0		

Besonders stark austrocknend!

Groß ist die Anzahl der Masken, die bei Akne empfohlen werden. Unter anderem kommen Moormasken (Neydharting, OÖ.) in Frage. Moor ist ein durch Zersetzung aus Pflanzen hervorgegangenes, überaus kompliziertes Gemisch organischer und anorganischer Stoffe, das u. a. verschiedene Wirkstoffe und Hormone enthält.

Davon zu unterscheiden ist Heilerde oder Schlamm (Fango), welcher als Ablagerung bei Heilquellen entsteht. Daher sind natürlich die in der Quelle wirksamen Stoffe auch im Schlamm enthalten.

Eine gute Packung bei Akne ist eine Aufschwemmung von Heilerde in Huflattichabsud. Beliebter ist die fertig im Handel befindliche „Rote Maske" (Poppelsdorff, Frankfurt), welche Aluminiumsilikat, roten Bolus, Zinkoxid, Siliciumdioxyd und Fenchel enthält.

Eine günstige Wirkung bei Akne schreibt man auch folgenden Kräutern zu, deren Absud den Aknemasken zugesetzt wird: Zinnkraut, Löwenzahn, Schafgarbe (die besonders gegen Seborrhoe wirkt), Ackerstiefmütterchen u.v.a.

Auch Masken, die Schwefel oder Teer enthalten müssen hier erwähnt werden, ferner solche, denen Cehasol, Ichthyol oder radioaktive Stoffe beigefügt sind (Radioaktive Thermoman-Maske (*AESCA*, Wien).

Rothemann empfiehlt eine wöchentliche Packung aus gleichen Teilen Weizenmehl, Magermilchpulver und Amylatin (Keimdiät Augsburg). Mit warmem Wasser wird ein Brei angerührt, dem man zur Steigerung der entzündungshemmenden Wirkung noch einge Tropfen Azulen (wasserlöslich) von (*Dragoco,* Holzminden; *Eckstein,* Nürnberg) zufügen kann.

Zum Abwaschen der Masken ist mit *Dulgon* enthärtetes Wasser zu empfehlen.

Für die alternde Haut verwendet man Packungen mit Frischzellenextrakten, Hormon- oder Plazentapräparaten welche als Wirkstoffe hautnährenden Gemischen von Eidotter, Weizenkeimöl, Mandelöl u.s.w. beigemischt werden.

Außerordentlich empfehlenswert ist die kosmetische Verwendung von Meerwasser, welches den Tonus und die Elastizität der Gewebe steigert, aber auch bei Akne und Seborrhoe — vor allem aber bei feuchtigkeitsarmer Haut eine gute Wirkung zeigt.

Als Feuchtigkeitspackung ist das Auftragen eines *NMF*-hältigen Präparates (je nach Hautcharakter in fetter Grundlage Ö/W-Emulsion) oder aber als Gelée (fettfrei) zu empfehlen, welches mit, in Meerwasser getränkter Watte, bedeckt und nun das ganze Gesicht mit Cellophan oder Billrothbatist abgeschlossen wird, wobei nur die Nasenöffnung zum Atmen frei bleibt. Für einige Minuten wird nun zusätzlich eine Rotlichtlampe eingeschaltet. Dieser *Wärme-Feuchtigkeits-Stau* gibt bei elastizitätsarmer, schlaffer, mit „Knitterfältchen" übersäter — also feuchtigkeitsarmer Haut (ungenügender Turgor) ein sofort sichtbares, ausgezeichnetes Resultat.

Auch bei Akne ist die Anwendung von Meerwasser zu empfehlen, da der hohe Calium- und Magnesiumgehalt desselben eine Herabsetzung der Entzündungsbereitschaft bewirkt.

Plastisch erstarrende und abziehbare Masken steigern die Durchblutung und erweichen die Keratinschicht, wie z. B. eine Packung mit (Cellulose-Äther, *Kalle,* Wiesbaden-Biebrich) die mit Traubenzuckerlösung angerührt wird.

Zu den erstarrenden Masken gehören auch die warm aufzutragenden Paraffinmasken. Sie sind besonders wirksam, da sie die Haut vollkommen abschließen, so daß der darunter aufgetragene Wirkstoff durch die Wärme und den Abschluß nach außen hin tief in die Haut eindringen kann.

Unter der Paraffinmaske appliziert man bei trockener Haut eine fette Creme oder Öle, bei Akne oberflächenaktive Antibiotika, bei fetter großporiger Haut Schwefelpräparate, Cehasol oder Ichthyol, bei atrophischer, alternder Haut aber Hormon- und Vitaminpräparate.

Für diese Paraffinmasken darf — um Verbrennungen unbedingt auszuschließen — nur niederschmelzendes Paraffin verwendet werden, also ein solches dessen Schmelzpunkt bei höchstens 48° Celsius liegt.

Nach dem Erwärmen des Paraffins prüft man die Temperatur desselben vor dem Auftragen auf die Haut der Kundin an der Innenfläche des eigenen Handgelenkes.

Das Paraffin soll gleichmäßig etwa messerrückendick aufgetragen werden. Nach 15 bis 20 Minuten löst man die Maske an den Seiten von der Haut und zieht sie dann in einem Stück herunter.

Außer den wenigen hier angeführten Masken gibt es noch viele ausgezeichnete Fertigpräparate, die aus Platzgründen nicht genannt werden können.

Jedenfalls ist es gerade die Gesichtsmaske, welche der Kosmetikerin unzählige

Kombinationsmöglichkeiten gibt und sie immer wieder neue Zusammensetzungen erfinden läßt.

BEHANDLUNGSABSCHLUSS

Nach der Packung wirkt die Verabreichung eines Sauerstoff- oder Kohlensäuresprays für die Kundin sehr erfrischend. Der Gas-Wassernebel wird mittels eines Verteilers, der direkt an die Gasflasche angeschlossen ist und Wasser enthält, aus einer Entfernung von etwa einem Meter auf das Gesicht gesprüht, wobei die Kundin normal weiteratmen soll. Eine andere Möglichkeit bietet der *Aktivator*, bei dem das zerstäubte Wasser mit Ozon versetzt ist.

Kohlensäuresprays sind mittels einfachen Geräten zu applizieren, welche — ähnlich den Heimsyphonflaschen — eine Kohlensäurepatrone enthalten.

Der eigentliche Behandlungsabschluß — vor dem eventuellen Auftragen des Make-up — wird immer in der Anwendung eines Adstringens bestehen.

HEIMKOSMETIK

Unumgängliche Vorbedingung für ein gepflegtes Aussehen ist die regelmäßige Heimpflege, welche die notwendige Ergänzung für die Institutsbehandlung darstellt.

Aus den vorangegangenen Abschnitten ist schon ersichtlich, daß auch bei der Anweisung für die richtige Heimpflege, bezw. beim Präparate-Verkauf Rücksicht auf den Heimcharakter genommen werden muß.

Hier nur noch einige allgemein gültige Richtlinien: die gründliche Reinigung der Haut soll abends erfolgen, wobei nicht nur eventuell aufgetragenes make-up sondern auch alle Verunreinigungen der Haut entfernt werden müssen, aller Staub und Schmutz der speziell in der Großstadt-Luft zu finden ist und der sich unweigerlich auf unserer Haut festsetzt. Das Make-up wird je nach dem Hauttyp mit einer Reinigungscreme, Abschminkmilch oder einem hydrophilen Öl entfernt und dann mit Wasser und einer sehr milden Seife nachgereinigt. (Es gibt nur sehr wenige Hauttypen, die wirklich keine Seife oder sogar auch kein Wasser vertragen; in solchen Fällen wird nach dem Abschminken mit einer Lotion oder lauwarmer Kuhmilch nachgereinigt. Je trockener die Haut ist, desto alkoholärmer muß die Lotion sein — eventuell muß man sogar eine alkoholfreie Kräuterlotion verwenden (während man bei fetter Haut oder bei Akne alkoholische Lotionen bis zu 35% verwenden kann).

Wurde kein Make-up verwendet, genügt die abendliche Reinigung mit Wasser und einer milden Seife bezw. Vitaminmilch und Lotion. Bei fetter Haut ist die abwechselnde Anwendung von heißem und kaltem Wasser zu empfehlen, während trockene Haut nur mit lauwarmen Wasser zu behandeln ist. Das Wasser kann mit Borax oder Dulgon enthärtet sein oder aber durch Teeaufgüsse oder Teeabkochungen ersetzt werden, wobei die dafür verwendeten Kräuter dem jeweiligen Hauttyp entsprechend zusammengestellt werden sollen.

Für trockene Haut sollte nach der Reinigung eine gute Nährcreme verwendet werden, welche wieder je nach den Erfordernissen der Haut mit Wirkstoffen angereichert sein kann wie z. B. mit Vitaminen, Phytostimulinen, Gelée Royale oder Apiserum, Schmetterlingsnyphenol, Nerzöl, Placentaextrakten, Pflanzenhormonen, Azulen u. v. m.

Während die Mittelpartie des Gesichtes, also Stirne, Nase und Kinn meist gar keine oder nur sehr selten eine Fettcreme benötigt, müssen die Augenpartien besonders sorgfältig behandelt werden. Eine Spezialcreme wird in das zarte Gewebe der Augenlider, besonders der Augenunterlider eingeklopft oder ganz vorsichtig, ohne die Haut zu dehnen oder zu verschieben, von außen nach innen einmassiert: ein leichtes Streichen folgt den Augenbrauen und geht von außen her unter den Augen wieder zur Nasenwurzel, jedoch nie in der Gegenrichtung. Die gleiche Creme, welche für die Augenpartien Verwendung findet, sollte auch auf den Hals aufgetragen werden.

Eine gute Nachtcreme ist in wenigen Minuten vollständig in die Haut eingedrungen. Sollte man aber einmal zuviel Creme erwischt haben, wischt man nach 10 Minuten mit einem Papiertuch den Creme-Überschuß weg.

Morgens soll nur durch Wasseranwendung ohne Seife der Schlaf aus den Augen, dann aber durch Verwendung einer Lotion die Blutzirkulation angeregt werden.

Tagsüber muß die Haut vor den Umwelteinflüssen geschützt werden und zwar wieder je nach Hauttyp mit einer völlig fettfreien Stearatcreme bei fetter Haut, mit einem fettfreien Feuchtigkeitsgelée bei fetter aber feuchtigkeitsarmer oder normaler Haut, mit einer halbfetten Feuchtigkeitscreme bei normaler aber doch eher trockener Haut und mit einer fetten Creme bei sehr trockener Haut. Wie immer muß auch bei Beratung über diese Tagespräparate Rücksicht auf die Verschiedenheit des Hauttyps der einzelnen Gesichtspartien genommen werden. Die verschiedensten Masken können empfohlen werden, welche insbesondere nach einem auch zu Hause anwendbaren Peeling (Skin up) eine ausgezeichnete Wirkung erzielen. Zum Auftragen der Masken nimmt man einen weichen Pinsel, der aber auch durch einen angefeuchteten Wattebauschen ersetzt werden kann. Niemals soll man eine einzige Maskenart für das ganze Gesicht anwenden — sogar bei sehr fetter Haut müssen die Augenpartien und meist auch der Hals eine wesentlich mildere Maske *(Ei-Öl)* erhalten. Wie bei der Institutsbehandlung werden die Augen-Oberlider während des Einwirkens der Maske mit einer befeuchten Watte bedeckt.

Fix und fertig gibt es sogenannte Creme-Masken, welche die Haut verfeinern und erfrischen.

Antifaltenmasken glätten und nähren, Nährmasken vermitteln der Haut Aufbaustoffe, Feuchtigkeitsmasken führen der Haut die notwendige Feuchtigkeit zu, die sie benötigt um lange faltenlos zu bleiben.

Für die fette Haut eignet sich die „Rote Maske" von *Asta Poppelsdorff* oder eine Honig-Eiweißmaske: Schnee von einem Klar, 35 g Honig, 90 g Weizenmehl mit einem Tropfen Zitronensaft verrühren.

Auch Heilmoor erhält man schon verwendungsbereit in Tiegeln zu kaufen.

Für trockene Haut rührt man ein Eidotter mit ein paar Tropfen Oliven- oder noch besser mit süßem Mandelöl ab, oder man läßt lauwarmes Öl auf das Gesicht auftragen, mit einer dünnen Watteschicht bedecken, darüber eine geschmolzene Paraffinmaske, die man beläßt, bis sie völlig erstarrt ist. Bei unreiner Haut bewährt sich Gurkensaft, oder das Auflegen von Gurkenscheiben oder Gurkenschalen. Moorpackung kann empfohlen werden oder Heilerde, welche mit einem entsprechendem Kosmetiktee zu einem Brei angerührt werden muß.

Für fette Haut eignen sich folgende Heilkräuter:

Fichtenwipfel	Holunderblüten
Zinnkraut	Käspappel
Salbeiblätter	Schafgarben
Johanniskraut	Rosmarin
Ringelblumen	Kornblumenblätter

Für trockene Haut:

Kamillenblüten	Huflattichblätter
Thymian	Labkraut
Lindenblüten	Königskerze
Lavendelblüten	

Für jede Haut vorteilhaft sind Packungen mit Hefe. Frische Hefe wird mit lauwarmer Milch, Hagebutten, Tomaten und Erdbeeren — letztere jedoch nur für Personen, die dagegen nicht überempfindlich sind — angerührt und auf die Haut gebracht. Wie eine „Schnellmaske" wirkt ein Pfirsich, den man zerdrückt und mit Bolus alba und roher Milch zu einem Brei verrührt. Die Augen sollen strahlen — wirksamer aber als alle von den Industrien hergestellten glanzerzeugenden Augentropfen, wirksamer als Augenbäder mit Borlösung, Wasser mit einem Tropfen Azulen usw. — wird dieser strahlende Glanz der Augen durch innere Zufriedenheit, durch Harmonie von Körper und Seele erreicht.

Für übermüdete, bzw. überanstrengte Augen leisten mit warmen Kräuterabsud getränkte Kompressen oder käufliche mit Kräutern gefüllte Beutel die dann nur mehr befeuchtet werden müssen, gute Dienste, wenn man sie für ungefähr 10 Minuten auf die geschossenen Augen legt.

Auch ein schöner Mund will gepflegt sein, denn ohne die richtige Pflege des Mundes werden die Lippen leicht spröde. Durch regelmäßiges Bürsten der Lippen mit der Zahnbürste wird die Durchblutung der Lippen angeregt; das Spröde- und Rissigwerden der Lippen wird durch Fett verhindert. Tagsüber genügt der Lippenstift, nachtsüber wird entweder ein farbloser Fettstift oder Cacaobutter verwendet.

Alle empfohlenen Präparate sollen auf der Karteikarte des Institutes vermerkt und der Kundin schriftlich auf einer eigenen Behandlungsanweisung gegeben werden wie z. B.:

FIRMENNAME

Behandlungsanweisung:
Täglich früh:
Täglich abends:
Wöchentlich:
Für Sonnenbad und Sport:

Rein schematisch könnte die Heimpflege-Anweisung folgendermaßen zusammengefaßt werden.

FETTE HAUT

Täglich früh: Reinigung mit Wasser, heiß und kalt abwechselnd, eventuell mit Bürsten, dann mit einer alkoholischen, möglichst entsprechende Kräuterextrakte und Hamamelis enthaltenden Lotion nachreinigen.

Tagsüber eine fettfreie Stearatcreme, darüber eventuell ein fettfreier Puder oder für besondere Gelegenheiten ein fettfreies make-up.

Täglich abends: Reinigung mit Wasser und Seife (es können auch medizinische Seifen wie *Thiosept* oder Cehasol-Seifen empfohlen werden — aber nicht für zu lange Zeit, da sie sehr stark austrocknend wirken).

Nachtsüber entweder die Haut überhaupt freilassen, oder — wenn das Teenager-Alter vorbei ist — nur für die Augenpartien eine halbfette Feuchtigkeitscreme.

Wöchentlich: Zwei bis dreimal ein Heim-Peeling (Skin up), gefolgt von einer Packung.

Für Sonnenbad und Sport: ein fettfreier Sonnenschutz.

Ist die Dame aber nicht nur den „Teens", sondern auch den „Twens" schon entwachsen, dann wird man variieren müssen und an Stelle der Stearatcreme für tagsüber ein fettfreies Feuchtigkeitspräparat empfehlen, Augen und Hals werden dann tags- und nachtsüber mit einer Spezial-Augencreme versehen werden müssen und nachtsüber wird für das übrige Gesicht z. B. ein nichtfettendes Öl, wie es in Form von Vitaminölen zur Verfügung steht zu empfehlen sein.

NORMALE HAUT

Täglich früh: Wasser um munter zu werden, dann eine ca. 25%ige alkoholische Lotion mit Azulen, Hamamelis oder anderen Kräuterextrakten. Als Tagescreme ein fettfreies oder halbfettes Feuchtigkeitspräparat.

Täglich abends: Für die Augen und Hals eine Spezialcreme, für Wangen je nach Alter eine mit Wirkstoffen versehene Nährcreme und für die Mittelpartie, also Stirn, Nase und Kinn wahrscheinlich am besten gar nichts.

Wenn im höheren Alter eine in der Jugend fett gewesene Haut trocken erscheint, so ist es in den meisten Fällen nur Feuchtigkeitsarmut. D. h. mit anderen Worten: der Haut fehlt der *NM*-Faktor, während die Talgproduktion der den Fettfilm der Haut liefernden Drüsen noch immer ausreichend funktioniert.

Wöchentlich: Peelings nur 1 Mal wöchentlich, Anwendung von Heimpackungen je nach Wunsch und Zeit beliebig oft und in der verschiedenen Variationen.

Für Sonnenbad und Sport: Die Auswahl der Sonnenschutzpräparate ist nicht von so ausschlaggebender Bedeutung wie bei fetter oder trockener Haut.

TROCKENE HAUT

Täglich früh: Reinigung nur mit lauwarmen Wasser und alkoholfreier Lotion. höchstens ganz leichter alkoholischer Lotion. Je nach Alter mit Wirkstoffen versehene halbfette Feuchtigkeitspräparate oder halbfette Cremes.

Täglich abends: Reinigung mit Abschminkcreme, Abschminkmilch, hydrophilen Ölen oder eventuell mit lauwarmem Wasser und ganz milden, am besten mit Rückfettungsmittel versehenen alkalischen Seifen. Nachtsüber ausgesprochene

Nährcremes vom Typ Ö/W mit Wirkstoffen, die dem Alter entsprechen müssen.
Wöchentlich: Nur einmal wöchentlich ein Peeling, welches unbedingt sofort von einer Nährpackung gefolgt sein muß.
Für Sonnenbad und Sport: Wasserfreie, nur fette Sonnenschutzpräparate.

KÖRPERPFLEGE

Betrachtet man die Ganzheitskosmetik als Teil der vorbeugenden Gesundheitspflege, dann beginnt die „Kosmetik" schon beim Bad des Säuglings. Die Beachtung die man der Reinhaltung eines Säuglings ganz selbstverständlich angedeihen läßt müßte aber unbedingt auch über das Kindesalter hinaus fortgesetzt werden. Die elementare Körperpflege müßte — als Vorbedingung zur Erhaltung der Gesundheit, der Elastizität, des jugendlichen Aussehens und natürlich auch der Schönheit — für alle Menschen zur Selbstverständlichkeit geworden sein; dann gäbe es viel weniger körperliche Schäden — beginnend bei schlechter Haltung und Fettablagerungen bis zu Bandscheibenschäden und Rheumatismus.

Bei der täglichen Körperpflege spielt das Bürsten eine große Rolle. Entweder wird „trocken" gebürstet mit einer, mit einem langen Griff versehenen Bürste, mit welcher man auch den Rücken gut bearbeiten kann oder mit einem „Luffaschwamm", einem Gewebe aus dem holzartigen Stützgerüst einer bestimmten Gurkenart; oder man bürstet mit Wasser, wobei zu dem mechanischen Hautreiz durch das Bürsten noch die thermische Wirkung des Wassers kommt.

Schon die alten Kulturvölker kannten den Wert eines Vollbades welches sie gerne mit allerlei Heilkräuterzusätzen bereicherten — nicht zu Unrecht, denn wissenschaftliche Forschungen der neuesten Zeit haben den Beweis erbracht, daß Kräuterbäder eine nachweisbare Wirkung auf den Organismus, insbesondere auf das vegetative Nervensystem haben.

Im Mittelalter ging dieses Wissen um gesunde Körperpflege wieder verloren. Das Baden, ja sogar das bloße Waschen war verpönt. Man liest, daß Katharina von Medici an ihrem Hof keine Waschgelegenheit zuließ und aus diesem Grunde gezwungen war, allmonatlich ihre verpestete Wohnstätte zu wechseln. Noch Goethe soll sich lediglich mit einem befeuchteten Schwamm gewaschen haben, während es Richard Wagner gar bis zu einer Waschschüssel brachte. Aufsehenerregend war der Wunsch der Kaiserin Elisabeth nach einem Badezimmer — welches allerdings dann so bescheiden gestaltet wurde, daß es heute auch den primitivsten Ansprüchen an eine neuzeitliche, moderne mit hygienischen Einrichtungen ausgestattete Wohnung nicht genügen würde.

Heute wissen wir wieder um den Wert einer täglichen Körperreinigung und benützen sowohl das häusliche Wannenbad oder die Dusche *(aus hygienischen Gründen), wie auch Naturbäder in Fluß und See. In diesen Naturgewässern* sind Millionen kleinster Lebewesen und auch Spurenelemente, Humussäuren *und Hormone in minimaler Dosierung vorhanden, die nach homöopathischen* Gesichtspunkten eine heilsame Reizwirkung ausüben sollen.

Nur eine gut gereinigte Haut kann ihre Funktion richtig erfüllen und je besser die Blutzirkulation in der Haut ist, umso länger bleibt diese frisch, elastisch und damit jugendlich.

Körperpflege

Zur täglichen Körperreinigung bewährt sich am besten eine Bürstenmassage (Bürste oder Luffaschwamm) mit milder alkalifreier Seife oder einem mit Rückfettungsmittel versehenen Reinigungsmittel. Besonders erfrischend wirkt eine Dusche, von einer kalten Abspülung gefolgt. Aber auch gegen ein tägliches Reinigungsbad — lauwarm und von kurzer Dauer — ist nichts einzuwenden. Übermäßig heiße und lang dauernde Vollbäder entziehen der Haut zuviel Fett und lassen überdies ein Gefühl der Müdigkeit und Abgeschlagenheit zurück. Jedenfalls soll auch das Reinigungsbad mit einer kalten Dusche schließen.

Nach der Reinigung des Körpers sorgt ein kräftiges Abfrottieren zusätzlich für die Anregung der Durchblutung und gibt das Gefühl wohliger Erwärmung.

Für die Wirkung auf der Haut ist auch die Qualität des Waschwassers maßgebend. Enthält es nämlich reichlich Calcium- und Magnesiumsalze — wir nennen es dann „hart" — so kann eine empfindliche Haut trocken und spröde werden. Boraxzusatz beseitigt wohl die Härte, soll jedoch wegen seiner Alkaliwirkung nicht ständig verwendet werden und wird zweckmäßig durch Dulgon ersetzt. Ideal für die Haut (und Haarpflege) ist Regenwasser.

Jede Haut, besonders aber eine trockene, empfindliche Körperhaut ist nach der Dusche, besonders aber nach dem Vollbad mit einer Körpermilch zu behandeln.

Die Reinigung der Hände in Schmutzberufen stellt ein schwieriges Problem dar, besonders dann, wenn die Schmutzstoffe mit Wasser und Seife nicht zu entfernen sind. In solchen Fällen bleibt nichts anderes übrig, als den Schmutz mechanisch oder chemisch zu entfernen. Sandseife enthält bis zu 30% feinen Flußsand oder Seesand. (Seesand ist dem Flußsand vorzuziehen, da die Körner des ersteren nicht so scharfkantig sind). Fettlösungsmittel wie Benzin, Äther, Chloroform etc. entfernen zwar Fette, Teer, Harze oder Farben, trocknen die Haut jedoch außerordentlich stark aus und schädigen sie sogar bei häufiger Anwendung. Am besten ist es, vor der Arbeitsaufnahme eine Handschutzcreme aufzutragen, die das Eindringen der Schmutzpartikelchen in die Poren der Haut verhindert und dadurch die Reinigung nach der Arbeit wesentlich erleichtert.

Ein gutes Hautreinigungsmittel ist vor allem bei den Menschen von größter Bedeutung, die aus Berufsgründen gezwungen sind, sich oft die Hände zu waschen. Billige Alkaliseifen und manche synthetische Reinigungsmittel haben den Nachteil, daß sie die Hände rauh machen und besonders die „Syndets" können bei manchen Menschen Anlaß zu Überempfindlichkeitserscheinungen geben. Hautschonende Reinigungsmittel sind u. v. a. der „Lavol-Sauerölschaum" (Burckhardt, Frankfurt), „Satina" (Mack Nachfolger, Illertissen) und „Schaumaktiv" (Friedl Schreyer, Wien). Diese Reinigungsmittel entwickeln auch in hartem Wasser eine starke Schaumbildung und haben auch bei trockener Haut keine Reizwirkung.

Dampfbäder und Sauna sind durch den starken Temperaturreiz bzw. Temperaturwechsel ein gutes „Gefäßtraining" — sollen aber nur nach ärztlicher Untersuchung zur Anwendung kommen. Der dabei auftretende starke Wasser- und Kochsalzverlust des Körpers regt den Stoffwechsel an, der Körper wird entschlackt, so daß man von einer richtiggehenden Verjüngungskur in der Sauna sprechen kann.

Das *Luftbad* ist noch viel zu wenig bekannt und gerade dieses, eventuell mit einer Trockenbürstung verbunden, ist ein ausgezeichnetes Mittel zur Anregung der Blutzirkulation und zur Abhärtung des Körpers. Die Dauer des Luftbades hängt von der Gewöhnung ab. Zweckmäßigerweise wird man damit im Sommer beginnen und das Luftbad dann systematisch in die kältere Jahreszeit hinein fortsetzen. Es darf jedoch niemals bis zum Auftreten eines Kältegefühles ausgedehnt werden, da dann eine Erkältung an Stelle der beabsichtigten Abhärtung erzielt werden würde.

Idealerweise wird das Luftbad auch mit der so notwendigen Ausgleichsgymnastik verbunden, deren Besprechung leider den Rahmen dieses Buches überschreiten würde. Jede Kosmetikerin sollte jedoch nicht versäumen, sich auf dem Gebiete wenigstens Grundbegriffe anzueignen, damit sie ihre Kunden beraten kann.

In diesem Zusammenhang sei auch auf das nachfolgende Kapitel „*Ismakogie*" verwiesen.

Die *Körpermassage*, ein weiteres wichtiges Kapitel der Körperpflege wird in manchen Kosmetikinstituten ausgeführt. Umfassendes Wissen und Erfahrung sind für diese spezielle Sparte der Körperpflege nötig. Hier sei nur darauf verwiesen, daß auch manche einfach anzuwendende Geräte einen gewissen Ersatz für eine Handmassage darstellen können, insbesondere, wenn es sich um Beseitigung lokaler Fettpolster handelt.

Die von der heutigen Mode diktierte Haarlosigkeit frei getragener Stellen des weiblichen Körpers hat ihren Ursprung im alten Rom. Die Römerin trug den linken Arm, die linke Schulter, die linke Brust und manchmal auch den linken Oberschenkel frei und so war es damals modisches Erfordernis, diese Körperregionen völlig haarlos zu zeigen. Dieses Modediktat wurde durch Entfernen der Haare mittels Harzgemisch oder einer Melasse erreicht, oder aber durch Verwendung kleiner Zangen, welche unseren jetzigen Pinzetten entsprechen. Ein Vorläufer unserer heutigen definitiven, mit elektrischem Strom durchgeführten Epilation kann folgende etwas grausam anmutende Behandlungstechnik genannt werden: das Haar wurde ausgerissen und anschließend sofort eine glühende Nadel in die Haarpapille eingeführt. Heutzutage erfüllen wir aus ästhetischen Gründen das Modediktat der Haarlosigkeit an Armen, Achseln und Beinen entweder durch chemische Depilatorien, die wegen ihrer stark alkalischen Reaktion unbedingt von einer sauren Waschung gefolgt sein müssen oder aber durch Harzung. Es gibt Warmwachspräparate, welche ein langsameres Nachwachsen der Haare bewirken, die außerdem noch dünner und spärlicher nachkommen, so daß man bei einer regelmäßig durchgeführten Harzung (mindestens viermal im Jahr) in einigen Jahren mit völliger Haarlosigkeit rechnen kann. Absolut abzuraten ist das Auszupfen von Haaren mit einer Pinzette und vor allem muß vor dem Rasieren gewarnt werden, welches die Haare nur immer noch stärker, dichter und stacheliger werden läßt.

Das Entfernen der Achselhaare ist tatsächlich nur aus modischen Gründen — diese Mode kommt in der jetzigen Zeit aus Amerika — in der Kosmetik üblich geworden, jedoch müßte es aus gesundheitlichen Gründen abgelehnt werden.

BRUSTPFLEGE

Gerade in bezug auf die Form der weiblichen Brust ändert die Mode ständig ihre Vorschriften und schreibt einmal eine kleine fast knabenhafte Brust vor, das andere Mal innerhalb einer relativ kurzen Zeitspanne einen üppigen Busen mit einem entsprechenden Brustansatz welcher für die Schönheit des Decolletés verantwortlich ist.

Eine formschöne und straffe Brust ist wohl der Wunsch jeder Frau. Bei einer gewünschten Vergrößerung und Straffung der Brust kann nicht genug vor unkontrollierter Anwendung von weiblichen Hormonen gewarnt werden, deren kosmetischer Erfolg meist nur auf die Behandlungsdauer beschränkt ist, deren gesundheitlicher Schaden aber unabschätzbar sein kann. Recht schöne kosmetische Erfolge kann man mit iontophoretisch eingebrachten Placenta- oder Weiselfuttersaft (Apiserum, Gelée Royale) — Präparaten erzielen, insbesondere wenn die Brust durch vorherige Anwendung von Hochfrequenz oder von Infra-Rotbestrahlung besser durchblutet wurde und wenn die Iontophorese von einer Interferenzstrombehandlung mit Spezialelektroden gefolgt ist.

Sehr schlanken Frauen kann man eine Mastkur anraten, da sich dabei auch die Brust durch entsprechende Fetteinlagerung vergrößert.

Manchmal gelingt es durch zarte Handmassage einen Wachstumsreiz zu setzen, so daß die Brust etwas größer wird. Empfohlen wird auch die Saugglockenbehandlung, die allerdings nur von erfahrenen Fachkräften durchgeführt werden soll, da die Brusthaut überdehnt werden könnte und empfehlenswert ist auch die einfach, auch zu Hause, anzuwendende Kaltwasser — Brust — Dusche.

Die Form und Straffheit der Brust wird auch durch verschiedene Sportarten (Schwimmen!), durch Gymnastik und vor allem durch Ismakogie beeinflußt.

Eine richtig ausgebildete Hängebrust kann durch konservative kosmetische Maßnahmen wohl kaum mehr verbessert werden, da hilft nur mehr ein chirurgischer Eingriff, der dank der fortgeschrittenen Operationstechnik meist ausgezeichnete Resultate liefert. Eine Hängebrust ist nicht nur unschön, sie kann auch gesundheitliche Störungen zur Folge haben; so werden Ekzeme (mit oder ohne Pilzbefall) häufig unter einer Hängebrust beobachtet. Gegen die gleichermaßen bestehende Gefahr des Wundwerdens und der Infektion helfen häufige Waschungen mit nachfolgender Verwendung von Streupuder. Stärkepuder dürfen *nicht* verwendet werden, da sich die Stärke unter dem Einfluß des Schweißes rasch zu zersetzen beginnt.

HANDPFLEGE UND MANICURE.

Die Pflege der Hände.

„An den Händen und am Hals erkennt man das Alter einer Frau", sagt ein altes Sprichwort, das der Wahrheit leider nur zu nahe kommt. Die Hände müssen daher wie das Gesicht dauernd gepflegt werden, sollen sie nicht häßlich, abgearbeitet und alt erscheinen.

Im Kosmetikinstitut wendet man auch für die Hände — wie für die Gesichtspflege — ein Peeling (Skin up), Massage, Packungen und eventuell Iontophorese an. Die Packungen werden am besten im Anschluß an die Massage der Hände aufgetragen. Besonders empfehlenswert sind Paraffinpackungen über einer guten Nähr- und Fettcreme, welche den Händen eine weiche und zarte Haut verleihen.

Eventuell vorhandene wunde Stellen, Rauhigkeiten und Hautrisse verschwinden schon nach kurzer Zeit. Das Paraffin wird wie bei der Gesichtsbehandlung mit einem breiten Pinsel möglichst heiß mehrmals aufgetragen und zwar nur am Handrücken, während die Handflächen frei bleiben um nicht die Schweißdrüsen zu einer vermehrten Sekretion anzuregen.

Am wichtigsten ist die vorbeugende Handpflege, um eine Schädigung der Hände, wie man sie häufig bei Hausfrauen sieht, zu verhüten. Um die bei der Hausarbeit unvermeidlichen Schmutzstoffe nicht zu tief in die Haut eindringen zu lassen empfiehlt es sich, bei trockenen Arbeiten wie Aufräumen, Ofenputzen etc. alte Lederhandschuhe, bei feuchten Schmutzarbeiten wie Abwaschen, Gemüse- und Obstputzen etc. Gummihandschuhe anzuziehen oder die Hände vorher mit einer wasserabweisenden Schutzcreme zu versehen. Diese Arbeitsschutzcremes — meist auf mineralischer Basis — enthalten als besonderen Schutzstoff „Silikone". Es gibt aber auch Handcremes welche neben der schützenden zugleich auch eine hautpflegende, hautnährende Wirkung haben.

Die Nägel schützt man am besten durch Einpressen in Seife vor einer Verschmutzung.

Sind die Hände schmutzig geworden, reinigt man sie möglichst bald mit Seife und Bürste, eventuell mit Bimsstein oder einem der praktischen Hartschwämmchen (z. B. „Poro"), die man vor Gebrauch anfeuchten muß um die Haut nicht wund zu reiben. Nach jedem Waschen mit Seife oder einem der gewöhnlichen Waschmittel braucht die Hand ein Säurebad um zurückgebliebene Alkalispuren zu neutralisieren, also einige Tropfen Zitronensaft oder Essig.

Die sehr beliebten Handgelées müssen in die noch feuchte Haut eingerieben werden.

Vor dem Schlafengehen gönnt man auch den Händen eine Nährcreme, die doppelt wirksam ist, wenn über Nacht Lederhandschuhe getragen werden.

Nie soll man mit feuchten Händen an die kalte Luft gehen wegen der Gefahr, dann rote oder aufgesprungene Hände zu bekommen. Rote Hände können die verschiedensten Ursachen innerlicher oder äußerer Natur haben, jedenfalls aber ist die rote oder blaurote Verfärbung ein Zeichen einer gestörten Blutzirkulation.

Bei einer stärkeren Störung der Blutzirkulation können die Finger bei Kälteeinwirkung weiß und gefühllos werden.

Um den Blutgefäßtonus zu normalisieren werden Handmassagen, Bestrahlungen mit Infrarot und Ultraviolett, Arsonvalisation, Kurzwellenbehandlung vor allem, sowie auch verschiedene Packungen empfohlen. Als Packung eignet sich in solchen Fällen ein altes Hausmittel: Mehlige, noch warme Kartoffel werden mit frischer Milch oder Zitronensaft angerührt und aufgetragen. Handbäder mit heißer Alaunlösung, gefolgt von einer kalten Nachspülung sowie Einreibung mit Zitronensaft oder Kampferspiritus sind zu empfehlen.

Zum Waschen soll nur lauwarmes, mit Borax oder Dulgon enthärtetes Wasser und nur milde überfettete Seifen verwendet werden. Roßkastanienextrakt enthaltende Cremes (Vitamin B_1, Vitamin A, D und F) haben oft eine ausgezeichnete Wirkung.

Bei gestörter Blutzirkulation in den Händen kommt es häufig zu Frostschäden. Dann sind alle schon erwähnten Mittel zu empfehlen, außerdem aber als Badezusätze Eichenrinden oder Walnußblätterabsud, Tannin, Alaun u. a., als

Zusätze für Salben und Cremes: Perubalsam, Cehasol, Kampfer, Jod, Methylsalicylat, Chlorcalcium, Harnstoff und Lebertran.

Aufgesprungene Hände verlangen heilende Salben, die vor allem Lebertran (Vitamin A + D) enthalten sollen.

Handschweiß, eine überaus unangenehme Fehlsteuerung der Schweißdrüsensekretion, kann verschiedene Ursachen haben. Krankheiten, Stoffwechselstörungen aber auch psychische Ursachen können auslösend wirken. In der Pubertät beobachtet man dieses Leiden besonders häufig. Jede Aufregung oder selbst nur der Gedanke an die feuchten Hände bewirkt eine Steigerung der Sekretion und verschlimmert den Zustand. Adstringentien, wie Alaun, Tannin, Tannoform als Puder-Formalin, Perhydrol u. a. als Badezusätze können eine Besserung bringen. Unbedingt zu empfehlen ist bei Schweißhänden eine Behandlung mit *Akupunktur* bei einem darauf spezialisierten Arzt.

Die sogenannten „*Altersflecken*", welche vorwiegend am Handrücken, aber auch im Gesicht auftreten, sind nicht — wie meist angenommen — Pigmentflecke, sondern „Altersschwielen" (Keratosis senile), bräunlich-schwarze, warzige aber ganz flache Erhebungen, welche durch einen Kosmetikarzt leicht zu entfernen sind, — ja — im Gesicht sogar unbedingt entfernt werden sollen, da ein Übergang in maligne Wucherungen möglich ist.

Nagelpflege

Die Pflege der Fingernägel ist eine Kunst für sich, der aus ästhetischen und gesundheitlichen Gründen eine große Bedeutung zukommt. Bis zu einem gewissen Grad pflegt ja jeder Mensch seine Nägel und es ist erfreulich zu sehen, welche Erfolge die Erziehung nach den Grundsätzen moderner Hygiene schon gezeitigt hat. Vom einfachsten Kürzen und Reinigen bis zum geschmackvollen Stilisieren der Nägel ist allerdings ein weiter Weg. Zur täglichen Nagelpflege braucht man Seife, eine nicht zu weiche Nagelbürste und ein stumpfspitzes Instrument, um den Schmutz zu entfernen. Ein stumpfes Instrument eignet sich zur Schmutzentfernung besser als ein scharfes, da dieses das feine Häutchen an der Innenseite der Nägel verletzen könnte und der Schmutz sich dann noch viel fester ansetzen würde.

Darum sind Stäbchen aus Bein oder Holz solchen aus Metall vorzuziehen. Jede Woche einmal ist eine gründliche Manicure angezeigt, die man am besten in einem Salon vornehmen läßt. Die Handpflegerin ergreift bei der Manicure die Hand der Kundin immer mit einem Tuch — niemals mit der bloßen Hand — und entfernt als erstes die Reste alten Nagellacks mit einem Nagellack-Entferner, welcher mit einem Rückfettungsmittel versehen, den Nagel nicht so angreift wie das billigere aber für den Nagel schädliche Aceton.

Die Kürzung der Nägel erfolgt ausschließlich durch Feilen. Lange elastische Stahlfeilen, vor allem aber „Saphirfeilen" eignen sich sowohl zur Kürzung des Nagels wie auch zu dessen Formgebung.

Die Form der Nägel richtet sich nach der Form der Finger, der Hand, nach dem Beruf und nicht zuletzt nach den Wünschen der Kundin.

Eine mandelförmige Nagelform, welche die Fingerkuppe leicht überragt, wirkt meist am vorteilhaftesten und läßt die Finger lang erscheinen.

Zu kurze Nägel geben der Fingerkuppe nicht den nötigen Schutz und beeinträchtigen auch optisch die Fingerform, da die Finger dann dick und plump erscheinen.

Nach dem Feilen taucht man die Fingerspitzen in ein Schälchen mit Seifenwasser, um das Nagelhäutchen zu erweichen. Zur Entfernung des Nagelhäutchens fettet man den Nagelfalz etwas ein und schiebt das Nagelhäutchen mit einem Instrument zurück. Wie schon erwähnt, sind Elfenbein-, Holz- oder Knochenschieber zu empfehlen. Will man aber mit Metallinstrumenten arbeiten, müssen diese zumindest ohne scharfe Kante sein. Eine sehr stark angewachsene Haut löst man mit einem Manicure-Messerchen. Dann schneidet man mit größter Vorsicht mit einer gebogenen, sehr feinen Schere die überflüssige Haut weg oder man entfernt sie mit einer kleinen dazu bestimmten Zange. Große Übung ist erforderlich, speziell beim Hantieren mit einer Nagelhaut-Zange, um keine Fransen zu machen. Bei der Heimpflege ist es besser, die Nagelhäutchen nicht wegzuschneiden, sondern regelmäßig nach jedem Händewaschen mit dem Handtuch zurückzuschieben. Beim Schneiden des Nagelhäutchens sind blutende Wunden unbedingt zu vermeiden, da diese zu einer Nagelbettentzündung, einem Panaritium führen können. Gefährlich können auch kleine Risse werden, die durch Verhornung und Brüchigwerden einer nur zeitweilig geschnittenen, bezw. gepflegten Nagelhaut entstehen können. Jede, selbst die kleinste Verletzung wird daher sofort durch Betupfen mit Wasserstoffperoxyd oder Jodtinktur desinfiziert.

Zieht man es vor, mit einem chemischen Nagelhautentferner zu arbeiten, so taucht man dazu ein mit Watte umwickeltes Stäbchen in die Flüssigkeit und benetzt damit die Nagelhäutchen. Nach der von der Erzeugungsfirma angegebenen Einwirkungszeit lassen sich die Nagelhäutchen einfach wegwischen. Anschließend spült man die Finger mit Wasser ab und neutralisiert die alkalischen Mittel mit Essig oder Zitronensaft. Anschließend fettet man die Nägel leicht ein.

Ein chemischer Nagelhautentferner sollte nur bei Nägeln mit kräftiger Hornsubstanz verwendet werden.

Nagelhautentferner:		oder:	
Kaliumhydroxid	1,5	Kaliseife	15,0
Sorbex	25,0	Sorbex	25,0
Wasser	73,5	Pottasche	5,0
	100,0	Triaethanolamin	5,0
		Wasser	50,0
			100,0

Um den Nägeln Glanz zu verleihen, hat man sie früher mit verschiedensten im Handel befindlichen Mitteln poliert. Heute sind diese Poliermittel völlig bedeutungslos geworden, da sie durch den Nagellack völlig verdrängt wurden. Nagellack gibt es heute in allen Nuancen von farblos bis dunkelrot, deckend, durchscheinend oder mit Perlmutterglanz (frosted). Auch andere Farben als die der Rotskala wie z. B. Gold- oder Silbertönungen sind in Mode.

Zum Auftragen des Nagellacks müssen die Nägel trocken und völlig fettfrei sein. Man beginnt mit dem Anstrich von der Basis gegen den freien Nagelrand zu und rundet zuerst den hinteren Bogen genau ab, ehe man den Seiten und Mittelteil streicht. Günstig ist es, seitlich einen kleinen Streifen frei zu lassen, da dadurch der Nagel schmäler erscheint. Durch geschicktes Lackieren der Nägel kann das Aussehen der ganzen Hand wesentlich beeinflußt werden — die Hand kann länger und schlanker erscheinen. Man kann die Lackschicht durch einen Überzug aus farblosem Lack haltbarer machen, oder sogar in der Reihenfolge farblos, — zweimal farbig, — farblos lackieren. (Lack mit Perlmutterglanz wird nur zwei- bis dreimal aufgetragen, aber dann nicht mehr mit farblosem Lack bedeckt). Gegen brüchige oder absplitternde Nägel sind zahlreiche wirksame Nagelfestiger im Handel, aber auch warme Ölbäder für die Fingernägel — mindestens jeden zweiten Tag — sind angezeigt. Sind Teile des Lackes abgesprungen, ist es sinnlos, diesen Fehler ausbessern zu wollen, man muß dann den restlichen Lack ganz entfernen und frisch lackieren.

Wer lackierte Nägel trägt, muß auf besonders gepflegte Hände achten, da diese durch den Nagellack zu einem Blickfang werden und kleine Pflegefehler doppelt auffallen.

Manche Personen zeigen eine Überempfindlichkeit gegen die im Nagellack vorhandenen Harze. Sie bekommen langsam und schlecht heilende Ekzeme — nicht nur in der Umgebung der Nägel —, sondern auch an allen Körperstellen, die mit dem Lack in Berührung gekommen sind. Oft genügt schon ein Händeschütteln um bei einer Person eine allergische Dermatose auszulösen. Ist eine solche Überempfindlichkeit festgestellt, beugt man weiteren Affektionen durch Verwendung einer anderen Lacksorte vor, oder aber man vermeidet überhaupt, mit Nagellack in Berührung zu kommen. Der in England propagierte 4% Zusatz von Polyamiden soll Fälle von Nagellack-Dermatosen seltener gemacht haben. Für Damen, die mit dem Lackpinsel nicht sehr geschickt umgehen können, gibt es Nagelüberzüge; man taucht die Papierblättchen auf denen die Lackschichte aufgezogen ist in Wasser und klebt sie einzeln, wie Abziehbildchen, auf die Nägel. Nach dem Festdrücken mit einem Tuch feilt man mit einer Schmirgelpapierfeile den überstehenden Rand ab. Bei einiger Vorsicht hält dieser Nagelüberzug bis der nachwachsende Nagel einen neuen erforderlich macht. Für besondere Anlässe oder bei abgebrochenen Nägeln kann man Anstecknägel verwenden, die sich auch bei entstellenden Nagelkrankheiten bewähren.

FUSSPFLEGE

Die Exponierung der Füße durch Sport und die Mode des offenen Schuhwerks verlangen weitgehend gepflegte Füsse, sollen sie nicht unästhetisch und häßlich wirken. Leider ist es heute immer noch so, daß die Füße von vielen Menschen als Stiefkinder unter allen Körperteilen betrachtet und arg vernachlässigt werden. Außer der oft nicht einmal selbstverständlichen täglichen Reinigung wird kaum etwas für sie getan. Erst krankhafte Veränderungen führen dann den Betreffenden zum Orthopäden oder Fußpfleger, der dann Wunder wirken soll. Der einzig mögliche Weg der Ausbildung von Hühneraugen, Schwielen, einer Verbildung, ja sogar einer Verkrüppelung der Füße vorzubeugen, besteht im Tragen von entsprechendem, passendem Schuhwerk, gelegentlichem Barfußgehen, Massagen und Gymnastik.

Haben sich Schwielen gebildet, so soll man sie schleunigst entfernen. Abhobeln oder Abfeilen mit einer Hautfeile ist zweckmäßig und wird noch durch Abschleifen mit Bimsstein oder einem Hartschwämmchen unterstützt.

Nach dem dieser Prozedur folgenden Fußbad sind die behandelten Stellen mit Körperöl oder mit Hirschtalg zu massieren. Sind die Schwielen durch schmerzhafte Rhagaden, tiefe Sprünge kompliziert, so muß die Abtragung besonders sorgfältig erfolgen, um eine Infektion zu vermeiden. Hühneraugen, die sich an Druckstellen ausbilden, wo die Haut dem Knochen direkt aufliegt, bedeckt man einige Tage mit einem der fertig käuflichen Hühneraugenpflaster oder mit einem Hornlösungsmittel wie Salicylsäurepulver, das man in einen Hühneraugenring einfüllt und mit einem Pflaster verschließt. Mehrere Rezepte für hornlösende Mittel finden sich im theoretischen Teil. Nach einigen Tagen kann man das so vorbehandelte Hühnerauge nach einem heißen Seifenfußbad spielend leicht entfernen und zwar durch Herausheben desselben mittels eines stumpfen Instrumentes.

Den täglichen Fußbädern kann man Zusätze geben, welche einer eventuellen übermäßigen Schweißsekretion entgegen wirken, etwa vorhandenen üblen Geruch entfernen oder ermüdete Füße stärken können. Kräuter spielen dabei eine bedeutende Rolle. Sie werden am Ende dieses Kapitels in einer Liste angeführt.

Auch Abreibungen mit Franzbranntwein, Kampfergeist, Wacholdergeist, Arnikatinktur und Rosmaringeist werden wohltuend empfunden. Ist die Haut der Füße sehr trocken, verwendet man nach dem Fußbad nicht wie üblich Puder sondern eine gute Hautcreme oder ein Öl.

Das schmerzhafte Wundwerden der Füsse wird durch das Tragen geschlossener Schuhe ohne Strümpfe besonders begünstigt, da hierdurch die Schweißsekretion stark angeregt wird und die Füße durch Fehlen der saugenden Strumpfschichte aufgeweicht, besonders leicht wund werden. Hat sich einmal eine wunde Stelle gebildet, so behandelt man sie am besten mit einem desinfizierendem Streupuder und schützt sie durch einen Heftpflasterverband vor weiterem Druck.

Schweißfüße erfordern — wie bereits im Kapitel über Hyperhydrosis ausgeführt, nach dem Reinigungsfußbad eine saure Nachspülung, z. B. mit Toilette-Essig, außerdem tägliches Wechseln der Strümpfe und möglichst mehrmals tägliches Wechseln der Schuhe. Als Streupuder kommen nur saure, stärkefreie Puder auf mineralischer Basis in Frage, da diese sich unter dem Einfluß des Schweißes nicht zersetzen. Als saure Zusätze zu Fußbädern sind Wein-, Zitronen-, Milch- oder Essigsäure, aber auch gewöhnlicher Speiseessig sowie schwache Lösungen von Kaliumpermanganat oder Tannin zu empfehlen.

Zu den Plagen der heutigen Zeit gehören Pilzerkrankungen, die sich mit besonderer Vorliebe an den Füßen etablieren. Die Übertragung erfolgt meist in öffentlichen Badeanlagen, deren Holzfußböden und Roste praktisch nicht zu desinfizieren sind. Der überaus chronischen und manchmal auch schmerzhaften Krankheit kann man nur durch konsequente Behandlung Herr werden, zu welcher absolute Reinlichkeit, Vermeidung von feuchten Füßen und Anwendung von Pilzbekämpfungsmitteln gehören. Reichliche Verwendung von Streupuder und oftmaliger Wechsel der Strümpfe läßt die Füße nicht schweißfeucht werden und beraubt so die Pilze eines ihnen besonders zusagenden Lebensmilieus.

Die Zehennägel werden wie die Fingernägel gepflegt. Der einzige Unterschied besteht darin, daß man die Nägel nicht oval, sondern gerade — eher konkav — formt, um ein Einwachsen der doch einigem Druck ausgesetzten Nagelecken zu verhindern.

Verwendet man eine Zange oder Schere zum Kürzen der Fußnägel, soll ein erweichendes Fußbad vorangehen, damit die Nägel nicht springen. Feilt man sie aber, so geschieht dies v o r dem Fußbad.

Das Nagelhäutchen muß sorgfältig zurückgeschoben werden, da sonst besonders bei den kleineren Zehen die Haut einen Großteil des Nagels überwächst.

Das Lackieren der Fußnägel ist heute allgemein üblich und hauptsächlich auf die Mode der zehenfreien, strumpflos getragenen Schuhe zurückzuführen. Man sollte allerdings nicht vergessen, daß auch der Zehennagellack als Blickfang wirkt und daß nur gut gepflegte, ebenmäßige Füße und Zehen schön wirken. Leidet man unter verkrüppelten Zehen oder sonstigen Schönheitsfehlern der Füße, so sollte man lieber auf das Lackieren verzichten.

Die Auswahl der Lackfarbe erfolgt nach denselben Grundsätzen wie beim Lack der Fingernägel, d. h. man verwendet denselben Lack sowohl für Finger- wie auch für die Zehennägel.

KRÄUTER IM DIENSTE DER FUSSPFLEGE

(Teilweise nach „Der Fußpfleger" XV/2)

Von den angegebenen Kräutern, die je nach der gewünschten Wirkung auch gemischt werden können, nimmt man im allgemeinen einen gehäuften Eßlöffel für einen Aufguß, der für ein Fußbad reicht. Dabei sollen die Kräuter nicht gekocht, sondern nur mit kochendem Wasser übergossen werden und einige Zeit ziehen. Dem Aufguß mischt man dann noch soviel heißes Wasser bei, als für ein Fußbad erforderlich ist. Die Dauer des Bades soll 10 bis 15 Minuten betragen, wobei man durch Nachgießen von weiterem heißen Wasser die Temperatur des Fußbades konstant erhält.

Eine eventuelle Reinigung mit Seife hat v o r h e r in einem eigenen Bad zu erfolgen, da eine Verunreinigung des Kräuterbades unbedingt vermieden werden muß.

Im einzelnen werden empfohlen:
Für stärkende Bäder:
  Aloe
  Kamille
  Weizen
  Isländische Flechte
  Tausendguldenkraut
  Ackerstiefmütterchen
  Kalmus
Für adstringierende Bäder:
  Wurmfarn
  Quitte
  Waldrebe
  Eichenrinde
  Brombeerblätter
  Fünffingerkraut
  Königskerze
  Lorbeer
  Linde

Gegen Fußschweiß:
  Eichenrinde
  Birkenrinde
  Walnußblätter
  Salbei
  Zinnkraut

Gegen schlechten Geruch:
  Lorbeer
  Nelkenwurz
  Rosmarin
  Lavendelblüten

Bei Wundsein:
  Eichenrinde
  Kreuzdorn
  Minze
  Bärlappmehl

Entzündungshemmend:
  Kamille
  Eibischwurzel

  Käspappel
  Leinsamen
  Johanniskraut

Für kühlende Bäder
  Hanf
  Holunder
  Quitte
  Schwarzdorn
  Bärlappmehl

An den Schluß dieser „praktischen Kosmetik" möchte ich einige, einem Vortrag von Maria Abegglen-Schweizer entnommene Sätze stellen:

„Die eigene Erziehung hört nie auf. Man kann das gleiche Thema wie in der Musik immer wieder abwandeln. Auch die Wiederholung längst bekannter Tatsachen ist wichtig — erstens werden sie uns immer wieder frisch ins Gedächtnis gerufen und zweitens läßt uns oft erst eine andere Art der Darstellung gewisser Erkenntnisse und Erfahrungen Gestalt annehmen.

Und was führt zum Erfolg? — Das angelernte Wissen allein genügt nicht, um im Leben vorwärts zu kommen. Auch Intelligenz und Begabung genügen nicht dazu. — Von ausschlaggebender Bedeutung ist das *Wesen der Persönlichkeit.*"

DAS MAKE-UP

Schmückende Kosmetik vom Altertum bis in die Neuzeit

Der Name Kosmetik, der aus dem griechischen
  COSMOS = WELTOFFEN
     &
  COSMEO = ORDNEN — SCHMÜCKEN
abgeleitet wurde weist darauf hin, daß die Kunst des Schmückens bereits im Altertum ein Begriff war.

Besonders von einem Volke, den Ägyptern, haben wir genaue Hinweise, daß schon damals großer Wert auf Schönheitspflege gelegt wurde. Durch ihre Religion, die den Toten die Bedürfnisse der Lebenden beimaß, so daß sie mit allen Gebrauchsgegenständen wie Schmuck, kosmetischen Produkten, Lebensmitteln etc., bestattet wurden, und dank dem heißen, alles konservierenden Sand, erhalten wir Einblick in jene weit zurückliegende Zeitepoche.

Nofretete, die Gattin des Echnaton, galt als Schönheitsideal, und ihr Bildnis bezaubert noch heute die Menschheit.

Die Hauptaufgabe der aristokratischen Ägypterinnen bestand aus Körperpflege und Schminken. Helle Haut galt als besonders vornehm. Reich verzierte Dosen enthielten Schönheitscremen, grünlichen Gesichtspuder aus Malachit, Antimon um die Augen schwarz zu umrändern, Rouge für die Lippen und Henna für Finger- und Fußnägel.

Die Hellenen nahmen nicht nur hinsichtlich der wissenschaftlichen und künstlerischen Bedeutung den ersten Rang ein, sondern auch durch die Feinheit ihrer Sitten und durch ihr Streben nach innerer und äußerer Vollkommenheit und Harmonie.

Das Ideal der Zeit verlangte einen milchig-weißen, klaren und strahlenden Teint. Die Augenbrauen mußten weit auseinanderstehen und wurden mit Antimon dunkel gefärbt; Wangen- und Lippenrot gewannen sie aus Meerespflanzen. Gewisse Toilettengegenstände wurden schon damals gebraucht, z. B. kunstvoll gearbeitete Spiegel, Scheren, Kämme, Haarnetze usw. Ihr Schmuck war gediegen und kostbar. Auch zierten sie sich mit Blumen und Bändern.

Die Römer übernahmen im Prinzip die Kultur der Griechen. Sie besaßen gelehrte griechische Sklaven, die ihnen Literatur, Kunst und Musik näherbrachten. Auch die Römer verherrlichten körperliche und geistige Schönheit.

Die Römerin legte großen Wert auf einen hellen Teint und hütete sich sorgsam vor den bräunenden Strahlen der Sonne. Die Schönheitsrezepte, Cremen und Schminke, wie auch Toilettenutensilien hielt man streng geheim, verschlossen in reich verzierten Kassetten. Selbstverständlich hatte dieser Schönheitskult nur für hochgestellte Kreise Gültigkeit, nur diese konnten sich solchen Luxus leisten.

Eine Ewigkeit liegt zwischen damals und heute. Vieles hat sich gewaltig verändert, doch eines ist sich gleich geblieben: Der Drang der Menschheit nach Schönheit und Harmonie.

Im Mittelalter war die Hygiene dem Untergang geweiht. Die Stellung der Frau war eher niedrig, und Schmücken sowie Schminken galten als Sünde. Die meisten Menschen betrachteten das Leben als irdisches Jammertal und erträumten sich bestensfalls ein besseres Dasein im Paradiese.

Noch in der Zeitepoche unter Ludwig dem XIV. bis Ludwig dem XVI. war von Hygiene keine Rede. Unsauberkeit wurde kurzerhand mit Schminke zugedeckt, unangenehme Gerüche durch starke Parfüms vertrieben. Um Unreinheiten der Haut zu verdecken, oder aber besonders reizvolle Gesichtspartien ins rechte Licht zu rücken, gebrauchten die Damen sogenannte „mouches", schwarze Schönheitspflästerchen. Alles war auf Effekt ausgerichtet, die Schminke grell und von schlechter Qualität.

Um 1900 begann die Kosmetik von Amerika aus ihren Siegeszug um die ganze Welt. Man trachtete wieder nach der erstrebenswerten Einheit von Schönheit und Gepflegtheit, nach innerer und äußerer Harmonie. Aus mittelalterlichen Alchimistenküchen wurden moderne Labors, aus den Baderstuben Kosmetiksalons, ausgerüstet mit allen Neuerungen, welche die Wissenschaft für den Dienst an der Schönheit entwickelte.

Heute ist *Kosmetik* eine Selbstverständlichkeit für jede Frau. Sie läuft parallel mit einer vernünftigen Körperkultur und wird ergänzt durch die Pflege der Persönlichkeit.

Durch die Industrialisierung der kosmetischen Produkte ist jeder Frau, jeden Standes die Möglichkeit geboten, sich zu pflegen und zu schmücken. Kosmetik ist also kein Luxus mehr, und wir wissen, daß ein gepflegtes Aussehen nicht nur im Privatleben, sondern auch beruflich von großer Wichtigkeit und Bedeutung ist. Auch das Make-up hat seine künstlerische Berechtigung zurückerhalten und findet seine Erklärung in der sozialen Stellung und der Emanzipation der Frau.

Das Make-up

Guter Geschmack, Schönheits-, Farben- und Formensinn, dies sind die Voraussetzungen für ein gekonntes Make-up, die man sich anerziehen und kultivieren kann.

Unabhängig von Mode- und Schönheitsideal ist der Aufbau eines Make-up gewissen Regeln unterstellt, deren Beachtung für ein gutes Gelingen ausschlaggebend sind — und, ohne ein Zeichen- oder Maltalent zu sein, läßt sich das kunstgerechte Schminken erlernen.

Reihenfolge für ein perfektes Make-up

1. Make-up Basis
2. Fond-de-Teint
3. Wangenrouge
4. Loser- oder Kompaktpuder
5. Brauen Kompaktpuder oder -Stift
6. Lidschatten
7. Eye Liner (Lidstrich)
8. Wimperntusche
9. Konturen- und Lippenstift

Make-up Basis

Nur auf eine gereinigte und gut vorbereitende Haut läßt sich ein schönes, haltbares Make-up auftragen. Als Basis dient eine dem Hauttyp entsprechende Tagescreme oder Emulsion, womit eine samtartige, mattwirkende Hautoberfläche erzielt wird.

Fond-de-Teint

Die richtige Wahl spielt eine entscheidende Rolle. Dank der modernen Wissenschaft ist es uns heute möglich, unter einem großen Angebot, *den* Fond-de-Teint zu wählen, der in höchster Vollendung den jeweiligen Anforderungen entspricht.

Ein flüssiger, deckender Fond-de-Teint enthält sowohl Puder wie Feuchtigkeitselemente und eignet sich für eine normale bis leicht fettige Haut.

Flüssiger Fond-de-Teint auf Fettbasis ist das Richtige für eine normale bis trockene Haut.

Make-up in Cremeform deckt gut und ist bei sehr trockener, empfindlicher Haut, bei Couperose oder tiefer liegenden Verfärbungen sehr zu empfehlen.

Spezial Make-up Creme mit pflegenden Wirksubstanzen ist bei unreinem Teint angezeigt. Außer der deckenden Wirkung verbessert dieser Fond-de-Teint gleichzeitig den Zustand der Haut.

Spezial-Make-up Stift mit besonders gut deckender Wirkung zum Abdecken von kleineren Hautfehlern und für Korrekturen.

Von einem guten Fond-de-Teint dürfen wir also erwarten, daß er unsere Haut pflegt und schützt, kleinere Hautfehler verdeckt und unseren Teint in natürlicher, zarter Frische erstrahlen läßt.

Eine sehr große Bedeutung kommt außerdem der richtigen Farbwahl zu. Wir entscheiden uns für eine Nuance, die nicht zu sehr von der natürlichen

Hautfarbe abweicht und prüfen diese am besten beim Übergang vom Gesicht zum Hals.

Wünscht man aber optische Korrekturen anzubringen, so erzielt man die beste Wirkung mit zwei Farbtönen, einem helleren und einem dunkleren, denn folgende Regel hat in jedem Falle Gültigkeit: Helle Töne betonen — dunkle dagegen lassen zurücktreten!

Beim Auftragen gehen wir wie folgt vor:
Fond-de-Teint auf Wangen, Stirn, Kinn und Nase auftupfen und mit den Fingerspitzen gut verteilen. Der Augenpartie und den Nasenflügeln ganz besondere Aufmerksamkeit schenken und die Konturen gegen den Haaransatz und den Hals hin sorgfältig verwischen. Abschließend mit einem Gesichtstüchlein leicht abtupfen.

Kompakt Make-up

Dieses Make-up eignet sich ausgezeichnet für unsere „Teenagers" und ist zudem ideal für schnelle „retouchen".

Für ein leichtes Make-up wird die Puder-Creme Kombination trocken angewendet, indem man mit der Puderquaste in gleichmäßigen Bewegungen von der Gesichtsmitte nach außen hin gleitet.

Für ein Make-up mit größerer Deckkraft benutzt man ein feuchtes Schwämmchen und trägt den Kompakt in kleinen, nebeneinanderliegenden Tupfen auf Gesicht und Hals auf. Anschließend mit Schwämmchen sorgfältig verteilen und Konturen gut verwischen.

Puder

Um einem Make-up einen perfekten „finish" zu geben, gibt es nichts besseres als einen Hauch Puder.

Bereits im Altertum war Puder ein begehrtes Schönheitsprodukt — doch wie hat er sich im Lauf der Jahrzehnte verändert!

Wie hauchfein ist er heutzutage, wie reichhaltig die Farbskala.

Wie wird Puder aufgetragen?

Ob der Puder direkt auf die Make-up Unterlage oder auf den Fond-de-Teint gebracht wird, immer ist darauf zu achten, daß die Unterlage vollkommen trocken ist. Nur dann kommt der Puder in seiner Duftigkeit und Zartheit zur vollsten Wirkung.

Im allgemeinen sollte der Farbton entsprechend der natürlichen Hautfarbe gewählt werden, doch können auch abweichende Nuancen sehr schöne Effekte ergeben. Auf einer blassen Haut wirkt ein pfirsichfarbener oder ins rosa spielender Puder sehr vorteilhaft, und ein blühender Teint erhält durch einen Beigeton ein zarteres Aussehen. Kräftige dunkle Farben sind hingegen mit Vorsicht zu benutzen und eigentlich eher für optische Gesichtskorrekturen geeignet.

Die folgende Methode garantiert ein ebenmäßiges, hygienisches Auftragen ohne Fleckenbildung:

Man gebe wenig Puder zwischen einen geteilten Wattebausch, lege ihn wieder zusammen und klopfe damit auf den Handrücken, bis der Puder gleichmäßig hindurchdringt. Dann Wattebausch auf Gesicht und Hals aufdrücken. Anschließend Überschuß mit der Rückseite der Watte leicht wegwischen.

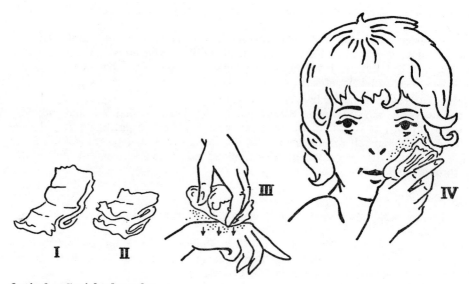

Optische Gesichtskorrekturen

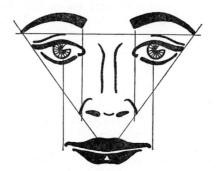

Schema eines gut proportionierten Gesichtes

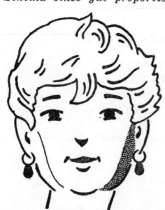

Das „viereckige" Gesicht
Die äußeren Gesichtspartien werden mit einer dunkleren Nuance als der Grund — Fond-de-Teint abschattiert.

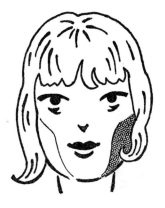

Das „runde" Gesicht

Die Schattierungen, welche sich gegen die untere Gesichtspartie hin verbreitern werden mit einer dunkleren Nuance als der Grund — Fond-de-Teint ausgeführt.

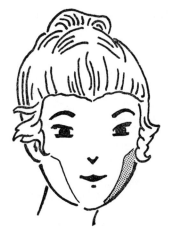

Die herzförmige" Gesichtsform

Diese an sich ideale Gesichtsform kann man nach Wunsch ovaler erscheinen lassen, indem die äußeren Gesichtspartien unterhalb der Wangenknochen mit einer helleren Nuance als der Grund — Fond-de-Teint korrigiert werden.

Optische Nasen- und Kinnkorrekturen

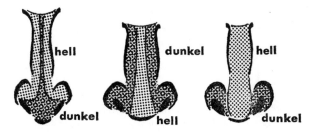

zu lange, schmale Nase
Die seitlichen Partien werden hell, der Nasenrücken und die Spitze unmerklich dunkler getönt.

zu breite Nase
Der Nasenrücken wird hell getönt und die seitlichen Partien erhalten eine dunklere Schattierung.

zu breite Nasenflügel
Der Grund — Fond-de-Teint ist hell, die beiden Nasenflügel erhalten eine dunklere Nuance.

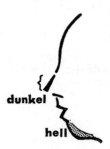

Fliehendes Kinn und dominierende Nase
Nase dunkler, Kinnpartie heller tönen.

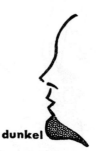

Dominierendes Kinn
Kinnpartie dunkel abschattieren.

Einige Make-up Tips
— Auf kühler frischer Haut gelingt das Make-up viel besser und hält länger.
— Dunkle Typen vertragen im allgemeinen mehr und intensivere Farben als z. B. Blonde- oder Rothaarige.
— Man sollte nur bei guter Beleuchtung schminken, d. h. ein Tages-Make-up bei natürlichem, ein Abend-Make-up bei künstlichem Licht auftragen.

Wangenrouge

Rouge ist in verschiedenen Formen erhältlich, als Flüssigkeit, Creme oder Kompaktpuder. Doch welche Art wir immer wühlen, Rouge ist ein wunderbares Produkt. Ein Hauch davon genügt, um fahle blasse Haut, oder abgespannte müde Gesichtszüge, zu beleben und zu verschönern.

Ganz speziell bei diesem Produkt ist jedoch die richtige Anwendung von größter Wichtigkeit. Apfelbäckchen wollen wir auf jeden Fall vermeiden und uns immer an das Sprichwort halten: „Ein bißchen weniger wäre mehr".

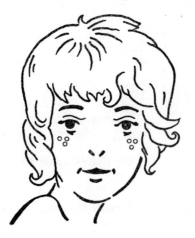

Flüssiges oder cremiges Rouge wird vorteilhaft mit Fond-de-Teint angewendet. Wir geben 3 Tüpfchen auf den höchsten Punkt der Wangenknochen, verteilen diese mit den Fingerspitzen nach den Schläfen hin und verwischen sorgfältig die Konturen.

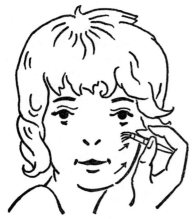

Kompaktpuder-Rouge verträgt sich mit jedem Fond-de-Teint oder Puder und wird am vorteilhaftesten mit einem Spezial-Pinsel aufgetragen. Einige Pinselstriche genügen, um ein Gesicht optisch zu modellieren.

Ein Hauch über dem ganzen Make-up verleiht ihm einen rosigen Schimmer.

Spezial-Tips
— Ein wenig Rouge auf die Ohrläppchen verteilt wirkt hübsch und verleiht ein jugendliches Aussehen.
— Gegen müde, abgespannte Gesichtszüge tupft man eine Spur Rouge auf Stirn und Schläfen und verwischt die Konturen gegen den Haaransatz, resp. die äußeren Augenwinkel, hin.
— Ein Hauch Rouge zwischen und unter den Augen aufgetragen läßt diese strahlender erscheinen.

Bezaubernde Augen

Den Augen, als ausdrucksvoller Spiegel der Seele, wurden zu allen Zeiten ganz besondere Aufmerksamkeit geschenkt und deren Glanz und Wirkung durch sorgfältiges Make-up erhöht.

Auch wir messen dem Augen-Make-up größte Wichtigkeit bei. Unzählige Produkte stehen uns zur Verfügung, und unserer Phantasie ist praktisch keine Grenze gesetzt. Doch auch hier gilt der Grundsatz: „Schönheit ist Harmonie".

Harmonische Augen- und Brauenstellung

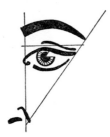

Augenbrauen

Die Augenbrauen bilden einen natürlichen Schutz der Augen gegen äußere Einflüsse und sind für den harmonischen Ausdruck eines Gesichtes von größter Bedeutung. Ein paar Härchen weniger oder mehr, eine Betonung der Farbe, und schon wirken die Augen bedeutend hübscher. Doch muß man sehr behutsam vorgehen. Es gab eine Zeit, da wurden die Brauen rasiert und durch einen harten Strich ersetzt. Glücklicherweise ist man heutzutage von dieser Methode abgekommen: man läßt ihnen wieder weitgehend ihre natürliche Form und Farbe. Sind die Brauen zu breit gewachsen, tanzen einzelne Härchen aus der Reihe, dann werden sie sorgfältig mit einer Pinzette, in Wachstumsrichtung — gegen die Schläfen hin — ausgezupft. Um jegliche Infektion zu vermeiden sollten die Brauen vor und nach dem Zupfen mit Alkohol abgetupft werden.

Zur Form- und Farbgebung der Augenbrauen stehen uns Stifte und Kompaktpuder in verschiedenen Braun-, Grau- und Schwarztönen zur Verfügung. Im allgemeinen sollte die gewählte Farbnuance nicht zu sehr von der natürlichen Brauenfarbe abweichen, denn allzu dunkle Brauen lassen die Gesichtszüge hart und unfreundlich erscheinen.

Der Brauenstift erlaubt ein gekonntes Nachziehen, Betonen und Korrigieren. Kurze, feine Striche in der Richtung der Härchen sind am natürlichsten.

Mit Kompaktpuder betonte Brauen wirken ausgesprochen sanft und schmeichelnd. Zum Auftragen des Puders wird ein Spezialbürstchen verwendet, welches ein genaues Nachziehen der Brauen ohne harte Konturen erlaubt.

Kompaktpuder ist sehr leicht in der Verwendung und ist besonders zu empfehlen, wenn dichtere und schöner geformte Brauen gewünscht werden.

Bei der Anwendung von Brauen-Stift oder Kompaktpuder ist darauf zu achten, daß die Brauen völlig fettfrei sind. Durch vorausgehendes Bürsten der Härchen von außen nach innen, dann von oben nach unten, und zuletzt, um sie wieder in Form zu bringen, von unten nach oben, erzielen wir schön geschwungene, glänzende Brauen.

Brauenkorrekturen

zu lange Braue   *zu kurze Braue*   *unschöne Form*

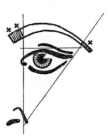 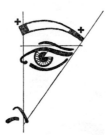 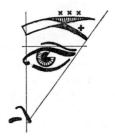

Die überflüssigen Härchen werden sorgfältig mit einer Pinzette ausgezupft, (×) oder aber — geharzt!

Man verlängert die Braue, indem die fehlenden Härchen mit einem Stift fein gezeichnet werden.(+)

Die Korrektur einer unschön gewachsenen Braue bedingt einiges Können. Bei obigem Beispiel wird die neue Linie durch einige Punkte bestimmt. Dann zupft man von der Mitte bis zur Spitze der Braue alle Härchen aus ×× und verleiht ihr anschließend eine schöne, harmonische Form. (+)

Augenlider und Wimpern

Im Gegensatz zu dem eher zart gehaltenen Teint befürwortet die heutige Modetendenz ein phantasievolles Augen-Make-up, und es ist kaum zu glauben, wie unscheinbare Augen durch kunstvolles Betonen an Größe und Ausdruck gewinnen.

Eine Vielfalt von Augen-Make-up Produkten verlockt zu immer neuen, noch gewagteren Kompositionen, und der Freude an Farb- und Formgebung steht eigentlich nur unser Sinn für Harmonie entgegen.

Augenschatten (Eyeshadow)

Lidschatten sind in Form von Creme, Flüssigkeit und Kompaktpuder erhältlich.

In cremiger Form, z. B. als Stift, ist der Lidschatten sehr beliebt und läßt sich gut auftragen. Er wird mit den Fingerspitzen auf das Augenlid getupft und gegen Schläfen und Augenbrauen hin sorgfältig verwischt. Durch anschließendes, leichtes Überpudern wird die Haftfähigkeit erhöht.

Das flüssige Produkt verspricht größere Haftfähigkeit, wird ebenfalls mit den Fingerspitzen verteilt, verlangt jedoch beim Auftragen mehr Geschicklichkeit, da es sehr schnell eintrocknet.

Ideal ist der Lidschatten Kompakt-Puder. Er ermöglicht ein samtweiches, mattwirkendes Augen-Make-up, welches hervorragend haftet, ohne sich in den Lidfältchen abzulagern. Die Anwendung mit dem Spezialpinselchen ist sehr einfach, doch muß darauf geachtet werden, daß die Lider vor dem Auftragen des Augenschattens fettfrei sind.

In der Regel wird die Farbe des Lidschattens der Augen- oder Grundfarbe der Garderobe angepaßt, doch können auch Kontraste sehr schön wirken, z. B. ein Lila zu grauen, ein Grün zu braunen, oder ein tiefes Violett zu blauen Augen.

Während tagsüber mattwirkende, zarte Nuancen bevorzugt werden, sind am Abend kräftigere Farben mit irisierendem Effekt beliebt.

Lidstrich (Eye Liner)

Es sind verschiedene „Eye Liner" im Handel, flüssige und kompakte sowie Stifte. Mit ein wenig Übung lassen sich alle gut auftragen und geben dem Auge einen bezaubernden Rahmen. Ob braun, grau, grün oder blau, jede Farbe erzielt einen besonderen Effekt. Vorsicht ist einzig bei Schwarz angebracht. Wer nicht zu dem tiefschwarzen Typ gehört, der meide diese dramatische und hart wirkende Betonung.

Flüssiger „Eye Liner" muß auf fettfreie Augenlider aufgetragen werden. Mit einem Spezialpinselchen ziehen wir, möglichst dicht dem Wimpernansatz entlang, eine saubere, exakte Linie, die, je nach Wunsch, gegen außen hin etwas verbreitert werden kann, um dann mit einem sanften Aufwärtsschwung zu enden.

Es wird immer von innen nach außen gearbeitet.

Zum Auftragen des Kompakt „Eye Liners" benützt man ein mit Wasser angefeuchtetes Pinselchen, nimmt genügend Farbe und zieht auf ebenfalls fettfreien Augenlidern, nahe den Wimpern entlang, eine feine Linie.

Bei der Wahl eines Stiftes achte man darauf, daß er ziemlich fetthaltig ist. Der Lidstrich wird umso besser gelingen.

Die beiden letzteren Produkte sind besonders bei empfindlichen, zu Allergien neigenden Augenlidern empfehlenswert.

Tips

— Damit der Lidstrich exakt gezogen werden kann, bitten wir die Kundin das rechte, bzw. das linke Auge, bei geschlossenen Lidern, nach dem äußeren Augenwinkel zu richten und den Mund leicht zu öffnen. Jedes nervöse Flattern der Augenlider kann so vermieden werden.

— Soll der Lidstrich vom inneren bis zum äußeren Augenwinkel aufgetragen werden, dann setzen wir zuerst in der Mitte an und arbeiten gegen außen hin, um erst anschließend, wenn der Pinsel weniger Farbe enthält, die Linie vom inneren Winkel zur Mitte hin zu beenden.

Optische Korrekturen

kleine, nahe zusammenstehende Augen

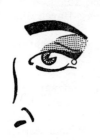

Ein heller Lidschatten wird von der Mitte des Auges nach außen bis zu den Brauen aufgetragen und sorgfältig gegen die Schläfen verwischt.

Auch der Lidstrich beginnt in der Mitte und verläuft in einer schwungvollen, sich verbreiternden Linie über den äußeren Augenwinkel hinaus..

Ein kleiner weißer Punkt im äußeren Augenwinkel vervollständigt die optische Vergrößerung.

Der zarte Lidstrich entlang der unteren Augenlinie wirkt sich sehr vorteilhaft aus.

tiefliegende Augen

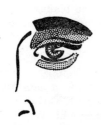

Unter der Braue setzen wir eine dunklere Nuace auf.
Vom inneren Augenwinkel gegen die Schläfen wird heller Lidschatten aufgetragen.

Der Lidstrich verläuft in einer feinen Linie, dem oberen Augenlid entlang von innen nach außen, wobei er am äußeren Augenwinkel leicht verbreitert wird.

Handelt es sich um sehr tiefliegende Augen ist es sehr vorteilhaft unter den Augen eine Spur hellen Fond-de-Teint oder Rouge aufzutragen.

hervorstehende Augen

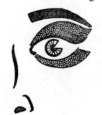

Das ganze Augenlid wird bis unter die Brauen dunkel schattiert.

Ein sich nach außen verbreiternder Lidstrich ist zu empfehlen.

Eine dunklere Nuance Fond-de-Teint läßt Schwellungen unter den Augen zurücktreten.

Augenwimperntusche (Mascara)

Lange wohlgeformte, dunkle Wimpern, dieser Wunsch kann jeder Frau erfüllt werden.

Mit der modernen Wimperntusche (Mascara), die es in verschiedenen Ausführungen gibt, lassen sich zauberhafte Effekte verwirklichen, und erst dieser „finish" läßt die Augen in vollendeter Schönheit erstrahlen.

Am elegantesten ist der praktische Applikator, versehen mit Bürstchen oder Spirale, der die Wimpern tönt, formt und zugleich trennt. Seit einiger Zeit hat er mit einer neuen Formel den Siegeszug um die Welt angetreten. Die Tusche wurde zusätzlich mit feinsten Härchen angereichert, die an den Wimpernspitzchen haften und diese auf raffinierte Art verlängern.

Die Anwendung ist sehr einfach, doch ist darauf zu achten, daß die Wimpern fettfrei sind. Beim Auftragen der Farbe wird der Stift, ob mit Bürstchen oder mit Spirale, leicht nach aufwärts gedreht, was den Wimpern eine gleichmäßige Tönung und eine schwungvolle Form verleiht, und abwechslungsweise, zuerst das eine Auge, dann das andere, behandelt. Je nach gewünschter Länge und Dichte läßt man wechselweise weitere Applikationen folgen.

Wimperntusche aus der Tube ist von cremiger Konsistenz und wird mit einem separaten Bürstchen auf die fettfreien Wimpern aufgetragen. Es ist zu empfehlen, das Bürstchen öfters in lauwarmem Seifenwasser zu reinigen, da sich sonst eine harte Kruste bildet, die ein sauberes Auftragen unmöglich macht.

Die oben erwähnten Produkte sind beide wasserfest und haften gut.

Wimperntusche in Kompaktform ist weniger gebräuchlich, da sie leider nicht wasserresistent ist. Zum Tönen der Wimpern dient ein mit Wasser angefeuchtetes Bürstchen, mit dem genügend Farbe aufgenommen und die Wimpern vom Ansatz bis zur Spitze sorgfältig getuscht werden. Fettfreie Wimpern erleichtern das Auftragen und lassen die Tusche besser haften.

Tips
— Kleine, runde Augen erscheinen größer, wenn man nur die oberen Wimpern tuscht und dabei den Hauptakzent nach außen setzt.
— Vorstehende Augen lassen sich optisch korrigieren, indem nur die äußeren Wimpern des oberen und unteren Augenlides getuscht werden.
— Eine besonders attraktive Wirkung wird durch das Auftragen einer zweiten Farbnuance auf die Wimpernspitzen in Grün, Blau oder Gold erzielt.

Dauerfärbung von Wimpern und Augenbrauen
Eine durch Fachpersonal sorgfältig ausgeführte Dauerfärbung von Wimpern und Brauen ist in jedem Falle sehr zu empfehlen. Ganz besonders für Frauen mit rötlicher oder blonder Haarfarbe sowie für Sportlerinnen ist diese Methode die idealste Lösung.

Es existieren verschiedene Arten von Dauerfärbe-Präparaten, z. B. Pasten, Pulver oder Flüssigkeit. Für Paste und Pulverfarbe sind die Anwendungsvorschriften, die genau befolgt werden sollten, dieselben.

Vor dem eigentlichen Einfärben müssen die nötigen Vorbereitungen getroffen werden. Man entferne zuerst das Make-up von den Wimpern und Brauen und befreie diese mit einem leicht alkoholhaltigen Tonic von jeglichen Fettspuren.

Um die Haut vor Flecken zu schützen, werden anschließend die Wimpern des unteren Lidrandes mit einem angefeuchteten, hauchdünnen Watteplätzchen, das man vorher in eine dem Auge angepaßte Form gebracht hat, unterlegt.

Dem oberen Wimpernansatz entlang wird mit einem Orangenholzstäbchen, wie es auch für die Nagelpflege verwendet wird, eine ca. 1 mm breite Schutzschicht einer Spezialcreme aufgetragen, wobei sehr sorgfältig gearbeitet werden muß, damit die Wimpern nicht mit dieser Creme in Berührung kommen. Auch die Umgebung der Augenbrauen wird mit der selben Spezialcreme geschützt.

Nun wird die Paste oder das Farbpulver genau nach Vorschrift angerührt, meist mit 5—10%igem Wasserstoffperoxyd (auch in Tablettenform erhältlich).

Zum Färben selbst nimmt man wiederum ein Orangenholzstäbchen. Mit dem zugespitzten Ende wird gefärbt, mit dem anderen Ende, das frei von Farbe bleibt, entfernt man eventuell daneben gefallene Tropfen. Zuerst wird mit dem Färben der Brauen begonnen. Man bedeckt sie mit genügend Farbe, wobei an der Nasenwurzel begonnen wird, und läßt diese ½ bis höchstens 2 Minuten einwirken. Es ist zu empfehlen, die Brauen nur leicht zu tönen, denn manche Farben haben die Eigenschaft später nachzudunkeln. Überdies wirken zu dunkle Brauen finster und unnatürlich.

Zum Entfernen der Farbe wird wiederum ein Holzstäbchen benutzt. Danach reinigt man die Brauen mit angefeuchteter Watte und tupft sie abschließend mit einem Gesichtstüchlein trocken.

Jetzt erst werden die Wimpern gefärbt. Mit dem Stäbchen wird die Farbe gleichmäßig aufgetragen, so daß die Wimpern von allen Seiten bedeckt sind. Auf die Haut selbst darf absolut keine Farbe kommen, da Flecke sehr schwierig zu entfernen sind. Passiert doch einmal ein kleines Unglück und gerät ein bißchen Farbe daneben, muß diese *sofort* mit dem sauberen Ende des Holzstäbchens weggewischt werden.

Für die Wimpern beträgt die Einwirkungsdauer der Farbe ca. 5—10 Min. Das Entfernen der Farbe geschieht auf die gleiche Art wie bei den Brauen, doch sollte hier besonders vorsichtig gearbeitet werden.

Nachdem man mit dem Stäbchen den größten Teil der Farbe weggenommen hat werden die Wimpern vorsichtig zwischen das unter dem Auge liegende Watteplätzchen geklemmt und abgestreift. Dieser Vorgang ist mit frischen, feuchten Watteplätzchen mehrmals zu wiederholen, bis alle Paste von den Wimpern entfernt ist.

Mit der Flüssigkeit ist der Färbevorgang wesentlich einfacher. Eine Packung enthält zwei Fläschchen, die mit den Nummern 1 und 2 gekennzeichnet sind, zwei verschiedenfarbige Stäbchen sowie ein Schutzplättchen.

Vor dem Färben werden die Brauen und Wimpern von Make-up und Fettspuren befreit und Augenlider sowie Brauenbogen mit einer Spezial-Creme geschützt, wobei darauf zu achten ist, daß Wimpern und Brauen nicht mit der Creme in Berührung kommen. Dann legt man das Schutzplättchen bei geschlossenen Augen unter die Wimpern, so daß die eingebogene Partie genau dem Rand des unteren Augenlides entlang verläuft.

Für die Färbung bedient man sich des mit einem winzigen Wattebäuschchen umwickelten Stäbchens und trägt die Flüssigkeit No. 1 von den Wurzeln der Wimpern gegen die Spitzen hin auf. Die Einwirkungszeit beträgt 2 Minuten. Darauf trägt man mit dem zweiten Stäbchen die Flüssigkeit No. 2 auf. Die Färbewirkung tritt sofort ein, und wir beenden den Vorgang, indem die Wimpern mit einem mit Shampoo angefeuchteten Wattebausch sorgfältig gewaschen werden. Anschließend werden die Brauen auf die selbe Art gefärbt. Selbstverständlich muß auch bei dieser Methode sehr gewissenhaft gearbeitet werden, denn Flecke haften ebenfalls sehr gut.

Tip
— Nach der Färbung wird ein Augenbad mit Borwasser oder das Einträufeln von Augentropfen sehr geschätzt!

Künstliche Wimpern

Künstliche Wimpern sind in unserer Zeit zur Selbstverständlichkeit geworden. Waren sie früher nur Schauspielerinnen oder Mannequins vorbehalten, so sind sie heutzutage für ein festliches Make-up beinahe unerläßlich geworden.

Die exklusiven Nerzwimpern sind ganz besonders für große Augen und ein Abend Make-up geeignet. Durch ihre Üppigkeit und ihren Glanz verleihen sie dem Blick eine märchenhafte Tiefe.

Am natürlichsten sind die Echthaarwimpern. Selbst an kleineren Augen und auch tagsüber getragen kann man sie kaum von den eigenen Wimpern unterscheiden. Doch das Resultat ist phantastisch und keiner wird die zauberhafte Wirkung übersehen.

Für die Bühne, oder für jemanden, der nicht viel auslegen möchte sind Nylonwimpern ideal. Sie haben jedoch den Nachteil, unnatürlicher zu wirken und bald ihr schwungvolles Aussehen einzubüßen.

Künstliche Wimpern sollten höchstens eine Spur dunkler als die eigenen gewählt werden. Auch ist darauf zu achten, daß sie auf einen möglichst dünnen Nylonfaden gefaßt sind.

Bevor die Wimpern befestigt werden, paßt man sie dem natürlichen Wimpernansatz an und schneidet sie auf die richtige Länge zu.

Falls die Härchen gegen den inneren Augenwinkel hin zu lang sind, müssen diese mit der Schere einzeln und unregelmäßig gekürzt werden. Der Lidstrich und das Tuschen der natürlichen Wimpern wird ebenfalls vorher ausgeführt: die künstlichen Wimpern lassen sich dann viel besser aufsetzen. Sind alle diese Vorbereitungen getroffen worden, bestreicht man die künstlichen Wimpern dem Nylonfaden entlang mit einer Spur Spezial-Klebstoff und preßt ihn, ganz nahe den Wimpern — vom inneren Augenwinkel zum äußeren — gegen den oberen Lidrand.

Abschließend wird der Lidstrich, wenn nötig, nochmals nachgezogen.

Die Lebensdauer der künstlichen Wimpern kann beträchtlich verlängert werden, wenn man ihnen nach jedem Gebrauch ein Bad in lauwarmen Seifenwasser oder Alkohol angedeihen läßt. Zum Trocknen werden sie um ein rundes Holzstäbchen gelegt, die Härchen gerade gebürstet und anschließend mit einem Streifen Seidenpapier umwickelt. Dies gibt ihnen den natürlichen Schwung und Glanz zurück.

Der ausdrucksvolle Mund

Der Mund verrät sehr viel von der Persönlichkeit eines Menschen. Optimismus — Pessimismus, Fröhlichkeit — Trauer, Güte — Bosheit, jedes vorherrschende Gefühl läßt sich von den Lippen ablesen und hinterläßt seine Spuren.

Eine der ersten Voraussetzungen, um die Schönheit des Mundes zu fördern und zu bewahren ist deshalb eine positive Einstellung zum Leben sowie eine liebenswürdige Haltung gegenüber den Mitmenschen.

Gepflegte Lippen

Lippenstift ist eines der begehrtesten und meistgekauften Schönheitsprodukte und dementsprechend groß ist das Angebot. Unzählige Marken, verschiedenartig in Qualität, Farbe, Parfüm und Form, wecken unser Interesse, und die schnell wechselnden Modetendenzen haben einen nicht geringen Einfluß auf unsere Wahl. Welchem Stift man den Vorzug geben soll, ob dem gut haftenden — eher trockenen, oder dem pflegenden — ziemlich fetthaltigen, dies ist von Fall zu Fall verschieden.

Die Wahl des Farbtones ist sehr individuell. Es gibt jedoch einige Regeln, an die man sich halten kann:

Lippenstift, Nagellack und Rouge sollten immer aufeinander abgestimmt sein und mit der Kleidung harmonieren.

Zu heller Haut passen alle Pink Farben oder ein reines Rot,

zu bräunlichem, gelbem Teint, Orange- und kräftige Rottöne,

zu rötlichem Haar, bräunliche und pfirsichfarbene Töne,

zu weißen oder grauen Haaren, zarte Rosa Nuancen, nicht dunkle oder ins Violett spielende Farben, wie man dies leider noch öfters sehen kann.

Künstliches Licht verändert die Farbe. Das Minimum sind daher zwei Lippenstifte, eine hellere Nuance für den Tag und eine kräftigere für den Abend. Mischt man diese zwei Farben miteinander, erhält man einen zusätzlichen, interessanten Effekt. (Neonlicht ist ein ganz spezieller Fall, da es jede Farbe ungünstig beeinflußt.)

Für die Haftfähigkeit und die Leuchtkraft eines Lippenstiftes ist die Schminktechnik von größter Wichtigkeit.

Zwei große Helfer sind der Konturenstift und der Lippenpinsel. Wer sich einmal daran gewöhnt hat wird diese nie mehr missen wollen.

Beim Auftragen sollte wie folgt vorgegangen werden:
— Das Lippen Make-up nur auf gereinigte, trockene, ev. leicht überpuderte Lippen auftragen.
— Lippenkonturen mit Spezialstift sorgfältig vorzeichnen.
Dieser wird vorteilhaft eine Nuance dunkler als der Lippenstift gewählt.
— Mit einem Pinsel Lippenstift auftragen.
— Mit Gesichtstüchlein abtupfen und leicht überpudern.
— Ein zweites Mal Lippenstift auftragen und leicht abtupfen.

Optische Lippenkorrekturen

schmale Lippen

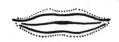

Um Haaresbreite außerhalb der normalen Linie gezeichnete und abgerundete Formen, ein helles leuchtendes Lippenrot — schon wirken schmale Lippen voller. Eine zweite, etwas dunklere Farbe gegen die Lippenkonturen aufgetragen vervollständigt diesen Effekt.

großer Mund

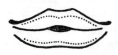

Ein zu großer Mund soll nicht ganz bis in die Mundwinkel geschminkt werden. Die Wirkung ist noch größer, wenn auf die Mitte der Lippen mehr Farbe oder eine zweite, etwas hellere Nuance gegen außen hin aufgetragen wird.

Tafel XIII

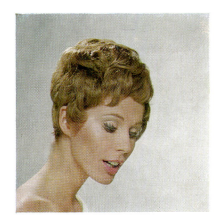
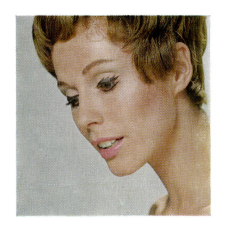
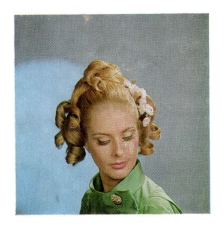
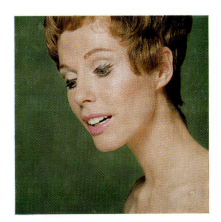

Frosty Flash Make-up von Helena Rubinstein

unregelmäßige Lippen

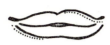

Wo die Lippen zu schmal, um Millimeterbreite über die normale Linie hinausziehen: wo sie dagegen zu breit sind, innerhalb der natürlichen Linie konturieren. Keine ausgefallenen Farben wählen.

Tips
— Trägt man über dem gewöhnlichen Lippenstift noch einen Hauch weißen PEARL Lippenstift auf, wird, dadurch eine besonders reizvolle Note erzielt.
— Eine tägliche Bürstenmassage oder Kurzmassage mit Schwarztee, Zitronen- oder Gurkensaft und anschließend mit einer Nährcreme wirkt Wunder. Es macht die Lippen zarter geschmeidiger und weniger empfindlich gegen äußere Einflüsse.

Tages -und Abend-Beauté

Grundregeln sind im Prinzip die gleichen. Ein Unterschied liegt jedoch darin, daß wir für die künstliche Beleuchtung mehr und vor allem kräftigere Farben auftragen, denn bekanntlich schluckt das elektrische Licht die Farbe und verändert sie sehr stark. Ein Abend Make-up sollte deshalb bei künstlicher Beleuchtung ausgeführt werden.

Der Phantasie sind keine Grenzen gesetzt. Silber und Goldpuder, irisierender Lippenstift und Nagellack, schimmernde Augenschatten, künstliche Wimpern mit Straßsteinchen besetzt, kleine „mouches" — alles was gefällt ist erlaubt! Doch halten wir uns trotzdem vor Augen: Untertreibung ist besser als Übertreibung.

Kleiner Tip

Das Make-up hält besser und wirkt länger frisch, wenn man einen Wattebausch mit kaltem Wasser und einigen Tropfen Lotion befeuchtet und ihn leicht auf Gesicht, Hals und Décolleté preßt.

Vollendete Make-up nach Helena Rubinstein S. H.

Einführung in die Ismakogie

Dipl.-Kosm. *Anne Seidel*, Wien

Ismakogie kultiviert die *ideale Spannungs-Anpassung* der beeinflußbaren *Muskeln* im

Alltagsleben

nach erkennbaren *körpereigenen Ordnungsgesetzen*

Kosmetik, die sich ausschließlich auf Hautpflege und einfaches oder künstlerisches make-up konzentriert, ist längst überholt. Heute umfaßt Schönheitspflege alle beeinflußbaren, ästhetisch wirksamen Lebensprozesse.

Alle lebenserhaltenden Funktionen treten ununterbrochen zueinander in Beziehung, sind voneinander abhängig und beeinflussen einander wechselseitig. Durch die Art der kontinuierlich fließenden Wechselbeziehungen zwischen leiblichen Aktionen und geistig-seelischer Führung prägt jeder Mensch — mitschöpferisch und mitverantwortlich — seine Eigenart. Dieses gesamtmenschliche „Modellieren" wird durch *Ismakogie* unterstützt und gefördert. Die gezielte Herausforderung und die gleichmäßige Ertüchtigung aller Muskeln des gesamten Halte- und Bewegungsapparates bilden hiefür die Basis. Durch das Einhalten physiologisch i d e a l e r Spannungs-Anpassung im Alltagsleben wird ein zeitlich und räumlich unabhängiges Dauer-Training angestrebt und erreicht. Ismakogie hat damit nicht nur auf die Harmonie und Schönheit der vielseitigen Bewegungsformen positiven Einfluß, sondern auch auf die mimische Ausdruckskraft, die Formschönheit und Formfestigkeit des ganzen Körpers einschließlich des Gesichtes. Die Kontrolle und Korrektur des muskulären Tages- und Lebensablaufes ist für die Erhaltung der vitalen Schönheit jedes Menschen daher von ausschlaggebender Bedeutung.

Alle Muskeln des Halte- und Bewegungsapparates reihen ihre Sonderfunktionen kettenförmig aneinander und verbinden sich zu absteigenden und aufsteigenden Spannungsströmen. Bei harmonischer Leistungserfüllung werden die idealen muskulären Anschlußbeziehungen innerhalb jeder der beiden Richtungen unverändert aufrecht erhalten. Der natürliche Trieb, d. i. der gesunde Instinkt für das Einhalten dieser Ordnungen ist zwar angelegt, aber im Menschen nicht gesichert. Niemand wird dazu gezwungen, sich immer und auf jeden Fall muskulär ideal einzusetzen. Es steht jedermann frei, die Halte- und Bewegungsaufgaben naturgesetzlich bestmöglich „geschehen zu lassen" oder sie unharmonisch zu setzen. Wird auch nur eine einzige dieser vielfältigen Sonderfunktionen gewohnheitsmäßig, d. h. immer wieder fehlgelenkt, anhaltend unterboten oder überflüssig dauerforciert, dann verändert diese negative Aktionsform die muskulären Spannungsbeziehungen, stört viele andere Lebensprozesse und die gesamtenmenschlichen Verhaltensweisen. Der aufgerichtet lebende Mensch verfügt über eine unglaubliche Variationsbreite harmonisch gegliederter Bewegungen und außerdem über eine extreme muskuläre Umstellungsfähigkeit bei unvorhergesehenen Umweltgegebenheiten. Für die Bewältigung dieser außergewöhnlichen Lebenssituationen ist die Leistungsfreiheit in jedes Menschenleben mitgegeben, nicht aber für die fortdauernde Vernachlässigung der erkennbaren Ordnungen.

Der Mißbrauch steht jedoch jedem frei und diese Möglichkeit wird leider allzu reichlich genützt. Die weitverbreitete Form „inaktiver Beugehaltung" könnte man geradezu als Zeitkrankheit bezeichnen. Vor allem sind unsere Jugendlichen „haltungskrank". Auch in der Berufsarbeit, täglich stundenlang an der Schreibmaschine, am Arbeitstisch, am Volant, leistet die zeitgemäße „Mini-Aktivität" dem Absacken des Körpers Vorschub. Energieverlust und Gewebeverlagerungen sind die deutlichsten der vielen Folgen. Die Wangen, der Busen und daß Gesäß zeigen einheitlich die Neigung des Absinkens und des Formverlustes, die Wirbelsäule lordosiert übermäßig und die armen Fußmuskeln antworten auf den ständigen Druck von oben durch die Bildung von Spreiz- und Plattfüßen.

Heute fehlt die Nötigung zu jenen rhythmisch schwingenden Arbeits- und Lebensbewegungen, die einst im Haushalt, in der Landwirtschaft und im Handwerk noch gegeben waren. Der Druck auf Knöpfe oder Hebel kann den gesamtkörperlichen Leistungsauftrag nicht ersetzen. Doch gerade für die Bewältigung der vielen neuen Aufgaben würde der Mensch von heute einen durchgehend funktionstüchtigen Körper dringend brauchen, nötiger denn je zuvor. Über mitschwingende, im Alltagsleben frei fließende Eigenbewegungen könnte er sich den ungewohnten Lebensforderungen viel leichter anpassen, als es allgemein der Fall ist. Der Körper ist dazu durchaus geeignet. Er kann alle lebensnotwendigen Aufgaben selbsttätig und mit äußerster Sparsamkeit an Kraft erfüllen, wenn der naturgesetzlich richtige Einsatz nicht unterbunden wird, die angelegten Kräfte nicht vernachlässigt werden und die Energieverteilung daher nicht reduziert wird.

Es ist erstaunlich wie wenig beachtet wird, daß sich der Körper ununterbrochen umbaut, und daß positives oder negatives Verhalten die Umbildungskräfte mit-beeinflußt. Jeder Mensch gestaltet in jedem Augenblick seines Lebens sich selbst. Die Umbauvorgänge setzen nie aus, vollziehen sich von der Wiege bis zum Grabe und reichen bis in geistig-seelische Wandlungen oder gehen von diesen aus. Es wäre für viele Menschen gut, wenn sie sich weniger mit ihren Krankheiten, als mit ihrer gesunden Schönheit, mit ihrer gesamtpersönlichen Aussage und der entsprechenden Wirkung beschäftigen würden. Damit ist allerdings nicht nur das rein äußere Erscheinungsbild gemeint, sondern auch die funktionelle innere Ordnung, aus der das menschliche Lebensgut bestmöglich erhalten und gefördert werden soll. Ohne gut funktionierenden Körper kann niemand folgerichtig leben, lieben, denken und handeln.

Eine Vernachlässigung aller ästhetisch wirksamen Prozesse zu verhindern oder bereits gesetzte Schäden auszugleichen, ist Aufgabe der ismatischen Kosmetik. Durch das primäre Aktivieren der beeinflußbaren Muskeln werden nicht nur die vorgegebenen Lage- und Formverhältnisse aufrechterhalten und die jeweils lebensnotwendigen Energien ausgelöst, sondern auch die Widerstandskräfte, die

Arbeitsfreudigkeit und der Frohsinn gesteigert, wird der ganze Mensch vitalisiert, die Durchblutung durchgehend geregelt und der Atmungsvorgang mit der Bewegungsrhythmik koordiniert, ähnlich wie beim Brustschwimmen, also ohne spezielles Atemtraining.

Ismakogie ist vom ursprünglichen Bemühen um grimassenfreie und daher vollkommen schadensfreie *Gesichts-Gymnastik* ausgegangen. Im Laufe zuständiger Studien und gemachter Erfahrungen war deutlich zu verfolgen, daß die Formschönheit des Gesichtes, des Busens und des ganzen Körpers vom harmonischen Ineinandergreifen der vielfältigen muskulären Einzelfunktionen ausschlaggebend mitbestimmt wird. Man kann weder das Gesicht, noch einen anderen Teil des Körpers isolieren. An alle positiven und negativen Aktionen ist immer die Gesamtheit beteiligt. Schon allein aus diesem Grunde sollte j e d e lokalisierte Bewegungs- und Formbelebung, also auch die *Gesichts-Gymnastik*, immer ein Ausschnitt der idealen ganzkörperlichen Bewegungsvorgänge sein. Durch die rhythmisch von Pol zu Pol hin- und zurückfließenden Spannungskontakte innerhalb a l l e r quergestreiften Muskeln, werden anhaltend einseitige Einsätze, Überforderungen oder Vernachlässigungen und die resultierenden, form- und gesundheitsschädigenden Gewebeverschiebungen vermieden, ebenso Organverlagerungen, Stauungen, Erschlaffungserscheinungen u. v. a. m. Daß die Haut von funktionstüchtigen Muskeln mitbewegt, gehalten, getragen und gefestigt wird, sich mitaktiv strafft, ist selbstverständlich.

Die muskuläre Anpassung im Alltagsleben zu kultivieren, sie aus bewußtem *Dauer-Training* zu unbewußt situationsgerechter *Dauer-Aktivität* zurückzuführen, ist ein grundlegendes Gebot. Durch sinnvoll gelenkten Einsatz der ständig wechselnden Spannungszustände, d. h. der aktiven Querspannung und der aktiven Längsspannung, dem frei ineinanderfließenden Beugen und Strecken, strebt Ismakogie ein möglichst günstiges Gleichgewicht in der gesamtmuskulären Beanspruchung an. Der lebendige Wettbewerb der antagonistischen Kräfte als Dauervorgang ist Vorbild und Maßstab für Ismakogie.

Das Ineinandergreifen gegensätzlicher Aktivitätsformen ist in allen kleinen und großen Einheiten der Schöpfung zu erkennen oder anzunehmen. Tag und Nacht sind voneinander getrennt und doch sind sie ein unbegrenztes Ganzes. Ebbe und Flut strömen in gegensätzlichen Richtungen und doch sind sie ein endloses Ineinanderwogen, ein Sichverbinden von Antagonismen, ein gemeinsames Erfüllen einer Gesamtaufgabe. Auch im menschlichen Körper gehen zwei gegensätzlich zueinander verlaufende Spannungsströme ineinander über, bedingen einander und lösen einander aus. Man könnte diesen Vorgang als *Urbewegung* innerhalb des menschlichen Körpers bezeichnen.

Durch den Vergleich mit anderen, endlos kreisenden Lebensvorgängen wird das fließende Wirken der absteigenden und aufsteigenden Spannungsströme und auch der Strömungswechsel am leichtesten verständlich. Von pathologischen Fällen abgesehen, fließt auch das Blut ununterbrochen durch den ganzen Körper und die Atmung vollzieht sich, ebenso wie die Wellenrhythmik des muskulären Lebensbeitrages, durch das Zusammenspiel gegensätzlicher Aktionen. Nicht alles ist beeinflußbar, nicht alles soll und kann vom Menschen beeinflußt werden. Die muskuläre Spannungsgemeinschaft hingegen, das getrennte und doch verbundene Beugen und Strecken, die Rhythmik von Bewegung und Gegenbewegung, von Zug und Gegenzug, von Sog und Schub bei koordinierter Tiefatmung, läßt sich verfolgen, gibt sich zu erkennen, kann daher auch gesteuert werden. Die beiden Schwingungsrichtungen und ihr spezifischer Einfluß auf die einzelnen Bezirke des Körpers sind im Idealfall immer gleich. Unterschiedlich ist nur ihr quantitativer Ausschlag. Der Aktionswechsel kann in Groß-Bewegungen ablaufen und kann sich auch völlig unkenntlich erfüllen.

Das zügige, rekordfreie Brustschwimmen ist das beste Beispiel für fortlaufend fließende und harmonische Großbewegungen. Die Koordination mit der Tiefatmung zeigt außerdem an, daß die muskulären, ganzkörperlichen Verteilerwege der Tiefatmung in beiden Richtungen mit den physiologisch idealen Bewegungswellen übereinstimmen: Beugen, Strecken, Querspannung, Längsspannung, Weitwerden, Engwerden (*„Lebendes Muskelmieder"* abwechselnd lockern und schnüren).

In einem variierten, in der Luft zu übenden „Schwimmen", also im rhythmisch wechselnden Beugen und Strecken, ist die Ähnlichkeit mit dem lebenslang zu vollziehenden Niedersetzen und Aufstehen zu entdecken. Diese Beobachtung gibt die erste deutliche Anregung für „Übungen im Alltagsleben". Fließend, aus der Kraft der vorgegebenen Anlagen, sollten wir uns bewegen und aufrecht halten. Leider nimmt aber fast jeder Mensch entweder Unterstützung und Hilfe von außen in Anspruch, sowohl im Aufrichten wie im Niedersetzen, oder er hält — und dies auch im Stehen — das Gesäß (Hüftgelenk, Körpermitte), außerhalb der durchgehenden Gelenkslinie. Die Führung der Mitte geht verloren, die mögliche Energie wird nicht eingesetzt, die Gemeinschaftsarbeit gestört, das Absinken des ganzen Körpers, einschließlich Gesicht, wird gefördert. Die Muskeln der als „Hebel" wirkenden unteren Extremität werden träge und schlaff, das Becken wird kaum bewegt, die Wirbelsäule übermäßig lordosiert.

Durch die gezielte, im Alltagsleben fortlaufende Nutzung der körpereigenen Kräfte wird die untere Extremität wieder aktiv (federnde Hebelwirkung), die Körpermitte und die Wirbelsäule bewegt und die Energieverteilung für Großbewegungen, Mittel- und Kleinstbewegungen situationsgerecht erfüllt. Voraussetzung für eine in beiden Richtungen harmonische Spanungsübertragung ist *der allzeit aktive Kontakt der Fußmuskeln mit dem Boden.*

Der erste Anstoß für die „kinetische Kette" kann naturgesetzlich an jeder Stelle des Körpers ausgelöst und weitergeleitet werden. Daher kann auch das gezielte „Üben" der ganzkörperlichen Spannungsrhythmik an jeder Stelle beginnen. In der Regel geht der auslösende Anstoß von den verschiedenen Berührungspunkten mit der Umgebung aus, kann aber auch geistig oder seelisch bedingt sein. Vor allem die mimischen Muskeln reagieren rasch auf Gefühle und Gedanken. Es ist ihnen nicht möglich, die Wangen, die Mund- und Augenwinkel alleintätig vor dem Absinken zu bewahren, wenn das Muskelgewicht des ganzen Körpers nach unten zieht. Um sich dennoch aufrecht halten zu können, muß der Körper überflüssige Mehrarbeit leisten, wird daher rascher müde.

Umgekehrt besteht durch die funktionelle Reihung der Anschlüsse eine ideale „Nachbarschaftshilfe". Die mimischen Musklen finden diese Hilfe sowohl in peripheren Verbindungen, wie in Beziehungen zu den Kaumuskeln, Gaumenmuskeln, Zungenmuskeln und — über die Wangenmuskeln — zum obersten Schlundschnürer. Über immer größer werdende, ganzkörperlich verzweigte Muskeln geht die Nachbarschaftshilfe wellenförmig weiter und erreicht schließlich die großen und kräftigen Muskeln der Körpermitte. Gelenkt über Nervenbahnen, wie bei allen Muskelaktionen, wirkt diese Kraftzentrale als Verteilerkopf. In weiteren Verbindungen über Ober- und Unterschenkel hat die untere Extremität die schon erwähnten Hebel- und Führungsaufgaben. Die überaus einflußreiche Groß-Zehe wirkt als Dirigent der wechselnden Quer- und Längsspannungen, was im Barfuß-Gehen, vor allem bei Naturvölkern, deutlich zu verfolgen ist.

So gesehen läßt sich tatsächlich behaupten, daß *„Gesichts-Gymnastik"* bereits mit richtiger, naturgesetzlich-idealer Fußmuskelaktivität beginnt. Das fortlaufende Heben und Senken des ganzen Körpers, d. h., in diesem Falle das rhythmisch schwingende Gehen, macht auch das Gesicht lebendig, verhindert einseitige Muskelleistungen und deren Fixierung oder das inaktive Absinken. Die im Gehen locker rollenden und leise federnden Wechselbewegungen teilen sich dem gesamten Körper mit, regen a l l e Muskeln und Muskelgruppen zu wohlgeordneter Reihung und zu mitschwingender Aktivität an. Dieses ismatische Bemühen um vitale Schönheit ist weder mit sportlichen Übungen, noch mit ENT-Spannung oder Joga zu identifizieren.

Für unsichtbar fließende, feinst dosierte Wechselbewegungen ist die Fähigkeit des Menschen, sich aufrecht zu halten, das zuständige Beispiel. Ohne diese unkenntlichen Schwingungen könnte niemand stehen, sitzen und auf zwei Beinen gehen.

Vor dem Festhalten einiger Grundregeln für die muskuläre Belebung, sollen hier die Hauptfehler zusammengefaßt werden, die der Mensch, vielfach in Unkenntnis der Zusammenhänge und Beeinflußungsmöglichkeiten, durchschnittlich setzt:

1. Die allgemeine Bewegungsarmut, modische Nachahmung, Trägheit, Bequemlichkeit.
2. Das Blockieren der ganzkörperlichen, physiologisch i d e a l e n Spannungsbeziehungen durch lokale Fehlleistungen, wie z. B. das Übereinanderschlagen und Belasten der Beine, das abwärtsziehende und formschädigende Verschränken der Arme, das Ausschalten des „lebendigen Muskelmieders" durch überflüssiges Aufstützen, das Lümmeln als falschverstandene Ruhestellung, die unzulängliche Kontaktnahme mit der Bodenfläche (als Widerstand) u. v. a. m.
3. Mangelhafte und fehlende Arbeits- und Lebensrhythmik.
4. Mangelhaftes, oberflächliches Atmen, das die Lungen nur zur Hälfte speist und aktiviert, das „Muskelmieder" und die Energieverteilung reduziert, den Leib staut, verdickt, verformt und krank macht.

Die Praxis zeigt immer wieder, daß diese und ähnliche Fehlleistungen tatsächlich nur in Unkenntnis der resultierenden Selbstschädigung gesetzt werden. Schon im Kinde sollte daher das Gefühl für muskuläre Ordnung und Selbstverantwortung altersgemäß mitgezogen werden. Von effektiven Krankheitsfällen abgesehen (hier ist die ärztliche Erlaubnis einzuholen) kann sich j e d e r Mensch, Kind oder Greis, arm oder reich, um funktionelle Ertüchtigung und energieerzeugende Bewegungsrhythmik bemühen. Es ist dafür nicht mehr zu leisten als das naturgegeben Mögliche, das fortlaufende Stehen und Gehen, Liegen und Sitzen und das sich innerhalb dieser Rahmenaktionen variierende Bewegen, Fortbewegen und Aufrechthalten. Es kommt immer nur auf das situationsgerechte *Wie* des muskulären Einsatzes an. Ein Zuviel muß abgebaut, ein Zuwenig aktiviert werden, wenn das Gleichmaß in der Leistungsverteilung bestmöglich erreicht, wenn anhaltende Einseitigkeit und die Gewöhnung an sie ausgeschaltet werden sollen.

Die ideale muskuläre Anpassung im Alltagsleben ist weder raum- noch zeitgebunden, verlangt keine außergewöhnlichen Kräfte und Fähigkeiten oder Rekordleistungen, überfordert daher niemanden und ist weder geistig, noch leiblich eine Belastung. Das „funktionelle" Mitleben und Mitdenken ist geistig-seelisch spannungssteigernd, wird zusätzlich bis in die mimischen Muskeln deutlich wirksam. Darum haben die großen Denker ein spannungsreiches Gesicht.

Übungserleichternde Begleit-Begriffe aus dem Wörterbuch der *ISMAKOGIE:*

1. Anlasser = Kniegelenk,
2. Ballett-Stand = Fersentendieren zueinander in Bewegung und Stand,
3. Barfuß-Stand = echte Streck-Höhe,
4. Bewegungskette = Kinetische Kette,
5. Bodenkontakt = aktive Fußmuskulatur,
6. Drei Backen-Paare = Gesäß, Busen, Wangen,
7. Dukatenführung = Beckenbodenmuskulatur,
8. Fernwirkung = Fühlbare Übertragung des Spannungsauftrages,
9. Fersenschluß = direkter, fester Fersenkontakt,
10. Fersenzug = Spannungswechsel über Bodenkontakt (Venenpumpe),
11. Fesselbandage = eng-hochziehen,
12. Fußbrücke = Fußgewölbe aktivieren,
13. Geben und Nehmen = Supination—Pronation,
14. Gleichgewichtsführung = natürliches Gleichgewicht (Verteilung),
15. Goldene Mitte = Ruhespannung, Bereitschaft,
16. Halm im Winde = Schwingen im Gleichgewicht,
17. Hebelwirkung = der unteren Extremität auf die Körpermitte,
18. Hohlhals = übermäßige HWS-Lordose,
19. Hofknicks = Niedersetzen, Aufstehen, Hoch- bis Bodensitz,
20. Kindermund = Lippen und Mundwinkel locker,
21. Kosmetientin = Kunde, Ruhende,
22. Krickerl = Kinnmuskel hochziehen, Unterlippe vor, (weinen etc.),
23. Lebendes Kreuz = Körper und Arme in Maximal-Spannung,
24. Lebendes Muskelmieder = Eng-schnüren und Lockern (muskulär),
25. Lipizzaner-Fesseln = edle, schmale Fersen-Führung,
26. Lipizzaner-Edelhaltung = Nackenführung, Halswirbelsäulenstrecker,
27. Lot senken = Wirbelsäule (Kreuzbein-Steißbein) muskulär freispielen,
28. Luftlinien-Kontakt = zwischen Großzehenspitze und Nasenspitze,
29. Marionettenzug = Führung oberhalb atlanto-occipital- Gelenk,
30. Mittelzone = im Gesicht und im Leibstamm (entgegengesetzt),
31. Oberbauch,
32. Obergesicht, vom Naseneingang aufwärts,
33. Pendelbewegung = obere Extremität,
34. Pagoden-Nicken = Kopfbalance,
35. Quell-Zone = Naseneingang,
36. Regler = z. B. Stirnmuskeln,
37. Rucksack tragen = Stamm-Muskulatur,

38. Schenkel-Schluß = Adduktion,
39. Scheren-Schluß = Add., Sup., Kreiselung etc. bis Schwerpunktführung,
40. Seitenzonen = im Gesicht und komplex,
41. Schüsserlübung = verflochtene Hände im Rücken supinieren,
42. Schwerpunktführung — Muskeln der Körpermitte freispielen,
43. Tellerübung = für Busen und Arme, neben anderen Übungen,
44. Unterbauch,
45. Untergesicht,
46. URBEWEGUNG = Bewegungsgegensätze, die einander bedingen und erfüllen,
47. Wellenwechsel = Quer-, Längs- und resultierende Schrägspanungen,
48. Wurm-Übung = aktiviert Wirbelsäule,
49. Zungenberg = Zungenbrücke, Gegensatz zu Zungental,
50. Zwei Augen auf der Fußsohle = Kontaktpunkte mit dem Boden.

DURCHFÜHRUNGSVORSCHLAG:

A. Grundübungen
B. Gleichgewichtsführung
C. Sichtbare Kennzeichen für schlankformende Streckaktionen
D. Ismakogie in der kosmetischen Praxis
E. Günstigste Ruhelage für ismatische Formbelebung
F. Quer- und Längsspannung im Raume des Gesichtes
G. Formendes Modellieren des Gesichtes
H. Nachbarschaftshilfe in der Gesichts-Gymnastik

A. GRUNDÜBUNGEN

1. *Barfuß-Stehen* (ohne beengende Schuhe, keine Schuhe mit Absätzen; Turnschuhe und Socken sind erlaubt), beide Fußsohlen müssen direkten *Bodenkontakt* haben; beide Fersen treten zueinander in Beziehung *(Fersenschluß)*, zwischen den Großzehenballen ca. 3 cm Zwischenraum *(leichter Ballettstand),*
2. frei stehen, nicht anlehnen, nicht aufstützen etc.,
3. Gesäßmuskeln, Beckenbodenmuskulatur *(Körpermitte)* nicht fixieren, *Schwerpunktführung* nicht unterbinden,
4. Schultergürtel freispielen, Schultern nicht vorziehen, nicht hochziehen *(Vogelflug),*
5. Lippen locker halten, der Unterkiefer darf jedoch nicht inaktiv herunterhängen *(Zungenbrücke);* mit der Aktionsbereitschaft des Ringmuskels des Mundes sind auch alle anderen mimischen Muskeln und ihre benachbarten Helfer aktionsfrei *(Kindermund,* jedoch kein Schmollmündchen, nichts Gewolltes),
6. Blick geradeaus gerichtet, weder nach oben, noch nach unten,
7. Großzehe langsam nasenwärts anheben bis maximal, Großzehen-Ballen und Fersen müssen Bodenkontakt behalten *(Zwei Augen* auf der Fußsohle), Verbindung über äußeren Fußrand und die vier anderen, nach abwärts tendierenden Zehenballen herstellen, Fersen intensivieren ihr Zueinanderdrängen über die Spannungsführung der äußeren Fersenhälften.
Effekt: Der Fußinnenrand, d. h. das Fußgewölbe wird mit-aktiv angehoben und über diese *Fußbrücke* wird die eingeleitete Strecktendenz über

die eng geschlossenen oder zueinander tendierenden Beine (*Scherenschluß*) auf die Körpermitte — unter Einschluß der Beckenbodenmuskulatur — übertragen, von dort, muskulär ansteigend (*Lebendes Muskelmieder* und Wirbelsäule) auf den Nacken (*Lipizzaner-Edelhaltung*) und schließlich auf den Kopf bis in die Schädelhaube (*Unsichtbare Krone*), die Gesichtsmuskeln nach aufwärts aktivierend. Der ganze Körper wird facettiert schlank, hoch und formfest, Gesäß, Busen und Wangen-Kuppen, Mundwinkel, Nasenwinkel, Augenwinkel (Schläfen) werden muskulär gehoben und gehalten.

8. Es ist günstig, diese Maximalstellung, bzw. erreichte Höhe zu messen und fallweise nachzuprüfen.
9. Anschließend ist die „Längsspannung" von oben nach unten zu lösen, (immer aktiv bleiben im Spannungswechsel!) bis sich schließlich der Fersenschluß gelockert und die Großzehen langsam und ruhig gesenkt haben. Der ganze Körper ist nun in aktiver „Querspannung", ist weit und breit geworden, hat sich aufnahmebereit geöffnet, wie im tiefen Einatmen.
10. Längsspannung und Querspannung sind in rhythmischem Wechsel zu wiederholen, sowohl als Übung, wie im Alltag als Entsprechung, oder als Ausgleich nach langfristig gesetzten, einseitigen Muskelaktionen.

B. GLEICHGEWICHTSFÜHRUNG

1. Schmal und eng stehen, ohne Maximalspannnug nach oben, jedoch in aktiver Leistungsbereitschaft (*goldene Mitte*),
2. Die Großzehen abwechselnd heben und senken (Achtung: Bodenkontakt behalten wie oben beschrieben). Der ganze Körper beginnt zu schwingen; gleichmäßige Wellenbewegungen anstreben, zuerst langsam, dann Rhythmik wechseln, Eigen-Rhythmik finden,
Die Schwingungskraft kann allein durch das Wechselspiel der Großzehe intensiviert, bzw. quantitativ erhöht oder reduziert werden. Über die Fußmuskeln und Sprunggelenke bewegt sich der ganze Körper in Vor-Rück-Schwingung wie ein *Halm im Winde,* —ungeknickt, jedoch locker in den Gelenken.
3. Alle Schwingübungen leise ausklingen lassen. Mit einiger Konzentration kann zuletzt ein feinst dosiertes Weiterschwingen miterlebt werden, das im allgemeinen nicht beachtet wird: das Aufrechterhalten des labilen Gleichgewichtes durch das harmonische Ineinanderwirken der gegensätzlich agierenden Beuge- und Streckmuskeln (komplexes Muskelspiel).

Achtung! Das *Dirigieren* der großen Zehe sollte sehr bewußt miterlebt und gepflegt werden, auch das Bewegungsspiel der Fußmuskulatur, denn Gesichts-Gymnastik beginnt mit dem Wechselspiel der Fußmuskulatur!
Die Übungen A und B sind auch im Sitzen durchzuführen (Ausgleich für einseitige Alltagsbeanspruchung). Der Bodenkontakt und der Kontakt mit der Sitzfläche bilden den wirksamen Widerstand für Streckaktionen.

Bei allen Übungen miterleben, was geschieht und vergleichen:
a) was der Körper von sich aus gerne machen möchte,
b) was dagegen spricht (z. B. eine unzuständige lokale Fixierung etc. etc. (Kontrolle und Korrektur).

Wer nach langer Tagesarbeit oder aus anderen Gründen „haltungsmüde" ist, wird bald wieder frisch, wenn durch das Ineinander-Schwingen der polaren Gegensätze die muskuläre Stauung aufgehoben, die Leistungs- und Gewichtsverteilung geregelt wurde.

C. SICHTBARE KENNZEICHEN FÜR SCHLANKFORMENDE STRECKAKTIONEN

Winkelbildung im Stehen und im Liegen:
    Es bilden sich zwei rechte Winkel und zwar
    1. zwischen Fußbrücken und Unterschenkel,
    2. zwischen Hals- und Kinnlinie.

Fußgelenke, Kniegelenke, Hüftgelenke, Schultergelenke und Hals-Kopfgelenk stehen bei freiem Muskelspiel in einer *Geraden* übereinander, immer schwebend, nirgends fixiert (Kniegelenke und Ellbogengelenke nicht durchdrücken). Das Kiefergelenk ist dieser Gelenkslinie etwas vorgelagert.

Winkelbildung im Sitzen:
    Es bilden sich vier Winkel und zwar
    1. zwischen Fußrücken und Unterschenkel, (bei Schrittstellung der Unterschenkel geht der rechte Winkel mitten durch)
    2. zwischen Unterschenkel und Oberschenkel
    3. zwischen Oberschenkel und Stamm,
    4. zwischen Hals- und Kinnlinie.

Sichtbare Kennzeichen bei Beugeaktionen:
    Es bilden sich stumpfe Winkel, die in ihrer Weite dem jeweiligen Aktivitätsgrad entsprechen. Die Senkrechte der Gelenkslinie wird zur Zick-Zack-Linie umgewandelt.

D. ISMAKOGIE IN DER KOSMETISCHEN PRAXIS

1. Lokalisierte Gesichts-Gymnastik (Voraussetzungen)
    a) Anschließend an die kosmetische Behandlung oder
    b) nach Lockerung der Gesichtsmuskeln und der benachbarten Gebiete,
    c) Beeinflussungsdauer höchstens 20'
    d) Beenden als ganzkörperliches Muskelspiel.
    e) Wichtig: aufrechte Sitzhaltung der Kosmetikerin! (Ermüdet nicht, wenn zumindest ein Fuß Bodenkontakt hat; der ganze Körper wird dadurch leicht gestreckt, die Wirbelsäulenmuskulatur mitaktiviert, der Schultergürtel freigespielt, Busen, Hals und Gesicht werden gesamt-muskulär angehoben und gehalten).

2. Ismakologie komplex
    a) Anfänger beginnen das Wechselspiel mit den großen Muskeln der Körpermitte (fließend niedersetzen: aufstehen, verschiedene Sitzhöhen bis Boden-sitzen und zurück = *Hofknicks*).
    b) Nach gelungener Einführung die untere Extremität aktivieren, das Ineinandergreifen der vielfältigen muskulären Sonderfunktionen wieder aufsteigend, bis komplex bewußt erfüllen.

    Beobachtung, Vergleich und zusätzliche Anregung durch Gemeinschaftskurse.

    Erprobtes Programm für diese Kurse:

1. „Gesichts-Gymnastik", ausgehend von naturgesetzlicher Fußmuskel-Aktivität,
2. *Urbewegung*, Tiefatmung und Schönheit der Form,
3. Energieverteilung aus den Kräften der Körpermitte,
4. Belebung des Busens aus der funktionellen Einheit,
5. Lockern und Aufrichten der Wirbelsäule, Balance des Kopfes,
6. Nackenmuskulatur und Hals-Kinnwinkel,
7. Faltenfreie Gesichts-Gymnastik im wellenförmigen Rhythmus der Tief-Atmung,
   a) Nase und Ohren (Kiefergelenk)
   b) Nase, Mund und Kinn,
   c) Bewegungswechsel aus der Gesichtsmitte (Kopf-Hals).
8. Körper-einheitliche Bewegungsketten (*Lebendes Muskelmieder*).

E. GÜNSTIGSTE RUHELAGE FÜR ISMATISCHE FORMBELEBUNG

1. Möglichst flaches Liegen, um Stauungen zur Mitte zu vermeiden.
2. Unter die Kniegelenke, leicht oberschenkelwärts gerichtet, kommt eine dünne, weiche Rolle (Durchdrücken der Knie würde die Aktivitätsübertragung stören bzw. hemmen).
3. Unter den Kopf kommt ein kleiner, dünner, nicht zu weicher Polster.
4. Der Schultergürtel liegt weich und locker auf der Unterlage, ist weder vor- noch hochgezogen, die Arme sind leicht nach aussen abgewinkelt, die Handflächen nach unten gerichtet, die Hände liegen am besten mit der Daumenwurzel auf dem deutlich tastbaren, winkelförmigen Vorsprung am vorderen Beckenrand (Spina ilica ventralis), oder sie kontrollieren das Mitschwingen des Busens etc. etc.
5. K e i n e Nackenpolster verwenden! Sie behindern das Strecken der Halswirbelsäule und den Bewegungswechsel.
6. Die Liegende *(Kosmetientin)* wird aufgefordert, den Körper selbst nach überflüssigen Spannungen zu kontrollieren und diese gegebenenfalls bewußt zu lösen. Beobachtungsweg: von der Schädelhaube abwärts bis in die Zehenspitzen und wieder zurück.
7. Die Kosmetikerin erkennt und prüft die Einheitlichkeit der Ruhespannung im Raume des Gesichtes: Der Ringmuskel des Mundes blockiert nicht mehr sich selbst und die anderen in ihn einstrahlenden Muskeln, die Lippen, die Mundwinkel und das Kinn sind locker und leicht beweglich, der Mundboden ist weich und tief tastbar.
8. Zur Erziehung der Konzentrationskraft werden nun kleine rhythmische Bewegungen gefordert wie z. B. das Heben und Senken eines Fingers, Drehbewegungen des Unterarmes, dann der Wechsel von Druck und Druck-loslassen aus dem Kniegelenk (*Anlasser*), immer alles in rhythmisch wechselnden Wellenbewegungen, gleichmässig und mit fließenden Übergängen üben, unter Berücksichtigung der Eigen-Rhythmik, Fernwirkung beachten lernen.
9. Die vorausgegangene Anlasser-Übung hat den Körper von unten nach oben in leichte Streckung gebracht. Wenn nun die Großzehenspitze mit der Nasenspitze *Luftlinien-Kontakt* aufnimmt, die Fersen betont aus der Körpermitte in den Barfuß-Stand gezogen werden, verstärkt sich die Strecktendenz, wirkt betont auf das Becken, auf die Wirbelsäule und auf den Kopf. Es entstehen die bereits geschilderten zwei rechten Winkel.

10. Zur Übung der Streckspannung ist diese fallweise kurz anzuhalten und dann erst in aktives hauptamtliches Aktivieren der Beugemuskeln überzuleiten. Für den Ausgleich der leider üblichen mindest-aktiven Beugehaltungen ist dieses Anhalten der Streckspannung sehr günstig.

Es entspricht außerdem der mitunter verlängerten Ausatmungsphase (bei Koordination, Bewegungsrhythmik und Tiefatmung). Naturgesetzliche Aktivitätsangleichung:

    Weit-Werden, vorwiegender Einsatz der Beugemuskeln = Einatmen, Aufnehmen,

    Eng-Werden, vorwiegender Einsatz der Streckmuskeln = Ausatmen, Abgeben.

Durch den rhythmischen Wechsel zwischen muskulärem Weit-Werden und Eng-Werden, ergibt sich die Koordination mit der Tief-Atmung von selbst (Sog und Schub).

F. QUER- UND LÄNGSPANNUNG IM RAUME DES GESICHTES

Durch den Aktivitätswechsel im Atemvorgang wird die *Nase* zur *Quellzone* für *Gesichtsgymnastik!*

Die Nase, also die Mitte des Gesichtes, ist der Ausgangspunkt für das Weitwerden, für die Querspannung, für die Aufnahme und Weitergabe der Frischluft — und sie ist die Endstation in der Ausatmung, in der Längsatmung, in der alles zusammenfassenden Streckung. (Siehe Brustschwimmen, harmonisch-rhythmische Koordination von Bewegung und Atmung). Von der Gesichtsmitte gehen Aktionswellen aus, die den ganzen Körper erfassen — und zu dieser Mitte des Gesichtes fließt der Gegenstrom. Das bedeutet, daß sich bei Tiefatmung kein einziger mimischer Muskel und kein Stückchen Gesichtshaut der Mitbeeinflussung entziehen kann — und nicht entziehen soll! Auch für die mimischen Muskeln ist Bewegung ordnendes Leben. Bewegungsarmut verändert die Lageverhältnisse negativ und bedingt vorzeitige (vermeidbare) Ermüdungserscheinungen.

Es ist daher sowohl für die Durchblutung und Elastizität, wie für die Formschönheit und Formfestigkeit des Gesichtes von ausschlaggebender Bedeutung *wie* der Mensch durchschnittlich atmet und *wie* er sich tagsüber muskulär einsetzt. Das weitverbreitete oberflächliche Atmen reduziert schon am Ausgangsort des Geschehens den vorhergesehenen Spannungswechsel zwischen Nasenspitze und Nasenwinkeln. Werden außerdem die mimischen Muskeln einseitig festgehalten, verkrampft, überfordert oder vernachlässigt, dann sind formschädigende Gewebeverlagerungen nicht zu vermeiden.

Der Aufbau des muskulären *Wellenwechsels* im Raume des Gesichtes, in den benachbarten Muskelgruppen und in den ganzkörperlichen Zusammenhängen kann hier nur angedeutet werden. Wer sich ernsthaft für die Materie interessiert, muß sie genau studieren oder sich fortschreitend ausbilden lassen. Am günstigsten wäre eine Fachgruppenbildung. Jeder persönliche Kontakt ist ein besserer Mittler als schriftliche Anregungen.

Anatomisch-physiologisch gesehen ist festzuhalten:

Im Gebiete der Nase sind beide Bewegungsrichtungen angelegt. Von der Quellzone dirigiert, arbeitet eine schmale Mittelzone genau entgegengesetzt zu den breiten Seitenzonen:

A. EINATMUNG

1. Schmale Mittelzone
   Die Nasenflügel werden weit, vor allem im mittleren Anteil, der Nasenrücken verkürzt sich nach oben und nimmt die Mitte der Oberlippe mit, die Augenbrauenköpfe und die Stirnglatze werden mit-tätig angehoben, auch der zur schmalen Mittelzone gehörende Kinnmuskel kontrahiert sich, schiebt dabei die Unterlippe vor (*Krickerl*).
2. Breite Seitenzonen
   Die Nasenwinkel senken sich, mit ihnen die Mundwinkel, die Wangen, die Oberlippe wird bogenförmig nach unten mitgenommen und dadurch schmäler, auch die äußeren Augenwinkel senken sich und nehmen die Augenbrauenenden mit, die Ohren drehen sich in Richtung Hinterhauptmuskel.
   Beide Aktionen gemeinsam weiten Nasen-, Mund- und Rachenraum, unterstützt durch das Vorführen des Unterkiefers.

Angaben prüfen: Zeigefinger leicht auf den Nasenrücken legen, Fingerspitze über die Nasenwurzel hinweg auf die Stelle zwischen den Augenbrauen, Mund öffnen in echtem Gähnen, ähnlich der Tiefatmung im Brustschwimmen = das Ansteigen der schmalen Mittelzone spüren, der Finger wird mit-angehoben, mitgenommen, darf nicht selbst schieben!

Anschließend beide Hände mit gutem, vollem Hautkontakt auf die breiten Seitenzonen legen, ohne bewegungshemmenden Druck, Handwurzeln auf der Unterkieferkante. In der Abwärtsbewegung werden die Hände nach unten mitgenommen, ohne aktiv zu sein. Falten entstehen nur, wenn die Hände schieben oder zu stark niederhalten. (Prüft die Kosmetikerin die Abwärtsbewegung, dann liegen die Hände umgekehrt auf dem Gesicht der Kosmetientin, Finger an der Unterkieferkante!)

B. AUSATMUNG

1. Schmale Mittelzone
   Der Hinterhauptmuskel geht aus der Kontraktion in aktive Dehnung über, gibt die Schädelhaube frei, Stirnglatze, Brauenköpfe, Nasenrücken, Nasenspitze ziehen gesicht-abwärts in „Schönheits-Spannung", auch der Kinnmuskel gibt seine Kontraktion auf, dehnt sich aktiv nach unten-außen, läßt die Wangen wieder aufsteigen. (Die vorausgegangene Kontraktion und das Absinken der Wangen waren Nachbarschaftshilfe für das Weiterwerden des Rachenraumes.)
2. Breite Seitenzonen
   Die Nasenwinkel heben sich, die Lippen sind leicht geöffnet (wie bei zufriedenem Innenleben), die Mundwinkel steigen zurück in die Gerade der Mundspalte, die Wangenkuppen werden wieder platzgesichert und fest, die Oberlippe wird in leichtem Bogen nach oben geführt, die äußeren Augenwinkel werden gleichfalls wieder gehoben, die Schläfen gepolstert, die Ohren gespitzt (hochgezogen), der Unterkiefer zurückgenommen.

Angaben prüfen: Handwurzeln und Daumen an der Unterkieferkante, Hände gespreizt und breit über den Wangen, die kleinen Finger übereinander (Fingerspitzen) über der Nasenspitze: gegensätzliche Atmungs- und Bewegungsrhythmik miterleben, Hände von den Muskeln führen lassen und zwar Mittelzone tief, Seitenzonen hoch, bzw. umgekehrt Mittelzone hoch, Seitenzonen tief im Wechsel. (bei Prüfung durch Kosmetikerin Handrichtung umgekehrt).

Über den Aktivitätswechsel der schmalen Mittelzone schwingen die beiden Gesichtshälften in elliptischen Bahnen und zwischen Kinnmuskel und Hinterhauptmuskel in Halbkreisen. In der Seitenlage des Kopfes, oberhalb des Ohres, kann auch der Laie den Wechsel von Quer- und Längsspannung deutlich erkennen und schließlich die schwingende Bogenführung, — Zentrum atmende Nase, — bewußt trainieren.

Oberflächliche Atmer verhindern diese naturgesetzlichen Wechselbedingungen, die Wangen sinken ab, das ganze Gesicht verzieht und verschiebt sich, wird außerdem noch da und dort verkrampft festgehalten, verliert daher die angelegte Form und die Konturen. Gesicht, Doppelkinn, Hals, alles wird eine ineinanderfließende, durchhängende Masse müden Muskelgewebes. Die Durchblutung und viele andere Lebensprozesse sind gestört. In das schlaffe Gewebe wird Fett eingelagert.

G. FORMENDES MODELLIEREN DES GESICHTES

Die geschilderten Spannungsvorgänge und Spannungsbeziehungen zeigen sowohl die Massage-Richtungen, wie auch das rückordnende Modellieren verlagerter Gesichtsanteile (durch die Hände der Kosmetikerin) an, lassen aber vor allem erkennen, daß sich Gesichts-Gymnastik an den erkennbaren, körpereigenen Ordnungsgesetzen orientieren muß. Faltenbildende Gesichts-Gymnastik ist gefährlich, sieht außerdem schrecklich aus. Was nicht schön ist, kann auch nicht schön machen.

In der MASSAGE ist die seitenzonen-hebende, mittelzonen-senkende Ellipsenrichtung zu bevorzugen.

Das gleiche gilt für das Modellieren, für das Rückformen.

In der Gesichts-Gymnastik sind beide Bewegungsrichtungen zu pflegen, immer in rhythmischen Wechsel, mit wechselnden Tempi, unter Beachtung der Eigenrhythmik in Atmung und Bewegung.

Vorschläge für das formende Modellieren:

1. Lockern des häufig dauerkontrahierten Kinnmuskels

Die Daumen der Kosmetikerin sitzen beidseitig auf dem Kinnmuskel, die anderen Fingerkuppen liegen um den Unterkieferrand, sichern sich dort und vermeiden damit Gewebeverschiebungen und Faltenbildung, die Zeigefingerspitzen liegen dabei unterhalb der Daumen am Mundboden und prüfen sein Lockersein. Bei rechtem Winkel in der Hals-Kinnlinie ist er weich und tief tastbar, gleichzeitig damit ist angezeigt, daß auch die mimischen Muskeln im „Mittel" liegen, bereit, sich beeinflussen zu lassen.

Nun wird der Kinnmuskel abwechselnd mit beiden Daumen, von oben nach unten und mit leichtem Anschlag an den Zeigefingern, ausgestrichen.

Das Lockern und Lockerhalten des Kinnmuskels wird als Hausaufgabe verlangt. (mit abgewinkelten Zeigefinger, Anschlag auf Daumen, der sich unterhalb der Unterkieferkante gegenstützt). Dieses Lockern ist besonders wichtig, wenn zusätzlich die Unterlippe über die oberen Schneidezähne geschoben wird! Durch diesen starken Zug der Kinnmitte nach oben werden die Wangen, bzw. die beiden breiten Seitenzonen nach abwärts gezogen!

2. Lockern der vielfach fixierten Lippen, des verzogenen (in die Wangen) oder übermäßig kontrahierten Ringmuskels des Mundes: Mit den auf den Wangen liegenden Handflächen, je nach Fall mit irgendwelchen Ballen der Hand (nicht mit den Fingern) die Lippen federnd bewegen, die ursprüngliche Fülle herausfordern, die Mundwinkelknoten federn. (Druck — Druckloslassen, ohne Aufgabe des Hautkontaktes, faltenfrei und ohne Schub.

Federnd aufwärts-steigend gleiten die Hände wangenwärts immer höher und modellieren bevorzugt die Schläfengegend.

Damit werden einerseits die „Krähenfüße" gelockert, die muskuläre Tiefe angeregt, anderseits der Augenringmuskel ausgebreitet und die Schläfen muskulär gepolstert. Über die Stirne weiterfedernd ziehen die Hände zur Stirnglatze und von dort in der schmalen Mittelzone nasenabwärts (hier in manchen Fällen mit den Fingergrundgelenken), federn Mund und Umgebung, gleiten zum Kinn, federn dort, steigen federnd wieder in die Wangen aufwärts und wiederholen diesen elliptischen Weg durchschnittlich dreimal hintereinander. Dieser Längsspannungs-Weg ist sowohl aktiv wie passiv besonders zu pflegen. Für die geschilderte Druckmassage finden die Berge und Täler der Hände ihr bestes Gegenüber in den Tälern und Bergen des Gesichtes.

H. NACHBARSCHAFTSHILFE IN DER GESICHTS-GYMNASTIK

Löschwiegenartig bildet die Zunge (sie kann es wunderbar, denn sie ist außerordentlich beweglich),
im Eng-Werden einen Zungenberg,
im Weit-Werden ein Zungental.

Der *Zungenberg*, bzw. die *Zungenbrücke*, korrespondiert mit der *Fußbrücke* im *Barfuß-Stand* (Längsspannung). Die Zungenspitze gleitet dabei aus ihrer Normallage (an den unteren Schneidezähnen) nach abwärts, sucht und findet dort Halt und damit hat die Brücke zwei feste Stützpunkte. (Alles geschieht selbst-tätig).

In der schmalen Mittelzone ziehen nun, von oben nach unten aufgezählt, die Brauenköpfe, die Nasenspitze, die Zungenspitze und das Kinn nach abwärts und — die Großzehenspitze nach aufwärts, siehe Luftlinienkontakt wie bereits geschildert. Je höher die Brücke, umso kräftiger, mit-aktiv, heben sich die Wangen, Mund-, Nasen- und Augenwinkel.

Wenn Kontraktionen der Beckenbodenmuskulatur den Zungenberg begleiten, wird das Heben der Wangen noch intensiver. Die prüfenden und dirigierenden Hände der Kosmetikerin spüren deutlich den Unterschied.

Im *Zungental* (Normallage der Zungenspitze und Dellenbildung)) liegt die Entsprechung zum Weit-Werden, das Sich-öffnen, Aufnehmen, — die Querspannung, — gesichts-gymnastisch gesehen: das aktive Senken der Wangen.

In der Koordination Tiefatmung-Bewegungsketten zieht das aktive Weitwerden von den Nasenflügeln über den Rachenraum und die Rippen zur Körpermitte (In einer fixierten Körpermittel kann sich das Zwerchfell nur schwach mitbewegen), von dort durch Übertragung der muskulären Aktivitätsquantität und Aktivitäts-Richtung bis in die Großzehenspitze.

Wieder aufsteigend beginnt die Zehenspitze, zeigt in Richtung Nasenspitze, Muskelzug bis Zungenberg, schmale Mittelzone, wie geschildert.

Durch das Einschalten (selbst-tätige) der oberen Extremität und ihrer muskulären Beziehung zum Leibstamm wird auch der Busen in Schwingung gesetzt. Der Antagonismus in den Brustmuskeln und im Kapuzenmuskel (v.a.m.) macht die Rippenbewegungen im Ein- und Ausatmen mit. Mit einiger Übung genügt ein ganz bestimmter Druck der Handkante, kleinfingerseitig gegen einen festen Widerstand gesetzt, um den Busen befristet zu heben und halten zu können. Übung, sowohl lokalisiert wie gesamtkörperlich, festigt den Sitz des Busens. Hier wird die Nachbarschaftshilfe besonders begrüßt. Es ist ein beglückendes, sicherheitgebendes Gefühl, wenn der Busen gehoben werden kann, auch wenn er an sich nicht mehr jugendlich fest ist. Unter dem eigenen, mitschwingenden Händen erkennt man deutlich, daß im Einatmen die Rippen weit werden, die Schultern schmal, — im Ausatmen die Rippen eng, die Schultern breit, und daß der Busen nach beiden Richtungen, über innenseitiges Schwingen, mitgenommen wird.

Für die kosmetisch gelenkte Gesichts-Gymnastik sind die Hände so einzusetzen wie für das Modellieren. Der Druck wird stellenweise etwas intensiviert, um die geplanten Bewegungen durch Widerstand herauszufordern. Kurze, aber eindeutige Hinweise begleiten den Fortgang. Zu betonen ist, daß der Wangenmuskel sich anders verhält, als seine mimischen Kameraden. Er bleibt nicht an der Oberfläche. Kurz gesagt verbindet er sich, von den Mundwinkeln kommend, über ein festes Gewebe mit dem oberen Schlundschnürer. Im Saugen oder Sauer-denken spürt man, daß er sich seitlich an die Zähne anlegt. Saugen mit lockeren Lippen (langanhaltendes kleines Zuckerl am Gaumen) gehört zu den wichtigsten Übungen. Es verhindert ein seitliches Wegziehen der Mundwinkel in die Wangen und die gemäße Faltenbildung. Auch eine Rückführung ist dadurch möglich, Konsequenz vorausgesetzt. Zungenberg und Zungental sind mitbeschäftigt, ebenso der Gaumenheber und der Gaumenspanner.

Für Erstversuche in Gesichts-Gymnastik mache ich folgenden Vorschlag:

Man läßt abwechselnd einmal an die inneren, dann an die äußeren Augenwinkel denken, tippt mit der Fingerspitze ganz leicht hin, wiederholt bis die Bewegungen deutlich und auch vom Liegenden (Kosmetienten) miterlebt werden.

Sobald der Augenringmuskel bewußt und gezielt bewegt werden kann, wandert der äußere Berührungspunkt langsam weiter zur Schläfe, innenseitig auf den Nasenrücken — in weiterer Folge von der Nasenspitze schläfenaufwärts um das Ohr herum, schließlich maximal vom Kinn zum Hinterhauptmuskel und zurück, rhythmisch wiederholt. Fühlt der Partner die Aktivität des Hinterhauptmuskels noch nicht (über Kontakt mit Polster, Bett etc.), dann läßt man den Kopf seitlich legen und berührt abwechselnd die Endpunkte. In der Regel spürt man die Aktivität großer Bewegungen auch ohne Reizsetzung, gelenkt aus der eigenen geistigen Mitarbeit. Die Schwingungen sind stark und unübersehbar, Einfühlungsfähigkeit über „Dirigent Großzehe", Beckenbodenmuskulatur, Rippenbogen und Zungenbrücke steigern. Alles ausklingen lassen und in goldener Mitte = Ruhespannung = Bereitschaftsspannung.

Sobald diese Übungen durch die Kosmetikerin ausgelöst werden können, soll die Wechselbewegung der schmalen Mittelzone als Hausaufgabe eingesetzt werden. Wenn die Mitte der Handfläche auf dem Nasenrücken aufliegt, die Ballen der Fingergrundgelenke in der Mulde der Nasenwurzel und die Finger, nicht die Fingerspitzen, auf der Stirne liegen, alles mit gutem, luftlosen Hautkontakt, aber ohne hemmenden Druck, — dann können sich keine Falten bilden. Lippen und Mundwinkel müssen locker mitschwingen können (Zungenberg-Zungental).

Die in dieser Art immer wieder bewegte Mittelzone bekommt keine Steilfalte zwischen den Augenbrauen. Bereits gesetzte Falten können beruhigt, in den meisten Fällen sogar ganz ausgeglichen werden. Bewegung macht jeden inaktiven Stillstand und seine Fixierung unmöglich.

Alles Geschilderte ist realisierbar. Nur Anfangsgeduld gehört dazu und für die Kosmetikerin das Studium der Ismakogie. Den Laien muß man mit den einfachsten Übungen beginnen lassen und ihn langsam weiterführen. Mit jeder Kosmetientin lernt man mit, sammelt Erfahrungen, erkennt jede bereits gesetzte Schädigung, ihre Ursache und die beste Art der Beeinflussung. Eine neue Lebensaufgabe wächst heran, ohne alles andere zu stören. —

Zusammenfassung für die Praxis:

1. Höhe messen, Anfänger bei Kurbehandlung täglich, sonst monatlich, später gelegentlich kontrollieren.
2. Formzustand festhalten (billige Automaten-Photos) ungeschminkt, ungeschmeichelt, natürlich.
3. Ruhelage siehe Text
   Wichtig: aus der Wirbelsäulenstreckung Recht-Winkel-Bildung in der Hals-Kinn-Linie, Mundboden locker, Ruhespannung (Bereitschaft), siehe Beschreibung.
4. Modellieren des Gesichts (Kosmetische „Bildhauerarbeit")
   a. formsichernd,
   b. formausgleichend, ordnend gemäß Anlage,
5. Gesichts-Gymnastik, grundsätzlich wie oben, sonst siehe Text, Druckreize setzen, auch Druckwiderstand, Druckhalten bis zur Reaktion, Bewegungsrhythmik pflegen,
   a. Lippen über Wangen und Mundwinkel-Knoten formfüllend anregen, durch Gegenbewegung (optimale) aus einseitigen Verhaltensgewohnheiten lösen, (Nachbarschaftshilfe!!)
   b. Kinnmuskel aktivieren,
   c. aktives Schwingen der unteren Gesichtshälfte (Nachbarschaftshilfe nie vergessen).
   d. Lockern des Kinnmuskels und des Ringmuskels des Mundes gibt den Wangen Bewegungsfreiheit, durch Druckreize Leistung steigern, rhythm. schwingen a.—d.,
   e. im Druck weiterwandern über Schläfen und Stirne zur Mittelzone,
      Mittelzone abwärts bis Kinn, Ellipsen in beiden Richtungen in Schwung setzen und gezielt aktivieren, Rhythmik wechseln, bis Eigenrhythmik; Verbindungen studieren und praktische Erfahrungen sammeln, Kontrollmerkmale zeigen den Zug der Bewegungsketten deutlich an.
   f. partielle Schwingungen je nach gegebenem Schädigungsgrad,

g. Halbkreisschwingungen, gleichfalls angeregt durch Druckreiz in Richtung der angelegten Verbindungen, bzw. Spannungsbeziehungen, sonst siehe Text.

6. Überführen zu komplexem Muskelzug:

Querspannung von oben nach unten (siehe Einatmung = weit werden),
Längsspannung von unten nach oben (Ausatmen = eng, schmal werden).
Resultierende Schrägspannungen (Spiralen, Wellen, Schleifen, Kreiselungen, Adduktion, Abduktion, Supination, Pronation usw.).

Jede Übung ausklingen lassen in Ruhespannung = Bereitschaft für das Leben!

Das Gebotene ist nur ein Ausschnitt der möglichen Vielfalt, ist nur eine Einführung in die *Ismakogie*, die ideale Spannungs-Anpassung der beeinflußbaren Muskeln.

ALLTAGSLEBEN

nach erkennbaren körpereigenen Ordnungsgesetzen.

„Die Lehre von der Anpassung zeigt uns das wichtige Gesetz von der notwendigen Anstrengung, die jeder setzen muß, um körperlich und auch geistig ‚in Form' zu bleiben". (Aus: Benninghoff-Görtler, Lehrbuch der Anatomie des Menschen, Seite 7, Urban & Schwarzenberg 1961).

Anne Seidel,
Weimarerstraße 17
1180 Wien, Österreich

SACHREGISTER

(Das Register kosmetischer Grund- und Hilfsstoffe, ätherischer Öle, einheitlicher Riechstoffe und Chemikalien befindet sich gesondert auf Seite 382—494.)

Abbrechen der Haare, 124
ABEGGLEN-SCHWEIZER, M., 528, 529
Abend-Maquillage, 518
Abführmittel, 151
— salinische, 209
Abmagerungsdiät, 142
Abmagerungskuren, 134
Abschilferungszone, 44
Abschleifen der Haut, 285
Abschminkmilch (Rezept), 318
Abschminkmittel, Parfumierung von, 377
Absolue, 351
Absolues incolores, 351
absorbieren, 214
Absorption, 351
Acetaldehyd, 249
Acetate, 253
Aceton, 250
— -Butylalkoholgärung, 246
Acetylene, 243
Achat, 216
Achselhaare, 49
Achselschweiß, 119
Acidum aceticum, 253
— formicicum, 253
Acrylsäure, 254
Acrylsäurenitril, 254
Adenocarcinom, 73
Adenom, 73
Adermin, 265
Adipinsäure, 255
Adjuvantien, 360
Adrenalin, 36, 275
Aerosol, 238
— -haarfestiger (Rezept), 338

Aerosole, Parfumierung von, 372
Aerosol-Sonnenschutz (Rezept), 328, 329
AESCA Wien, 530
After-shaving lotion, Parfumierung von, 377
Air reductions chemical Co. N. Y. USA., 482
Akkomodation, 39
Akkumulatoren, 173
Akne, 503
— -knötchen, 63
— -messerchen, 61
— -mittel, klassische, 63
— nekroticans, 65
— picea, 64
— -pusteln, 63
— rosacea, 65, 523
— varioliformis, 65
— vulgaris, 62, 262
Akrocyanose, 83
Aktivator, 290, 532
Aktivcreme fett (Rezept), 307
— -kohle, 214, 369
Akustik, 171
Alabaster, 221
Alanin, 253
Alaun, 219
— -stift (Rezept), 336
— -stifte, Parfumierung von, 377
Aldehyd, 248
Aldéhyde fleuri (Parfumöl, Rezept), 366
Alginate Industr. Ltd. London W. C. 2 (England), 448
Alkalimetalle, 223

Alkane, 236
Alkene, 241
Alkine, 243
Alkohol als Desinfektionsmittel, 161
— Brennwert, 140
— -creme (Rezept), 321
Alkohole, 243
Allied Chemical & Dye Corp. N. Y. (USA), 422
Alopecia areata, 127
— hypothyreotica, 128
— matura, 128
— praematura, 128
Alpaka, 227
Alpha-Strahlen, 233
Altersflecken, 541
— -warzen, 78
Aluminium, 218
— -acetat, 219
— -bronze, 227
— -chlorid, 219
— -hydroxid, 219
— -oxid, 219
— -sulfat, 219
Allwettercreme (Rezept), 311
Amalgam, 228
Amboß, 40
Ambra, 352, 361
— -ersatz, 353
Ameisensäure, 253
American Alcolac Corp., Baltimore, Maryland, USA, 410
American Cholestrol Products Inc., Milletown N. Y. USA., 452, 470, 478, 480, 488, 490
Amethyst, 216

Aminobenzol, 259
— -gruppe, 258
α-Amino-Propionsäure, 253
Aminosäuren, 142, 258
α-Aminosäuren, 258
Aminoverbindungen, 258
Amitose, 4
Ammoniak, 210
— -chlorid, 226
— -nitrat, 226
— -salze, 210
— -sulfat, 209, 226
— -synthese, 210
Ampere, 173
Amphimixis, 6
Amylalkohol, 246
— -salicylat, 71
Anämie, 115, 231
Anastomosen, 51
Androsteron, 276
Aneurin, 263
Anhydrit, 221
Angiolopathie, 67, 83
Angiom, seniles, 75
Angulus infectiosus, 96
Anhidrosis, 120
Anilin, 259
Anionen, 174
Anode, 174
Anorgana GmbH Gendorf, Obb., Westdeutschland, 411, 424
Anstechen, 352
Anstechtrichter, 352
Antacida, 224
Antagonisten, 17
Anthrazit, 214
Anti-Beriberi-Vitamin, 263
Antidermatitisfaktor, 265
Antifaltenöl (Rezept), 315
Antimon, 212
— -sulfid, 212
Antioxydantien, 271
Antischweißcreme (Rezept), 325
Antischweißkosmetika, Parfumierung von, 372
Antischweiß-Lotion (Rezept), 325
Antischweißmittel (Rezept), 325
Antischweiß-Puder (Rezept), 324

Antischweiß-Sportcreme (Rezept), 326
Antischweißstift (Rezept), 325
Antisolaire, 72
Antisterilitätsvitamin, 271
Antitoxine, 33
Aorta, 35
Aortenklappen, 35
Apatit, 205, 211
Aphrodisiakum, 353
Apparate, faradische, 521
Apparat nach Soxhlet, 350
Appendix, 26
Appetit, 156
Aquamarin, 219
Arabit, 247
Arachnoidea, 38
Arbeitsbeleuchtung, 159
Arbeitskleidung, 162
Arbeitsmäntel, 162
Arbeitswärme, 55
Argentum, 227
Argon, 203
Armour Chem. Div. Chicago, Ill., USA, 392
Aromatisierung, 378
ARRHENIUS S., 174
Arsen, 211
— gelbes, 212
— schwarzes, 212
Arsenik, 212
Arsenikesser, 212
Arsentrioxid, 212
Arsenvergiftung, 113
Arsonvalisation, 522
Arterien, 33
Asbest, 220
L-Ascorbinsäure, 268
Astralux, 186
Äthan, 239
Äthanal, 249
Äthanol, 244
Äthen, 242
Äther, 251
Atherome, 78
Äthin, 243
Atlas-Goldschmidt AG., Essen, 301, 303, 310, 318, 320, 321, 325, 343, 392, 393, 454, 468, 482, 483, 486
Athletenfuß, 104
athletic foot, 104

Äthylalkohol, 244
Äthylen, 241
Äthylenglykol, 246
Äthyl-p-aminobenzoat, 71
Äthylgeraniol, 354
Äthyl-p-dimethylaminobenzoat, 71
Atlas, 13
Atmung, 23, 225
— künstliche, 192
Atmungsapparat, 21
Atmungsorgane, 21
Atome, 194, 232
Atomgewicht, 194, 203
Atomhäufigkeit, 194
Atomkern, 194, 195, 232
Atoxyl, 212
Atrophie, 19
Ätzen, 206
Ätzkali, 225
Ätzkalk, 221
Ätznatron, 223
Auge, 39
Augenmuskel, 39
Augenringmuskel, 21
Augenschatten, 555
Augenwimperntusche, 556
Aurum, 227
Ausgrabungen, 1
Auskochen, 160
Auspressen, 352
Ausstreichen, 511
Außenohr, 40
Avidin, 268
Axerophthol, 262

Babyöl (Rezept), 316
Backenmuskel, 21
Backwaren, Kaloriengehalt, 148
Badepilz, 104
Badepräparate, Parfumierung von, 372
Badesalz (Rezept), 334
Bade-Tabletten (Rezept), 334
Baerle van, 387, 401, 403, 437, 442, 446, 447, 455, 480
Bakterium foetidum, 118
Baldrianwurzel, 253
Balsame, 352, 361
Bandscheiben, 13

Sachregister

Barium, 222
— -chlorid, 222
— -hydroxid, 222
— -nitrat, 222
— -peroxid, 222
— -sulfat, 209, 222
Bartflechte, echte, 103
— einfache, 94
Barthaare, 49
Basaliom, 80
Basalzellcarcinom, 81
Basalzellenkrebs, 80
Basalzellschicht, 43
BASEDOW'sche Erkrankung, 275
Base für Seifenparfum, modern (Parfumöl, Rezept), 365
Basen, 201
BASF, Badische Anilin- u. Sodafabrik AG., Ludwigshafen a. Rhein, 301, 302, 303, 321, 337, 338, 339, 391, 392, 399, 408, 410, 411, 437, 438, 444, 445, 477, 478, 486
Basis, 359
Basiscreme (Rezept), 302, 303
Batterien, 173
Bauchfell, 28
Bauchfellentzündung, 28
Bauchmandel, 27
Bauchspeichel, 26, 29, 279
Bauchspeicheldrüse, 29, 279
Baumwolle, 164
Baumwollstoffe, 164
Bauxit, 219
Bayer AG., Leverkusen, 393, 477, 490
BAYLISS, 273
BEAU'sche Furchen, 132
— Linien, 132
Beauty milk (Rezept), 319
Becken, 16
— -knochen, 16
— -ring, 16
Befruchtung, 31
Behaarung, hormonell bedingte, 122
— unerwünschte, 120
— Verminderung der, 123
Behandlungsboy, 498
— -kabine, 497

Behandlungsräume, 156, 496
— -stuhl, 159
— -wäsche, 498
Beiersdorf, 416
Beinvenen, tiefe, 84
Beinvenenthrombose, 84
Benckiser GmbH., Ludwigshafen/Rh., Westdeutschland, 401
Benzaldehyd, 259
Benzin, 240
Benzoesäure, 259
Benzol, 258, 350, 352
Benzolring, 259
Benzylacetophenon, 71
Benzylanthranilat, 71
Bergkristall, 216
Beriberi, 261, 264
Berlockdermatitis, 112
BERNHARD'sche Formel, 138
Bernstein, 171
Bernsteinsäure, 255
Berührungsempfindungen, 52
Beryll, 219
Beryllium, 219
BERZELIUS, 234, 235
Beta-Strahlen, 233
Beugemuskeln, 16
Bewegungsapparat, aktiver, 16
— passiver, 8
Biber, 353
Bienenwachs, 257
Biere, Kaloriengehalt, 150
Bindung, chemische, 196
Biochema, Schwaben, 439, 471
Bios I Myo-Inosit, 268
Biostimuline, 279
Biotin, 267
Bismutum, 212
— subnitricum, 212
Biß, offener, 292
Bittersalz, 220
Bitterwässer, 200
BIZZOZERO'sche Knötchen, 45
Bläschen, 56
Blase, 30, 56
Blaßwerden, 51
Blastocyste, 6
Blattern, schwarze, 65, 90
Blaulicht, 186

Blaurotfärbung der Hände und Beine, 83
— — Mädchenbeine, 67
Blei, 217, 233
Bleichcreme (Rezept), 321
Bleichcremes, Parfumierung von, 375
Bleichen, 201
Bleiglanz, 217
Bleikammerverfahren, 209
Bleikristallglas, 216
Bleioxid, 217
Blinddarm, 26
Blut, 32
Blutader, 34
Blutdruck, hoher, 136
Blutzirkulation, 523
Blütengerüche, 358
Blütenöl, 347
Blütenölindustrie, französische, 351
Blütentyp, holzig-warm (Parfumöl, Rezept), 365
Blütenwasserparfumierung, 375
Blutfaktoren, 33
Blutflüssigkeit, 32
Blutgefäßgeschwulst, 75
Blutgefäßsystem, 33
Blutgerinnung, 33, 222, 272
Blutgruppe, 33
Blutkohle, 214
Blutkörperchen, rote, 28, 32
— weiße, 32
Blutkreislauf, 35
Blutkuchen, 33
Blutplättchen, 32
Blutwasser, 33
Blutzellen, 32
Boake, Robert & Co., London E 15, 410, 433
Boehringer A. H. Sohn AG., Ingelheim a. Rhein, 399, 488
Bogengänge, 40
Bor, 218, 234
— rhomboedrisches, 218
Borax, 218
Borazit, 218
Borcarbid, 218
Borgruppe, 218
— -säure, 218
— -Tonerdeglas, 216
— -wasser, 218

Borke, 57
Borstenhaare, 49
Brauenkorrekturen, 554
Brauenstift, 554
Braunkohle, 214
Braunstein, 206, 230
Brausebäder, 169
Brechweinstein, 212
Breitnasen, 287
Brennmethanol, 244
Brennspiritus, 245
Brenztraubensäure, 253
Bries, 275
Brillant, 213
Brillantine (Rezept), 339
— Parfumierung von, 374
British Industrial Solvents, London, 411
BROCA'sche Formel, 138
Brom, 207
— -akne, 64
— -hydrosis, 117
— -wasser, 207
— -wasserstoff, 207
Bronchialbaum, 22
Bronze, 227
Bronzediabetes, 113
Brustbein, 13
— -drüse, 51
— -korbatmung, 24
— -organ, 50
— -pflege, 539
— -plastik, 294
— -wirbel, 13
Budenheim, Chem. Fabrik AG., Mainz, Westdeutschland, 392, 452
Bulla, 56
Buna, 243
BURCKHARDT, Frankfurt, 537
Bürstenphänomen, 108
Butadien, 242
Butan, 239, 350
Butanol, 246
Buttersäure, 253
Butylalkohol, 246

Cadmium, 228
— -sulfid, 228
Calcium, 220
— -carbid, 243
— -carbonat, 221
— -hydrogensulfit, 208
— -hydroxid, 221

Calciumoxid, 221
— sulfat, 221
— sulfid, 222
Candidamykosen, 106
Capronsäure, 253
Captol, 38
Carboneum, 213
Carbonsäuren, 252
— mehrbasische, 255
— ungesättigte, 254
Carcinom, 73
Carcinoma basocellulare, 80
— spinocellulare, 81
Carcinome der Haut, 80
Carnallit, 206, 225
Carnaubawachs, 257
Carnitin, 262
β-Carotin, 263
Cäsium, 223
Castoreum, 353
CAVENDISH H., 198
Cellulose, 250
Celsiusgrade, 199
Centrosoma, 3
Cerotinsäure, 254
Cetylalkohol, 246
Chalcedon, 216
Chalkogene, 207
Chanel Nr. 5, 358
Chemical messenger, 273
Chemie, organische, 234
Chem. Fabrik Düren, Westdeutschland, 413
— Ecena, Berlin, 475
— Steinau, Deutschland, 481
— Stockhausen, 481
Chemisches Laboratorium Dr. Kurt Richter GmbH., Berlin, 302, 304, 305, 306, 307, 309, 310, 312, 315, 316, 317, 319, 320, 321, 322, 326, 327, 329, 330, 331, 332, 337, 338, 339, 388, 392, 398, 399, 401, 409, 410, 413, 414, 419, 422, 425, 428, 431, 434, 436, 441, 442, 460, 461, 463, 466, 467, 475, 479, 480, 485, 488, 489
Chem. Werke O. Baerlocher, München, Westdeutschland, 401, 450, 456

Chemische Werke Heyden AG., München 23, 428
— Hüls, Marl, Kreis Recklinghausen, Westd., 424, 448, 467
— Witten, Ruhr, 463, 478, 492
Chemomedica/Wien, 478
Chilesalpeter, 207, 210
Chinaeisenwein, 156
Chininsulfat, 71
Chirurgie, plastisch-kosmetische, 282
Chloasma, 507, 530
— uterinum, 112
— virginum, 112
Chlor, 206
Chlorate, 206
Chlorite, 206
Chlorkalk, 207
Chloroform, 238
Chlorophyll, 220
Chlorsäure, 206
Chlorsubstitutionsprodukte, 238
Chlorwasserstoff, 206
Cholecalciferol, 270
Cholesterin-Haarwässer, Parfumierung von, 374
Chorion-Zotten, 7
Chrom, 229
Chromgruppe, 229
Chromosomen, 4
Chypre (Parfumöl, Rezept), 366
Chypretyp, 358
Cicatrix, 57
Citrin, 216
Citronellal, 354
Citronellaöl, 353
Citronellol, 354
Clavus, 88
Cleansing Cream (Rezept), 313
Coldcream, U. S. P., 299
Colloidmühle, 300
Cologne (Parfumöl, Rezept), 366
Combustiones, 68
Comedonen, 506
— -quetscher, 506
Condylomata acuminata, 91, 92
Condylome, spitze, 91

Sachregister

Congelationes, 66
Conidien, 102
Corium, 45
Cornu cutaneum, 80
Corpus luteum, 278
— — -Hormon, 278
— — -suprarenalis, 275
Corticoide, 276
Corticosteron, 276
Corticotomie, 292
Cortison, 276
Couperose, 502
Crack-Prozeß, 241
Cream masque-Foundation, Parfumierung von, 375
Crematests, 371
Creme flüssige (Rezept), 317
— mit Klauenöl (Rezept), 306, 310,
— mit mattierendem Effekt (Rezept), 310
— Saure (Rezept), 320
Cremeshampoo (Rezept), 339
Cremeshampoos, Parfumierung von, 374
Cremeparfumöl (Parfumöl, Rezept), 367
Croda Inc. Madison Av. N. Y., 10, 426
Crusta, 57
Cuticula, 48
Cyanocobalamin, 266
Cyanose, 116
Cyklopentano-Perhydrophenandren, 260
Cymbopogon Winterianus Jowitt, 353
Cystis, 56
Cytoplasma, 3

DALTON J., 196
Dampf-Anwendung, 505
— -bäder, 152
— -destillation, 348, 349
— -druckkochtopf, 160
— -drucksterilisator, 160
— -sterilisation, 160
Darmbeine, 16
— -saft, 26
— -zotten, 26
Dauerenthaarung, 121, 175
DARIER, 115

Dauerwellenpräparate, 340
Dauerwellwässer, Parfumierung von, 374
DDT, 107
Decorton, 276
Defektleiter, 217
Defleurage, 352
Deformationssinn, 52
Degussa, 384
Dehydag, Deutsche Hydrierwerke, Düsseldorf, 301, 304, 306, 307, 309, 311, 312, 313, 314, 317, 318, 319, 321, 325, 327, 328, 329, 333, 338, 339, 340, 341, 344, 389, 404, 414, 416, 441, 444, 458, 470, 482, 484
Dellwarzen, 90, 91
Denaturierungspunkt, 68
Deodorant-Creme (Rezept), 325
— -Stift (Rezept), 325
Depigmentierungen, 109, 114
Depilationscreme (Rezept), 340
— -mittel (Rezept), 340
Depilatorien, 122
Derma, 57
Dermaskop, 500
Dermatitis, 88
— auf disponierter Haut, 88
— dysseborrhoica, 268
— künstliche, 89
Dermatol, 212
Dermatologie, 57
Desiccation, 523
Desinfektion, 161
Desinfektionsmittel, 201
— chemische, 161
Desodorant, Parfumierung von, 373
Destillation, 348
— fraktionierte, 349
Destillationsblase, 349
Deuterium, 232
Deutsche Hydrierwerke, siehe Dehydag
Diabetes mellitus, 279
Diagnose, 500
— -platz, 500
Diastase, 279

Diät bei Akne, 64
— — fetter Haut, 62
— — Fettleibigkeit, 140
— — Magerkeit, 155
— — Rosacea, 66
— salzarme, 153
Diamant, 213
Diathermie, 523
— -behandlung, 180
— -strom, 180, 524
Diäthyläther, 251
Diatomeenerde, 215
Dicarbonsäure, 255
Dickdarm, 26, 27
Diglyceride, 256
Disaccharid, 249
Dimethyläther, 251
Dimethylketon, 250
Dispergierung, 373
Dissoziation, 201
— elektrolytische, 174
Distalbiß, 290
— -operation, 290
Distickstoffoxid, 210
DÖBEREINER, J. W., 203
Dolomit, 220
Dopa, 110
Dopachinon, 110
Dopachrom, 110
Dornfortsatz, 13
Dorno-Strahlung, 71, 187
Dow-Corning-Comp., Midland, Mich., USA, 391, 407
Dragoco, vormals Schimmel & Co., Wien-Liesing, 72, 301, 304, 305, 306, 308, 309, 310, 311, 312, 313, 314, 315, 316, 317, 318, 319, 320, 321, 322, 323, 324, 325, 326, 327, 328, 330, 331, 332, 333, 334, 335, 336, 337, 338, 339, 340, 341, 342, 343, 344, 345, 353, 356, 363, 388, 391, 394, 409, 411, 412, 417, 420, 430, 432, 433, 454, 457, 462, 467, 468, 472, 474, 531
Dreher, 13
Drucksinn, 52
Drüsen der Haut, 49
— endokrine, 274
— -krebs, 73

Drüsengeschwulst, 73
DUBLIN, 136
Duftstifte, 344
— -typen, 362
— -wässer, Parfumierung von, 373
Dunkelfeld, 99
Dünndarm, 26
Du Pont de Nemours & Comp., Wilmington, Delaware, USA, 394, 412
Duodenum, 26
Dura mater, 38
Durchfeuchtungscreme (Rezept), 321
Dynamit, 216
Dynamo, 177

Eastman Kodak Comp. Rochester N. Y./USA, 393, 454, 455
Eau de Cologne, 370
— — -Öl (Parfumöl, Rezept), 364
ECKSTEIN, Nürnberg, 531
Eckzahnmuskel, 21
Edelgase, 203
Effleurage, 511
Effloreszenzen, 57
— sekundäre, 57
Eier, Kaloriengehalt, 147
Ei-Cognac-Shampoo (Rezept), 337
Eierstöcke, 31
Eigelenk, 10
EIJKMANN, 261
Eimaske (Rezept), 330
Einlagerung von körperfremdem Pigment, 114
Eisen, 230
— -gruppe, 230
— -legierung, 231
— -speicherkrankheit, 113
— -sulfat, 209
Eisessig, 253
Ei-Shampoo (Rezept), 338
Eishampoos, Parfumierung von, 375
Eiskopfwässer, Parfumierung von, 374
Eiter, 32
— -geschwür, 96
Eiweiß, 140, 141
— -minimum, 141

Eiweiß, pflanzliches, 141
Eizelle, befruchtet, 6
Ekthyma simplex, 96
Ektoderm, 7, 8
Ekzem, 88, 89
Elaidin, 44
Elektrizität, 171
— fließende, 172
— ruhende, 171
— statische, 171
Elektrizitätslehre, 171
Elektroden, fixierte, 520
Elektrode, aktive, 181
— inaktive, 181
Elektrodyn, 522
Elektrokoagulation, 181, 506
Elektrokosmetik, 519
Elektrolyse, 174
Elektrolyte, 172
Elektrolythaushalt, 153
Elektro-Magnetismus, 176, 177
Elektromotore, 178
Elektron, 171, 232
Elektronen, 173
Elektronenmikroskop, 90
Elektro-Osmose, 176, 519
Elektrophorese, 175
Elektrotomie, 183
Elektrounfälle, 189
Element, 203, 232
Elemente, 193
— galvanische, 172
— radioaktive, 232
— unstabile, 173
Elementegruppen, 203
Ellbogengelenk, 13
Elle, 13
Embryo, 7
Embryoblast, 7
Emulsion, 302
— flüssige (Rezept), 318, 319
Emulsionen, milchartige, 316
Emulsion A/S, Kopenhagen/Dänemark, 460
Emulsionsbrillantine, Parfumierung von, 374
Enfleurage à chaud, 350
— à froid, 351
— -Raum, 351
Engstand der Zähne, 291

Enthaarung, chemische, 122
— der Beine, 122
Enthaarungsmittel, 208, 340
— Parfumierung von, 373
Enthärtung, 199
Entoderm, 7, 8
Entseuchung, 161
Entspannungsbehandlung, 516
Entwicklung des Menschen, 6
Epheliden, 111
Epidermis, 43
Epidermoidcysten, 78
Epidermophytien, 102
Epilation, 526
Epilationswachs (Rezept), 340
Epiphyse, 274
Epistropheus, 13
Epithelgewebe, 5
Epithel, respiratorisches, 23
Epithelschutzvitamin, 262
Erbanlagen, 4
Erbgrind der Nägel, 133
Erblassen, 116
Erbrechen, 266
Erbsenbein, 14
Erdalkalimetalle, 219
Erdgas, 205, 241
Erdöl, 213, 240
Erdrinde, 194
Erfrierungen, 66
Erfrierung, allgemeine, 67
Erfrischungsstife 344, 345
— -tüchlein, Parfumierung von, 378
Ergocalciferol, 270
Ergrauen, 48
— der Haare, 129
— über Nacht, 48
Erosion, 57
Erröten, 51, 116
Erstickung, 197
Erysipel, 96
Erysipelas migrans, 97
Erythema exsudativum multiforme, 107
— induratum Bazin, 97
— solare, 68
Erythembildung, 71
Erythem, vielgestaltiges, 107
Erythrasma, 102

Erythrit, 247
Erythrocyanosis crurum puellarum, 67, 83
Erythrocyten, 32
Erzeugung von kosmetischen Präparaten, 298
Esperis, S. A., Mailand, 441
Essence absolue, 351
Essences concrètes, 351
Essence de fleurs, 347
Essiggärung, 253
Essigsäure, 253
Ester, 255
— synthetische, 257
Esterspaltung, 256
Estrichgips, 221
Eusolex-161, 72
— -3490, 72
— -3573, 72
— -6653, 72
Exkremente, 28
Exoplasma, 3
Extrakt, 347
Extraktion, 350
— mit Gas, 350
Eye Liner, 555
Eyeliner (Rezept), 343
Eyeshadow, 555

Fadenpilzkrankheiten der Haut, 102
Falten in den Lidern, 284
FARADAY, 258
Faradisation, 521
Farbänderungen der Haut, 109
Farbwerke Hoechst AG., vormals Meister Lucius & Brüning, Frankfurt a. Main, Westdeutschland, 301, 303, 310, 317, 318, 319, 333, 335, 337, 338, 339, 371, 420, 422, 424, 426, 429, 430, 441, 449, 454, 466, 489
Farnkraut, 358
Fasern, elastische, 45
— kollagene, 45
Fastenkur, 139
Faulecke, 96
Fehlerspannungsschalter, 191
Fehlerstromschalter, 191
Feigwarzen, spitze, 91, 92

Feld, elektromagnetisches, 177
— magnetisches, 177
Felsenbein, 40
Femur, 16
Fermentation, 349
Fermentgift, 206
Ferrum, 230
Fersenbein, 16
Fertilitätsvitamin, 271
Fett, 140, 351
Fettaldehyde, homologe Reihe der, 248
Fettalkohole, homologe Reihe der, 243
Fettbauch, 296
Fettcreme (Rezept), 304, 306
Fette, 256
Fettgewebsgeschwulst, 75
Fetthärtung, 256
Fett, Kaloriengehalt, 147
Fettleibigkeit, 134
Fettmark, 9
Fettpolsterbeseitigung, 528
Fettpuder, Parfumierung von, 376
Fettsäuren, 252
— essentielle, 255
— homologe Reihe der gesättigten, 252
Fettstabilisator, 271
Fettsucht, 134
Fettverdauung, 28
Feuchtigkeitsfaktor, 528
Feuchtigkeitscreme (Rezept), 321
Feuchtigkeitspackung, 528, 531
Feuchtreinigungstüchlein, Parfumierung von, 378
Feuermale, 507
Feuermäler, asymmetrische, 76
— symmetrische, 76
Fibrin, 33
Fibrinogen, 32
Fibrome, filiforme, 74
— gestielte, 74
— harte, 74
— weiche, 74
Fieberbläschen, 91
FILATOW, 279, 280
Filzlausbefall, 107
Fingerknochen, 15

Fingerwurm, 132
Firmenich & Cie., Genf, Schweiz, 72, 366, 367, 390, 405, 407, 408, 409, 417, 421, 427, 447, 453, 458, 460, 461, 464, 465, 471, 472, 478, 488
Fische, Kaloriengehalt, 146
Fischdauerwaren, Kaloriengehalt, 146
Fischschuppenhaut, 86
Fixateure, 352, 354, 361
Fixiermittel, 361
Fixierung, 359
Fixierungsflüssigkeit (Rezept), 341
Flachwarzen, 92
Flammenmal, 76
Flaschengas, 239, 241
Flaumhaare, 47
Flechte, fressende, 97, 98
— nässende, 89
Fleck, 56
Fleisch, Kaloriengehalt, 145
Fleuri (Parfumöl, Rezept), 366
Flieder für Seifen (Parfumöl, Rezept), 363
Flieder, weiß (Parfumöl, Rezept), 367
Flimmerepithel, 23
Fluor, 205
— -substitutionsprodukte, 238
— -wasserstoff, 205
— -wasserstoffsäure, 205
Flußsäure, 205
Flußspat, 205
Flüssigkeitszufuhr, 152
Foin coupé (Parfumöl, Rezept), 364
— Royal (Parfumöl, Rezept), 368
Folliculitis barbae, 94
— simplex, 93
— tiefe, 94
Follikelhormone, 276
Folsäure, 268
Fond, 359
Fond-de-Teint, 548
— (Rezept), 342
Fontanelle, 12
Foragynol, 278
Formaldehyd, 248

Formalin, 248
Formiat-Pottasche Verfahren, 225
Fotosensibilisierung, 113
Foetus, 8
Francium, 223
Fremdkörpereinsprengung, 115
Frequenz, 179
— -differenz, 521
FRIEDRICH, 280
Friktionieren des Gesichtes, 512
Frischzellentherapie, 280
Frisiercreme (Rezept), 339
Frisiermittel (Rezept), 339
Frostbeulen, 67
Fruchtmaske (Rezept), 332
— -wasser, 31
— -zucker, 141, 249
Fructose, 249
Frühjahrsmüdigkeit, 269
FUHS, 88
Fulguration, 523
FUNK, Kasimir, 261
Furocumarine, 113, 353
Furunkel, 94
Fuß-Badesalz (Rezept), 334
Fußböden, 158
Fußcreme (Rezept), 324
Fußgewölbe, 16
Füße, offene, 83
Fußpflege, 543
Fußpilz, 104, 544
Fußpuder, Parfumierung von, 376
— (Rezept), 324
Fußschweiß, 118
— (Rezept) gegen, 324
Fußwurzelknochen, 16

GABER-SEIDLER A., 508
Galaktose, 250
Galle, 26
Gallenblase, 28
— -farbstoff, 28, 31
— -flüssigkeit, 28
— -gänge, 28
GALVANI, 173
Galvanisation, 519
Galvanisierung, 175
Gammastrahlen, 189, 233
Ganglienzellen, 37
Garderobekasten, 499

Gartennelke, 362
Gärung, alkoholische, 244
Gasaustausch in der Lunge, 23
Gaswasser, 214
Gaumenbein, 11
Gaumen, weicher, 26
Gaumenspalte, 293
Gebärmutter, 31
— -krebs, 169
Gefäßmäler, 76
Gefäßveränderungen, 82
Gefäßversorgung der Haut, 51
Geflügel, Kaloriengehalt, 146
Gegenstromverfahren, 350
Geheimentfettungsmittel, 151
Gehirn, 37
— -flüssigkeit, 38
Gehörknöchelchen, 40
Gehörorgan, 40
Geigerschwiele, 87
Geigy AG., Basel, Schweiz, 415, 485
Gekröse, 26
Gelbknoten, 78
Gelbkörper, 278
Gelbsucht, 29
Gelées, fettfreie, 322
Gelenke, 9
Gelenkfortsatz, 13
— -kapsel, 9
— -schmiere, 10
Gemüse, Kaloriengehalt, 149
Gene, 4
General Mills. Inc. Kankakee, Ill., USA., 409
Generatorgas, 214
Geraniol, 354
Gerinnungspunkt, 68
— -vorgang, 32
Germanate, 217
Germanium, 217
— -dioxid, 217
Gerstenkorn, 95
Geruch, 371
Geruchsinn, 41
Geruchsnoten, 358, 361
— -stärke, 358
— -typ, 358
— -qualität, 347

Geschlechtskrankheiten, 99
— -merkmale, 276
— -organe, 31
Geschmacksknospen, 41
Geschmackssinn, 41
Geschwülste, 73
— bösartige, 73
— gutartige, 73
Geschwür, 57, 85
Geschwüre, varicöse, 84
Gesellschaft für Sterilisation, Berlin, 382
Gesichtsbehandlung im Institut, 504
Gesichtsdampfbad, 505
Gesichtsknochen, 11
Gesichts-Lotion (Rezept), 323
Gesichtsmasken, 330
Gesichtsmaske (Rezept), 331, 332
Gesichtsmassage, 508
Gesichtsmilch (Rezept), 317, 318
Gesichtsmuskeln, 17
Gesichtsmuskulatur, 20
Gesichtsskelett, 10
Gesichtsöl (Rezept), 316
Gesichtspackung, 528, 530
Gesichts-Sauna, 505
Gesichtsschädel, 10, 11
Gesichtsspannung, 284
Gesichtspuder (Rezept), 342
— Parfumierung von, 376
Gesichtswasser mit Lichtschutz (Rezept), 326
Gesichtswässer, 323
— Parfumierung von, 373
Gewebe, 5
— subcutanes, 45
Gewebeschwund, 19
Gewebshormone, 273, 279
Gewebslehre, allgemeine, 3
Gewebsvermehrung, 19
Gewerbeschutzcreme, saure (Rezept), 320
Gewichtsreduktion, 138
Gewichtsverlust, 154
Gienow, Chem. Fabrik, Hamburg, 406
Gips, 209, 221
Gipsdecken, 157

Sachregister

Givaudan L. & Cie., Vernier-Geneve, Schweiz, 72, 365, 366, 382, 384, 385, 391, 394, 404, 406, 407, 408, 409, 410, 414, 416, 420, 421, 422, 423, 424, 432, 434, 437, 441, 443, 448, 449, 452, 454, 457, 462, 468, 470, 471, 473, 480, 481, 484, 487, 488
Glas, 216
— -körper, 39
Glaubersalz, 224
Gleichrichter, 209
Gleichstrom, galvanischer, 175
Gleichströme, 178
Glied, 31
Glucocorticosteroide, 276
Glühbirne, elektrische, 178
Glühkaustik, 181
Glukose, 249
Glutarsäure, 255
Glycerin-Honig-Gelée (Rezept), 322
Glycerinseife (Rezept), 332
Glycerol, 247
Glyco-Products, Brooklin 2, N. Y., USA., 410, 414, 423
Glykogen, 141
Glykole, 247
Glyzerin, 247
Gold, 227
Goodrich Chem. Comp. Cleveland/Ohio, 402
Goldcreames, Parfumierung von, 375
Goldkraut, 115
Götz H., 104
GRANDL, Dr. Felix, siehe Keimdiät, Augsburg
Graphit, 213
Grasse, 351
Grauspießglanz, 212
Greisenhaut, 54
Grenzkohlenwasserstoffe, 236
Grießkörner, 506
Grindflechte, 96
Großhirn, 38
Grubengas, 237

Grünau, Chem. Fabrik AG., Illertissen, Bayern, 301, 303, 309, 440, 441, 458, 459
Grundumsatz, 142
— -steigerung, 151
Grützbeutel, 78
Gummi, 165
— -maske (Rezept), 331
— -stiefel, 165
GÜNTER, 515
Gurkenmaske (Rezept), 331
Gürtelrose, 91

Haaraufheller (Rezept), 337
Haaraufrichter, 49
Haarausfall aus Folge von Infektionskrankheiten, 128
— bei Unterfunktion der Schilddrüse, 128
— durch ionisierende Strahlen, 126
— durch toxische Substanzen, 128
— fleckförmiger, 127
— umschriebener, 127
— vorzeitiger, 128
Haarbalg, 49
Haare, 47
— gedrehte, 124
— Veränderungen der, 120
Haarentfernung, 520
Haarfarbe, 48
Haarfarben, 130
Haarfärbung, 129
Haarfestiger (Rezept), 337
Haarfixative, Parfumierung von, 374
Haargefäße, 34
Haargefäßerweiterungen, 82
Haarhäutchen, 48
Haarknotenkrankheit, 123
Haarkuröl (Rezept), 337
Haarkurwäsche (Rezept), 338
Haarlack (Rezept), 338, 339
Haarlacke, Parfumierung von, 374
Haarmangel, angeborener, 127
— — fleckförmiger, 126

Haarmann & Reimer, Holzminden, 367, 368
Haarnevi, 77
Haaröl (Rezept), 337
— Parfumierung von, 374
Haarpflegemittel, 336
Haarpflegeprodukte, Parfumierung von, 373
Haarregenerator (Rezept), 337
Haarreinigungsmittel, Parfumierung von, 374
Haarschaft, 48, 49
Haarspaltung, 124
Haartasche, 48
Haartaschenentzündung, einfache, 93
Haarverknotung, 124
Haarverlust auf narbigem Haarboden, 129
— auf verändertem Haarboden, 126
— durch Druck und Scheuern, 126
— durch Einnahme von Medikamenten, 128
— generalisierter, 127
— in den Wechseljahren, 128
— totaler, 129
Haarwäsche (Rezept), 338
Haarwasser (Rezept), 336, 337
Haarwechsel, 48
Haarzupfsucht, 127
Haarzwiebel, 48, 49
Haftfestigkeit, 359
Hafnium, 229
Haften, 9
Hahnenkammtest, 273
Hair-Dressing-Cream (Rezept), 339
Hakenbein, 14
Halbleiter, 215
Halbwertszeit, 233
Halogenderivate, 238
Halogene, 205
HALSTEDnaht, 285
Halswirbel, 13
Hamameliscreme (Rezept), 307, 310
Hämangiom, 75
Hammer, 40
Hämocyanin, 227

Hämoglobin, 32, 231
Hämosiderin, 85
Hanau, 186
Handcreme (Rezept), 305, 312
Handlotion (Rezept), 319
Handmassage, 508
Handpflege, 539
— -Gelée (Rezept), 321, 322
Handschutzsalbe (Rezept), 312
Handschweiß, 119
— (Rezept) gegen, 324
Handwurzelknochen, 14
Hanf, 165
Hängebauch, 296
Hapalonychie, 132
Harn, 29
Harnbestandteile, pathologische, 31
Harnkanälchen, 29
Harnleiter, 30
Harnorgane, 29
Harnröhre, 30
Harnsäure, 31
Harnstoff, 28, 30, 234
Harn- und Geschlechtsorgane, 29
Hartblei, 212
Hartschalenobst, Kaloriengehalt, 149
Harze, 352, 361
Hasenpest, 97
Hasenscharte, 293
Hauptbronchus, 22
Hauptgallengang, 28
Hauptlymphgang, 36
Haushaltsseife (Rezept), 332
Haushaltsstrom, 190
Haut, 41
— als Schutzorgan, 54
— als Wärmeregulator, 55
Hautanhangsgebilde, 47
Hautausschläge, akneähnliche, 64
Hautbleichsalbe (Rezept), 320
Hautblüten, 57
Hautbräune, künstliche, 70
Hautcreme (Rezept), 311
Hautcremes, Parfumierung von, 375
Hautdefekte, 286
Hautdiagnose, 504

Hautdiphterie, 97
Hautdrüsen, 50
Haut-Emulsionsmilch (Rezept), 317
Hautentzündung, 88
Hautfarbe, 42
Hautfelderung, 42
Haut, fette, 60, 503, 535
Hautfunktionsöle, 315
Hautfunktionsöl, Parfumierung von, 376
Hautgefäße, 51
Haut, gesunde, 58
Hautgelees, Parfumierung von, 375
Hautgrieß, 77
Hauthorn, 80
Hautlotionen, Parfumierung von, 375
Hautkrankheiten, bakterienbedingte, 93
Hauterkrankungen durch Eitererreger, 93
Hautkrankheiten durch Pilze bedingte, 101
— durch Schimmelpilze, 106
— durch Tiere, 106
— mit unbekannter Entstehungsursache, 107
— virusbedingte, 90
Hautmuskulatur, 47
Hautnährcreme (Rezept), 306, 311
Hautnähremulsion (Rezept), 317, 319
Haut-Nähr-Milch (Rezept), 318
Hautnähröl (Rezept), 315
Hautnerven, 52
Hautnervensystem, 52
Haut, normale, 535
Hautöl (Rezept), 315, 316
Hautöle, Parfumierung von, 375
Hautplastik, 285
Hautporen, 58
Hautreinigung, 59
Hautreinigungs-Emulsion (Rezept), 319
Hautschutzcreme (Rezept), 312, 313
Hautschutzöl (Rezept), 312
Hauttemperatur, 67

Haut, trockene, sebostatische, 58, 502, 535
Hauttuberkulose, 97, 270
— akneähnliche, 65
— erweichende, 97
— knotenförmige, 97
— primäre, 97
Hauttypen, 58, 502
Hautveränderungen, 57
Hefewachstumseinheit, 267
Dr. Hefti AG., Zürich, Schweiz, 457, 479, 487
Heilseren, 33
Heimkosmetik, 532
Heine & Co., Leipzig, 435
Heißluftsterilisation, 160
Helipan, 72
Helium, 203
Henkel & Cie., AG., Düsseldorf, Westd., 385, 467
Herpesgruppe, 91
Herpes simplex, 91
HERTZ, 182
Herz, 32, 34
Herzinfarkt, 135
Herzkammern, 34, 35
Herzkranzgefäße, 34
Herzmuskel, 34
Herztod, 135
Heu (Parfumöl, Rezept), 364
Heugeruch (Parfumöl, Rezept), 368
Hexadekanol, 246
Hexamethylentetramin, 248
Hinterhauptbein, 11
— -fontanelle, 12
— -loch, 12
— -naht, 12
Hirnanhangdrüse, 274
Hirnhäute, 38
Hirnnervenpaare, 38
Hirnschädel, 10
Hirsekörner, 77
Histaminase, 279
Hochspannungsleitungen, 179
Hochtemperaturbor, 218
Hoden, 31
Hoechst, Farbwerke, siehe Farbwerke Hoechst
HOFER, A., 292

Sachregister

Höhenstrahlung, kosmische, 189
Hohlvene, obere, 34
— untere, 34
Höllenstein, 227
HOLLEMANN-WIBERG, 203
HOLZER W., 144
Holzgeist, 244
Holzkohle, 214
Homogenisierung, 300
Hordeolum, 95
Hormone, 273
— männliche, 276
— weibliche, 276
Hormonoide, 273
Hornfarbstoff, 42
Hornhaut, 39
Hornhautverdickungen, 86
Hornschicht, 44
Hornstoff, 43
Hufeisenmagnet, 176
Huiles essentielles, 346
Hüftgelenk, 16
Hühnerauge, 88, 544
Hühneraugenpflaster, 88, 544
Hühnereiweiß, 141
Hüls, Chem. Werke, siehe Chem. Werke Hüls
Hülsenfrüchte, Kaloriengehalt, 148
Humerus, 13
Hungergefühl, 151
Hüttrauch, 212
Hyaluronidase, 279
Hydrierwerke, Deutsche, siehe unter Deutsche Hydrierwerke
Hydrocortison, 276
Hydrogenium, 198
Hydroxybenzol, 259
Hydroxygruppe, 243
α-Hydroxy-Propionsäure, 253
Hygiene, 157
— der Geschlechtsteile, 169
— der Kleidung, 164
Hyperhidrosis, 117
Hyperkeratosen, 86
— senile, 79, 88
Hyperpigmentierungen, 109
Hypertrophie, 19
Hypochlorite, 206

Hypophyse, 274
Hypophysen-Hinterlappen, 274
— -Mittellappen, 274
— -Vorderlappen, 274
Hypopigmentierungen, 113
Hypothese der biogenen Stimulation, 280

Ichthyosis congenita, 86
— vulgaris, 86
Idealhaut, 58
Ileum, 26
Impetigo vulgaris, 96
Impfung, 33
Induktion, 179
Induktionsstrom, 179, 521
Innenohr, 40
Inosit, 262, 268
Insektenabwehrmittel, 326
Insekten-Abwehrmittel (Rezept), 330
Insekt-Repellent (Rezept), 329
Insektenschutzcreme (Rezept), 330
Insektenschutzspray (Rezept), 330
Institut, kosmetisches, 496
Instrumente, 62
Insulin, 29, 279
Interferenzstrom, 521
Intimpflegepräparate, Parfumierung von, 376
Intimpflegetüchlein, Parfumierung von, 378
Intimspray (Rezept), 325
Invertase, 279
Ion, 174, 201, 202
Ionenwanderung, 519
Iontophorese, 175, 519
Iridium, 227
Iris, 39
— -blendenphänomen, 67
Ismakogie, 562
Isoamylalkohol, 246
— -salicylat, 71
Isobutylalkohol, 246
Isolatoren, 172
Isomerie, 235
Isopropyladipat, 257
— -myristat, 257
— -palmitat, 257

Isotopen, 195, 232
Iß-Dich-schlank-Diät, 142

JACKSON, 251
JAKOBI, 529
Jasmin-Komplex (Parfumöl, Rezept), 365
Jejunum, 26
JENSEN, 135
Jochbein, 11
Jochbeinmuskel, 21
Jod, 207
— als Desinfektionsmittel, 161
— -akne, 64
— -kaliumjodidlösung, 207
— -mangel, 207
— -tinktur, 207
Jonquilleblütenöl (Parfumöl, Rezept), 364
JOSLIN, 136
JOWET, 275
Juchten, 358
Juckgefühl, 53
Jugendwarzen, 91, 92
Jute, 165

Kaiserborax, 218
Kakaoprodukte, Kaloriengehalt, 148
Kali-Bleiglas, 216
— -Kalkglas, 216
Kalisalpeter, 225
Kaliseife, 257
Kalium, 225
— -Aluminiumsulfat, 219
— -bromid, 207
— -carbonat, 225
— -chlorat, 206
— -chlorid, 206, 225
— -Düngemittel, 225
— -hydroxid, 225
— -nitrat, 225
— -perchlorat, 206
— -permanganat, 230
Kaliwasserglas, 216
Kalkbrennen, 221
Kalk, gebrannter, 221
— gelöschter, 221
Kalkseife, 257
Kalkspat, 221
Kalkstein, 221
Kalkwasser, 221

Kalle & Co. AG., Wiesbaden-Biebrich, 460
Kalomel, 228
Kalorie, 138
Kalorienbedarf, täglicher, 140
Kalorienbegriff, 138
— -träger, 140
— -verbrauch, 151
Kältedisposition, 67
Kältemischung, 215
Kältereiz, 67
Kälterezeptoren, 52
Kälteschäden, chronische, 67
Kältetrauma, 67
Kaltkaustik, 181
Kaltquarzbrenner, 183
Kaltwellcreme (Rezept), 341
Kaltwell-Emulsion (Rezept), 341
Kaltwellflüssigkeit (Rezept), 340
Kaltwellpräparate, Parfumierung von, 374
Kamig, Wien I., 436, 439
Kamillencreme (Rezept), 306
Kaolin, 216
Kapillaren, 34
Karbunkel, 94
Karneol, 216
Karteikarte, 501
Kartoffel, 226
Kartoffeltage, 153
Käse, Kaloriengehalt, 147
Katalysator, 208
Kataphorese, 175, 519
Kathode, 174
Kationen, 174
Kaustifizierung von Soda, 223
Kauter, 181
Kehldeckel, 22
Kehlkopf, 22
Kehlkopflaute, 22
Keilbein, 11
Keimblätter, 7, 8
Keimdiät GmbH., Augsburg, 301, 305, 306, 307, 308, 311, 315, 318, 323, 331, 332, 389, 412, 419, 433, 437, 467, 486, 489, 491

Keimdrüsen, 276
Keimschild, 7
KEKULÉ, 248
Kelko Co., N. Y. 5/USA., 437
Keloide, 74
Keratin, 43
Keratohyalin, 43
Keratoma senile, 79
Keratosen, erblich bedingte, 86
— toxisch bedingte, 87
— umschriebene, 87
Keratosis follikularis lichenoides, 87
— pilaris, 262
Kernit, 218
Kernladungen, 203
Kernladungszahl, 203, 232
Kernmembran, 3
Kernseife, 257
Kesselstein, 221
Keton, 248, 250
Kieselalgen, 215
Kieselgur, 215
Kilogrammkalorie (kcal), 138
Kinderpuder, Parfumierung von, 377
Kinderöl (Rezept), 316
Kinnmuskel, 21
Kissenelektroden, 522
Kitzler, 31
Kleiderlausbefall, 107
Kleienpilzflechte, 101
Kleinhirn, 38
Klopfen des Gesichtes, 514
Knallgas, 199
Kneten, 513
Kniegelenk, 16
Kniescheibe, 16
Knöchel, 16
Knochen, 205
— kurze, 8
— lange, 8
— platte, 8
Knochenbälkchen, 9
Knochenbildung, 9
Knochenhaut, 8
Knochenkohle, 214
Knochenmark, 9
Knochennähte, 11
Knoll AG., Ludwigshafen a. Rhein, Westdeutschland, 416

Knöllchenbakterien, 210
Knollen, 56
Knollengewächse, Kaloriengehalt, 148
Knötchen, 56
Knötchenkrankheit, juckende, 107
Knoten, 56
Kobalt, 231
KOCH, Robert, 97, 212
Kochsalz, 223
Kohle, 213, 214
Kohlehydrate, 140, 141
Kohlendioxid, 214
Kohlenmonoxid, 214
Kohlensäure, 215
Kohlensäureschnee, 215
Kohlenstaubeinsprengung, 115
Kohlenstoff, 213, 234
Kohlenstoffchemie, 234
Kohlenstoffgruppe, 212
Kohlenstoffverbindungen, zyklische, 258
Kohlenwasserstoffe, 236
— gesättigte, 236
— ungesättigte, 241
Koilonychie, 131
Koks, 213
KÖLE, 292, 294
Kölnischwässer, 370
Kölnischwasserdermatitis, 112
Kölnischwasserstift (Rezept), 344
Komedonen, 60
— flache, 61
— tiefe, 61
Komedonenquetscher, 61
Kompakt-Puder (Rezept), 342
Kompaktpuder, Parfumierung von, 377
Kompaß, 177
Kompressen, heiße, 506
Königswasser, 211
Konservierungsmittel, 206
Kontraktionen, wellenförmige, 26
Kopfgerüche, 358, 360
Kopfhaare, 47
Kopflaus, 107

Sachregister

Kopflausbefall, 107
Kopfschwarte, 47
Körnerschicht, 43
Körperhauptschlagader, 35
Körperhygiene, 164
Körperkreislauf, 36
Körpermassage, 538
Körperpflege, 536
Körperpuder (Rezept), 324, 343
Körperreinigung, 168
Körperreinigungsmittel, 332, 333
Körperspray (Rezept), 325
Körpertemperatur, 55
Korund, 219
Kosmetik, dekorative, 518
Kosmetikinstitut, 496
Krähenfüße, 58
Krallennagel, 131
Krampfadern, 83
KRAUSE'schen Endkolben, 52
Krätzmilbe, 106
Kräutercreme (Rezept), 307
Kräuter-Haarwasser (Rezept), 336
Kreatinin, 31
Krebse der Haut, 79
Kreislauf, 32
Krepp, 165
Kresolseifenlösung, 161
Kreuzbein, 13
Kreuzbeinwirbel, 13
KROMAYER'sche Stanzung, 115
KROMPECHER, 81
Kropfbildung, 207
Krummdarm, 26
Kruste, 57
Kryokaustik, 215
Kryolith, 205, 219
Krypton, 203
Kugelgelenk, 10
Kugelnasen, 288
Kühlwirkung, 374
Kunstseide, 165
Kupfer, 226
Kupfergruppe, 226
Kupfersulfat, 209, 227
Kupfervitriol, 227
Kurzschlüsse, arteriovenöse, 51
Kurzwelle, 182, 524
Kurzwellenbehandlung, 183

Kurzwellengeräte, medizinische, 182
Kurzwellenströme, 182
KUSKE H., 77, 109

Labfermente, 26
Labyrinth, 40
LACASSAGNE, 115
Lachgas, 210
Lachmuskel, 21
Lactase, 279
Lactoflavin, 264
Lactose, 250
Lanaetex, Elisabeth, New Jersey, USA., 409
LANDSTEINER, 33
Lanettecreme, (Rezept), 304, 309
LANGERHANS'sche Inseln, 29, 279
Lanugo, 47
Lapis infernalis, 227
Lärmisolierung, 157
Laserson & Sabetay, La Garenne-Colombes (Seine), France, 301, 408, 409, 420, 426, 430, 433, 440, 463, 468, 478
LAUDA, Edith, 495
LAUE, Hermann, Hamburg, 407, 468
Laugen, 201
Laugenstein, 223
Lavendel, modern (Parfumöl, Rezept), 363
— — ambriert (Parfumöl, Rezept), 366
LAVOISIER, A. L., 196, 202
Lavol-Sauerölschaum, 537
Leber, 28
Leberfunktionen, 28
Lebervenen, 34
Leberzellen, 28
Leder, 165
Lederbekleidung, 165
Lederhaut, 45
Leerdarm, 26
Lehmann & Voß, Hamburg 36, Westdeutschland, 446, 487
Leichtkieselsäure, 60
Leinen, 165
Leinengewebe, 165

Leinsamenmaske (Rezept) 331
Leistungsgewicht, 135
Leistungsumsatz, 143
Leiter, elektrische, 172
Leitungswasser, 162
Lendenwirbel, 13
Lentigines, 76, 111
Leuchtgas, 214
Leuchtstoffröhren, 159
Leukocyten, 32
Leukonychia, 130, 131
Lichen pilaris, 87
— ruber planus, 107
Lichtbäder, 152
Lichtreaktion der Haut, 69
Lichtschälkuren, 188
Lichtschutzöl (Rezept), 327
Lichtschutzpräparate, 70
Lichtstrahlen, 186
Licht, ultraviolettes, 70, 187
Lider, 39
Lidstrich, 555
Liköre, Kaloriengehalt, 150
Linolsäure, 255
Linse, 39
Linsenfleck, bösartiger, 80
Linsenflecke, 76, 110
Lipom, 75
Liponsäure, 262
Lippendefekte, 293
Lippenkorrekturen, Optische, 560
Lippenstifte, 344
— Parfumierung von, 376
Liquid Make up-Foundation, Parfumierung von, 375
Liquor cerebrospinalis, 38
Lithium, 223
Lithosphäre, 194
Löschen, 221
Lösung, 200
Lues, 99, 100
Luft, 202
Luftdesinfektion, 161
Luftröhre, 22
Luftwege, zuführende, 21
Lugolsche Lösung, 207
Lüneburger Wachsbleiche, Lüneburg, Westdeutschland, 444
Lungen, 22
— -bläschen, 22

Lungenfell, 23
— -flügel, 22
— -kreislauf, 35 36
Lupus erythematodes, chronicus discoides, 108
Lupusknötchen, 98
Lupus vulgaris, 97, 98
Lymphangiome, 77
Lymphe, 36, 51, 515
Lymphdrainage, 515
Lymphgefäße, 36
Lymphgefäßgeschwülste, 77
Lymphgefäßsystem, 51, 515
Lymphknoten, 36, 51, 515
Lyophilisierung, 280
Lysing, 507
Lysol, 161

Mack, Chem. Fabrik, Illertissen, Bayern, 407, 434
Macula, 56
Magen, 26
Magenschleimhaut, 26
Magensäure, 26
Magerkeit, 134, 154
Magensaft, 26, 206
Magersucht, 134, 154
Magnesia usta, 220
Magnesit, 220
Magnesium, 220
Magnesiumoxid, 220
— -silikat, 220
— -sulfat, 220
Magneteisenstein, 176, 230
Magnetismus, 171, 176
Maha Pengiri, 353
MAIBOM'sche Drüsen, 50
Maiglöckchen (Parfumöl, Rezept), 364
Maische, 245
Make-up, 546, 548
Make up-Foundation, Parfumierung von, 375
Malassezia furfur, 101
N. J. Malmstrom, Brookly 22, USA., 458
Malonsäure, 255
MALPIGHISCHES Körperchen, 29
Maltose, 249
Mälzung, 245
Malzzucker, 141, 249

Mangan, 230
Mangangruppe, 230
Manicure, 539
Maniküreverletzung, 133
MARCHIONINI, 54
Marchon, Products, Whitchhaven Cumberld. England, 413, 448
Mark, rotes, 9
— verlängertes, 37
Marmor, 221
MARX, 136
Mascara, 556
— (Rezept), 343
Maske, 528
— galvanische, 176
Masken, 59
Maskengrundlage, 529
Masque, 528
Massage, 153
— der Nervenpunkte, 516
Massagebank, 497
Massagebett, 497
Massagecreme (Rezept), 314, 315
Massagecremes, Parfumierung von, 375
Massagehocker, 497
Massageöl (Rezept), 314, 315
Massageöle, Parfumierung von, 375
Massage- u. Sportcreme (Rezept), 313
Masque velour (Rezept), 331
Mastdarm, 28
Mastdiät, 155
MASTER, 136
Matronenbart, 120, 122
Mauerfraß, 157
Mauersalpeter, 157
Maul- und Klauenseuche, 91
Maulbeerstadium, 6
Medifarma, Mailand, 441
Meeresalgen-Schaumbad (Rezept), 333
Meerwasser, 531
Mehle, Kaloriengehalt, 148
Mehlmund, 106
Melanigen, 72
Melanin, 110
Melaninbildung, 110
Melanomalignom, 81

Melanosis, präblastomatosa, 80
Melkerknoten, 87
MENDELEJEFF D. I., 203, 217
Meniscus, 16
Menstruation, 31
Merck E., Darmstadt, Westdeutschland, 72, 301, 305, 312, 326, 327, 328, 329, 330, 340, 341, 386, 400, 406, 413, 416, 428, 434, 436, 450, 453, 455, 460, 463, 470, 476, 486
Merkblatt für Pilzkranke, 104
Merz & Co., Chem. Fabrik, Frankfurt a. Main, 466
Mesenterium, 26
Mesoderm, 7, 8
Messing, 226
Metalleinsprengung, 115
Metaphosphorsäure, 211
Metastasen, 73
meta-Stellung, 259
Methan, 237
Methanal, 248
Methanol, 244
Methyl, 238
— -alkohol, 244
— -benzol, 259
— -salicylat, 71
MEYER L., 203
Milbe, 106
Milchdrüsen, 50
Milchekzem, 89
Milcherzeugnisse, Kaloriengehalt, 147
Milchpräparate, 376
Milchsäure, 253
— gepufferte, 320
Milchzähne, 11
Milchzucker, 141, 250
Miliartuberkulose, allgemeine, 98
Milien, 77, 506
Milienmesser, 506
Miliennadel, 77, 506
Milzbrand, 97
Mineralwässer, 199
Miranol Chem. Co. Irvington 11, N. Y., USA., 452
Misch-Haut, 504
Mischpolymerisat, 213
Mitesser, 60, 503, 506, 527

Sachregister

Mitose, 4
Mittelfußknochen, 16
Mittelhandknochen, 15
Mittelhirn, 38
Mittelohr, 40
Modifikateure, 360
Moisture-Präparat, 528
Molekül, 193
Molekulargewicht, 195
Molluscum contagiosum, 90, 91
Molluscumkörper, 91
Molybdän, 229
Monatsblutung, 31
MONCORPS, 61
Mond des Nagels, 49
Mongolenfleck, 111
Monocarbonsäuren, gesättigte 252
Monoglyceride, 256
Monosaccharide, 249
Monsanto Chemical Ltd., London, 453, 479, 481
Moorbäder, 152
Moormaske, 530
Moormaske (Rezept), 332
Mörtel, 221
MORTON, 251
Morula, 6
Moschus, 352, 361
Moschushirsch, 353
MOUCHKINE, 280
Mückenschutzcreme (Rezept), 329
Mulethaler Th., Chem. Fabrik, Nyon, Schweiz, 72, 301, 302, 304, 318, 319, 344, 384, 419, 420, 433, 440, 449, 458, 463, 470
H, Müller, Chem. Fabrik, Hamburg, 409
Multiforsa AG., Zug, Schweiz, 491
Mundboden, 25
Mundgerüche, 166, 167
Mundhöhle, 24
Mundpflegemittel, 334
Mundpflegepräparate, Parfumierung von, 378
Mundringmuskel, 21
Mundspeichel, 24
Mundspray (Rezept), 334
Mundverdauung, 24
Mundwässer, 168, 206

Mundwasser (Rezept), 334
Mundwinkelsenker, 21
Musculus caninus, 21
— corrugator glabellae, 21
— depressor glabellae, 21
— frontalis, 21
— levator nasi et labii lateralis, 21
— levator nasi et labii medialis, 21
— mentalis, 21
— nasalis, 21
— orbicularis oculi, 21
— orbicularis oris, 21
— quadratus, 21
— risorius, 21
— triangularis, 21
— zygomaticus major, 21
— zygomaticus minor, 21
Muskelbäuche, 17
Muskel dreieckiger, 21
Muskelfascie, 17
Muskelfasern, 17
Muskelgewebe, 6, 17
Muskeln, federartige, 17
— quadratische, 21
— quergestreifte, 17
— spindelförmige, 17
— willkürliche, 17
Muskelöl, Parfumierung von, 376
Muskelplatten, 17
Muskelsinn, 41
Muskeltonus, 20
Muskulatur, 16
— glatte, 26
— quergestreifte, 17
— unwillkürliche, 26
Mutterkuchen, 7, 31
Muttermäler, 75
— behaarte, 122
— knotenförmige, 76
Mycel, 102
Mycobakterium tuberculosis, 97
Myom, 73
Myo-Sarkom, 73
Myricylalkohol, 246
Myristylalkohol, 246
Myxödem, 275

Naarden, Chem. Fabrik, Bussum, Holland, 302, 314, 319, 433, 459

Nabelschnur, 7
Nachtblindheit, 262
Nachtcreme (Rezept), 304, 305
Nackenkarbunkel, 95
Naevi, 75
— im engeren Sinn, 77
— spili, 76, 110
Naevus achromicus, 113
— arraneus, 76
— blauer, 111
— coeruleus, 111
— farbloser, 113
— flammeus, 76
— papillomatosus, 76
Naevuszellnaevus, 77
Nägel, 49
Nagelablösung, 131
Nagelbett, 49
Nagelbetteiterung, 95
Nägel, Braunfärbung, der, 131
Nagelbrechen, 132
Nagelcremes, Parfumierung von, 376
Nagelhautentferner, 542
Nagelhauterweicher (Rezept), 341
Nagelgrübchen, 132
Nagellackbase (Rezept), 342
Nagellackentferner (Rezept), 342
Nagellackentferner, Parfumierung von, 376
Nagelöl (Rezept), 341
Nagelpflege, 541
— -mittel, 341
— -präparate, Parfumierung von, 376
Nagelplatte, 49
Nagelpolierpulver, Parfumierung von, 376
— Stifte, Parfumierung von, 376
Nagelquerrillen, 132
Nageltasche, 49
Nagelveränderungen, 130
Nährcreme, 302
— fett (Rezept), 304
Nähremulsion (Rezept), 318
Nährmaske, 528
Nahrungsmitteltabelle, 145

Narbe, 57
— hypertrophische, 74
Narbengewebe, 6
Narbenkeloid, 74
Nase, 22
Nasenbein, 11, 12
Nasenflügelheber, 21
Nasengänge, 22
Nasenhöcker, 287
Nasenhöhle, 21, 22
Nasenkorrektur, 288
Nasenmuschel, 11, 22
Nasenmuskel, 21
Nasenplastik, korrektive, 287
Nase, römische, 288
Nasenschleimhaut, 22
Naßparfumierung, 379
Natrium, 223
— -bromid, 207
— -carbonat, 224
— -chlorat, 206
— -chlorid, 206, 223
— -hydrogencarbonat, 224
— -hydroxid, 223
— -nitrat, 223
— -oxid, 223
— -perborat, 218
— -perchlorat, 206
— -peroxid, 223
— -sulfat, 224
Natron-Kalkglas, 216
Natronlauge, 223
Natronseife, 257
Natronwasserglas, 216
Natural moisture factor (NMF), 502, 528
Nebenhoden, 31
Nebenniere, 275
Nebennierenrinde, 276
Nebennierenrindenhormone, 276
Nebenschilddrüsen, 275
Neckar-Chemie, Oberndorf, Westdeutschland, 389, 390
Negatron, 233
NEMEC, Dr., 184
Nemectron, 184, 522
— -Gerät, 521
Nemekinion, 522
Neon, 203
Neopharma, Dr. Kullmann, Wetzlar, 466

Neroliöl (Parfumöl, Rezept), 367
Nerv, 38
Nervenfasern, 37
Nervengewebe, 6
Nervenpunktmassage, 516
Nervensubstanz, graue, 37
— weiße, 37
Nervensystem, autonomes, 38
— cerebrospinales, 36
— peripheres, 36
— zentrales, 36
Nervenwurzel, 38
Nervenzellen, 37
Nervus Vagus, 38
Nessel, 165
Netz, 28
Netzhaut, 39
Neubildungen der Haut, 73, 74
Neuriten, 37
Neutralisation, 202, 224
Neutron, 232
Niacin, 266
Niacinamid, 266
Nichtkalorienträger, 140
Nichtleiter, 172
Nickel, 231
Nicotinsäure, 266
Nicotinsäureamid, 266
NIEHANS, 280
Nierenbecken, 30
Nierenfett, 29
Nierenkörperchen, 29
Nierenpyramiden, 30
Niob, 229
Nipaester, 259
Nipa Laboratorien, Berlin-Schöneberg, 432, 458, 464, 468
Nissen, 107
Nitrate, 211
Nitrieren, 211
Nitriersäure, 209
Nitrogenium, 210
Nitroglyzerin, 247
NMF (natural moisture factor), 528
Nordpol, magnetischer, 177
Normalgewicht, 138
NORMANN, 256
Nucleus, 3
Nylon, 165

Oberarmknochen, 13
Oberkiefer, 11
Oberlippenheber, 21
Oberschenkelkopf, 16
Obst, Kaloriengehalt, 149
Ödem, 36, 54
Öfen, elektrische, 178
Ohren, abstehende, 294
— künstliche, 294
— -schmalzdrüsen, 50
— -speicheldrüsen, 25, 51
— -trompete, 40
Ölchemie AG. Hausen, Brugg/Schweiz 424
Olefine, 241
— homologe Reihe der, 242
Öle, 256
— aufbereitete, 353
— hydrophile, 59
— konkrete, 351
— künstliche, ätherische, 356
— synthetische, 356
Öl, absolutes, 351
— ätherisches, 346
— Kaloriengehalt, 147
Ölmaske, (Rezept), 331
Ölsäure, 254, 256
Ölsüß, 247
Onychogryposis, 131
Onycholysis, 131
Onychorrexis, 132
Onyx, 216
Onyxoil Chemicals Co., Jersey City, USA., 459
Opal, 216
Operationen, kosmetische, 283
— plastisch-kosmetische, 282
OPPENHEIM, 88
Optik, 171
Oronite Chemical Comp., N. Y., USA, 410
Orotsäure, 262
Orthophosphorsäure, 211
ortho-Stellung, 259
Osmium, 227
Ostiofolliculitis, 93
Oxalsäure, 255
Oxide, 197
Oxogruppe, 248
α-Oxo-Propionsäure, 253

Oxydation, 197, 198
Oxydationsmittel, 205
Oxygenium, 197
Ozon, 198
— als Desinfektionsmittel, 161
Ozon-Dampfbad, 505

Palladium, 227
Palmitinsäure, 254, 256
Panaritium, 132
Pangaminsäure, 262
Pankreas, 26, 29
Panthenol, 267
Pantothensäure, 267
Papillarkörper, 45
Papillae circumvallatae, 25
— conicae, 25
— filiforme, 25
— fungiforme, 25
Papillen, fadenförmige, 25
— kegelförmige, 25
Papula, 56
Paradentitis, 167
Paradentose, 167
Paraffine, 236, 240
—, homologe Reihe der, 237
Paraffinmaske, 531
— -maske (Rezept), 331
— -packungen, 152
Parahydroxybenzoesäure, 259
para-Stellung, 259
Parasympathicus, 39
Parathormon, 275
Parfumeur, 356
Parfumierung, diskrete, 359
Parfumierungsdosierung, 380
Parfumölbasen, 359
Parfumöle, 356
Parfumöl, (Parfumöl, Rezept), 368
— -komposition 357, 359, 361
Parfums, 356, 369
Paronychie, 95, 133
Parsol ultra, 72
Pechblende, 222
Pediculosis capitis, 107
— pubis, 107
— vestimentorum, 107
Peeling, 507

Pelargonsäure, 254
Pellagra, 266
— -schutzfaktor, 266
Pemphigus vulgaris, 107
Pentanol, 246
Pepsin, 26
Perborate, 218
Perborax, 218
Perchlorate, 206
Perchlorsäure, 206
Perhydrol, 201
Perioden, 179
— -system der Elemente, 203
Periost, 8
Peristaltik, 26
Peritonitis, 28
Perleche, 96
Perlglanzmilch (Rezept), 318
— -Shampoo (Rezept), 339
Perlon, 165
Permutite, 153, 199
Perniones, 67
Peroestron, 278
Peroxidbindung, 200
Perspiratio insensibilis, 50, 116
Pertrissage, 513
Petroläther, 350, 352
Petroleum, 240
Pfizer Corporation N. Y., USA, 407
Pflanzeneiweiß, 142
Pflanzenöl, 346
Pflanzenzellen, 3
Pflugscharbein, 11
Pfortader, 34
— kreislauf, 34
Pfundnase, 66
Phantasiegerüche, 358
Phenol, 259
Phenylanthranilat, 71
— -salicylat, 71
Phlegmone, 96
Phosphor, 211
—, schwarzer, 211
—, violetter (roter), 211
—, weißer, 211
Phosphorit, 211
Phosphorpentoxid, 211
Phosphorsäure, 211
Phyma, 56
Physik, 171
Phytohormone, 280

Phytonadion, 272
Pia mater, 38
PIETRULLA H., 517, 518
Pigment, 42
— -bildung, 71
— eisenhältiges, 85
— flecke, 76
— hämosiderotisches, 61
Pigmentierungen durch Druck und Wärme, 113
— — Strahlen, 112
— — UV-Bestrahlung, 112
— nach Hautkrankheiten, 113
— senile, 111
Pigmentgeschwulst, bösartige, 81
— — naevi, 110
— — vermehrungen, 109, 110, 111
— — verminderungen, 113
Pili anulati, 125
— torti, 124
Pilierung, 377
Pilzbefall der Fingernägel, 104
— — Zwischenzehenräume, 104
Pilze, Kaloriengehalt, 149
Pilznachweis, 102
— -papillen, 25
Pinselelektrode, 521
— -haare, 124
Pityriasis versicolor, 101
— — alba, 102
Placentacreme (Rezept), 306
— -liquid (Rezept), 322
Plankton, 240
Platin, 227
— -metalle, 227
Plattenelektroden, 180
Platysma, 21
Plazenta, 7, 278
— -auszüge, 278
— -extrakte, 279
Plumbum, 217
Pockengruppe, 90
Pockfinnen, 65
Polonium, 209
Polyäthylenglykol, 529
Polyglobuline, 116
Polymerisation, 242
Polyphosphate, 211
Polysaccharide, 141, 250

Pomade, 352
POPPELSDORFF A., 529, 530, 533
Porenreinigung, 506
Porzellan, 216
Positron, 232
Postthrombotisches Syndrom, 83
Potentialdifferenz, 172
Pottasche, 225
Poudré (Parfumöl, Rezept), 367
PP-Faktor, 266
Präcancerose, melanotische, 80
Praecancerosen, 79
Präcipitatsalbe, 229
Pregnenolon, 278
Pre-Shave-Lotion (Rezept), 336
Primäraffekt, 100
Prisma, 186
PRISTLEY, 202
Progenie, 291
— -operation, 291
Progesteron, 278
Prognathie, 290
— -operation, 290
Propan, 239
Propanol, 245
Propanon, 250
Propantriol, 247
Propionsäure, 253
Propylalkohol als Desinfektionsmittel, 161
Prosolal, 72
Prostata, 31
Protactinium, 229
Prothrombin, 272
Protonen, 201, 203, 232
PROUST I. L., 196
Provitamin A, 263
Pubertätsfettsucht, 139
Puder, 549
— Parfumierung von, 376
— -creme (Rezept), 342, 343
Puffergemische, 224
Pulsschlag, 33
Pulvereinsprengung, 115
Pupille, 39
Pustel, 56
Pustula, 56
Pyodermien, 93
Pyridoxamin, 265

Pyridoxal, 265
Pyridoxin, 265
Pyridoxol, 265

Quaddel, 56
Quarzbrenner, 188
— -glas, 216
— -lichtlampe, 188
— -stab, 525
Quecksilber, 228
— -oxid, 228
— (I)-chlorid, 228
Querfortsatz, 13

Rachitis, 270
Räder nach Garnier, 350
— Bondon-Dumont, 350
Radgelenk, 10
Radikal, 238
Radioaktivität, 233
Radium, 189, 222
Radon, 203
Rahmmaske, (Rezept), 331
Rasching, Dr. F., Gm.b.H., 469, 484
Rasiercreme, (Rezept), 335
Rasiercremes, Parfumierung von, 377
Rasierhilfsmittel, Parfumierung von, 377
— -schanker, 99
— -schaum (Rezept), 335
— -seife (Rezept), 335
— -seifen, Parfumierung von, 377
— -wasser (Rezept), 336
— — Parfumierung von, 377
Ratteneinheiten, 266
Rauchquarz, 216
Raumbeleuchtung, 159
— -einteilung, 498
— -luftverbesserer, Parfumierung von, 378
RAVAUT, 115
RECKLINGHAUSENSCHER Symptomenkomplex, 79
Redestillation, 349
Reduktion, 198
Reduktionsdiät, 140, 142
Reflexe, viscerocutane, 180
Regenbogenhaut, 39

Regenerativ-Creme, (Rezept), 310
Regenwasser, 199
Register kosmetischer Grund- und Hilfsstoffe befindet sich gesondert auf Seite 382—494
Regulationsapparate für die Zahnstellung, 289
Reibeisenhaut, 87, 262
REINER, Wien, 500
Reinigungscreme (Rezept), 313, 314
Reinigungscremes, Parfumierung von, 375
Reinigungsemulsion, flüssige, (Rezept), 319
Reinigungsmilch (Rezept), 318
Reinigungszeremonielle, 1
Reistage, 153
Reizwirkung, 521
Repellentemulsion (Rezept), 330
Repellentstift (Rezept), 330
Reptilienhaut, 86
Reptilmenschen, 87
Residue, 351
Resinoide, 347, 372
Resorptionsorgane, 26
Retinol, 262
Retortengraphit, 213
Rexolinfabriken Aktiebolag, Hälsingborg, Schweden, 488
Rezeptbuch, 301
Rezeptur, 363
Rhagade, 57
Rhagas, 57
Rhenium, 230
Rhesusfaktor, 33
Rhinophym, 66
Rhumkorffinduktor, 523
Rhodium, 227
Rhone-Puolene, Paris 8, Frankreich, 460
Ribit, 247
Riboflavin, 264
Riechstoffe, isolierte, 353
— mit Ketoncharakter, 251
— natürliche, 346
— synthetische, 354
Riechstoffkunde, 346
RIEHLsche Melanose, 112

Riesenmolekül, 242
Ringelhaare, 125
Ringknorpel, 22
Rippen, 13
— -fell, 23
Rizinusöl, 152
Roheisen, 231
Röhm & Haas, Darmstadt, 467, 471
Röhrenbecken, 16
— -knochen, 8
Rohrzucker, 141, 249
Roll-on-Antischweiß-Wirkstoff (Rezept), 326
RÖNTGEN, 189
Röntgenkater, 266
— -kontrastmittel, 222
— -strahlen, 189, 233
Rosacea, 65
Rose, 362
Rosenöl, (Parfumöl, Rezept) 367
— -quarz, 216
Rost, 231
Rösten, 208
Roteisenstein, 230
Rote Maske, 530, 533
ROTHEMANN, 343, 530
Rotlauf, 96
Rotlicht, 186
— -bestrahlung, 186
Rotz, 97
ROUSSET, 115
Rubidium, 223
Rubin, 219
Rübenzucker, 141
Rückenmark, 38
RUFFINISCHE Nervenendigungen, 52
Ruß, 213
Ruthenium, 227

Saccharose, 249
Salmiak, 226
— -geist, 210
Salpetersäure, 210
— rauchende, 210
Salvarsan, 212
Salze, 201, 202, 205
Salzsäure, 206
Samenfäden, 31
— -leiter, 31
Sammler, 173

Sanabo, Wien, 466
Sandpackungen, 152
Saphir, 219
Sarkom, 73
Sarkome der Haut, 82
Satina, 169, 537
Sattelgelenk, 10
Sattelnasen, 288
Sättigungsgefühl, 140
Sauerstoff, 197, 205
— atomarer, 197
— -gas, 197
— -maske, 530
— -Sprays, 197
Saugapparate, 153
— -fleck, 528
— -geräte, 527
— -massage, 527
Säure, 201
— chlorige, 206
— hypochlorige, 206
— schwefelige, 208
— unterchlorige, 206
Säuremantel der Haut, 54
Scabies, 106
Schädelkapsel, 12
— -nähte, 12
Schafwolle, 164
Schalentiere, Kaloriengehalt 147
Schambeine, 16
Schambeinfuge, 16
Schamhaare, 49
Schanker, harter, 99
Scharniergelenk, 10
SCHAUDINN N., 99
Schaumaktiv, 537
Schaumbad (Rezept), 333, 334
Schaumbademittel (Rezept), 333
Scheckhaut, 114
SCHEELE, 202, 234
Scheidenvorhof, 31
— -sekret, 31, 169
— -spülungen, 169
Scheitelbein, 11
Scherflechte der Nägel, 133
— des Kopfes, 103
Schiefnasen, 289
Schienbein, 16
Schilddrüse, 274
Schilddrüsenpräparate, 151
— -überfunktion, 151

Schildknorpel, 22
Schimmel & Co., siehe Dragoco
Schimmelpilze, 106
Schläfenbein, 11, 12
Schlagadern, 33
Schlammpackungen, 152
Schlauchlappen, 286
Schleifcreme, 507
Schleimbeutel, 47
Schliemann. E., Hamburg, 432, 473,
Schluckakt, 25
Schlund, 26
Schlüsselbein, 13
Schmerzempfindungen, 52, 53
Schmerzpunkte, 53
— -qualitäten, 53
— -sinn, 53
Schmetterlingsflechte, 108
Schmiedeeisen, 231
Schmierseife, 257
Schminken, Parfumierung von, 377
Schminkpuder, Parfumierung von, 376
Schmirgel, 219
Schnäpse, Kaloriengehalt, 150
Schnecke, 40
Schneiderschwiele, 87
Schönheitsbegriff, 1
Schönheitsideale, 1
— -emulsionen, Parfumierung von, 376
— -milch, (Rezept), 319
— -packung, 528
Schorfe, 68
SCHREUS, 115
SCHREYER F., 510, 520, 537
SCHUCHARDT, 292
Schuhmode, 165
Schulterblätter, 13
Schultergelenk, 13
Schukostecker, 189
Schuppe, 57
Schuppenflechte, 108
SCHÜTZ, Georg, 472
Schwangerschaft, 8
Schwangerschaftsflecke, 112, 530
Schwarzpulver, 225

Schwebeströme, 184, 521
Schwebestrombehandlung, 522
Schwebung, 184
Schwefel, 207
α-Schwefel, 208
β-Schwefel, 268
λ-Schwefel, 208
Schwefel, kolloider, 208
— plastischer, 208
— -äther, 251
— -blumen, 208
— -dioxid, 208
— -kohlenstoff, 215
— -säure, 209
— -trioxid, 208
— -wasserstoff, 208
Schweinerotlauf, 97
Schweiß, 50
— -abgabe, unsichtbare, 116
— -absonderung, 372
— — sichtbare, 116
— übermäßige, 117
Schweißdrüsen, 50, 116
— -abszesse, 95
— apokrine, 50
— ekkrine, 50
— große, 50
— kleine, 50
— -fluß, unsichtbarer, 50
— -füße, 544
— -mangel, krankhafter, 130
— produktion, 53
Schwelen, 214
Schwerspat, 222
Schwiele, 57, 87
Schwindknoten, 97
— -pocken, 98
— -warze, 97, 98
Schwitzbäder, 152
— kuren, 152
Scriloden, 520
Seborrhoe des Haarbodens, 62
Sebum, 49
Sehne, 17
Sehorgan, 39
Seide, 164
SEIDEL, Dipl. Kosm. Anne, Wien, 578
Seife, 257
— flüssige, (Rezept) 333

Seifenherstellung, 257
Seifen, Parfumierung von, 377
— -parfumöl, 357
— -waschung, 503
Selen, 209
— -zelle, 209
Sennesblättertee, 151
Serum, 33
— -eiweißkörper, 33
Sesquiterpenalkohole, 354
Sexualhormone, 276
Shampoo (Rezept), 338
— -pulver, Parfumierung von, 375
Shell Chemical Works, Patterson, USA, 482
Siebbein, 11
Siemenscher Ozonisator, 198
Silber, 227
— -amalgam, 228
— -bromid, 207
— -haut, 115
— -nitrat, 227
Silicium, 215, 234
— -dioxid, 215, 216
Siliconcreme (Rezept), 312
Silikonsalicylat, 71
SIMMONDsche Kachexie, 134
SIMOVA, Neuilly/Frankreich, 478
Sinnesorgane, 39
Sinus der Niere, 30
Sitzbeine, 16
Skelettmuskeln, 17
— -muskulatur, 16
Skin up, 507
Skorbut, 261, 269
Skrophuloderm, 97
Sluys Boechout, Belgien, 460
Smaragd, 219
Smit u. Zoon, Bergen, 410
Soda, 224
Sodbrennen, 224
Soft Prepare, 517
Solluxlampe, 186
Solprotex I, 72
— II hydro, 72
— III, 72
Solquelle, 200
Solvay-Verfahren, 224

Sommersprossen, 111
— -salbe (Rezept), 321
Sonnenbrand, 68
— -cremes, 69
— -öle, 69
— -schutz, 72
— — -creme (Rezept) 328, 329
— — Gelee (Rezept), 327
— — -emulsion (Rezept), 326
— — -gel (Rezept), 327
— — -lotion (Rezept) 327
— — -milch (Rezept) 327
— — -mittel, 69, 326
Sonnenschutzmittel, Parfumierung von, 377
Sonnenschutzöl (Rezept), 327, 328
Sonnenschutz-Spray (Rezept), 329
Sonnenstich, 69
Soorbefall, 106
Soormykose, 106
Sorbit, 247
Spalthauttransplantation, 285
Spannungszustand, elektrischer, 172
Spateisenstein, 230
Speiche, 13
Speiseröhre, 26
Speisesoda, 224
Spektrum, elektromagnetisches, 185
Spermien, 31
Spinaliom, 81
Spinalnerven, 38
Spindelzellcarcinom, 81
Spinnennaevus, 76
Spinnwebenhaut, 38
Spirochäta pallida, 99
Spitze, 360
Spontankeloid, 74
Sporen, 102, 160
Sportcreme, 302
— (Rezept), 311, 312
Sportcremes, Parfumierung von, 375
— -öl, (Rezept), 312, 314
— Parfumierung von, 375
— -puder, Parfumierung von, 376
Spray-Anwendung, 505

Spurenelemente, 261
Sprungbein, 16
Spürhaare, 47
Squama, 57
Stabilisateur D, 17
Stabmagnet, 176
Stachelwarzen, 92
— -zellkrebs, 81
Stachelzellschicht, 43
Stahl, 231
Standardmassage, 508
Stangenbrillantine, Parfumierung von, 374
Stanniol, 217, 219
Stannum, 217
Stanzung, 506
STARLING, 273
Stärke, 250
Stearatcreme (Rezept), 309
Stearinsäure, 254, 256
Stearylalkohol, 246
Steigbügel, 40
Steinkohle, 214
Steinsalz, 206
Steißbeinwirbel, 13
Sterilisation, 160
Sterilisationszeit, 160
Steroide, 276
Stibium, 212
Stickstoff, 210
— -dioxid, 210
Stickoxid, 210
STIEBÖCK, 525
Stielnadel, 61
Stimmbänder, 22
Stimmbandknorpel, 22
Stimmlippen, 22
Stimmritze, 22
Stimulationseffekt, 280
Stirnbein, 11
Stirnbinden, 159
Stirnmuskel, 21
Stoßblasensucht, 107
Strahlenreaktion der Haut, 68
Stratum basale, 43
— corneum, 43, 44
— disjunctum, 44
— germinativum, 43
— granulosum, 43
— lucidum, 44
— spinosum, 43
Streckmuskeln, 16
Stress, 276

Stromdichte, 180
Ströme, faradische, 521
— galvanische, 173
Stromstärke, 173
— -wärme, 180
Strontium, 222
Struktur, chemische, 356
— -formel, 235
Stuckgips, 221
Stuhl, 28
Stupsnase, 288
Stützgewebe, 6
— -system des Körpers, 8
Sublimation, 207
Südpol, magnetischer, 177
Sulfate, 208
Sulfide, 208
Sulfite, 208
Summenformel, 235
Sumpfgas, 237
Supraleitung, 205
Sycosis simplex, 94
Sylvin, 206
Sympathicus, 39
Symphyse, 16
Syndrom, postthrombotisches, 84
Synergisten, 17
Syphilis, 99, 100
Sylvinit, 225

Tabac, 358
Tagescremes, 307
Tagescreme (Rezept), 309
— überfettet (Rezept), 308
Talg, 49
Talgcysten, 63
— -drüsen, 49
Talk, 220
Tantal, 229
Tapotement, 514
Tasthaare, 47
— -qualitäten, 41
— -sinn, 41
Tätauierung, 114
Tätowierung, 114
Technetium, 230
Teer, 214
Teerfinnen, 64
Tego, 103
Teintdiagnose, 501
Teleangiektasien, 82
— Verödung von, 82
Tellur, 209

Temperaturempfindung, 52
— -regelung des Körpers, 55
— -sinn, 52
Terminalbehaarung, 47
Terpene, 353
Teslaströme, 522
Teste, biologische, 273
Testosteron, 276
Tetanie, 222, 275
Têtes, 358, 360
Tetrachlorkohlenstoff, 215
— -fluordichloräthan, 239
— -hydrogeraniol, 354
Thermoman-Maske, 530
Theater-Schminke-Grundmasse (Rezept), 343
Thiamin, 263
Thioäther, 258
— -glycolsäure, 258
— -milchsäure, 258
— -säuren, 258
— -verbindungen, 258
Thorium, 229, 233
Thrombin, 272
Thrombocyten, 32
Thrombose, 83
Thrombus, 33
Thymusdrüse, 275
Thyreoidea, 274
Thyroxin, 274
Thysanotrix, 124
Tiefenstrahler, 186
— -wirkung, 501
Tieftemperaturteer, 214
Tierfellmal, 77
— -kohle, 214
— -mast, 137
Tinea barbae, 103
— circinata, 103
— interdigitalis, 104
— pedum, 104
— tonsurans, 103
— unguium, 104, 133
Titan, 229
— -dioxid, 229
— -gruppe, 229
Tochterkolonien, 73
Tocopherol, 271
Toilette-Milch (Rezept), 317
— -Kräuteressig (Rezept) 323
— -seife, 169
— -wässer, 370

Toilettewässer, alkoholische, 370
Toluol, 259
Ton, 219
Tonisator, 521
Tonofibrillen, 45
Tonus, 505
Tonwaren, 216
Torf, 214
Totalherbicid, 206
Trägerwirbel, 13
Training, 19
Tränenbein, 11
— -drüsen, 39
Transchemie Frankfurt/M., 398
Transformator, 179
Transistor, 215
Traubentage, 153
— -zucker, 141, 249
TRAUNER, 282
Treponema pallidum, 99
Tricalciumphosphat, 211
Tricarbonsäure, 255
Trichlormethan, 238
Trichoclasie, 124
Trichomycosis palmellina, 125
Trichonodosis, 124
Trichophytie, 102
Trichoptilosis, 124
Trichorrhexis, nodosa, 123
Trichotillomanie, 127
Trichterbecken, 16
Triglyceride, 256
Trinkwasser, 200, 205
— -chlorung, 206
— -desinfektion, 198
Trockenelemente, 173
Trocknung, 349
Trommelfell, 40
Tropfstein, 221
Tschamba Fii, 70
Tuberculosis cutis lichenoides, 98
— -papulonecrotica, 98
— verrucosa cutis, 98
Tuberculum, 56
Tuberkelbazillus, 97
Tumore der Haut, bösartige, 79
Tumoren, 73
Turgor, 505
Turmschädel, 1

Tyloma, 57
Typ Chypre, würzig stilisiert, (Parfumöl, Rezept), 365
Tyrosin, 110

Überempfindlichkeit, 89
— -gewicht, 139
Uhrglasnagel, 131
Ulcus, 57
— cruris, 85
— terebrans, 81
Ultraviolett-A, 70, 187
Ultraviolett-B, 71, 187
Ultraviolett-C, 71, 187
UV, kurzwelliges, 71
— langwelliges, 70
— Licht, 187, 525
Ultraviolettstrahlung, 70
Union Carbide International Comp., N. Y. 402, 467
Uran, 230, 233
UNNA, 61
Unterernährung, 137
Unterhautfett, 46
Unterhautzellgewebe, 45
Unterkiefer, 11
Unterkieferdrüsen, 25
Unterzungendrüsen, 25
Urdarm, 7
Urharn, 29
Urtica, 56
Urwirbel, 7

Vakuumdestillation, 349
Valeriansäure, 253
Vanadin, 229
Vanadingruppe, 229
van Ameringen Haebler Inc.
N. Y. 19, 485
Vanishing Cream (Rezept), 310
Vapophor, 505
Vaposkin, 505
Vapozon, 505
Varicellen, 91
Varicen, 83
— idiopathische, 85
— kompensierte, 84
— primäre, 85
VARIOT, 115
Vaselinoderma (Oppenheim), 88

Venektasien, 520
Venen, 34
— -entzündung, tiefe, 84
— -klappen, 34
Verbindung, 194
Verbindungen, aliphatische (azyklische), 236
—, aromatische (zyklische), 236
—, carbozyklische, 236
—, heterozyklische, 236
Verbrennungen, 68, 197
Verchromung, 175
Verdauung, 26
Verdauungsorgane, 24
Verdunstungskälte, 55
Veredelungsverfahren, 353
Veresterung, 354
Vergoldung, 175
Verhornungen d. Handteller und Fußsohlen, 87
Vermehrung der Zellen, 4
Vernickeln, 175
Verpackung, 297
Verschiebungsströme, 182
Verschönerungsmethoden, 1
Verseifung, 256
Verseifungsvorgang, 257
Versilberung, 175
Verrucae planae juveniles, 91, 92
— seborrhoica senilis, 78
— vulgares, 91, 92
Verzinkung, 278
Vesicula, 56
Vibrationsbehandlung, 527
Vielessen, 138
Violette Victoria (Parfumöl, Rezept), 369
Viren, 90
Virusarten, quaderförmige, 90
Virus der Windpocken, 91
— -forschung, 90
— -krankheiten, 90
Vitamine, 261
Vitamin, antineuritisches, 263
— antirachitisches, 270
— antiscorbutisches, 268
— antiseborrhoisches, 267
— -mangel, 261

Vitamin A, 262
— A-Mangel, 262
— B, 263
— B_c, 268
— B_2, 264
— B_2-Mangel, 265
— B_6, 265
— B_{12}, 266
— B_{14}, 262
— C, 268
— C-Mangel, 269
— -creme (Rezept), 306, 310
— D, 270
— E, 271
— F, 72
— H, 267
— K, 271
— Nährcreme (Rezept), 304, 305, 306
— PP, 266
— Tagescreme (Rezept), 308
Vitasulfal Fabrik chem. Produkte, Berlin, 489
Vitiligo, 114
VODDER, E., 515
VOGEL I., 516
Vogelgesicht, 293
VOLK & WINTER, 530
Vollduftimprägnierung, 379
Vollentsalzung, 199
Vollhauttransplantation, 285
Vollsynthese, 356
Volt, 173
VOLTA Alessandro, 172
— -sches Element, 173
Vorbereitungslabor, 497
Vorhöfe, 34
Vorsteherdrüse, 31

Wachs, synthetisches, 529
Wachse, 257
Wachstumszonen, 9
Wacker-Chemie, München, Westdeutschland, 391, 477
Wadenbein, 16
Wangenrouge, 552
Wagner Robinson & Co., New York, N. Y., USA, 384, 403, 468
Waldmoos, 358

Wallpapillen, 25
Walrat, 257
Wannenbäder, 169
Warenparfumierung, 371
Wärmelehre, 171
— -leitfähigkeit, 164
— -regulation, 51
— -reize, 186
— -rezeptoren, 52
— -strahlen, 186
— und Kältepunkte, 52
Warteraum, 496
Warzen, 91
— gewöhnliche, 91
— spitze, 92
— tuberkulöse, 97
Wasch-Eau de Cologne, 370
Waschungen, 168
Wasser, 199
— destilliertes, 199
— -dampfdestillation, 348
— -destillation, 348
— -gas, 214, 244
— -gehalt des Körpers, 6
— -glas, 216
— -härte, 199
— -haushalt der Haut, 53
— -mangel der Haut, 53
— -sucht, 54
Wasserstoff, 198, 205, 232
— — schwerer, 232
— — -peroxid, 200
Wechselströme, 178, 521
WEDERHAKE, 115
Wehen, 31
Weine, Kaloriengehalt, 150
Weingeist, 244
Weißbleierz, 217
— fleckung der Nägel, 130
— -fluß, 31
Wellen, elektromagnetische, 184
— -länge, 182
— -lehre, 171
Werbedrucksachen, Parfumierung von, 379
— -effekt, 379
Wermuttee, 156
— -wein, 156
Wertigkeit, 196
Whisky, 245
Widerstand, elektrischer, 178
Wild, Kaloriengehalt, 146

Wimpern, 39
— künstliche, 559
— -öl, (Rezept), 336
Windpocken, 91
WINKLER, 217
Wirbelbogen, 13
— -körper, 13
— -säule, 12
WIRTH, 294
Wismut, 212
— -glanz, 212
— -nitrat, 212
— -ocker, 212
Wodka, 245
Wofatit, 199
WÖHLER, 234
Wolfram, 229
Wollbehaarung, 47
— -stoffe, 164
— -wachs, 257
Wollwäscherei u. Kämmerei, Döhren-Hann., 391
WOOD'sches Metall, 212
Wundrose, 96
Wurmfortsatz, 26
Wurstwaren, Kaloriengehalt, 146
Wurzelbehandlung, 166
— -füßchen, 43
Wyandotte Chemicals Corp., Wyandotte, Michigan, USA., 467

Xanthelasma, 78
Xanthopterin, 262
Xenon, 203

Zahnbein, 24
— -bürste, 166
— -creme, 166
Zähne, 11, 24
— -putzen, 167
Zahnersatz, 167
— -hals, 24
— -hygiene, 165
— -karies, 205
— -krone, 24
— -lücken, 292
— -paste (Rezept) 335
— -pasten, 166
— -pflege, 165
— — -mittel, 334

Zahnpflegepräparate, Parfumierung von, 378
— -pulpa, 24
— -pulver, 166
— — (Rezept), 335
— -regulierung, 289
— -schmelz, 205
— -stein, 166
— -stocher, 168
— -verlust, 167
— -zement, 24
Zapfengelenk, 10
Zehen, 16
— -knochen, 16
Zelleib, 3
Zellen, hoch, differenzierte, 6
— wenig differenzierte, 6
— -gewebseiterung, 96
— -kern, 3
— -membran, 3
— -teilung, direkte, 4
— -indirekte, 4
Zellulose, 141

Zellulosefasern, 165
— -nitrat, 165
Zentralkörperchen, 3
Zentrifugiertest, 302
Zerfallsreihe, 233
Zersetzung, elektrolytische, 174
Zibet, 353, 361
ZIERZ P., 185
Zigarettenpapierprobe, 60
Zink, 228
Zinkgruppe, 228
Zinkoxid, 228
Zinn, 217
Zinnober, 228
Zinngeschrei, 217
— -kies, 217
— -stein, 217
Zirbeldrüse, 274
Zirkonium, 229
ZIRM, 168
Zitronencreme (Rezept), 320
Zitronensaftcreme (Rezept), 321

Zitronensäure, 225
Zornfalten, 21
Zoster, 91
Zschimmer u. Schwarz, Oberlahnstein, 444, 477, 481, 482
Zucker, 140, 249
— -einfache, 141
— zusammengesetzte, 141
— -kohle, 214
— -krankheit, 279
Zunge, 25
Zungengrund, 25
— -laute, 25
— -papillen, 25
Zustand, elektrischer, 171
Zwerchfell, 24
— -atmung, 24
Zwergpilzflechte, 102
Zwölffingerdarm, 26
Zyclus, 31
Zygote, 6
Zyste, 56